Rehabilitación Cardíaca

Sociedad Española de Rehabilitación
Cardio-Respiratoria (SORECAR)

Rehabilitación Cardíaca

2.ª edición

Directora

María Paz Sanz Ayán

Jefa de Sección del Servicio de Medicina Física y Rehabilitación,
Hospital Universitario 12 de Octubre, Madrid.
Profesora Asociada, Facultad de Medicina Física y Rehabilitación,
Universidad Complutense de Madrid.
Presidenta de la Sociedad Española de Rehabilitación Cardio-Respiratoria.

Coordinadores

Alejandro Berenguel Senén

Facultativo Especialista de Área, Servicio de Cardiología,
Hospital Universitario de Toledo.

Juan Izquierdo García

Fisioterapeuta, Servicio de Rehabilitación,
Hospital Universitario 12 de Octubre, Madrid.
Profesor Asociado, Facultad de Enfermería, Fisioterapia y Podología,
Universidad Complutense de Madrid.

Koldobika Villelabeitia Jaureguizar

Jefe de Servicio de Rehabilitación,
Hospital Universitario Infanta Elena, Valdemoro, Madrid.
Profesor Asociado, Facultad de Medicina,
Universidad Francisco de Vitoria, Majadahonda, Madrid.

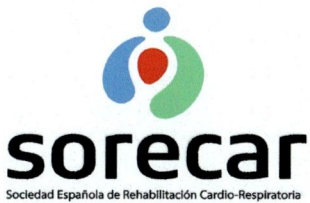

sorecar
Sociedad Española de Rehabilitación Cardio-Respiratoria

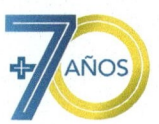
+70 AÑOS

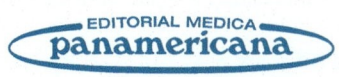
EDITORIAL MEDICA
panamericana

Desde 1953 formando Profesionales de la Salud

Buenos Aires - Bogotá - Madrid - México
www.medicapanamericana.com

Los editores han hecho todos los esfuerzos para localizar a los poseedores del copyright del material fuente utilizado. Si inadvertidamente hubieran omitido alguno, con gusto harán los arreglos necesarios en la primera oportunidad que se les presente para tal fin.

Gracias por comprar el original. Este libro es el fruto del esfuerzo de profesionales que, con su dedicación en el arte y la ciencia de curar o enseñar, han encontrado tiempo para escribir esta obra.

Respetar la propiedad intelectual es evitar reproducir, descargar, distribuir o compartir estos contenidos a través de cualquier medio sin el permiso del autor y del editor.

Las ciencias de la salud están en permanente cambio. A medida que las nuevas investigaciones y la experiencia clínica amplían nuestro conocimiento, se requieren modificaciones en las modalidades terapéuticas y en los tratamientos farmacológicos. Los autores de esta obra han verificado toda la infor-mación con fuentes confiables para asegurarse de que ésta sea completa y acorde con los estándares aceptados en el momento de la publicación. Sin embargo, en vista de la posibilidad de un error humano o de cambios en las ciencias de la salud, ni los autores, ni la editorial o cualquier otra persona implicada en la preparación o la publicación de este trabajo garantizan que la totalidad de la información aquí contenida sea exacta o completa y no se responsabilizan de errores u omisiones o de los resultados obtenidos del uso de esta información. Se aconseja a los lectores confirmarla con otras fuen-tes. Por ejemplo, y en particular, se recomienda a los lectores revisar el prospecto de cada fármaco que planean administrar para cerciorarse de que la información contenida en este libro sea correcta y que no se hayan producido cambios en las dosis sugeridas o en las contraindicaciones para su admi-nistración. Esta recomendación cobra especial importancia con relación a fármacos nuevos o de uso infrecuente.

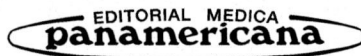

Visite nuestra página web:
http://www.medicapanamericana.com

ARGENTINA
Maipú 1300, piso 3 (C1006ACT)
Ciudad Autónoma de Buenos Aires, Argentina
Tel.: (54-11) 5031-6919
e-mail: cinfo@medicapanamericana.com

COLOMBIA
Carrera 7a A. N.º 69-19 - Bogotá DC - Colombia
Tel.: (57-1) 235-4068
e-mail: infomp@medicapanamericana.com.co

ESPAÑA
Sauceda, 10 - 5ª planta - 28050 Madrid, España
Tel.: (34-91) 131-78-00
e-mail: info@medicapanamericana.es

MÉXICO
Av. Miguel de Cervantes Saavedra, n.º 233, piso 8, oficina 801
Col. Granada, Delegación Miguel Hidalgo
CP 11520 Ciudad de México, México
Tel.: (52-55) 520-0664
e-mail: infomp@medicapanamericana.com.mx

ISBN: 978-84-1106-211-4 (Versión impresa + Versión digital)
ISBN: 978-84-1106-212-1 (Versión digital)

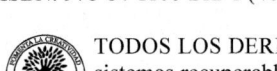
© 2025, EDITORIAL MÉDICA PANAMERICANA, S.A.
Sauceda, 10 - 5ª planta - 28050 Madrid - España
Depósito legal: M-1058-2025
Impreso en España

Colaboradores

Alarcón Duque, José Antonio
Facultativo Especialista de Área, Servicio de Cardiología, Hospital Universitario Donostia, San Sebastián, Guipúzcoa.

Arrarte Esteban, Vicente Ignacio
Facultativo Especialista de Área, Servicio de Cardiología, Hospital General Universitario Dr. Balmis, Alicante.
Profesor Asociado, Facultad de Medicina, Universidad Miguel Hernández de Elche, Alicante.

Bañeras Rius, Jordi
Facultativo Especialista de Área, Servicio de Cardiología, Hospital Universitario Vall d'Hebron, Barcelona.
Profesor Asociado, Facultad de Medicina, Universitat Autònoma de Barcelona.

Berenguel Senén, Alejandro
Facultativo Especialista de Área, Servicio de Cardiología, Hospital Universitario de Toledo.

Boldó Alcaine, María
Facultativa Especialista de Área, Servicio de Rehabilitación y Medicina Física, Hospital Universitari Germans Trias i Pujol, Badalona, Barcelona.

Borrego Rodríguez, Javier
Facultativo Especialista de Área, Servicio de Cardiología, Hospital de Urduliz-Alfredo Espinosa, Urduliz, Vizcaya.

Butragueño Revenga, Javier
Doctor en Ciencias de la Actividad Física y del Deporte, Universidad Politécnica de Madrid.

Caro Barri, Ana
Facultativa Especialista de Área, Servicio de Pediatría, Hospital Universitario 12 de Octubre, Madrid.

Casado Adam, Pablo
Facultativo Especialista de Área, Servicio de Medicina Física y Rehabilitación, Hospital Regional Universitario de Málaga.

Castillo Martín, Juan Ignacio
Jefe de Servicio de Medicina Física y Rehabilitación, Hospital Universitario 12 de Octubre, Madrid.
Profesor Asociado, Facultad de Medicina, Universidad Complutense de Madrid.

Cordero Fort, Alberto
Médico Especialista, Servicio de Cardiología, Hospital IMED Elche, Alicante.

Coto Morales, Blanca
Facultativa Especialista de Área, Servicio de Cardiología, Hospital Central de la Defensa Gómez Ulla, Madrid.

Crespo González-Calero, Miriam
Médica Residente, Servicio de Rehabilitación, Hospital Universitario 12 de Octubre, Madrid.

Cruces Vega, Cristina
Facultativa Especialista de Área, Servicio de Endocrinología y Nutrición, Hospital Universitario Infanta Elena, Valdemoro, Madrid.

De la Guía Galipienso, Fernando
Facultativo Especialista de Área, Servicio de Cardiología, Policlínica Glorieta Denia y Hospital HCB Benidorm, Alicante.
Profesor Contratado Doctor, Facultad de Medicina, Universidad Católica de Valencia.

De la Torre Lomas, Noelia
Enfermera, Servicio de Cardiología, Hospital Universitario 12 de Octubre, Madrid.

Domínguez Mafé, Eloy
Facultativo Especialista de Área, Servicio de Cardiología, Hospital Clínico Universitario de Valencia.
Profesor Asociado, Facultad de Medicina, Universitat Jaume I, Castellón de la Plana.

Fernández Friera, Leticia
Jefa de Servicio de Cardiología, HM Hospitales, Madrid.

Flores Fernández, Marta
Facultativa Especialista de Área, Servicio de Pediatría, Hospital Universitario 12 de Octubre, Madrid.

Fuertes Moure, Ángeles
Facultativa Especialista de Área, Servicio de Pediatría, Hospital Materno-Infantil Teresa Herrera, A Coruña.
Colaboradora Docente, Facultad de Medicina, Universidad de Santiago de Compostela, A Coruña.

Gadella Fernández, Alejandro
Facultativo Especialista de Área, Servicio de Cardiología, Hospital Universitario de Toledo.

Gallango Brejano, Manuel
Investigador en la Unidad de Investigación y Prevención Cardiovascular y Crónica (UIP-CCD) del Servicio de Cardiología, Hospital General Universitario de Toledo.

García de las Peñas, Sofía
Facultativa Especialista de Área, Servicio
de Rehabilitación, Hospital Universitario 12 de Octubre,
Madrid.

García-Cuenllas Álvarez, Luisa
Facultativa Especialista de Área,
Servicio de Pediatría,Hospital Álvaro Cunqueiro,
Vigo, Pontevedra.

Gimeno González, Marina
Facultativa Especialista de Área, Servicio de Medicina
Física y Rehabilitación, Hospital Universitario Miguel
Servet, Zaragoza.
Profesora Asociada, Facultad de Medicina, Universidad
de Zaragoza.

Gómez Garrido, Alba
Facultativa Especialista de Área, Servicio de Medicina
Física y Rehabilitación, Hospital Universitario
Vall d'Hebron, Barcelona.
Profesora Asociada, Facultad de Medicina, Universitat
Autònoma de Barcelona.

Gómez González, Adela María
Jefa de Sección del Servicio de Medicina Física
y Rehabilitación, Hospital Universitario Virgen
de la Victoria, Málaga.

Hungría Rodríguez, María Dolores
Fisioterapeuta, Servicio de Rehabilitación, Hospital
Universitario 12 de Octubre, Madrid.

Izquierdo García, Juan
Fisioterapeuta, Servicio de Rehabilitación, Hospital
Universitario 12 de Octubre, Madrid.
Profesor Asociado, Facultad de Enfermería, Fisioterapia
y Podología, Universidad Complutense de Madrid.

Jurado Barba, Rosa
Profesora Contratada Doctora, Facultad de Ciencias
de la Salud, Universidad Camilo José Cela, Villanueva
de la Cañada, Madrid.

Kfouri da Silva, Rafaella
Facultativa Especialista de Área, Servicio de Cardiología.
HM Hospitales, Madrid.

Launois Obregón, Patricia
Facultativa Especialista de Área, Servicio de Medicina
Física y Rehabilitación, Hospital Universitario
Vall d'Hebron, Barcelona.
Profesora Asociada, Facultad de Medicina, Universitat
Autònoma de Barcelona.

López Bueno, Laura
Fisioterapeuta, Servicio de Rehabilitación, Hospital
Clínico Universitario de Valencia.
Profesora Titular, Facultad de Fisioterapia,
Universitat de València.

López Cabarcos, Beatriz
Coordinadora de Fisioterapia Respiratoria, Servicio de
Rehabilitación, Hospital Universitario Infanta Elena, Val-
demoro, Madrid.
Tutora Docente de Prácticas, Facultad de Ciencias de la
Actividad Física, Deporte y Fisioterapia, Universidad Eu-
ropea de Madrid.

López Lozano, Ana María
Facultativa Especialista de Área, Servicio de Rehabilitación, Hospital Universitario Virgen del Rocío, Sevilla.
Profesora Asociada, Facultad de Medicina, Universidad
de Sevilla.

Luna Cabrera, Francisco
Jefe de Servicio de Medicina Física y Rehabilitación, Hospital Regional Universitario de Málaga.

Magán Uceda, Inés
Profesora Contratada Doctora, Facultad de Ciencias
de la Salud, Universidad Camilo José Cela, Villanueva
de la Cañada, Madrid.

Manso García, Begoña
Facultativa Especialista de Área, Servicio de Pediatría,
Hospital Universitario Virgen del Rocío, Sevilla.

Miranda Calderín, Guillermo
Facultativo Especialista de Área, Servicio de Rehabilita-
ción, Hospital Universitario Insular de Gran Canaria,
Las Palmas de Gran Canaria, Las Palmas.
Profesor Asociado, Facultad de Ciencias de la Salud,
Universidad de Las Palmas de Gran Canaria,
Las Palmas.

Morán Fernández, Laura
Facultativa Especialista de Área, Servicio de Cardiología,
Hospital Universitario 12 de Octubre, Madrid.

Morata Crespo, Ana Belén
Facultativa Especialista de Área, Servicio de Medicina
Física y Rehabilitación, Hospital Universitario Miguel
Servet, Zaragoza.

Moreno Muñoz, Guillermo
Enfermero, Servicio de Cardiología, Hospital Universitario
12 de Octubre, Madrid.
Profesor Ayudante Doctor, Facultad de Enfermería,
Fisioterapia y Podología, Universidad Complutense
de Madrid.

Muñoz González, Laura
Facultativa Especialista de Área, Servicio de Rehabilitación, Complejo Asistencial de Zamora.

Muñoz Valverde, Verónica María
Terapeuta Ocupacional, Servicio de Rehabilitación, Hos-
pital Universitario 12 de Octubre, Madrid.
Profesora Asociada, Facultad de Ciencias de la Salud,
Universidad Rey Juan Carlos, Alcorcón, Madrid.

Palau Sampio, Patricia
Facultativa Especialista de Área, Servicio de Cardiología, Hospital Clínico Universitario de Valencia.
Profesora Titular, Facultad de Medicina, Universitat de València.

Peiró Molina, Esteban
Facultativo Especialista de Área, Servicio de Pediatría, Hospital Universitari i Politècnic La Fe, Valencia.

Pérez Muñoz, María Catalina
Fisioterapeuta, Servicio de Rehabilitación, Hospital Universitario 12 de Octubre, Madrid.

Pérez Sagredo, María Belén
Facultativa Especialista de Área, Servicio de Medicina Física y Rehabilitación, Complejo Hospitalario Universitario Insular Materno Infantil, Las Palmas de Gran Canaria, Las Palmas.

Pleguezuelos Cobo, Eulogio
Director Médico, Servicio de Rehabilitación, Hospital de Mataró, Barcelona.
Profesor Asociado, Facultad de Ciencias de la Salut, Universidad Pompeu Fabra, Barcelona.

Rezola Arcelus, Erika
Facultativa Especialista de Área, Servicio de Pediatría, Hospital Universitario Donostia, San Sebastián, Guipúzcoa. Profesora Asociada, Facultad de Medicina, Universidad del País Vasco, San Sebastián, Guipúzcoa.

Rodríguez Jiménez, Francisco Manuel
Facultativo Especialista de Área, Servicio de Medicina Física y Rehabilitación, Hospital Regional Universitario de Málaga.

San Millán Castrillón, Íñigo
Profesor Titular, Facultad de Medicina, University of Colorado, Aurora, Colorado, Estados Unidos.

Sandín Rollán, Miriam
Facultativa Especialista de Área, Servicio de Cardiología, Hospital General Universitario Dr. Balmis, Alicante.

Sanz Ayán, María Paz
Jefa de Sección del Servicio de Medicina Física y Rehabilitación, Hospital Universitario 12 de Octubre, Madrid.
Profesora Asociada, Facultad de Medicina Física y Rehabilitación, Universidad Complutense de Madrid.

Supervía Pola, Marta
Facultativa Especialista de Área, Servicio de Rehabilitación, Hospital General Universitario Gregorio Marañón, Madrid.

Velasco Valdazo, Elisa
Facultativa Especialista de Área, Servicio de Cardiología, Hospital Universitario Ramón y Cajal, Madrid.

Villamayor Blanco, Bibiana
Facultativa Especialista de Área, Servicio de Medicina Física y Rehabilitación, Complejo Hospitalario Universitario de Santiago de Compostela, A Coruña.
Colaboradora Docente, Facultad de Medicina, Universidad de Santiago de Compostela, A Coruña.

Villelabeitia Jaureguizar, Koldobika
Jefe de Servicio de Rehabilitación, Hospital Universitario Infanta Elena, Valdemoro, Madrid.
Profesor Asociado, Facultad de Medicina, Universidad Francisco de Vitoria, Majadahonda, Madrid.

Wasniewski, Samantha
Facultativa Especialista de Área, Servicio de Cardiología, HM Hospitales - Centro Integral de Enfermedades Cardiovasculares, Madrid.

A los que fueron y dejaron huella en nosotros;
a los que vendrán y abrirán nuevos caminos.
Y por supuesto a nuestros pacientes.

Prólogo

Cuando la doctora Paz Sanz, presidenta de la Sociedad Española de Rehabilitación Cardio-Respiratoria (SORECAR), me propuso escribir el prólogo de este libro sobre rehabilitación cardíaca, además de mostrar mi gratitud en aceptarlo, supuso un reto para mí.

Tanto la dirección como los coordinadores de la obra han hecho hincapié en la importancia de la multidisciplinariedad y la interdisciplinariedad en las unidades de rehabilitación cardíaca. Trabajar en equipo es un hecho que está presente en el día a día de los profesionales de la rehabilitación, sucede en todas las unidades de rehabilitación cardíaca, tanto en aquellas que disponen de pocos recursos personales y/o tecnológicos, como en las que cuentan con una elevada tecnología. Este aspecto queda evidenciado en la elección de los autores y en sus especialidades.

El lector encontrará capítulos escritos por especialistas en rehabilitación, cardiología, fisioterapeutas, médicos del deporte, fisiólogos del ejercicio, enfermeros, terapeutas ocupacionales, psicólogos o nutricionistas. Se desarrollan diferentes pruebas tanto diagnósticas, como terapéuticas y pronósticas, así como todas aquellas estrategias para poder llevar a cabo un programa de rehabilitación cardíaca en pacientes cardiópatas, obesos, afectos de enfermedad pulmonar obstructiva crónica, ancianos frágiles, amputados, con secuelas de ictus y oncológicos, entre otros.

Esta obra será útil tanto para el profesional que se inicia en el campo de la rehabilitación cardíaca como para el experto interesado en campos más novedosos como, por ejemplo, la rehabilitación en la mujer con cardiopatía o la rehabilitación cardíaca en la edad pediátrica.

Me gustaría poner de manifiesto que este excelente libro es fruto del trabajo llevado a cabo por muchas compañeras y compañeros, que desde SORECAR han sabido estructurar una fuente de conocimiento científico. Este ha permitido demostrar a la comunidad médica española que el especialista en medicina física y rehabilitación es clave en los programas de rehabilitación, en pacientes con factores de riesgo cardiovasculares o con enfermedad establecida.

En este punto me gustaría recordar a los pioneros de la creación de SORECAR y en especial al doctor Fernando Mayordomo Riera del Hospital Reina Sofía de Córdoba, que con su interés en el campo de la rehabilitación cardiorrespiratoria nos motivó hace 30 años a impulsar la creación de la sociedad.

Para finalizar desear que los lectores puedan aprender y gozar de esta obra concebida para un manejo práctico, sencillo y con un alto rigor científico. Y que además se constituya como texto de referencia en el ámbito de la rehabilitación cardíaca.

Ramon Coll Artés
Presidente Honorífico de SORECAR
Exjefe del Servicio de Rehabilitación
Hospital Universitari Germans Trias i Pujol. Badalona
Exprofesor Asociado
Departament Medicina, Universitat Autònoma de Barcelona

Prefacio

Hace ya casi 25 años que la Federación Mundial del Corazón, con el apoyo de la Organización Mundial de la Salud, decidió designar el 29 de septiembre como el Día Mundial del Corazón. Este día tiene como objetivo fundamental crear conciencia sobre las enfermedades cardiovasculares, principal causa de muerte a nivel mundial. Cada año, millones de personas en el mundo sufren infartos agudos de miocardio y secuelas por enfermedades cerebrovasculares, situaciones que no solo ponen en riesgo la vida, sino que también afectan a la calidad de vida de quienes sobreviven a estas condiciones. Las muertes por enfermedad cardiovascular en el mundo alcanzan los 17,9 millones, 1,7 de ellos en Europa, y en España 120.000 personas mueren cada año. Con respecto a los factores de riesgo cardiovascular en nuestro país, más de 44.000 personas mueren al año por seguir una inadecuada alimentación, 1 de cada 4 padecen hipertensión arterial, el tabaco mata a más de 14.000 personas, el 16,7 % tienen obesidad y el 33,8 % sobrepeso. Un 47 % de los españoles no realizan ningún deporte ni ejercicio físico. Además, hay que señalar que más de 30.000 muertes cada año en nuestro país se han relacionado con la contaminación atmosférica y ambiental –factores de riesgo cardiovascular de reciente estudio, a los que cada vez se presta más atención–, siendo un 40 % de esas muertes de origen cardiovascular. La enfermedad cardiovascular es la primera causa de muerte de la mujer en España, y un 74 % de nuestra población lo desconoce. Para finalizar este breve resumen epidemiológico, hay que decir que el 80 % de los casos de fallecimiento por estas causas en menores de 70 años se podría prevenir.

En este contexto surge la necesidad de crear esta obra, para mejorar la prevención, el diagnóstico y el tratamiento rehabilitador de las enfermedades cardiovasculares.

Desde la Sociedad Española de Rehabilitación Cardio-Respiratoria (SORECAR) tenemos la obligación de velar por el hecho de que esta información y la formación dirigida a los profesionales relacionados con estas patologías tengan una base científica sólida y actualizada.

Esta obra llega cercana al 30º aniversario de la creación de nuestra sociedad, que celebramos en el año 2025. Permite completar y actualizar una primera edición publicada en el año 2010 también por Editorial Médica Panamericana. Desde nuestros orígenes, allá por el año 1995, hemos intentado ser referentes en la formación científica y en la investigación sobre rehabilitación cardiovascular, respiratoria y en pacientes de unidades de cuidados críticos, teniendo en cuenta la transversalidad de nuestra especialidad, en cuyos equipos encontramos numerosos profesionales cuya acción y estudio van dirigidos a nuestros pacientes. En esta obra hemos querido que se vieran reflejados todos esos miembros de un equipo de rehabilitación cardiovascular, y hemos escogido a algunos de los más destacados médicos rehabilitadores, cardiólogos, fisioterapeutas, enfermeras, terapeutas ocupacionales, psicólogos, expertos en la actividad física y el deporte, etc., para, con su participación, elaborar la mejor guía de aprendizaje de rehabilitación cardiovascular que se pueda encontrar en lengua española en la actualidad.

Por otro lado, en los dos últimos años hemos acometido un último proyecto formativo en vigor, promovido por SORECAR y en colaboración con Editorial Médica Panamericana, un máster acreditado, *Máster en Formación Permanente en Rehabilitación Cardíaca de la SORECAR*. En paralelo, los contenidos teóricos de este máster han dado lugar a este libro.

Por su interés didáctico, el libro se ha planteado con un decidido espíritu clínico. La obra se ha dividido en seis secciones, comenzando con una introducción a la rehabilitación cardíaca y sus orígenes, centrada en temas básicos de anatomía y fisiología, tanto del corazón como del músculo, y las pruebas complementarias que se requieren para realizar un buen diagnóstico, un adecuado tratamiento y conocer el pronóstico de nuestros pacientes desde el punto de vista de la rehabilitación. Una segunda sección se centra en los factores de riesgo cardiovascular y cómo abordarlos desde los diferentes programas de rehabilitación cardíaca, incluyendo, aparte de los ya conocidos como la obesidad, hipertensión arterial, diabetes mellitus, sedentarismo, tabaco, etc., otros factores como los psicológicos, geográficos y ambientales y los específicos de la mujer. Una tercera sección está dedicada a la rehabilitación cardíaca en las distintas patologías cardiovasculares, ya que, aunque los programas de rehabilitación surgieron a raíz de la patología isquémica cardíaca, su desarrollo ha logrado generar beneficios en otras enfermedades como la insuficiencia cardíaca, el trasplante cardíaco, la hipertensión pulmonar, las cardiopatías congénitas y la enfermedad arterial periférica. En cuarto lugar, dedicamos una sección a las actuaciones multidisciplinares e interdisciplinares que reúne los programas de rehabilitación cardíaca desde las diferentes miradas de los profesionales que forman estas unidades, prestando especial atención a la educación en la salud cardiovascular, a las técnicas de ahorro de energía, la nutrición y el deporte en los pacientes con cardiopatías, entre otros temas. Una quinta sección está dedicada a los programas de ejercicio en poblaciones especiales, a las que, además de su cardiopatía, se les suman otras patologías, como el paciente con enfermedad pulmonar obstructiva crónica, el paciente frágil, las personas amputadas, los pacientes oncológicos, etc. Y por último, todo un capítulo se destina a la rehabilitación cardíaca en el paciente pediátrico, capítulo elaborado por especialistas con dedicación exclusiva a ellos.

Es de justicia, en este punto, agradecer a todos los autores de los capítulos, expertos todos ellos en cada uno de los temas que han desarrollado, su excelente labor, llevada a cabo con el máximo rigor y la objetividad encomendada.

Con la publicación de este libro ponemos en manos del lector una herramienta actualizada, completa y práctica que podrá utilizar en su labor diaria a la hora de atender las necesidades globales de los pacientes que acuden a un programa de rehabilitación cardiovascular.

M. Paz Sanz Ayán

Índice

SECCIÓN I. INTRODUCCIÓN A LA REHABILITACIÓN CARDÍACA   1

Coordinador: K. Villelabeitia Jaureguizar

SECCIÓN II. FACTORES DE RIESGO CARDIOVASCULAR EN LOS PROGRAMAS DE REHABILITACIÓN CARDÍACA   97

Coordinador: A. Berenguel Senén

SECCIÓN III. REHABILITACIÓN CARDÍACA EN DISTINTAS PATOLOGÍAS CARDIOVASCULARES — 203

Coordinador: A. Berenguel Senén

SECCIÓN IV. ACTUACIONES MULTIDISCIPLINARES E INTERDISCIPLINARES — 289

Coordinador: J. Izquierdo García

SECCIÓN V. PROGRAMAS DE EJERCICIO EN POBLACIONES ESPECIALES · 405

Coordinadora: K. Villelabeitia Jaureguizar

SECCIÓN VI. REHABILITACIÓN CARDÍACA PEDIÁTRICA · 487

Coordinadora: J. Izquierdo García

Introducción a la rehabilitación cardíaca

I

Evolución y evidencia de la rehabilitación cardíaca 1

J. I. Castillo Martín

OBJETIVOS

- Conocer la historia y evolución que han sufrido los programas de rehabilitación cardíaca.
- Saber las recomendaciones actuales de las principales sociedades científicas respecto a la rehabilitación cardíaca.
- Distinguir las tendencias actuales sobre la rehabilitación cardíaca.
- Actualizar la evidencia científica publicada respecto a este tema.

HISTORIA

Probablemente, los orígenes de la rehabilitación cardíaca se remonten a la década de los cuarenta con los trabajos de Levine y Lown, en Boston, sobre el tratamiento precoz en silla de los pacientes con trombosis coronaria (hasta ese momento los pacientes estaban en cama 6-8 semanas, en sillón 6 meses y hasta el año no podían subir pequeños tramos de escaleras).

Influyeron en este cambio de mentalidad: el trabajo de Morris, en Londres, sobre la distinta incidencia de enfermedad coronaria entre cobradores y conductores de autobuses; la publicación de Dock, en 1944, sobre el riesgo elevado del reposo prolongado, y los trabajos escandinavos sobre los efectos deletéreos del reposo prolongado y los beneficios de la actividad física.

Pero un punto de partida adecuado es el documento donde se define por primera vez la *rehabilitación cardíaca*, redactada por la Organización Mundial de Salud, en 1964, en el *Informe técnico 270* tras la reunión de expertos en Ginebra del 23 al 29 de julio de 1963, donde se sientan ideas, bases y pautas generales de esta intervención.

El mencionado documento comienza con una introducción y, después, hace referencia a los principios generales, clínicos, fisiológicos, psicológicos, profesionales y económico-sociales de este concepto.

En la determinación de la capacidad de trabajo, se evalúa la aptitud física desde el punto de vista clínico o con pruebas de aptitud específicas y en el lugar del trabajo. Para ello, se tienen en cuenta los factores relativos al trabajo, incluido el ambiente psicológico. Además, el apartado 4, se dedica al reacondicionamiento, empleo y reclasificación de los pacientes.

También se detalla la organización de los servicios de rehabilitación cardíaca y se insiste en la formación que requiere cualquier médico para dedicarse a este tipo de rehabilitación y la necesidad de la educación a paciente, familia, trabajo y sociedad.

Respecto a la investigación, se sugieren diferentes líneas. Algunas de ellas todavía son actuales: diferencias de gasto energético en distintas actividades según género, diferencias entre programas domiciliarios y hospitalarios, así como entre atletas y otras poblaciones, evaluación de factores psicológicos y algo tan crucial como los eficaces métodos de educación popular en materia de rehabilitación.

En los distintos apartados de este capítulo se comentan aspectos básicos que han sido piezas claves en el posterior desarrollo de los programas de rehabilitación cardíaca:

- Aspecto global e integral de la rehabilitación: la rehabilitación es una zona en la que convergen las ciencias naturales, las ciencias del comportamiento y las ciencias sociales, lo que obliga a situar al paciente y sus problemas dentro de varios sistemas de referencia diferentes.
- Enfermedades cardiológicas que pueden beneficiarse de la rehabilitación: respecto a las categorías de enfermedades cardiovasculares que deben tomarse en consideración, el Comité de expertos ha estimado necesario limitar su estudio a la cardiopatía reumática, la hipertensión arterial, la cardiopatía isquémica, el *cor pulmonale* crónico y las cardiopatías congénitas.
- No hay edad límite: el Comité estima que no debe haber un límite de edad en materia de rehabilitación, ya que en sentido amplio esta no es solo profesional, sino que presenta también aspectos sociales, familiares y de otra índole.
- Cronicidad y progresión. Seguimiento periódico y evaluación de la capacidad funcional: afecciones crónicas, de carácter inestable y progresivo, que evolucionan con más o menos rapidez según la edad y el sexo del paciente, su naturaleza y su gravedad, las condiciones del medio, etc. Por lo tanto, una rehabilitación eficaz exige observaciones regulares, comprobaciones periódicas y una rigurosa vigilancia posterapéutica de los enfermos que permita, llegado el caso, ajustar las actividades cotidianas y las condiciones

de trabajo al estado del paciente. La evaluación regular de la capacidad funcional y el pronóstico de cada caso particular adquieren, así, una importancia primordial.

- La noción de rehabilitación debe estar presente en el espíritu del médico desde su primer contacto con el enfermo, lo que permitirá evitar a este último angustias inútiles y prevenir los efectos nefastos de una larga permanencia en cama, que va siempre acompañada de debilitamiento físico y trastornos psicológicos. La rehabilitación tiene por objeto no solo devolver al enfermo sus facultades anteriores, sino también lograr el desarrollo óptimo de sus funciones físicas y mentales.

- La recomendación de la Organización Internacional del Trabajo sobre la adaptación y la readaptación profesionales de los inválidos, inspirada en la misma preocupación, considera que la readaptación debe empezar cuanto antes. En la recomendación se propugna que, a reserva de la opinión del médico, la adaptación y la readaptación profesionales se inicien durante el tratamiento y que se establezca una colaboración muy estrecha entre los encargados de la readaptación médica y la readaptación profesional.

- Dado el carácter crónico y, por lo común, progresivo de las enfermedades cardiovasculares, hay que elegir con gran cuidado el momento y las condiciones en que el enfermo puede reanudar sus actividades anteriores, y, en particular, su trabajo, y ponderar detenidamente las ventajas y los riesgos que lleva consigo el empleo, tanto para el propio enfermo como para su familia y su medio social.

- La restauración funcional del paciente con enfermedad cardiovascular depende del tipo y de la gravedad de la lesión y exige la aplicación de todos los recursos de la medicina y de la cirugía, completados cuando sea necesario con medidas fisioterapéuticas.

- Una larga experiencia médica enseña que un trabajo apropiado para el paciente cardiópata es, a la larga, menos nocivo que la inactividad, cuyas consecuencias psicológicas, económicas y sociales pueden ser desastrosas para la familia y onerosas para la colectividad.

- Además, hace referencia a otros aspectos importantes como el psicológico: reacciones de pánico o de desesperación que acompañan a las crisis cardíacas repentinas. Ocultas o manifiestas, esas reacciones existen siempre y la forma que adoptan depende de la constitución psíquica del interesado, de la amenaza que pesa sobre su seguridad futura y de la actitud de la familia y del personal médico que le atiende.

- Hay que tener muy en cuenta las condiciones materiales del trabajo, las dificultades del transporte, los pisos que es necesario subir en el domicilio o en el trayecto, la atmósfera afectiva del lugar de trabajo, la exposición a agentes irritantes de las vías respiratorias, el hecho de que el trabajo esté o no sujeto a plazos más o menos estrictos, etcétera.

- Desde hace algunos años, muchas mujeres ocupan empleos que antes estaban reservados a los hombres. Las reacciones ante la enfermedad y la rehabilitación pueden ser diferentes a las de los hombres. Los efectos del trabajo profesional sobre la mujer sana y sobre la mujer enferma no han sido suficientemente estudiados y sería interesante hacer nuevas investigaciones sobre el tema.

La rehabilitación en un paciente con enfermedad cardiovascular se define del siguiente modo: el Comité opina que los pacientes con enfermedades cardiovasculares tienen la misma dignidad y el mismo derecho a la seguridad que las personas sanas o que las que padecen otras incapacidades graves y que no debe escatimarse ningún esfuerzo para devolverles las aptitudes perdidas y ponerlas en condiciones de llevar una vida tan normal como sea posible en el seno de la colectividad a que pertenecen.

Tiempo después, la propia Organización Mundial de la Salud publicó otro documento, en 1993, *Rehabilitación después de las enfermedades cardiovasculares, con especial atención a los países en desarrollo. Informe técnico 831* (Comité de expertos). En él se habla de los progresos alcanzados en rehabilitación, se actualizan conocimientos y se amplía y profundiza en nuevas indicaciones e intervenciones.

Un apartado importante es la aplicación de la rehabilitación cardíaca en los países en desarrollo. Incluye objetivos, evaluación y necesidades del programa (instalaciones básicas, intermedias y avanzadas), así como consideraciones especiales aplicables a los grupos diagnósticos: cardiopatía coronaria, cardiopatía reumática/cardiopatía congénita, miocardiopatías y embarazo en pacientes con cardiopatía. También se aborda el entrenamiento con ejercicios sin monitorización, así como la selección de un programa de ejercicios y consideraciones especiales para los programas de entrenamiento con ejercicios sin unidad de rehabilitación cardíaca y educación de los pacientes en zonas remotas. También se hace hincapié en la evaluación de los pacientes para su vuelta al trabajo, la naturaleza del trabajo y sus exigencias físicas, a lo que se añade la influencia del clima. Asimismo, es importante la evaluación de la capacidad de trabajo y la reanudación después de infarto del miocardio, a lo que se suma una simulación, ensayo de trabajo y modificación del trabajo físico. Además, se insiste en las consideraciones en la prevención secundaria. Por último, en este apartado de países en desarrollo se separan cardiopatía adquirida o congénita y cardiopatía coronaria o no coronaria; se incluye a pacientes postoperatorios y los que tienen terapia anticoagulante.

En este nuevo documento se da gran importancia y se desarrolla específicamente la prueba de esfuerzo y entrenamiento en rehabilitación de niños y adultos jóvenes con enfermedades cardiovasculares. Además, se profundiza en sus aplicaciones, variables específicas, métodos, diferentes situaciones clínicas y sus recomendaciones, entrenamiento con ejercicios para la rehabilitación, instalaciones, personal, equipos y protocolos.

Otro apartado novedoso incluye rehabilitación del paciente gravemente discapacitado, con trastornos cardíacos complejos. En él se describen este tipo de pacientes, las funciones de la prueba de esfuerzo respecto a la estratificación del riesgo, la evaluación de la capacidad funcional y la metodología de la rehabilitación en estos pacientes con clases funcionales III y IV en cardiopatía coronaria, valvular, miocardiopatía hipertrófica y en insuficiencia cardíaca grave. También se especifica en pacientes con arritmias graves, marcapasos, antes y después de trasplante, y en edades avanzadas. También se incluye educación y asesoramiento.

El último apartado es sobre un papel clave: enfoques educacionales actuales y futuros en la rehabilitación de pacientes con enfermedad cardiovascular. Se explican su importancia y beneficios, conceptos y principios educacionales, medios de los que se debe disponer según el nivel asistencial y componentes de la educación según el tipo de enfermedad (cardiopatía coronaria, hipertensión, reumática, congénita, miocardiopatías, insuficiencia cardíaca congestiva, enfermedad de Kawasaki o marcapasos). Este apartado termina con el importante papel de los gobiernos, las organizaciones de voluntarios y los organismos internacionales.

Los dos documentos mencionados son fundamentales por su relevancia e importancia en la historia y porque, en definitiva, han servido de base para el desarrollo de la rehabilitación cardíaca en:

- Los pilares de intervención: ejercicio físico, psicología y educación.
- Las tres fases en la que se divide la rehabilitación cardíaca.
- La ampliación de sus indicaciones, no solo en el paciente isquémico.
- El perfeccionamiento de intervenciones y ejercicio terapéutico.
- La importancia de la prueba de esfuerzo.
- El papel crucial de la educación.
- La importancia de aspectos psicológicos.
- Los tres actores que ayudan al desarrollo y expansión: pacientes, profesionales sanitarios y gobiernos locales, regionales, nacionales e internacionales.

Pero la verdad es que la Organización Mundial de la Salud va muy por delante de la realidad, al menos en España. En el año de publicación de este documento (1993), las unidades de rehabilitación cardíaca eran mínimas o casi testimoniales; prácticamente a los únicos que se rehabilitaba era a los pacientes con patología coronaria.

El desarrollo ha sido muy lento y diferente en las distintas regiones del mundo (como es lógico, en los países más desarrollados y con sistemas de salud avanzados, se extendió de forma más rápida y adecuada). A pesar de ello, en Europa, por ejemplo, existen diferencias importantes entre los distintos países. En el norte y centro de Europa se extendieron antes que en el sur y área del Mediterráneo.

En España, durante muchos años, menos del 2 % de la población de pacientes cardiópatas, podían acceder a un programa de rehabilitación. Muy pocos hospitales tenían unidades. Cabe destacar la del Hospital Universitario Ramón y Cajal, de Madrid, que ha sido centro de formación muchos años de médicos interesados en este tema.

En las dos últimas décadas, es cuando, probablemente, ha habido un mayor auge de la rehabilitación potenciado por los profesionales y autoridades sanitarias que se han hecho más sensibles ante este problema. Es probable que los servicios de cardiología de los hospitales hayan tenido más interés en esta área asistencial al saturarse otras, como la de hemodinámica, electrofisiología o imagen. De esta forma, ha sido una oportunidad para ampliar los servicios y profesionales de este campo.

Las principales sociedades científicas de las especialidades médicas que intervienen en estos pacientes también se hicieron eco del desarrollo y aparecieron filiales, como la Sección de Riesgo vascular en la Sociedad Española de Cardiología y la Sociedad Española de Rehabilitación Cardiorrespiratoria en la Sociedad Española de Medicina Física y Rehabilitación. Además, se celebran congresos, jornadas, cursos de formación anuales y se publican documentos científicos periódicamente para que se actualicen todos los profesionales sanitarios.

Las citadas sociedades han realizado registros de las unidades existentes en España y los datos no coinciden en su totalidad (es posible que por la diferente metodología utilizada). Independientemente de las cifras, la realidad es que alrededor del año 2010 comenzaron a ascender de forma progresiva los centros sanitarios y clínicas que disponían de programa de rehabilitación cardíaca por toda España. Pero todavía, en la actualidad, hay una importante parte de la población que no tiene acceso a los programas de rehabilitación. Las cifras actuales se desconocen porque el último registro es de 2014.

La recomendación a pacientes para que se adhieran a programas de rehabilitación cardíaca han aumentado. Antes solo se rehabilitaba al paciente coronario. Hoy en día hay unidades con programas muy especializados en insuficiencia cardíaca, miocardiopatías, congénitos, hipertensión pulmonar, marcapasos y desfibrilador (cardíaco) automático implantable, trasplante y, últimamente, se está desarrollando la prehabilitación antes de la cirugía. Incluso se trata a pacientes con dispositivos de asistencia ventricular.

Se ha de tener presente que todo ha ido parejo a una valoración más exhaustiva, con el importante desarrollo de las pruebas de esfuerzo con consumo de oxígeno que permiten un análisis fisiológico de las respuestas cardíaca, pulmonar y metabólica al esfuerzo incremental. Esto permite una estratificación del riesgo más detallada y un diseño del programa de entrenamiento individualizado gracias al cálculo de los umbrales. La valoración de la fuerza de forma instrumentada también ha facilitado el entrenamiento de este tipo. En ciertas patologías con afectación y agotamiento del músculo diafragma, adquiere importancia la medición de las presiones respiratorias y el diseño de un entrenamiento de potenciación del diafragma.

Respecto a la intervención, se ha desarrollado mucho el ejercicio terapéutico con la ayuda de la tecnología. Ya no se trata solo de ejercicio de pesas para el calentamiento y después aeróbico. En la actualidad, se realizan circuitos combinados de diferentes tipos de entrenamientos que tienen mejores resultados. Se diseñan programas de entrenamiento individualizados teniendo en cuenta el músculo como órgano neuroendocrino.

La valoración y el control de los factores de riesgo cardiovascular también han mejorado. Se utilizan variables analíticas de gran relevancia para el control de la dislipemia y se da el valor adecuado a la obesidad y al síndrome metabólico utilizando la impedanciometría para su mejor tratamiento. Además, hay un importante un arsenal terapéutico más eficaz para el control de la diabetes, la dislipemia y el tabaquismo.

En la historia de la rehabilitación cardíaca, supuso un freno y parón increíble la pandemia por COVID-19, como en otras muchas disciplinas en medicina. Se cerraron, como es lógico, todas las unidades y, lo que es peor, debido al confinamiento los pacientes no pudieron realizar el ejercicio de forma adecuada. Para intentar suplir todo esto, se desarrollaron rápido las tecnologías de la comunicación e información, con plataformas y aplicaciones que permiten el control a distancia de las constantes, como el electrocardiograma, la tensión arterial y la saturación, además de la programación del entrenamiento físico y el recuerdo de la medicación.

EVIDENCIA

Respecto a la evidencia científica actual, está claramente demostrado que la rehabilitación cardíaca disminuye, de forma general, la morbilidad y la mortalidad y mejora la calidad de vida en los pacientes cardiópatas. Esto hace que se vaya incluyendo en las guías clínicas de diferentes patologías cardíacas en las principales sociedades científicas con un nivel de evidencia y grado de recomendación altos.

Solo en la Biblioteca Cochrane hay, en los últimos años, 29 revisiones. De ellas, destacan las siguientes:

- Una nueva actualización en enfermedad coronaria (Dibben *et al.*, en 2021):
Los hallazgos de esta actualización son consistentes con la versión anterior (2016) y muestran importantes efectos beneficiosos de la rehabilitación cardíaca con ejercicios, como una reducción del riesgo de muerte por cualquier causa y del infarto y del ingreso hospitalario, así como mejoras en la calidad de vida relacionada con la salud, en comparación con no realizar ejercicios. Se identificó un pequeño conjunto de evidencias relacionadas con la economía que indicó que la rehabilitación cardíaca con ejercicios es coste-efectiva. Muchos de los estudios identificados en esta actualización se llevaron a cabo en países de ingresos bajos y medios, lo que aumenta la generalización de los resultados a estos entornos en los que los niveles de cardiopatía coronaria son elevados y siguen en aumento.
- Actualización en pacientes con insuficiencia cardíaca (Long *et al.*, en 2019):
Esta revisión Cochrane actualizada proporciona evidencia aleatorizada adicional (11 ensayos) para apoyar las conclusiones de la versión anterior (2014). En comparación con el control sin ejercicio, la rehabilitación cardíaca parece no tener ningún impacto en la mortalidad a corto plazo (menos de 12 meses de seguimiento). La evidencia de calidad baja a moderada muestra que, con probabilidad, disminuye el riesgo de ingresos hospitalarios por todas las causas y puede reducir los ingresos hospitalarios específicos de insuficiencia cardíaca a corto plazo (hasta 12 meses). Puede conferir una mejora clínicamente importante en la calidad de vida relacionada con la salud, aunque sigue habiendo poca seguridad al respecto porque la evidencia es de baja calidad. En los futuros ensayos se debe seguir considerando el reclutamiento de grupos de pacientes de insuficiencia cardíaca tradicionalmente menos representados, incluidos los pacientes mayores, las mujeres y los que sufren fracción de eyección preservada, así como de entornos alternativos de prestación de servicios, como el domicilio, y el uso de programas basados en la tecnología.

- En pacientes portadores de desfibrilador (cardíaco) automático implantable (Nielsen *et al.*, en 2019):
Debido a la falta de evidencia, no se pudo evaluar definitivamente la repercusión de la rehabilitación cardíaca con ejercicios en la mortalidad por todas las causas, los eventos adversos graves y la calidad de vida relacionada con la salud en pacientes adultos con un desfibrilador (cardíaco) automático implantable. Los resultados aportan evidencia de muy baja calidad de que los pacientes después de la rehabilitación cardíaca con ejercicios tienen una capacidad de ejercicio aumentada en comparación con el control sin ejercicios. Se necesitan ensayos aleatorios de alta calidad adicionales que evalúen la repercusión de la rehabilitación cardíaca con ejercicios en esta población en la mortalidad por todas las causas, los eventos adversos graves, la calidad de vida relacionada con la salud, la estimulación antitaquicardia con marcapasos y el choque.
- Pacientes tras cirugía valvular (Abraham *et al.*, en 2021):
Debido a la falta de evidencia y a la calidad muy baja de la evidencia disponible, no existe certeza a partir de esta revisión actualizada acerca del impacto de la rehabilitación cardíaca con ejercicios en esta población en términos de mortalidad, hospitalización y calidad de vida relacionada con la salud. Se necesita evidencia de calidad alta (bajo riesgo de sesgo) sobre el impacto de la rehabilitación cardíaca para poder añadirla a las guías clínicas y a la práctica habitual.
- Pacientes adultos con fibrilación auricular (Risom *et al.*, en 2017):
Debido a la escasez de pacientes y resultados no fue posible evaluar la repercusión real de la rehabilitación cardíaca con ejercicios sobre la mortalidad ni los eventos adversos graves. Las pruebas no mostraron un efecto clínicamente relevante sobre la calidad de vida relacionada con la salud. Los datos agrupados mostraron un efecto positivo sobre los resultados alternativos de la capacidad de ejercicio físico, pero, debido al escaso número de pacientes y a la calidad de moderada a muy baja de las pruebas que lo sustentan, no es posible tener seguridad sobre la magnitud del efecto. Se necesitan ensayos aleatorios futuros de alta calidad para evaluar los efectos beneficiosos y perjudiciales de la rehabilitación cardíaca con ejercicios para adultos con fibrilación auricular sobre resultados relevantes para los pacientes.
- Pacientes adultos con angina estable (Long, *et al.*, en 2018):
Debido al número pequeño de ensayos y al tamaño pequeño, el riesgo potencial de sesgo y las inquietudes acerca de la imprecisión y la falta de aplicabilidad, no se conocen los efectos de la rehabilitación cardíaca con ejercicios en comparación con el control en la mortalidad, la morbilidad, los ingresos en el hospital por causas cardiovasculares, los eventos adversos, el retorno al trabajo y la calidad de vida relacionada con la salud en los pacientes con angina estable. La evidencia de baja calidad indica que la rehabilitación con ejercicios puede dar lugar a un aumento pequeño de la capacidad de ejercicio comparada con la atención habitual. Se necesitan ensayos aleatorios de alta calidad y bien informados para evaluar los efectos beneficiosos y perjudiciales de la rehabilitación con ejercicios para los adultos con angina estable. Dichos ensayos

deben obtener los resultados relevantes para los pacientes, incluidos los eventos clínicos y la calidad de vida relacionada con la salud. También deben evaluar el costo-efectividad e incluir a participantes que sean un reflejo de la población real de pacientes con angina.

- Pacientes con dispositivos de asistencia ventricular implantables (Yamamoto *et al.*, en 2018):
  La evidencia actual no es suficiente para evaluar la seguridad ni la eficacia de la rehabilitación cardíaca con ejercicios para los pacientes con dispositivos de asistencia ventricular implantables en comparación con la atención habitual. La cantidad de evidencia de los ensayos fue muy limitada y de muy baja calidad. Además, la duración del entrenamiento fue a muy corto plazo (6-8 semanas). Se necesitan más ensayos de alta calidad y bien informados de la rehabilitación con ejercicios para los pacientes con dispositivos de asistencia ventricular implantables. Estos ensayos deben recopilar datos sobre los eventos (mortalidad y rehospitalización), los resultados relacionados con el paciente (incluida la calidad de vida) y la relación entre coste y efectividad.
- Rehabilitación domiciliaria frente al centro sanitario (Anderson *et al.*, en 2017):
  Esta actualización apoya las conclusiones anteriores de que las formas de rehabilitación cardíaca basadas en el domicilio y el centro sanitario parecen ser igualmente eficaces para mejorar los resultados clínicos y la calidad de vida relacionados con la salud en los pacientes después de un infarto de miocardio, una revascularización o con insuficiencia cardíaca. Esta conclusión apoya la continua expansión de los programas de rehabilitación cardíaca basados en evidencia y en el domicilio. La elección de participar en un programa más tradicional y supervisado en un centro o en un programa domiciliario puede reflejar la disponibilidad local y tener en cuenta la preferencia de cada paciente. Se necesitan más datos para determinar si los efectos de la rehabilitación cardíaca domiciliaria y en un centro sanitario, analizados en los ensayos a corto plazo, pueden confirmarse a más largo plazo y es necesario considerar diseños de estudio de no inferioridad o equivalencia con un poder adecuado.
- Intervenciones para promover la rehabilitación cardíaca. Santiago de Araújo Pio *et al.*, en 2019):
  Las intervenciones pueden aumentar el nivel de reclutamiento, la adherencia y la finalización de la rehabilitación cardíaca. Sin embargo, la certeza de la evidencia fue de baja a moderada debido a la heterogeneidad de las intervenciones utilizadas, entre otros factores. Los efectos sobre el reclutamiento fueron mayores en los estudios dirigidos a que los profesionales sanitarios interviniesen en persona; los efectos sobre la adherencia fueron mayores en los estudios que analizaron intervenciones remotas. Se necesitan más estudios de investigación, en particular para descubrir la mejor manera de aumentar la finalización de los programas.

Respecto al metaanálisis, es de reseñar que, a día de hoy, al realizar una búsqueda simple en Pubmed utilizando las palabras claves *heart diseases/rehabilitation*, *Medical Subject Headings* [MeSH] y filtrando solo *meta-analysis* da como resultado, aproximadamente, 162 metaanálisis.

En los últimos años, desglosándolos por temas:

- Se sigue investigando sobre diferentes tipos de programas de ejercicio terapéutico:
  - Ejercicios de Ba Duan Jin: son ocho ejercicios que mejoran flexibilidad, estabilidad y potenciación de la musculatura del tronco y el tórax (Yang *et al.*, en 2023).
  - Circuito de entrenamiento de resistencia (Wu *et al.*, en 2022).
  - Yoga (Bruce *et al.*, en 2021).
  - Taichí en infarto de miocardio (Wu *et al.*, en 2020).
  - Ejercicios acuáticos supervisados (Cugusi *et al.*, en 2020).
  Todos concluyen que estos diferentes tipos de entrenamiento combinados con los tradicionales pueden tener efectos beneficiosos respecto a capacidad funcional y calidad de vida. A estos hay que añadir:
  - Entrenamiento de resistencia (Fisher *et al.*, en 2022) y de la musculatura inspiratoria (Azambuja *et al.*, en 2020) en insuficiencia cardíaca: dados los buenos resultados con estos dos tipos de entrenamiento, ambos se han ido incorporando de forma progresiva a la rehabilitación de pacientes con insuficiencia cardíaca.
  - Entrenamiento interválico de alta intensidad en insuficiencia cardíaca (Zhang *et al.*, en 2020): los resultados están pendientes de publicar.
  - Tesis del año 2019 del Dr. Koldo Villelabeitia Jaurequizar, compañero de la Sociedad Española de Rehabilitación Cardiorespiratoria (SORECAR) sobre los efectos de un programa de ejercicio aeróbico continuo de moderada intensidad frente a un interválico de alta intensidad sobre factores predictivos de supervivencia en pacientes con cardiopatía isquémica (ensayo controlado aleatorizado). Los resultados de programas de entrenamiento de alta intensidad (basado en *High Intensity Interval Training* [HIIT]) son mejores comparados con los de un entrenamiento continuo de moderada intensidad. Se obtienen mejores resultados en: capacidad funcional (en esfuerzo máximo y a nivel submáximo), índices de recuperación de la frecuencia cardíaca del primer y segundo minuto en la fase de recuperación de la prueba de esfuerzo, eficiencia mecánica y en los test de calidad de vida.
  - Comparación del ejercicio en cicloergométrico y tapiz rodante (Gerlach *et al.*, en 2020): curiosamente, en dicho estudio los cambios respecto a la capacidad funcional fueron mejores con cicloergómetro en enfermos coronarios y en tapiz rodante en insuficiencia cardíaca.
  - Combinación de ejercicio aeróbico con resistencia en enfermos coronarios (Lee *et al.*, en 2020): se analizó el consumo de oxígeno. Mayor mejora si las sesiones duraban más tiempo y también cuanto antes se iniciaba el ejercicio desde el evento. La fuerza muscular mejoró más con mayor volumen de entrenamiento, más jóvenes y mayor tiempo desde evento agudo. La hipertrofia muscular se corrigió más con la mayor duración del entrenamiento.
- También se investiga sobre la rehabilitación en domicilio utilizando las tecnologías informáticas:

- Los resultados de la telerrehabilitación son similares a la convencional (Jin Choo *et al.*, en 2022).
- Los resultados son algo contradictorios porque la rehabilitación cardíaca gracias a internet puede reducir significativamente los niveles de colesterol, triglicéridos, mejorar el consumo de oxígeno, capacidad física y calidad de vida. Pero no es eficaz para el control de la presión arterial, el índice masa corporal, la ansiedad y la depresión (Ding *et al.*, en 2022).
- El entrenamiento de resistencia en el domicilio o un centro sanitario puede aumentar la fuerza muscular y el consumo de oxígeno en pacientes con insuficiencia cardíaca (Maurits Ruku *et al.*, en 2022).
- Los dispositivos de medida de la actividad pueden mejorar los efectos positivos en pacientes coronarios respecto al consumo de oxígeno, los eventos mayores cardiovasculares y la calidad de vida (Kaihara *et al.*, en 2022).
- La telerrehabilitación en enfermos coronarios tiene un efecto equivalente a la realizada en un centro sanitario en la capacidad funcional, la conducta sobre la actividad física, la calidad de vida, la adherencia a la medicación, el tabaquismo, el control de factores de riesgo, la depresión y la hospitalización (Ramachandran *et al.*, en 2022).

- Con resultados mejores respecto a la rehabilitación en domicilio, como era de esperar (Bakhshayesh *et al.*, en 2020).
- Las distintas patologías cardíacas son una diana en la investigación:
  - El entrenamiento físico supervisado es seguro, reduce la recurrencia de fibrilación auricular y mejora la calidad de vida (Oesterle *et al.*, en 2022).
  - En pacientes con insuficiencia cardíaca con terapia de resincronización, el entrenamiento con ejercicio de intensidad moderada puede mejorar la capacidad funcional y cardíaca, así como la calidad de vida (Guo *et al.*, en 2021).
  - En pacientes con cardiopatías congénitas, los resultados de los programas de rehabilitación son ligeros respecto a la mejora de capacidad funcional, actividad física diaria y calidad de vida, pero prometedores porque no hubo ninguna complicación (Williams *et al.*, en 2020).
- La adherencia es fundamental en los resultados alcanzados. La combinación de un programa de entrenamiento físico e intervenciones grupales sobre el cambio de comportamiento parecen tener los mejores resultados (Amirova *et al.*, en 2021).

 PUNTOS CLAVE

- La rehabilitación cardíaca es eficaz y va aumentando progresivamente sus indicaciones. Ya no solo se tratan a los pacientes coronarios.
- El ejercicio terapéutico utilizado no solo es el aeróbico tradicional. Se están incluyendo, según la cardiopatía tratada, diferentes circuitos, entrenamiento de resistencia, interválico, potenciación de la musculatura inspiratoria y otras formas alternativas de ejercicio.
- La rehabilitación domiciliaria tiene prácticamente los mismos resultados que la realizada en un centro sanitario.

BIBLIOGRAFÍA

Abraham LN, Sibilitz KL, Berg SK, Tang LH, Risom SS, Lindschou J *et al.* Exercise-based cardiac rehabilitation for adults after heart valve surgery. Cochrane Database of Systematic Reviews. 2021;5(5):CD010876.

Amirova A, Fteropoulli T, Williams P, Haddad M. Efficacy of interventions to increase physical activity for people with heart failure: a meta-analysis. Open Heart. 2021;8(1):e001687.

Anderson L, Sharp GA, Norton RJ, Dalal H, Dean SG, Jolly K, *et al.* Home-based versus centre-based cardiac rehabilitation. Cochrane Database of Systematic Reviews. 2017;6(6):CD007130.

Azambuja ACM, Zanatta de Oliveira L, Sbruzzi G. Inspiratory Muscle Training in Patients With Heart Failure: What Is New? Systematic Review and Meta-Analysis. Phys Ther. 2020;100(12):2099-109.

Bakhshayesh S, Hoseini B, Bergquist R, Nabovati E, Gholoobi A, Mohammad-Ebrahimi S, *et al.* Cost-utility analysis of home-based cardiac rehabilitation as compared to usual post-discharge care: systematic review and meta-analysis of randomized controlled trials. Expert Rev Cardiovasc Ther. 2020;18(11):761-76.

Bruce C, Achan V, Rathore S. Yoga-Based Cardiac Rehabilitation: Current Perspectives from Randomized Controlled Trials in Coronary Artery Disease. Vasc Health Risk Manag. 2021;17:779-89.

Cugusi L, Manca A, Bassareo PP, Crisafulli A, Deriu F, Mercuro G. Supervised aquatic-based exercise for men with coronary artery disease: a meta-analysis of randomised controlled trials. Eur J Prev Cardiol. 2020;27(19):2387-92.

Dibben G, Faulkner J, Oldridge N, Rees K, Thompson DR, Zwisler AD, *et al.* Exercise-based cardiac rehabilitation for coronary heart disease. Cochrane Database of Systematic Reviews. 2021,11(11):CD001800.

Ding M, Zhang F, Hu J. Effectiveness of "Internet+" Based Cardiac Rehabilitation on Prognosis of Patients with Coronary Heart Disease: A Meta-Analysis. Comput Math Methods Med. 2022;2022:1574774.

Fisher S, Smart NA, Pearson MJ. Resistance training in heart failure patients: a systematic review and meta-analysis. Heart Fail Rev. 2022;27(5):1665-82.

Gerlach S, Mermier C, Kravitz L, Degnan J, Dalleck L, Zuhl M. Comparison of Treadmill and Cycle Ergometer Exercise During Cardiac Rehabilitation: A Meta-analysis. Arch Phys Med Rehabil. 2020;101(4):690-9.

Guo R, Wen Y, Xu Y, Jia R, Zhou S, Lu S, *et al.* The impact of exercise training for chronic heart failure patients with cardiac resynchronization therapy: A systematic review and meta-analysis. Medicine (Baltimore). 2021;100(13):e25128.

Jin Choo Y, Chang MC. Effects of telecardiac rehabilitation on coronary heart disease: A PRISMA-compliant systematic review and meta-analysis. Medicine (Baltimore). 2022;101(28):e29459.

Kaihara T, Intan-Goey V, Scherrenberg M, Falter M, Frederix I, Dendale P. Impact of activity trackers on secondary prevention in patients with coronary artery disease: a systematic review and meta-analysis. Eur J Prev Cardiol. 2022;29(7):1047-56.

Villelabeitia Jaurequizar K. Efectos de un programa de ejercicio aeróbico continuo de moderada intensidad vs. Interválico de alta intensidad sobre factores predictivos de supervivencia en pacientes con cardiopatía isquémica: un ensayo controlado aleatorizado. Madrid: Universidad Francisco de Vitoria; 2019.

Lee J, Lee R, Stone AJ. Combined Aerobic and Resistance Training for Peak Oxygen Uptake, Muscle Strength, and Hypertrophy After Coronary Artery Disease: a Systematic Review and Meta-Analysis. J Cardiovasc Transl Res. 2020;13(4):601-11.

Long L, Mordi IR, Bridges C, Sagar VA, Davies EJ, Coats AJ, *et al.* Exercise-based cardiac rehabilitation for adults with heart failure. Cochrane Database of Systematic Reviews. 2019,1(1):CD003331.

Long L, Anderson L, Dewhirst AM, He J, Bridges C, Gandhi M, *et al.* Exercise-based cardiac rehabilitation for adults with stable angina. Cochrane Database of Systematic Reviews. 2018;2(2):CD012786.

Maurits Ruku D, Hang Tran Thi T, Chen HM. Effect of center-based or home-based resistance training on muscle strength and VO2 peak in patients with Heart Failure: A systematic review and meta-analysis. Enferm Clin (Engl Ed). 2022;32(2):103-14.

Nielsen KM, Zwisler AD, Taylor RS, Svendsen JH, Lindschou J, Anderson L, *et al.* Exercise-based cardiac rehabilitation for adult patients with an implantable cardioverter defibrillator. Cochrane Database of Systematic Reviews. 2019,2(2):CD011828.

Oesterle A, Giancaterino S, Van Noord MG, Pellegrini CN, Fan D, Srivatsa UN, *et al.* Effects of Supervised Exercise Training on Atrial Fibrillation: A meta-analysis of randomized controlled trials. J Cardiopulm Rehabil Prev. 2022;42(4):258-65.

Ramachandran HJ, Jiang Y, Wai San Tam W, Joo Yeo T, Wang W. Effectiveness of home-based cardiac telerehabilitation as an alternative to Phase 2 cardiac rehabilitation of coronary heart disease: a systematic review and meta-analysis. Eur J Prev Cardiol. 2022;29(7):1017-43.

Risom SS, Zwisler AD, Johansen PP, Sibilitz KL, Lindschou J, Gluud C, *et al.* Exercise-based cardiac rehabilitation for adults with atrial fibrillation. Cochrane Database of Systematic Reviews. 2017;2(2): CD011197.

Santiago de Araújo Pio C, Chaves GS, Davies P, Taylor RS, Grace SL. Interventions to promote patient utilisation of cardiac rehabilitation. Cochrane Database of Systematic Reviews. 2019,2(2):CD007131.

Williams CA, Wadey C, Pieles G, Stuart G, Taylor RS, Logn L. Physical activity interventions for people with congenital heart disease. Cochrane Database Syst Rev. 2020;10(10):CD013400.

Wu B, Ding Y, Zhong B, Jin X, Cao Y, Xu D. Intervention Treatment for Myocardial Infarction With Tai Chi: A Systematic Review and Meta-analysis. Arch Phys Med Rehabil. 2020;101(12):2206-18.

Wu C, Bu R, Wang Y, Xu C, Chen Y, Che L, *et al.* Rehabilitation effects of circuit resistance training in coronary heart disease patients: A systematic review and meta-analysis. Clin Cardiol. 2022;45(8):821-30.

Yamamoto S, Hotta K, Ota E, Matsunaga A, Mori R. Exercise-based cardiac rehabilitation for people with implantable ventricular assist devices. Cochrane Database of Systematic Reviews. 2018;9(9):CD01222.

Yang WY, Xu Y, Ye L, Rong LJ, Feng J, Huang BL, *et al.* Effects of Baduanjin exercise on quality-of-life and exercise capacity in patients with heart failure: A systematic review and meta-analysis. Complement Ther Clin Pract. 2023;50:101675.

Zhang S, Zhang J, Liang C, Li X, Meng X. High-intensity interval training for heart failure with preserved ejection fraction: A protocol for systematic review and meta-analysis. Medicine (Baltimore). 2020;99(27):e21062.

Anatomía y fisiología del corazón

2

B. Coto Morales

OBJETIVOS

- Identificar las diferentes cámaras cardíacas, los grandes vasos y las cuatro válvulas cardíacas.
- Situar las arterias coronarias.
- Conocer las diferentes capas del corazón y su función.
- Diferenciar las diferentes estructuras cardíacas en varias técnicas de imagen (ecocardiograma o coronariografía).
- Describir el proceso de formación y conducción del impulso cardíaco.
- Conocer las diferentes fases del potencial de acción cardíaco.
- Describir el ciclo cardíaco y los mecanismos de adaptación cardiovascular.
- Comprender la circulación mayor (sistémica) y menor (pulmonar).

ANATOMÍA CARDÍACA

El corazón es el órgano principal del sistema circulatorio humano. Es un órgano muscular hueco, de paredes gruesas y contráctiles que tiene función de ser una bomba para impulsar la sangre a través de las arterias y distribuirla a todo el cuerpo.

Está situado en la cavidad torácica, en el mediastino, entre el pulmón derecho y el izquierdo.

Tiene el tamaño de un puño, pesa 250-300 gramos en las mujeres y 300-350 gramos en hombres, lo que equivale al 0,40 % del peso corporal.

Localización

El corazón es un órgano muscular hueco cuya función es impulsar la sangre a través de los vasos sanguíneos del organismo. Se localiza en la región central del tórax, en el mediastino medio e inferior, entre los dos pulmones. Está rodeado por una membrana fibrosa gruesa llamada pericardio. El corazón tiene la forma de una pirámide inclinada; la porción puntiaguda de la pirámide está inclinada hacia la izquierda y abajo, mientras que la base mira hacia arriba y es el área de donde surgen los grandes vasos sanguíneos que entran y salen del órgano. La parte inferior del corazón descansa sobre el diafragma; las caras laterales están contiguas al pulmón derecho e izquierdo y la cara anterior se sitúa detrás del esternón (**Fig. 2-1**).

Capas del corazón

De dentro hacia fuera, el corazón presenta las capas que se detallan a continuación.

- *Endocardio.* Tapiza las cavidades internas del corazón, tanto aurículas como ventrículos. Está formado por una capa endotelial, en contacto con la sangre, que continúa con el endotelio de los vasos y una capa de tejido conjuntivo laxo que, por su localización, se denomina subendocárdica.
- *Miocardio.* Es la capa más ancha y representa la mayor parte del grosor del corazón. Está formada por el tejido muscular encargado de impulsar la sangre mediante su contracción. La anchura del miocardio no es homogénea; es mucho mayor en el ventrículo izquierdo y menor en el derecho y las aurículas. La mayor parte de las células que componen el miocardio son cardiomiocitos, células musculares contráctiles con forma de cilindro que contienen miofibrillas de las mismas características que las del músculo estriado. Existen también en el miocardio células mioendocrinas, que, en respuesta a un estiramiento excesivo, secretan el péptido natriurético atrial, que actúa disminuyendo la presión arterial. Por otra parte, el sistema de conducción de los impulsos eléctricos del corazón está formado por cardiomiocitos modificados especializados en esta función.
- *Pericardio.* Es una membrana fibroserosa que envuelve al corazón separándolo de las estructuras vecinas. Forma una especie de bolsa o saco que cubre completamente al corazón y se prolonga hasta las raíces de los grandes vasos. Se divide en una capa visceral en contacto con el miocardio y una capa parietal o externa. Entre ambas se encuentra la cavidad pericárdica, que contiene una pequeña cantidad de líquido que facilita el deslizamiento de las dos capas (líquido pericárdico).

Werner Forssmann (1904-1979) fue un médico alemán conocido por ser el primero en llevar a cabo un cateterismo cardíaco (1929). Para ello, fue su propio paciente: se practicó una venotomía en la vena antecubital derecha y avanzó una sonda

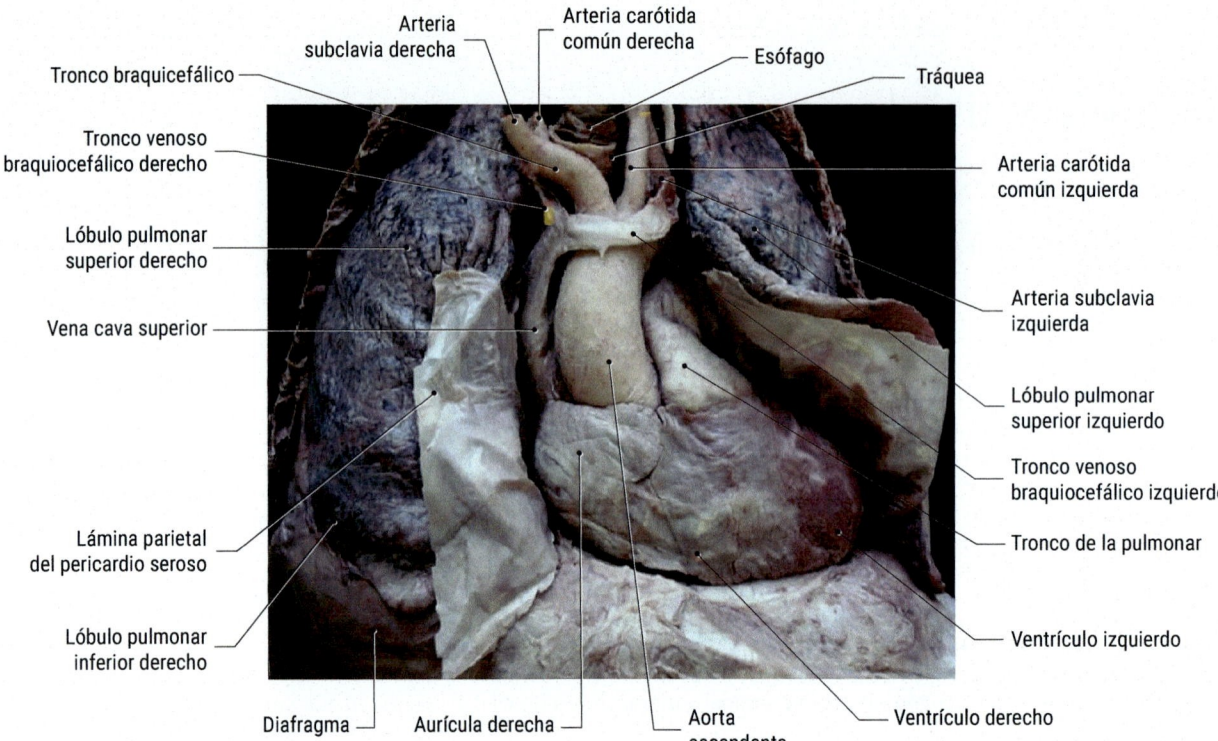

Arteria subclavia derecha
Arteria carótida común derecha
Esófago
Tráquea
Tronco braquicefálico
Tronco venoso braquiocefálico derecho
Lóbulo pulmonar superior derecho
Vena cava superior
Arteria carótida común izquierda
Arteria subclavia izquierda
Lóbulo pulmonar superior izquierdo
Tronco venoso braquiocefálico izquierdo
Tronco de la pulmonar
Lámina parietal del pericardio seroso
Lóbulo pulmonar inferior derecho
Ventrículo izquierdo
Diafragma
Aurícula derecha
Aorta ascendente
Ventrículo derecho

Figura 2-1. Órganos torácicos. Posición del corazón en el mediastino medio (se ha resecado el peto esternocostal, los elementos del mediastino anterior y abierto el saco pericárdico.

urinaria 65 cm por la vena. Posteriormente, fue caminando al servicio de radiodiagnóstico y se realizó una radiografía de tórax en la que se observó la punta de la sonda en la aurícula derecha. Fue despedido por ello del hospital en el que trabajaba. Tiempo después participó como médico en la Segunda Guerra Mundial y fue capturado como prisionero de guerra. En 1956, fue reconocido con el Premio Nobel de Medicina.

Cámaras o cavidades cardíacas

El corazón está dividido en cuatro cámaras o cavidades: dos superiores, llamadas aurícula derecha e izquierda (atrio izquierdo), y dos inferiores, denominadas ventrículo derecho e izquierdo. Las aurículas reciben la sangre del sistema venoso y la transfieren a los ventrículos, desde donde es impulsada a la circulación arterial. Se puede dividir al corazón en dos lados:

- Corazón derecho: está formado por la aurícula derecha y el ventrículo derecho. La aurícula derecha recibe la sangre que proviene de todo el cuerpo a través de la vena cava superior y la vena cava inferior. El ventrículo derecho impulsa la sangre no oxigenada hacia los pulmones a través de la arteria pulmonar:
  - Aurícula derecha: es el lugar de desembocadura de la circulación venosa sistémica; contiene, además, importantes elementos del sistema especializado de conducción cardíaco:
    - Cava superior: desemboca en la porción anterosuperior de la aurícula derecha; en la zona de unión de la cava superior con la aurícula derecha se encuentra el nodo sinusal.

- Vena cava inferior: desemboca en la válvula de Eustaquio.
- Seno coronario: recoge la sangre venosa de las venas coronarias y desemboca cerca de la vena cava inferior, en una válvula rudimentaria (válvula de Tebesio).

En el tabique interauricular, se encuentra una depresión fibrosa, la fosa oval (que en la circulación fetal se encuentra permeable, lo que permite el paso de sangre desde la aurícula derecha hacia la izquierda). En la parte inferior del septo interauricular, se encuentra una región denominada triángulo de Koch, que está delimitado por la válvula de Tebesio, el tendón de Todaro y la valva septal de la válvula tricúspide. Es una estructura importante porque contiene el nodo auriculoventricular (de Aschoff-Tawara), de modo que lesiones durante los procedimientos quirúrgicos o de cateterismo de dicha región pueden producir bloqueos auriculoventriculares. La aurícula derecha, como la izquierda, contiene una orejuela, pero, al contrario que en la aurícula izquierda, la superficie interior de la orejuela derecha es trabeculada y contiene los músculos pectíneos.

> ! La aurícula derecha es el lugar de la desembocadura de la sangre de la circulación sistémica. El ventrículo derecho envía la sangre a la circulación pulmonar.

- Ventrículo derecho: desde un punto de vista anatómico, se distingue septo interventricular, cavidad ventricular propiamente dicha con múltiples músculos papilares e infundíbulo o tracto de salida. Otras estructuras son: la cresta supraventricular, las trabéculas septomarginales y la banda moderadora (estructura muscular larga que separa el tracto de entrada del cuerpo del ventrículo y contiene la rama derecha de haz de His) (**Fig. 2-2**).

- Corazón izquierdo: está formado por la aurícula izquierda y el ventrículo izquierdo. La sangre oxigenada proveniente de los pulmones desemboca a través de las cuatro venas pulmonares en la aurícula izquierda. El ventrículo izquierdo impulsa la sangre oxigenada a través de la arteria aorta para distribuirla por todo el organismo:
  - Aurícula izquierda: es la estructura más posterior del corazón y donde desembocan las cuatro venas pulmonares, que no presentan válvulas en su desembocadura. La pared septal, también lisa, solo tiene una irregularidad, que corresponde con la fosa oval. Ambas aurículas tienen unos apéndices denominados orejuelas. La orejuela de la aurícula izquierda es la localización más frecuente de formación de trombos intracardíacos (sobre todo en el contexto de una fibrilación auricular).
  - Ventrículo izquierdo: el grosor de su pared es aproximadamente dos tercios superior al del ventrículo derecho. En su base se sitúan las válvulas mitral y aórtica, separadas por un tabique fibroso (unión mitroaórtica). El ventrículo izquierdo presenta dos músculos papilares (anterolateral y posteromedial), unidos por las cuerdas tendinosas a las dos valvas de la válvula mitral.

> **!** En la aurícula izquierda desemboca la sangre oxigenada procedente de la circulación sistémica. El ventrículo izquierdo envía la sangre oxigenada a través de la aorta a la circulación sistémica.

El tejido que separa el corazón derecho del izquierdo se denomina septo o tabique. Funcionalmente, se divide en dos partes no separadas: la superior, o tabique interauricular, y la inferior, o tabique interventricular. Este último es especialmente importante, ya que por él discurre el fascículo de His, que permite llevar el impulso eléctrico a las partes más bajas del corazón.

Las aurículas están separadas de los ventrículos por el surco auriculoventricular o surco coronario. Los ventrículos están separados entre sí por el surco interventricular. El cruce entre el surco interventricular y el auriculoventricular se denomina *crux cordis* (cruz del corazón).

Grandes vasos

De forma global, los vasos que salen del corazón se denominan arterias y los que entran al corazón se denominan venas. En el corazón entran o salen los vasos sanguíneos de mayor calibre y más importantes del organismo:

- Arterias:
  - Aorta: surge del ventrículo izquierdo, tiene alrededor de 3 cm de diámetro en su inicio y da origen a todas las ramas arteriales que aportan sangre a los órganos internos, los músculos y el resto de sistemas.
  - Pulmonar: surge del ventrículo derecho, tiene 2,5 cm de diámetro y lleva la sangre a los pulmones para que se oxigenen.
- Venas:
  - Cava superior: desemboca en la aurícula derecha y transporta la sangre venosa procedente de la cabeza, el cuello, el tórax y los miembros superiores.
  - Cava inferior: desemboca en la aurícula derecha y transporta la sangre venosa procedente del abdomen, la pelvis y los miembros inferiores.

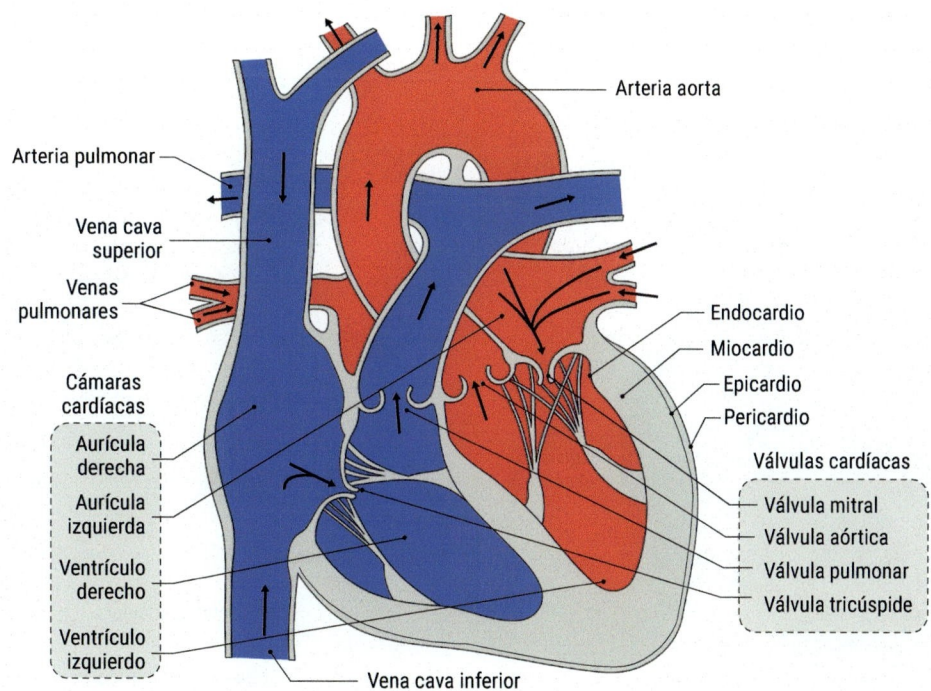

Figura 2-2. Diagrama del corazón.

– Pulmonares: las cuatro venas pulmonares tienen cada una de ellas un diámetro de alrededor de 15 mm, desembocan en la aurícula izquierda y transportan sangre oxigenada procedente de los pulmones.

Válvulas cardíacas

Las válvulas cardíacas se encuentran en los conductos de salida de las cuatro cavidades del corazón, donde cumplen la función de impedir que la sangre fluya en sentido contrario. Están situadas entre las aurículas y los ventrículos o entre los ventrículos y las arterias de salida (**Fig. 2-3**). Estas válvulas son las auriculoventriculares y las sigmoideas:

- Auriculoventriculares: ponen en comunicación aurículas y ventrículos. Formadas por diferentes estructuras (anillo, valvas o velos y cuerdas tendinosas), terminan en los músculos papilares, lo que permite la sujeción de los velos en los ventrículos:
  - Válvula tricúspide o auriculoventricular derecha: tiene tres valvas (la anterior, que es la mayor, la septal, unida al tabique, y la posterior, que es la más pequeña).
  - Válvula mitral o auriculoventricular izquierda: posee dos valvas (anteroseptal, mayor y más móvil, y posterolateral).
- Válvulas sigmoideas:
  - Aórtica: posee tres valvas semilunares, que, cerradas en diástole, forman unas bolsas llamadas senos de Valsalva, de concavidad hacia la luz de la aorta ascendente. La valva no coronaria es la posterior; las otras son la derecha y la izquierda.
  - Pulmonar: cuenta también con tres valvas semilunares.

Las válvulas actúan a modo de puertas que solo permiten el flujo de sangre en la dirección correcta; cada válvula dispone de varias valvas que encajan entre sí y proporcionan un perfecto cierre al mecanismo. La válvula tricúspide consta de tres valvas y la mitral, de dos, por lo que también se conoce como válvula bicúspide. Las válvulas pulmonar y aórtica cuentan con tres valvas; cada una con forma de semiluna, por lo que en conjunto se llaman válvulas semilunares o sigmoideas. Las válvulas tricúspide y mitral disponen, además, de unas finas prolongaciones llamadas cuerdas tendinosas,

que actúan como tensores y sirven para evitar que los componentes valvulares se prolapsen en dirección a la aurícula cuando el ventrículo se contrae. Las cuerdas tendinosas se insertan en unas proyecciones de la pared del ventrículo denominadas músculos papilares.

> Las válvulas auriculoventriculares son la válvula mitral y la tricúspide. Las válvulas semilunares son la válvula aórtica y la pulmonar.

Vascularización del corazón

El corazón precisa oxígeno y nutrientes para que el miocardio pueda realizar su trabajo de contracción. El aporte de sangre a las células del corazón se efectúa mediante las dos arterias coronarias, la derecha y la izquierda; ambas son las primeras ramas que emite la arteria aorta en los senos de Valsalva. Tienen un trayecto epicárdico y se dividen en ramas principales, que, a su vez, dan lugar a las arterias intramiocárdicas. Se habla de dominancia derecha o izquierda en función de qué dé origen a la arteria descendente posterior. En el 80 % de los casos, existe dominancia derecha. Las arterias coronarias se perfunden en diástole (el flujo es máximo al principio de la diástole), dado que, en sístole, los velos aórticos abiertos tapan el *ostium* de las coronarias y, además, la contracción miocárdica comprime las coronarias dificultando el flujo a su través (**Fig. 2-4**).

> Las arterias coronarias se perfunden en diástole.

Conviene señalar los siguientes aspectos acerca de las arterias coronarias:

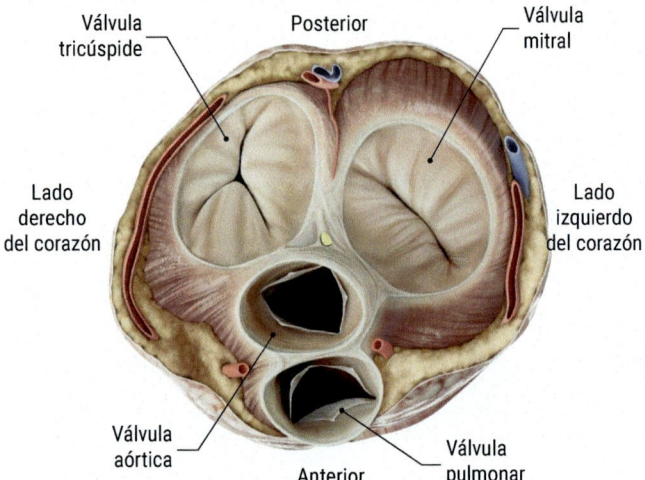

Figura 2-3. Válvulas cardíacas.

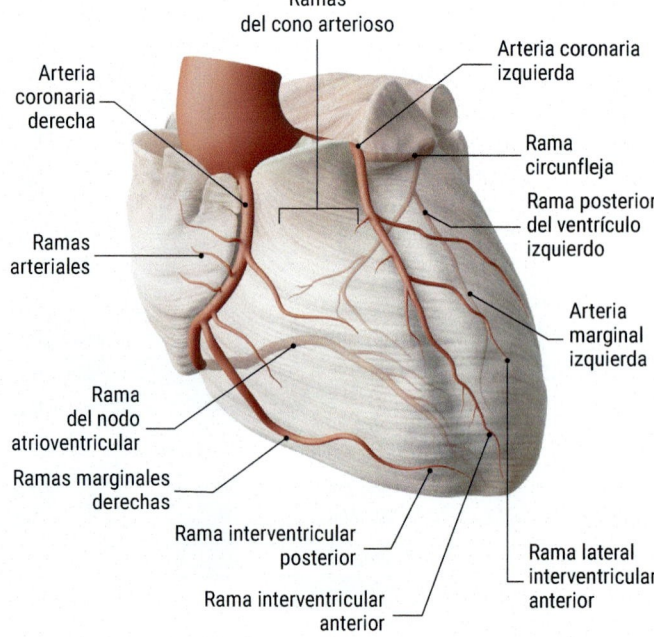

Figura 2-4. Esquema de las arterias coronarias.

- Derecha: nace del seno coronario derecho e inicia su recorrido en la cara anterior del corazón, entre la aurícula y el ventrículo derecho. En el 80 % de los casos, da origen a la arteria descendente posterior, que aporta sangre a la zona posterior del ventrículo izquierdo (dominancia derecha). En el 60 % de los casos, da origen a la arteria del nodo sinusal y, en el 90 %, a la del nodo auriculoventricular. La coronaria derecha irriga la mayor parte de las cavidades derechas y, según la dominancia, al tabique interventricular posterior, la cara posterior de la aurícula y el ventrículo izquierdo.
- Izquierda: nace del seno de Valsalva izquierdo. El segmento inicial se denomina tronco común, que, tras un corto recorrido, se divide en arteria descendente anterior y circunfleja. En ocasiones, da origen a una tercera rama, que cruza oblicuamente el ventrículo izquierdo; se denomina arteria intermedia o ramo mediano. Sobre las arterias descendente anterior y circunfleja, cabe destacar:
  - Descendente anterior: es la continuación directa del tronco coronario izquierdo. Continúa su trayecto por el surco interventricular anterior. Sus ramas principales son las arterias diagonales, que se distribuyen por la pared libre ventricular, y las arterias septales, que perforan el septo. La descendente anterior irriga la mayor parte del ventrículo izquierdo (cara anterior, dos tercios de las anteriores del tabique interventricular y la totalidad del ápice; en ocasiones, también la cara lateral).
  - Circunfleja: irriga la pared lateral del ventrículo izquierdo y parte de la aurícula izquierda. En un 20 % de casos, da origen a la arteria descendente posterior (dominancia izquierda) dando flujo a la cara posterior de ventrículo izquierdo, parte del tabique interventricular y, en algunos casos, a ambos nodos y la casi totalidad de las aurículas.

> ❗ El tronco coronario izquierdo se divide de forma precoz en dos ramas: la arteria descendente anterior y la arteria circunfleja.

Venas coronarias

El corazón posee tres tipos de drenaje venoso: venas de Tebesio (drenan sangre directamente a la cavidad cardíaca), venas anteriores del ventrículo derecho (se dirigen a la aurícula derecha) y venas tributarias del seno coronario (discurre por el surco auriculoventricular posterior hasta desembocar en la aurícula derecha).

Inervación del corazón

El corazón recibe fibras nerviosas procedentes del sistema nervioso simpático y parasimpático. Las del simpático proceden de los ganglios simpáticos cervicales, de donde parten el nervio cardíaco cervical superior, el medio y el inferior. Al llegar al corazón, estos nervios se ramifican y forman los plexos cardíacos simpáticos.

Las fibras del sistema nervioso parasimpático llegan al corazón procedentes del nervio vago; cuando alcanzan el órgano, se ramifican formando un plexo nervioso.

FISIOLOGÍA CARDÍACA

En este apartado, se aborda el potencial de acción cardíaco y el automatismo y el ciclo cardíaco, así como el mecanismo de adaptación cardiovascular.

Potencial de acción cardíaco

El modelo de referencia para comprender el potencial de acción cardíaco es el potencial de acción del miocito ventricular y las células de Purkinje. El potencial de acción tiene cinco fases, numeradas del 0 al 4. La fase 4 es el potencial de reposo de la membrana y describe el potencial de acción cuando la célula no está estimulada (**Fig. 2-5**)

Cuando la célula es estimulada eléctricamente (suele ser por una corriente eléctrica procedente de una célula adyacente), empieza una secuencia de acciones; estas incluyen la entrada y salida de múltiples cationes y aniones, que, conjuntamente, producen el potencial de acción celular, propagando la estimulación eléctrica a las células adyacentes. De esta manera, la estimulación eléctrica pasa de una célula a todas las células que la rodean, con lo que se alcanza a todas las células del corazón.

Fase 0: despolarización rápida

La fase 0 es la fase de despolarización rápida. La pendiente de la fase 0 representa la tasa máxima de despolarización de la célula y se conoce como $dV/dt_{máx}$. La despolarización rápida se debe a la apertura de los canales rápidos de sodio (Na^+), lo que genera un rápido incremento de la conductancia de la membrana para el Na^+, sodio ionizado (gNa^+) y, por ello, una rápida entrada de iones Na^+ (INa) hacia el interior celular. Al mismo tiempo, la glucosa en sangre (gK^+) disminuye. Estos dos cambios en la conductancia modifican el potencial de la membrana y se alejan del potencial de equilibrio del potasio (−96 mV) y se acercan al potencial de equilibrio del sodio (+52 mV).

La habilidad de la célula de abrir los canales lentos de Na^+ durante la fase 0 está en relación con el potencial de membrana en el momento de la excitación. Si el potencial de membrana está en su línea basal (alrededor de -85 mV), todos los canales rápidos de Na^+ están cerrados; la excitación

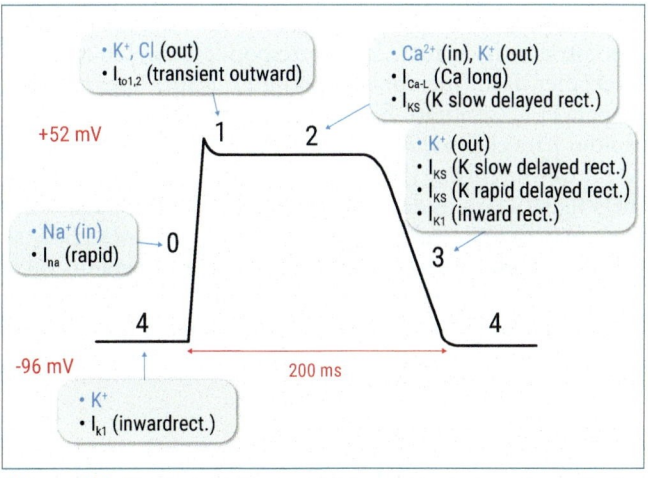

Figura 2-5. Esquema del potencial de acción de los miocardiocitos de trabajo.

los abrirá todos, causando una gran entrada de iones Na+. Sin embargo, si el potencial de membrana es menos negativo (lo que ocurre durante la hipoxia), algunos de los canales rápidos de Na+ están en un estado inactivo, insensibles a la apertura, provocando una respuesta menor a la excitación de la membrana celular y una velocidad máxima ($V_{máx}$) menor. Por esta razón, si el potencial de reposo de la membrana deviene demasiado positivo, la célula puede ser no excitable y la conducción a través del corazón puede retrasarse, con lo que se incrementa el riesgo de arritmias.

Fase 1: repolarización lenta

La fase 1 del potencial de acción tiene lugar con la inactivación de los canales rápidos de sodio. La pequeña repolarización (*notch*) del potencial de acción es debida al movimiento de los iones de potasio (K+) en una corriente transitoria, dirigidos por las corrientes *transient outward* Ito1 e Ito2, respectivamente. La corriente Ito1 contribuye sobre todo a la depresión de algunos So de los cardiomiocitos ventriculares.

Se ha sugerido que el movimiento de ion cloruro (Cl-) a través de la membrana durante la fase 1 es el resultado del cambio en el potencial de membrana debido a la salida de los iones K+; no es un factor que contribuya a la repolarización inicial (*notch*).

Fase 2: meseta

La fase *plateau* del potencial de acción cardíaco se mantiene por un equilibrio entre el movimiento hacia el interior del calcio (Ca_2^+), a través de los canales iónicos (ICa) para el calcio de tipo L (que se abren cuando el potencial de membrana alcanza −40 mV) y el movimiento hacia el exterior del K+ a través de los canales lentos de potasio *slow delayed rectifier* (IKs). La corriente debida al intercambiador sodio-calcio (INa, Ca) y la corriente generada por la bomba Na-K (INa, K) también juegan papeles menores durante la fase 2.

Fase 3: repolarización rápida

Durante la fase 3 (repolarización rápida) del potencial de acción, los canales voltaje-dependientes para el calcio de tipo L se cierran, mientras que los canales lentos de potasio *slow delayed rectifier* (IKs) permanecen abiertos. Esto asegura una corriente hacia fuera, que corresponde al cambio negativo en el potencial de membrana y permite que más tipos de canales para el K+ se abran. Estos son principalmente los canales rápidos para el K+ *rapid delayed rectifier* (IKr) y los canales de K+ *inwardly rectifying* (IK1). Esta corriente neta positiva hacia fuera (igual a la pérdida de cargas positivas por la célula) causa la repolarización celular. Los canales de K+ *delayed rectifier* se cierran cuando el potencial de membrana recupera un valor de −80 a −85 mV, mientras que IK1 permanece funcionando a través de la fase 4, con lo que contribuye a mantener el potencial de membrana de reposo.

Fase 4: potencial de reposo

La fase 4 es el potencial de reposo de la membrana. La célula permanece en este período hasta que es activada por un estímulo eléctrico, que proviene, por lo general, de una célula adyacente. Esta fase del potencial de acción se asocia con la diástole de la cámara del corazón.

Al potencial de reposo de la membrana, la conductancia para el potasio (gK^+) es alta en relación con las conductancias para el sodio (gNa^+) y el calcio (gCa_2^+). En esta fase, se mantiene a través de los canales para el K+ de tipo *inward rectifying* (IK1). Cuando el potencial de membrana pasa de −90 mV a −70 mV (debido, por ejemplo, al estímulo de una célula adyacente), se inicia la fase siguiente.

Durante las fases 0, 1, 2 y parte de la 3, la célula es refractaria a la iniciación de un nuevo potencial de acción: es incapaz de despolarizarse. Este es el denominado período refractario absoluto. Durante este, la célula no puede iniciar un nuevo potencial de acción porque los canales están inactivos. Este es un mecanismo de protección que limita la frecuencia de los potenciales de acción que puede generar el corazón. Esto permite a este órgano tener el tiempo necesario para llenarse y expulsar la sangre. El largo período refractario también evita que el corazón realice contracciones sostenidas, de tipo tetánico, como ocurre en el músculo esquelético. Al final del período refractario efectivo, hay un período refractario relativo en el cual es necesaria una despolarización por encima del umbral para desencadenar un potencial de acción. En este caso, como no todos los canales para el sodio están en conformación de reposo, el potencial de acción generado durante el periodo refractario relativo tiene una pendiente y amplitud menor. Cuando todos los canales para el sodio están en conformación de reposo, la célula deviene completamente activable y puede generar un potencial de acción normal.

Automatismo cardíaco

En el miocardio, el automatismo es la capacidad de los músculos cardíacos de despolarizarse espontáneamente, es decir, sin estimulación eléctrica externa a partir del sistema nervioso. Esta despolarización espontánea se debe a que las membranas plasmáticas de las células cardíacas tienen una permeabilidad reducida para el K+, pero permiten el transporte pasivo de iones calcio, lo que permite que se genere una carga neta. El automatismo se demuestra sobre todo en el nodo sinusal, el denominado «marcapasos del corazón». Anormalidades en el automatismo generan cambios en el ritmo cardíaco.

Localización de las células marcapasos

Las células que pueden realizar una despolarización espontánea más rápidamente son las células del marcapasos primario del corazón, localizado en el nodo sinusal, que definen el ritmo cardíaco. La actividad eléctrica que se origina en el nodo sinusal se propaga al resto del corazón. La conducción más rápida de la actividad eléctrica se produce a través del sistema de conducción eléctrica del corazón.

En el corazón existen otras células con capacidad marcapasos, en el nodo atrioventricular y en el sistema de conducción ventricular, pero sus tasas de latido son menores que la tasa del nodo sinusal, por lo que su actividad marcapasos está normalmente suprimida. Si el nodo sinusal se inactiva o sus potenciales de acción disminuyen por debajo de la tasa de los marcapasos secundarios, la supresión de estos se elimina, lo que permite que los marcapasos secundarios se conviertan en el marcapasos del corazón. Cuando esto ocurre, se dice que aparece un marcapasos ectópico.

Canales iónicos marcapasos

El mecanismo de automatismo del corazón implica los canales denominados canales marcapasos de la familia HCN (canal activado por nucleótidos cíclicos activados por hiperpolarización), activados por hiperpolarización y dependientes de nucleótidos cíclicos: el adenosín monofosfato cíclico (AMPc) se une directamente a estos canales y aumenta la probabilidad de que se abran. Estos canales poco selectivos para cationes conducen más corriente a medida que el potencial de membrana se hace más negativo o hiperpolarizado. Además, conducen tanto iones potasio como sodio. La actividad de estos canales en el nodo sinusal causa que el potencial de membrana se haga, lentamente, más positivo (despolarizado) hasta que, en un momento dado, los canales para el calcio se activan y se inicia un potencial de acción.

La dependencia de AMPc de los canales If es una propiedad fisiológica particularmente importante, ya que la activación del sistema simpático aumenta los niveles de AMPc, lo que produce la activación de los canales If a voltajes más positivos. Este mecanismo genera un incremento de la corriente a voltajes diastólicos y, por tanto, una aceleración del ritmo cardíaco. La activación del sistema parasimpático (que reduce los niveles de AMPc) disminuye los latidos cardíacos por la acción opuesta, es decir, modificando la activación de los canales If a potenciales más negativos (hiperpolarizados).

Debido a su importancia en la generación de la actividad marcapasos del corazón y en la modificación de la frecuencia espontánea, los canales f son dianas naturales de drogas dirigidas a controlar farmacológicamente el ritmo cardíaco. Algunos agentes, denominados *agentes reductores de la frecuencia cardíaca* actúan inhibiendo de manera específica los canales f. La ivabradina es el inhibidor de los canales f más específico y selectivo; se utiliza para el tratamiento farmacológico de la angina de pecho estable crónica.

Variaciones del automatismo

La actividad intrínseca de las células del marcapasos del corazón es la despolarización espontánea a un ritmo regular; genera el latido normal del corazón, que puede variar entre 100 y 110 despolarizaciones por minuto. El latido cardíaco, sin embargo, puede variar entre 60 y 200 latidos por minuto. Estas variaciones se deben, sobre todo, a la acción del sistema nervioso autónomo sobre el nodo sinusal.

En condiciones de reposo, domina la influencia del sistema parasimpático a través del nervio vago, que genera lo que se denomina tono vagal: el ritmo del nodo sinusal se reduce y se mantiene alrededor de 70 latidos por minuto (cronotropía negativa).

El sistema autónomo aumenta el ritmo cardíaco disminuyendo el tono vagal y aumentando simultáneamente la acción del sistema simpático sobre el nodo sinusal. Este efecto se denomina cronotropía positiva. El efecto del sistema simpático se efectúa a través de la acción del AMPc: el neurotransmisor de los nervios simpáticos (noradrenalina) se une a los receptores β-adrenérgicos en la membrana celular, lo cual activa una cascada de señalización que produce un aumento en los niveles de AMPc. Esto produce un aumento de la apertura de los canales de calcio tipo L y de los canales f, lo cual genera un aumento de la tasa de despolarización y, por tanto, un aumento del ritmo cardíaco (taquicardia).

El sistema parasimpático libera acetilcolina, un neurotransmisor que se une a sus receptores y produce una disminución del AMPc y, como consecuencia, el efecto contrario (bradicardia).

Existen otros mecanismos no neuronales que pueden modificar la actividad marcapasos:

- Las catecolaminas circulantes (adrenalina y noradrenalina) producen un aumento de la frecuencia cardíaca por un mecanismo similar al descrito para el sistema simpático.
- El hipertiroidismo produce taquicardia, ya que aumenta el metabolismo celular y los niveles de trifosfato de adenosina (ATP), lo cual induce una mayor actividad de la bomba sodio-potasio, lo que provoca mayor rapidez en la corriente del sodio (y viceversa para el hipotiroidismo).
- La hiperpotasemia causa taquicardia, ya que, al aumentar la concentración exterior de potasio, disminuye la conductancia al potasio y sube la tasa de despolarización.
- La hipoxia celular causa una carencia de ATP que disminuye la actividad de la bomba sodio-potasio, lo cual despolariza la membrana y causa taquicardia; esto puede abolir la actividad del marcapasos (en caso de isquemia coronaria).

Un automatismo anormal implica la despolarización espontánea anormal de las células del corazón. Típicamente, esto causa arritmias (ritmos irregulares) en el corazón. Algunas drogas que se utilizan para tratar arritmias también afectan a la actividad del nodo sinusal:

- Los bloqueadores de los canales de calcio generan bradicardia porque inhiben los canales tipo L durante la fase 4 y 0.
- Las drogas que afectan al sistema nervioso autónomo (como los β-bloqueadores) también lo hacen a la actividad del nodo sinusal.
- La *Digitalis* causa bradicardia, ya que aumenta la actividad parasimpática y bloquea la bomba sodio-potasio, necesaria para la despolarización.

En casos en los que se produce un bloqueo cardíaco, en el que la actividad del marcapasos primario no se propaga al resto del corazón, el nodo atrioventricular toma el relevo y genera una despolarización espontánea y un potencial de acción.

Por razones mal conocidas, a veces células no marcapasos pueden realizar despolarizaciones espontáneas, durante la fase 3 o 4 temprana, generando potenciales de acción anormales denominados posdespolarizaciones, que, si tienen suficiente magnitud, pueden producir taquicardia.

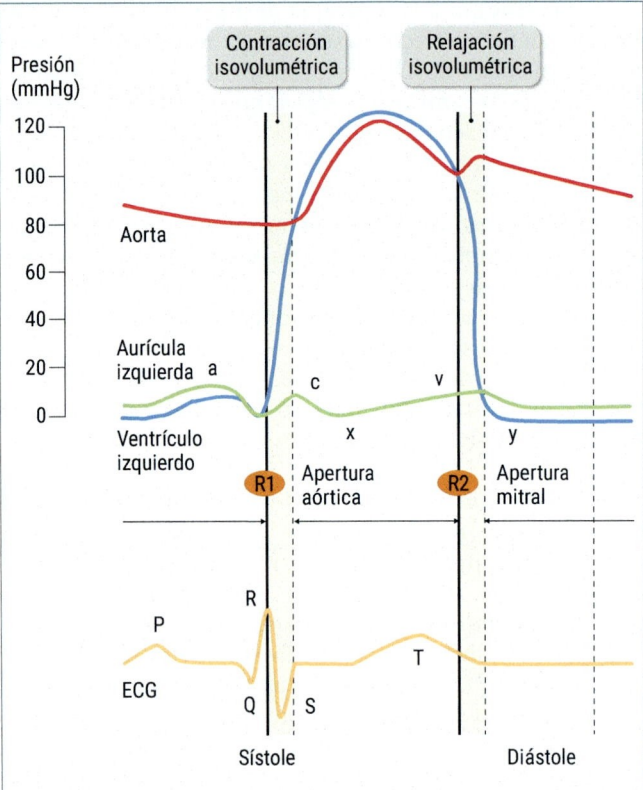

Figura 2-6. Ciclo cardíaco.

El ciclo cardíaco

En este apartado se abordan las manifestaciones electrocardiográficas y los fenómenos mecánicos.

Manifestaciones electrocardiográficas del ciclo cardíaco

La sístole auricular se manifiesta como la onda P y la conducción del impulso a través del nodo auriculoventricular (nodo A-V) se observa en el segmento PR. El inicio de la sístole ventricular coincide con el QRS (combinación de las ondas Q, R y S) y la sístole se mantiene a lo largo del segmento ST. La repolarización ventricular coincide con la onda T. Por su lado, la diástole ventricular se extiende desde el final de la onda T hasta el inicio del QRS siguiente (**Fig. 2-6**).

Fenómenos mecánicos

Al inicio de la sístole ventricular acontece el cierre de las válvulas auriculoventriculares (primer ruido cardíaco). La presión intraventricular aumenta rápidamente y alcanza muy pronto la presión de las grandes arterias de salida y se abren las válvulas semilunares aórtica y pulmonar. Esta primera fase de la sístole se denomina contracción isovolumétrica, pues no se traduce en un cambio en el volumen del ventrículo. A partir de la apertura de las válvulas semilunares se inicia la segunda fase de la sístole o fase de expulsión, en la que se eyecta el contenido intraventricular hacia las grandes arterias. Esta es la fase de contracción isotónica, puesto que hay disminución del volumen del ventrículo y la longitud de sus fibras. La presión intraventricular cae por debajo

de la arterial y se cierran las válvulas semilunares (segundo ruido cardíaco), con lo que comienza la diástole cardíaca. Durante la diástole ventricular hay una primera fase muy breve o de relajación isovolumétrica en la que la principal característica es la caída de la presión intraventricular. Una segunda fase, más duradera, comienza con la apertura de las válvulas auriculoventriculares en el momento en que la presión intraventricular cae por debajo de la auricular. Al principio del llenado ventricular se produce el llenado diastólico rápido, en el que la sangre acumulada durante la sístole en las aurículas entra rápidamente en el ventrículo. El período de llenado rápido dura el primer tercio de la diástole. Durante el tercio medio, solo penetra una pequeña cantidad de sangre en los ventrículos, que es la que continúa vaciándose en las aurículas procedentes de las venas; se denomina fase de diástasis. Durante el último tercio de la diástole, se produce la contracción auricular, que proporciona un impulso para el llenado final de los ventrículos. En las cavidades derechas, el ciclo es similar a las cavidades izquierdas, aunque las presiones desarrolladas son hasta cinco veces menores. La duración del ciclo cardíaco en función de la frecuencia cardíaca se produce fundamentalmente por variaciones en la duración de la diástole (la duración de la sístole se modifica poco). Así, aumentos de frecuencia cardíaca producen disminuciones de duración de la diástole, mientras que descensos de frecuencia cardíaca generan aumentos de duración de la diástole. Dentro de la diástole, la fase que más se modifica es la diástasis.

Mecanismo de adaptación cardiovascular

Mecanismos cardíacos intrínsecos

El volumen de eyección corresponde al volumen de sangre impulsada en cada contracción ventricular o volumen sistólico, así como la expulsada en un período de tiempo determinado como el volumen-minuto. El volumen sistólico depende de la precarga, la poscarga y la contractilidad:

- Precarga: traduce la longitud de la fibra muscular al final de la diástole, que es mayor cuanto mayor sea el volumen telediastólico ventricular. Se basa en la ley de Frank-Starling, que postula que el aumento de precarga produce un aumento de la contracción. El volumen de llenado diastólico y, por tanto, la precarga, depende, sobre todo, del retorno venoso y la contracción auricular. El retorno venoso depende del volumen sanguíneo y circulante efectivo (la extravasación de líquido intravascular al intersticio, denominado edemas, disminuye la precarga), así como del tono venoso periférico (la vasoconstricción venosa periférica favorece el retorno venoso y aumenta la precarga).
- Poscarga: depende de las resistencias periféricas y la presión contra la que se vacía el corazón, así como de la geometría de la cavidad ventricular. En realidad, la poscarga es la tensión o estrés de la pared. El ventrículo izquierdo se rige por la ley de Laplace, de modo que la tensión de la pared es directamente proporcional a la presión que debe desarrollar para expulsar la sangre y al radio de la cavidad ventricular, e inversamente proporcional al grosor de la pared.

- Contractilidad: el estado contráctil depende del inotropismo (fuerza de contracción). El inotropismo se modifica por la actividad del sistema nervioso simpático y por diferentes fármacos.

 El volumen sistólico depende de la precarga, la poscarga y la contractilidad. La precarga sigue la ley de Frank-Starling y la poscarga en el ventrículo izquierdo, de la ley de Laplace

La hemodinámica circulatoria está regida por tres variables fundamentales e interrelacionadas:
- Tensión arterial = gasto cardíaco × resistencias vasculares.
- Gasto cardíaco = volumen sistólico × frecuencia cardíaca.
- Resistencias vasculares: dependen fundamentalmente del radio o calibre vascular y la viscosidad de la sangre.

Véase el **capítulo 3**, donde se profundiza más en varios de los aspectos mencionados aquí.

PUNTOS CLAVE

- Las cuatro cámaras cardíacas (aurícula derecha e izquierda, y ventrículo derecho, e izquierdo) se conectan con los grandes vasos (aorta, venas pulmonares y cavas, y arterias pulmonares) para establecer los circuitos de circulación sistémica y circulación pulmonar.
- Las válvulas auriculoventriculares ponen en comunicación aurículas y ventrículos. Son la válvula mitral y la tricúspide. Las válvulas sigmoideas ponen en comunicación los ventrículos con los grandes vasos. Son la válvula aórtica y la pulmonar.
- Las arterias coronarias son las primeras ramas que salen de la aorta. Son la arteria coronaria derecha y el tronco coronario izquierdo, que, a su vez, se divide en arteria descendente anterior, arteria circunfleja y, ocasionalmente, un ramo intermedio.
- El potencial de acción cardíaco tiene cinco fases: 0 (de despolarización rápida), 1 (de repolarización lenta), 2 (de meseta), 3 (de repolarización rápida) y 4 (de potencial de reposo).

- El automatismo cardíaco es la capacidad de los músculos cardíacos de despolarizarse espontáneamente.
- El impulso cardíaco suele partir de nodo sinusal para pasar al nodo auriculoventricular, posteriormente al haz de His y, al final, a las redes de Purkinje.
- El ciclo cardíaco tiene manifestaciones eléctricas: la contracción auricular da lugar a la onda P, la conducción del nodo auriculoventricular (NAV) al segmento PR, el inicio de la sístole al QRS (se mantiene en el segmento ST) y la repolarización ventricular coincide con la onda T. La diástole ventricular va desde el final de la onda T hasta el siguiente QRS.
- Las manifestaciones mecánicas del ciclo cardíaco aparecen en relación con el cambio de presiones intracavitarias.
- Hay mecanismos intrínsecos de adaptación cardiovascular como la precarga, poscarga y la contractilidad.

BIBLIOGRAFÍA

Anderson RH, Smerup M, Sanchez-Quintana D, Loukas M, Lunkenheimer PP. The three-dimensional arrangement of the myocites in the ventricular walls. Clin Anat. 2009;22(1):64-76.

Klabunde RE. Cardiovascular physiology concepts. Lippincott Williams & Wilkins; 2005.

Mori S, Tretter JT, Spicer DE, Bolender DL, Anderson RH. What is the real cardiac anatomy? Clin Anat. 2019;32(3):288-309.

Nerbonne JM, Kass RS. Molecular physiology of cardiac repolarization. Physiol Rev. 2005;85(4):1205-53.

Sanchez-Quintana D, Ho SY. Anatomía de los nodos cardíacos y del sistema de conducción específico auriculoventricular. Rev Esp Cardiol. 2003;56(11):1085-92.

Waller BF, Orr CM, Slack JD, Pinkerton CA, Van Tassel J, Peters T. Anatomy, histology, and pathology of coronary arteries: a review relevant to new interventional and imaging techniques--Part I. Clin Cardiol. 1992;15(6):451-7.

Zipes DP, Libby P, Bonow RO, Mann DL, Tomaselli GF. Braunwald. Tratado de cardiología. 11ª ed. Elsevier; 2019.

Fisiología del ejercicio. Tres pilares en el paciente cardiópata: corazón, pulmón y músculo

3

K. Villelabeitia Jaureguizar y B. López Cabarcos

 OBJETIVOS

- Describir los cambios fisiológicos a corto y largo plazo producidos por el ejercicio físico.
- Exponer los mecanismos de control homeostático para mantener una condición estable.
- Destacar el papel integrador de la respuesta neuroendocrina para el mantenimiento de la homeostasis corporal.
- Reflexionar sobre el papel del tejido musculoesquelético como eje de respuesta integral al ejercicio físico.
- Enumerar los mecanismos involucrados en el aporte energético para el trabajo muscular.
- Explicar los ajustes del sistema cardiovascular y respiratorios producidos por los cambios metabólicos, neuronales y humorales.

INTRODUCCIÓN

La fisiología del ejercicio es la ciencia que estudia las respuestas del organismo a la actividad física. Integra el conocimiento de la función de cada órgano, aparato o sistema implicados durante el ejercicio físico. Cuando se intentan explicar los efectos fisiológicos que provoca el ejercicio físico sobre el organismo, es necesario distinguir entre dos fenómenos: respuestas y adaptaciones. Estos dos fenómenos conllevan cambios en el metabolismo y la fisiología de las diferentes áreas del cuerpo que intervienen, especialmente corazón, pulmones el sistema musculoesquelético. Además, se dan dos tipos de respuestas fisiológicas:

- Aguda (cambios a corto plazo): implica un conjunto de respuestas compensatorias o cambios funcionales transitorios que tratan de abastecer las necesidades energéticas del músculo activo con el objetivo de reorganizar la homeostasis o de mantener un nuevo estado de equilibrio. Estas respuestas fisiológicas están limitadas por el tiempo que dura el ejercicio. Desaparecen de forma paulatina cuando cesa el esfuerzo y afectan únicamente a la función de los órganos involucrados. Ejemplos de ello serían, entre otros, el incremento del gasto cardíaco y la ventilación, así como las variaciones de las resistencias periféricas.
- Crónica (cambios a largo plazo): son adaptaciones o modificaciones de la estructura y/o función de uno o varios órganos como consecuencia de la realización continuada de ejercicio físico. El grado de adaptación puede variar según la influencia de múltiples factores, tanto constitucionales (superficie corporal, sexo, edad y factores genéticos) como externos (intensidad, duración y tipo de ejercicio). Estas adaptaciones facilitan una mejor respuesta frente a un mismo estímulo. En este sentido, los sistemas anatómico-funcionales del sujeto realizan el ejercicio físico con más eficacia y mejor coordinación.

Es decir, a igual esfuerzo, menor gasto energético. Ejemplos de ello serían, entre otros, una reducción de la frecuencia cardíaca en reposo, hipertrofia muscular, incremento de la concentración de glucógeno muscular o proliferación de capilares.

Para realizar con éxito un ejercicio físico, se requiere la interacción coordinada de los sistemas cardiovascular, respiratorio y musculoesquelético. Así, cuando el organismo pasa de encontrarse en condiciones de reposo a desarrollar una actividad física, estos sistemas modifican sus prestaciones para dar respuesta a las demandas metabólicas elevadas que impone esta mayor actividad. Como se verá a continuación, estos tres sistemas principales están muy unidos gracias a la simbiosis entre los tejidos involucrados durante la actividad física y las respuestas neurohormonales.

CONTROL DE LA HOMEOSTASIS DURANTE EL EJERCICIO

La homeostasis es un mecanismo regulador activo o una suma de reacciones que tiende a minimizar las perturbaciones en el medio interno. Este equilibrio está garantizado gracias a los procesos fisiológicos que actúan de manera coordinada en el cuerpo, con lo que se mantiene una condición estable dentro del organismo y se impide que los cambios en el entorno interfieran en su funcionamiento.

 El objetivo de la homeostasis es mantener o restaurar las condiciones del medio interno. De esta forma, todos los sistemas trabajan en conjunto para mantener la correcta homeostasis del organismo (sistema circulatorio, respiratorio, endocrino, nervioso, locomotor, excretor, reproductor, digestivo inmunológico, etcétera).

Los mecanismos de control homeostático tienen, al menos, tres componentes:

- Receptor: encargado de detectar los cambios en el entorno (mecanorreceptores, quimiorreceptores, barorreceptores, termorreceptores, etcétera).
- Centro de control: encargado de enviar órdenes de autorregulación (sistema nervioso) con señales a un efector.
- Efector: encargado de ejecutar las órdenes (sistema cardiovascular, respiratorio, musculoesquelético, endocrino, renal, etcétera).

El ejercicio físico supone un estrés para el organismo y provoca una alteración de la homeostasis corporal (cambios en la temperatura, el pH, las concentraciones de iones de sodio y potasio, y el nivel de glucemia, entre otros). El restablecimiento de la homeostasis es enormemente complejo e induce cambios metabólicos, neurales y humorales. Estos cambios llevan consigo la tarea de retroalimentación para controlar el comportamiento de todos los sistemas involucrados (incremento del gasto cardíaco, de la ventilación alveolar, del metabolismo muscular, etcétera).

Cuando las situaciones de estrés por realizar ejercicio se producen de forma frecuente, el organismo no solo reacciona para mantener el equilibrio, sino que termina por adaptarse al ejercicio para dar una respuesta mejor y más rápida a esas situaciones de estrés. El objetivo de la adaptación es minimizar la momentánea interrupción del equilibrio del medio interno de una manera más eficaz (adaptación del organismo).

MECANISMOS INTEGRADORES EN RESPUESTA AL EJERCICIO FÍSICO

El ejercicio físico supone la participación de prácticamente todos los sistemas y órganos del cuerpo humano. Los ajustes cardiopulmonares que suceden durante el ejercicio estático y/o dinámico reflejan la capacidad del cuerpo humano para alterar los procesos fisiológicos con el fin de alcanzar las demandas metabólicas. En este contexto, el tejido muscular en contracción supone el *eje de la respuesta integral al ejercicio*; el tejido musculoesquelético es el que gobierna las respuestas de los grandes sistemas con el objetivo de abastecer las necesidades energéticas y mantener el equilibrio del medio interno.

El sistema nervioso central (SNC) constituye el mecanismo integrador del nuevo estado de equilibrio determinado por el ejercicio. Además, procesa información múltiple procedente del sistema musculoesquelético y los órganos internos. Todo ello se produce gracias a receptores específicos, como los mecanorreceptores, metabolorreceptores, barorreceptores, quimiorreceptores y termorreceptores, entre otros. Esta información se envía por diversas vías aferentes (fibras tipo Ia, Ib, II, III y IV) al comando central, localizado en el tronco cerebral, que es el que procesa las señales y ordena la ejecución de las respuestas adecuadas.

El hecho de que aumente la actividad de muchos órganos sugiere que se produce una activación generalizada del sistema nervioso vegetativo. El incremento de la concentración de noradrenalina en la sangre refleja una mayor respuesta del sistema nervioso simpático. No obstante, la mayor actividad simpática no es suficiente para atender la mayor demanda. Por ello, y para cubrir las necesidades, se produce un aumento de la actividad del mayor ganglio simpático del organismo, la médula suprarrenal. Por tanto, el sistema simpático-adrenal (SPA) tiene un papel fundamental en el mantenimiento de la homeostasis corporal y en las respuestas del organismo ante las variaciones del medio interno que se producen durante el ejercicio físico. En este sentido, el SPA ayuda a controlar, entre otras funciones, la frecuencia cardíaca, el volumen sistólico, la presión arterial, la ventilación alveolar, la redistribución del flujo sanguíneo, la temperatura, la sudoración, etcétera.

TEJIDO MUSCULAR EN CONTRACCIÓN COMO EJE DE LA RESPUESTA INTEGRAL AL EJERCICIO

El tejido musculoesquelético juega un papel fundamental como eje de la respuesta integral al ejercicio físico. El trabajo muscular desencadena una serie de eventos fisiológicos que contribuyen a respuestas y adaptaciones de los grandes sistemas implicados. Estos grandes sistemas trabajan para abastecer las necesidades energéticas del músculo activo.

> **!** El sistema musculoesquelético (por una contracción muscular de fuerza o de resistencia aeróbica) modula la emisión de órdenes simpático-adrenales en mayor o menor cuantía de acuerdo con las necesidades o los requerimientos del tejido muscular (cantidad de masa muscular implicada, intensidad o volumen de trabajo, etcétera).

Regulación nerviosa del metabolismo energético

Los mecanismos que regulan el balance energético residen en el SNC, encargado del control y regulación del almacenamiento de energía, así como de la utilización de sustratos energéticos por parte de las células del organismo. Así pues, la estimulación del SPA que se produce durante el ejercicio, es determinante en la activación de diferentes vías metabólicas para la obtención de energía. Todo ello va acompañado del correspondiente incremento del gasto cardíaco y la ventilación con el fin de suministrar los recursos necesarios y eliminar los productos de desecho generados por el metabolismo muscular.

Cuando la actividad física perturba el medio interno muscular, son los metabolorreceptores musculares los que inicialmente transfieren esa información a los centros superiores de integración (comando central del tronco encefálico), con lo que se pone en marcha un sistema de activación global: la actividad del SPA. Esta tiene efectos sobre el metabolismo energético, principalmente sobre las grasas e hidratos de carbono. Esto es debido a un aumento de la lipólisis en el tejido adiposo, un aumento de la tasa de ácidos grasos libres, una reducción de la secreción pancreática de insulina, una mayor estimulación de la glucogenólisis y la gluconeogénesis hepática, una mayor secreción de glucagón, etc. Sobre este aspecto, se ofrece aquí una breve y simplificada descripción.

Procesos energéticos y actividad física

La contracción muscular (base de todas las actividades físicas) precisa la transformación de la energía química en energía mecánica. Los episodios mecánicos responsables del acortamiento muscular y el desarrollo de presión requieren una fuente continua de energía química en forma de compuestos de fosfato muy energéticos, (trifosfato de adenosina, ATP).

Existen tres mecanismos involucrados en el aporte energético para el trabajo muscular (**Fig. 3-1**), los cuales se detallan a continuación:

- *Sistema anaeróbico aláctico (ATP y fosfocreatina).* Al inicio de un ejercicio, la célula dispone de una reserva de ATP y compuestos fosforados que, en ausencia de oxígeno y sin producción de ácido láctico, constituye una fuente inmediata de energía. Esta reserva de ATP muscular es muy pequeña, por lo que cubre actividades de muy corta duración y elevada intensidad. A partir de los 30 segundos, la energía que aporta el sistema anaeróbico aláctico es nula, por lo que se debe resintetizar el ATP a través de otras fuentes para mantener el trabajo muscular continuado.
- *Sistema anaeróbico láctico o glucólisis anaeróbica.* Esta vía permite la obtención de energía, a nivel citoplasmático y sin precisar oxígeno, a partir de la degradación de la glucosa o el glucógeno almacenados en el sistema hepático o muscular. La duración del ejercicio con este tipo de fuente energética es de 1-2 minutos y no depende de los depósitos de glucógeno, sino de la tolerancia al lactato producido.
- *Sistema aeróbico o fosforilación oxidativa.* Permite la obtención de energía a partir de la degradación de hidratos de carbono, ácidos grasos y/o proteínas. El depósito de estos sustratos permite realizar esfuerzos de muy larga duración, pero a una intensidad submáxima. Esta vía metabólica se lleva a cabo en el interior de las mitocondrias, para lo que precisa oxígeno, pero no producir lactato. Se estima que el 90 % de la energía que se utiliza viene generada por esta vía.

La utilización de cada uno de estos sistemas depende de muchas variables: duración e intensidad del esfuerzo, grado de entrenamiento, características funcionales de cada persona o factores ambientales, entre otros. También es necesario tener siempre presente la interrelación y el «solapamiento» que se produce con estos sistemas energéticos. Esto implica la utilización, en todo momento, de todas las vías de suministro de energía de forma conjunta, pero según el tipo de esfuerzo, existe un predominio más o menos claro de una u otra vía (**Tabla 3-1**).

Modalidades generales de ejercicio

El tipo de contracción muscular, la velocidad, la intensidad y la duración de la contracción, así como la fuente energética utilizada, son los principales factores que determinan las características de los distintos tipos de actividad física.

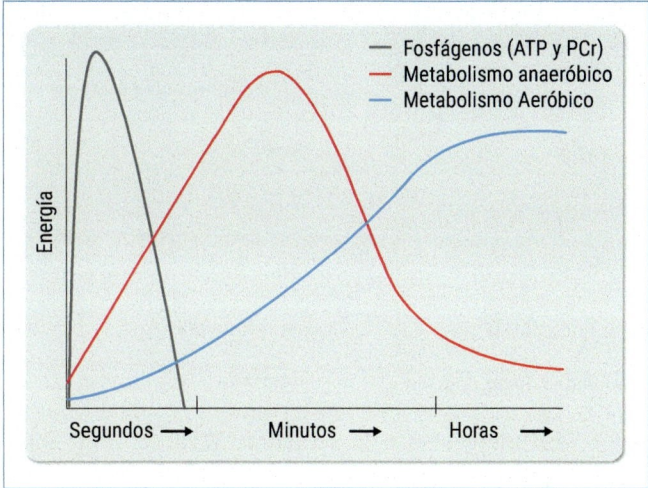

Figura 3-1. Estimación de la proporción de energía en relación con la duración del ejercicio.

De forma clásica y simplificada, se distinguen dos tipos de contracción muscular: dinámicos o estáticos. Esta distinción entre tipos de ejercicio es más académica que real, ya que, en la mayoría de los ejercicios, el tipo de actividad muscular es mixta y su clasificación se hace en función del tipo de contracción predominante. Así, hay dos tipos de ejercicios, los cuales se detallan a continuación:

- *Ejercicio dinámico.* Los ejercicios dinámicos o isotónicos son aquellos que conllevan cambios en la longitud muscular, así como movimientos rítmicos. Este tipo de esfuerzo implica un desarrollo de fuerza relativamente pequeño y la utilización de amplios grupos musculares. Otra denominación es ejercicio de resistencia o cardiorrespiratorios, debido a que necesitan un gran aumento en el aporte de oxígeno. En este sentido, este tipo de esfuerzo utiliza de forma prioritaria el metabolismo aeróbico para la obtención de energía, por lo que precisa un marcado aumento del consumo de oxígeno (VO_2), así como un aumento significativo del gasto cardíaco, la ventilación y la presión arterial sistólica. Por otra parte, también produce un moderado aumento de la presión arterial media, una ligera disminución en la presión arterial diastólica, y una marcada disminución en las resistencias periféricas totales.
- *Ejercicio estático.* Los ejercicios estáticos o isométricos implican desarrollos de fuerza relativamente grandes, con poco o ningún cambio en la longitud muscular o movimiento articular. La mayoría de los ejercicios de tipo estático y elevada intensidad se realizan, fundamentalmente, a costa del metabolismo anaeróbico. En esta clase de ejercicio, la musculatura implicada experimenta mayor incremento de presión en función de la carga que debe vencer. En contra de lo que ocurre en el ejercicio dinámico, el aumento del VO_2, gasto cardíaco y frecuencia cardíaca es muy ligero en el ejercicio estático; además, el volumen sistólico no se modifica y la presión arterial sistólica, diastólica y media sufren un marcado aumento. Por su lado, las resistencias periféricas totales no disminuyen.

Tabla 3-1. Sistema de producción de trifosfato de adenosina (ATP)

Vía metabólica	Anaeróbica aláctica	Anaeróbica láctica o glucólisis anaeróbica	Aeróbico o fosforilación oxidativa
Duración	0-20"	4"-3 minutos	> de 3 minutos
Fuentes de energía	ATP y Pcr	Hidratos de carbono	• Hidratos de carbono • Grasas y proteínas
Necesita oxígeno	No	No	Sí
Cantidad de ATP	Muy limitada	Limitada	Ilimitada
Velocidad de producción ATP	Muy alta	Alta	Lenta
Localización enzimática	Sarcoplasma	Sarcoplasma	Sarcoplasma/mitocondria

> **!** Mientras la sobrecarga para el ventrículo izquierdo en el ejercicio dinámico es fundamentalmente de volumen, en el estático, lo es de presión. Por esta razón, el ejercicio estático ha sido el gran proscrito durante décadas en las enfermedades cardiovasculares. En la actualidad, el entrenamiento con pesas es una realidad en los programas de rehabilitación cardíaca.

DINÁMICA CARDIOVASCULAR DURANTE EL EJERCICIO FÍSICO

La mayor demanda metabólica musculoesquelética durante el ejercicio físico hace que el sistema cardiovascular responda con el objetivo de:

- Suministrar el aporte de oxígeno y sustratos metabólicos necesarios para generar energía (ATP) ajustando la irrigación sanguínea en función de las necesidades tisulares.
- Mantener el equilibrio homeostático facilitando la eliminación de productos de desecho generados por el incremento de la actividad muscular (anhídrido carbónico e hidrogeniones).
- Transportar sustancias de acción reguladora entre las distintas regiones del organismo.
- Eliminar el calor generado por el trabajo muscular (termorregulación).

La respuesta cardiovascular al esfuerzo es compleja y comprende la interacción de la frecuencia cardíaca, la precarga, la poscarga y la contractilidad miocárdica. El corazón ajusta el flujo de sangre por unidad de tiempo en función de las necesidades tisulares. La contribución relativa de cada uno de estos parámetros depende de las características del ejercicio (intensidad, duración y tipo de esfuerzo), el estado de entrenamiento del sujeto y la posición corporal, entre otros.

Respuestas o ajustes del sistema cardiovascular

Antes incluso de iniciar la actividad física, se pone de manifiesto una respuesta anticipatoria cardiovascular debido a la actividad de la corteza motora y las áreas superiores del cerebro, con lo que se produce un aumento del tono nervioso simpático junto a una reducción del tono vagal. Esta descarga simpática es la responsable del aumento de la frecuencia cardíaca, de la contractilidad miocárdica y de la presión arterial preejercicios. Esto conlleva un aumento de la presión arterial media y, por ende, un aumento del flujo sanguíneo hacia los músculos en actividad.

Iniciada la actividad física, la contracción muscular y el movimiento articular incrementan el tráfico de impulsos aferentes hacia los centros nerviosos cardiovasculares localizados en el bulbo raquídeo. Estos estímulos aferentes (provenientes de los receptores periféricos localizados en el músculo, las articulaciones y los vasos sanguíneos) son procesados por el centro cardiovascular del bulbo, con lo que se modifica la estimulación simpática eferente para crear una respuesta cardiovascular apropiada sobre el corazón y la musculatura lisa de arteriolas y venas.

Los efectos que provoca sobre el corazón esta activación del sistema nerviosimpático son: cronotrópico positivo (aumenta la frecuencia cardíaca), dromotrópico positivo (crece la velocidad de conducción del estímulo por el miocardio) e inotrópico positivo (sube la contractilidad cardíaca).

Por otra parte, el aumento de la actividad simpática es la causa de la redistribución del flujo sanguíneo mediante la vasodilatación de los territorios activos (músculos ejercitantes y miocardio) y la vasoconstricción de los territorios menos activos (esplácnico, renal, hepático, musculoesquelético en reposos, etc.) (**Fig. 3-2**). Este ajuste se puede producir con la acción del sistema nervioso o mediante control local.

Cuando el ejercicio se prolonga en el tiempo, le llega más información a este comando central bulbar, lo que contribuye al aumento del tono simpático propio del ejercicio físico. Esta información proviene de diversos receptores distribuidos por diferentes puntos del sistema vascular:

- Quimiorreceptores: localizados en los senos carotídeos y aórtico, monitorizan los niveles de oxígeno, dióxido de carbono e iones hidrógeno.
- Barorreceptores: ubicados en los vasos sanguíneos y cámaras cardíacas, responden al grado de estiramiento causado por la presión sanguínea.

Figura 3-2. Distribución del flujo sanguíneo a los diferentes territorios en condición de reposo y durante el ejercicio.
(*) Variable según mecanismos de termorregulación.
Adaptada de López Chicharro (2006).

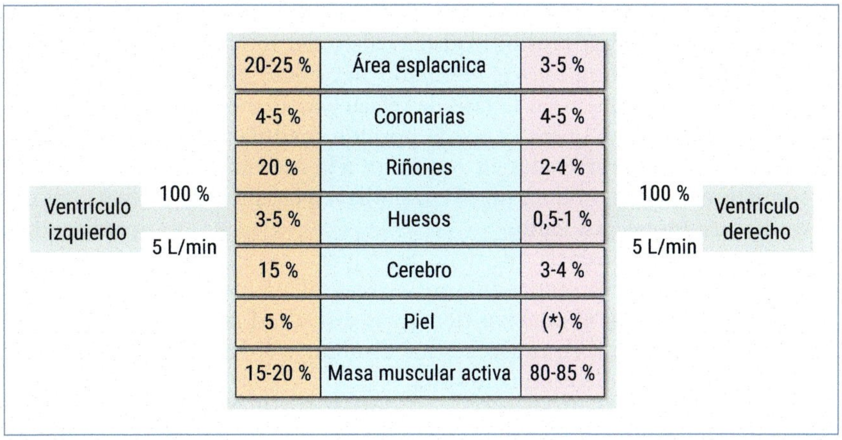

Ventrículo izquierdo 100% 5 L/min				Ventrículo derecho 100% 5 L/min
20-25 %	Área esplacnica	3-5 %		
4-5 %	Coronarias	4-5 %		
20 %	Riñones	2-4 %		
3-5 %	Huesos	0,5-1 %		
15 %	Cerebro	3-4 %		
5 %	Piel	(*) %		
15-20 %	Masa muscular activa	80-85 %		

- Termorreceptores cutáneos: responden a las modificaciones de temperatura.
- Metabolorreceptores: sensores químicos específicos que se estimulan por una pérdida de estabilidad del medio interno.

La respuesta simpática también activa el eje hipotálamo-hipofisario. Esto implica una estimulación de glándulas endocrinas y, por tanto, una liberación de hormonas que participan en el control de la presión arterial, la osmolaridad, la volemia, el equilibrio hidroelectrolítico, la glucemia, etc. Todo ello tiene lugar gracias a la producción de catecolaminas (adrenalina y noradrenalina), la estimulación del sistema renina-angiotensina-aldosterona, la secreción de la hormona antidiurética (ADH), la inhibición de la síntesis de insulina, etcétera.

Comportamiento del gasto cardíaco durante el ejercicio físico

El gasto cardíaco es el volumen de sangre que bombea el corazón por minuto. Este aumenta durante la actividad física debido al efecto provocado por la activación del sistema simpático sobre el corazón. El comportamiento del gasto cardíaco es el resultado de la combinación de la frecuencia cardíaca y el volumen sistólico (GC = FC × VS). Se mencionan cada uno de ellos a continuación.

Regulación de la frecuencia cardíaca

El incremento de la frecuencia cardíaca constituye un parámetro fundamental para el aumento proporcional del gasto cardíaco durante el ejercicio físico. El músculo cardíaco tiene su propio ritmo intrínseco. Es el nódulo sinusal el que se despolariza o repolariza de forma espontánea, con lo que proporciona un estímulo «innato» al corazón (marcapasos cardíaco). Los impulsos neuronales se imponen sobre el ritmo miocárdico inherente. Este ritmo está modulado principalmente por las acciones de dos sistemas: el nervioso simpático, que lo incrementa, y el nervioso parasimpático, que lo disminuye.

El centro cardíaco localizado en el tronco cerebral regula en todo momento las respuestas autónomas en función de las necesidades del organismo. En reposo, la actividad simpática es mínima. Pero durante el transcurso del ejercicio físico, la actividad simpática reviste especial importancia liberando las catecolaminas. Estos neurotransmisores aceleran la despolarización del nódulo sinusal aumentando la permeabilidad de los canales de sodio y, por tanto, haciendo que suba la frecuencia cardíaca.

Regulación del volumen sistólico

El volumen sistólico representa el volumen de sangre expulsado por el ventrículo derecho e izquierdo durante la sístole ventricular. Es el factor más importante en la determinación de las diferencias individuales del $VO_{2máx}$. El volumen sistólico alcanza sus valores máximos alrededor del 40-60 % del $VO_{2máx}$; tras ello, se estabiliza. A intensidades de trabajo elevado, el volumen sistólico puede incluso disminuir debido al incremento de la frecuencia cardíaca. Este aumento de la frecuencia cardíaca condiciona la duración del ciclo cardíaco y, en consecuencia, la función ventricular. De este modo, se produce, como se verá, un fenómeno de interacción entre la frecuencia cardíaca y la función ventricular.

En fases iniciales del ejercicio físico, el volumen sistólico aumenta a expensas del aumento de la precarga y alcanza incrementos del 30-50 % sobre el valor inicial en los primeros minutos del esfuerzo. A medida que aumenta la intensidad del ejercicio físico, los valores se estabilizan y alcanzan una meseta al 50 % del VO_2, aproximadamente. A máxima intensidad, el incremento del gasto cardíaco se produce a expensas del aumento de la frecuencia cardíaca. Sin embargo, esta taquicardia tiene un efecto negativo sobre el llenado ventricular. Esto se comprueba por el descenso significativo del volumen telediastólico, que se compensa con la reducción del volumen telesistólico gracias a un incremento en la contractilidad. Las modificaciones en volumen telesistólico y volumen telediastólico a lo largo del ejercicio conducen a un aumento de la fracción de eyección.

El volumen sistólico depende de, al menos, tres parámetros hemodinámicos (características contráctiles del ventrículo, poscarga y precarga), que se detallan a continuación:

- *Características contráctiles del ventrículo.* La acción del sistema simpático sobre los ventrículos permite un aumento de la contractilidad miocárdica gracias a un aumento de la permeabilidad de canales de calcio en el músculo cardíaco, una mayor sensibilidad del calcio del retículo sarcoplásmico y una mayor retención del calcio en el retículo sarcoplásmico en la fase de relajación. Por otro lado, la adrenalina liberada por la porción medular de las glándulas suprarrenales en respuesta a la activación simpática también produce un efecto similar en la función cardíaca, aunque más lento.

- *Poscarga.* Es la resistencia que tiene que superar el ventrículo para expulsar la sangre durante la sístole. Cuando la poscarga aumenta, el corazón tiene más dificultad para impulsar la sangre y, en consecuencia, disminuye el volumen sistólico. Sus determinantes son:
  - La resistencia vascular periférica (ley de Poiseuille): la vasoconstricción aumenta la poscarga y la vasodilatación la disminuye.
  - La geometría del ventrículo (ley de Laplace): a mayor espesor ventricular, mayor poscarga.
  - La resistencia o impedancia aórtica: a mayor resistencia de la pared aórtica, mayor poscarga.
- *Precarga.* Es la presión parietal que soporta el ventrículo al finalizar la diástole o, dicho de otro modo, el volumen del fin de la diástole. Sus determinantes son:
  - Volemia: el aumento del volumen de sangre en circulación aumenta la longitud de las fibras del miocardio. Según el mecanismo de Frank Starling, cuanto mayor sea la longitud de las fibras al final de la diástole, mayor es la fuerza contráctil ventricular y, por tanto, mayor es el volumen sistólico resultante.
  - Distensibilidad ventricular o características elásticas: un ventrículo poco distensible disminuye la precarga y, por tanto, el gasto cardíaco.
  - Contractilidad auricular: la contracción auricular implica un 15-20 % de precarga o llenado ventricular.
  - Retorno venoso: cantidad de sangre que retorna al corazón.

Conviene hacer una mención especial al retorno venoso, puesto que es un factor determinante del aumento del gasto cardíaco durante el ejercicio físico. Este depende del llenado de los ventrículos durante la fase de diástole. El retorno venoso está aumentado durante el ejercicio físico por varios mecanismos:

- Mayor activación simpática, que es responsable de la venoconstricción.
- Efecto mecánico de compresión sobre los vasos sanguíneos, producido por la contracción de los grupos musculares. Este efecto mecánico impulsa la sangre al corazón.
- Acción de bomba aspirativa torácica debido a una reducción de presión intratorácica durante la inspiración. Este efecto favorece el flujo de sangre al corazón, lo que aumenta el llenado diastólico gracias a un gradiente de presión favorable.
- Aumento de la volemia activa debido al aumento de las resistencias vasculares periféricas en territorio esplácnico, cutáneo, renal y en músculos inactivos.

El aumento del retorno venoso provoca sobre el sistema cardiovascular respuestas hidrodinámicas en el sistema cardíaco. La aurícula derecha sufre una distensión, lo que produce hiperexcitabilidad del nodo sinusal, es decir, reflejo de Bainbridge. Este reflejo da lugar a un aumento de la frecuencia cardíaca en un 10-20 %. Además, el retorno venoso (como factor determinante del llenado ventricular) provoca una elongación de las fibras miocárdicas, lo que aumenta la fuerza de contracción, el volumen-latido y, por ende, el gasto cardíaco (mecanismo de Frank-Starling).

Regulación del flujo sanguíneo periférico

La circulación periférica está sometida a una estricta supervisión con el objetivo de suministrar suficiente sangre a los órganos y/o tejidos corporales para mantener un adecuado control de la presión hidrostática capilar. La necesidad de cubrir los requerimientos energéticos por el músculo activo durante el ejercicio físico exige readaptaciones rápidas para aumentar y redistribuir el gasto cardíaco.

El flujo de sangre a través de los músculos en actividad puede aumentar hasta 20 veces el valor del flujo en reposo, con lo que pasa de un 15-20 % del gasto cardíaco total en reposo a un 80-85 % durante el ejercicio intenso (v. **Fig. 3-2**). Esta distribución del flujo sanguíneo hacia el tejido muscular durante el ejercicio físico ocasiona una caída drástica de la presión arterial si no existen otros mecanismos compensatorios para mantener una presión de perfusión suficiente sobre el músculo activo y los órganos vitales. Los factores que regulan el flujo periférico durante el ejercicio son nerviosos, locales y humorales.

Factores nerviosos

La regulación nerviosa del flujo sanguíneo es un proceso complejo en el que intervienen mecanismos reflejos que tienen sus receptores en diferentes zonas del sistema cardiovascular. Estos receptores pueden detectar cambios en la presión arterial de oxígeno y dióxido de carbono, el pH y la composición química del plasma.

El hipotálamo es el lugar central de integración de la respuesta vegetativa. De él parten respuestas eferentes adrenérgicas que se dirigen, a través de la médula espinal, hacia los vasos sanguíneos, así como a la médula suprarrenal, donde se estimula la liberación de catecolaminas.

El efecto del sistema nervioso simpático sobre los vasos sanguíneos produce una modificación de las resistencias vasculares periféricas. Este aumento de la actividad simpática es responsable de la redistribución del flujo sanguíneo, que produce un efecto vasoconstrictor en el territorio inactivo (área esplácnica, riñones y músculo esquelético en reposo) y un efecto vasodilatador en músculos activos.

Factores locales

Durante el ejercicio, los factores locales actúan de forma directa sobre las arteriolas disminuyendo la resistencia intrínseca y provocando un aumento del flujo sanguíneo con el objetivo de aumentar la superficie de intercambio de gases y los sustratos metabólicos al músculo activo. Entre los factores estudiados que relajan la musculatura lisa vascular están: el descenso de la presión parcial de oxígeno (hipoxia) y de glucosa; el aumento de iones potasio, fósforo y magnesio; el aumento local de la temperatura; la mayor cantidad de lactato; la hiperosmolaridad, y variaciones en la relación ATP/ADP (difosfato de adenosina), entre otros. La hipoxia es el factor local más importante en la regularización de la circulación durante el ejercicio físico y actúa a través de la liberación de factores vasodilatadores, como la adenosina. Además, las sustancias liberadas por el propio endotelio vascular, como el óxido nítrico y la prostaciclina, conducen a una marcada reducción de las resistencias periféricas. Todos estos factores tienen un efecto vasodilatador arteriolar y constituyen la regulación metabólica local del tono vasomotor autónomo de las arteriolas.

Factores humorales

Como consecuencia de la actividad simpática causada durante el ejercicio físico, se produce un aumento de la síntesis y liberación de catecolaminas de la glándula suprarrenal, que sintetiza tanto adrenalina (80 % de la productividad total) como noradrenalina (20 % de la productividad total). Estas hormonas causan una respuesta constrictora general, salvo en los vasos sanguíneos del corazón y en los de los músculos esqueléticos. Por tanto, la respuesta simpática provoca una descarga adrenérgica por dos vías: neuronal, que actúa de forma rápida y breve, y humoral, de acción más lenta y sostenida.

Por otro lado, se activa el eje hipotálamo-hipofisario y se produce una respuesta de regulación de la funcional vascular importante, destacado el aumento del péptido natriurético auricular, el sistema renina-angiotensina-aldosterona y la hormona antidiurética.

DINÁMICA RESPIRATORIA DURANTE EL EJERCICIO FÍSICO

La respiración es un proceso espontáneo que se debe a una descarga eléctrica rítmica procedente del centro respiratorio ubicado en el bulbo raquídeo. Puede operar independientemente de los centros encefálicos superiores, bajo un control voluntario y dentro de ciertos límites.

> La respuesta pulmonar al ejercicio físico tiene como función supervisar la homeostasis de la concentración de los gases sanguíneos manteniendo bajo control la resistencia vascular pulmonar para evitar el paso de agua al espacio intersticial pulmonar.

Regulación de la ventilación

Es interesante señalar que, durante el ejercicio físico, la respiración no está controlada por un único factor, sino que depende de los efectos causados por varios estímulos químicos y neuronales que actúan de forma combinada o simultánea y excitan de manera directa al centro respiratorio. Por tanto, hay estímulos provenientes de una activación cortical (control anticipatorio), de quimiorreceptores centrales y periféricos, de barorreceptores, de mecanorreceptores periféricos y de termorreceptores. Como consecuencia de la información aferente que le llega al centro respiratorio, este emite señales de retroalimentación eferente a través de la médula espinal cervical y torácica, y de los nervios frénicos, intercostales y abdominales para transmitir órdenes a los efectores (músculos diafragmáticos, intercostales, abdominales y accesorios).

Receptores de la regulación respiratoria

Los receptores de la regulación respiratoria son los siguientes:

- Quimiorreceptores: sensibles a variaciones de la concentración de moléculas químicas presentes en la sangre. Se distinguen dos tipos:
  - Periféricos: situados en la carótida y cayado aórtico. Responden a una disminución de la presión parcial de oxígeno arterial (PaO_2), un aumento de la presión parcial de dióxido de carbono arterial ($PaCO_2$) y a las variaciones del pH sanguíneo.
  - Centrales: situados en el bulbo raquídeo, son sensibles a variaciones de la concentración de hidrogeniones en el líquido extracelular en que se sumergen.
- Barorreceptores: sensibles a modificaciones de la presión sanguínea.
- Receptores pulmonares: situados en la pared de las vías aéreas, son activados por sensores sensibles al estiramiento o distensión del pulmón (reflejo de Hering-Breuer) y otros sensibles a estímulos irritantes (cambios bruscos del volumen pulmonar, aire frío y/o seco e inhalación de gases tóxicos, entre otros).

El factor químico más importante para el control de la ventilación es el dióxido de carbono (CO_2), ya que los quimiorreceptores periféricos responden solo a cambios extremos de la PaO_2. Un aumento del CO_2 en sangre se refleja en un incremento del dióxido de carbono en forma de ácido carbónico en el líquido cefalorraquídeo. Este aumento de hidrogeniones en el líquido cefalorraquídeo activa los quimiorreceptores centrales ejerciendo una influencia excitadora rápida y eficaz en el centro respiratorio, el cual aumenta la frecuencia y la profundidad de la ventilación con el fin de disminuir la $PaCO_2$. Sin embargo, la respuesta ventilatoria atribuible a los quimiorreceptores periféricos, por aumento de la $PaCO_2$ sanguínea, es menor del 20 %, ya que estos son menos sensibles a la variación de la $PaCO_2$ que los receptores centrales.

> La PaO_2 es monitorizada mediante unos quimiorreceptores periféricos situados en las arterias carótidas y en el arco de la aorta, respectivamente. Sus valores tienen que disminuir de forma drástica a valores por debajo de 60 mmHg (hipoxia arterial) para que se produzca una respuesta de estos quimiorreceptores periféricos. El punto en el que la disminución de la PaO_2 estimula la ventilación se llama umbral hipóxico.

Ajustes o respuestas del aparato respiratorio

Los ajustes o respuestas del aparato respiratorio al ejercicio vienen determinadas por la ventilación, difusión, la relación ventilación/perfusión y el transporte de gases hacia y desde los tejidos, elementos que se detallan a continuación.

- *Ventilación.* La ventilación se expresa como el producto del volumen de aire movilizado denominado volumen corriente y la velocidad con que se moviliza dicho volumen, es decir, la frecuencia respiratoria. Por tanto, la ventilación pulmonar se expresa a través de la fórmula VE (L/min) = VC (L) × FR (ciclos/min), donde VE es ventilación, VC es volumen corriente y FR, frecuencia respiratoria. Cualquiera de los dos parámetros ventilatorios aumenta durante el ejercicio de forma proporcional a la intensidad de este. Sin embargo, con una intensidad de ejercicio moderado (por encima del 50-60 % del $VO_{2máx}$), se produce una estabilización del volumen corriente y un incremento desproporcionado de la frecuencia respiratoria. Hay que señalar que el volumen corriente no suele exceder el 55-65 % de la capacidad vital forzada y que este aumento del volumen corriente se produce a expensas, sobre todo, del volumen de reserva inspiratorio.
- *Difusión.* El intercambio gaseoso respiratorio se produce por medio de un proceso denominado difusión a través de la membrana alveolocapilar. Durante el ejercicio físico, esta difusión podría duplicarse o triplicarse debido a:
  - Un aumento del área de intercambio: en reposo, los alvéolos apicales están mal perfundidos. El aumento de la presión en el circuito pulmonar durante el ejercicio físico mejora la perfusión de los alvéolos apicales y, por tanto, crece el área de intercambio.
  - Un aumento en la diferencia de presiones: los gases siempre difunden a favor de la diferencia de presión, desde las zonas de mayor presión hacia las de menor presión. La presión parcial de oxígeno del aire alveolar es de 100-105 mmHg, mientras que la presión de sangre venosa mixta pulmonar es de 40 mmHg. Por tanto, se establece un gradiente de presión para difundir el oxígeno de los alvéolos a la sangre de, aproximadamente, 60-65 mmHg. Durante el ejercicio físico, la PaO_2 no se modifica, pero, debido a un aumento en la extracción de oxígeno, puede decaer a valores de 20-25 mmHg. Esta diferencia aumenta el gradiente y, por ende, la difusión de oxígeno. Sin embargo, la $PaCO_2$ en los alvéolos es de 40 mmHg, mientras que la sangre venosa, que abandona el ventrículo derecho, tiene una presión de sangre venosa mixta pulmonar de 46 mmHg. Esta pequeña diferencia en el gradiente alveolocapilar para el CO_2, de tan solo 6 mmHg, es suficiente para asegurar el intercambio de CO_2, ya que el cociente de difusión de este gas es 20 veces superior al del oxígeno.
- *Relación ventilación/perfusión (VE/Q).* La relación entre la ventilación y el flujo capilar pulmonar o perfusión condiciona el intercambio gaseoso. En reposo, la ventilación es de alrededor de 5 L/minuto, que también es, más o menos, el valor del gasto cardíaco. Dado que todo el gasto cardíaco pasa por los pulmones, la relación VE/Q del sistema cardiopulmonar global es, aproximadamente, uno. No obstante, de forma local, los cocientes VE/Q varían bastante debido al efecto hidrostático y las diferencias intrarregionales de la distribución del flujo sanguíneo. Como se observa en la **figura 3-3**, existe una distribución heterogénea de la ventilación y perfusión sobre el conjunto del pulmón. Ambas aumentan de estructuras apicales a basales, pero el cambio en la perfusión es más marcado que la ventilación alveolar. Por ello, se da la paradoja que la relación VE/Q en los ápices es mayor que 1 (la perfusión es inferior a la ventilación) y la relación VE/Q en las bases es inferior a 1 (la perfusión es superior a la ventilación). En situación de ejercicio, el aumento de la ventilación va ajustado al aumento del gasto cardíaco, de manera que el cociente VE/Q se mantiene respecto a la situación de reposo.

- *Transporte de gases hacia y desde los tejidos.* La unión del oxígeno a la hemoglobina depende de la presión parcial arterial de oxígeno y de la afinidad de la hemoglobina por el oxígeno. La **figura 3-4** muestra cómo al aumentar la presión parcial de oxígeno en sangre crece la cantidad en hemoglobina unida a la sangre. La curva resultante se denomina curva de disociación de la hemoglobina. Existen diversos factores que desplazan la curva de disociación de la hemoglobina hacia la derecha (efecto Bohr), entre los que destacan el aumento de: iones de hidrógeno, $PaCO_2$, temperatura y 2,3 difosfoglicerato. Durante el ejercicio, se

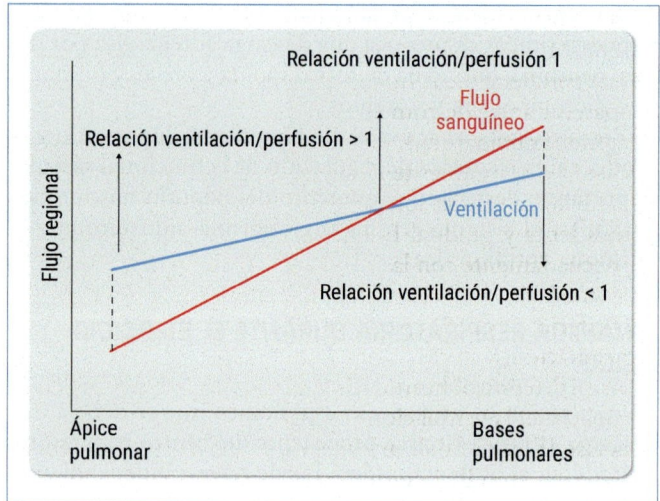

Figura 3-3. Relación entre la ventilación y el flujo capilar pulmonar.

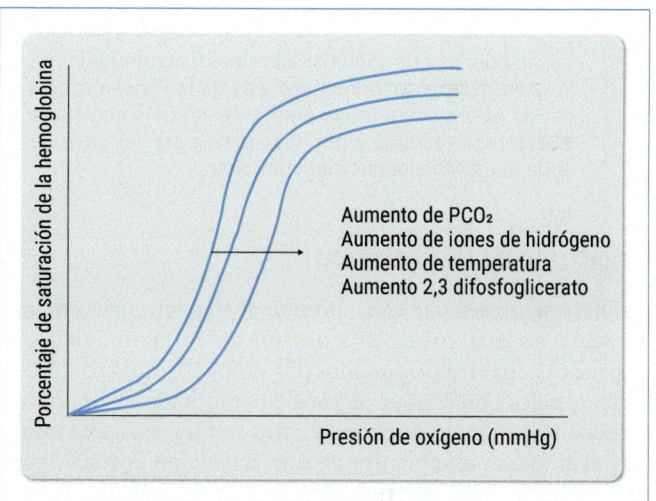

Figura 3-4. Curva de disociación de la hemoglobina. La desviación hacia la derecha facilita la cesión de oxígeno desde la sangre hasta los tejidos.

produce el aumento de todos los factores mencionados, por lo que se reduce la afinidad de la hemoglobina por el oxígeno e incrementa la disponibilidad del oxígeno hacia el tejido muscular activo.

Fases respiratorias

El aumento de la ventilación pulmonar es el ajuste ventilatorio más importante que se produce como respuesta a la actividad física. La ventilación se modifica antes, durante y después del ejercicio. Esta respuesta es muy variable y depende de las características del ejercicio (intensidad, duración y tipo) y del sujeto (condición física), de manera que la relación ventilación y tipo de carga de trabajo modifican la pendiente.

En la respuesta ventilatoria al ejercicio, partiendo del reposo y realizando una carga constante, compatible con un estado estable, se distinguen tres fases bien diferenciadas (**Fig. 3-5**):

- Fase I o componente rápido (control nervioso): el estímulo neurogénico proveniente de la corteza cerebral (comando central) y las extremidades en movimiento (receptores propiocetivos) provoca un incremento abrupto inicial de la respiración al comienzo del ejercicio físico. Esta respuesta es independiente de la intensidad del ejercicio; puede incluso aparecer antes de comenzar la actividad física en sí (hiperapnea anticipatoria).
- Fase II o componente lento (control humoral y cardiodinámico): la ventilación por minuto se incrementa de forma más lenta y gradual hasta un nivel estable, que cumple adecuadamente con las demandas de intercambio gaseoso metabólico. Los estímulos de los receptores centrales y periféricos contribuyen con el control de esta fase de la ventilación.
- Fase III (control humoral): si el ejercicio físico es de carga constante, la ventilación se mantiene en valores finales de la fase II hasta finalizar el ejercicio físico. En ella, se consigue un equilibrio entre aporte y consumo de oxígeno, lo que implica un ajuste fino de la ventilación a través de mecanismos de retroalimentación del sistema sensorial

periférico (temperatura, concentración de CO_2 e hidrogeniones, entre otros).

En caso de que el ejercicio físico sea de intensidad creciente, no existirá la fase III de la ventilación. El incremento de la respuesta ventilatoria se relaciona con la situación de ácido-base del organismo para intentar compensar el estado de acidosis mediante la producción de alcalosis respiratoria.

ADAPTACIÓN DEL ORGANISMO AL ENTRENAMIENTO DE RESISTENCIA

Cuando las situaciones de estrés por realizar ejercicio se producen de un modo frecuente, el organismo no solo reacciona para mantener el equilibrio, sino que termina por adaptarse a él para dar una mejor y más rápida respuesta a ese tipo de situaciones de estrés. A continuación, se mencionan algunas de las adaptaciones que se producen.

Adaptaciones musculoesqueléticas al entrenamiento

El entrenamiento aeróbico regular induce cambios intracelulares que incrementan la capacidad de las fibras musculares de generar ATP. Estos cambios están relacionados con una mejor utilización y movilización de los sustratos energéticos, lo que aumenta la capacidad aeróbica muscular y desplaza el umbral láctico a intensidades superiores. Estas adaptaciones consisten en:

- Un aumento del tamaño mitocondrial: junto al aumento de su capacidad enzimática, mejoran la capacidad de generar ATP mediante la fosforilación oxidativa.
- Una mayor irrigación sanguínea de los músculos entrenados: junto al aumento de la cantidad de enzimas movilizadoras y metabolizadoras de grasa, mejora la ruta lipolítica o la betaoxidativa. Esta mejor movilización o utilización de los ácidos grasos, en detrimento de la obtención de energía procedente del glucógeno muscular y glucosa sanguínea, permite mantener una intensidad submáxima de forma más prolongada sin percibir los efectos de la fatiga por la disminución de glucógeno.
- Una mayor capacidad de oxidar los hidratos de carbono: es consecuencia de una mejor disponibilidad del sustrato y una mayor actividad de enzimas reguladoras. En este sentido, se reduce la cantidad de glucógeno utilizado durante ejercicio físico submáximo.

Con respecto a las adaptaciones metabólicas de la función anaeróbica, estas requieren una sobrecarga de los sistemas de transferencia anaeróbica con entrenamientos de alta intensidad. Las adaptaciones acompañantes son:

- Aumento de la concentración de sustratos anaeróbicos con aumentos de los niveles de ATP, fosfocreatina (PCr), creatina libre y glucógeno, acompañados de un incremento de la fuerza muscular.
- Aumento de la actividad enzimática que controla la fase anaeróbica del catabolismo de glucosa junto a un aumento del tamaño de fibras musculares de contracción rápida.

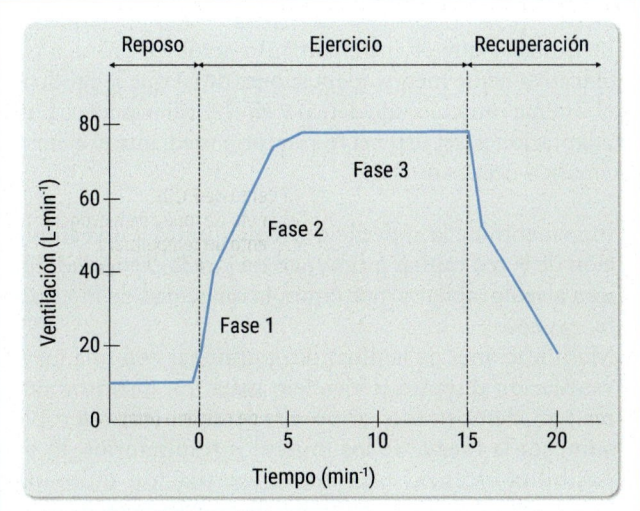

Figura 3-5. Respuesta de la ventilación pulmonar durante la realización de un ejercicio de carga estable.

- Aumento de la capacidad de amortiguación del pH o mejor capacidad de regulación del equilibrio ácido-base del organismo.

Con lo anteriormente expuesto, se puede decir que los principales cambios en el sistema musculoesquelético con el entrenamiento de resistencia aeróbica están directamente relacionados con un mejor rendimiento de resistencia gracias a un incremento de la densidad mitocondrial, del suministro capilar y de la actividad de las enzimas oxidativas. Por otro lado, se sabe que los cambios de los entrenamientos de fuerza pueden justificarse, en gran medida, por factores de origen neural (contracción óptima de los músculos agonistas ligada a una relajación sincronizada de los músculos antagonistas) junto a una contribución creciente de forma paulatina de los factores tróficos a medida que avanza el tiempo de entrenamiento.

La hipertrofia muscular es atribuible a varios cambios relacionados con el aumento de: el número y tamaño de miofibrillas, la cantidad total de proteínas contráctiles y la densidad capilar. En este sentido, se produce una hipertrofia selectiva en función del tipo de entrenamiento: el aeróbico aumenta el tamaño de las fibras de contracción lenta, mientras que el anaeróbico hace que crezca el tamaño de las fibras de contracción rápida.

Adaptaciones cardiovasculares al entrenamiento

El ejercicio aeróbico continuado induce una serie de adaptaciones en el organismo, entre las que destacan las anatómicas y funcionales del sistema cardiovascular. Estas adaptaciones consisten en:

- Dilatación de cavidades cardíacas: da lugar a un mayor volumen diastólico final en el ventrículo izquierdo, tanto en reposo como durante el ejercicio físico.
- Incremento del volumen sistólico: el aumento de las dimensiones ventriculares y la hipertrofia cardíaca, junto al aumento de la distensibilidad ventricular y la contractilidad miocárdica, aumentan el volumen sistólico.
- Reducción de la frecuencia cardíaca: tanto en reposo como en actividades submáximas, debido a un mejor equilibrio simpático-vagal que modifica la actividad eléctrica del corazón. Una menor frecuencia cardíaca a intensidades submáximas durante el ejercicio permite alcanzar mayores intensidades de trabajo antes de alcanzar su frecuencia cardíaca máxima. Asimismo, una mejora de la acción del sistema simpático-adrenérgico durante el ejercicio optimiza los mecanismos de retroalimentación, tanto centrales como periféricos.
- Aumento del gasto cardíaco: representa la alteración más significativa de la función cardiovascular asociada al entrenamiento aeróbico. La frecuencia cardíaca máxima se mantiene o, incluso, puede disminuir ligeramente con el entrenamiento, de modo que el aumento del gasto cardíaco es consecuencia directa del aumento del volumen sistólico. En reposo, el corazón de un sujeto entrenado es más bradicárdico, al tiempo que ha incrementado su volumen sistólico, pero manteniendo el mismo gasto cardíaco. En el esfuerzo máximo, el mayor gasto cardíaco de sujetos entrenados se explicaría por una mejor función ventricular,

que determina un mayor volumen sistólico respecto a la persona sedentaria.
- Aumento de la densidad capilar: el aumento de la densidad capilar facilita la difusión de oxígeno, lo que incrementa la extracción de oxígeno que ocurre en los músculos entrenados.
- Mejor redistribución de flujo periférico: se justifica por el incremento del gasto cardíaco máximo, una redistribución de flujo sanguíneo más óptima desde regiones inactivas y un aumento de la capilarización del músculo entrenado.
- Incremento del volumen sanguíneo: el ejercicio físico regular produce un aumento del volumen plasmático y de la masa eritrocitaria, que se traduce en un mayor volumen sanguíneo total. Este aumento causa un mayor retorno venoso al corazón, con elevación en la precarga ventricular y, como consecuencia, un aumento del volumen de eyección.
- Mayor diferencia arteriovenosa de oxígeno: la distribución más eficaz del gasto cardíaco hacia los músculos activos junto al aumento de la capacidad de las fibras musculares de metabolizar oxígeno determinan el incremento de la diferencia arteriovenosa de oxígeno.
- Mejor funcionamiento de la termorregulación: se produce debido a una expansión del volumen sanguíneo, una mejor capacidad de sudoración y un aumento en la eficiencia mecánica que reduce el porcentaje de la tasa metabólica que se convierte en calor.
- Mejor control de la presión arterial: la secreción disminuida de catecolaminas, asociada con el ejercicio físico regular, disminuye la resistencia vascular periférica al flujo sanguíneo, lo que contribuye al descenso de la presión arterial sistólica y diastólica durante el reposo y el ejercicio físico de intensidad submáxima. Estos efectos son más marcados en personas hipertensas.
- Descenso del consumo de oxígeno miocárdico: el aumento del volumen sistólico y la disminución de la frecuencia cardíaca dan como resultado un descenso del consumo de oxígeno miocárdico, lo que hace que disminuya el requerimiento de sangre a este órgano.

Adaptaciones respiratorias al entrenamiento

Cabe destacar que el entrenamiento aeróbico crónico crea significativamente menos adaptaciones de las que se producen en el sistema musculoesquelético y en el cardiovascular. Entre las adaptaciones del sistema respiratorio mediante el ejercicio sistemático destacan:

- Incremento de la superficie alveolar: junto a una ampliación de la red capilar pulmonar, mejora la capacidad difusora alveolocapilar y, por tanto, la capacidad de intercambio gaseoso.
- Modificaciones de la dinámica pulmonar con una mayor ventilación durante el ejercicio máximo: distintos autores han demostrado cómo el entrenamiento aeróbico aumenta la fuerza de los músculos respiratorios, lo que posibilita alcanzar una mayor ventilación pulmonar. La ventilación puede reducirse ligeramente en reposo y durante el ejercicio submáximo con respiraciones más profundas y lentas. En las cargas de trabajo máximas, la

ventilación aumenta debido al mayor volumen corriente y la frecuencia respiratoria, lo que permite un mayor suministro de oxígeno a los músculos activos a intensidad de ejercicio máximo.

- Reducción del coste de oxígeno utilizado en la respiración: deja libre más oxígeno para ser utilizado por el sistema musculoesquelético activo. En este sentido, el coste del oxígeno de la respiración durante el ejercicio aeróbico de intensidad moderada es de una media del 3-5 % del coste del oxígeno total del cuerpo, que aumenta hasta el 8-10 % con una VO_2máx. Esta adaptación ventilatoria incrementa la resistencia de los músculos respiratorios, disminuye el efecto de fatiga en el diafragma y, por tanto, da menos sensación de disnea.

- Mejora de los equivalentes de oxígeno a intensidades submáximas: las adaptaciones locales del músculo entrenado son responsables de las adaptaciones en el cociente VE/VO_2. Por ello, un nivel dado de consumo de oxígeno requiere una menor ventilación y, como consecuencia, una mejor eficiencia ventilatoria.

CONSIDERACIONES ESPECIALES BASADAS EN PATOLOGÍAS CARDIOVASCULARES

El conocimiento de las respuestas fisiológicas que acontecen durante el ejercicio físico ayuda a los clínicos a establecer con mayor precisión el diagnóstico y pronóstico de numerosas enfermedades cardiovasculares. Estos pacientes constituyen un grupo heterogéneo debido a múltiples causas. En el caso de pacientes con cardiopatía isquémica, depende de la extensión del proceso arterioesclerótico coronario, la presentación clínica (revascularizado o no), la función sistólica preservada o no preservada, la disfunción diastólica, la isquemia residual, la incompetencia cronotrópica, la medicación, las comorbilidades asociadas, etcétera.

En casos de pacientes con insuficiencia cardíaca, la escasa relación entre capacidad de ejercicio y parámetros hemodinámicos, como la fracción de eyección del ventrículo izquierdo, ha conducido a considerar que, en la insuficiencia cardíaca, no solo el fallo de bomba es responsable de la intolerancia al ejercicio físico, sino que existen otros factores periféricos que justifican dicha intolerancia, como una reducción del flujo sanguíneo periférico por bajo gasto o alteraciones de la capacidad vasodilatadora del músculo activo. También se han observado alteraciones intrínsecas de la musculatura periférica, como la atrofia muscular, el aumento del porcentaje de fibras tipo II, la reducción de la densidad mitocondrial y de enzimas oxidativas (betaoxidación) y/o una mayor actividad glucolítica con mayores concentraciones de ácido láctico. Por otro lado, una activación exagerada y anormal de los metabolorreceptores y mecanorreceptores podría ser responsable de una respuesta ventilatoria y hemodinámica exacerbada en estos pacientes. Del mismo modo, se aprecia una alteración ventilatoria durante el ejercicio físico con imposibilidad de perfundir adecuadamente todas las regiones pulmonares, con lo que se produce un desequilibrio en la relación ventilación/perfusión. También hay que considerar que, a largo plazo, se puede producir un deterioro progresivo de la función autonómica, así como de factores neurohumorales, inflamatorios, inmunológicos y metabólicos, que podría producir una afectación de otros órganos o sistemas.

Con respecto a los pacientes con trasplante cardíaco, estos tienen la peculiaridad de la condición de denervación responsable de una respuesta cronotrópica alterada. Por lo general, suelen tener una frecuencia cardíaca basal elevada con volumen sistólico bajo debido a su taquicardización basal. La respuesta de la frecuencia cardíaca y del volumen sistólico durante el ejercicio físico está muy atenuada y retardada. A pesar de la falta de control vegetativo de la frecuencia cardíaca sobre el nodo sinoauricular (SA), esta sufre modificaciones atribuidas a una distensión de la aurícula derecha (reflejo de Bainbridge) como consecuencia de un aumento del retorno venoso, que también pondría en marcha el mecanismo de Frank-Starling, con el correspondiente aumento del volumen sistólico. Superada una intensidad, se produce la activación de la glándula suprarrenal, con el correspondiente aumento de catecolaminas plasmáticas, que actúan sobre los receptores adrenérgicos del corazón provocando un efecto inotrópico y cronotrópico positivo y, por tanto, un aumento del gasto cardíaco. En cuanto a la recuperación de la frecuencia cardíaca en pacientes con corazón denervado, estos carecen de influencia parasimpática, por lo que la respuesta de recuperación está atenuada y relacionada con la concentración de catecolaminas plasmáticas.

La imposibilidad de abordar la fisiopatología de todas las enfermedades cardiovasculares obliga al lector a recurrir a la consulta y estudio de los distintos capítulos que aparecen en esta obra. En general, se puede decir que la mejoría clínico-funcional de estos pacientes, que consiguen aumentar su capacidad funcional (medida en VO_2 pico), asociada a la prescripción del ejercicio físico regular, suele ser debido más a factores periféricos (muscular y vascular) que a factores centrales (cardíaco).

 PUNTOS CLAVE

- El ejercicio físico constituye para el organismo una perturbación en la homeostasis; es captada por diferentes receptores del organismo y se traduce en una serie de respuestas para intentar compensar el desequilibrio causado.

- El sistema musculoesquelético es el que modula la emisión de órdenes simpaticoadrenales, en mayor o menor cuantía, según las necesidades o los requerimientos del tejido muscular activo.

- El sistema nervioso central constituye el mecanismo integrador del nuevo estado de equilibrio determinado por el ejercicio y procesa información múltiple procedente del sistema musculoesquelético y de los órganos internos.

- La comprensión de las respuestas y adaptaciones al ejercicio físico y sus mecanismos de regulación forman parte del área de conocimiento de la fisiología del ejercicio; esto ayuda a establecer con mayor precisión el diagnóstico y pronóstico de numerosas enfermedades cardiovasculares.

BIBLIOGRAFÍA

Janicki JS, Sheriff DD, Robothem JL, Wise RA. Cardíac output during exercise: contributions of the cardíac, circulatory and respiratory systems. En: Rowell LB, Shepherd JT. Handbook of Physiology: Exercise, Regulation and Integration of Multiple Systems. American Physiological Society; 1996. p. 649-704.

Kirwan JP, Costill DL, Flynn MG, Neufer PD, Fink WJ, Morse WM. Effects of increased training volume on the oxidative capacity, glycogen content and tension development of rat skeletal muscle. Int J Sports Med. 1990; 11(6):479-83.

Kjaer M, Secher NH, Bach FW, Galbo H. Role of motor center activity for hormonal changes and substrate mobilization in humans. Am J Physiol. 1987;253(5 Pt 2):R687-95.

Legido Arce JC, Calderón Montero FJ, Benito PJ, García Zapico A. Adaptación del sistema nervioso al entrenamiento. Selección: Revista española e iberoamericana de medicina de la educación física y el deporte. 2003;12(3):134-44.

López Chicharro J, Fernández Vaquero A. Fisiología del ejercicio. 3ª ed.Editorial Medica Panamericana; 2006.

Modell H, Cliff W, Michael J, McFarland J, Wenderoth MP, Wright A. A physiologist's view of homeostasis. Adv Physiol Educ. 2015;39(4):259-66.

Rowell LB, Shepherd JT. Handbook of physiology. Section 12. Exercise: regulation and integration of multiple systems. New York: Oxford University Press; 1996.

Takahashi M, Chesley A, Freyssenet D, Hood DA. Contractile activity induced adaptations in the mitochondrial protein import system. Am J Physiol. 1998;274(5):C1380-7.

Viru A, Karelson K, Smirnova T. Stability and variability in hormonal responses to prolonged exercise. Int J Sports Med. 1992;13(3): 230-5.

Wasserman K, Whipp BJ, *et al.* Respiratory control during exercise. En: Handbook of physiology. The Respiratory System Fishman AP. Cherniack NS; 1986.

Mitocondrias y ejercicio físico

4

I. San Millán Castrillón y M. Gallango Brejano

OBJETIVOS

- Valorar la importancia de las mitocondrias para tener una buena salud física global.
- Enfocar las cardiopatías desde un prisma metabólico. Es la base de las alteraciones a nivel vascular, electrofisiológico y estructural del corazón.
- Concienciar de la potencia terapéutica que tiene el ejercicio físico bien administrado en las cardiopatías.

INTRODUCCIÓN

Historia y descripción de la estructura de las mitocondrias

En el *Planeta Simbiótico*, de Lynn Margulis, dice: «A medida que revisaba la literatura sobre la genética resultaba obvio que por lo menos tres clases de orgánulos celulares limitados por membrana (plastos, mitocondrias y cilios), todos ellos fuera del núcleo, se parecían a bacterias en su comportamiento y en su metabolismo». Este párrafo da una pista del origen de las protagonistas de este capítulo.

Al comienzo de la vida en la Tierra, existían unas bacterias que habían evolucionado para adaptarse al medio ácido y a unas temperaturas extremas reinantes en ese momento. Los continuos cambios de la atmósfera a lo largo de miles de millones de años en aquel joven planeta dieron como resultado la acumulación de un gas, el oxígeno, que comprometía la vida como existía entonces. Paralelamente, otro microbio de vida libre fue evolucionando hasta poder respirarlo. Por tanto, por un lado, había un amante del calor y del ácido y, por el otro, estaba un «respirador»» de aquel gas venenoso. La respuesta evolutiva que sucedió hace unos 2.000-2.500 millones de años no fue competir, sino colaborar originando más que una fusión una endosimbiosis, o sea, un organismo dentro de otro, una vida en común y adaptativa para poder sobrevivir en un entorno cambiante. Las mitocondrias son parientes muy lejanos de aquellas primitivas bacterias que respiraban oxígeno. A partir de entonces, todas y cada una de las células eucariotas de cualquier ser vivo que existe en este planeta poseen estos orgánulos. Se podría afirmar, según estas cifras y si se tiene en cuenta cuál es el objetivo primario de cualquier especie, que la perpetuación, es que son los seres vivos con mayor éxito biológico de todo el planeta, muy por encima del ser humano.

El descubrimiento de la mitocondria se atribuye a Rudolf Albrecht von Kölliker en 1857, aunque fue años más tarde, en 1890, cuando Richard Altman profundizó en la descripción de sus estructuras. A comienzos del siglo xx, Fletcher y Hopkins hablaron sobre la combustión del lactato en la mitocondria. Un par de décadas después, Meyerhof, discípulo de Warburg, en sus estudios sobre el consumo de oxígeno y la resíntesis de lactato en glucógeno observó la glucólisis citosólica y la fosforilación aeróbica. El propio Otto Warburg, hace 100 años, postuló las bases metabólicas del cáncer al observar que estas células se caracterizaban por la elección de la vía glucolítica en el citosol celular y la formación de una cantidad excesiva de lactato y la no utilización de la vía de la oxidación mitocondrial, incluso en presencia de abundante oxígeno.

En los años 30, una serie de autores, como Lundsgaard, Krebs, Kalckar, Belitzer o Szent-Gyorgi, trajeron más conocimiento sobre la bioenergética, tanto de la glucólisis citosólica como de la fosforilación oxidativa mitocondrial. 20 años más tarde, Lehnniger, Estabrook, Saktor, Chance y Williams investigaron las funciones de estos orgánulos. El premio Nobel Peter Mitchell, en 1961, propuso su teoría quimiosmótica, en la que describió que la resíntesis del trifosfato de adenosina (ATP) se produce por un gradiente electroquímico entre la matriz y el espacio intermembranoso de la mitocondria, con lo que expuso la cadena transportadora de electrones o cadena respiratoria. En la siguiente década, Skulachev siguió profundizando en la bioenergética. En los años 80, George Brooks postuló el transporte célula-célula del lactato, el llamado *cell-to-cell lactate shuttle*.

Con la llegada de la microscopia electrónica se pudo observar perfectamente la morfología de la mitocondria, haciéndose famoso ese «grano de frijol» como la icónica imagen de los libros de fisiología. Pero en esa misma década, algunos autores, entre ellos el citado Skulachev, manifestaron que estos orgánulos formaban redes que estaban físicamente conectadas, lo cual corroboró el laboratorio de Brooks en las células musculares de ratas. Por ello, las formas mitocondriales pueden ser desde la típica forma elíptica hasta estructuras más alargadas y ramificadas que forman una auténtica organización en red mitocondrial.

Con respecto a su morfología, tiene unas dimensiones de 0,1-0,5 µmm de ancho por 1-2 µmm de largo, aunque lo que llama poderosamente la atención son sus dos membranas. La externa es muy permeable; es un tamiz al paso de todas las moléculas inferiores a 5.000 daltons. Sin embargo, la interna es muy impermeable para establecer un gradiente de protones muy estable y numerosos pliegues llamados crestas mitocondriales. En estas se encuentran los complejos de la cadena respiratoria y la ATP-sintasa. El diseño de las crestas hace que aumente la superficie dándole espacio suficiente para acomodar las proteínas de dicha cadena respiratoria. También hay que señalar que esta membrana carece de colesterol, aunque cuenta con la cardiolipina, un fosfolípido muy insaturado que hace que aumente la hidrofobia y, así, evita una fluidez excesiva.

En la matriz mitocondrial se encuentra el genoma mitocondrial duplohelicoidal circular con 16.569 pares de bases. Este sistema genético completo, transmitido solo por vía materna, mantiene, regula y expresa dicho genoma. Además, es totalmente distinto al del núcleo de la célula; de hecho, la replicación de este ADN no está acoplado al ciclo celular (**Fig. 4-1**).

Asimismo, en el seno de las mitocondrias se encuentran los mitorribosomas, que pueden estar libres o adosados a la membrana interna; difieren en tamaño y composición de los citosólicos. La matriz también alberga iones de calcio y fosfato y enzimas necesarias tanto para la replicación, transcripción y traducción del ADN mitocondrial como para desarrollar la β-oxidación de los ácidos grasos y el ciclo de los ácidos tricarboxílicos (TCA).

Producción de energía y respiración celular

Las mitocondrias son orgánulos celulares encargados de la producción de energía en forma de ATP; utilizan como sustrato los macronutrientes que se obtienen de la dieta. Para ello, oxida el piruvato conseguido de los hidratos de carbono y que es introducido a la matriz mitocondrial mediante el transportador mitocondrial de piruvato. Los ácidos grasos libres (AGL) provenientes de las grasas ingresan en el interior de la mitocondria de distintas formas: mientras que los AGL de cadena media lo hacen libremente, los de cadena larga necesitan la participación de la carnitina palmitoiltransferasa 1 y 2 (CPT-1/2). También hay que señalar que estos AGL necesitan la β-oxidación para convertirse en acetilcoenzima A (acetil-CoA). Por último, incluso los aminoácidos conseguidos de las proteínas y los cuerpos cetónicos pueden ser oxidados, aunque, para ello, se tienen que dar unas circunstancias especiales, como un ayuno prolongado y un alto nivel de estrés fisiológico.

> **!** Durante muchas décadas se pensó que el lactato era un producto de desecho y culpable directo de la acidosis muscular. Hoy en día todo esto queda desmentido; no es cierto.

Cuando se está produciendo un evento que tensiona fisiológicamente, hay una mayor activación de la glucólisis citosólica, lo que conlleva un aumento de la producción de piruvato y hace que sufra una reducción y sea transformado a lactato mediante la enzima lactato deshidrogenasa en su isoforma A (LDH-A). En paralelo, hay una oxidación de dinucleótido de nicotinamida y adenina en forma reducida (NADH) a NAD⁺ (forma oxidada) para continuar dicha glucólisis citosólica y estabilizar el estado redox celular. Además, un mayor flujo glucolítico puede llevar a la acumulación de acetil-CoA, lo que inhibe la malonil coenzima A, que, a su vez, inhibe la carnitina palmitoiltransferasa I (CPT1) y, por lo tanto, el transporte de AGL a través de la membrana mitocondrial. En consecuencia, el lactato es un producto obligado de la glucólisis citosólica y tiene acciones endocrinas, además de la función de precursor gluconeogénico mediante el ciclo de Cori.

En resumen, el lactato es la última etapa de la glucólisis citosólica; se oxida en la matriz mitocondrial mediante el complejo de oxidación mitocondrial (mLOC) compuesto por: monocarboxilato-1 (MCT-1), una proteína chaperona (CD-147), la porción mitocondrial de LDH (mLDH) y, por último, el citocromo oxidasa (COx).

Una lactatemia elevada reduce la expresión del ácido ribonucleico mensajero (ARNm) del transportador GLUT-4 de los músculos esqueléticos, lo que provoca la reducción de la expresión de este transportador. El incremento de la concentración de lactato también tiene como consecuencia la unión de este al receptor acoplado de la proteína GPR81, que se encuentra en los adipocitos y conlleva la inhibición de la lipólisis.

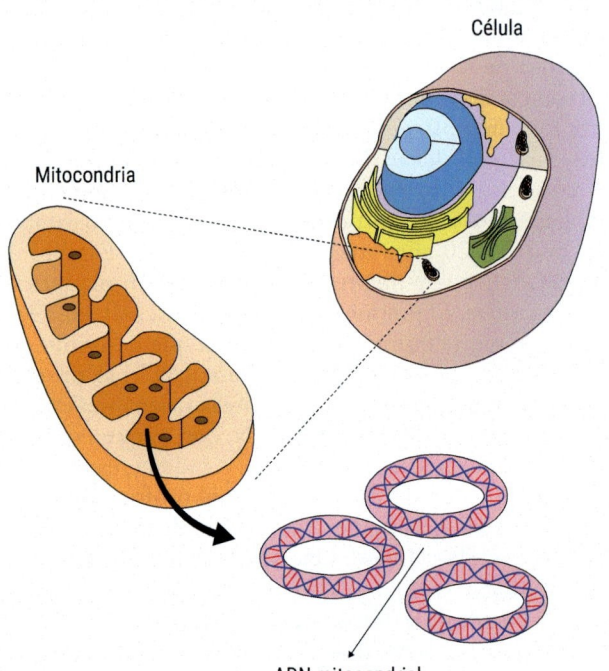

Célula

Mitocondria

ADN mitocondrial

Figura 4-1. Matriz mitocondrial.

> **!** Una característica evolutiva de la especie humana es la capacidad de poder ir cambiando la utilización de los distintos sustratos energéticos en función de la demanda del entorno o del tipo de tarea que se tiene que acometer y la disponibilidad de los distintos sustratos energéticos. Es lo que se domina como *flexibilidad metabólica*.

En situaciones clínicas con una grave afectación metabólica, hay una gran merma de la competencia en poder alternar las distintas fuentes energéticas. Una disminución en la oxidación de lactato y la tasa máxima de oxidación de grasas por parte de las mitocondrias se observa en pacientes diagnosticados de diabetes *mellitus* tipo 2 o síndrome metabólico, donde se muestra un incremento de la lactatemia y una reducción del tasa máxima de oxidación de grasas, ya que tiene una grave disfunción en sus mitocondrias. Por tanto, se puede evaluar esta capacidad mitocondrial de una manera indirecta a través de la determinación de lactato en sangre y de la tasa de oxidación de grasas mediante el coeficiente respiratorio obtenido de una ergoespirometría con análisis de gases (CPX), puesto que estos dos sustratos, lactato y ácidos grasos, son los únicos que se oxidan exclusivamente en la mitocondria.

La producción energética celular tiene tres fases: la glucólisis, TCA y la fosforilación oxidativa (OXPHO) mediante la cadena de transporte de electrones. La glucólisis se lleva a cabo en el citosol, mientras que el ciclo de Krebs y la OXPHO se desarrollan en la matriz mitocondrial y en las crestas mitocondriales, respectivamente. Durante la glucólisis se produce una pequeña cantidad de ATP y de NAD+. Estos últimos están dirigidos al interior de la mitocondria, mientras que TCA y OXPHO son los principales responsables de la producción de ATP.

El ciclo de Krebs constituye el epicentro del metabolismo celular, ya que, se puede proveer de varios sustratos; es allí donde los nutrientes son degradados en compuestos más simples, liberando electrones que son transportados por coenzimas hasta la cadena de transporte. Al unirse cada electrón a un complejo de dicha cadena, se produce un bombeo de protones al exterior que ocasiona un gradiente electroquímico entre el espacio intermembranoso y la matriz mitocondrial que es utilizado por la ATP sintasa para fosforilar difosfato de adenosina y fosfato inorgánico (ADP+ Pi) y convertirlo en ATP. El último paso es la unión de cada electrón a cada molécula de oxígeno para dejar libre dicha cadena respiratoria y que se pueda volver a producir el mismo proceso. En resumen, la producción de energía en la mitocondria mediante el TCA y la respiración celular están íntimamente relacionados y son procesos fundamentales para la supervivencia celular.

Otras funciones de las mitocondrias de las que no se habla tanto

La mitocondria se asocia rápidamente con la producción de energía y pasan más desapercibidas otras funciones que no son tan mediáticas. Este hecho está cambiando poco a poco y se ha ido transformando la visión que se tiene de este orgánulo y su importancia para la supervivencia celular.

Hoy en día no se comprende en su totalidad la interacción entre la mitocondria y el resto de la célula. Se ha avanzado mucho en los últimos 20 años y, fruto de ese progreso, se han descubierto las distintas funciones mitocondriales y el alcance que tienen:

- El núcleo celular promueve los cambios en la expresión génica para la biogénesis mitocondrial o para incrementar la función de esta. Pero también es la mitocondria la que se comunica con el núcleo celular para regular la manifestación de distintos genes; por tanto, queda patente que se establece una comunicación en ambas direcciones. La adaptación celular a estresores, como el ejercicio físico, necesita previamente la comprobación de una alta capacidad mitocondrial.

> **!** Es importante subrayar que, según la región celular donde está localizada la mitocondria, esta puede tener morfología, bioquímica e interactuar de forma distinta. Subconjuntos mitocondriales diferentes también pueden exhibir respuestas dispares y variar en su sensibilidad a la patología, la apoptosis, el estrés oxidativo y, en consecuencia, demostrar un comportamiento muy heterogéneo.

Todas estas observaciones sugieren una fuerte relación entre la posición intracelular, la organización y el entorno específico de las mitocondrias y sus características funcionales, lo que implica diferentes subpoblaciones mitocondriales, conglomerados o, incluso, una sola mitocondria puede llevar a cabo diversos procesos en una célula.

- La respiración mitocondrial trae consigo la producción de especies reactivas de oxígeno, ya que entre el 0,4 y el 4 % de los electrones que acuden a la cadena de transporte se pierden antes de llegar a su última etapa, el complejo IV o citocromo C oxidasa (proteína transmembrana que se encuentra incluida en bicapas lipídicas de bacterias y en mitocondrias). Durante muchos años se pensó que las especies reactivas de oxígeno eran perjudiciales para la salud celular, pero hoy se sabe que están involucradas en la promoción de los factores de transcripción, proliferación celular, angiogénesis o, incluso, en el incremento de la esperanza de vida, siempre y cuando se mantengan en equilibrio.

- El lactato también está presente en estos procesos, en calidad de «lactatohormona», ya que induce a la señalización de la producción moderada de especies reactivas de oxígeno, que, a su vez, provoca una respuesta antioxidante proporcional por la vía fosfatidilinositol-3-kinasa (PI3K) y la proteína cinasa B (AKT) y las chaperonas del retículo endoplásmatico. La liberación del citocromo c impulsa la apoptosis y la activación de la proteína cinasa activada por el monofosfato de adenosina cinasa (AMPK) controlando la fusión/fisión mitocondrial. La liberación de ADN mitocondrial (mtDNA) en el citoplasma o en la circulación activa algunos receptores y, en consecuencia, produce una respuesta proinflamatoria. De esta manera, se incita la activación inmunitaria. Cada vez más es conocido su papel como agonista del sistema inmunológico.

- La regulación del ciclo de Krebs y su constante retroalimentación con la fosforilación oxidativa es fundamental para mantener las células en un modo estable. Hay múltiples reguladores alostéricos positivos y negativos que controlan el flujo metabólico del ciclo de Krebs. La NADH inhibe todas las enzimas reguladoras en el ciclo de Krebs. Por lo tanto, en situaciones de mal funcionamiento de la cadena de transporte de electrones, el NADH se acumula y el ciclo de Krebs, como consecuencia, se detiene. Dado que el NADH genera ATP a través de la cadena de transporte de electrones y la fosforilación oxidativa, el ATP también es un inhibidor alostérico del piruvato-deshidrogenasa (PDH) y la isocitrato-deshidrogenasa (IDH).
- Otra de las funciones en que está implicado este orgánulo celular es la producción de calor, crucial para el mantenimiento de la temperatura corporal (regula el ritmo metabólico y participa en la prevención del daño oxidativo a las mitocondrias y las células). Hay que señalar que es difícil que el ATP sea la única energía producida por las mitocondrias. Esto se debe a que estos orgánulos del tejido termogénico especializado, como es la grasa parda, funcionan específicamente para producir calor. Sin embargo, incluso las mitocondrias de tejidos distintos, como el músculo esquelético, el corazón y el hígado, pueden convertir hasta el 20 % de la energía de los nutrientes en calor.
- El retículo endoplasmático y la mitocondria tienen una comunicación constante e íntima, ya que incluso llegan a formar unas plataformas asociadas a las mitocondrias (MAM), fundamentales en la utilización del calcio intracelular. La transferencia de Ca+ del retículo endoplasmático a las mitocondrias estimula la movilización del peróxido de hidrógeno desde las crestas mitocondriales hacia las MAM, con lo que se genera nanodominios específicos de peróxido de hidrógeno que, a su vez, sensibilizan la liberación de calcio del retículo endoplasmático y, así, se puede mantener controladas las oscilaciones de este elemento.

> ! La heterogeneidad de las funciones mitocondriales muestra un nivel de complejidad muy elevado, con lo que se abre un desafiante campo de investigación que potencialmente conduce a la integración de la bioenergética mitocondrial, por un lado, y a la globalidad de la fisiología celular, por otro; y todo esto, a su vez, con las diversas consecuencias fisiológicas y, sobre todo, fisiopatológicas.

ADAPTACIONES MITOCONDRIALES AL EJERCICIO FÍSICO

En este apartado, se aborda el ejercicio físico y su impacto sobre la célula, así como la biogénesis mitocondrial.

El ejercicio físico y su impacto sobre la célula

El ejercicio proporciona un estímulo fisiológico sólido que provoca una interacción entre múltiples tejidos que, cuando se repite regularmente (entrenamiento), mejora la capacidad funcional, beneficia a numerosos sistemas orgánicos y disminuye el riesgo de mortalidad prematura.

En consecuencia, hacer ejercicio físico es de suma importancia para la funcionalidad y supervivencia de las células y, por tanto, tiene un impacto directo y significativo en el organismo. De hecho, no hay que olvidar que la fisiología evolucionó para adaptarse a grandes dosis diarias de movimiento y habría que añadir que con no muy alta ingesta calórica.

> ! Realizar suficiente cantidad de ejercicio al día provoca unas adaptaciones fisiológicas positivas desencadenando unas respuestas tanto agudas como crónicas que hacen que aumente el gasto energético. Esto, a su vez, provoca a medio plazo un aumento del metabolismo basal. Si se suma una alimentación correcta, trae cambios en la composición corporal y, como resultado de todos estos acontecimientos, se puede conseguir una mejora en la regulación hormonal, un aumento mitocondrial a nivel cuantitativo y cualitativo y, en definitiva, una mejor salud metabólica.

Para entender la complejidad de los casi infinitos acontecimientos fisiológicos que se producen en el organismo humano cuando se hace ejercicio físico, una larga lista de investigadores se dedicaron, se dedican en la actualidad y seguro que se dedicarán en el futuro a la tarea de intentar saber y comprender tan vasto e inmenso conocimiento. Los eventos suceden a distintos niveles y, por ello, afectan a la genómica, transcriptómica, proteómica y metabolómica. A todo esto, hay que añadir que la comprensión que se tiene en la variabilidad de las respuestas al ejercicio físico en función de las variaciones genéticas intersujeto sigue siendo muy limitada.

Cabe destacar que los análisis proteómicos deben ser inclusivos no solo en cuanto a la expresión de proteínas, sino también en lo que respecta a los cambios transcripcionales, como la fosforilación o acetilación, ya que estos grupos químicos pueden actuar como integradores rápidos al dictar la localización de las proteínas y la actividad enzimática.

Hay numerosos estudios que muestran la estrecha relación que existe entre el ejercicio físico y los cambios proteómicos que producen. Sollanek evidenció que el ejercicio aeróbico conduce a numerosos cambios en la expresión de proteínas, muchos de los cuales tienen el potencial de contribuir al efecto de preacondicionamiento. El análisis de la proteómica postintervención reveló que se indujeron cambios en la abundancia de proteínas en el diafragma que desempeñan funciones en la bioenergética, la regulación mitocondrial, el redox y, además, proporcionan una mejor adaptación al estrés.

Cuando se hace ejercicio a lo largo de toda una vida, la metabolómica muestra patrones fenotipados sensibles y dinámicos que reflejan cambios celulares y moleculares de estos individuos.

El movimiento humano a ciertas intensidades es un estímulo tan potente que tiene efectos sistémicos de amplio alcance que son indudables. Entre ellos se encuentra la activación de la circulación de exosomas. Estas vesículas extracelulares desempeñan un papel muy importante al servir de comunicadores entre órganos y transportadores de proteínas, ARNm o micro-ARN.

Conocer el alcance de las adaptaciones al ejercicio físico ayuda a mejorar el entendimiento de las fisiopatologías de las enfermedades crónicas más prevalentes en nuestra sociedad y, como consecuencia, a ir modificando los enfoques terapéuticos.

El progreso en la proteómica y otras técnicas está permitiendo la identificación de una infinidad de nuevas mioquinas y está revelando el hecho de que muchas moléculas pueden tener un efecto bastante diferente según su tejido de origen y el estado metabólico (reposo frente a ejercicio) durante el cual se secretan al torrente sanguíneo.

Por tanto, la contracción muscular es, de hecho, una fuente de segregación de moléculas con unos efectos beneficiosos que se está lejos de comprender en su totalidad. De ahí que se pueda concluir que se está ante un órgano endocrino cuyos beneficios son lo suficientemente sólidos como para afirmar que con probabilidad van mucho más allá de la reducción de los factores de riesgos cardiovasculares.

Biogénesis mitocondrial y ejercicio físico

La biogénesis mitocondrial es un proceso complejo, que requiere la síntesis de proteínas codificadas en el mtDNA. Este fenómeno genera 13 ARNm, así como 2 ARNr y 22 ARNt. La maquinaria central de la expresión génica mitocondrial está compuesta por el factor de transcripción mitocondrial A (TFAM), la ARN polimerasa (Polrmt) y el factor de transcripción mitocondrial B2 (TFB2). Un segundo homólogo, llamado TFB1, participa en la traducción mitocondrial y regula el estado de metilación del ribosoma mitocondrial. Todo este desarrollo es necesario para la traducción de los ARNm mitocondriales y la biogénesis de nuevas estructuras de los orgánulos que incluye las proteínas codificadas del núcleo celular y su posterior ensamblaje en el citoplasma para su introducción en las mitocondrias como último paso. Esto ocasiona la unión de proteínas derivadas de un doble origen genético y la replicación del mtDNA. La regulación de la biogénesis mitocondrial está gobernada por factores nucleares con una estructura jerárquica. Los primeros factores de transcripción identificados son los factores respiratorios nucleares 1 y 2 (NRF1 y NRF2), que controlan la expresión de genes que codifican las subunidades de citocromo c y citocromo c oxidasa. Posteriormente, los otros factores de transcripción también están involucrados en la regulación de genes mitocondriales, como el receptor alfa relacionado con el estrógeno (ERRα), el elemento de respuesta al AMP cíclico (CREB) y el factor de transcripción YY1.

A un nivel superior de organización se encuentra la familia de coactivadores de los receptores activados por los proliferadores de peroxisomas (PPAR). El miembro más estudiado de esta familia es el coactivador 1α de PPAR (PGC-1α). Se postula que las vías que regulan la expresión de factores mitocondriales codificados en el núcleo convergen en PGC-1α, por lo que se le denomina el regulador maestro de la biogénesis mitocondrial. Las diferencias funcionales entre PGC-1α y PGC-1β se relacionan con la distinción en el músculo esquelético. La sobreexpresión de a la isoforma α promueve un cambio de tipo de fibra de la glucolítica a fibras oxidativas tipo IIa y, sobre todo, a i, mientras que la sobreexpresión de la β induce la formación de fibras tipo IIx.

A todo esto, se puede añadir que PGC-1α controla muchas de las adaptaciones fenotípicas de los tejidos oxidativos a perturbaciones externas e internas. Por el contrario, la plasticidad metabólica desregulada está implicada en la etiología de numerosas enfermedades.

> **!** Una perturbación externa, como es la contracción muscular en cantidad e intensidad suficiente, induce la expresión de PGC-1, lo que da como resultado el aumento de la masa mitocondrial y, como consecuencia, un incremento en la capacidad de respiración y fosforilación oxidativa.

En consecuencia, la biogénesis mitocondrial depende de la acción coordinada y sincronizada de todos estos procesos.

Por otro lado, la homeostasis mitocondrial y su capacidad funcional no solo es esencial en condiciones de reposo, sino que es fundamental su aptitud para dar respuestas ante distintos desafíos y estresores externos.

Es conocido desde hace años que circunstancias que induzcan a un reto fisiológico, como la restricción calórica, la hipoxia o simplemente tener que dar respuesta a las ROS, producen una activación de la biogénesis mitocondrial. Pero, por otra parte, el entrenamiento es un potente inductor de la biogénesis mitocondrial en el músculo esquelético, ya que proporciona nuevas perspectivas de cómo se comunican y coordinan todos los procesos implicados.

Se sabe desde hace décadas que el ejercicio es el mejor y mayor estímulo fisiológico para mejorar la función mitocondrial en el músculo y, posiblemente, en otros órganos. En este sentido, se han aprendido muchas lecciones de los atletas de élite que pueden aplicarse a múltiples poblaciones. La característica típica de los atletas de resistencia de élite es una mayor capacidad para oxidar ácidos grasos y carbohidratos, lo que los convierte en metabólicamente muy flexibles.

Desde finales de la década de los sesenta y principios de setenta, múltiples estudios han demostrado las mejoras en la biogénesis y función mitocondrial después del entrenamiento. 12 semanas de entrenamiento de resistencia (5 días a la semana) aumentaron las enzimas mitocondriales el doble y el contenido total de proteínas aumentó en un 60 %. Así, el ejercicio puede restaurar la salud mitocondrial al mejorar el contenido, la actividad transcripcional de proteínas y la biogénesis a través de una mayor expresión del PGC-1α, así como disminuir la producción de especies reactivas de oxígeno. Un programa de ejercicio aeróbico de 16 semanas como intervención tanto en hombres como en mujeres mostró aumentos en el citrato sintasa y el citocromo c oxidasa en un 45 % y 76 % respectivamente, así como en los genes involucrados en la biogénesis mitocondrial.

En esta misma línea, un programa de entrenamiento aeróbico de 16 semanas en individuos sedentarios con sobrepeso/obesidad consiguió un aumento significativo de las mitocondrias en las fibras musculares acompañado de mejoras en la resistencia a la insulina. Con posterioridad, se demostró que la dieta y la pérdida de peso inducida por esta es insuficiente para estimular la capacidad mitocondrial en el músculo esquelético en comparación con la dieta más el ejercicio. Es cierto que ambos grupos mostraron mejoras similares en la resistencia a la insulina, pero el grupo que se ejercitó fue el único que mejoró la densidad y funcionalidad mitocondrial, el contenido de cardiolipina y la cadena de transporte de electrones.

> **!** Existen numerosos estudios que muestran los múltiples beneficios del ejercicio físico sobre la función mitocondrial en diversas poblaciones, incluidas aquellas con enfermedades crónicas y, concretamente, con las enfermedades cardiometabólicas.

ENFERMEDAD CARDÍACA, MITOCONDRIAS Y EJERCICIO FÍSICO

En este apartado se aborda el metabolismo cardíaco y la reprogramación cardiometabólica.

Metabolismo cardíaco

El corazón posee la capacidad oxidativa más elevada de todo el organismo humano y, por tanto, se ve obligado a una alta tasa de producción de ATP de manera continua para mantener su función contráctil, los procesos metabólicos basales y el equilibrio iónico.

En un adulto sano, casi la totalidad (aproximadamente el 95 %) de la producción energética proviene de la fosforilación oxidativa mitocondrial, mientras que el resto se origina en la glucólisis y la formación de trifosfato de guanosina (GTP) en el TCA. Como la capacidad de almacenaje de ATP es relativamente baja (5 µmol/g de peso húmedo) y, por otro lado, tiene que mantener una alta tasa de hidrólisis del ATP (alrededor de 30 µmol/g de peso húmedo y por minuto en reposo), en condiciones normales hace que se produzca una renovación completa del total del ATP miocárdico aproximadamente cada 10 segundos. Para generar la suficiente cantidad de energía, este órgano actúa como un «omnívoro» y puede utilizar una gran variedad de sustratos diferentes si están disponibles.

La β–oxidación de ácidos grasos está bajo un control complejo y depende de varios factores, incluyendo el propio suministro al corazón, la presencia o no de sustratos de energía competidores (glucosa, lactato, cetonas y aminoácidos), la demanda de energía que se necesite en cada momento, el aporte de oxígeno que llega al corazón y, sobre todo y fundamentalmente, la capacidad funcional mitocondrial.

Hay que señalar que el miocardio tiene almacenes de triglicéridos que sirven como fuente endógena de ácidos grasos libres.

El control transcripcional de las enzimas involucradas en el metabolismo de ácidos grasos y la biogénesis mitocondrial son determinantes.

El receptor activado por proliferadores de peroxisomas alfa (PPARα) es un regulador clave del metabolismo de las grasas cardíacas, ya que estimula la transcripción de genes relacionados con la captación, transporte y oxidación de estos sustratos, incluyendo al Cd36, Slc27a1, Cpt1b y Acadl. Este factor transcripcional también inhibe simultáneamente la oxidación de glucosa al estimular la transcripción del piruvato deshidrogenasa quinasa 4 (PDK4), que inactiva el complejo de piruvato deshidrogenasa.

En presencia de factores de riesgo cardiometabólicos como la obesidad, resistencia a la insulina, dislipemias o diabetes y la exposición a cantidades elevadas de ácidos grasos y carbohidratos que hacen que se supere los límites de su uso fisiológico, se provoca una acumulación de intermediarios y subproductos que producen una alteración de las proporciones de los metabolitos circulantes.

Toda esta situación patológica lleva a una modificación de la composición de los lípidos de la membrana de los cardiomiocitos, lo que influye negativamente en la capacidad de intercambio y ocasiona una disfunción de los canales iónicos, los receptores y otras funciones celulares, como el transporte, la exocitosis, la endocitosis y el crecimiento celular.

Todo lo descrito puede llevar a una esteatosis cardíaca, donde los lípidos se acumulan en exceso en vesículas en el miocardio, característica distintiva de la cardiomiopatía diabética que precede al inicio de la diabetes y la disfunción sistólica. Además, se producen varios intermediarios lipotóxicos entre los que destacan acilcarnitina, diacilglicerol y ceramidas, lo cual afecta a un amplio rango de procesos biológicos entre los que se encuentran el metabolismo de las células cardíacas y la capacidad funcional mitocondrial. La presencia excesiva de la C6-ceramida en el miocito cardíaco reduce la actividad de serina-treorina proteína quinasa o proteína cinasa B (Akt)y aumenta la expresión de ARNm del factor natriurético atrial y del péptido natriurético cerebral. Estos resultados sugieren que la acumulación de este lipotóxico contribuye al desarrollo de la hipertrofia ventricular izquierda y disfunción cardíaca.

Otros metabolitos que producen toxicidad son los derivados de la glucosa, entre los que se encuentran la dihidroxiacetona fosfato y el metilglioxal. Estos se acumulan en pacientes con hiperglucemia y durante la glucólisis, que produce carbotoxicidad. Estos glucotóxicos contribuyen a la generación de productos finales de la glicación avanzada (AGE), modificando proteínas y ácidos nucleicos y, en consecuencia, perjudicando sus funciones. Los productos finales de la glicación avanzada también activan diversas vías de señalización biológica a través de sus receptores, lo que induce la producción de citocinas inflamatorias y la generación un exceso de ROS. Además, la glucosa-6-fosfato, un intermediario de la glucólisis, puede promover la hipertrofia cardíaca al activar el complejo 1 de la rapamicina (mTORC1). Algunos intermediarios de la glucólisis también estimulan la vía de la biosíntesis de hexosamina y de la pentosa fosfato, lo que promueve la biosíntesis de glicoproteínas, la O-glucosilación de proteínas y la acumulación excesiva de NADPH, todos los cuales contribuyen a la disfunción contráctil.

> **!** Un ambiente metabólico disfuncional es el causante de cambios moleculares, bioquímicos, estructurales y, por último, clínicos que conducen a las principales y más prevalentes patologías cardíacas.

Cambio de paradigma: reprogramación cardiometabólica

Cuando se evalúa mediante pruebas incrementales en cicloergómetros a atletas de élite, muestran una producción igual o mayor de lactato que individuos sanos con las mismas cargas de trabajo. La diferencia de las concentraciones de lactato en sangre entre los dos grupos se debe a la gran capacidad de oxidación del lactato y la gluconeogénesis del primer grupo con respecto al segundo.

Cuando se sometieron a una intervención con entrenamiento a largo plazo a individuos jóvenes sin ninguna patología basal mostraron reducciones significativas de lactatemia por aumentar la capacidad de oxidación de lactato y grasas a la par que disminuía la utilización de glucosa y carbohidratos si se comparaban las mismas potencias absolutas dadas de ejercicio. Sin embargo, los estudios en atletas de resistencia de alto rendimiento son los que mayor interés despiertan porque permiten estudiar en vivo las mayores y mejores capacidades mitocondriales del mundo, posiblemente debido a variaciones genéticas y, sobre todo, epigenéticas. Esto les permite ser metabólicamente flexibles, lo que se traduce en que pueden cambiar fácilmente entre la oxidación de lípidos y de hidratos de carbono en función de la demanda energética que necesiten para acometer la tarea y, por supuesto, de la disponibilidad de sustrato energético que tengan en cada momento.

> **!** Los grupos poblacionales con alguna patología metabólica, como resistencia a la insulina, diabetes *mellitus* tipo 2, síndrome metabólico o dislipemia, se caracterizan por una disfunción mitocondrial, que se define como la expresión limitada o aberrante de sus proteínas.

La característica común de todas estas patologías es una gran disminución de la capacidad celular para la captación y oxidación de la glucosa, a lo que se suma la deficiencia de oxidación de grasas que presenta la resistencia a la insulina.

Los pacientes con diabetes *mellitus* tipo 2 y síndrome metabólico dependen en exceso de los carbohidratos y tienen una gran inflexibilidad metabólica, lo que les impide cambiar entre los distintos macronutrientes como fuente de energía. Esto es debido, en gran parte, a una muy pobre aptitud respiratoria mitocondrial y a las disfunciones que conlleva.

Cabe añadir que, en estos contextos disfuncionantes, también se ve afectado de manera grave el metabolismo de la célula cardíaca, lo que trae consigo un conjunto de cardiopatías que lo único que hace es agravar el panorama.

Desde hace décadas se sabe que, en el campo de las cardiopatías, el ejercicio mejora la biogénesis mitocondrial, la capacidad oxidativa y la capacidad antioxidante de los cardiomiocitos. En pacientes con insuficiencia cardíaca crónica, 6 meses de entrenamiento mejoran la densidad volumétrica total de las mitocondrias en un 19 % y un 43 % en la densidad superficial de las crestas mitocondriales, respectivamente. Este tipo de intervención terapéutica también ha demostrado mejorar de modo significativo el Sistema de Fosforilación Oxidativa (OXPHOS) en pacientes con accidente cerebrovascular y con enfermedad arterial periférica. Además, el entrenamiento puede inhibir la remodelación mitocondrial patológica en ratas a las que se les indujo un infarto agudo de miocardio al mejorar la fusión mitocondrial y disminuir la fisión mitocondrial. Asimismo, 8 semanas de entrenamiento después de un síndrome coronario agudo mejoraron el consumo de oxígeno mitocondrial, la bioenergética y la capacidad oxidativa.

> **!** El ejercicio físico es una intervención terapéutica de primer orden que ha demostrado mejorar la función mitocondrial y metabólica. Para ello, es esencial optimizar e individualizar la dosis y duración del ejercicio prescrito.

En las últimas décadas, se ha adquirido gran cantidad de conocimiento trabajando con atletas de alto rendimiento, para quienes la prescripción del entrenamiento adecuado es fundamental para poder mejorar el rendimiento deportivo. Traducir este conocimiento a poblaciones con enfermedades crónicas representa un desafío debido a la actual falta de integración vertical y horizontal de los sistemas sanitarios, que incluye a médicos y múltiples proveedores de atención médica, especialistas en ejercicio y sistemas de salud con los medios e infraestructuras adecuados. Sin embargo, todas las partes interesadas deben ser capaces de materializar estas asociaciones multidisciplinarias para lograr programas adecuados y personalizados de prescripción de ejercicio, ya que esta intervención continúa siendo la más importante para mejorar la función mitocondrial, la flexibilidad metabólica y, por lo tanto, la salud.

PUNTOS CLAVE

- El lactato no está implicado en la acidosis muscular.
- La flexibilidad metabólica es una característica relacionada con la salud metabólica y la capacidad funcional de un sujeto.
- La heterogeneidad de las funciones mitocondriales muestra un nivel de complejidad elevado por su implicación en multitud de procesos celulares.

- El ejercicio físico es el mayor estímulo que se puede administrar para provocar adaptaciones fisiológicas capaces de reprogramar el metabolismo celular.
- El corazón posee la mayor capacidad oxidativa de todo el organismo humano; por tanto, tiene un metabolismo muy complejo.
- La alteración del metabolismo cardíaco desencadena múltiples cardiopatías.

BIBLIOGRAFÍA

Arany Z, Lebrasseur N, Morris C, Smith E, Yang W, Ma Y, *et al*. The transcriptional coactivator PGC-1β Drives the formation of oxidative type IIX fibers in skeletal muscle. Cell Metabolism. 2007;5(1);35-46.

Margulis, L. (2022). Planeta Simbiótico (7.ª ed., pp. 3–9). Madrid: Debate. Madrid: Debate.

Bertholet AM, Kirichok Y. Mitochondrial H+ leak and thermogenesis. Annual Review. Physiology. 2022;84(1):381-407.

Booth DM, Enyedi B, Geiszt M, Várnai P, Hajnóczky G. Redox nanodomains are induced by and control calcium signaling at the ER-mitochondrial interface. Molecular Cell. 2016;63(2):240-8.

Cannon B, Nedergaard J. Brown Adipose Tissue: Function and Physiological Significance. Physiology Review. 2004;84(1):277-359.

Cantor RM, Lange K, Sinsheimer JS. Prioritizing GWAS results: a review of statistical methods and recommendations for their application. The American Journal of Human Genetics. 2010.86(1):6-22.

Chiu HC, Kovacs A, Blanton RM, Han X, Courtois M, Weinheimer CJ, et al Transgenic expression of fatty acid transport protein 1 in the heart causes lipotoxic cardiomyopathy. Circulation. 2005;96:225-33.

Choudhary C, Weinert BT, Nishida Y, Verdin E, Mann M. The growing landscape of lysine acetylation links metabolism and cell signaling. Molecular Cell Biology. 2014;15(8).536-50.

Coleman RA, Lewin TM, Muoio DM. Physiological and nutritional regulation of enzymes of triaglycerycerol synthesis. Annual Review Nutritional. 2000;20:77-103.

Finck BN, Kelly DP. Peroxisome proliferator activated receptor γ coactivator-1 (PGC-1) regulatory cascade in cardíac physiology and disease. Circulation. 2007;115(19):2540-8.

Fiuza-Luces C, Garatachea N, Berger NA, Lucia A. Exercise is the real polypill. Physiology. 2013;28(5):330-58.

Handschin C. The biology of PGC-1α and its therapeutic potential. Trends in Pharmacological Sciences. 2009;30(6):322-9.

Kroemer G, López-Otín C, Madeo F, de Cabo R. Carbotoxicity noxious effects of carbohydrates. Cell. 2018;175(3):605-14.

Kuznetsov AV, Margreiter R. Heterogeneity of mitochondria and mitochondrial function within cells as another level of mitochondrial complexity. International Journal of Molecular Sciences. 2009;10(4):1911-29.

Liu C, Wu J, Zhu J, Kuei C, Yu J, Shelton J, *et al*. Lactate inhibits lipolysis in fat cells through activation of an orphan G-protein-coupled receptor, GPR81. The Journal Of Biological Chemistry. 2009;284(5):2811-22.

Lopaschuk GD, Ussher JR, Folmes CDL, Jaswall JS, Stanley WC. Myocardial fatty acid metabolism in health and disease. Physiological Review. 2010;90(1):207-58.

Mann DL. Innate immunity and the failing heart. the cytokine hypothesis revisited. Circulation. 2015;116(7):1254-68.

Martinez-Reyes I, Chandel NS. Mitochondrial TCA cycle metabolites control physiology and disease. Nature Communications. 2020;11(1):102.

McGavock JM, Lingvay I, Zib I, Tillery T, Salas N, Unger R, *et al*. Cardíac steatosis in diabetes *mellitus*: a 1H-magnetic resonance spectroscopy study. Circulation. 2007;116(1):1170-5.

Nakamura N, Sadoshima J. Cardiomyopathy in obesity, insulin resistance and diabetes. Journal of Physiology. 2019;598(14):2977-93.

Nath S. Beyond the chemiosmotic theory: analysis of key fundamental aspects of energy coupling in oxidative phosphorylation in the light of a torsional mechanism of energy transduction and ATP synthesis invited review part 1. J. Bioenerg. Biomembr. 2010;42(4):293-300.

NeeJy JR, Morgan HW. Relationship between carbohydrate and lipid metabolism and the energy balance of heart muscle. Annual Review Physiology. 1974;36:413-59.

Park TS, Hu Y, Noh HL, Drosatos K, Okajima K, Buchanan J, *et al*. Ceramide is a cardiotoxin in lipotoxic cardiomyopathy. Journal of Lipid Research. 2008;49(10);2101-12.

Peralta S, Wang X, Moraes CT. Mitochondrial transcription: Lessons from mouse models. Biochemical et Biophysical Acta. 2012;1819(9-10):961-9.

Sanford JA, Nogiec CD, Lindholm ME, Adkins JN, Amar D, Dasari S, *et al*. Molecular transducers of physical activity consortium (MoTrPAC): mapping the dynamic responses to exercise. Cell. 2020;181(7):1464-74.

Scarpulla RC. Metabolic control of mitochondrial biogenesis through the PGC-1 family regulatory network. Biochemical et Biophysical Acta. 2011;1813(7):1269-78.

Singh R, Barden A, Morl T, Bellin L. Advance glycation products: a review. Diabetologia. 2001;44(2)129-46.

Sollanek K, Burniston JG, Kavazis AN, Morton AB, Wiggs MP, Ahn B, *et al*. Global proteome changes in the rat diaphragm induced by endurance exercise training. Journal Plus One. 2017;12(1):e0171007.

Stanley WC, Recchia FA, Lopaschuk GD. Myocardial substrate metabolism in the normal and failing heart. Physiological Review. 2005;85(3):1093-129.

Tauffenberger A, Fiumelli H, Almustafa S, Magistretti PJ. Lactate and pyruvate promote oxidative stress resistance through hormetic ROS signaling. Cell Death and Disease. 2010;10(9):653.

Toledo FG, Menshikova EV, Azuma K, Radikova Z, Kelley CA, Ritov VB, *et al*. Mitochondrial capacity in skeletal muscle is not stimulated by weight loss despite increases in insulin action and decreases in intramyocellular lipid content. Diabetes. 2008;57(4):987-99.

Pruebas complementarias en rehabilitación cardíaca: cardiológicas y test necesarios para planificar ejercicio

5

L. Morán Fernández y M. Crespo González-Calero

OBJETIVOS

- Conocer las características de las pruebas realizadas en cardiología (electrocardiograma, ecocardiografía, cardiología nuclear, resonancia magnética, tomografía axial computarizada y estudio hemodinámico).
- Reconocer la información que pueden aportar dichas pruebas y su utilidad clínica.
- Aprender los principales test que se pueden realizar para conocer la capacidad funcional del paciente.

INTRODUCCIÓN

Existen múltiples pruebas cardiológicas que permiten complementar la información obtenida del paciente a través de la anamnesis y la exploración física. En este capítulo, se desarrollan de forma breve y práctica las más comúnmente realizadas para la valoración funcional, el diagnóstico y el pronóstico de la enfermedad cardiológica.

Por último, se especifican las diferentes pruebas que es posible llevar a cabo para evaluar la capacidad funcional del paciente y, así, planificar el ejercicio.

PRUEBAS CARDIOLÓGICAS

Las pruebas cardiológicas son: electrocardiograma, ecocardiografía, cardiología nuclear, resonancia magnética cardíaca, tomografía axial computarizada (TC) cardíaca, y estudio hemodinámico.

Electrocardiograma

Es la primera prueba que se realiza en el paciente. Es de bajo coste, indolora, no invasiva y permite obtener una valoración rápida e inicial de la existencia de alguna patología cardíaca (por ejemplo, si aparecen ondas de necrosis o infarto).

Para entender las ondas del electrocardiograma, la dirección de la despolarizacion y la contracción cardíaca, es necesario conocer el sistema de conducción del corazón (**Fig. 5-1**), compuesto por:

- Nódulo sinusal: localizado en la pared superior posterior de la auricula derecha. Estimula el corazón a una frecuencia normal de 60-100 latidos por minuto (lpm). Si la frecuencia en reposo es menor a 60 lpm, es una bradicardia; si es mayor a 100 lpm, es una taquicardia.

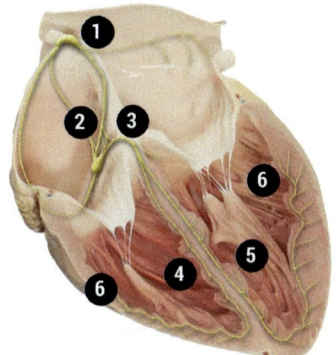

Sistema de conducción cardíaco
1. Nodo sinusal
2. Nodo auriculoventricular
3. Haz de His
4. Rama derecha del haz de His
5. Rama izquierda del haz de His
6. Sistema de Purkinje

Figura 5-1. Sistema de conducción cardíaca.

- Nódulo auriculoventricular: estimula a una frecuencia de 40-60 lpm. Es la conexión entre las aurículas y el sistema de conducción ventricular. En el caso de que haya un bloqueo completo, la frecuencia de estimulación ventricular será de 20-40 lpm.
- Haz de His.
- Haz de la rama derecha.
- Haz de la rama izquierda (dividida en dos ramas: anterior y posterior).
- Sistema de Purkinje.

La electricidad producida por el corazón se trasmite a un papel electrocardiográfico (**Fig. 5-2**). Podemos calcular la frecuencia cardíaca del corazón señalizando una onda R que coincida con una línea gruesa del trazado hasta la siguiente R. A continuación, se cuentan las líneas gruesas, (la primera es de 300 lpm, la siguiente, 150 lpm, 100 lpm, etc.) (**Fig. 5-3**). Con todos estos datos, se describen las diferentes ondas y segmentos del electrocardiograma (**Fig. 5-4**).

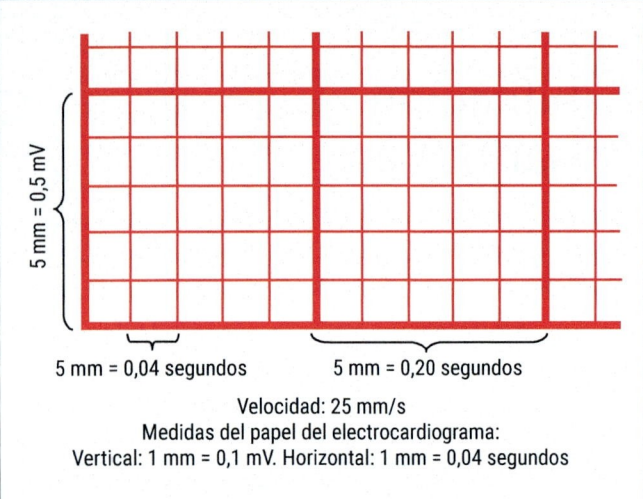

Figura 5-2. Características de un papel electrocardiográfico.

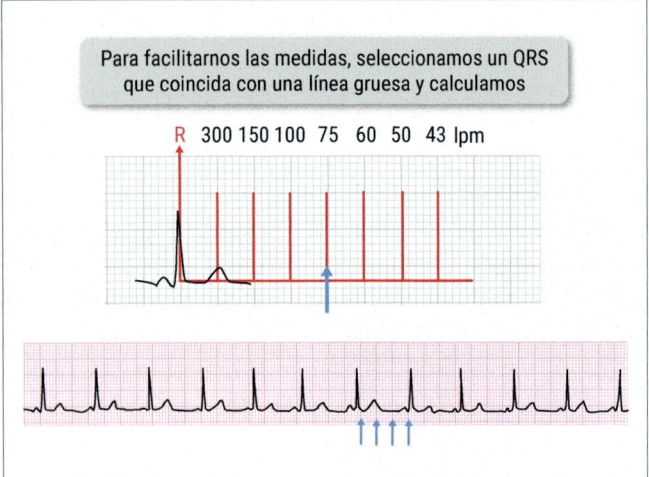

Figura 5-3. Cálculo de la frecuencia cardíaca. QRS: despolarización ventricular.

> **!** En el complejo QRS: desporalización ventricular, se observan tres deflexiones:
> • Onda Q: primera deflexión negativa.
> • Onda R: primera deflexión positiva.
> • Onda S: primera deflexión negativa después de la onda R.

Conviene destacar las posibles alteraciones de la frecuencia cardíaca, fundamentales para conocer si se debe actuar rápido si supone un peligro para el paciente. Se dividen en: taquicardias, bloqueos y extrasístoles (**Tablas 5-1**, **5-2** y **5-3**). Además, existen variantes patológicas tanto del tamaño auricular como ventricular (**Tabla 5-4**).

Es fundamental conocer la anatomía coronaria para relacionar la oclusión de una arteria con el hallazgo electrocardiográfico. En la **figura 5-5** se representan las arterias coronarias y el territorio donde nutren al miocardio y en la **tabla 5-5** la evolución de la progresión de QRS en un infarto.

Ecocardiografía

La ecocardiografía se basa en el uso de ultrasonidos para el estudio anatómico de estructuras cardíacas (miocardio, válvulas, endocardio, pericardio, etcétera).

Principales modos ecocardiográficos

Los principales modos ecocardiográficos (**Fig. 5-6**) son:

• Modo M: registra el movimiento y la profundidad de las estructuras cardíacas. Permite medir, por ejemplo, el grosor del septo interventricular.
• Modo bidimensional/tridimensional: permite visualizar en dos o tres dimensiones los movimientos de las estructuras cardíacas.
• Doppler: proporciona información funcional acerca del movimiento de los eritrocitos de la sangre (se expresan

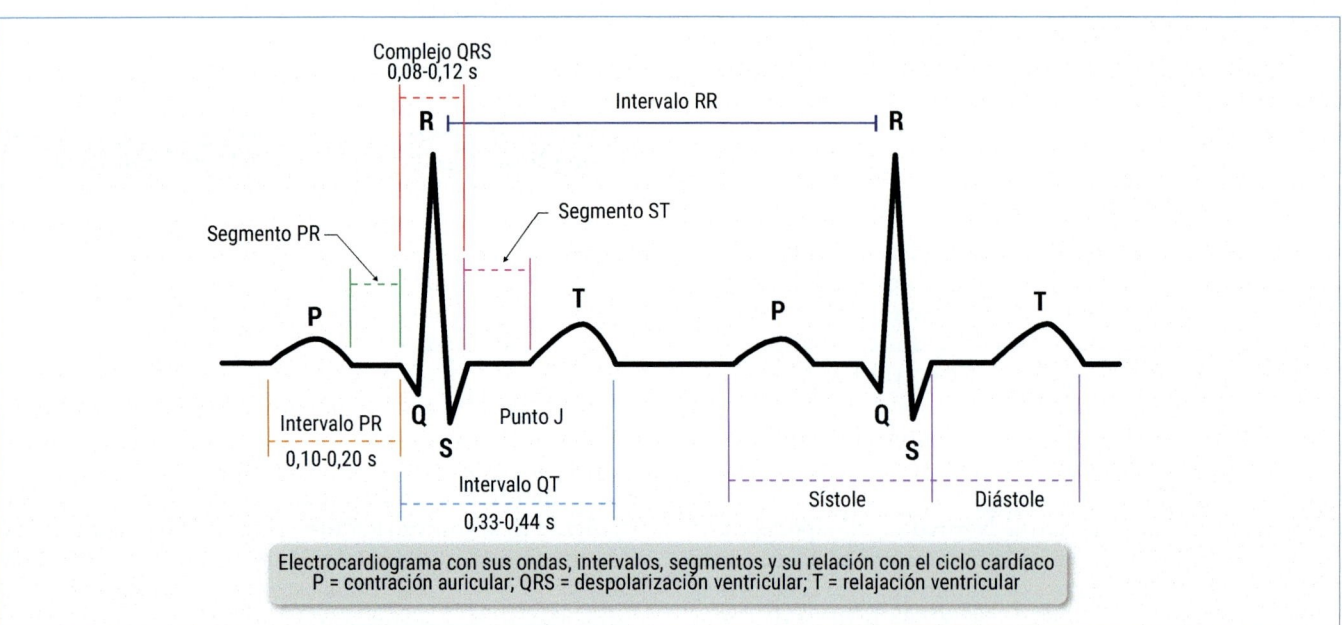

Figura 5-4. Ondas y segmentos del electrocardiograma y su medida.

Tabla 5-1. Taquicardias auriculares y ventriculares

Taquicardias procedentes de las aurículas			Taquicardias procedentes de los ventrículos		
Nombre	Frecuencia cardíaca (lpm)	Características	Nombre	Frecuencia cardíaca (lpm)	Características
Taquicardia supraventricular	150-250	Regular	Taquicardia ventricular	150-250	Monomorfa o polimorfa
Taquicardia auricular	150-250	Onda p diferente a las sinusales			
Flutter auricular	250-350	Dientes de sierra	*Flutter* ventricular	250-350	Foco de automaticidad
Fibrilación auricular	350-450	Múltiples focos. Ondas f	Fibrilación ventricular	350-450	Múltiples focos. Precisa desfibrilación

Tabla 5-2. Tipos de bloqueos

Nombre	Características	
Bloqueo sinusal	Falta una onda P y su QRS. Seguido de una onda P antes y después de la pausa que es idéntica y a la misma frecuencia	
Bloqueo auriculo ventricular	1º (primer grado)	PR prolongado, mayor a 200 msg (cinco cuadraditos), seguido siempre de un QRS
	2º (segundo grado)	Tipo I o Wenckebach: El PR se va prolongando cada vez mas hasta que una P está bloqueada y falta un QRS. QRS suele ser estrecho
		Tipo II o Mobits: Onda P no conducida. PR constante (alargado o no). Los ciclos pueden ser 2:1 (dos ondas P por un QRS), 3:1 (tres ondas P por 1 QRS), 4:1, etc. El QRS puede estar ensanchado. Indicación de marcapasos
	3º (tercer grado)	Onda P independiente de QRS (llamada disociacion auriculoventricular). Frecuencia inferior a 60 lpm; a menor frecuencia, más ancho el QRS. Indicación de marcapasos
Bloqueo de rama del haz de His	Bloqueo de rama derecha	RR´ en V1-V2. R` más alta que R. Onda S profunda I y V6
	Bloqueo de rama izquierda	RR´ en V5-V6 con melladura. Negativo en V1-V2
		HBAI: Eje izquierdo, Q1S3.
		HBPI: Eje derecho, S1Q3

HBAI: hemibloqueo anterior izquierdo. HBPI: hemibloqueo posterior izquierdo.

en m/s). Además, existen distintas modalidades, como el Doppler continuo, el pulsado, el color y el tisular.

- Strain: indica el grado de deformación que sufre el miocardio al contraerse; es positivo cuando aumenta su dimensión (strain radial) y negativo cuando disminuye (strain longitudinal). El strain longitudinal global del ventrículo izquierdo ha demostrado adelantarse a la disfunción diastólica y es un parámetro más sensible para detectar disfunciones incipientes de la función sistólica.

Ecocardiografía transtorácica

La ecocardiografía transtorácica es la segunda prueba que se realiza para el estudio básico del paciente. Es accesible, inocua (no hay radiación) y suele ser indolora, pero es de más coste que un electrocardiograma (ECG) por ser necesario personal entrenado para su realización e interpretación.

Tabla 5-3. Tipos de extrasístoles

Nombre	Características
Extrasístole auricular	Único complejo que se produce antes del siguiente complejo sinusal. La onda P puede ser diferente, el QRS es similar al sinusal
Extrasístole ventricular	Uniforme o multiforme. No precede ninguna onda P y, por lo tanto, ningún PR. QRS ancho
Bigeminismo	1 sinusal, 1 extra
Trigeminismo	2 sinusales, 1 extra
Doblete	2 extras
Triplete	3 extras

Tabla 5-4. Hipertrofia auricular y ventricular

Hipertrofia		Características
Auricular	Derecha	En V1, el componente inicial de la onda P difásica es más grande. En las derivaciones de las extremidades si la altura es mayor a 2,5mm.
	Izquierda	Onda P mayor de 0,12 s con forma de letra M (p mitral) Predominio de la parte final negativa en la derivación V1
Ventricular	Derecha	Onda R grande en V1, pero progresivamente decrece hasta V6. Onda S persiste en V5-6. QRS ligeramente ensanchado
	Izquierda	Onda S en V1 profunda y onda R en V5. Si la suma en mm de ambas es mayor a 35 mm, hay hipertrofia. Suele asociar inversión de la onda T de forma asimétrica (descenso gradual y ascenso rápido)

Tabla 5-5. Evolución de la progresión de QRS en un infarto

Isquemia	Flujo sanguíneo comprometido, pero sin producir infarto (típico de la angina)	Onda T invertida simétrica u ondas T positivas simétricas		
Lesión	Infarto agudo de miocardio	Descenso o elevación del segmento ST		
Necrosis	Onda Q patológica (más de 1 cuadradito de ancho o 1/3 de la amplitud del QRS. Localización del infarto según la onda Q	Anterior: V1-4. V1-2 es antero septal; V3-4, anterolateral	Arteria descendente anterior	
		Lateral: I-AvL	Arteria circunfleja	
		Inferior: II,III, AvF	Descendente anterior o coronaria derecha	
		Posterior: onda R grande en V1-2 con descenso del ST	Coronaria derecha	

El paciente debe colocarse en decúbito lateral izquierdo o supino con los electrodos en las derivaciones de los miembros para relacionar los hallazgos con las diferentes fases del ciclo. Las principales ventanas acústicas utilizadas son las que aparecen en la **figura 5-7**.

Estudio de la función ventricular del ventrículo izquierdo

La valoración de la función del ventrículo izquierdo se divide en función diastólica y sistólica. La sistólica o fracción de eyec-

ción del ventrículo izquierdo se calcula mediante el método Simpson (con el área telediastólica y telesistólica en plano 4 y 2 cámaras). Se expresa con un porcentaje y se considera grave si está por debajo del 40 %, ligeramente reducida si es del 41-49 % y preservada si está por encima del 50 %. Asimismo, se debe evaluar la función sistólica en función

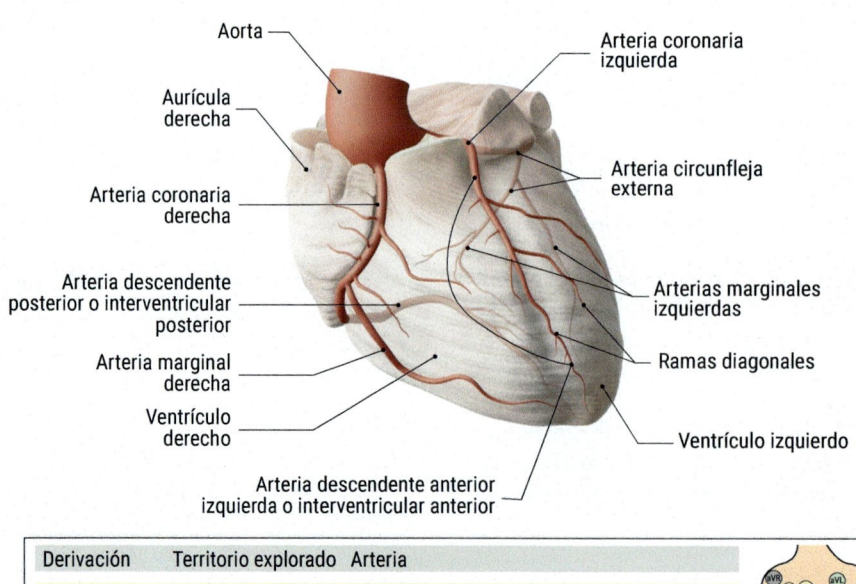

Derivación	Territorio explorado	Arteria
V1-V4	Cara anteroseptal	V1-4: descendente anterior
DI y AVL	Cara lateral alta	L-AVL : descendente anterior/circunfleja
V5 y V6	Cara lateral baja	V5-V6: descendente anterior/circunfleja
DII, DIII y AVF	Cara anterior	II-III-AVF coronaria derecha (20 % circunfleja)

Figura 5-5. Anatomía coronaria y correlación con el electrocardiograma.

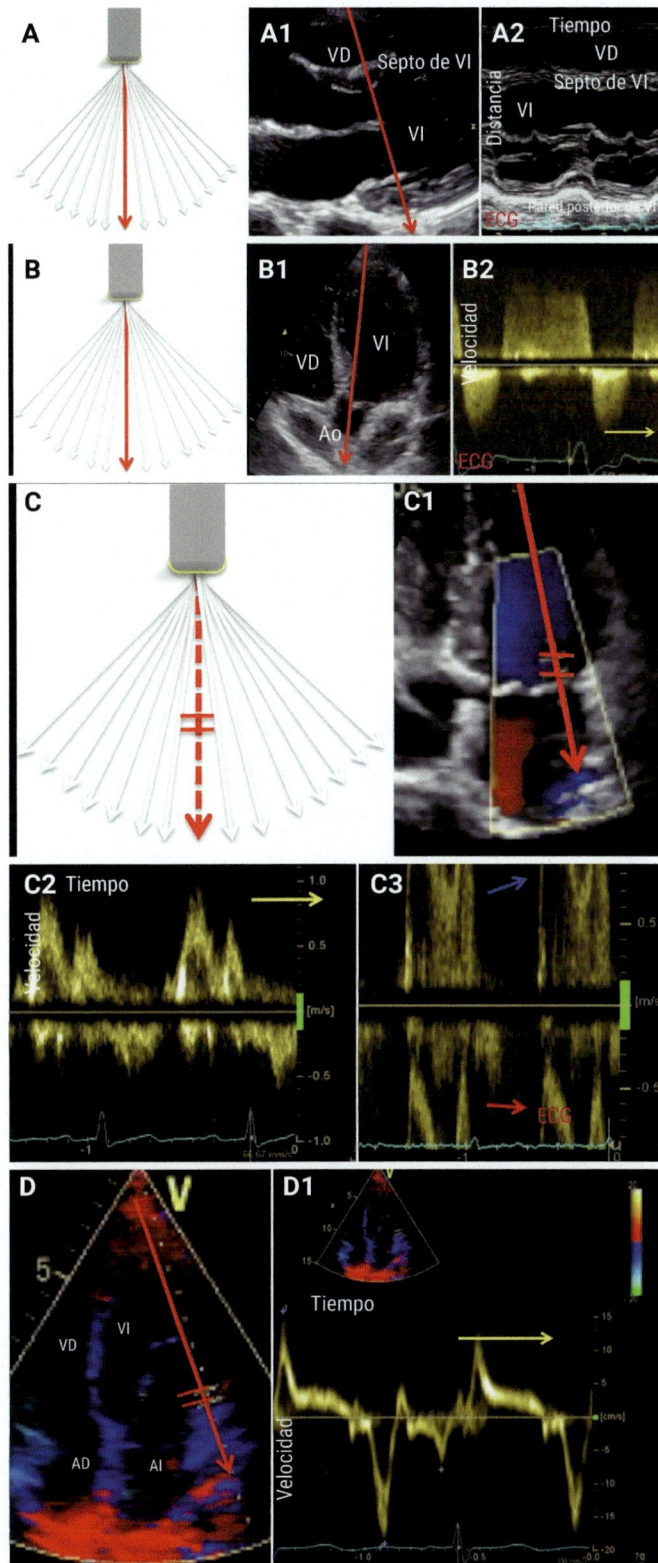

Figura 5-6. Modos ecocardiográficos. **A)** Ecocardiografía en modo M (**A1** dirección del haz, **A2** registro obtenido). **B)** Doppler continuo (**B1** dirección del haz, **B2** registro obtenido). **C)** Doppler pulsado (**C1** dirección del haz, **C2** registro obtenido, **C3** velocidad máxima). **D)** Doppler tisular (**D** dirección del haz, **D1** registro obtenido).
DT: Doppler tisular; ROI: region de interes.
Adaptada de Moya Mur (2020).

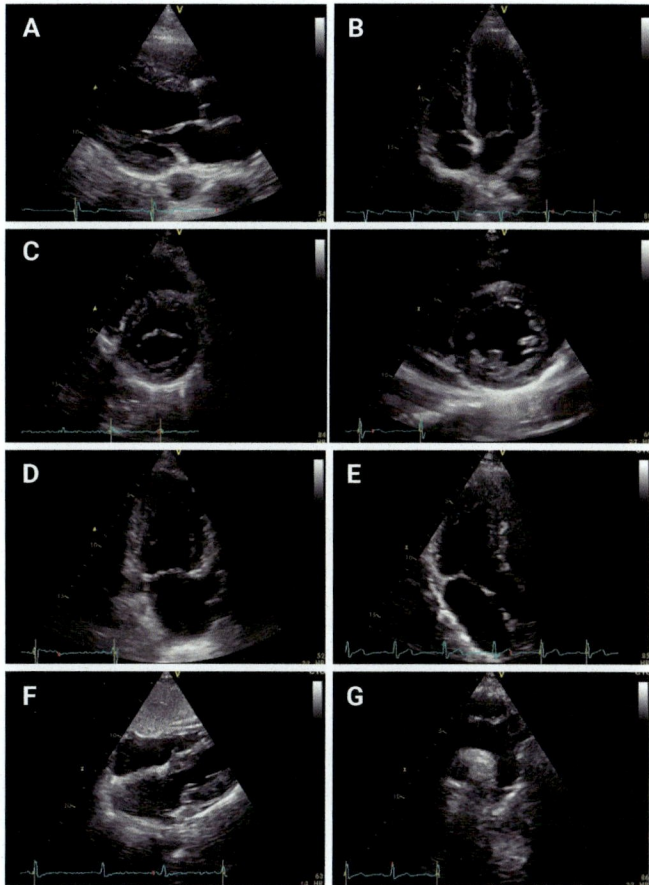

Figura 5-7. Ventanas ecocardiográficas y anatomía cardíaca. **A)** Plano paraesternal eje largo del VI; **B)** Plano apical de cuatro cámaras; **C)** Plano paraesternal eje corto a nivel válvula mitral (**C1**) y músculos papilares (**C2**); **D)** Plano apical de dos cámaras; **E)** Plano apical de tres cámaras; **F)** Subcostal longitudinal; **G)** Supraesternal eje largo del arco aórtico.
Adaptada de Moya Mur (2020).

de los diferentes segmentos miocárdicos. Con ello, se puede conocer qué arteria puede estar obstruida. Según su motilidad, se clasifican en: normal, hipoquinético, acinético, discinético y aneurismático (**Fig. 5-8**).

El estudio del ventrículo derecho puede verse en el **capítulo 25**.

Ecocardiografía transesofágica

Esta prueba es complementaria a la ecocardiografía transtorácica. Se utiliza sobre todo cuando no existe una ventana acústica adecuada que permita completar el estudio o llegar a un diagnóstico definitivo. Es invasiva (**Fig. 5-9**) y no exenta de complicaciones, por lo que precisa una firma de consentimiento informado.

Entre las contraindicaciones para su realización se encuentran aquellas relacionadas con el tubo digestivo (hemorragia activa, úlcera, esofagitis, disfagia, etc.). Dentro de las principales indicaciones destacan la valoración de endocarditis, la disfunción de prótesis y el despistaje de la presencia de trombos (en la orejuela izquierda, por ejemplo).

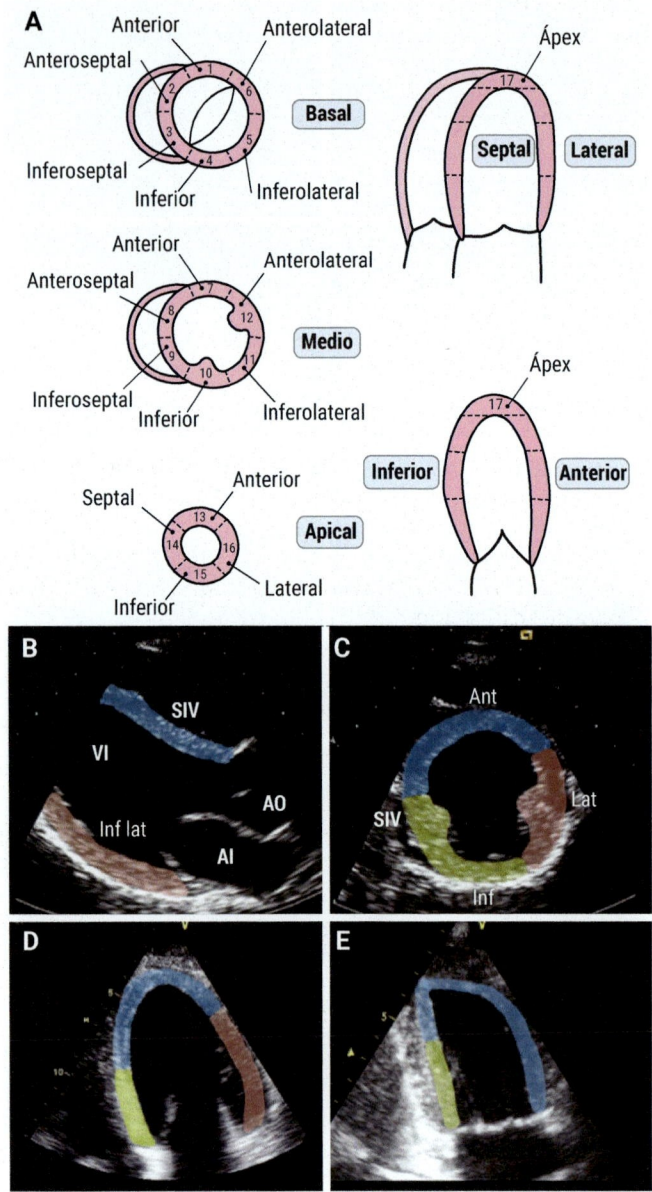

Figura 5-8. A) Imagen anatómica de los distintos segmentos anatómicos. **B-E)** Proyecciones ecocardiográficas y arteria responsable: descendente anterior en azul, descendente posterior en verde y circunfleja en rojo. **B)** Plano paraesternal de eje largo. **C)** Plano paraesternal de eje corto. **D)** Plano apical de cuatro cámaras. **E)** Plano apical de dos cámaras. La irrigación de la pared inferolateral puede depender también de la descendente posterior.
AI: aurícula izquierda; Ant: pared anterior; AO: válvula aórtica; Inf: pared inferior; Inf lat: pared inferolateral; Lat: pared lateral; SIV: septo interventricular; VI: ventrículo izquierdo.

Ecocardiografía de estrés

Integra la imagen ecocardiográfica con el ECG para ayudar en el diagnóstico no invasivo de enfermedad coronaria, ya que visualiza al instante si existen cambios en la función ventricular o alteraciones de la movilidad segmentaria debido a una isquemia. Cabe destacar dos tipos de signos:

• Signo de viabilidad de una región: mejoría de la función con bajo nivel de estrés de una zona anormal en reposo.

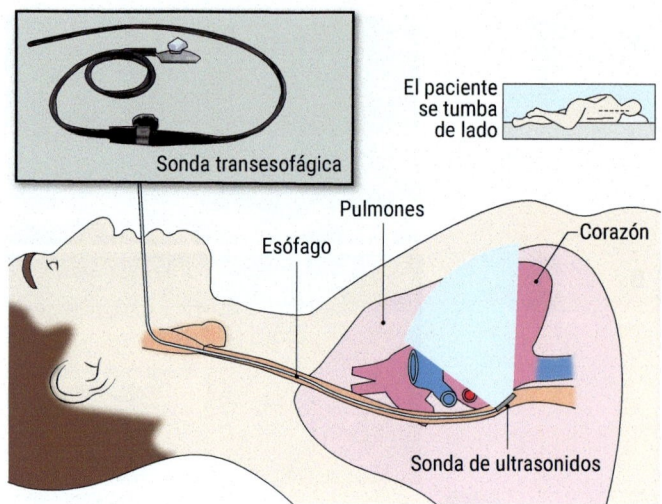

Figura 5-9. Sonda transesofágica.

• Signo de isquemia: empeoramiento de la función en una región que es normal en reposo.

Dado que se intenta reproducir la isquemia del paciente, es preciso un consentimiento informado.
Conviene señalar que su principal indicación es para pacientes con dolor torácico durante un esfuerzo, sin alteraciones en el electrocardiograma, ecocardiograma ni en la analítica.

Técnicas de provocación de isquemia

Estas técnicas se pueden llevar a cabo de dos modos:

• Por aumento de demanda, como en el ejercicio o con dobutamina.
• Por redistribución del flujo con vasodilatadores, como el regadenosón, que provoca un flujo heterogéneo con fenómenos de robo coronario por vasodilatación máxima en las arterias sanas y reducida en las arterias con lesiones.

Esta prueba puede tener una mortalidad del 0,01% por fibrilación ventricular o rotura cardíaca. Siempre se considera la ecocardiografía de ejercicio más segura y fisiológica que la ecocardiografía de estrés farmacológico, pero no todos los centros disponen de todas las técnicas y su elección también depende de la experiencia de la unidad de imagen.
Los motivos para suspender la prueba son:

• Máxima dosis en estrés farmacológico o máximo esfuerzo, positividad ecocardiográfica (mayor o igual a 2 segmentos con acinesia), depresión superior a 2 mm del segmento ST, elevación del segmento ST en derivaciones sin onda Q previa.
• Motivos no diagnósticos: aparición de síntomas graves (disnea o dolor), arritmias, respuesta hipertensiva grave o hipotensiva.

Ecocardiograma de esfuerzo

Esta prueba es la que más información funcional y real aporta, pues permite valorar también la capacidad física.

El problema es que no todos los pacientes pueden hacerla (problemas de rodilla o cadera, así como claudicación intermitente, por ejemplo) o saben pedalear o caminar en una cinta hasta conseguir la frecuencia cardíaca necesaria para considerar la prueba válida, lo que limita su uso. Existen varios tipos:

• Tapiz rodante con protocolo Bruce o cicloergómetro con protocolo de la Organización Mundial de la Salud.
• Grabación en cuatro planos (EJL, EJC, 4C y 2C) en cuatro fases: basal, máximo esfuerzo, postesfuerzo inmediato y recuperación.

Ecocardiograma con dobutamina

Se utiliza cuando no es posible realizar el ecocardiograma de esfuerzo. Sirve para valorar sobre todo la viabilidad, por ejemplo, en el estudio de una estenosis aórtica de bajo flujo y bajo gradiente.

Precisa estar en ayunas 6 horas, una vía venosa, consentimiento firmado, monitorización de ECG, manguito de tensión y permanecer en el hospital 2 horas posteriormente.

Para llevarla a cabo, el paciente se coloca en decúbito lateral izquierdo mientras se infunden dosis crecientes de dobutamina, según el protocolo del hospital. El paciente puede presentar síntomas secundarios transitorios, como ansiedad, palpitaciones y hormigueo. Una complicación grave es la obstrucción dinámica del tracto de salida y la hipotensión, que precisa suspensión de la dobutamina y, en ocasiones, el uso de betabloqueantes. Otras complicaciones son las arritmias ventriculares. Hasta un 10 % de los estudios no son concluyentes.

Ecocardiograma con regadenosón

Es utilizado cuando no es posible realizar el ecocardiograma de esfuerzo. Sirve para valorar la isquemia. Para llevarlo a cabo precisa estar en ayunas, no tomar betabloqueantes en 48 horas ni calcioantagonistas/nitratos en 24 h. La duración de la prueba es de 15 minutos, aunque el paciente debe permanecer en el hospital 45 minutos más.

Durante la prueba, se administra 1 vial de regadenosón de 400 µg en bolo intravenoso directo en 10 segundos, sin ajuste de peso, seguida de 5 mL de suero salino fisiológico al 0,9 %. El pico de actividad es entre el primer y cuarto minuto.

Está contraindicado en el bloqueo auriculoventricular (BAV) de segundo o tercer grado, en disfunción sinusal (excepto si llevan marcapasos), angina inestable, hipotensión arterial grave, insuficiencia cardíaca descompensada, enfermedad pulmonar obstructiva crónica o asma grave. Puede presentar como síntomas comunes cefalea, mareo, parestesias, disgeusia, hipoestesia o alteraciones gastrointestinales. Una complicación grave es el BAV completo, broncoespasmo o aparición de fibrilación auricular (FA).

Cardiología nuclear

La indicación principal es el estudio no invasivo de angina microvascular y para aquellos pacientes con clínica de dolor torácico al esfuerzo sin alteraciones analíticas en los que no podemos realizar una ergometría convencional por alteraciones electrocardiográficas basales (bloqueo de rama, alteraciones ST) o una ecocardiografía de estrés (por ejemplo, por mala ventana). También se utiliza para valorar la respuesta al tratamiento realizado (farmacológico o de revascularización). Pero es solo diagnóstica, no terapéutica.

Existen multitud de radiofármacos, según lo que se quiera estudiar, pero por su implicación en las pruebas de detección de isquemia, conviene destacar los siguientes:

• 201 Tl (isótopo radiactivo de talio): ion intracelular, que, tras administrarse por vía intravenosa, se distribuye por el organismo de forma proporcional al flujo sanguíneo regional. Así, se incorpora al cardiomiocito según el flujo coronario existente (el máximo es a los 20 minutos). Posteriormente, se produce el lavado, alrededor de las 3-4 horas, en el tejido con flujo sanguíneo normal (por encima de 24 horas en aquellos con flujo deprimido). La eliminación es renal y precisa 2 días para su realización.
• 99mTc-MIBI (metoxiisobutil isonitrilo): compuesto lipofílico con gran afinidad miocárdica. Su distribución es proporcional al flujo coronario regional. Se indica una dosis en situación de estrés y otra para valoración del reposo. Podría realizarse el estudio en el mismo día.

La utilización de una técnica u otra depende de la cartera de servicios del hospital.

Por otro lado, existen protocolos para el estudio de la perfusión miocárdica comparando la imagen adquirida en estrés y en reposo. El resultado sería el que aparece en la **tabla 5-6.** Además, permite valorar la extensión e indicar el vaso culpable. Para ello, hay que visualizar el defecto en dos proyecciones como criterio necesario para aceptar la alteración como realmente valorable (**Fig. 5-10**; **Tabla 5-7**).

 Los pacientes con bloqueo de rama izquierda pueden presentar un patrón de isquemia en la zona septal o anteroseptal, probablemente por trastornos de la motilidad secundarios al bloqueo.

Dadas las patologías que simulan isquemia, el médico que informa de una prueba de este tipo debe conocer y tener presente el contexto clínico del paciente, la medicación y los datos aportados por la prueba de esfuerzo (grado de esfuerzo, motivo de finalización de la ergometría o si ha presentado cambios eléctricos).

Resonancia magnética cardíaca

La resonancia magnética cardíaca (RMC) es la prueba más completa en cardiología para el estudio del corazón (para la caracterización miocárdica) y debería solicitarse en todos los pacientes con disfunción sistólica del ventrículo izquierdo que hay que estudiar, entre otras indicaciones. Es solo diagnóstica, no terapéutica (cateterismo).

Las principales características de esta prueba son:

Tabla 5-6. Estudio de la perfusión miocárdica: comparativa entre estrés y reposo

Imagen	Significado
Normal	Sin alteración en estrés ni en reposo
Defecto reversible	Área hipoperfundida en estrés con normalidad (reperfusión) en reposo, indica isquemia
Defecto parcialmente reversible	Hipoperfusión en estrés y casi igual en reposo (reperfusión parcial); indica isquemia con cicatriz no transmural
Defecto persistente	Hipoperfusión o falta total en estrés y reposo; indica necrosis

Tabla 5-7. Patologías que simulan isquemia

Defectos por artefactos (atenuación, movimiento del paciente, etcétera)

Tumores (fibromas, miomas o linfomas)

Enfermedades infiltrativas (amiloidosis, sarcoidosis, etcétera)

Trastornos de conducción (bloqueo de rama izquierda, marcapasos)

Alteraciones coronarias no ateroescleróticas (puentes intramiocárdicos, espasmos, ectasia o aneurisma coronario, fístulas u orígenes anómalos)

Arterias con coronarias angiográficamente sanas (síndrome X)

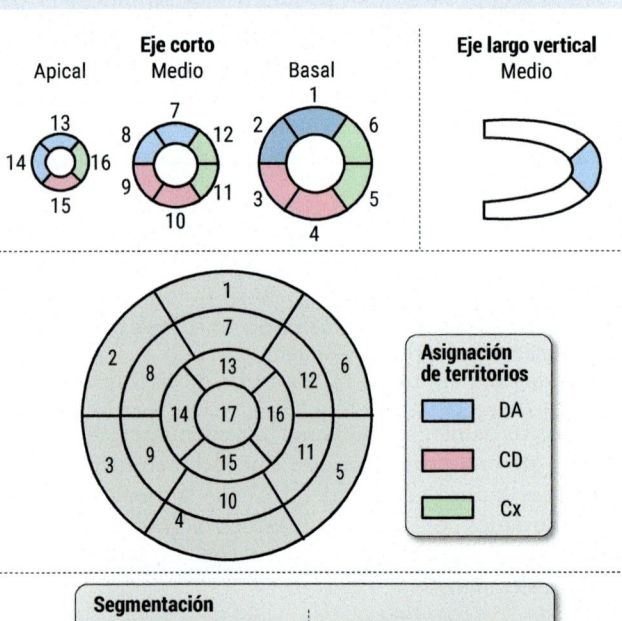

Figura 5-10. Distribución segmentaria del mapa polar (*bull´s eye*) y correlación con arterias coronarias.

- No produce radiación.
- Presenta un imán que genera un campo magnético, por lo que los pacientes con objetos metálicos no pueden realizarse un estudio con esta técnica. Es fundamental preguntar al paciente y debe firmar el consentimiento informado.
- Utiliza contrastes derivados del gadolinio administrados a través de una vía periférica. Es necesario un filtrado mayor a 30 mL/kg/min, pues su eliminación es renal (semivida de 90 minutos). Están contraindicados en filtrados menores o en diálisis para evitar fibrosis sistémica nefrogénica o un cuadro esclerodermiforme relacionado con la toxicidad del gadolinio.
- La RMC precisa colaboración del paciente, ya que es una prueba de larga duración (30-45 minutos) y con momentos de apnea; además, debe tolerar el decúbito supino. La frecuencia cardíaca debe estar controlada para que la imagen sea adecuada para su procesamiento (es de menor calidad en frecuencias irregulares, por ejemplo, en la fibrilación auricular).
- Existen RMC abiertas para pacientes con claustrofobia, pero no está disponible en todos los hospitales.
- Presenta baja disponibilidad y alto coste.
- En la **tabla 5-8** se indican las contraindicaciones.

> ! El gadolinio usado en la RMC está contraindicado en el embarazo porque se acumula en el líquido amniótico.

Existen diferentes secuencias para el estudio de las diversas patologías cardíacas. Entre ellos destaca el realce tardío, que permite distinguir un miocardio sano de uno patológico (fibrosis o necrosis), donde se acumularía dando una imagen blanca (**Fig. 5-11**).

Según el *software* y la disponibilidad del centro, existen equipos de resonancia que permiten la valoración de isquemia con fármacos, como la ecocardiografía de estrés.

Por último, es interesante señalar las principales aplicaciones de esta técnica: cardiopatía isquémica, miocarditis, estudio de miocardiopatías y cardiopatías congénitas.

Tabla 5-8. Contraindicaciones para la resonancia magnética cardíaca

Clip de aneurisma cerebral (excepto clips no ferromagnéticos)

Cuerpos extraños metálicos, especialmente intraoculares (esquirlas o metralla)

Implantes cocleares o estimuladores neurales

Catéter de Swan-Ganz. Marcapasos transitorio

Marcapasos/DAI no condicionales previos al año 2000, implantados <3 meses con generadores epicárdicos o electrodos abandonados

Intolerancia al decúbito o claustrofobia intratable

DAI: desfibrilador (cardíaco) automático implantable.

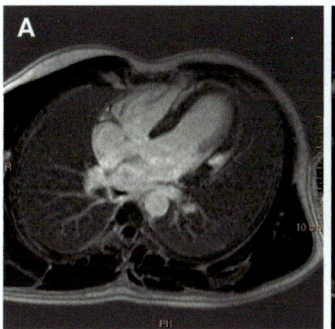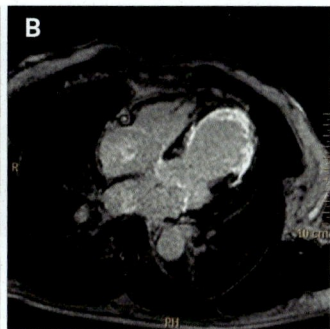

Figura 5-11. Resonancia magnética cardíaca. **A)** Miocarditis. **B)** Infarto transmural.

> ! Recientemente, se han modernizado los dispositivos cardíacos (marcapasos y desfibriladores), que tiene un sistema seguro de programación durante su realización, previo ajuste por la unidad de arritmias y cardiología.

Tomografía axial computariza cardíaca

Es una técnica cada vez más utilizada por la información que aporta sin ser invasiva, aunque presenta una limitación por la radiación y el uso de contraste según el protocolo. La principal indicación es manifestación clínica de dolor torácico en reposo (sin hacer esfuerzo), pero sin alteraciones electrocardiográficas ni analíticas en un paciente con riesgo intermedio-bajo de enfermedad cardiovascular. Es solo diagnóstica, no terapéutica. Su solicitud depende de la disponibilidad del centro y su demora en la realización.

Precisa sincronización cardíaca para conocer el momento del ciclo cardíaco en el que se adquiere la imagen de un punto del corazón, por lo que es necesaria una frecuencia cardíaca menor a 65 lpm (es necesario el uso de betabloqueantes). En la fibrilación auricular precisa un protocolo específico debido a la irregularidad. Además, se administran vasodilatadores, como nitratos, para aumentar el calibre y mejorar la opacificación de las arterias coronarias.

Las secuencias en TC coronaria (**Fig. 5-12**) son:

1. Cuantificación de calcio o puntuación de calcio: estratificación de los pacientes con riesgo cardiovascular intermedio. Está sincronizado con el ciclo cardíaco y no precisa de contraste yodado. Se cuantifica mediante diversas escalas, la más popular es la de unidades equivalentes de Agatston (UA) (0 es ausencia de placa y más de 400, riesgo anual de infarto o muerte cardíaca del 2,4 %). También se utiliza para valorar si es grave una estenosis aórtica limítrofe.
2. Coronariografía no invasiva: está sincronizada con el ciclo cardíaco y precisa bolo de contraste yodado intravenoso. Permite conocer las arterias coronarias con un elevado valor predictivo negativo para la exclusión de enfermedad coronaria, aunque con tendencia a sobrevalorar la gravedad de las lesiones. Además, se pueden valorar las cavidades cardíacas, las válvulas y el miocardio del ventrículo izquierdo.

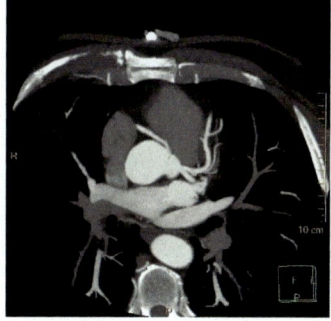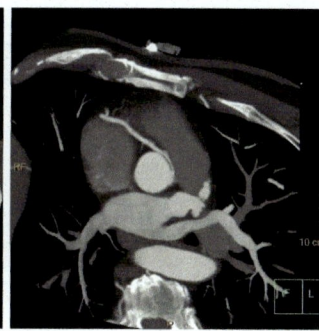

Figura 5-12. Tomografía axial computarizada. Puntuación de calcio.

3. Fase parenquimatosa (venosa o porta hepática): es para endocarditis, pericarditis, valoración de la orejuela izquierda y de derivaciones cavopulmonares, donde se incluye la cirugía de Glenn y Fontan. Precisa contraste.
4. Existen otras secuencias para estudio de perfusión miocárdica con vasodilatadores arteriales, como dipiridamol, adenosina o regadenosón, similares a la ecocardiografía, pero solo disponibles en algunos centros. Ocurre lo mismo con el estudio de realce tardío para análisis de necrosis o fibrosis, como se realiza en la resonancia magnética.

Estudio hemodinámico

El estudio hemodinámico contempla: coronariografía, angioplastia coronaria, ventriculografía y cateterismo cardíaco derecho.

Coronariografía

Su indicación principal es el paciente con infarto agudo de miocardio para diagnosticar la enfermedad coronaria y tratar en el caso de que sea técnicamente accesible o necesario. Otra indicación es para conocer la anatomía coronaria antes de una cirugía cardíaca valvular para plantear revascularización coronaria y reparación valvular en el mismo acto quirúrgico. En ocasiones, el paciente presenta lesiones graves no revascularizables o no graves para tratamiento médico que obliga a un ajuste de la medicación antianginosa para evitar angina o infarto con el esfuerzo.

Se trata de una prueba invasiva que precisa un consentimiento informado. Además, utiliza radiación, por lo que todo el personal que se encuentre en la sala debe llevar un equipo de protección radiológica.

En la mayoría de los procedimientos, se utiliza contraste para visualizar las estructuras cardíacas, por lo que hay que conocer la función renal del paciente y las alergias o contraindicaciones.

El acceso suele ser radial (arteria radial derecha), aunque, según el procedimiento, se utiliza el acceso femoral (arteria femoral derecha), como, por ejemplo, el implante de prótesis aórtica percutánea. Está indicado el uso de un anestésico local subcutáneo.

Existen múltiples proyecciones para la visualización de las arterias coronarias. La descripción del flujo coronario epicardio se clasifica según el Thrombolysis In Myocardial Infarction (TIMI) (0 es ausencia de flujo y 3, una arteria abierta con flujo normal) (**Tabla 5-9**).

Tabla 5-9. Valoración del flujo epicárdico. *Thrombolysis In Myocardial Infarction*

TIMI 0	Ausencia de flujo anterógrado tras el punto de oclusión
TIMI 1	El contraste atraviesa el área de obstrucción, sin llegar a opacificar toda la longitud de la arterial al final de la inyección
TIMI 2	El contraste opacifica toda la arteria, pero de forma notablemente más lenta que en las arterias no causantes o en la zona proximal a la obstrucción de la misma arteria
TIMI 3	Flujo anterógrado de vaciado de contraste normales, similares a los de las arterias no causantes o a la zona proximal de la obstrucción de la misma arteria
TIMI 4	Flujo anterógrado y vaciado de contraste más rápido que en las arterias no causantes

TIMI: *Thrombolysis In Myocardial Infarction*

Tabla 5-10. Valores normales de presión en las diferentes cavidades

Cavidad	Presión sistólica/diastólica (mmHg)	Presión media (mmHg)
Auricular derecha		2-8
Ventrículo derecho	15-30/0-8	
Arteria pulmonar	13-30/4-12	10-25
Capilar pulmonar		5-12
Valores función cardíaca		
Gasto cardíaco	4-8 L/min	
Índice cardíaco	2,6-4,6 L/min/m^2	

Angioplastia coronaria

Se denomina así al tratamiento de las obstrucciones coronarias. En ocasiones, se predilatan o tratan con balón, pero en la mayoría se implanta un *stent* farmacoactivo (con fármacos antiproliferativos que evitan la propagación neointimal). El tratamiento posterior es con doble antiagregación (en ocasiones, triple terapia) para evitar estenosis de estos (el cardiólogo define el tiempo necesario).

Ventriculografía

Se trata de una técnica que inyecta contraste en la cavidad ventricular izquierda para analizar la contractilidad segmentaria, cuantificar volúmenes y fracción de eyección y valorar la gravedad de la insuficiencia mitral y aórtica, por ejemplo. No obstante, se suelen utilizar otras técnicas no invasivas, como la ecocardiografía o la resonancia magnética cardíaca.

Cateterismo cardíaco derecho

Permite conocer la presión del corazón derecho, la arterial pulmonar y la capilar pulmonar, así como determinar el gasto cardíaco, la valoración de *shunts* intracardíacos y el estudio de la patología pulmonar (**Tabla 5-10**).

Es el método de referencia para el diagnóstico de hipertensión pulmonar y es fundamental para la evaluación previa al trasplante cardíaco y pulmonar. Además, permite obtener biopsias.

El acceso puede ser por vena cava inferior, vena femoral y vena cava superior desde la vena cefálica, basílica, braquial, subclavia o yugular. El catéter utilizado es, preferentemente, un catéter de Swan-Ganz.

Por otro lado, precisa un consentimiento informado, puesto que puede presentar complicaciones como arritmias, bloqueo de rama transitorio, perforación ventricular o rotura del capilar pulmonar.

TEST FUNCIONALES

Las pruebas funcionales se usan cada vez más debido a que tienen una importancia clave en decisiones clínicas, ya que proporcionan datos que no se pueden obtener con pruebas realizadas en reposo.

La capacidad de ejercicio puede definirse como la cantidad de esfuerzo físico que un sujeto puede soportar, mientras que la capacidad funcional es la capacidad de realizar actividades de la vida diaria que requieren un metabolismo aeróbico submáximo sostenido. Ambas reflejan limitaciones asociadas con el sistema cardiovascular.

Por otro lado, la aptitud cardiorrespiratoria es un término general que se refiere a las respuestas cardiovasculares, respiratorias y musculares ante el ejercicio.

Conviene destacar que la forma más sencilla de clasificación de la capacidad funcional es, probablemente, la escala de la Asociación del Corazón de Nueva York (**Tabla 5-11**).

> **!** Su principal ventaja es la facilidad de uso y el bajo coste, pero presenta escasa sensibilidad al diferenciar pacientes entre el grado II y III. Además, posee poca potencia para detectar cambios a lo largo del tiempo.

En este capítulo, se abordan también las pruebas indirectas, que estiman el $VO_{2máx}$ sin necesidad de disponer de un analizador de gases respiratorios durante el esfuerzo. El consumo de oxígeno (VO_2) se estima mediante ecuaciones que se basan en variables como el sexo, la edad, la altura, el peso o la distancia recorrida en el test ejecutado.

Se trata de evaluaciones muy seguras donde aparece un fallecimiento por cada 10.000 pruebas, pero hay algunas consideraciones que hay que tener en cuenta:

- La sala donde se realicen las pruebas de esfuerzo debe estar ubicada en un lugar de fácil acceso, contar con camilla y toma de oxígeno, así como con desfibrilador, material y medicación necesarios en caso de complicaciones graves (arritmias graves, crisis hipertensivas o episodios hipotensivos).
- Las distintas etapas del ejercicio y sus sustratos metabólicos han sido presentadas en otro capítulo (v. **capítulo 3**), por aquí se tratan las pruebas funcionales que se pueden realizar.

Tabla 5-11. Cuestionario orientativo de actividad física	
2 MET	• Ducharse • Bajar ocho escalones
4 MET	Trabajo de jardín ligero
7 MET	• Trabajos pesados en exterior (cavar) • Jugar al tenis • Transportar grandes pesos (27 kg)

MET: unidad de medida del índice metabólico en reposo. Adaptado de: Myers J, Do D, Herbert W, Ribisl P, Froelicher VF. A nomogram to predict exercise capacity from a specific activity questionnaire and clinical data. The American Journal of Cardiology. 1994;73(8):591-6.

Valoración de la capacidad aeróbica

Para la valoración de la capacidad aeróbica se utiliza la clasificación de las siguientes pruebas.

Pruebas máximas

Las pruebas de esfuerzo convencionales son aquellas en las que se obtiene un registro electrocardiográfico durante el esfuerzo. Tienen algunas limitaciones importantes y, en algunos pacientes, es imprescindible combinarlo con ecocardiografía o pruebas con isótopos.

Además, se deben tener en cuenta las contraindicaciones para su realización (**Tabla 5-12**) y los criterios de finalización (**Tabla 5-13**) para minimizar el riesgo de complicaciones durante la prueba.

En el mundo del deporte, el ergómetro debe ser el que más se acerque a su práctica deportiva habitual, pero en el entorno hospitalario los más utilizados son el cicloergómetro y el tapiz rodante. Entre ellos hay algunas diferencias, ya que en el tapiz rodante el consumo de oxígeno es hasta un 20 % mayor que el obtenido en cicloergómetro. Sin embargo, es un ejercicio más fisiológico para el paciente.

El cicloergómetro de brazos se utiliza en aquellos pacientes que se suelen desplazar en silla de ruedas o que tienen alguna patología que impida la realización en otro ergómetro. Lo más frecuente es que no se consiga el mismo nivel de esfuerzo que en cicloergómetro, ya que los músculos de los miembros superiores suelen ser menos potentes y estar más desacondicionados.

Se debe seleccionar el protocolo que sea más ajustado al paciente. Se ha descrito un normograma (**Fig. 5-13**) que relaciona la edad del sujeto con los MET (unidad de medida del índice metabólico en reposo) reflejados por un cuestionario donde se pregunta por las actividades de la vida diaria que el paciente puede realizar sin síntomas. Así, orienta en la capacidad de ejercicio estimada del afectado y se puede elegir el protocolo más adecuado para obtener una duración óptima de 8-12 minutos.

Protocolos sobre tapiz rodante

El tapiz rodante es el método más ampliamente utilizado. Se trata de una cinta sin fin movida por un motor eléctrico sobre la que el paciente debe caminar mientras la velocidad y la pendiente va variando en función del protocolo utilizado. A continuación, se detallan algunos de estos protocolos.

Tabla 5-12. Contraindicaciones para la realización de una prueba de esfuerzo	
Absolutas	• Infarto de miocardio reciente (menos de 3 días) • Angina inestable no estabilizada con medicación • Arritmias cardíacas incontroladas que causan deterioro hemodinámico • Estenosis aórtica grave sintomática • Insuficiencia cardíaca no estabilizada • Embolia pulmonar • Pericarditis o miocarditis aguda • Disección aórtica • Incapacidad física o psíquica para realizar la PE
Relativas	• Estenosis valvular moderada • Anormalidades electrolíticas • Hipertensión arterial grave (PAS > 200 y/o PAD > 110 mmHg) • Taquiarritmias o bradiarritmias • Miocardiopatía hipertrófica u otras formas de obstrucción en el tracto de salida de ventrículo izquierdo • Bloqueo auriculoventricular de segundo o tercer grado

PAD: presión arterial diastólica; PAS: presión arterial sistólica.

Tabla 5-13. Datos para la finalización de una prueba de esfuerzo	
Absolutas	• El deseo reiterado del sujeto de detener la prueba • Dolor torácico anginoso progresivo • Descenso o falta de incremento de la presión sistólica pese al aumento de la carga • Arritmias graves/malignas: extrasístola ventricular frecuente, progresiva y multiforme, rachas de taquicardia ventricular, flúter o fibrilación ventricular • Síntomas del sistema nervioso central: ataxia, mareo o síncope • Signos de mala perfusión: cianosis o palidez • Mala señal electrocardiográfica que impida el control del trazado
Relativas	• Cambios llamativos del ST o del QRS (cambios importantes del eje) • Fatiga, cansancio, disnea y claudicación • Taquicardias no graves, que incluyen las paroxísticas supraventriculares • Bloqueo de rama que simule taquicardia ventricular

• Protocolo de Bruce. Es uno de los más utilizados en el medio hospitalario, tanto para diagnóstico como para pronóstico. Además, se puede utilizar para la planificación del ejercicio. Fue ideado en 1963, cuando Bruce planteó que la prueba podía detectar signos inconfundibles de enfermedades como la angina de pecho, el desarrollo de dolor en el pecho o el malestar debido a problemas coronarios, un ataque anterior de corazón o un aneurisma ventricular. Se trata de un protocolo incremental escalonado donde la velocidad y la pendiente se incrementen cada 3 minutos (**Tabla 5-14**). Tiene un error de estimación del VO_{2max} del 10-12 %; puede ser más acentuado en pacientes con función cardiovascular disminuida.

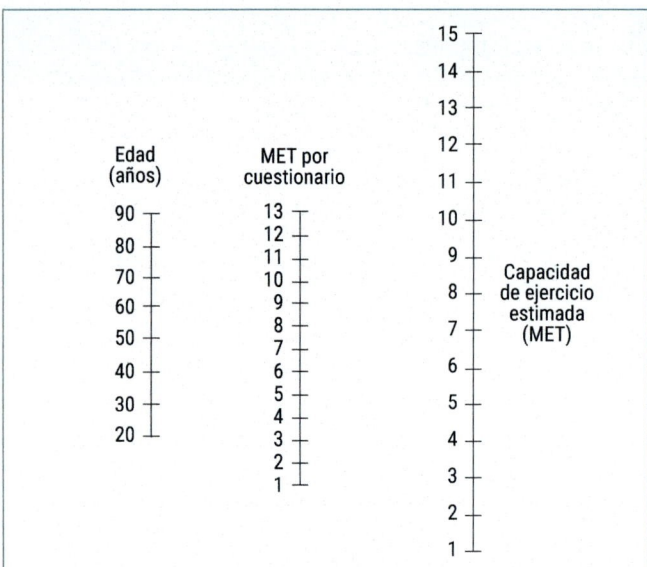

Figura 5-13. Nomograma que permite predecir la capacidad de ejercicio. MET: unidad de medida del índice metabólico en reposo. Adaptado de: Myers J, Do D, Herbert W, Ribisl P, Froelicher VF. A nomogram to predict exercise capacity from a specific activity questionnaire and clinical data. The American Journal of Cardiology. 1994;73(8):591-6.

- Protocolo de Bruce modificado. Para aquellos pacientes con menor capacidad funcional, se creó este protocolo con escalones menos intensos (**Tabla 5-15**).
- Protocolo de Balke. Se trata de una buena opción en el caso de sujetos con baja capacidad funcional. Se comienza con una velocidad de 4,8 km/h, que permanece constante mientras se incrementa la pendiente 2,5 % cada 2 minutos (**Tabla 5-16**).
- Protocolo de Balke modificado. Es un protocolo incremental con una velocidad constante de 5,4 km/h y escalones de 1 minuto donde se aumenta un 1 % la pendiente. Es más adecuado en el caso de pacientes con capacidad funcional reducida (**Tabla 5-17**).
- Protocolo de Naughton. Fue diseñado para determinados pacientes de alto riesgo, como aquellos en edad pediátrica, sujetos en baja condición física o en la fase inmediata tras un episodio isquémico coronario agudo, ya que tiene un inicio de esfuerzo más progresivo. Se parte de una velocidad de 3,2 km/h, que permanece constante durante la prueba mientras se incrementa la pendiente un 3,5 % cada 2 minutos (**Tabla 5-18**).
- Protocolos de Ellestad. Es un protocolo incremental con una pendiente fija del 10 % y escalones de 2 minutos de duración con velocidades fijas: 2,7 km/h, 4,8 km/h, 6,4 km/h y 8 km/h (**Tabla 5-19**).
- Protocolo de Astrand. Es un protocolo con velocidad constante que debe oscilar entre 8 y 13,6 km/h en función del sujeto y la pendiente incremental con escalones de 2 minutos de duración (**Tabla 5-20**).

Pruebas de estimación en cicloergómetro

El cicloergómetro o bicicleta ergométrica es una bicicleta estática con freno mecánico en la que hay una resistencia fija al pedaleo, con ritmo constante próximo a 50-60 ped/min que

Tabla 5-14. Protocolos de Bruce

Estadios (cada 3 min)	MET	Velocidad (km/h)	Pendiente (%)
1	4,6	2,7	10
2	7	4	12
3	10,2	5,5	14
4	12,1	6,8	16
5	14,9	8	18
6	17	8,8	20

MET: unidad de medida del índice metabólico en reposo

Tabla 5-15. Protocolo de Bruce modificado

Estadios (cada 3 min)	MET	Velocidad (km/h)	Pendiente (%)
1	2,3	2,7	0
2	3,5	2,7	5
3	4,6	2,7	10
4	7	4	12
5	10,2	5,5	14
6	14,9	8,0	18
7	14,9	8,0	18

MET: unidad de medida del índice metabólico en reposo

Tabla 5-16. Protocolo de Balke

Estadios (cada 2 min)	MET	Velocidad (km/h)	Pendiente (%)
1	3,6	4,8	2,5
2	4,5	4,8	5
3	5	4,8	7,5
4	5,5	4,8	10
5	5,9	4,8	12,2
6	6,5	4,8	15
7	6,9	4,8	17,5
8	7	4,8	20

MET: unidad de medida del índice metabólico en reposo

debe mantener el paciente, o freno electrónico donde el trabajo es constante e independiente de la frecuencia de pedaleo.

En cuanto a la elección entre cicloergómetro o tapiz rodante, presentan algunas diferencias, ya que el tapiz rodante es un instrumento más caro, requiere mayor espacio y es más

Tabla 5-17. Protocolo de Balke modificado

Estadios (cada 1 min)	MET	Velocidad (km/h)	Pendiente (%)
1	3,6	5,4	0
2	4,1	5,4	1
3	4,5	5,4	2
4	5	5,4	3
5	5,5	5,4	4
6	5,9	5,4	5
7	6,4	5,4	6
8	6,9	5,4	7
9	7,3	5,4	8
10	7,8	5,4	9

MET: unidad de medida del índice metabólico en reposo

Tabla 5-18. Protocolo de Naughton

Estadios (cada 3 min)	MET	Velocidad (km/h)	Pendiente (%)
1	1,8	3,2	0
2	3,5	3,2	3,5
3	4,5	3,2	7
4	5,4	3,2	10,5
5	6,4	3,2	14
6	7,4	3,2	17,5
7	8,3	4,8	12,5
8	9,5	3,2	15
9	10,5	4,8	17,5

MET: unidad de medida del índice metabólico en reposo

Tabla 5-19. Protocolo de Ellestad

Estadio	Duración (minutos)	Velocidad (km/h)	Pendiente (%)
1	3	2,7	10
2	2	4,8	10
3	2	6,4	10
4	3	8	10
5	2	9,6	15
6	2	11,2	15
7	2	12,8	15

Tabla 5-20. Protocolo de Astrand

Estadio	Duración (minutos)	Velocidad (km/h) constante	Pendiente (%)
1	3	8-13,6	0
2	2	8-13,6	2,5
3	2	8-13,6	5
4	2	8-13,6	7,5
5	2	8-13,6	10

ruidoso que el cicloergómetro. Además, el registro de ECG se ve más artefactado por los movimientos. En cambio, tiene a su favor que se trata de un ejercicio más fisiológico que no requiere un aprendizaje previo.

El cicloergómetro es de elección en los casos en los que hay limitaciones osteoarticulares que impidan realizar la prueba en tapiz rodante, si es necesaria una señal de ECG más clara, ya que el movimiento de pedaleo produce menos interferencias en el registro, o, por supuesto, en función de la disponibilidad que se tenga.

Para realizar una prueba incremental en cicloergómetro, el paciente debe comenzar con la mínima resistencia posible y efectuar incrementos desde 5 W cada 1-2 minutos, según la capacidad funcional que se estime. Se deben adecuar estos parámetros para obtener una duración de 8-12 minutos.

Protocolo de Astrand-Ryhming o de carga constante

Está recomendado para personas sanas y moderadamente activas. Estima el consumo máximo de oxígeno ($VO_{2máx}$) desde la frecuencia cardíaca obtenida en un ejercicio de 6 minutos hasta una intensidad constante.

Se debe trabajar con la potencia en la que la frecuencia cardíaca del paciente oscile en 125-170 lpm. Suele oscilar entre 50 vatios (w) para sujetos poco entrenados y de poco peso y 150 w para personas más entrenadas o de mayor peso.

Para estimar el $VO_{2máx}$, se estima la frecuencia cardíaca máxima con los 15 últimos latidos del ejercicio multiplicándolos por 4. Con el normograma de Astrand-Rhyming se obtiene el $VO_{2máx}$ del paciente. Además, hay que aplicar un factor de corrección en función de los años, también reflejado en el normograma (**Fig. 5-14**).

Al margen de lo indicado, pueden existir otras circunstancias donde se requieran ergómetros específicos, como el de miembros superiores en caso de pacientes con amputaciones de miembros inferiores. Si la prueba de esfuerzo está más orientada a una valoración deportiva, hay que disponer de aquel que simule el gesto deportivo para el que el sujeto esté entrenado (piscina ergométrica, por ejemplo). En este caso, tiene menor sensibilidad para detectar enfermedades coronarias, pero permite mejor valoración de la capacidad aeróbica máxima.

Pruebas de estimación en escalón

Hay dos pruebas de estimación en escalón:

- Test del escalón de Astrand-Ryhming: consiste en subir y bajar un escalón de 33-40 cm, según la altura y sexo del paciente, a un ritmo constante (22,5 ciclos/minuto) durante 5 minutos. Se obtiene la frecuencia cardíaca de forma similar al protocolo del cicloergómetro y se extrapolan las medidas en el normograma.
- Test del escalón de 3 minutos (McArdle): se trata de subir y bajar un escalón de 40 cm de altura a 24 ciclos/minuto para hombres y 22 ciclos/minuto para mujeres durante 3 minutos. Se obtiene la frecuencia cardíaca entre los 5 y los 20 segundos inmediatamente posteriores al ejercicio multiplicado por 4; el $VO_{2máx}$ se obtiene según las siguientes ecuaciones:

$$\text{Hombres: } VO_{2máx} = 111,33 - (0,42 \times FC)$$
$$\text{Mujeres: } VO_{2máx} = 65,81 - (0,1847 \times FC)$$

Pruebas submáximas

Las pruebas submáximas tienen un especial interés, ya que la disnea y la fatiga que aparecen son más tolerables y permiten hacer una estimación del consumo máximo de oxígeno.

Test de 6 minutos marcha

Se trata de una prueba sencilla donde se mide la distancia que puede recorrer un paciente durante 6 minutos. Ha demostrado una correlación muy buena con la evaluación del VO_2 mediante pruebas máximas. Aunque se trata de una prueba de fácil ejecución, se necesita personal sanitario adecuadamente entrenado, así como la medición constante con pulsioxímetro. Para ello, se requiere un cronómetro y un pasillo de 30 m con dos señalizaciones en los extremos, que es dónde el paciente cambia de sentido. Además, este ha de traer ropa y calzado adecuados para hacer la actividad física y haber tomado su medicación habitual.

Es necesario medir en reposo la frecuencia cardíaca, la saturación arterial de oxígeno y el grado de disnea según la escala de Borg modificada (**Tabla 5-21**). Esta medición se repite cada minuto y al finalizar la prueba se contabilizan los metros recorridos. En caso de partir con saturación de la presión de oxígeno (SpO_2) menor al 90 %, se debe añadir oxígeno suplementario o si el paciente lo lleva de forma habitual.

El examinador debe seguir al paciente durante toda la prueba, pero un paso por detrás para evitar imponer su ritmo al paciente. Las razones para detener la prueba son la aparición de dolor torácico, disnea intolerable, calambres musculares, diaforesis inexplicada, palidez, sensación de desvanecimiento y SpO_2 menor del 85 %, siempre y cuando el afectado presente sintomatología y a criterio del examinador.

Es una prueba bien estandarizada y fácil; requiere pocos recursos y es reproducible. Además, proporciona una valoración global de la capacidad funcional y muy buena correlación con el consumo pico.

Esta prueba, como muchas otras, produce un efecto aprendizaje que puede modificar los resultados. Por ello, la guía de la Sociedad Española de Neumología y Ciru-

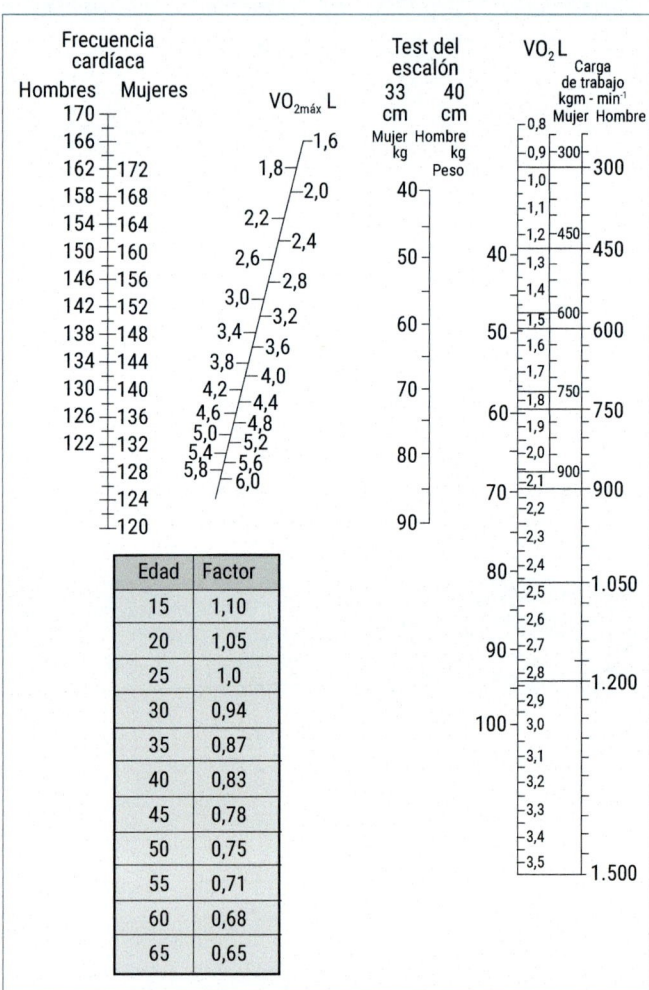

Figura 5-14. Basado en el nomograma de Astrand-Ryhming y factor de corrección. Adaptado de: Chicharro JL, López Mojares LM. Fisiología clínica del ejercicio. Ed. Médica Panamericana; 2008.

Tabla 5-21. Escala de Borg modificada	
0	Reposo
1	Muy, muy ligero
2	Muy ligero
3	Ligero
4	Algo pesado
5	Pesado
6	Más pesado
7	Muy pesado
8	Muy, muy pesado
9	Máximo
10	Extremo

gía Torácica, aparte de explicar de manera exhaustiva las características de la prueba, recomienda hacer dos pruebas y escoger la mejor de ellas. Si la prueba se hace para evaluar un tratamiento o una evolución, es también fundamental garantizar que se efectúa exactamente en las mismas condiciones.

Las frases que debe utilizar el examinador están preestablecidas:

- Minuto 1: «Lo está haciendo muy bien». Quedan 5 minutos.
- Minuto 2: «Buen trabajo, siga igual». Quedan 4 minutos.
- Minuto 3: «Lo está haciendo muy bien». Está en la mitad de la prueba.
- Minuto 4: «Buen trabajo, siga igual». Quedan solo 2 minutos para acabar.
- Minuto 5: «Lo está haciendo muy bien». Queda solo 1 minuto para acabar.
- Minuto 6: «Por favor, párese aquí». Si el paciente para porque la saturación de oxígeno cae por debajo del 80 % y al cabo de un tiempo puede reanudar la prueba, debe decirle que «Reanude la prueba si se siente capaz de seguir».

En cuanto a las contraindicaciones de la prueba, estas se recogen en la **tabla 5-22**.

La distancia recorrida en metros es el parámetro que tiene implicación pronóstica y que se utiliza en el seguimiento del paciente. Se consideran valores normales entre 400 y 700 metros. Para obtener los valores de referencia ajustados a cada paciente hay varias ecuaciones, las cuales muestran una variabilidad cercana al 30 % entre ellas. Existe consenso en que la ecuación propuesta por Enright *et al.* sobreestima los valores, mientras que las propuestas por Troosters *et al.* y Gibbons *et al.* los subestiman (**Tabla 5-23**).

Por otro lado, se considera que una mejora es clínicamente significativa cuando el aumento en la distancia recorrida es de 54 metros con respecto a la primera prueba.

Es conveniente señalar algunos contras de esta prueba, como la dificultad de recrear las mismas condiciones o los factores motivacionales. Además, no aporta datos sobre la causa de la intolerancia al ejercicio y presenta efecto techo, ya que a partir de 450 metros recorridos no se discrimina y es necesaria otras pruebas de esfuerzo.

Shuttle test

Se trata de una prueba submáxima incremental. Se mide al principio las condiciones basales pulso y SpO_2. El paciente camina dando vueltas sobre un trayecto de 10 m de longitud con una velocidad que aumenta de forma progresiva determinada por una señal acústica que va aumentando cada minuto hasta 12 niveles de velocidad (se inicia a 30 metros por minuto y luego se aumenta 10 metros más cada minuto). En cada cambio de nivel se mide el SpO_2 y al finalizar la prueba se observa pulso, SpO_2, grado de disnea (escala de Borg), número de metros, de ciclos y último nivel completado. La prueba se detiene cuando aparece cualquiera de los siguientes aspectos:

- El paciente no puede mantener la velocidad marcada.
- Limitación por síntomas (disnea, dolor, cansancio, etcétera).
- Aparecen datos de alarma (desaturación, dolor torácico, mareo, etcétera)
- No alcanza durante dos veces consecutivas el extremo del trayecto en el momento de marcado por el pitido.

Está bien estandarizada, es reproducible y se correlaciona bien con el consumo máximo de oxígeno.

Tabla 5-22. Contraindicaciones para realizar el test de 6 minutos marcha

Angina de pecho inestable
Infarto de miocardio reciente (menos de 1 mes)
Hipertensión arterial no controlada
Estenosis aórtica grave
Embolia pulmonar aguda
Trombosis en miembros inferiores
Asma no controlado
Incapacidad para colaborar

6MM: 6 minutos marcha.

Tabla 5-23. Ecuaciones de referencia para valores normales en el test de 6 minutos marcha

Autor	Ecuación
Enright PL, Sherrill DL. Reference equations for the six-minute walk in healthy adults. Am J RespirCrit Care Med. 1998; 158(5 Pt 1):1384-7	• Hombres: PM6 = (7,57 × altura en cm) – (5,02 × edad en años) – (1,76 × peso en kg) – 309 m • Mujeres: PM6 = (2,11 × altura en cm) – (5,78 × edad en años) – (2,29 × peso en kg) + 667 m
Troosters T. *et al.* (EurRespir J 1999)	PM6 = 218 + (5,14 × altura en cm – 532 × edad en años) – (1,80 × peso en kg + (51,31 × sexo) (hombres 1, mujeres 0)
Gibbons W, Fruchter N, Sloan S, Levy RD. Reference values for a multiple repetition 6-minute walk test in healthy adults older than 20 years. J Cardiopulmo Rehab. 2001; 21(2):87-93	PM6 = 686,8 – (2,99 × edad en años) – (74,7 × sexo) (hombres 0, mujeres 1)
Casanova C, Celli BR, Barria P, Casas A, Cote C, de Torres JP, *et al.* The 6-min walk distance in healthy subjects: reference standards from seven countries. Eur Respir J. 2011; 37(1):150-6	361 – (edad en años × 4) + (altura en cm × 2) + (HR_{max}/$_{Hmax}$ % pred × 3) – (peso en kg × 1,5) – 30 (en el caso de mujeres)

Adaptado de: González Mangado N y Rodríguez Nieto MJ. (2016). Prueba de la marcha de los 6 minutos. *Medicina Respiratoria*, 9(1), 15–22

Valoración de la capacidad anaeróbica

Los test *steep ramp* y *windgate* permiten la valoración de la capacidad anaeróbica. No obstante, la prueba directa por excelencia es la ergometría con medición de gases (v. **capítulo 6**.

Test steep ramp

Se realiza un esfuerzo incremental hasta el máximo esfuerzo voluntario y estima el VO_2 máximo utilizando variables antropométricas y los watios máximos conseguidos. Comienza con 2 minutos de pedaleo libre a 25 w y, posteriormente, un ascenso de 25 w cada 10 segundos manteniendo una cadencia de 50-60 rpm. El test finaliza cuando el paciente, desde un punto de vista subjetivo, no puede, cuando la cadencia disminuye por debajo de 40 rpm o si aparecen signos de alarma como inestabilidad hemodinámica o alteraciones electrocardiográficas.

Es mejor tolerado por los pacientes, pero las ecuaciones de referencia son poco precisas. Se suele utilizar para planificar los entrenamientos interválicos.

Test windgate

Se trata de pedalear lo más rápido posible durante 30 segundos. Se suele realizar la salida parado y la potencia máxima se obtiene en los 10 primeros segundos. Se debe aplicar una fuerza de frenado que varía en función del peso y la actividad física. Así, se propone que sean 0,095 kp/kg en sujetos no deportistas y 0,100 kp/kg en deportistas.

También se obtiene la potencia media al dividir el trabajo hecho en los 30 segundos de la prueba. Este parámetro, aunque con reservas, se equipara a la capacidad anaeróbica del sujeto.

Por último, se objetiva el índice de fatiga, que es el porcentaje con respecto a la potencia máxima obtenida que se mantiene al final de la prueba.

 PUNTOS CLAVE

- Saber leer e interpretar correctamente un electrocardiograma ofrece mucha información, con un bajo coste y sin ser invasivo. Es la prueba inicial que debe tener todo paciente.
- El ecocardiograma facilita la posibilidad de un estudio cardiológico muy completo, lo que permite conocer, por ejemplo, la función cardíaca o la presencia de cardiopatías que podrían suponer un riesgo para el paciente al hacer actividad física o que obliguen a modificar los protocolos. La ecocardiografía de estrés o farmacológica aporta información sobre la posible isquemia miocárdica y la necesidad de continuar o no con medidas terapéuticas (por ejemplo, si es positivo realizar un cateterismo cardíaco).
- La cardiología nuclear ofrece una valoración de la isquemia miocárdica al comparar la imagen de reposo frente al estrés, lo cual, aunque presenta ciertas limitaciones, ayuda al clínico en su toma de decisiones.
- La resonancia magnética cardíaca es el método de referencia para el estudio cardíaco, tanto anatómico como funcional; pero debido a su coste y baja disponibilidad, su uso está más restringido. En la cardiopatía isquémica permite conocer si el miocardio es viable o si el infarto ha ocasionado una «cicatriz» irreversible.
- La TAC cardíaca permite el estudio tanto de la estratificación del riesgo de eventos cardiovasculares gracias a la cuantificación del calcio como de la valoración de las arterias coronarias con la coronariografía no invasiva, por lo que se está ampliando su uso en pacientes con riesgo intermedio de eventos o con dolores torácicos que no cumplen todas las características típicas.
- La coronariografía permite la valoración y el tratamiento de lesiones coronarias en el mismo procedimiento en la mayoría de los casos. Es la prueba que confirma el diagnóstico en los infartos agudos de miocardio.
- El cateterismo cardíaco derecho valora las presiones intracavitarias, lo cual permite el diagnóstico definitivo de enfermedades tan importantes como la hipertensión pulmonar. Con esta técnica se realiza también la biopsia miocárdica.
- En el entorno hospitalario, los ergómetros más utilizados son el cicloergómetro y el tapiz rodante. Entre ellos presentan algunas diferencias, ya que en el tapiz rodante el consumo de oxígeno será hasta un 20 % más que el obtenido en el cicloergómetro. Sin embargo, es un ejercicio más fisiológico para el paciente.
- Para llevar a cabo correctamente una prueba de capacidad funcional, se ha de seleccionar el protocolo más ajustado al paciente para obtener una duración óptima de 8-12 minutos.
- El test de 6 minutos marcha es una prueba submáxima sencilla donde se mide la distancia que puede recorrer un paciente durante 6 minutos. Ha demostrado una correlación muy buena con la evaluación del VO_2 mediante pruebas máximas.

BIBLIOGRAFÍA

Balady GJ, Arena R, Sietsema K, Myers J, Coke L, Fletcher GF, *et al.* Clinician's guide to cardiopulmonary exercise testing in adults: A scientific statement from the American heart association. Circulation. 2010;122(2):191-225.

Cabrera Bueno F. Guía esencial de ecocardiografía. 2ª ed. Panamericana; 2020.

Candell Riera J, Castell Conesa J, Aguadé Bruix S. Curso de cardiología nuclear clínica. Vall d'Hebron Hospital. Barcelona: ACO RVH; 2011.

Effect of Hight-Intensity Interval versus continuous exercise training on functional capacity and quality of life in patients with coronary artery disease: A randomised clinical trial. J Cardiopulm Rehabil Prev. 2016;36(2):96-105.

Fernando Arósa, Araceli Boraitaa, Eduardo Alegríaa, Ángel M Alonsoa, Alfredo Bardajía, Ramiro Lamiela. Guías de práctica clínica de la Sociedad Española de Cardiología en pruebas de esfuerzo. Revista Española de Cardiología. 2000;53(8):1063-94.

Lancellotti P, Zamorano JL, Habib G, Badano L. The EACVI Textbook of Echocardiography. 2ª ed. Oxford: Oxford Academic; 2016.

Leipsic J, Abbara S, Achenbach S, Cury R, Earls JP, Mancini GJ. SCCT guidelines for the intepretation and reporting of coronary CT angiography: a report of the Society of Cardiovascular Computed Tomography Guidelines Committee. J Cardiovasc Comput Tomogr. 2014;8(5):342-58.

Lombardi M, Plein S, Petersen S, Bucciarelli-Ducci C, Valsangiacomo Buechel E, Basso C, *et al.* The EACVI Textbook of Cardiovascular Magnetic Resonance. Oxford Academic; 2018.

Martín Moreiras J, Cruz González I. Manual de hemodinámica e intervencionismo cardíaco. 3ª ed. Manuales de Cardiología; 2022.

Moya Mur JL, García Lledó JA. Ecocardiografía práctica. Manual para la toma de decisiones clínicas. Panamericana; 2020.

Pollock ML, Bohannon RL, Cooper KH, Ayres JJ, Ward A, White SR, *et al.* A comparative analysis of four protocols for maximal treadmill stress testing. American Heart Journal. 1976;92(1):39-46.

Ergoespirometría

6

A. Berenguel Senén

OBJETIVOS

- Familiarizar al alumno con la técnica de la ergoespirometría.
- Conocer las bases fisiológicas para su realización.
- Entender la metodología utilizada para la interpretación sistemática.
- Ser capaz de aplicar los conceptos aprendidos para estratificar el riesgo de los pacientes en los programas de rehabilitación cardíaca, diseñar sus entrenamientos y evaluar los resultados obtenidos tras ellos.

INTRODUCCIÓN Y CONCEPTOS GENERALES

La ergoespirometría es una prueba de esfuerzo cardiopulmonar realizada con una mascarilla acoplada a la boca y la nariz del paciente, de manera que todo el aire respirado sea analizado a través de un analizador de gases (**Fig. 6-1**). De ese modo, junto con el resto de parámetros medidos en una ergometría convencional, se puede medir al instante cómo se comporta el sistema cardiovascular y respiratorio, así como el metabolismo energético muscular. Al estar midiendo gases (oxígeno y dióxido de carbono), son importantes las condiciones de la sala donde se realiza la prueba (temperatura, humedad y presión barométrica) la ubicación geográfica (altitud). Además, es imprescindible hacer calibraciones previas, algunas efectuadas de forma automática por los equipos, y otras por el operador (calibraciones ambientales, de gases y de flujo o volumen).

La prueba se suele llevar a cabo en tapiz rodante o en cicloergómetro. Los protocolos que habitualmente se utilizan son los incrementales en rampa (con etapas o *steps*, que pueden ir de unos pocos segundos a no más de 1 minuto). Asimismo, es deseable la personalización para cada sujeto, de manera que se utilice en cada caso el protocolo más adecuado con el objetivo de conseguir tiempos de prueba de 8-12 minutos. De este modo, se da tiempo a que los procesos metabólicos y energéticos se vayan produciendo de un modo fisiológico, lo cual se traduce en una adecuada transición entre zonas (aeróbica, mixta y anaeróbica) y en una óptima morfología de las curvas, lo que facilita el proceso de análisis e interpretación de la prueba.

Los parámetros analizados son directos, indirectos o derivados a través de diversas fórmulas y ecuaciones. Además, se refieren los que debiera tener el paciente (valores predichos obtenidos de fórmulas poblacionales). El valor más conocido de todos los analizados es el consumo de oxígeno o VO_2, motivo por el que a esta prueba también se le conoce como *prueba de esfuerzo con consumo de oxígeno*.

> **!** El VO_2 se define como la capacidad de absorber, transportar y consumir una molécula de oxígeno por unidad de tiempo. Dicho de otra manera, es la capacidad para transformar el oxígeno respirado en energía cinética. Su relación depende de la ecuación de Fick (gasto cardíaco × diferencia arteriovenosa de oxígeno), es decir, de un factor central, (volumen sistólico y frecuencia cardíaca) y de uno periférico (absorción, transporte y difusión tisular de oxígeno) (**Fig. 6-2**).

Conceptualmente, se trata de la historia de un viaje de ida y vuelta de una molécula de oxígeno que está flotando en el aire y que debe llegar hasta la mitocondria, la central energética del organismo. Ahí, tras ser utilizada para generar energía y producirse un producto de deshecho (dióxido de carbono), este debe emprender el camino de vuelta para ser expulsado a través de la respiración. En todo ese viaje hay múltiples órganos y sistemas implicados; depende de la integridad de todos ellos que el VO_2 esté preservado y no disminuido.

En la mitocondria es donde tienen lugar las principales reacciones energéticas que generan energía en forma de trifosfato de adenosina (ATP) para producir la contracción muscular. Los dos principales sustratos energéticos utilizados en dichas reacciones son los ácidos grasos y la glucosa. Los primeros se introducen en la mitocondria para, mediante la betaoxidación y su conversión en acetilcoenzima A, entrar en el ciclo de Krebs y sufrir una lipólisis aeróbica, lo que genera 106 moléculas de ATP por cada molécula de ácido graso (reacción de lenta combustión y con una alta capacidad de producción de energía). Por su parte, la glucosa, con su conversión en piruvato, entra también en la mitocondria para sufrir un proceso similar (glucólisis aeróbica); en este caso, es una combustión más rápida y con menor liberación de energía: 36 moléculas de ATP por cada molécula de glucosa. Sin embargo, la glucosa también puede generar energía con una

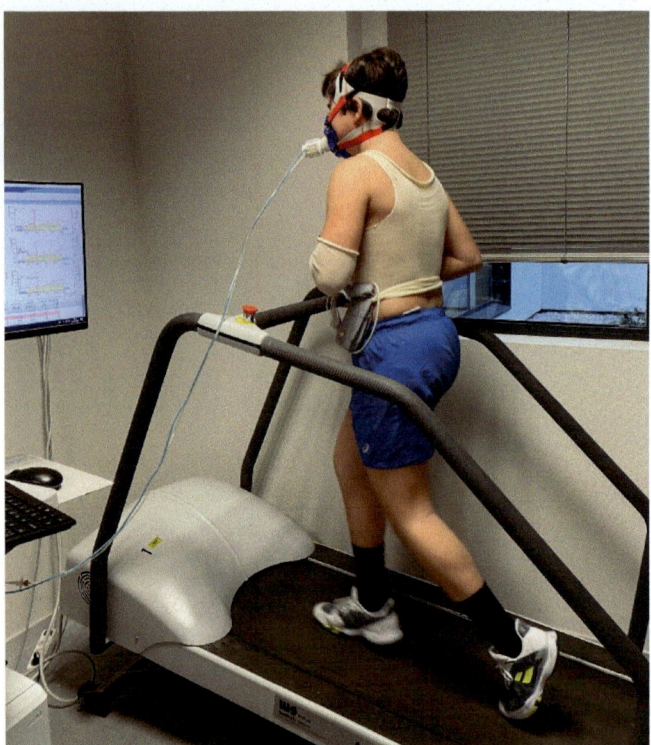

Figura 6-1. Paciente realizando una ergoespirometría en un tapiz rodante.

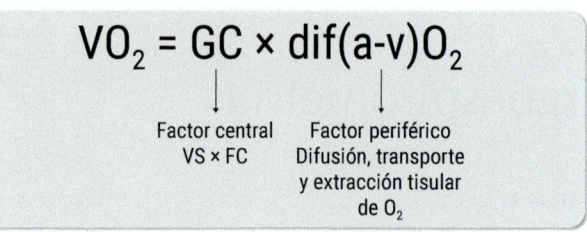

$$VO_2 = GC \times dif(a\text{-}v)O_2$$

Factor central
VS × FC

Factor periférico
Difusión, transporte
y extracción tisular
de O_2

Figura 6-2. Ecuación de Fick.
dif (a-v)O_2: diferencia arterio-venosa de oxígeno; FC: frecuencia cardíaca: GC: gasto cardíaco; VO_2: consumo de oxígeno; VS: volumen sistólico.

En la **figura 6-3** se puede ver el modelo trifásico de Skinner y McLellan, propuesto en 1981, donde se aprecian las diferentes vías energéticas utilizadas durante un ejercicio físico de intensidad creciente. Como se puede apreciar, todas las vías energéticas están activas de manera simultánea, pero en cada fase de ejercicio predominan unas sobre otras. Además, se pueden distinguir tres zonas (aeróbica, anaeróbica y mixta o de transición) separadas por dos umbrales (comúnmente conocidos como umbral aeróbico y anaeróbico). En la primera fase o aeróbica casi toda la energía proviene de la oxidación de ácidos grasos (oxFAT). La máxima capacidad de oxFAT sucede en las inmediaciones del umbral aeróbico (zona de FATmax), punto a partir del cual su combustión empieza a decaer y entra en la fase mixta, donde la energía precisa para mantener la intensidad creciente de energía requerida empieza a ser suministrada por la glucosa, tanto por la vía aeróbica como por la anaeróbica. Ello supone el comienzo del acúmulo de lactato. Finalmente, cuando la mitocondria ya está saturada y es incapaz de mantener las demandas energéticas requeridas por la vía aeróbica, el metabolismo que predomina es el anaeróbico (fase 3 a anaerobia), con metabolismo predominante glucolítico anaeróbico y acúmulo importante y exponencial de lactato. A partir de ese punto (segundo umbral o anaerobio) se produce un mecanismo de compensación respiratoria de la acidosis mediante la hiperventilación, motivo por el que al segundo umbral también se le conoce como punto de compensación respiratoria.

glucólisis anaerobia, extramitocondrial o citosólica, mediante la transformación de piruvato en lactato en el citosol celular, lactato que debe ser posteriormente interiorizado en la propia mitocondria a través de los receptores monocarboxilato tipo 1 (MCT_1) con un doble fin: primero, su aprovechamiento como combustible tras su reconversión en piruvato e introducción en el ciclo de Krebs; segundo, el lavado del citosol para evitar su acúmulo en él, que tendría potenciales efectos deletéreos. Esta glucólisis anaerobia y extramitocondrial es la menos eficiente desde un punto de vista energético, ya que únicamente produce dos moléculas de ATP por cada molécula de glucosa.

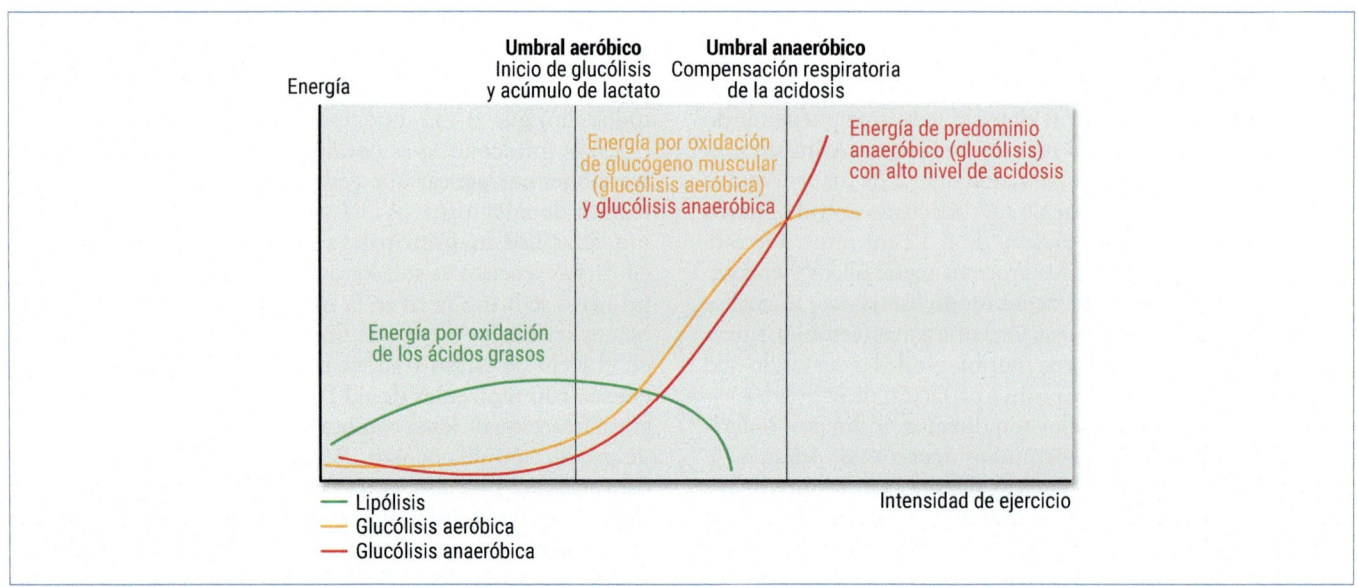

Figura 6-3. Modelo trifásico de Skinner y McLellan (1981).

Se ha de hacer siempre una adecuada calibración del equipo y elegir el protocolo en rampa idóneo para cada paciente, de manera que se consigan pruebas de 8-12 minutos de duración.

INTERPRETACIÓN BÁSICA DE UNA ERGOESPIROMETRÍA: LAS GRÁFICAS DE WASSERMAN

Cuando se realiza una ergoespirometría hay que enfrentarse a una ingente cantidad de datos numéricos de múltiples variables, en diferentes puntos (reposo, ejercicio, umbrales, pico de esfuerzo o recuperación) y reflejados tanto en valores absolutos como en porcentajes de sus valores predichos. El análisis sería lento y farragoso si no se dispusiera todos los datos en un sistema gráfico que ayude en esa tarea. El método universalmente extendido es de las nueve gráficas de Wasserman (**Fig. 6-4**), mediante el cual un ojo experto, de un rápido vistazo, puede establecer un diagnóstico, al igual que un cardiólogo lo

hace con un electrocardiograma en cuestión de pocos segundos. Las gráficas se numeran de arriba abajo y de izquierda a derecha. Todas ellas tienen un eje X, habitualmente referido al tiempo o a la carga (W, velocidad, etc.) y uno o dos ejes Y, de manera que si tienen un eje Y, hay una gráfica; si tienen dos ejes Y, hay dos gráficas en una. Algunas de las gráficas se refieren al sistema cardiovascular y la capacidad funcional (gráficas 2, 3 y 5), otras a la ventilación (1, 7 y 8), otras a la eficiencia de la ventilación o intercambio gaseoso (4, 6 y 9) y una de ellas al metabolismo energético (8) (**Fig. 6.5**).

Parámetros cardiológicos

La gráfica 3 (**Fig. 6-6**) tal vez sea la más conocida de todas, ya que en ella se muestra el VO_2 y el VCO_2 (expulsión dióxido de carbono por la respiración) En fases iniciales, el VO_2 es superior al VCO_2, pero llega un momento, como se puede ver en la gráfica 3, en que las líneas se cruzan y el VCO_2 supera al VO_2 por la hiperventilación producida en

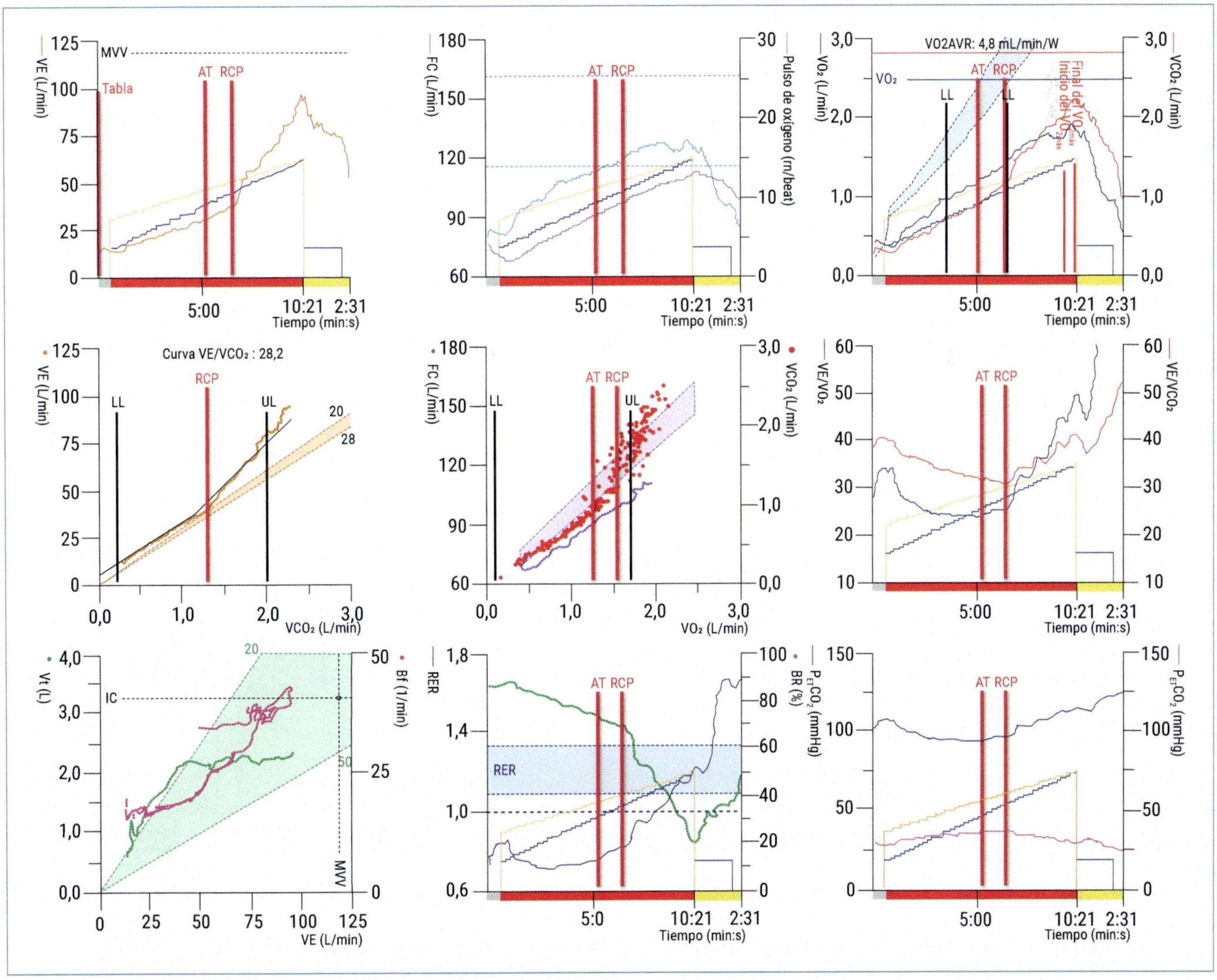

Figura 6-4. Disposición gráfica en nueve paneles propuesto por Wasserman.
AT: *anaerobic treshold*; BR: reserva respiratoria; FC: frecuencia cardíaca; MVV: máxima ventilación voluntaria; $P_{ET}CO_2$: presión parcial de dióxido de carbono exhalado; $P_{ET}O_2$: presión de oxígeno al final de la espiración; RCP: *respiratory compensation point*; RD: *recovery delay*; RER: *Respiratory Exchange Ratio*; VE: ventilación; VT1: primer umbral de *ventilatory tresholds*.

un intento de tamponar la acidosis generada por el acúmulo de lactato, consecuencia de un metabolismo anaerobio. Es importante fijarse no solo en los valores máximos alcanzados de VO_2, sino también en la propia cinética de la curva (presencia de una única pendiente, de dos pendientes, aplanamiento o caída de la curva a altas cargas, etc.), que puede dar pistas acerca de la existencia de diversas condiciones patológicas.

Por otra parte, se ha de diferenciar si el paciente ha conseguido alcanzar un VO_2 máximo (ha alcanzado meseta) o se ha quedado en un VO_2 pico (el VO_2 aún estaba ascendiendo cuando el paciente solicita detener la prueba) (**Fig. 6-7**) Por tanto, la definición de VO_2 pico es la máxima cantidad de oxígeno extraído en una prueba determinada, mientras que el VO_2 máximo es la máxima cantidad de oxígeno que el organismo puede absorber, transportar y consumir por unidad de tiempo. El objetivo es siempre llegar a una meseta (VO_2 máximo), aunque es difícilmente alcanzable, salvo en individuos entrenados. El VO_2 es el mejor indicador de función cardiopulmonar, así como un importante parámetro pronóstico. Siempre se debe comparar con el valor predicho o esperado en ese sujeto en concreto, lo cual depende del peso, la talla, el sexo, la edad y la etnia del paciente. De esta manera, se sabe si la situación funcional para ese individuo se sitúa en rangos normales, por debajo de la normalidad o por encima en caso de personas entrenadas (**Fig. 6-8**). El valor alcanzado de VO_2 depende del grado de entrenamiento, la edad, el sexo, la raza, la genética, la limitación funcional (patologías), la motivación y la decisión del médico de parar. Por tanto, si bien es reproducible, no es totalmente objetivo, excepto en el caso de pruebas consideradas como máximas. Los criterios de maximalidad comúnmente aceptados son:

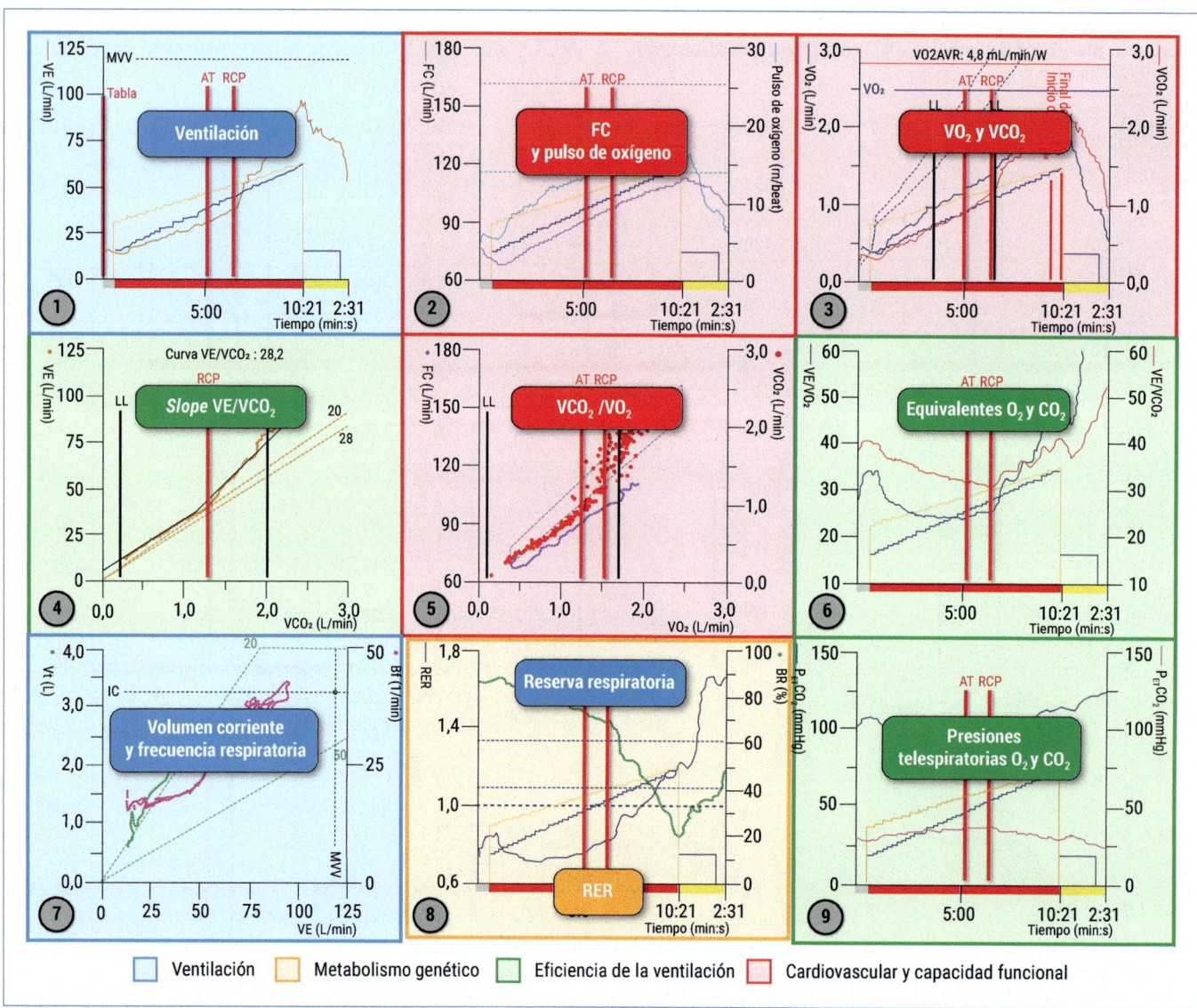

Figura 6-5. Numeración de gráficas, así como agrupación por colores, en función de qué sistema se analiza en cada una de ellas. Algunas de las gráficas se refieren al sistema cardiovascular y la capacidad funcional (gráficas 2, 3 y 5); otras aluden a la ventilación (gráficas 1, 7 y 8), la eficiencia de la ventilación o intercambio gaseoso (gráficas 4, 6 y 9) y una de ellas al metabolismo energético (gráfica 8). BR: reserva respiratoria; FC: frecuencia cardíaca; $P_{ET}CO_2$: presión parcial de dióxido de carbono al final de la espiración; $P_{ET}O_2$: presión parcial de oxígeno al final de la espiración; RER: *Respiratory Exchange Ratio*; VE: ventilación; VCO_2: expulsión de dióxido de carbono por la respiración; VO_2: consumo de oxígeno; VT1: primer umbral ventilatorio.

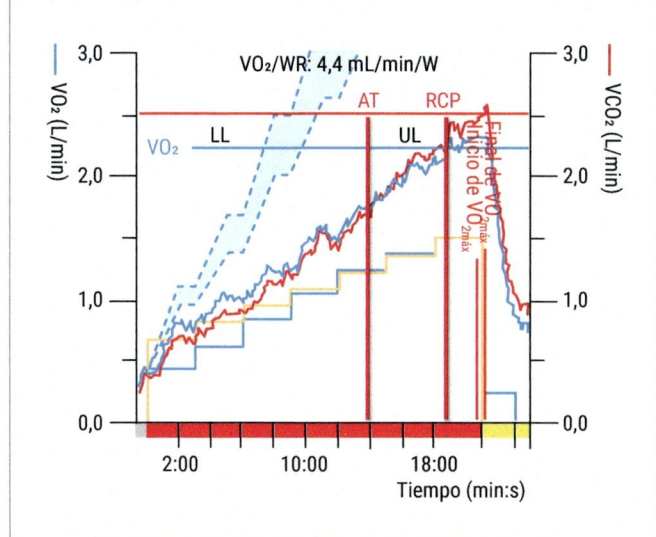

Figura 6-6. Gráfica 3 de Wasserman. Consumo de oxígeno y expulsión de dióxido de carbono (VO_2 y VCO_2).

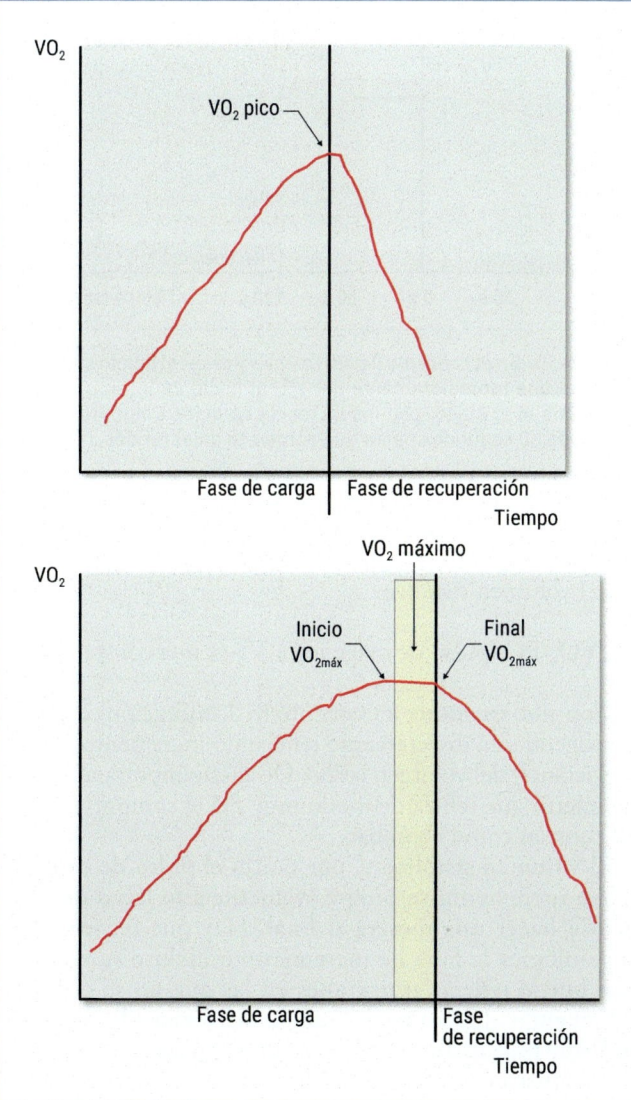

Figura 6-7. Diferencia entre VO_2 pico y VO_2 máximo.
VCO_2: expulsión de dióxido de carbono por la respiración; VO_2: consumo de oxígeno.

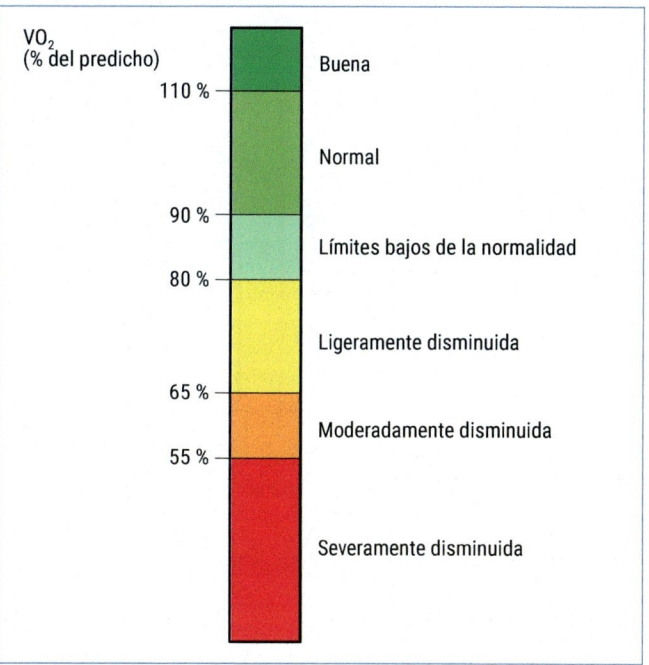

Figura 6-8. Graduación de la capacidad funcional de acuerdo con el porcentaje de VO_2 alcanzado sobre el esperado o predicho.
VO_2: consumo de oxígeno.

- El VO_2 alcanza una meseta (VO_2 máximo).
- Se alcanza la frecuencia máxima teórica, comúnmente calculada como 220-edad.
- Se alcanza una ratio VCO_2/VO_2, conocida como *Respiratory Exchange Ratio* (RER) superior a 1,1 en el máximo esfuerzo.
- Concentración de lactato en sangre superior a 8 mmol/L.

Siempre se debe calcular el VO_2 predicho para cada sujeto en función de su sexo, edad, peso, talla y etnia, pero también según la modalidad de ejercicio que se escoja para la prueba. La inmensa mayoría de las fórmulas predichas existentes están calculadas para pruebas en cicloergómetro. Para hacer la conversión a pruebas en tapiz, se ha de incrementar el valor predicho obtenido en un 10 %, que es el VO_2 extra estimado que se alcanza en tapiz frente al cicloergómetro, ya que se movilizan mayores grupos musculares. Las ecuaciones predichas más conocidas son las de Wasserman, validadas para la población norteamericana, y las de Glaser (estudio *Study of Health in Pomerania* [SHIP]) para la población europea. En función del VO_2 alcanzado y su relación con el valor predicho, se hace una estimación de la capacidad funcional del sujeto. Si se divide el VO_2 alcanzado por 3,5, se obtiene el equivalente metabólico (MET) alcanzados. Cabe destacar que un MET es el equivalente al gasto energético en reposo (3,5 mL/min/kg) Estos MET son los MET directos o reales, al contrario que los MET estimados en una prueba de esfuerzo convencional, que se denominan MET indirectos por haber sido calculados por fórmulas estimativas y no medidos directamente. Los MET indirectos siempre están sobreestimados sobre los reales.

Al igual que hay que fijarse en la cinética de ascenso del VO_2, también es necesario observar la cinética de recuperación, en la que, de manera fisiológica, el VO_2 debe retornar rápidamente a valores basales. Un retraso en la recuperación

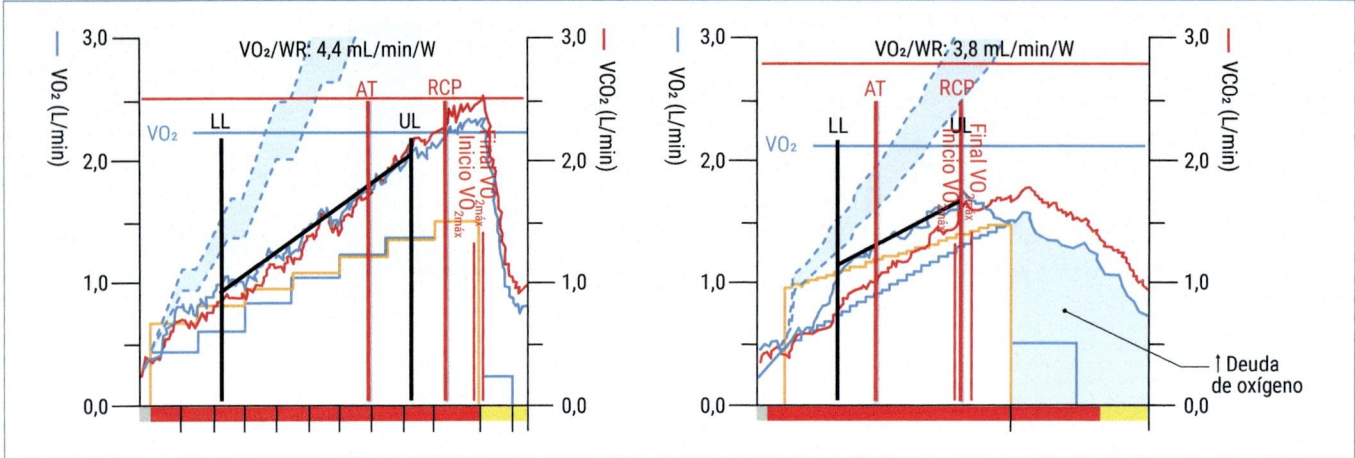

Figura 6-9. Comparación de una buena recuperación del VO_2 con una mala. Se observa una deuda de oxígeno incrementada. VCO_2: expulsión de dióxido de carbono por la respiración; VO_2: consumo de oxígeno.

del VO_2 implica una mayor área bajo la curva, lo que supone un incremento en la deuda de oxígeno (cantidad de oxígeno que se debe utilizar para devolver a todos los sistemas energéticos a una situación de calma), situación relacionada con diversas condiciones patológicas o simplemente con una pobre condición física (**Fig. 6-9**). Se estima que si a los 2 minutos de la recuperación el VO_2 no ha disminuido al menos un 50 % respecto al pico, la deuda de oxígeno está patológicamente elevada. En ocasiones, una vez retirada la carga y ya en la fase de recuperación, el VO_2 no comienza a disminuir de manera inmediata como debería hacer en condiciones de normalidad, sino que hace una meseta o, incluso, un ascenso hasta que comienza efectivamente a descender. Ese retraso o *delay* entre el momento en que se retira la carga y el momento en que el VO_2 comienza a disminuir se denomina VO_2 *recovery delay* y tiene significado pronóstico si supera los 25 segundos en los pacientes con insuficiencia cardíaca, tanto con fracción de eyección del ventrículo izquierdo reducida como con fracción de eyección del ventrículo izquierdo preservada (**Fig. 6-10**).

Una gráfica muy importante desde el punto de vista cardiovascular es la gráfica 2 (v. **Fig. 6-5**), en la que se ve reflejada la frecuencia cardíaca y el pulso de oxígeno, que es el VO_2 consumido por cada ciclo cardíaco, es decir, VO_2/FC (frecuencia cardíaca), que es un reflejo muy fiel del comportamiento del volumen sistólico. La explicación se desarrolla a continuación:

Según la ecuación de Fick, la definición de VO_2 es la siguiente:

$$VO_2 = GC \times dif. (a\text{-}v)$$

A su vez, el gasto cardíaco (GC) se puede separar en sus dos componentes (volumen sistólico (VS) y frecuencia cardíaca):

$$VO_2 = VS \times FC \times dif. (a\text{-}v)$$

Si se pasa la frecuencia cardíaca al lado izquierdo de la ecuación, queda el pulso de oxígeno en la izquierda:

$$VO_2/FC \text{ (pulso de oxígeno)} = VS \times dif. (a\text{-}v)$$

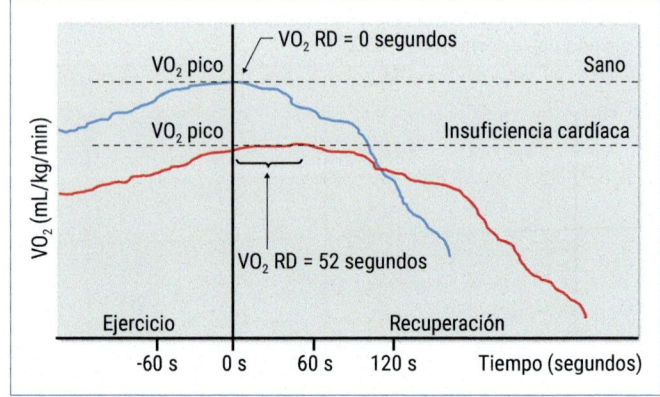

Figura 6-10. En el concepto del VO_2 *recovery delay*, el sujeto sano (azul) presenta una inmediata caída del VO_2 al inicio de la recuperación, mientras que el sujeto con insuficiencia cardíaca (rojo) presenta un retraso de 52 segundos hasta que comienza a descender.

Pero llega un momento en que esa diferencia a-v de oxígeno adquiere un valor relativamente constante, con lo que queda el pulso de oxígeno como un valor relacionado de forma directa con el volumen sistólico.

$$VO_2/FC \text{ (pulso de oxígeno)} = VS \text{ (x una constante)}$$

Con ello, cualquier incremento (o disminución) del pulso de oxígeno está directamente reflejando incrementos (o disminuciones) del volumen latido. De ahí su importancia como parámetro que refleja de modo muy fiel el comportamiento del corazón como «bomba».

El volumen sistólico y, por tanto, el pulso de oxígeno, deben incrementarse progresivamente a lo largo del ejercicio o hacer una meseta al final. Hay que recordar que es patológica la falta de incremento o incluso su caída, lo cual puede reflejar situaciones en las que no se consigue incrementar el gasto (claudicación del ventrículo izquierdo por isquemia, disfunción ventricular con poca reserva contráctil, obstrucción dinámica del ventrículo izquierdo, estenosis aórtica, etc.). En la **figura 6-11** se puede apreciar un comportamiento normal frente a uno patológico, en este caso debido a una lesión crítica en la coronaria derecha

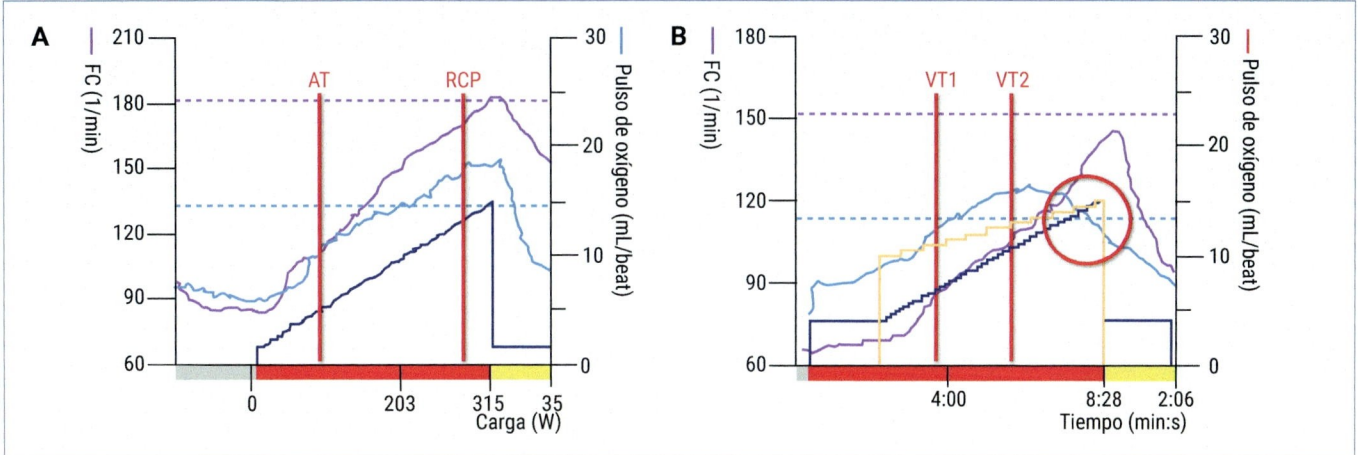

Figura 6-11. Comparación de un pulso de oxígeno normal, que se incrementa hasta el final de la prueba **(A)**, con uno patológico **(B)**, que presenta una caída brusca en la última fase de la prueba (zona rodeada con un círculo rojo).

proximal que ocasiona una disfunción sistólica a altas cargas, con caída del volumen sistólico y, por tanto, del pulso de oxígeno. Cuando se realiza la prueba a pacientes en estudio por dolor torácico, una morfología del pulso de oxígeno de ascenso precoz y posterior meseta mantenida, asociada a una gráfica del VO_2 con una doble pendiente de ascenso, se relaciona con la presencia de isquemia miocárdica, según propuso Belardinelli, sobre todo si el VO_2 pico alcanzado no supera el 90 % del valor predicho (**Fig. 6-12**).

Una manera de analizar la relación entre el VO_2 y el VCO_2, y, por tanto, de valorar en qué fase energética se está, es el RER, cuya representación se puede ver en la gráfica 8 (v. **Fig. 6-5**). Esto ayuda a conocer si el sujeto está en reposo y en condiciones óptimas para iniciar la prueba (RER en reposo < 0,85), así como saber si la prueba ha sido máxima (RER pico > 1,1 o > 1,05 en pacientes con insuficiencia cardíaca). El RER sigue aumentando una vez detenida la prueba, por lo que si no llega a 1,1 en el pico, pero sí alcanza el valor de 1,09 a los 2 minutos de la recuperación, la prueba también puede considerarse máxima. Por tanto, se considera una gráfica que informa del metabolismo energético,

porque en función del RER, con la tabla de Zunt, se puede saber exactamente qué tipo y qué cantidad de sustrato se está usando para generar energía, así como la producción energética total (**Tabla 6-1**).

Una prueba que comience con un RER elevado (por encima de 0,90-0,95) puede suponer una situación de ansiedad o hiperventilación que enturbie el análisis. Igualmente, una prueba que finalice con un RER bajo, sobre todo por debajo de 1 (y que no alcance el 1,09 a los 2 minutos de la recuperación), implica que la prueba es submáxima y se ha de interrogar al paciente acerca de los motivos de detención de la prueba (problemas mecánicos, desadaptación al ergómetro o a la mascarilla, ansiedad, otros motivos voluntarios, como es el caso de los simuladores, etc.), así como hacer un análisis de la prueba en función de los parámetros submáximos.

Dentro de las variables submáximas, una de las más importantes es el OUES (*oxygen uptake efficience slope*), una relación logarítmica entre el VO_2 y la ventilación que hace referencia a cómo se es capaz de aprovechar o utilizar el VO_2 en función de la ventilación a la que este se genera. Su importancia, como variable submáxima, radica en que su valor es el mismo

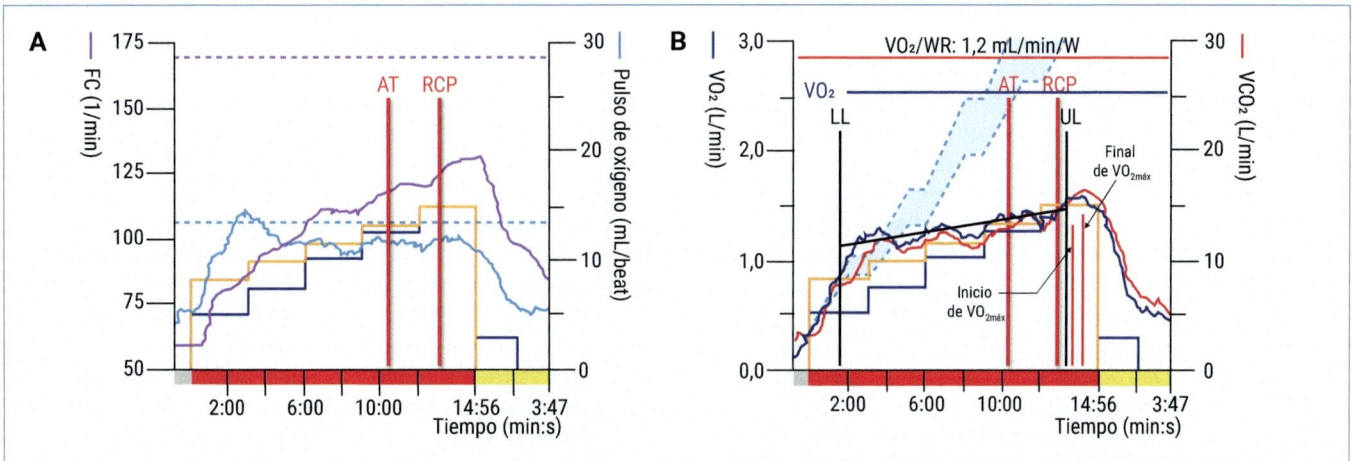

Figura 6-12. Criterios de isquemia definidos por Belardinelli. A la izquierda **(A)**, la gráfica del pulso de oxígeno muestra un ascenso rápido y precoz con una posterior meseta mantenida durante el resto de la prueba. A la derecha **(B)**, la gráfica del VO_2 muestra una doble pendiente, coincidente con el aplanamiento del pulso de oxígeno.
VCO_2: expulsión de dióxido de carbono por la respiración; VO_2: consumo de oxígeno.

Tabla 6-1. Tabla de Zunt: equivalente del gasto energético total y sustrato responsable de este en función del *Respiratory Exchange Ratio* (RER)

RER	Carbohidratos (g/L de O_2)	Grasas (g/L de O_2)	Energía (Kcal/L de O_2)	RER	Carbohidratos (g/L de O_2)	Grasas (g/L de O_2)	Energía (Kcal/L de O_2)
0,707	0,000	0,496	4,686	0,86	0,621	0,247	4,875
0,71	0,012	0,491	4,690	0,87	0,663	0,230	4,887
0,72	0,051	0,476	4,702	0,88	0,705	0,213	4,899
0,73	0,090	0,460	4,714	0,89	0,749	0,195	4,911
0,74	0,130	0,440	4,727	0,9	0,791	0,178	4,924
0,75	0,170	0,428	4,739	0,91	0,834	0,160	4,936
0,76	0,211	0,412	4,751	0,92	0,877	0,143	4,948
0,77	0,250	0,396	4,764	0,93	0,921	0,125	4,961
0,78	0,290	0,380	4,776	0,94	0,964	0,108	4,973
0,79	0,330	0,363	4,788	0,95	1,008	0,090	4,985
0,8	0,371	0,347	4,801	0,96	1,052	0,072	4,998
0,81	0,413	0,330	4,813	0,97	1,097	0,054	5,010
0,82	0,454	0,313	4,825	0,98	1,142	0,036	5,022
0,83	0,496	0,297	5,838	0,99	1,186	0,018	5,035
0,84	0,537	0,280	4,850	1	1,231	0,000	5,047
0,85	0,579	0,263	4,862	–			

con independencia de en qué momento se acabe la prueba. Disminuye cuando la causa del deterioro funcional es cardíaca o existe un problema en el intercambio gaseoso a nivel alveolocapilar, como en la hipertensión pulmonar (HTP). Sin embargo, en las patologías respiratorias está preservado. Siempre se debe comparar con su valor predicho, pues se trata de un parámetro fuertemente influenciado por el sexo, la edad, el peso, la talla, el tabaquismo, la situación respiratoria basal o el tratamiento con betabloqueantes. Así, ante una prueba submáxima (por ejemplo, con un RER pico 0,88) con un VO_2 bajo (por ejemplo, un 64 % del predicho) sin patología respiratoria, si el OUES se sitúa en un valor del 104 % del valor predicho, significa que la capacidad funcional potencial de ese paciente, en caso de haber conseguido concluir la prueba, es normal, por lo que se tienen que analizar minuciosamente cuáles han sido las causas de detención de la prueba (motivos mecánicos, ansiedad, simuladores, falta de condición física, etcétera).

> ❗ Ante pruebas submáximas hay que utilizar siempre el análisis de las variables submáximas. Las tres más importantes son el propio OUES, el VO_2 a nivel del primer umbral (que es normal si está por encima del 40 % del VO_2 máximo predicho) y el *slope* o pendiente de la relación VE/dióxido de carbono de la gráfica 4 de Wasermann que se verá posteriormente en los parámetros de eficiencia ventilatoria), que es normal si se sitúa por debajo de 30.

> El pulso de oxígeno es un parámetro directamente relacionado con el volumen sistólico o el gasto cardíaco del paciente. Su aplanamiento o caída durante la prueba puede traducir un problema cardiológico (disfunción ventricular, isquemia u obstrucción en la salida de la sangre del ventrículo izquierdo).

Parámetros ventilatorios

En cuanto a la ventilación que se aprecia en la gráfica 1 (v. **Fig. 6-5**), esta refleja los litros por minuto de aire ventilado. Es un producto del volumen corriente por la frecuencia respiratoria, de manera análoga a lo que sucede a nivel cardíaco (gasto cardíaco = volumen sistólico × frecuencia cardíaca) De hecho, ambos sistemas, cardíaco y pulmonar, se comportan de manera análoga ante un esfuerzo físico de intensidad creciente: en fases iniciales se incrementa predominantemente el volumen (sistólico o corriente) y, en fases más avanzadas, cuando el volumen ya puede aumentar muy poco o nada, crece la frecuencia (cardíaca o respiratoria). La ventilación debe incrementarse de manera lineal, con pequeñas inflexiones positivas en los umbrales, sobre todo del segundo (también conocido, por ese motivo, como punto de compensación respiratoria). En condiciones como la insuficiencia cardíaca, puede producirse un incremento de la ventilación de manera oscilatoria (respuesta oscilatoria de la ventilación), con fluctuaciones amplias y cíclicas, sobre

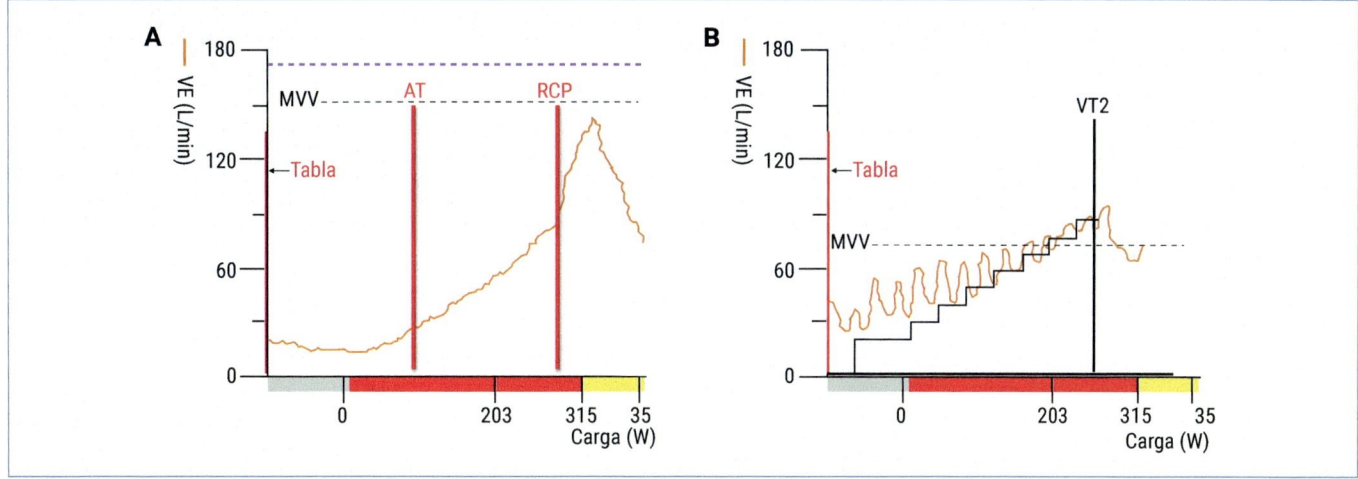

Figura 6-13. Gráfica 1 de Wasserman (ventilación) en un sujeto sano **(A)** con incremento lineal a lo largo del ejercicio; presenta una deflexión positiva en el segundo umbral (punto de compensación respiratoria) en comparación con un sujeto con insuficiencia cardíaca **(B)**, que presenta un patrón oscilatorio (típico signo de gravedad y mal pronóstico).

todo en las primeras etapas de ejercicio, lo cual es patológico y signo de mal pronóstico (**Fig. 6-13**).

En la gráfica 7 (**Fig. 6-14**), se observan desglosados los dos componentes de la ventilación: el volumen corriente y la frecuencia respiratoria. Se aprecia que, de manera análoga a lo que sucede en el corazón, en fases iniciales del ejercicio la ventilación se incrementa merced al incremento del volumen corriente, hasta que, en fases más avanzadas, lo hace sobre todo a expensas de un incremento en la frecuencia respiratoria.

Otra variable respiratoria muy importante es la reserva respiratoria, que se puede apreciar en la gráfica 8 (línea verde) (**Fig. 6-15**), que representa el porcentaje de capacidad ventilatoria que queda por utilizar en cada momento de ejercicio respecto a la máxima ventilación voluntaria, calculada en función del volumen espirado forzado en el primer segundo (FEV_1) obtenida en la espirometría basal, que siempre debe realizarse antes de hacer la ergoespirometría (multiplicando la FEV_1 por 35 o 40, según el autor). En un sujeto sano, no especialmente entrenado, la reserva respiratoria debe situarse al finalizar la prueba por encima del 20-30 %, mientras que esta se agota en dos tipos de población: sujetos con patología respiratoria o individuos entrenados. Estos son capaces de someterse a altas cargas de trabajo y exprimir su capacidad respiratoria al máximo antes de detener la prueba.

Parámetros de eficiencia de la ventilación o de intercambio gaseoso

Cuando se habla de ventilación pulmonar, se debe distinguir la capacidad de ventilar, que es el total de aire que entra y sale de los pulmones (ventilación), de la capacidad de aprovechar ese aire para que se produzca el intercambio gaseoso (eficiencia de la ventilación), que realmente es la finalidad última de la ventilación. Para que la ventilación sea eficiente, es precisa una adecuada integridad de la membrana alveolocapilar para que se produzca un correcto intercambio gaseoso (absorción de oxígeno y eliminación de dióxido de carbono). Se puede valorar la eficiencia de la ventilación mediante el *slope*

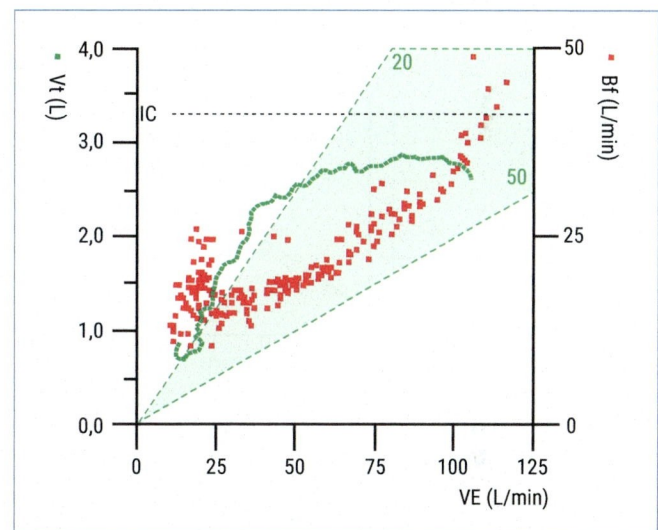

Figura 6-14. Gráfica 7 de Wasserman, con el volumen corriente (verde) y la frecuencia respiratoria (rojo), con un comportamiento fisiológico («en espejo»); se incrementa la ventilación en fases iniciales a expensas del volumen, mientras que, posteriormente, se hace a expensas de la frecuencia.

VE/VCO_2 en la gráfica 4 (v. **Fig. 6-5**), los equivalentes de oxígeno y dióxido de carbono (V_EO_2 y V_ECO_2) en la gráfica 6 (v. **Fig. 6-5**), y las presiones al final de la espiración de oxígeno y CO_2 ($P_{ET}CO_2$ y $P_{ET}O2$) en la gráfica 9 (v. **Fig. 6-5**).

La gráfica 4 (**Fig. 6-16**), refleja un de los parámetros más importantes y con mayor valor diagnóstico y pronóstico en muchas condiciones patológicas, sobre todo en insuficiencia cardíaca (IC) y en HTP, incluso superior al propio valor pronóstico del VO_2. Se establece una relación entre la ventilación (VE) y el VCO_2, que debe ser lineal hasta la aparición del segundo umbral, donde la pendiente se acentúa. Una pendiente mayor implica que para lavar el dióxido de carbono se ha de ventilar más, es decir, que la barrera alveolocapilar no funciona adecuadamente y la ventilación no es todo lo eficiente que debiera: a mayor pendiente, mayor ineficiencia. La pendiente, en condiciones normales, se sitúa

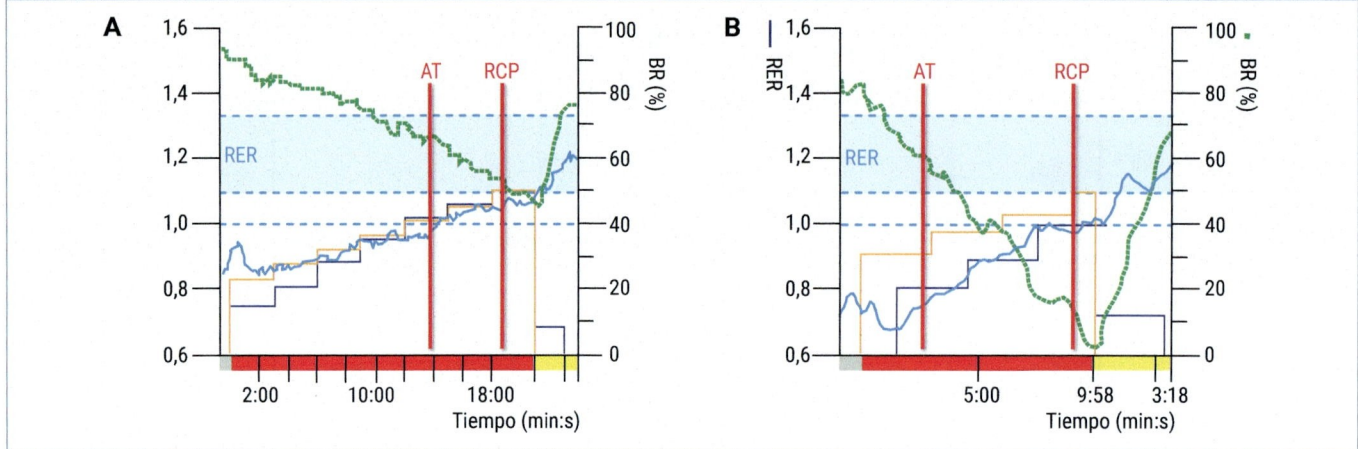

Figura 6-15. Gráfica 8 de Wasserman, donde se puede ver en azul el *Respiratory Exchange Ratio* y en verde la *breathing reserve* o reserva respiratoria. A la izquierda **(A)**, un sujeto sedentario, sin patología respiratoria, que termina la prueba con una *breathing reserve* del 45 % (normal). A la derecha **(B)**, un paciente con enfermedad pulmonar obstructiva crónica que agota su *breathing reserve* de forma precoz, incluso con una prueba submáxima (*Respiratory Exchange Ratio* en el máximo esfuerzo de 1,02).

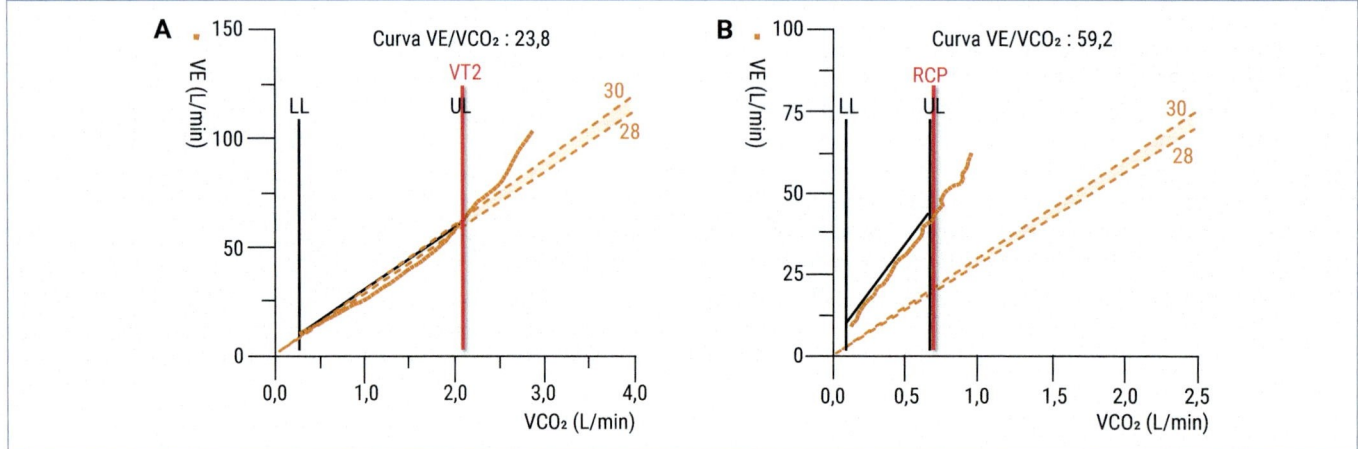

Figura 6-16. Gráfica 4 de Wasserman, donde se muestra la relación VE/VCO_2, cuya pendiente o *slope* es uno de los principales parámetros pronósticos; en condiciones de normalidad, se debe situar por debajo de 30. A la izquierda **(A)**, un sujeto sano (*slope* 23,8); a la derecha **(B)**, un sujeto con hipertensión pulmonar (*slope* 59,2).
VCO_2: expulsión de dióxido de carbono por la respiración; VO_2: consumo de oxígeno.

por debajo de 30. En 2007, Arena estableció su clasificación ventilatoria (de 1 a 4) en función de la pendiente (**Tabla 6-2**). Esta tiene un importante valor pronóstico en IC. La enfermedad paradigmática de la ineficiencia ventilatoria, con alveolos bien ventilados, pero mal perfundidos, es la HTP; es donde se encuentran las pendientes VE/VCO_2 más elevadas. Un caso particular es el que se produce en sujetos con la misma pendiente VE/VCO_2, pero una de ellas se sitúa en un punto más alto de la gráfica (paralela a la del otro sujeto), con lo que corta, por tanto, su virtual prolongación el eje Y en un punto más elevado (**Fig. 6-17**). En este caso, aunque según el *slope* VE/VCO_2 ambos tendrían el mismo grado de ineficiencia ventilatoria, el sujeto con la gráfica más elevada debe ventilar más para lavar el dióxido de carbono (mayor ineficiencia), lo cual es debido a que parte de un punto de hiperinsuflación basal (en reposo) más elevado. Además, tiene también mayor hiperinsuflación con el esfuerzo. Ese punto de corte en el eje Y se conoce como el *y-interceptor* VE/VCO_2. Una manera sencilla de calcularlo es utilizar la ventilación y el VCO_2 que se presenten en un

Tabla 6-2. Clasificación ventilatoria de Arena en la insuficiencia cardíaca

Clase ventilatoria	Pendiente VE/VCO_2	Supervivencia libre de eventos a 2 años
1	≤ 30	97,2 %
2	30-35,9	85,2 %
3	36-44,9	72,3 %
4	≥ 45	44,2 %

VE/VCO_2: Relación entre la ventilación y la expulsión de CO_2.

punto cualquiera de la prueba (por ejemplo, en el primer umbral) junto con el *slope* VE/VCO_2 y aplicar la ecuación general de una recta:

$$y = mx + b$$

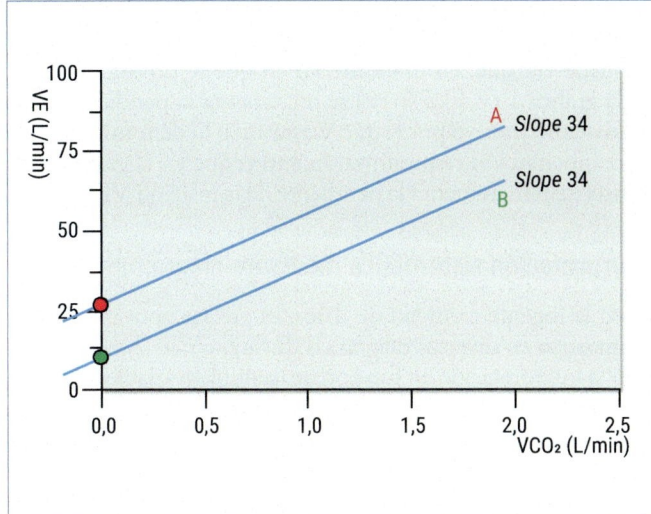

Figura 6-17. Gráfica 4 de Wasserman, donde se muestra la relación VE/VCO₂ de dos sujetos (A y B) que tienen la misma pendiente. Sin embargo, el sujeto A tiene un valor mayor de intersección en el eje Y (*y-interceptor*) y, por tanto, mayor ineficiencia ventilatoria. VCO₂: expulsión de dióxido de carbono por la respiración.

Se sustituye cada valor por su correspondiente, con lo que queda de la siguiente manera:

$$VE = slope\ VE/VCO_2 \times VCO_2 + y\text{-}interceptor$$

Si se despeja la ecuación, queda que la fórmula del *y-interceptor* es:

$$y\text{-}interceptor = VE - slope\ VE/VCO_2 \times VCO_2$$

Valores de *y-interceptor* superiores a 4,07 sugieren la presencia de enfermedad pulmonar obstructiva crónica, sobre todo en pacientes con insuficiencia cardíaca con fracción de eyección del ventrículo izquierdo reducida y datos de ineficiencia ventilatoria.

Otro parámetro de eficiencia ventilatoria son los equivalentes (V_EO_2 y V_ECO_2), tanto de oxígeno (cantidad de aire, en mL, que se debe ventilar para consumir 1 mL de oxígeno o dicho de otra manera: VE/VO_2) como de dióxido de carbono (cantidad de aire que se debe ventilar, en mL, para expulsar 1 mL de dióxido de carbono o dicho de otra manera: VE/VCO_2). Así se concluye que a mayores equivalentes, más ineficiencia. En reposo, están algo elevados, pues no es la situación en la que se es más eficiente, desde el punto de vista de la ventilación, pero a medida que se desarrolla un ejercicio, se reclutan unidades alveolares, se dilatan los vasos pulmonares y la eficiencia comienza a aumentar y los equivalentes, por tanto, a disminuir. Posteriormente, según va avanzando el ejercicio, se producen una serie de inflexiones en los equivalentes (primero del V_EO_2 y después del V_ECO_2) que ayudan a situar dónde se encuentran los umbrales, como se verá posteriormente en el cálculo de los umbrales. Un valor de V_ECO_2 superior a 34 en el primer umbral, o en su punto nadir (punto más bajo de la curva), según los autores que se consulten, suele considerarse como dato de ineficiencia ventilatoria.

De manera análoga a los equivalentes se comportan las $P_{ET}CO_2$ y $P_{ET}O_2$. Así, se observa que a mayor eficiencia ventilatoria, más concentración de dióxido de carbono y menos de oxígeno en el aire espirado (ya que se consigue absorber adecuadamente el oxígeno y expulsar el dióxido de carbono). Con ello, $P_{ET}CO_2$ es más elevada y $P_{ET}O_2$, más baja, mientras que una situación de ineficiencia ventilatoria va acompañada de valores de $P_{ET}CO_2$ bajos y $P_{ET}O_2$ altos. Al igual que con los equivalentes, sus inflexiones ayudan a situar los umbrales. En este caso, como datos de ineficiencia ventilatoria, se consideran la presencia de una $P_{ET}CO_2$ en reposo inferior a 33 o la incapacidad de incrementar al menos 3 puntos al llegar al primer umbral.

En la **tabla 6-3** se ve, de manera resumida, cómo están los diversos parámetros de eficiencia ventilatoria (equivalentes, PET [$P_{ET}O_2$ o $P_{ET}CO_2$] y *slope*) en función de la presencia o ausencia de esta.

 Hay que distinguir entre la ventilación y la eficiencia de la ventilación. La primera hace referencia a la cantidad de aire movilizado y su alteración puede estar relacionada con problemas pulmonares, mientras que la eficiencia de la ventilación está directamente asociada con el intercambio gaseoso en la membrana alveolo capilar.

Cálculo de los umbrales

A continuación, se profundiza en el concepto de *umbral*, en su significado, las diversas nomenclaturas, que en ocasiones dan lugar a errores de interpretación, y la manera de calcularlo. Los umbrales, como se explicó al inicio, suponen las zonas de transición metabólica-energética. Wasserman llamó al primer umbral *anaerobic treshold* (AT), porque suponía el inicio del metabolismo anaeróbico, y al segundo *respiratory compensation point* (RCP), debido al incremento de la ventilación para tamponar la acidosis láctica. En medicina del deporte, al primer umbral se le suele llamar *umbral aeróbico* y corresponde en la curva de lactato a la presencia de 2 mmol de lactato en sangre; el segundo se denomina *umbral anaeróbico* y se refiere a la presencia en sangre de 4 mmol de lactato. Tal vez, la manera más correcta, y dado que son umbrales basados en hallazgos obtenidos a través de las inflexiones de la venti-

Tabla 6-3. Resumen de los parámetros de eficiencia ventilatoria		
Parámetro	**Buena eficiencia**	**Mala eficiencia**
V_EO_2	↓	↑
V_ECO_2	↓	↑
$P_{ET}O_2$	↓	↑
$P_{ET}CO_2$	↑	↓
VE/VCO_2	↓	↑

lación, es denominarlos umbrales ventilatorios o *ventilatory tresholds* siendo VT_1 el primer umbral y VT_2, el segundo.

> ⚠ Los métodos más precisos para su cálculo se basan en las inflexiones de las curvas de los equivalentes y las PET, de manera que cuando comienza a incrementarse el V_EO_2 sin que lo haga el V_ECO_2 corresponde al VT_1, mientras que cuando se incrementan ambos (V_EO_2 y V_ECO_2), es el VT_2. En cuanto a las PET, cuando comienza a incrementarse la $P_{ET}O_2$ es el VT_1, mientras que cuando empiece a bajar la $P_{ET}CO_2$ y vuelve a subir la $P_{ET}O_2$ (separación de ambas curvas), es el VT_2. En la **figura 6-18** se puede ver un ejemplo real de cálculo de umbrales mediante el análisis de las gráficas 6 y 9 de Wasserman.

Un método clásico de cálculo, que ha quedado ya como método de apoyo, en este caso solo para el primer umbral (VT_1) es el conocido como método *V-slope*. Es la única utilidad de la que goza la gráfica central, la número 5 (**Fig. 6-19**), en la que se refleja la relación lineal entre VCO_2 y VO_2, linealidad

que se rompe, cambiando la pendiente, en el momento en que acontece el primer umbral. Como método de apoyo para VT_2 se puede ver que, en el momento en que se produce el VT_2, en la gráfica 1 (v. **Fig. 6-19**) se incrementa la pendiente de la ventilación, motivo por el que Wasserman lo denominó punto de compensación respiratoria, mientras que en la gráfica 4 de Wasserman incrementa la pendiente de la relación VE/VCO_2.

Interpretación sistemática mediante diagramas de flujo

Dada la ingente cantidad de datos, es preciso apoyarse para el diagnóstico en diversos diagramas de flujo o *flowchart* que faciliten la interpretación en función de múltiples variables. Wasserman describe en su tratado hasta cinco *flowchart* distintos, a cada cual más complejo, y en los que, aparte de los datos medidos de manera convencional en una ergoespirometría, incluye parámetros obtenidos mediante técnicas invasivas, como gasometrías arteriales o venosas, y que no se realizan en la práctica clínica habitual. A modo de resumen sencillo y práctico, se propone el algoritmo de la **figura 6-20**, basado en muy pocos datos, todos ellos accesibles mediante pruebas convencionales.

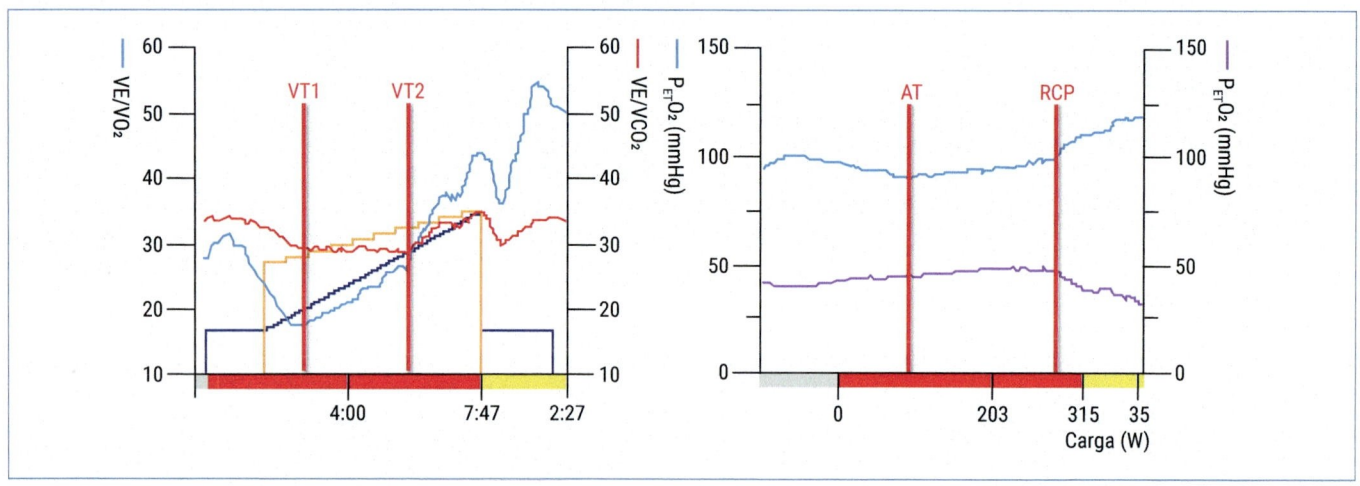

Figura 6-18. Cálculo de los umbrales ventilatorios mediante las inflexiones de las curvas de los equivalentes y las presiones espiratorias de oxígeno y dióxido de carbono.
AT: *Anaerobic treshold*; RCP: *Respiratory composition point*; VT1: primer umbral ventilatorio; VT2: segundo umbral ventilatorio.

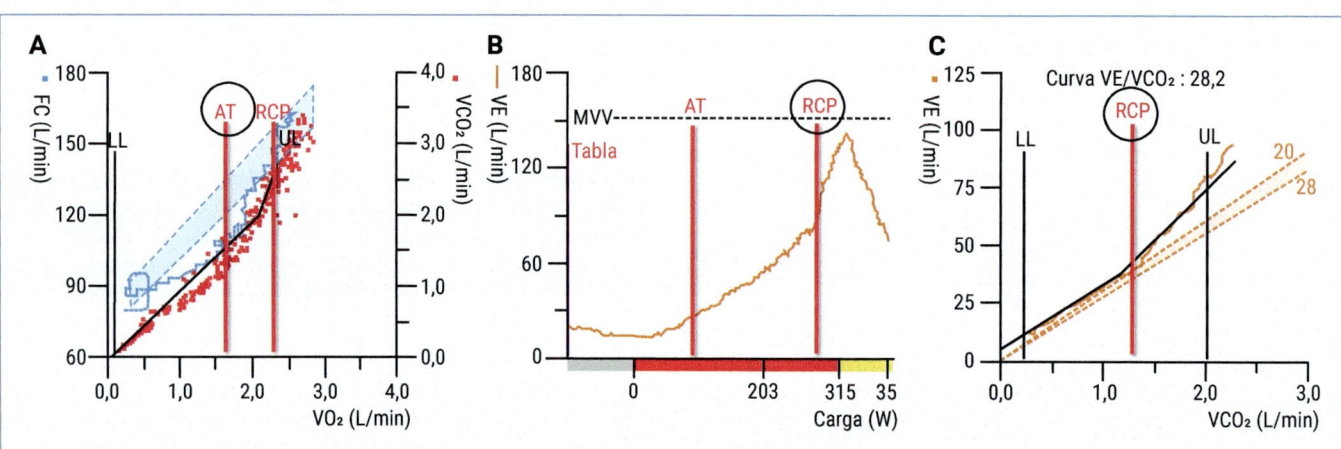

Figura 6-19. Métodos de apoyo al cálculo de los umbrales. A la izquierda **(A)**, mediante el método *V-slope* en la gráfica 5 de Wasserman; en el centro **(B)**, mediante el punto de compensación respiratoria en la gráfica 1 de Wasserman; a la derecha **(C)**, mediante el cambio de pendiente del *slope* de la gráfica 4 de Wasserman.
VCO2: expulsión de dióxido de carbono por la respiración; VO2: consumo de oxígeno.

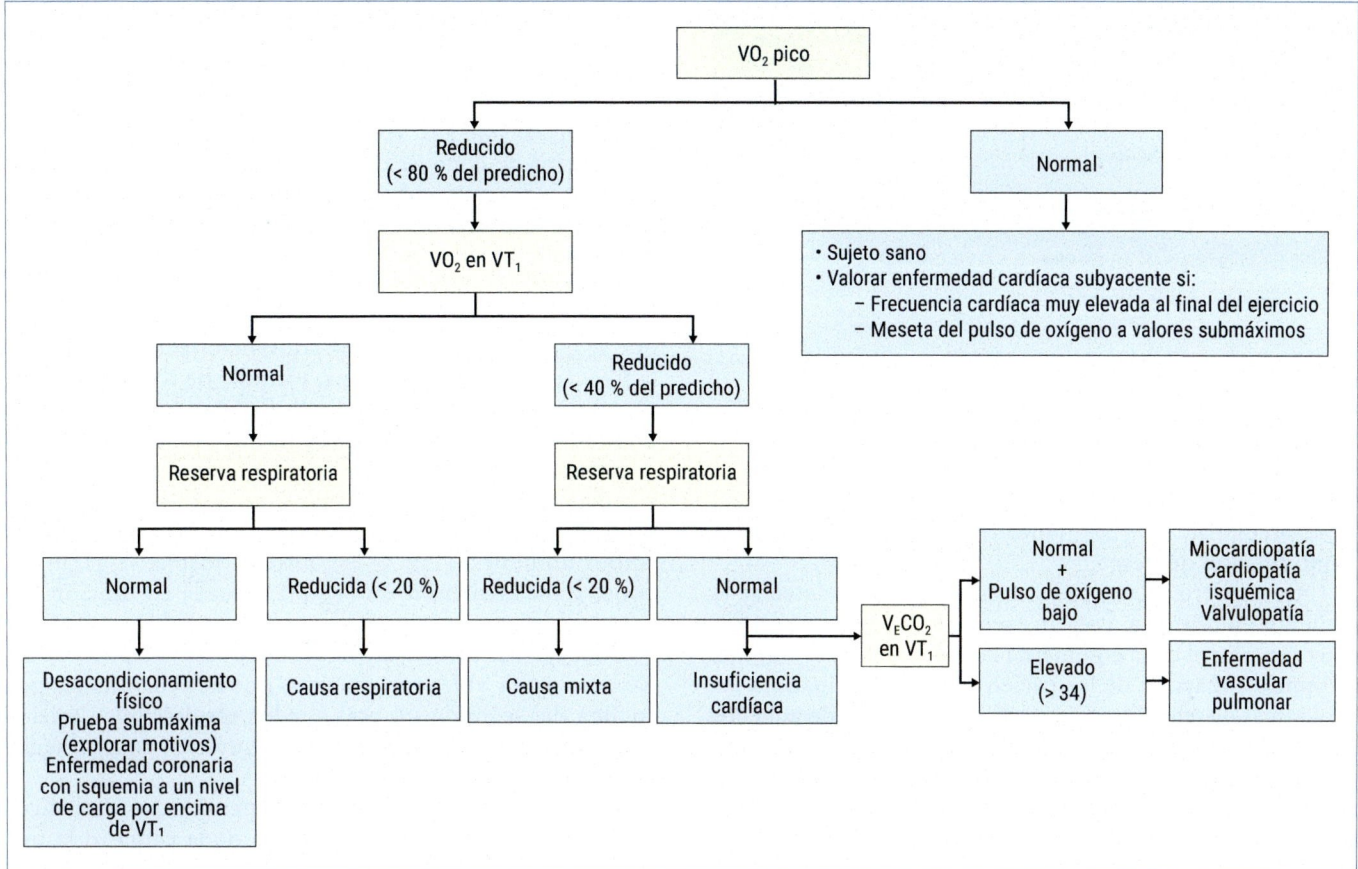

Figura 6-20. Algoritmo diagnóstico básico utilizando únicamente tres parámetros: VO_2 (tanto a nivel de carga máxima como del primer umbral), reserva respiratoria y equivalente del dióxido de carbono medido en el primer umbral. Como parámetros secundarios, hay que basarse en la frecuencia cardíaca y en el pulso de oxígeno.
VCO_2: expulsión de dióxido de carbono por la respiración; V_ECO_2: equivalente de oxígeno; VO_2: consumo de oxígeno.

UTILIDAD DE LA ERGOESPIROMETRÍA EN REHABILITACIÓN CARDÍACA

La utilidad de la técnica durante los programas de rehabilitación cardíaca es incuestionable. Se podría resumir en tres puntos:

- Estratificación del riesgo y selección de los pacientes óptimos.
- Diseño de los programas de entrenamiento.
- Evaluación de resultados.

Estratificación del riesgo y selección de los pacientes óptimos

Las escalas de riesgo clásicas, que proponen tres grupos de riesgo para los pacientes (bajo, intermedio y alto), son eminentemente clínicas, muy focalizadas en el paciente con cardiopatía isquémica, con lo que dejan fuera muchos otros entornos clínicos que hoy en día son una práctica habitual en las unidades de rehabilitación cardíaca. Además, los parámetros funcionales que incluyen, como los MET, están basados en su estimación mediante ergometría indirecta o convencional. Una valoración previa del paciente con ergoespirometría da una visión mucho más completa y transversal del paciente, además de obtener los MET directos o reales. Por

otra parte, es mucho más sensible y específica para la detección de la isquemia miocárdica. Finalmente, permite discriminar con certeza el origen del potencial deterioro funcional de los pacientes.

En un trabajo realizado en 2016, por el Dr. Berenguel y su grupo de trabajo, se analizó a 476 pacientes que habían realizado rehabilitación cardíaca. Se observó cómo hasta el 23 % de los sujetos de bajo riesgo clínico tenían una ergoespirometría con criterios de alto riesgo, mientras que en el grupo de alto riesgo clínico hasta un 53 % de los pacientes tenían una ergoespirometría de buen pronóstico. Como función de riesgo ergoespirométrico se utilizó una puntuación agregada de cinco parámetros denominado *Score+* (**Tabla 6-4**). En ella, a los pacientes con un *Score+* de 0 o 1 se les considera de bajo riesgo ergoespirométrico y los pacientes con *Score+* de 4 o 5, de alto riesgo.

Además, una adecuada estratificación del riesgo basal del paciente permite seleccionar mejor los sujetos con más margen de mejoría tras los programas de rehabilitación cardíaca, que, en general, son los más deteriorados. El *Score+* demostró en un trabajo posterior su capacidad para discriminar los pacientes con más potencial de mejoría del VO_2 tras el programa; estos pacientes eran los que presentaban un *Score+* basal de 4 o 5. Más recientemente, el *Score+* ha demostrado en una muestra de más de 1.000 pacientes, con una media de seguimiento de 6,5 años, tener potencial para

Tabla 6-4. *Score+* propuesto para estratificar el riesgo en función de la ergoespirometría. Los pacientes con menos de 2 puntos se consideran de bajo riesgo, mientras que con 4 o 5 son de alto riesgo

VO_2 pico < 80 % predicho	1 punto
VO_2 en VT_1 < 40 % predicho	1 punto
Pulso de oxígeno < 12 en varones o < 8 en mujeres	1 punto
Slope VE/VCO_2 > 35,9	1 punto
OUES < 80 % predicho	1 punto

OUES: *oxygen uptake efficience slope*; VE: ventilación; VO_2: consumo máximo de oxígeno; VT_1: primer umbral ventilatorio.

discriminar eventos (reinfarto, hospitalización, necesidad de revascularización y mortalidad), lo que refuerza su valor como función de riesgo.

Otro aspecto relevante es el potencial para detectar la isquemia miocárdica, con una sensibilidad y especificidad muy superior al de la ergometría convencional. Hoy en día, la inmensa mayoría de los pacientes que participan en los programas de rehabilitación cardíaca siguen siendo aquellos con cardiopatía isquémica; no son infrecuentes personas con lesiones coronarias intermedias o incluso graves no revascularizadas. Si se utiliza la ergometría convencional como prueba de detección de isquemia previa al inicio del programa, se tiene un 30-40 % de pacientes que presentan isquemia secundaria a dichas lesiones que no se detecta, mientras que con la ergoespirometría ese porcentaje se reduce a un 10-15 %, sobre todo en lesiones de alguna de las tres coronarias principales.

Diseño de los programas de entrenamiento

La ergoespirometría es la prueba de elección a la hora de diseñar y planificar cualquier tipo de entrenamiento, tanto en deportistas de alto rendimiento como en pacientes. La posibilidad de conocer de manera precisa los umbrales y, por tanto, las zonas de entrenamiento, posibilita poder trabajar con pacientes de acuerdo con datos objetivos que maximicen las dos premisas básicas que debe tener todo programa de ejercicio físico terapéutico: seguridad y eficacia. Todos los métodos de cálculo de zonas de entrenamiento que se basan en la ergometría convencional (porcentaje de la frecuencia cardíaca máxima, fórmula de Karvonen, etc.) tratan de estimar de manera indirecta dónde se sitúan esos umbrales. Con la ergoespirometría, se conoce (no estima) dónde están los umbrales así como a su frecuencia cardíaca y carga correspondiente, de manera que se delimita lo que se conoce como *zona sensible de entrenamiento* (situada entre ambos umbrales) (**Fig. 6-21**) De esta forma, se garantiza poder trabajar siempre en la zona deseada en función del tipo de entrenamiento que se lleve a cabo, dado que entrenar por debajo del primer umbral puede resultar poco eficaz para conseguir objetivos, mientras que entrenamientos por encima del segundo umbral pueden resultar poco tolerables para el paciente, incluso poco seguros en determinadas situaciones clínicas.

Si lo que se plantea es un entrenamiento interválico, su diseño precisa del conocimiento de la carga (o la frecuencia cardíaca) a la que se alcanza el VO_2 máximo (o pico), dado que los intervalos de carga se diseñan según un porcentaje determinado del VO_2 máximo, dato que solo se puede conocer con seguridad mediante la realización de una ergoespirometría.

 Los MET estimados con una ergometría convencional son los denominados MET *indirectos*, que siempre sobreestiman la capacidad funcional real. Los MET *directos* se obtienen dividiendo el VO_2 pico alcanzado (en mL/kg/min) entre 3,5.

 La zona sensible de entrenamiento es aquella que se sitúa entre los dos umbrales, que es una zona segura y eficaz para obtener mejorías. La única manera de conocer con fiabilidad esa zona es mediante una ergoespirometría.

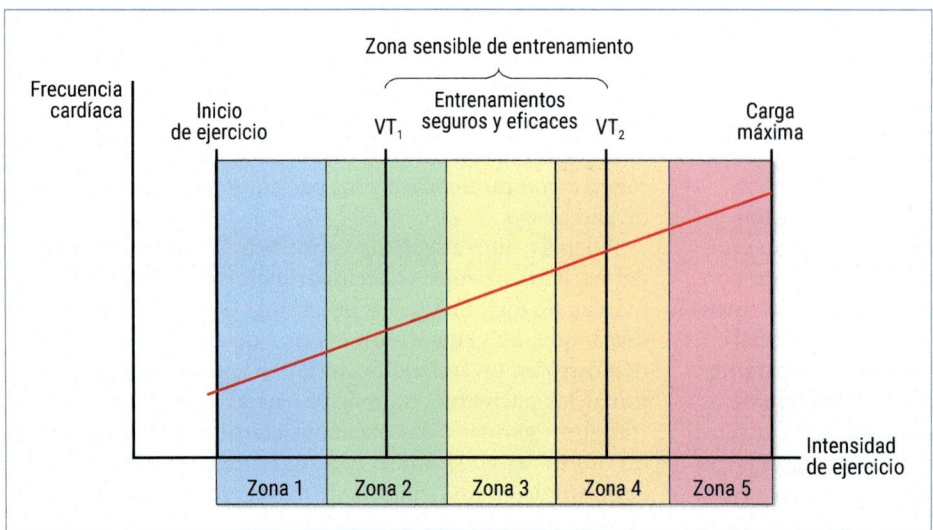

Figura 6-21. Zonas de entrenamiento según el modelo de cinco zonas, con la zona sensible de entrenamiento para pacientes en rehabilitación cardíaca delimitada por ambos umbrales ventilatorios.

Figura 6-22. Fórmula de la eficiencia muscular, tanto para pruebas en cicloergómetro como en tapiz rodante.
VO_2: consumo de oxígeno.

$$EM_{tapiz}\ (\%) = \frac{Peso\ (kg) \times seno\ del\ ángulo\ de\ la\ inclinación \times velocidad\ (m/s) \times 58.823,4}{(4,94 \times RER + 16,04) \times (VO_2\ pico\ en\ mL/min - VO_2\ basal\ en\ mL/min)} \times 100$$

$$EM_{ciclo}\ (\%) = \frac{Potencia\ desarrollada\ (W) \times 60}{(4,94 \times RER + 16,04) \times (VO_2\ pico\ en\ mL/min - VO_2\ basal\ en\ mL/min)} \times 100$$

Evaluación de resultados

Para finalizar, en medicina siempre hay que medir resultados y hacerlo de una manera precisa, reproducible y fiable. La ergoespirometría permite medir y comparar múltiples parámetros preintervención y postintervención con el fin de, por una parte, saber si la actuación realizada ha sido eficaz o no y, por otra, para planificar el entrenamiento que hay que hacer durante la fase 3, una vez el paciente abandona la unidad de rehabilitación cardíaca.

El parámetro principal que hay que comparar es el VO_2 pico alcanzado, que es el mejor indicador de capacidad funcional y uno de los principales objetivos de mejoría, pues su incremento se relaciona con un descenso de la mortalidad. Por cada MET real incrementado (3,5 mL/kg/min) la mortalidad se reduce en un 10-15 %. Pero no es el único, ya que tras la rehabilitación se observan mejorías en parámetros ventilatorios, más evidentes si se introducen el fortalecimiento de la musculatura respiratoria en las rutinas de entrenamiento, e incluso en los parámetros de eficiencia ventilatoria. Una mención especial merecen los umbrales, pues conseguir retrasar su aparición, sobre todo el primer umbral, es un claro reflejo de haber sido capaces de inducir una mejoría en el metabolismo mitocondrial y de utilizar el metabolismo oxidativo de los ácidos grasos a mayores cargas de trabajo (incremento de la flexibilidad metabólica), lo cual se refleja indefectiblemente en una mejoría de la calidad de vida del paciente, que es capaz de someterse durante tiempos mayores y con mejor tolerancia a determinados esfuerzos.

En ocasiones, hay pacientes que, tras realizar un buen programa de rehabilitación cardíaca y mejorar clínicamente de manera subjetiva, alcanzan un VO_2 pico en la ergoespirometría posterior similar al previo, mientras que el tiempo de prueba y, por tanto, la carga pico alcanzada son superiores. En estos casos, donde a pesar del incremento de carga no se ha visto incrementado el VO_2, la explicación puede radicar en la mejoría del aprovechamiento de ese VO_2 que se hace a nivel periférico, con lo que es capaz el músculo de, con el «mismo combustible», generar «más energía»; dicho de otra manera, puede mejorar la eficiencia si el músculo aprovecha mejor el oxígeno que recibe. El concepto de eficiencia muscular, conocido ya desde hace años, sobre todo en el campo del rendimiento y para pruebas en el cicloergómetro, no ha sido apenas explorado en el campo clínico asistencial y de la rehabilitación cardíaca, y mucho menos para pruebas en tapiz rodante. El grupo de trabajo del Dr. Berenguel desarrolló hace unos años una fórmula (**Fig. 6-22**) para calcular la eficiencia muscular, tanto para pruebas en cicloergómetro como en tapiz rodante; tiene como premisa la utilización de exactamente el mismo protocolo preintervención y postintervención para que ambas eficiencias musculares sean comparables. En un trabajo en el que se comparaba

entrenamientos hospitalarios con domiciliarios y se estratificaba por riesgo clínico, se pudo observar cómo incluso en aquellos pacientes donde el VO_2 no mejoraba, o lo hacía de una manera más modesta (sobre todo en pacientes de bajo riesgo con entrenamientos domiciliarios), la eficiencia muscular mejoraba de manera muy significativa, si bien no tanto como en aquellos que se entrenaban de manera presencial.

Para finalizar, se pueden utilizar los datos obtenidos de la ergoespirometría (VO_2 y VCO_2) para, mediante la utilización de las fórmulas estequiométricas propuestas por Frayn (**Fig. 6-23**) o con la tabla de Zunt (que utiliza el RER), calcular la tasa de oxidación de grasas y carbohidratos, además de elaborar unos mapas metabólicos que sirvan de medición fácil e indirecta del metabolismo mitocondrial. Si a estas determinaciones le añadimos la medición del lactato, tal y como propusieron Íñigo San Millán y George Brooks en 2017, se obtiene un mapa metabólico de función 100 % mitocondrial (**Fig. 6-24**), pues tanto los ácidos grasos como el lactato se metabolizan exclusivamente en el interior de la mitocondria, mientras que la glucosa también tiene un metabolismo citosólico, extramitocondrial. En función del grado de entrena-

$$oxFAT\ (mg/min) = 1,67\ VO_2(mL/min) - 1,67\ VCO_2(mL/min)$$

$$CHO\text{-}ox\ (mg/min) = 4,55\ VCO_2(mL/min) - 3,21\ VO_2(mL/min)$$

Figura 6-23. Fórmula de Frayn para el cálculo de la tasa de oxidación de grasas y de carbohidratos a través del VO_2 y del VCO_2.
VCO_2: expulsión de dióxido de carbono por la respiración; VO_2: consumo de oxígeno.

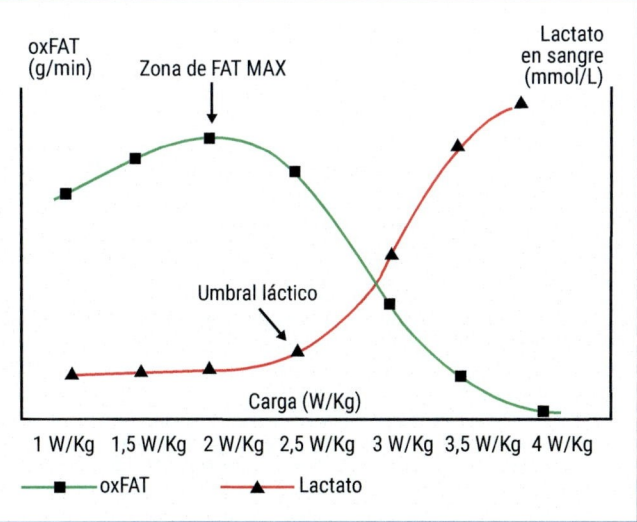

Figura 6-24. Mapa metabólico de función mitocondrial propuesto por San Millán y Brooks (2017).

miento y, por tanto, de la flexibilidad metabólica que presente el sujeto, las curvas de oxidación de grasas y lactato varían (**Fig. 6-25**). Por tanto, la medición de la función mitocondrial mediante esta metodología es una manera rápida y sencilla de valorar la modificación de la flexibilidad metabólica tras una intervención basada en el ejercicio físico, como es el caso de la rehabilitación cardíaca.

 Existen varias maneras de evaluar la mejoría tras la rehabilitación; el VO_2 es el principal objetivo (descenso del 10-15 % en la mortalidad por cada MET de mejoría), pero no el único. Parámetros como la eficiencia muscular o la valoración de la flexibilidad metabólica pueden ayudar al leer de una manera más global el resultado de una intervención.

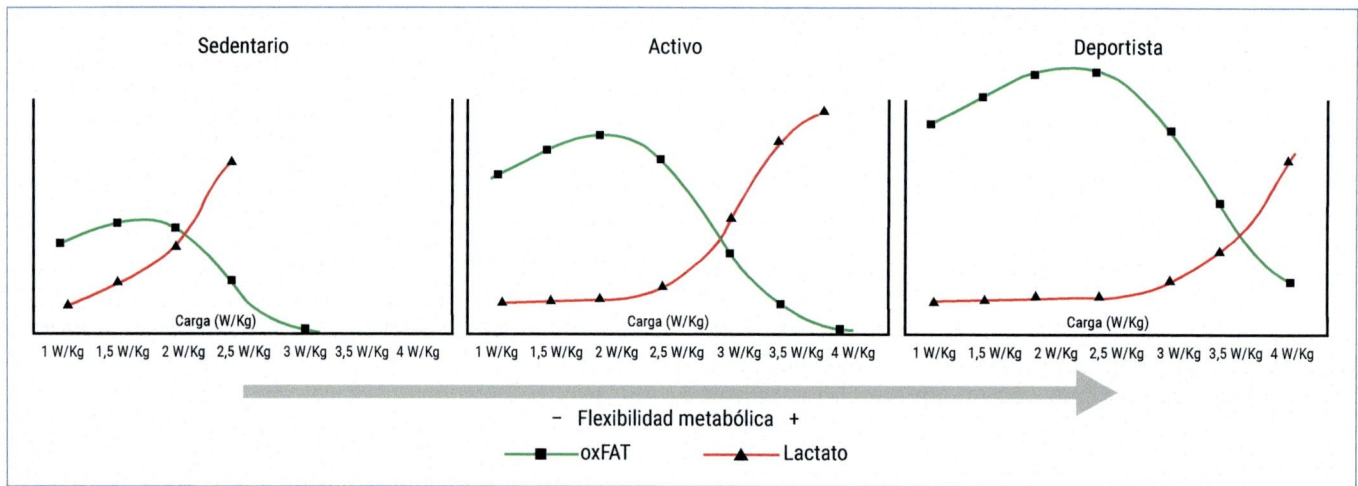

Figura 6-25. Mapas metabólicos en tres individuos (sedentario, activo y deportista) con la modificación de la flexibilidad metabólica. Con mayor flexibilidad, se incrementa la capacidad de oxidar grasas y de aclarar el lactato (se acumula menos y más tarde en sangre).

 PUNTOS CLAVE

- La ergospirometría es la prueba de elección para valorar la capacidad funcional de cualquier sujeto, así como para el diagnóstico etiológico del deterioro funcional.
- El análisis de los gases espirados ofrece una visión holística del funcionamiento de los sistemas cardiológicos y respiratorios, así como del metabolismo energético muscular.
- Para la adecuada interpretación de la técnica, es clave el conocimiento del sistema gráfico de nueve paneles de Was-

serman, además de la utilización de algoritmos diagnósticos o *flowchart*.
- La utilidad de la ergoespirometría en rehabilitación cardíaca radica en su capacidad para estratificar el riesgo del paciente, su incuestionable utilidad a la hora de diseñar los entrenamientos y la capacidad de medir de una manera objetiva los resultados alcanzados tras la intervención.

BIBLIOGRAFÍA

Agostoni P, Corrà U, Cattadori G, Veglia F, La Gioia R, Scardovi AB, *et al.* Metabolic exercise test data combined with cardiac and kidney indexes, the MECKI score: a multiparametric approach to heart failure prognosis. Int J Cardiol. 2013;167(6):2710-8.

Arena R, Myers J, Abella J, Peberdy MA, Bensimhon D, Chase P, *et al.* Developpment of a Ventilatory Classification System in Patients with Cardiac Failure. Circulation. 2007;115:2410-7.

Bailey CS, Wooster LT, Buswell M, Patel S, Pappagianopoulos PP, Bakken K, *et al.* Post-Exercise Oxygen Uptake Recovery Delay: A Novel Index of Impaired Cardiac Reserve Capacity in Heart Failure. JACC Heart Fail. 2018;6(4):329-39.

Balady GJ, Arena R, Sietsema K, Myers J, Coke L, Fletcher GF, *et al.* Clinician's Guide to cardiopulmonary exercise testing in adults. A Scientific Statement From the American Heart Association. Circulation 2010;122(2):191-225.

Barron A, Francis DP, Mayet J, Ewert R, Obst A, Mason M, *et al.* Oxygen Uptake Efficiency Slope and Breathing Reserve, Not Anaerobic Threshold, Discriminate Between Patients With Cardiovascular Disease Over Chronic Obstructive Pulmonary Disease. JACC Heart Fail. 2016;4(4):252-61.

Belardinelli R, Lacalaprice F, Carle F, Minnucci A, Cianci G, Perna G, *et al.* Exercise-induced myocardial ischaemia detected by cardiopulmonary exercise testing. Eur Heart J. 2003;24(14):1304-13.

Belardinelli R, Lacalaprice F, Tiano L, Muçai A, Perna GP, *et al.* Cardiopulmonary exercise test is more accurate than ECG-stress testing in diagnosing myocardial ischemia in subjects with chest pain. Int J Cardiol. 2014;174(2):337-42.

Berenguel A, Lozano MG, Chamón R, Sánchez-Aguilera P, Martínez A, Castillo JI, *et al.* Mejorando la estratificación de riesgo en rehabilitación cardíaca mediante ergoespirometría: la escala modificada (SCORE+) incrementa la detección de pacientes de alto riesgo. Rev Esp Cardiol. 2018;71(Supl 1):184.

Cahalin LP, Chase P, Arena R, Myers J, Bensimhon D, Peberdy MA, *et al.* A meta-analysis of the prognostic significance of cardiopulmonary exercise testing in patients with heart failure. Heart Failure Reviews. 2013;18(1):79-94.

Cornelis J, Taeymans J, Hens W, Beckers P, Vrints C, Vissers D. Prognostic respiratory parameters in heart failure patients with and without exercise oscillatory ventilation - a systematic review and descriptive meta-analysis. Int J Cardiol. 2015;182: 476-86.

Cornish AK, Broadbent S, Cheema BS. Interval training for patients with coronary artery disease: a systematic review. Eur J Appl Phisiol. 2011;111(4):579-89.

Guazzi M, Adams V, Conraads V, Halle M, Mezzani A, Vanhees L, *et al.* Clinical recommendations for cardiopulmonary exercise testing data assessment in specific patient populations. Eur Heart J. 2012;33(23):2917-27.

Guazzi M, Adams V, Conraads V, Halle M, Mezzani A, Vanhees L, *et al.* EACPR/ AHA Scientific Statement. Clinical recommendations for cardiopulmonary exercise testing data assessment in specific patient populations. Circulation. 2012;126:2261-74.

Guazzi M, Arena R, Halle M, Piepoli MF, Myers J, Lavie CJ. 2016 focused update: clinical recommendations for cardiopulmonary exercise testing data assessment in specific patient populations. Eur Heart J. 2016;133(24):e694-711.

Guazzi M, Bandera F, Ozemek C, Systrom D, Arena R. Cardiopulmonary Exercise Testing. What Is its Value? JACC. 2017;70(13):1618-36.

Haykowsky MJ, Timmons MP, Kruge C r, McNeely M, Taylor DA, Clark AM. Meta-analysis of aerobic interval training on exercise capacity and systolic function in patients with heart failure and reduced ejection fraction. Am J Cardiol. 2013:15:111(19);1466-9.

Laethem CV, Bartunek J, Goethals M, Nellens P, Andries E, Vanderheyden M. Oxygen uptake efficiency slope, a new submaximal parameter in evaluating exercise capacity in chronic heart failure patients. Am Heart J. 2005;149(1):175-80.

López Chicharro J, Fernández Vaquero A. Fisiología del Ejercicio. 4ª ed. 2023. Editorial Panamericana.

Mezzani A, Agostoni P, Cohen-Solal A, Corrà U, Jegier A, Kouidi E, *et al.* Standards for the use of cardiopulmonary exercise testing for the functional evaluation of cardiac patients: a report from the Exercise Physiology Section of the European Association for Cardiovascular Prevention and Rehabilitation. Eur J Cardiovasc Prev and Rehab. 2009;16(3):249-67.

Murphy RM, Shah RV, Malhotra R, Pappagianopoulos PP, Hough SS, Systrom DM, *et al.* Exercise Oscillatory Ventilation in Systolic Heart Failure: An Indicator of Impaired Hemodynamic Response to Exercise. Circulation. 2011;124(13):1442-51.

Myers J, Oliveira R, Dewey F, Arena R, Guazzi M, Chase P, *et al.* Validation of a Cardiopulmonary Exercise Test Score in Heart Failure. Circ Heart Fail. 2013;6(2):211-8.

Myers J, Wong M, Adhikarla C, Boga M, Challa S, Abella J, *et al.* Cardiopulmonary and noninvasive hemodynamic responses to exercise predict outcomes in heart failure. J Card Fail. 2013;19(2):101-7.

Piepoli MF, Conraads V, Corrà U, Dickstein K, Francis DP, Jaarsma T, *et al.* Exercise training in heart failure: from theory to practice. A consensus document of the Heart Failure Association and the European Association for Cardiovascular Prevention and Rehabilitation. Eur J Heart Failure. 2011;13(4):347-57.

San-Millán I, Brooks GA. Assessment of Metabolic Flexibility by Means of Measuring Blood Lactate, Fat, and Carbohydrate Oxidation Responses to Exercise in Professional Endurance Athletes and Less-Fit Individuals. Sports Med. 2018;48(2):467-79.

Sietsema KE, Sue DY, Stringer WW, Ward S. Wasserman & Whipp´s. Principles of Exercise Testing and Interpretation. 6ª ed. 2021. Wolters Kluwer.

Villelabeitia-Jaureguizar K, Vicente-Campos D, Berenguel-Senen A, Hernández Jiménez V, Ruiz Bautista L, Barrios Garrido-Lestache ME, *et al.* Mechanical efficiency of high versus moderate intensity aerobic exercise in coronary heart disease patients: A randomized clinical trial. Cardiol J. 2019;26(2):130-7.

Fases de la rehabilitación cardíaca. Equipo multidisciplinar y estratificación del riesgo

7

A. M. López Lozano

 OBJETIVOS

- Conocer las distintas fases en los programas de rehabilitación cardíaca y sus objetivos.
- Comprender y contextualizar la importancia del equipo multidisciplinar revisando los recursos mínimos en personal en una unidad de rehabilitación cardíaca y las competencias generales de los principales profesionales.
- Asimilar los criterios de estratificación del riesgo de los organismos y las sociedades científicas y saber catalogar el riesgo del paciente cardiópata para elaborar un programa físico efectivo y seguro.
- Revisar las nuevas propuestas de patologías que hay que considerar para estratificar el riesgo.

FASES DE LA REHABILITACIÓN CARDÍACA

En todo el mundo, la rehabilitación cardíaca sigue la misma progresión desde la hospitalización tras un evento agudo hasta la recuperación y el mantenimiento. Se suele dividir en tres o cuatro fases, con un contenido que varía según el país y las guías de práctica clínica.

En general, la Organización Mundial de la Salud y los principales grupos de trabajo y organismos internacionales de diferentes países, como Australia, Bélgica, Europa, Francia, Alemania, Japón, Nueva Zelanda y Estados Unidos, describen tres fases en los programas de rehabilitación cardíaca. El grupo holandés reconoce la prehabilitación o fase preoperatoria, junto con las tres fases clásicas del resto de los grupos previos, mientras que en otros países o regiones como Austria, Canadá, Inglaterra, Irlanda, Irlanda del Norte, Escocia, Sudamérica, Reino Unido y Gales, se reconocen cuatro fases.

Prehabilitación o fase preoperatoria

Esta fase tiene como objetivo mejorar la salud y el bienestar general antes de una cirugía mayor. Al intervenir en el período preoperatorio para modificar los factores de riesgo conductuales y de estilo de vida, se mejora la *reserva fisiológica* del paciente para amortiguar la respuesta al estrés quirúrgico al que posteriormente es sometido. Este período preoperatorio se considera un momento ideal para abordar y enseñar al paciente el cuidado de la salud, ya que en este momento se encuentra más receptivo a una intervención estructurada que lleve a cambios conductuales a largo plazo.

La fase se desarrolla por el equipo multidisciplinar y con intervención multimodal, puesto que la intervención única o secuencial es demasiado larga para un período preoperatorio. Además, el beneficio de una intervención puede llevar

a mejorar otro, por ejemplo, el aumento del ejercicio físico puede ayudar a la pérdida de peso, y ambos ser un refuerzo positivo para cambios en la dieta.

Esta fase la incluye el grupo holandés y la recomiendan en pacientes con mayor riesgo de desarrollar complicaciones pulmonares postoperatorias tras la revascularización quirúrgica por un síndrome coronario. RJ Achttien *et al.* (2013) establecen los criterios y puntos de corte para valorar el riesgo de complicaciones en estos pacientes (**Tabla 7-1**); para ello, consideran que hay un riesgo bajo de complicaciones con una puntuación total ≤ 1 y alto con ≥ 2.

Las intervenciones que hay que realizar en esta fase son las necesarias para conseguir una modificación (la mayor posible) de los factores de riesgo en el tiempo disponible previo a la cirugía. Las intervenciones, serán, principalmente en cuanto a:

Tabla 7-1 Factores que hay que considerar	
Edad > 70 años	1
Tos productiva	1
Diabetes *mellitus*	1
Fumador	1
EPOC: FEV$_1$ < 75 % del valor teórico o requiere tratamiento	1
IMC > 27 kg/m²	1
Función pulmonar: FEV$_1$ < 80 % previsto y FEV$_1$/FVC < 70 % previsto	2

EPOC: enfermedad pulmonar obstructiva crónica; FEV$_1$: volumen espiratorio forzado en 1 s; FVC: capacidad vital forzada; IMC: índice de masa corporal.

- Ejercicio físico: el inicio del tratamiento físico en los pacientes de alto riesgo reduce la mortalidad, la morbilidad (menos infecciones de las vías respiratorias), la duración de la ventilación y el tiempo de la estancia hospitalaria. Aquellos pacientes que no realicen un mínimo ejercicio físico previo a la cirugía (150 minutos de ejercicio de intensidad moderada/semana o 75 minutos de ejercicio de intensidad vigorosa/semana, además de ejercicios de fuerza 2 o más días a la semana) son los que tienen indicado este programa físico, previa realización de una prueba de esfuerzo, test 6 minutos marcha o prueba de marcha incremental. Para ellos, se desarrolla un programa de ejercicio aeróbico y de fuerza individualizado con intensidad adaptada según el resultado de las pruebas funcionales; todo ello con el objetivo de mantener o mejorar la capacidad aeróbica y la masa muscular magra.
- Entrenamiento de la musculatura respiratoria inspiratoria: en algunos trabajos, se recomienda iniciarla 2-4 semanas antes de la cirugía, con sesiones de 20 minutos, 7 días a la semana, al 30 % de la presión inspiratoria máxima (PI máx) (se debe hacer un ajuste semanal de la resistencia). Dicho entrenamiento, junto con cinesiterapia respiratoria, tiene el objetivo de conseguir un aumento de la presión inspiratoria máxima, enseñar a movilizar y eliminar secreciones pulmonares y, con ello, reducir el riesgo de complicaciones pulmonares perioperatorias.
- Reducir la dosis de alcohol a niveles no peligrosos o eliminar su ingesta.
- Valoración por el dietista/nutricionista para identificar los déficits de macronutrientes y micronutrientes, realizar una corrección dietética o, incluso, una suplementación proteica tras las sesiones de ejercicio físico con el objeto de corregir la desnutrición perioperatoria y apoyar el ejercicio físico.
- Evaluación psicológica para identificar y abordar, si existieran, cuadros de ansiedad y/o depresión asociados.
- Proporcionar información diagnóstica, comorbilidades, medicación un tiempo antes de la cirugía.

> La fase de prehabilitación está especialmente indicada en el paciente preoperatorio. Se intenta aprovechar un momento sensible para provocar un cambio conductual mantenido en el tiempo. Incluye:
> - Ejercicio físico individualizado.
> - Entrenamiento de la musculatura inspiratoria.
> - Eliminar la ingesta alcohólica.
> - Valoración del dietista/nutricionista.
> - Valoración psicológica.
> - Información al paciente y resolver las dudas que se le planteen

Fase I

Se trata de la fase aguda del ingreso hospitalario, donde los objetivos, en todos los grupos internacionales, son, en general:

- Primer contacto con el programa de rehabilitación cardíaca.
- Movilizar de forma precoz al paciente.

- Enseñar el manejo de síntomas.
- Educar/informar para reanudar las actividades de la vida diaria.
- Iniciar la prevención secundaria y los cambios del estilo de vida.

Fase II

Descrita como fase de convalecencia o ambulatoria, el paciente hace desplazamientos al hospital o al centro de salud para continuar con la rehabilitación cardíaca. En esta fase, los objetivos son:

- Asistir al programa de ejercicio individualizado y adaptado en las unidades de rehabilitación cardíaca.
- Controlar los factores de riesgo cardiovascular (FRCV).
- Actuar a nivel psicosocial.
- Reincorporación a nivel sociolaboral.
- Incidir/ampliar la educación y los cambios en el estilo de vida.

Los grupos anglosajones consideran esta fase posterior al alta y no incluyen el ejercicio físico como tratamiento.

Fase III

Se describe como la fase de mantenimiento a largo plazo con el objeto de:

- Conseguir una incorporación plena a nivel social.
- Mantener los cambios en el estilo de vida.
- Continuar la práctica de ejercicio físico (se recomiendan clubs de pacientes cardiópatas) o entrenamiento domiciliario, clubs deportivos, gimnasios, etcétera.
- Seguir a largo plazo el control de FRCV y el tratamiento por parte del equipo médico.

Esta fase, considerada la tercera para los grupos anglosajones, es la fase II del resto de los grupos.

Fase IV

Descrita principalmente por grupos anglosajones, correspondería a la fase III, descrita con anterioridad, para el resto de los grupos.

> Las fases descritas en los programas de rehabilitación cardíaca son:
> - Fase de prehabilitación: prequirúrgica.
> - Fase I: hospitalización.
> - Fase II: ambulatoria.
> - Fase III/IV (por grupos anglosajones): de mantenimiento.

EQUIPO MULTIDISCIPLINAR

Las unidades de rehabilitación cardíaca y prevención secundaria son un ejemplo de unidades multidisciplinares e interdisciplinares, ya que realizan un abordaje integral en la recuperación y prevención secundaria del paciente cardiópata. Para ello, es preciso una estrecha colaboración y coordinación entre todos los miembros del equipo, con disponibilidad y accesibilidad por parte de cada profesional en cualquier fase del programa. Estos programas han demostrado ser efectivos para mejorar y controlar los FRCV, reducir la morbilidad y mortalidad entre los pacientes con enfermedad coronaria (a través del fomento de comportamientos cardiosaludables), disminuir la discapacidad y promover un estilo de vida activo en los pacientes con enfermedades cardiovasculares (ECV). Son unidades reconocidas como referentes de atención para pacientes con ECV. Por este motivo, los profesionales sanitarios involucrados en este abordaje integral pertenecen a múltiples disciplinas. Las declaraciones de consenso y las directrices de las principales asociaciones profesionales (American Heart Association [AHA], American College of Cardiology, American Association of Cardiovascular and Pulmonary Rehabilitation [AACVPR], Agency for Health Care Policy and Research, European Society of Cardiology y British Association for Cardiovascular Prevention and Rehabilitation) recomiendan un programa integral y un enfoque interprofesional para abordar el riesgo cardiovascular y el acondicionamiento físico.

> ❗ Las unidades de rehabilitación cardíaca y prevención secundaria están reconocidas como referentes de atención para pacientes con ECV y son un ejemplo de unidades multidisciplinares e interdisciplinares.
> Realizan un abordaje integral en la recuperación y prevención secundaria del paciente cardiópata. Para ello, es precisa una estrecha colaboración y coordinación entre todos los miembros del equipo, con disponibilidad y accesibilidad por parte de cada profesional en cualquier fase del programa.

Componentes básicos del programa de rehabilitación cardíaca

Los componentes básicos del programa son los que determinan los profesionales y las habilidades específicas necesarias para estas unidades de manera que pueda darse una atención y un tratamiento basado en la evidencia. Desde la Sociedad de Rehabilitación Cardiorrespiratoria (SORECAR), al igual que establecen otros autores, las actuaciones generales recomendadas en estas unidades de rehabilitación cardíaca y prevención secundaria son:

• Evaluación médica (al inicio y al final del programa de rehabilitación cardíaca):
  – Historia clínica de la ECV, FRCV y comorbilidades: examen físico general con valoración cardiovascular, así como evaluación de toda patología asociada que pueda limitar o impedir la realización del programa (osteomuscular, neurológica, vascular periférica, psicológica, etcétera).
  – Identificar y controlar los FRCV realizando las consultas específicas, según sea necesario, para dicho control (endocrinología, unidad antitabaco, etcétera).
  – Evaluar la capacidad funcional: prueba de esfuerzo en las fases II y III en todos los pacientes, excepto en los casos de incapacidad del afectado.

  – Evaluar y estratificar el riesgo cardiovascular para el ejercicio y determinar el nivel de supervisión requerido.
  – Valorar la calidad de vida percibida por el paciente.
  – Completar el estudio con las analíticas, pruebas cardiológicas y complementarias necesarias para confirmar o no la idoneidad del programa.
  – Prescribir el ejercicio físico y asesorar sobre la actividad física: prescripción médica individualizada de ejercicio con un programa estructurado de entrenamiento físico, para garantizar la eficacia y la seguridad, y su supervisión.
  – Asesoramiento médico sobre la actividad física: actividad de ocio, profesional y sexual, conducción y viajes.
• Evaluación y asesoramiento nutricional: para todos los pacientes, en general, y para los diabéticos, obesos, frágiles, hipertensos y dislipidémicos, en particular.
• Evaluación e intervención psicológica de todos los pacientes con intervención con técnicas cognitivas-conductuales de modificación del estilo de vida y técnicas de relajación, cuando esté indicado.
• Apoyo socioeconómico: para conseguir la reincorporación laboral de los pacientes y, en caso de dificultades económicas, para acceder al tratamiento farmacológico y al programa de rehabilitación cardíaca y prevención secundaria.
• Educación e información: asesoramiento, por parte de los miembros del equipo de rehabilitación cardíaca, para modificar el estilo de vida. Incluyen:
  – Aumento de la actividad física.
  – Dieta adecuada.
  – Reincorporación laboral.
  – Participación en deportes (si es posible).
  – Actividad sexual.
  – Conducción y viajes.
  – Adherencia a la terapia farmacológica y no farmacológica.
  – Control del estrés y la ansiedad.
• Estrategias de mantenimiento a largo plazo: a través del seguimiento presencial en consulta, por teléfono y/o correo electrónico, teleconsulta, etc., con un médico y una enfermera, así como con técnicas de *coaching* y motivación.
• Evaluación de la calidad del programa: valorar el grado de satisfacción de los pacientes y las características y condiciones del programa.

> Los componentes básicos del programa son los que determinan los profesionales y las habilidades específicas necesarias para las unidades de rehabilitación cardíaca. Estos componentes básicos son:
> • Evaluación médica.
> • Evaluación y asesoramiento nutricional.
> • Evaluación e intervención psicológica.
> • Apoyo socioeconómico.
> • Educación e información.
> • Estrategias de mantenimiento a largo plazo.
> • Evaluación de la calidad del programa.

Todo esto implica la necesidad de múltiples profesionales sanitarios, entre ellos: médicos (rehabilitadores, cardiólogos, médicos atención primaria, neumólogo, endocrinos, urólogos, internistas, médicos del deporte, etc.), enfermeros, fisioterapeutas, nutricionistas, psicólogos, terapeutas ocupacionales, trabajadores sociales, etc. Así, cada profesional interviene en un aspecto determinado de la cardiopatía y, coordinados, abordan al paciente de forma global para conseguir los objetivos del programa. Los controles y las responsabilidades descritas pueden superponerse y ser realizadas por uno o varios profesionales sanitarios, lo cual no implica su exclusión, sino todo lo contrario. Justifica la inclusión de todas las profesiones descritas.

Estos programas precisan un coordinador o director médico; según han definido la American Association of Cardiovascular and Pulmonary Rehabilitation (AACVPR) y la American Heart Association (AHA), ha de ser un médico (no necesariamente cardiólogo), que supervise el programa. Los requisitos que se definen para esta función son:

- Tener experiencia en el manejo de individuos con patología cardíaca.
- Estar formado en soporte vital básico o soporte vital avanzado.
- Estar debidamente acreditado dentro de sus instituciones y disponer del tiempo para dedicarse a las responsabilidades que conlleva este papel.
- Mantener la formación en prevención secundaria, análisis de datos, supervisión de programas, etcétera.
- Ser responsable de:
  - Garantizar que los pacientes incluidos en el programa cumplan con los diagnósticos/condiciones médicas que permitan su realización.
  - Proporcionar supervisión del progreso del paciente y evaluar los resultados.
  - Asegurar un ejercicio supervisado e individualizado para cada paciente en coordinación con el resto del equipo.
  - Supervisar la calidad de la atención brindada por la unidad de rehabilitación cardíaca.
  - Asegurar que se cumplan los requisitos de supervisión médica del programa (disponibilidad física inmediata del médico supervisor, el cual debe estar inmediatamente disponible y accesible para consultas y emergencias médicas en todo momento cuando el programa de rehabilitación cardíaca está en funcionamiento) y supervisión médica directa durante las sesiones de ejercicio.
  - Poseer habilidades de liderazgo y comunicación, no solo para liderar el equipo multidisciplinario de la unidad de rehabilitación cardíaca, sino también para comunicarse con otros profesionales sanitarios y administrativos.

La composición del equipo multidisciplinario puede variar, aunque lo ideal es la participación de todos los profesionales implicados. Se establece que estos programas deben proporcionar los conocimientos y las habilidades necesarios para los componentes básicos. Por ello, es necesaria la inclusión de: rehabilitador, cardiólogo, médico de atención primaria, fisioterapeuta, enfermera, nutricionista y psicólogo.

La coordinación o dirección de los programas de rehabilitación cardíaca debe realizarla un médico, no necesariamente cardiólogo. Además, han de estar claramente definidas sus funciones por la AACVPR y AHA.

En los programas de rehabilitación cardíaca, hay una responsabilidad compartida entre múltiples profesionales sanitarios (médicos, enfermeros, fisioterapeutas, nutricionistas, psicólo-

gos, etc.) y cada uno interviene en un aspecto determinado de la cardiopatía para abordar al paciente de forma global.

 Los controles y las responsabilidades pueden superponerse y ser realizadas por uno o varios profesionales sanitarios, lo cual no implica su exclusión, sino todo lo contrario. Justifica la inclusión de todos ellos.

Papel de los distintos profesionales en los programas de rehabilitación cardíaca y prevención secundaria

A continuación, se detalla la función que desempeñan todos los profesionales implicados.

Médicos

La atención del paciente cardíaco en los programas de rehabilitación cardíaca y prevención secundaria implica la coordinación entre el médico y el equipo interdisciplinario. Los médicos involucrados pueden proceder de múltiples disciplinas (rehabilitadores, cardiólogos, médicos de atención primaria, cirujanos, endocrinólogos, intensivistas, internistas, etc.) con diferentes perspectivas y prioridades. El médico tiene tareas generales específicas: valorar la admisión de los pacientes, planificar el tratamiento individual, realizar evaluaciones de pacientes y confirmar la seguridad médica.

Médico rehabilitador

Los programas de rehabilitación cardíaca y prevención secundaria se enfocan principalmente en el impacto de la enfermedad cardíaca. No obstante, un número significativo de pacientes presenta comorbilidad asociada. Además de la diabetes (30 % de los pacientes) ya incluida como FRCV, hay que considerar la patología pulmonar (20 % de los afectados) y la patología osteomuscular (hasta un 50 % de pacientes pueden presentar comorbilidades musculoesqueléticas que interfieran en el ejercicio, como artritis [18-36,9 %], raquialgia crónica o dolor lumbar [10-26,9 %], cáncer [9 %], accidente cerebrovascular, etc.). La valoración del estado funcional del paciente es clave, ya que a partir de este se prescribe el tratamiento físico e, incluso, se basa en él el alta hospitalaria.

Las competencias y habilidades básicas requeridas a los médicos rehabilitadores durante el proceso de rehabilitación cardíaca se describen en el *Libro Blanco de Medicina Física y Rehabilitación y el Plan de Acción del Comité de Práctica Profesional*. La prescripción del entrenamiento del ejercicio, las recomendaciones de actividad física, la educación del paciente y el equipamiento o material para el ejercicio son algunas de las acciones que hay que tener en cuenta.

Ante esto, entre las competencias que ha de tener un médico rehabilitador en un programa de rehabilitación cardíaca y prevención secundaria estarían:

- Coordinar la sección de rehabilitación cardíaca.
- Valorar a los pacientes remitidos al programa, considerar la comorbilidad asociada (cardiorrespiratoria, locomotora,

vascular periférica y neurológica) y si hay presencia de limitaciones al ejercicio.

- Confirmar la inclusión o exclusión de pacientes en el programa. Es decir, confirmar las condiciones clínicas y psicológicas del afectado para realizar el programa o justificar la no inclusión o rechazo del programa.
- Valorar los resultados de estudios y pruebas complementarias y completarlas si es preciso.
- Diseñar y adaptar el programa físico individualizado para cada paciente.
- Prescribir, si fuera necesario, otras terapias dentro del campo de la medicina física y la rehabilitación.
- Supervisar el entrenamiento físico en pacientes de moderado y alto riesgo.
- Seguir la evolución de los pacientes tras cada sesión de entrenamiento (incidencias, parámetros de entrenamiento, resultados alcanzados, etc.) y modificar el programa cuando se precise.
- Mantener un registro de los cambios en el estado funcional del paciente.
- Modificar y registrar cambios en el tratamiento farmacológico y/o cambios que se produzcan en el estado psicoemocional del afectado.
- Comunicar e informar al resto de profesionales del grupo de rehabilitación los avances y resultados obtenidos por los pacientes.
- Coordinar y asistir a las sesiones conjuntas con el equipo de rehabilitación cardíaca.
- Ser responsable de los recursos materiales de la sala de rehabilitación.

Médico cardiólogo

Es evidente que, ante la patología cardiológica (motivo de inclusión de un paciente en los programas de rehabilitación cardíaca y prevención secundaria), la presencia del médico cardiólogo en el equipo multidisciplinar es básico. Entre las numerosas competencias asignadas se podrían indicar las siguientes:

- Coordinar la sección de cardiología preventiva.
- Valorar la cardiopatía que es motivo de inclusión en el programa: diagnóstico, estabilización clínica e indicación de rehabilitación cardíaca.
- Controlar los FRCV.
- Modificar el tratamiento farmacológico que el paciente precise.
- Completar estudios, si fuera preciso, ante dudas de inclusión en el programa por sintomatología cardiológica.
- Aconsejar sobre hábitos de vida saludable y la realización de rehabilitación cardíaca.
- Valorar los eventos cardiológicos durante el programa.

Conjuntas médico rehabilitador y cardiólogo

En este caso, deben tenerse en cuenta los siguientes objetivos:

- Estratificar el riesgo de los pacientes antes de la inclusión en el programa.

- Valorar la capacidad funcional (ergoespirometría, ergometría, 6 minutos marcha, etcétera).
- Realizar el consentimiento informado para la inclusión en el programa de rehabilitación cardíaca.
- Realizar los test habitualmente usados en las unidades (de calidad de vida, disfunción sexual, etc.) previos y posteriores al tratamiento.
- Garantizar la seguridad del paciente durante el programa físico; diseñar planes de urgencia y emergencia, y asegurar la formación y actualización en soporte vital avanzado de todo el equipo.
- Coordinar con médicos de atención primaria los programas de bajo riesgo que se realicen en sus salas.
- Coordinar y colaborar con el resto del equipo la educación sanitaria de los pacientes.
- Valorar los resultados: seguimiento y evolución tras la finalización del programa.
- Valorar la calidad del programa.

Médico de atención primaria

Entre sus funciones, destacarían:

- Coordinar la unidad de atención primaria del centro de salud en los pacientes de bajo riesgo en fase II.
- Ser médico referente ante cualquier evento que ocurra durante el entrenamiento físico en el centro de salud.
- Mantener la comunicación con el resto del equipo hospitalario y asistir a las reuniones conjuntas.
- Valorar inicialmente al grupo del paciente que inicia el programa en su centro de salud: situación clínica, informe de derivación hospitalaria, control de fármacos, presencia de incidencias cardiológicas desde la derivación, etcétera.
- Coordinar el programa de educación sanitaria en atención primaria. Además, se debe hacer partícipe al resto del equipo de atención primaria.
- Ayudar para el correcto cumplimiento de la fase III.

Fisioterapeuta

Profesional que, junto con enfermería, tiene contacto cercano y continuo con el paciente, lo que permite detectar o identificar situaciones que no se han podido identificar en la consulta médica o que aparecen *a posteriori*.

Entre sus competencias se encuentra:

- Enseñar y dirigir a los pacientes sobre la prescripción de ejercicio desde la prehabilitación o la fase I.
- Enseñar la correcta toma de frecuencia cardíaca por el propio paciente.
- Monitorizar regularmente la intensidad de ejercicio (frecuencia cardíaca y escala de Borg) a lo largo de la sesión física.
- Identificar signos de alarma durante el ejercicio físico.
- Registrar la evolución del paciente durante el entrenamiento.
- Diseñar protocolos de ejercicio físico en el programa de rehabilitación cardíaca, consensuados con el resto del equipo.

Enfermería

Al igual que el fisioterapeuta, tiene contacto cercano y continuo con el paciente. Entre sus competencias están:

- Informar al paciente sobre su enfermedad, situación clínica y tratamiento para obtener su colaboración, así como las normas de adaptación progresiva en el hogar: ritmo de vida que debe llevar, la toma de los medicamentos, cómo usar la nitroglicerina en caso de dolor precordial, pautas dietéticas, conducción de vehículos, relaciones sexuales y abstinencia del hábito tabáquico.
- Entrevistar al inicio de los ejercicios para detectar o no cambios clínicos o incidencias cardiológicas entre sesión de entrenamiento y sesión de entrenamiento.
- Vigilar y controlar los FRCV con registros, si se precisa, de presión arterial, glucemia, controles analíticos, peso, etcétera.
- Tomar constantes en distintos momentos de la sesión física y enseñar la correcta toma tanto de presión arterial como de frecuencia cardíaca por el propio paciente.
- Monitorizar a los pacientes que se indique durante el programa.
- Registrar el electrocardiograma basal. Hacer esta prueba, si se precisa, durante la sesión física.
- Elaborar un plan de cuidados individualizado y su evaluación posterior.
- Realizar el mantenimiento de los recursos materiales, entre ellos, el mantenimiento del carro de parada es importante.

Psicólogo

El psicólogo debe tener en cuenta los siguientes competencias:

- Utilizar las pruebas psicológicas necesarias para la valoración inicial y final del programa e informar y asesorar desde un punto de vista psicológico.
- Dar apoyo psicológico, como terapia grupal, familiar o individual.
- Identificar y controlar estados de ansiedad.
- Enseñar a utilizar los recursos psicológicos y entrenar habilidades de afrontamiento.
- Realizar sesiones de autocontrol y relajación.
- Establecer protocolos de actuación psicoterapéuticos consensuados con el resto del equipo de rehabilitación.
- Coordinar con otros equipos de salud mental la continuidad asistencial de los enfermos que lo precisen, una vez finalizado el programa de rehabilitación.

Nutricionista

Entre las funciones del nutricionista cabe destacar:

- Conocer el estado nutricional del paciente y realizar las modificaciones alimentarias necesarias para control de peso, colesterol, glucemia, etc. (dieta cardiosaludable).
- Participar en las reuniones del equipo aportando su valoración y tratamientos dietéticos.

Trabajador social

La labor del trabajador social se debe centrar en:

- Conocer la realidad social del paciente y dar apoyo desde esa perspectiva.
- Contribuir a la normalización del área social y familiar del afectado.
- Orientar sobre alternativas ante situaciones de incapacidad laboral, posible invalidez, situaciones de precariedad económica, conflicto familiar, eliminación de barreras arquitectónicas, etcétera.
- Contribuir a la promoción y reinserción sociolaboral del paciente.
- Participar en las reuniones del equipo: informar de la situación sociolaboral del paciente y de sus posibles alternativas.

Todo el equipo

El equipo debe:

- Fomentar, asistir y participar en las sesiones conjuntas del equipo de rehabilitacion cardíaca.
- Identificar signos clínicos de alarma durante el programa físico.
- Tomar parte de la elaboración de protocolos consensuados de actuación cardiológica en conjunto con el equipo de rehabilitación cardíaca.
- Formarse en soporte vital avanzado (a ser posible, todo el equipo).
- Participar activamente en la presentación del programa y en la educación cardiosaludable.
- Colaborar con asociaciones de enfermos cardiópatas y ayudar para el correcto cumplimiento de la fase III.
- Promocionar la formación continuada, actualizaciones bibliográficas, asistencia a cursos, congresos de interés científico en cardiología preventiva y rehabilitación cardíaca junto al resto del equipo.
- Participar en la elaboración del informe clínico donde todo el equipo deje reflejado evolución, resultados del programa, pautas de ejercicio al alta, secuelas, recomendaciones higiénico-dietéticas, consejo laboral, etc. Todo ello dirigido al paciente, médico de familia y equipo de valoración de incapacidad, si procede.

 La composición del equipo multidisciplinario básico es: rehabilitador, cardiólogo, médico de atención primaria, fisioterapeuta, enfermera, nutricionista y psicólogo.
Lo ideal, además del básico, es incluir a neumólogos, urólogos, trabajadores sociales, terapeutas ocupacionales, intensivistas, cirujanos cardíacos, etcétera.
Aun así, en muchas ocasiones se precisa la colaboración y el apoyo de otros profesionales, como internistas, psiquiatras, etc., para el manejo de las diversas comorbilidades de los pacientes.

ESTRATIFICACIÓN DEL RIESGO

La evidencia científica ha demostrado que la práctica de ejercicio físico mejora de manera segura la capacidad aeróbica, la función cardiovascular y la calidad de vida de los pacientes cardíacos y apoya la necesidad y existencia de los programas de rehabilitación cardíaca, la cual tiene una indicación de clase I.

El ejercicio físico regular tiene otros efectos, como beneficios desde un punto de vista psicológico, mejora en la adherencia al tratamiento farmacológico, ayuda a controlar los FRCV, contribuye a la reducción de la mortalidad, mejora o reduce la manifestación clínica anginosa y puede influir favorablemente en los resultados quirúrgicos. Sin embargo, para realizar un programa efectivo y garantizar la seguridad de los pacientes durante la realización del ejercicio físico, se precisa una correcta prescripción de este, junto con la monitorización del paciente durante el programa físico. Para prescribir la intensidad de ejercicio y la supervisión necesaria para cada paciente, es necesario conocer su nivel de riesgo; aquí es especialmente importante la estratificación del riesgo cardíaco. Para ello, es preciso hacer una valoración clínica y funcional minuciosa a partir de la historia clínica, exploración física y realización de pruebas complementarias.

Son múltiples los organismos y las sociedades científicas que han desarrollado y propuesto diferentes protocolos de estratificación del riesgo cardíaco para la participación en programas de rehabilitación cardíaca con objeto de reducir la probabilidad de que ocurran eventos cardiovasculares agudos mientras se realiza un programa de ejercicio. Silva *et al.* realizaron una revisión de distintos protocolos a los que se ha añadido los de otras sociedades científicas (**Tabla 7-2**).

La estratificación de riesgo en los programas de rehabilitación cardíaca elaborada por la AACVPR es una de las más utilizadas. La American College Sport Medicine, la Sociedad Francesa de Cardiología o la Sociedad Europea de Cardiología (que también considera que la estratificación del riesgo del ejercicio es obligatoria por razones de seguridad) se basan en aquella para la estratificación de los pacientes en bajo, moderado y alto riesgo. La AACVPR establece que:

- Los pacientes que cumplan todos los criterios de bajo riesgo se estratifican como bajo riesgo.
- Aquellos que tengan un criterio de alto riesgo son estratificados como de alto riesgo.
- El resto de los pacientes se estratifican como riesgo moderado.

Además, considera que en aquellos pacientes donde no se han podido realizar pruebas de esfuerzo antes de iniciar el programa o pruebas de esfuerzo no útiles para la prescripción de ejercicio (pacientes con electrocardiograma basal anormal, como bloqueo de rama izquierda, hipertrofia ventricular izquierda con o sin cambios en la onda ST-T en reposo, retrasos inespecíficos en la conducción intraventricular, síndrome de Wolff-Parkinson-White y ritmos ventriculares), para la estratificación del riesgo se debe ser más cauteloso e, inicialmente, más conservador a la hora de realizar la prescripción de ejercicio.

La Sociedad Española de Cardiología, en su guía del año 2000, estratificaba a los pacientes cardíacos en tres niveles de riesgo (bajo, moderado y alto). En el programa de Acreditación de Unidades de Rehabilitación Cardíaca, la estratificación de riesgo la consideran en dos grandes grupos, principalmente para identificar a los pacientes de bajo riesgo que pueden realizar programas en atención primaria y/o domiciliarios frente a los de riesgo moderado y alto, que precisan programas supervisados hospitalarios. La Sociedad Española de Cardiología introduce como criterio la presencia o no de fragilidad en la población anciana.

La Sociedad Francesa de Cardiología sigue a la AACVPR en la estratificación del riesgo. Así, contraindica inicialmente, y de forma transitoria, el programa de rehabilitación cardíaca a quienes presenten: derrame, flebitis, trombo en el ventrículo izquierdo o insuficiencia cardíaca descompensada.

Por su lado, la AHA clasifica a los pacientes en niveles de riesgo A, B, C y D. La clase A son los considerados sujetos sanos (no cardiópatas): no tienen restricciones, salvo el asesoramiento básico, y no precisan supervisión y seguimiento durante el ejercicio. Los pacientes clasificados como clase A-2 y, en particular, clase A-3 se someten a un examen médico y, posiblemente a una prueba de esfuerzo previo al inicio de ejercicio intenso. Dentro de las clases B y C existen criterios adicionales que determinan las características clínicas y la presencia de síntomas que describen la evolución de la insuficiencia cardíaca crónica, señalado por la Asociación del corazón de Nueva York (NYHA). Si la persona elige no someterse a una prueba de esfuerzo, debe seguir las pautas descritas en la clase B.

Sin embargo, estas estratificaciones no tienen en consideración comorbilidades como: diabetes *mellitus*, obesidad mórbida, enfermedad arterial periférica, enfermedad pulmonar grave o enfermedad neurológica debilitante, condiciones ortopédicas, pacientes oncológicos, etc. Estas podrían resultar en la modificación de recomendaciones para el seguimiento y la supervisión durante el ejercicio físico. Hay estudios en los que se encuentra que los pacientes con diabetes *mellitus* presentan mayores incidencias de eventos cardiológicos en los programas de rehabilitación cardíaca; aunque no son fatales, justificarían su inclusión como factor de riesgo que hay que considerar en la estratificación. En relación con los pacientes oncológicos, son múltiples los fármacos cardiotóxicos, así como los efectos añadidos en caso de radioterapia a nivel torácico. A esto se suman los efectos farmacológicos en la musculatura periférica. Todo esto hace que, si bien los programas de rehabilitación cardíaca son beneficiosos para esta población, hay trabajos donde describen que hasta un 22 % de los pacientes oncológicos presentaron eventos adversos cardiológicos. Por ello, se debe continuar trabajando en la actualización en los criterios que se han de considerar para realizar la estratificación del riesgo ante factores que aún no se tienen en cuenta y de los que la bibliografía especializada está demostrando su importancia.

 Se debe continuar investigando y actualizando criterios para la estratificación del riesgo en el paciente cardiópata, ya que otras comorbilidades presentes, como la diabetes *mellitus*, la patología oncológica, etc., pueden ocasionar la modificación de las recomendaciones para el seguimiento y la supervisión durante el ejercicio físico.

Es importante la estratificación del riesgo cardíaco para determinar la supervisión necesaria en cada paciente y para la prescripción de intensidad de ejercicio.

Para realizar la estratificación del riesgo es necesaria una valoración clínica y funcional minuciosa a partir de la historia clínica, la exploración física y la realización de pruebas complementarias.

La estratificación de riesgo más empleada en la actualidad es la propuesta por la AACVPR en riesgo bajo, moderado y alto.

Tabla 7-2. Criterios de estratificación de riesgo según distintas sociedades científicas internacionales

Riesgo	AACVPR (2020)	Sociedad Española de Cardiología (2017-2021)	Sociedad Francesa de Cardiología (2002)	AHA (2001)	Grupo de trabajo SORECAR (2015)
Bajo riesgo	Si presenta todos los criterios siguientes: • FEVI en reposo ≥ 50 % • IAM no complicado y/o revascularización completa • Ausencia de arritmias ventriculares complejas en reposo • Ausencia de insuficiencia cardíaca • Ausencia de signos o síntomas de isquemia tras evento o procedimiento • Ausencia de trastorno depresivo Según hallazgos en prueba de esfuerzo: • Ausencia de arritmia ventricular compleja durante la prueba de esfuerzo o en la recuperación • Ausencia de angina u otros síntomas significativos • Respuesta hemodinámicamente normal a la prueba de esfuerzo y en su recuperación (correcto aumento y disminución de frecuencia cardíaca y presión arterial con el incremento de la carga de trabajo y en la recuperación) •Capacidad funcional ≥ 7 MET	• FEVI > 50 % • No arritmias malignas o graves • No isquemia residual • No hipertensión pulmonar moderada-grave • No presencia de ansiedad/depresión • No criterios de fragilidad • Capacidad funcional > 7 MET	• Hospitalización sin complicaciones (no isquemia recurrente, insuficiencia cardíaca ni arritmia ventricular grave) • Buena capacidad funcional (> 6 MET) 3 semanas o más después de la fase aguda • FEVI conservada • Ausencia de isquemia miocárdica en reposo o durante el ejercicio • Ausencia de arritmias ventriculares graves en reposo o durante ejercicio	**Clase B** Incluye las siguientes patologías y que cumplan estas características clínicas: • B1: CI (IAM, CABG, PTCA, angina de pecho, ejercicio anormal y angiogramas coronarios anormales) clínicamente estables • B2: valvulopatías, excluyendo estenosis valvular grave o regurgitación • B3: cardiopatías congénitas: Estratificación de riesgo por el 27 Bethesda • B4: miocardiopatía; FE ≤ 30%. Incluye pacientes estables con insuficiencia cardíaca con las características clínicas que se describen a continuación, excluyendo miocardiopatía hipertrófica o miocarditis reciente • B5: anormalidades en la prueba de esfuerzo que no cumplen con ninguno de los criterios de riesgo descritos en la clase C. Características clínicas (debe incluir todo lo siguiente) según pruebas complementarias: • Clase 1 o 2 de la NYHA • Capacidad de ejercicio ≤ 6 MET • Sin evidencia de insuficiencia cardíaca congestiva • No hay evidencia de isquemia miocárdica o angina en reposo o en prueba de esfuerzo a 6 MET o menos • Aumento apropiado de la PAS durante el ejercicio • Ausencia de taquicardia ventricular sostenida o no sostenida en descanso o con ejercicio • Capacidad para autocontrolar satisfactoriamente la intensidad de la actividad	• Curso clínico sin complicaciones • Ausencia de isquemia • Capacidad funcional > 7 MET • Fracción de eyección del ventrículo izquierdo > 50 % • Ausencia de arritmias ventriculares con el esfuerzo

(Continúa)

Tabla 7-2. Criterios de estratificación de riesgo según distintas sociedades científicas internacionales (*Cont.*)

Riesgo	AACVPR (2020)	Sociedad Española de Cardiología (2017-2021)	Sociedad Francesa de Cardiología (2002)	AHA (2001)	Grupo de trabajo SORECAR (2015)
Riesgo moderado	Cuando no cumple criterios de bajo ni alto riesgo FEVI en reposo 35-49 % Según hallazgos en prueba de esfuerzo: • Angina estable u otros síntomas significativos (disnea no justificada, aturdimiento o mareos a niveles altos de esfuerzo (≥ 7 MET) • Isquemia silenciosa en prueba de esfuerzo o la recuperación con descenso de segmento ST < 2 mm desde inicio • Capacidad funcional < 5 MET	**Riesgo moderado/ alto** • FEVI < 50 % • Arritmias malignas o graves • Isquemia residual • Hipertensión pulmonar moderada-grave • Presencia de ansiedad/depresión • Criterios de fragilidad • Capacidad funcional < 7 MET	• Capacidad funcional moderada (5-6 MET) 3 semanas o más después de la fase aguda, alto umbral isquémico • FEVI moderadamente alterada • Isquemia miocárdica residual moderada y/o depresión del segmento ST < 2 mm en la prueba de esfuerzo o isquemia miocárdica reversible durante ecocardiografía o exploraciones isotópicas • Arritmias ventriculares leves (clase I o II de Lown) en reposo o durante ejercicio	**Clase C** Pacientes con diagnóstico de: • C1: EAC • C2: cardiopatía valvular, excluyendo estenosis valvular grave o regurgitación • C3: cardiopatías congénitas; estratificación de riesgo por el 27 Bethesda • C4: miocardiopatía: FE 30%; incluye pacientes estables con insuficiencia cardíaca, excluyendo miocardiopatía hipertrófica o miocarditis reciente • C5: Arritmias ventriculares complejas mal controladas. Y que cumplan alguna de las siguientes características clínicas: • NYHA clase 3 o 4 • Resultados de la prueba de esfuerzo: - Capacidad funcional 6 MET - Angina o depresión del ST con una carga de trabajo de 6 MET - Descenso de la PAS por debajo de los niveles de reposo durante el ejercicio - Taquicardia ventricular no sostenida con ejercicio • Episodio previo de PCR primario (es decir, PCR que no ocurrió en presencia de un IAM o durante un procedimiento cardíaco) • Un problema médico que el sanitario cree que puede poner en peligro la vida	• Aparición de angina • Defectos reversibles detectados con prueba de esfuerzo isotópica • Capacidad funcional de 5-7 MET • Fracción de eyección del ventrículo izquierdo entre 35-49 %
Alto riesgo	Con la presencia de algún criterio siguiente: • Disfunción ventricular izquierda (FE en reposo < 35 %) • Parada cardíaca como antecedente		• Hospitalización sin complicaciones clínicas (insuficiencia cardíaca, shock cardiogénico y/o arritmia ventricular grave) • Superviviente de PCR • Baja capacidad	**Clase D** Incluye a pacientes con cualquiera de los siguientes: • D1: isquemia inestable • D2: estenosis o insuficiencia valvular grave y sintomática	• Reinfarto o insuficiencia cardíaca congestiva durante el ingreso • Depresión del segmento ST mayor a 2 mm a frecuencia cardíaca inferior a 135 lpm • Depresión clínica

(Continúa)

Tabla 7-2. Criterios de estratificación de riesgo según distintas sociedades científicas internacionales (*Cont.*)

Riesgo	AACVPR (2020)	Sociedad Española de Cardiología (2017-2021)	Sociedad Francesa de Cardiología (2002)	AHA (2001)	Grupo de trabajo SORECAR (2015)
Alto riesgo	• Arritmias complejas en reposo • AM complicado o revascularización incompleta • Presencia de insuficiencia cardíaca • Presencia de signos o síntomas de isquemia posterior al evento o al procedimiento • Implante DAI • Trastorno depresivo Según hallazgos en prueba de esfuerzo: • Presencia de arritmia ventricular compleja durante la prueba de esfuerzo o en su recuperación • Angina u otros síntomas significativos (disnea, aturdimiento o mareo con bajo nivel de esfuerzo (< 5 MET) o durante la recuperación) • Presencia de isquemia silenciosa (descenso del ST ⩾ desde inicio) durante la prueba de esfuerzo o en la recuperación • Respuesta hemodinámica anormal en la prueba de esfuerzo o en la recuperación de esta (incompetencia cronotrópica, presión arterial sistólica plana o decreciente con carga de trabajo creciente, hipotensión grave tras ejercicio) • Capacidad funcional ⩽ 3 MET		funcional (< 5 MET) 3 semanas o más después de la fase aguda • FEVI gravemente deteriorada (< 30 %) • Isquemia miocárdica residual (angina incapacitante y grave al esfuerzo, bajo umbral de isquemia y/o depresión del segmento ST • 2 mm en el electrocardiograma en ejercicio) • Arritmias ventriculares complejas (clase Lown III, IV y V) en la recuperación del ejercicio	• D3: cardiopatías congénitas; criterios de riesgo (guiarse por la 27ª Conferencia de Bethesda) • D4: insuficiencia cardíaca no compensada • D5: arritmias no controladas • D6: otras condiciones médicas que podrían agravarse con el ejercicio	• Capacidad funcional < 5 MET • Fracción de eyección del ventrículo izquierdo < al 35 % • Arritmias ventriculares malignas • Respuesta hipotensora al esfuerzo • Parada cardíaca de causa primaria recuperada • Enfermedad coronaria no revascularizable

AACVPR: American Association of Cardiovascular and Pulmonary Rehabilitation; AHA: American Heart Association; CABG: injerto de derivación de la arteria coronaria; EAC: enfermedad de las arterias coronarias; FEVI: fracción de eyección del ventrículo izquierdo; IAM: infarto agudo de miocardio; MET: unidad de medida del índice metabólico en reposo; NYHA: Asociación del corazón de Nueva York; PAS: presión arterial sistólica; PTCA: angioplastia coronaria transluminal percutánea; SORECAR: Sociedad Española de Rehabilitación Cardiorrespiratoria.

 PUNTOS CLAVE

• Las fases de los programas de rehabilitación cardíaca son: prehabilitación o fase preoperatoria (en pacientes que vayan a ser intervenidos), fase I o aguda hospitalaria, fase II o ambulatoria y fase III o de mantenimiento.

• Los programas de rehabilitación cardíaca deben ser multidisciplinares e interdisciplinares. Están constituidos por un mínimo de profesionales que son: médico rehabilitador, cardiólogo y médico de atención primaria, enfermero, fisioterapeuta, psicólogo y nutricionista.

• Las competencias y habilidades para cada profesional de un programa de rehabilitación cardíaca están definidas por los distintos organismos internacionales y las guías de práctica clínica.

• Es importante realizar una correcta estratificación del riesgo en los programas de rehabilitación cardíaca para realizar una prescripción correcta del ejercicio para que sea efectivo y seguro.

• Es preciso unificar criterios para establecer la estratificación de riesgo que hay que utilizar, si bien la más usada es la de la AACVPR.

BIBLIOGRAFÍA

AACVPR. Guidelines for cardiac rehabilitation programs. 6ª ed. AACVPR. Champaign, IL, Estados Unidos de América: Human Kinetics; 2020.

Abreu A, Frederix I, Dendale P, Janssen A, Doherty P, Piepoli MF, et al. Standardization and quality improvement of secondary prevention through cardiovascular rehabilitation programmes in Europe: The avenue to wards EAPC accreditation programme: Aposition statemen to the Secondary Prevention and Rehabilitation Section of the European Associationof Preventive Cardiology (EAPC). EAPC. European Journal of Preventive Cardiology. 2021;28(5):496-509.

Abreu A, Mendes M, Dores H, Silveira C, Fontes P, Teixeira M, et al. Mandatory criteria for cardiac rehabilitation programs: 2018 guidelines from the Portuguese Society of Cardiology. Rev Port Cardiol. 2018;37(5):363-73.

Arena R, Williams M, Forman DE, Cahalin LP, Coke L, Myers J, et al. Increasing referral and participation rates to outpatient cardiac rehabilitation: the valuable role of healthcare professionals in the inpatient and home health settings: a science advisory from the American Heart Association: A science advisory from the American heart association. Circulation. 2012;125(10):1321-9.

Cabrera-Aguilera I, Ivern C, Badosa N, Marco E, Duran X, Mojón D, et al. Prognostic utility of a new risk stratification protocol for secondary prevention in patients attending cardiac rehabilitation. J Clin Med. 2022;11(7):1910.

Durrand J, Singh SJ, Danjoux G. Prehabilitation. Clin Med (Lond). 2019;19(6):458-64.

European Physical and Rehabilitation Medicine Bodies Alliance. White Book on Physical and Rehabilitation Medicine in Europe. Introductions, executive summary, and methodology. Eur J Phys Rehabil Med. 2018;54(2):125-55.

Expósito-Tirado JA, Aguilera-Saborido A, López-Lozano AM, Vallejo-Carmona J, Piqueras-Gorbano MT, Martínez-Martínez A, et al. Efectividad de la rehabilitación cardíaca en pacientes con diabetes *mellitus* tipo ii. Rehabil: Revista de la Sociedad Española de Rehabilitación y Medicina Física. 2012;46(4):295-302.

Gómez-González AM, Montiel-Trujillo A, Bravo-Escobar R, García-Gómez O, Corrales-Márquez R, Bravo-Navas JC, et al. Equipo multidisciplinario en las Unidades de Rehabilitación Cardíaca. ¿Qué papel desempeñamos? Rehabil. 2006;40(6):290-300. Disponible en: http://dx.doi.org/10.1016/s0048-7120(06)74914-3

Hamm LF, Sanderson BK, Ades PA, Berra K, Kaminsky LA, Roitman JL, et al. Core competencies for cardiac rehabilitation/secondary prevention professionals: 2010 Update. Position Statement of the American Association of Cardiovascular and Pulmonary Rehabilitation. J Cardiopulm Rehabil Prev. 2011;31(1):2-10. Disponible en: http://dx.doi.org/10.1097/hcr.0b013e318203999d.

King, M, Bittner V, Josephson R, Lui K, Thomas RJ, Williams MA. Medical Director Responsibilities for Outpatient Cardiac Rehabilitation/Secondary Prevention Programs: 2012 update: a statement for health care professionals from the American Association of Cardiovascular and Pulmonary Rehabilitation and the American Heart Association. Circulation. 2012;126(21):2535-43.

Marzolini S, Candelaria H, Oh P. Prevalence and impact of musculoskeletal comorbidities in cardiac rehabilitation. J Cardiopulm Rehabil Prev. 2010;30(6):391–400. Disponible en: http://dx.doi.org/10.1097/HCR.0b013e3181e174ac.

Papathanasiou J, Troev T, Ferreira AS, Tsekoura D, Elkova H, Kyriopoulos E, et al. Advanced role and field of competence of the physical and rehabilitation medicine specialist in contemporary cardiac rehabilitation. Hellenic J Cardiol. 2016;57(1):16-22. Disponible en: http://dx.doi.org/10.1016/s1109-9666(16)30013-6

Pozehl B, McGuire R, Norman J. Team-based care for cardiac rehabilitation and exercise training in heart failure. Heart Fail Clin. 2015;11(3):431-49. Disponible en: http://dx.doi.org/10.1016/j.hfc.2015.03.007

Procedimiento Rehabilitación Cardíaca-Sociedad Española de Cardiología. Disponible en: https://secardiologia.es/institucional/reuniones-institucionales/sec-calidad/sec-excelente/procedimientos/8722-procedimiento-rehabilitacion-cardiaca

Scottish Intercollegiate Guidelines Network (SIGN).Cardiac rehabilitation. Edinburgh: (SIGN publication no. 150); 2017. Disponible en: https://www.sign.ac.uk/media/1047/sign150.pdf

Silva AKF da, Penachini da Costa de R Barbosa M, Barbosa Bernardo AF, Vanderlei FM, Pacagnelli FL, Vanderlei LCM. Cardiac risk stratification in cardiac rehabilitation programs: a review of protocols. Rev Bras Cir Cardiovasc. 2014;29(2):255-65. Disponible en: http://dx.doi.org/10.5935/1678-9741.20140067.

Slater M, Perruccio AV, Badley EM. Musculoskeletal comorbidities in cardiovascular disease, diabetes and respiratory disease: the impact on activity limitations; a representative population-based study. BMC Public Health. 2011;11(1):77. Disponible en: http://dx.doi.org/10.1186/1471-2458-11-77.

Velasco JA, Cosín J, Maroto JM, Muñiz J, Casasnovas JA, Plaza I, et al. Guías de práctica clínica en prevención cardiovascular y rehabilitación cardíaca. Rev Esp Cardiol. 2000;53(8):1095-120.

Zimmerman A, Planek MIC, Chu C, Oyenusi O, Paner A, Reding K, et al. Exercise, cancer and cardiovascular disease: what should clinicians advise? Cardiovascular Endocrinology & Metabolism. 2021;10(2):62-71. Disponible en: http://dx.doi.org/10.1097/xce.0000000000000228.

Zvinovski F, Stephens JA, Ramaswamy B, Reinbolt RE, Noonan AM, VanDeusen JB, et al. A cardiac rehabilitation program for breast cancer survivors: A feasibility study. J Oncol. 2021;2021:9965583. Disponible en: http://dx.doi.org/10.1155/2021/9965583.

Escalas que hay que tener en cuenta en la rehabilitación cardíaca

8

B. López Cabarcos y K. Villelabeitia Jaureguizar

OBJETIVOS

- Conocer los diferentes aspectos de la rehabilitación cardíaca que deben ser valorados.
- Saber y entender qué son los instrumentos de medida (escalas, cuestionarios, etcétera).
- Identificar las diferentes escalas que hay que tener en cuenta en la rehabilitación cardíaca.
- Utilizar de manera correcta cada instrumento de medida, y escoger el adecuado en cada caso.

INTRODUCCIÓN

Las enfermedades cardiovasculares constituyen un gran problema en la población. A ello, se le añade su prevalencia por el aumento de la longevidad y la mejora de los tratamientos.

Los programas de rehabilitación cardíaca son considerados los más eficaces para su intervención. Estos programas deben ofrecer un planteamiento multidisciplinar. Por ello, es necesario conocer en qué aspectos se ha de actuar. Para esta intervención, se utilizan diferentes escalas en rehabilitación cardíaca.

¿Qué es una escala?

Es un instrumento de medida que, en la práctica clínica, puede ayudar en el diagnóstico, apoyar el umbral del tratamiento, mejorar la comunicación entre los diferentes profesionales y establecer un referente poblacional. De este modo, se convierte en uno de los métodos de recogida de datos más utilizados en la investigación clínica.

Características

Las escalas sirven para la comunicación entre pacientes y profesionales. Tanto las escalas como los cuestionarios son instrumentos de medición, los cuales tienen propiedades métricas que los diferencian de los juicios personales por parte de los profesionales.

La validez y la fiabilidad son las propiedades fundamentales exigidas a un instrumento para que su medición sea de calidad.

La *validez* es la capacidad de cuantificar realmente lo que se quiere medir y permite objetivar. La *fiabilidad*, demuestra la precisión de la escala o cuestionario a la hora de medir; obtiene resultados parecidos y reproducibles en diferentes circunstancias. La *sensibilidad* y *factibilidad* son otras características métricas que también miden la validez de un instrumento; la primera es la capacidad que tiene de detectar pequeñas variaciones, con poco margen de error, y la segunda hace referencia a los recursos con los que se cuenta.

TIPOS DE ESCALAS

La rehabilitación cardíaca es el conjunto de medidas multidisciplinarias que, de una manera coordinada, intenta mejorar la capacidad física del paciente cardiópata. Lo hace mediante el ejercicio físico, normalizando su situación psicológica, elevando el conocimiento de la enfermedad y controlando los factores de riesgo cardiovascular. En definitiva, se pretende modificar el estilo de vida del paciente. Para ello, se necesita conocer qué aspectos hay que medir: calidad de vida, actividad física, disnea/percepción, disfunción sexual, somnolencia, nutrición, psicología, fragilidad, etcétera.

Escala de calidad de vida

La calidad de vida relacionada con la salud hace referencia a valoraciones de la percepción de la salud por parte del individuo. Recoge tanto aspectos objetivos como subjetivos.

La evaluación de la calidad de vida relacionada con la salud se centra en la persona, no en la enfermedad, en cómo se siente el paciente con independencia de los datos clínicos.

Los diversos instrumentos tienen en cuenta distintas dimensiones de la calidad de vida relacionada con la salud (el funcionamiento social, físico y cognitivo, la movilidad y el cuidado personal, así como el bienestar emocional) y suelen clasificarse en cuestionarios genéricos y específicos (son la manera de registrar dichas sensaciones de una forma cuantitativa o semicuantitativa).

Cuestionarios genéricos

Miden múltiples dimensiones o categorías. Están diseñados para ser aplicados a una gran variedad de pacientes (a la población general y a diversas afecciones). Los perfiles de salud incluyen dimensiones genéricas, como el estado físico, mental o social. Algunos de los más utilizados son:

- Cuestionario de salud SF-36.
- Perfil de salud de Nottingham.
- *Sickness Impact Prolife*.

 La versión española del SF-36 es uno de los instrumentos genéricos más utilizados.

Cuestionario de salud SF-36

El SF-36 está adaptado al castellano por Alonso *et al.* (1995). Explora la salud física y mental, además de detectar tanto estados positivos como negativos de salud. Los estudios publicados sobre las características métricas de la versión española del SF-36 aportan suficiente evidencia sobre su validez, fiabilidad y sensibilidad. Este test está dirigido a personas mayores de 14 años de edad. Preferentemente debe ser autoadministrado, aunque también es aceptable mediante entrevista personal y telefónica. El tiempo para cumplimentarlo es de 5-10 minutos, por lo que ha dado lugar a la aparición de versiones más cortas: SF-12 y SF-8.

Los 36 ítems del instrumento cubren las siguientes escalas: función física, rol físico, dolor corporal, salud general, vitalidad, función social, rol emocional y salud mental. Entre las desventajas del SF-36, cabe señalar que no incluye algunos conceptos de salud importantes, como los trastornos del sueño, la función cognitiva, la función familiar o la función sexual (**Tabla 8-1**).

Perfil de salud de Nottingham

El perfil de salud de Nottingham mide el sufrimiento físico, psicológico y social, asociado a problemas médicos, sociales y emocionales. También evalúa el grado en que dicho sufrimiento afecta a la vida de los individuos (es útil para el seguimiento de pacientes con enfermedades crónicas). Pero no explora cuestiones de salud positiva.

Está formado por dos partes. La primera tiene 38 ítems con seis grandes dimensiones de la salud: energía, dolor, movilidad física, reacciones emocionales, sueño y aislamiento. La segunda posee siete preguntas sobre la existencia de limitaciones a causa de la salud en siete actividades funcionales de la vida diaria: el trabajo, las tareas domésticas, la vida social, familiar y sexual, aficiones y tiempo libre.

Perfil de las consecuencias de la enfermedad

El *Sickness Impact Prolife* o perfil de las consecuencias de la enfermedad mide los cambios en el comportamiento o grado de disfunción de salud generado por una enfermedad. Es un cuestionario basado en conducta para pacientes y está formado por ítems distribuidos en diferentes categorías: sueño y descanso, trabajo, nutrición, tareas domésticas, ocio y pasatiempos, desplazamiento, movilidad, cuidado y movimiento corporal, relaciones sociales, actividad intelectual, actividad emocional y comunicación.

Tabla 8-1 Dimensiones del cuestionario genérico SF-36. Las escalas del SF-36 están ordenadas de forma que a mayor puntuación, mejor es el estado de salud

Dimensión	N.º de ítems	Peor puntuación (0)	Mejor puntuación (10)
Función física	10	Muy limitado para llevar a cabo todas las actividades físicas, incluido bañarse y ducharse debido a la salud	Lleva a cabo todo tipo de actividades físicas, incluidas las más vigorosas, sin ninguna limitación debido a la salud
Rol físico	4	Problemas con el trabajo u otras actividades diarias debido a la salud física	Ningún problema con el trabajo u otras actividades diarias debido a la salud física
Dolor corporal	2	• Dolor muy intenso y extremadamente limitante	• Ningún dolor ni limitación debidas a él
Salud general	5	• Evalúa como mala la propia salud y cree posible que empeore	• Evalúa la propia salud como excelente
Vitalidad	4	• Se siente cansado y exhausto todo el tiempo	• Se siente muy dinámico y lleno de energía todo el tiempo
Función social	2	Interferencia extrema y muy frecuente con las actividades sociales normales, debido a problemas físicos o emocionales	Lleva a cabo actividades sociales normales, sin ninguna interferencia, debido a problemas físicos o emocionales
Rol emocional	3	Problemas con el trabajo y otras actividades diarias debido a problemas emocionales	Ningún problema con el trabajo u otras actividades diarias debido a la salud física
Salud mental	5	Sentimiento de angustia y depresión durante todo el tiempo	Sentimiento de felicidad, tranquilidad y calma durante todo el tiempo
Ítem de transición de salud	1	Cree que su salud es mucho peor ahora que hace 1 año	Cree que su salud general es mejor ahora que hace 1 año

Cuestionarios específicos

Se centran en la medida de aspectos concretos de una determinada enfermedad, una población, una función o un aspecto clínico.

Tienen la ventaja de presentar una mayor sensibilidad a los cambios en la calidad de vida que los genéricos ante el problema específico de salud que se está evaluando. Su mayor desventaja es que no son aplicables a la población general.

Según la patología cardiovascular, existen diferentes cuestionarios para enfermedad coronaria, infarto de miocardio, insuficiencia cardíaca, arritmias, etc. (**Tabla 8-2**).

Algunas de las patologías más destacadas en la rehabilitación cardíaca son el infarto de miocardio y la insuficiencia cardíaca.

Uno de los cuestionarios para la valoración del infarto de miocardio es el *Mac-New Heart Disease Health-Related Quality of Life Questionnaire* (Mac-New). Es autoadministrable y se centra en tres dominios: físico y social, emocional y calidad de vida global. Cuanto más alto sea el resultado, mejor calidad de vida tiene el paciente.

Entre los instrumentos para la valoración de la calidad de vida en personas con insuficiencia cardíaca, predomina la utilización del *Minnesota Living with Heart Failure questionnaire* (MLHFQ) y el *Kansas City Cardiomyopathy Questionnaire* (KCCQ).

El MLHFQ fue diseñado para medir la percepción de los efectos de la insuficiencia cardíaca en aspectos físicos, socioeconómicos y psicológicos de la vida del paciente en el último mes. Es corto, fácil de entender y autoadministrable. Además, es el instrumento más utilizado para la evaluación de la calidad de vida en pacientes con insuficiencia cardíaca y ha sido traducido y validado al español. Cabe destacar que ha demostrado buenas propiedades psicométricas en numerosos estudios.

En cambio, el KCCQ, además de valorar las dimensiones clásicas de los cuestionarios de calidad de vida (física, síntomas y social), incorpora una valoración de los cambios en los síntomas y en el nivel de autocuidado. Validada y traducida al castellano, ha demostrado ser una herramienta fiable y sensible a los cambios clínicos.

 En los programas de rehabilitación cardíaca se recomienda la combinación de cuestionarios de calidad de vida genéricos y específicos.

Escala de actividad física

La Organización Mundial de la Salud (OMS) define la actividad física como «cualquier movimiento corporal producido por los músculos esqueléticos, con el consiguiente consumo de energía».

El sedentarismo es uno de los factores de riesgo cardiovascular. Por tanto, la actividad física se relaciona con una menor incidencia de morbimortalidad cardiovascular. Existen diferentes cuestionarios que permiten conocer la actividad física:

- Cuestionario internacional de actividad física (IPAQ)
- Cuestionario mundial sobre la actividad física.

- *Physical Activity Questionnaire for Adults.*
- *Physical Activity Questionnaire for Adolescents.*
- *Physical Activity Questionnaire for Children. Motives for Physical Activity Measure-Revised.*
- *Minnesota Leisure Time Physical Activity Questionnair.*
- *EPIC Physical Activity Questions.*
- *7 Day PAR Questionnaire. Modified Baecke Questionnaire.*

 Uno de los cuestionarios más utilizados para detectar el sedentarismo es el cuestionario internacional de actividad física.

El IPAQ evalúa la actividad física en adultos de entre 18 y 69 años de edad. Su versión corta consta de siete preguntas y proporciona información sobre el tiempo empleado al caminar, en actividades de intensidad moderada, vigorosa y sedentarias. Aunque es autocumplimentado, en aquellas personas con dificultades de comprensión, puede ser dirigido por el personal sanitario.

La versión larga (27 preguntas) registra información en actividades de mantenimiento del hogar y jardinería, transporte, tiempo libre y actividades sedentarias. Se recomienda la versión larga, ya que proporciona mucho más detalle sobre las distintas dimensiones de la actividad física.

Según el resultado del cuestionario IPAQ, se puede determinar el grado de actividad física y clasificar a los individuos en nivel de actividad bajo, moderado y alto.

El cuestionario mundial sobre la actividad física ha sido desarrollado por la OMS para la vigilancia de la actividad física. Recoge información sobre la participación en la actividad física y el sedentarismo en tres campos: en el trabajo, al desplazarse y en el tiempo libre.

 Es importante conocer la actividad física de los pacientes para poder actuar en uno de los mayores factores de riesgo de la enfermedad cardiovascular: el sedentarismo.

Escala de disnea

La disnea es la sensación de ahogo durante la realización de un esfuerzo. La subjetividad del síntoma hace difícil su medición, por lo que es necesario cuantificarla mediante escalas clínicas, las cuales se indican a continuación.

- Escala visual analógica. El paciente debe señalar la intensidad del malestar respiratorio que tiene, representado en una línea recta de 100 mm. Un extremo mide la sensación de no disnea y el extremo opuesto la disnea máxima (**Fig. 8-1**).
- Escala de Borg. Es una escala visual análoga estandarizada, rápida y fácil de aplicar. Está validada en español. Permite evaluar la percepción subjetiva de la dificultad respiratoria o el esfuerzo físico ejercido. Fue propuesta y diseñada por el doctor sueco Gunnar Borg, quien, en 1973, creó la primera tabla basada en una escala de 20 niveles de percepción, en la que el número 6 es «muy, muy ligero» y el 20

«muy, muy duro» (**Fig. 8-2**). En 1982, la escala de Borg fue modificada y se hizo más práctica con valores del 0 al 10 (el 0 es «reposo total» y el 10 «muy, muy duro» (**Fig. 8-3**). La escala de Borg se puede aplicar durante el ejerci- cio y/o al finalizar este para evaluar la sesión en conjunto. Permite hacer ajustes a la intensidad del ejercicio durante la rehabilitación cardíaca y prescripción de ejercicio físico fuera del ámbito hospitalario (**Tabla 8-3**).

Tabla 8-2. Cuestionarios específicos según la patología cardiovascular

Genérico para enfermedad cardiovascular	CDS	*Cardiac Depresión Scale*
	CHP	*Cardiac Health Prolife* (perfil de salud cardíaco)
	DASI	*Duke Activity Index* (índice de actividad Duke)
	MILQ	*Multidimensional Index of Life Quality*
	PedsQol	*Pediatric Quality of Life Inventory*
	QLI-HP-FP	*Quality of Life Index- Cardiac Version*
Arritmias	10 items ICD-QOL	*10 item Implantable Cardioverter Desfibrillador Quality of Life*
	8 items ICD-QOL	*8 item Implantable Cardioverter Desfibrillador Quality of Life*
Enfermedad coronaria	APQLQ	*Angina Pectoris Quality of Life Questionnaire*
	MacNew	*Macnew Heart Diseasa Health-Related Quality Of Life Questionnaire*
	SAQ	*Seattle Angina Questionnaire*
Infarto de miocardio	CCVPPI	Cuestionario español de calidad de vida en pacientes postinfarto
	MacNew	*Macnew Heart Diseasa Health-Related Quality Of Life Questionniare*
	Midas	*Myocardial Infarction Dimensional Assessment Scale*
	QL-SP	*Quality of Life for Cardiac Spouses*
Insuficiencia cardíaca	CHF-Q	Cuestionario para la insuficiencia cardíaca crónica (*Chronic Heart Failure Questionnaire*)
	KCCQ	Cuestionario de Cardiomiopatías (*Kansas City Cardiomyopathy Questionnaire*)
	MacNew	*Macnew Heart Diseasa Health-Related Quality Of Life Questionnaire*
	MLHFQ	*Minnesota Living with Heart Failure Questionnaire*
	QUAL-E	*Quality of Life at the End of Life Measure*
Trasplante	MLHFQ	*Minnesota Living with Heart Failure Questionnaire*
	KCCQ	*Kansas City Cardiomyopathy Questionnaire*
Hipertensión pulmonar	CAMPHOR	*Cambridge Pulmonary Hypertension Outcome Review*
Hipertensión arterial	CHAL	Calidad de vida en la hipertensión arterial
	HYPER	*Hipertension Status Inventory*
	MINICHAL	*Short form Quality of Life Questionnaire for Arterial Hypertension*
Úlceras vasculares	CCVUQ	*Charing Cross Venous Ulcer Questionnaire*
	DFS	*Diabetic Foot Ulcer Scale*
	LFUQ	*Leg and Foot Questionnaire*
Enfermedad arterial periférica oclusiva	Artemis	*Assessment of Quality in Lower Limb Arteriopathy*
Insuficiencia venosa	AVVQ	*Aberdeen Varicose Velns Questionnaire*
	CIVIQ	*Quality of life Questionnaire for Low Limb Venous Insufecency* (cuestionario de calidad de vida para la insuficiencia venosa crónica)

! La intensidad del ejercicio se puede medir mediante escalas subjetivas de esfuerzo percibido. La más utilizada es la de Borg.

Escalas de disfunción sexual

Hay un alto porcentaje de pacientes con enfermedad coronaria que sufren disfunción sexual. Según la OMS, «la disfunción sexual es la dificultad o imposibilidad del individuo de participar en las relaciones sexuales como lo desea». Estos trastornos afectan muy negativamente a la calidad de vida de los pacientes.

La recuperación de la actividad sexual normal es uno de los objetivos dentro de los programas de rehabilitación cardíaca, ya que se considera un elemento muy importante para tener una buena calidad de vida.

La disfunción sexual tiene tres orígenes principales:

- Psicológicos: el miedo a la muerte influye en las relaciones sexuales.
- Orgánicos: en los pacientes con cardiopatías, puede presentarse una enfermedad de los vasos sanguíneos que irrigan los órganos sexuales como consecuencia de la enfermedad arterioesclerótica, que afecta tanto a las arterias coronarias como a otras arterias del cuerpo.
- Farmacológicos: efectos secundarios de medicamentos. Existen algunos fármacos (betabloqueantes y diuréticos) que, en algunos caso, pueden ocasionar pérdida de la libido o disfunción eréctil.

La disfunción eréctil en varones se define como la incapacidad para alcanzar o mantener una erección que permita mantener relaciones sexuales satisfactorias. Está considerada un importante predictor de enfermedad cardiovascular, sobre

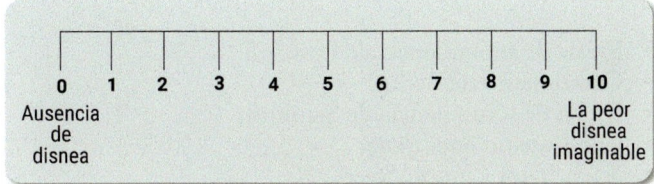

Figura 8-1. Escala visual analógica.

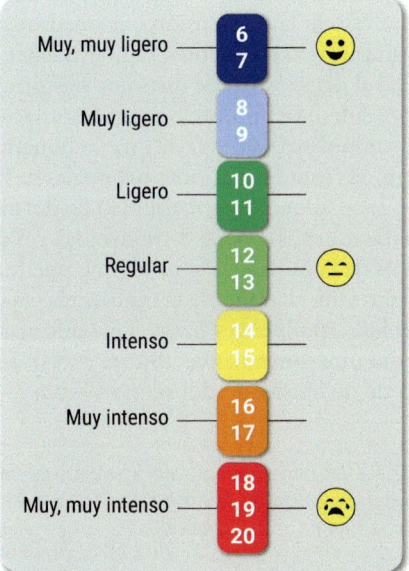

Figura 8-2. Escala de Borg.

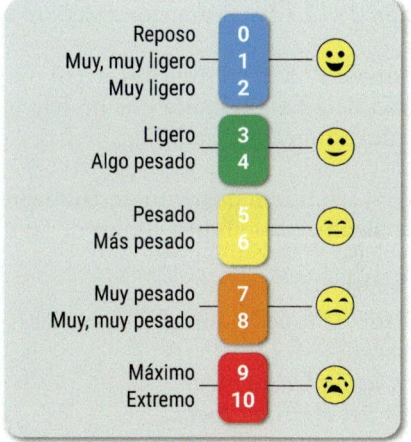

Figura 8-3. Escala de Borg modificada.

Tabla 8-3. Ventajas y desventajas de la escala de Borg	
Ventajas	**Desventajas**
Fácil de usar: no requiere instrumentos de medición	Es una herramienta de medición subjetiva y cualitativa, por lo tanto no es global ni compartida con exactitud entre las personas
Versátil: puedes adaptarlo a tus necesidades	Su aplicación y confiabilidad son vulnerables en situaciones ambientales a las que la persona no está acostumbrada
Mayor ventilación: hay una correspondencia bastante acertada entre la escala y la intensidad del ejercicio, por lo que a mayor puntuación, hay mayor ventilación, consumo de oxígeno, más producción de ácido láctico y menos niveles de glucógeno muscular	Los caracteres psicológicos también influyen en las sensaciones experimentadas durante el ejercicio y la intensidad con la que se lleve a cabo, no solo las fisiológicas, como su estado de ánimo, motivación o experiencia previa
Nulo costo: no es necesario invertir dinero para su uso	• Hay menos correspondencia entre la escala y los caracteres fisiológicos en personas no entrenadas • Las correlaciones altas son más fiables en sujetos con mayor experiencia en la práctica del ejercicio

todo en menores de 60 años. Para su diagnóstico se utilizan diferentes cuestionarios:

- Índice internacional de función eréctil (IIEF).Cuestionario de salud sexual para varones (*Sexual Health Inventory for Men*, SHIM o IIEF-5).
- Cuestionario para la sospecha de disfunción eréctil.
- *Erection Hardness Score*.

> ❗ El IIEF es el cuestionario más utilizado. Está validado, es fiable y puede ser autoadministrado. Posee 15 preguntas que evalúan cinco campos de la función sexual masculina comunes a distintas culturas: función eréctil, función orgásmica, deseo sexual, satisfacción con el acto sexual y satisfacción global.

Posteriormente, se desarrolló una versión reducida del IIEF, el SHIM o IIEF-5, con solo cinco preguntas y más fácil de completar, pero con un horizonte temporal más amplio, 6 meses, en comparación con las 4 semanas del cuestionario IIEF original.

La puntuación obtenida permite identificar si existen signos de disfunción eréctil:

- Puntuación de 5 a 7: disfunción eréctil grave.
- Puntuación de 8 a 11: disfunción eréctil moderada.
- Puntuación de 12 a 16: disfunción eréctil media a moderada.
- Puntuación de 17 a 21: disfunción eréctil media.
- Puntuación de 22 a 25: indica que no hay un problema aparente de disfunción eréctil.

En mujeres, se utilizan diferentes instrumentos psicométricos que facilitan el diagnóstico clínico de las disfunciones sexuales:

- Cuestionario de función sexual de la mujer (FSM).
- Cuestionario FSM-2.
- *Sexual Function Questionaire*.
- *Female Sexual Function Index*.

El cuestionario de función sexual de la mujer está validado en español. Explora todas las fases de la respuesta sexual femenina (deseo, excitación, orgasmo y satisfacción) y permite conocer aspectos de interés de su actividad sexual (ansiedad anticipatoria a la relación sexual, iniciativa, confianza para comunicar preferencias, etc.), lo que lo distingue del cuestionario *Sexual Function Questionaire* o el *Female Sexual Function Index*.

El *Female Sexual Function Index* es un instrumento breve y multidimensional que evalúa la función sexual femenina. Está compuesto por 19 preguntas que evalúan cinco dominios de la respuesta sexual: deseo y estímulo subjetivo, lubricación, orgasmo, satisfacción y dolor.

> Es necesario estudiar la disfunción sexual tanto en hombres como en mujeres con enfermedades cardiovasculares.

Escalas de somnolencia

El síndrome de apnea-hipopnea del sueño (SAHS) es el trastorno respiratorio más frecuente durante el sueño. Se caracteriza por un cuadro de somnolencia diurna excesiva, trastornos cognitivos-conductuales, respiratorios, cardíacos, metabólicos o inflamatorios secundarios a episodios repetidos de obstrucción de la vía aérea superior.

El SAHS está asociado al deterioro de la calidad de vida, la presencia de hipertensión arterial y el desarrollo de enfermedades cardiovasculares y cerebrovasculares.

Alguno de los instrumentos de medida para detectar el SAHS son:

- Escala de somnolencia de Epworth.
- Cuestionario de Berlín.
- Escala de somnolencia de Stanford.
- Cuestionario *Stop-Bang*.
- *Sleep Apnea Clinical Score*.
- Escala de somnolencia de Karolinska.

La escala de somnolencia de Epworth es una de las más utilizadas para valorar la repercusión que puede tener el SAHS. Permite al paciente y al profesional sanitario tener una aproximación inicial al diagnóstico de distintos trastornos respiratorios del sueño. Además, proporciona una estimación subjetiva del grado de somnolencia a través de un cuestionario que consta de ocho preguntas sobre situaciones habituales de la vida diaria en las que se debe valorar la probabilidad de dormirse en cada una de ellas (0-nunca, 1-pocas, 2-moderadas y 3-muchas).

En función de la puntuación total, que puede variar entre 0 y 24, se determina el grado de somnolencia: sueño normal, somnolencia leve, moderada y grave. Una puntuación de 11 o más representa una somnolencia diurna excesiva, que podría ser un signo de un trastorno del sueño (**Tabla 8-4**).

> ❗ La escala de somnolencia de Epworth es sencilla de administrar y una de las medidas subjetivas de somnolencia diurna más empleada.

El cuestionario de Berlín mide los síntomas y la probabilidad de tener SAHS. Las preguntas se agrupan en tres categorías:

- Primera: valora la presencia de ronquidos y apneas nocturnas.
- Segunda: tiene en cuenta el cansancio y la somnolencia.
- Tercera: observa la presencia de hipertensión arterial y el valor del índice de masa corporal.

Aquellos pacientes que puntúan en dos o más categorías presentan una probabilidad de desarrollar SAHS elevada.

La escala de somnolencia de Stanford sirve para evaluar las percepciones subjetivas de somnolencia diurna. Los individuos responden a la escala seleccionando la opción que mejor describe lo somnolientos que se sienten. Las puntuaciones van del 1, que describe el estado del individuo como «sintiéndose activo y vital, alerta, muy despierto», al 7 («a punto

Tabla 8-4. Escala de somnolencia de Epworth

Pregunta:
¿Con qué frecuencia se queda usted dormido en las siguientes situaciones? Incluso si no ha realizado recientemente alguna de las actividades mencionadas a continuación, trate de imaginar en qué medida le afectarían.
- 0 = nunca se ha dormido
- 1 = escasa posibilidad de dormirse
- 2 = moderada posibilidad de dormirse
- 3 = elevada posibilidad de dormirse

Situación	Puntuación
Sentado y leyendo	
Viendo la televisión	
Sentado, inactivo en un espectáculo (teatro...)	
En coche, como copiloto de un viaje de una hora	
Tumbado a media tarde	
Sentado y charlando con alguien	
Sentado después de la comida (sin tomar alcohol)	
En su coche, cuando se para durante algunos minutos debido al tráfico	
Puntuación total (máx. 24)	

0-10 puntos: sueño normal
11-14 puntos: somnolencia leve
15-17 puntos: somnolencia moderada
18-24 puntos: somnolencia grave

de conciliar el sueño, pérdida de fuerzas para permanecer despierto»). Las puntuaciones altas indican si una persona padece somnolencia patológica.

 Los hábitos de sueño tienen un impacto directo sobre nuestra salud cardiovascular.

Escalas de nutrición

Muchas enfermedades, tanto agudas como crónicas, así como sus tratamientos, pueden afectar al estado nutricional por diferentes mecanismos e involucran al apetito, la absorción y la asimilación de los nutrientes, además de diferentes alteraciones metabólicas, lo cual provoca desnutrición.

Según la Sociedad Española de Endocrinología y Nutrición, se usan diferentes escalas para el cribado de desnutrición, relacionado con la enfermedad y la sarcopenia.

Para el cribado de desnutrición se utiliza:

- Escala de evaluación del estado nutricional Mini Nutritional Assessment-Short Form (MNA-SF): identifica el riesgo de desnutrición antes de que ocurran cambios graves en el peso o en las concentraciones séricas de proteínas.
- Escala de tamizado para desnutrición: valora el apetito y la pérdida de peso reciente. Clasifica a los pacientes en «sin riesgo de desnutrición» y «con riesgo de desnutrición».

- *Malnutrition Universal Screening Tool*: es un instrumento de cribado de cinco pasos. Está diseñado para identificar personas mayores malnutridas, con riesgo de malnutrición (desnutrición) u obesos.

La *sarcopenia* es un trastorno del músculo esquelético generalizado y progresivo, que se asocia con una mayor probabilidad de resultados adversos, entre los que se incluyen caídas, fracturas, discapacidad física y mortalidad. Está relacionado con la pérdida de la función y masa muscular.

Para realizar el cribado de la sarcopenia destaca el cuestionario SARC-F. Está dirigido a personas mayores y es de fácil integración en la práctica clínica diaria. Consta de cinco preguntas, que se basan en las propias percepciones del paciente sobre sus limitaciones de fuerza, habilidad para caminar autónomamente, levantarse de un asiento, subir escaleras y caídas en el último año. Si el paciente acumula más de 4 puntos, se considera con síntomas de sarcopenia. Si su puntuación va de 0 a 3, se le denomina saludable. Tras este primer diagnóstico, se mide la cantidad o calidad de masa muscular, que, junto a otras pruebas de valoración de rendimiento físico, establece la gravedad.

! En rehabilitación cardíaca es imprescindible la actuación nutricional para facilitar la detección precoz de comorbilidades, mejorar el tratamiento metabólico y establecer el pronóstico del paciente.

Escala psicológica

Según la OMS «un trastorno mental se caracteriza por una alteración clínicamente significativa de la cognición, la regulación de las emociones o el comportamiento de un individuo».

En los pacientes con enfermedad cardiovascular, es muy frecuente la aparición de trastornos emocionales. Los fenómenos depresivos, el estrés, la ausencia de apoyo social y el patrón de conducta de tipo A (sobre todo, algunas facetas de este, como la hostilidad) han sido considerados factores de riesgo de las enfermedades cardiovasculares y, en ocasiones, desencadenantes de muerte súbita por elevación del tono simpático, que favorece la aparición de arritmias ventriculares letales.

Una actuación psicológica temprana evita la aparición de miedo a la muerte, ansiedad y depresión tras un evento cardiovascular, lo cual mejora la calidad de vida del paciente.

Los programas de rehabilitación cardíaca, con intervenciones en el ámbito psicológico, han demostrado menor incidencia de estos trastornos emocionales (**Tabla 8-5**).

> ❗ La intervención psicológica debe hacer una valoración psicométrica individualizada de ansiedad, depresión y patrón de conducta de tipo A.

Dentro de las escalas para medir la ansiedad, se encuentran las siguientes:

- Escala de ansiedad rasgo-estado de Spielberger: dispone de dos escalas (ansiedad-rasgo, que permite saber hasta qué punto la persona tiene la personalidad que le predispone a sufrir síntomas ansiosos; ansiedad-estado, la cual evalúa cómo se da la ansiedad ante situaciones específicas).
- Inventario de ansiedad y depresión: es un instrumento de autoevaluación para detectar ansiedad y depresión. Es una escala corta formada por dos subescalas: HADA (ansiedad) y HADD (depresión).
- *Hamilton Anxiety Rating Scale*: muy utilizada en la evaluación clínica del trastorno de ansiedad.

Cuando se valora la depresión, se usan diferentes escalas:

- Escala de depresión de Beck: es un cuestionario autoadministrado y uno de los instrumentos utilizados para medir la gravedad de una depresión.
- *Hamilton Rating Scale for Depression*: se utiliza en pacientes diagnosticados previamente de depresión con el objetivo de evaluar de forma cuantitativa la gravedad de los síntomas y valorar los cambios de la persona deprimida.
- *Montgomery Asberg Depression Rating Scale*: al igual que la *Hamilton Rating Scale for Depression*, mide la intensidad de los síntomas depresivos en adultos ya diagnosticados y los efectos del tratamiento antidepresivo.
- Cuestionario sobre la salud del paciente (PHQ-9): basado en los criterios del *Manual Diagnóstico y Estadístico de los Trastornos Mentales* (DSM-IV), detecta la presencia y la gravedad de la depresión. Valora al paciente en las 2 últimas semanas y es muy utilizado en atención primaria.

El patrón de conducta de tipo A se caracteriza por ser personas ambiciosas, competitivas y con implicación laboral, así como con impaciencia, urgencia temporal y hostilidad. Para su medición, se dispone de varias escalas:

escala tipo A de Framingham, retiro de patrón de conducta tipo A (ERCTA), la escala de actividad de Jenkins y el cuestionario de Bortner.

Escala de fragilidad

La fragilidad en personas mayores hace referencia a un estado previo de discapacidad en el que se acentúa el riesgo de aparecer nuevas limitaciones o se potencien las existentes.

La fragilidad determina peores resultados clínicos en el caso de enfermedad cardiovascular, por lo que es muy importante detectarla, evaluarla y tratarla. La fragilidad puede entenderse como un estadio previo a la dependencia (fragilidad física) o como la acumulación de déficits (fragilidad multidimensional). Entre las escalas que miden la fragilidad física está el fenotipo de Fried, la escala SHARE-FI y la *Short Physical Performance Battery*. Algunas de las que miden la fragilidad multidimensional son el índice de fragilidad, la *Clinical Frailty Scale*, la escala de Frail, etc. Para una valoración geriátrica integral, destacan el *Multidimensional Prognostic Index* y la *Edmonton Frail Scale*. A continuación, se indican algunas de sus características:

Tabla 8-5. Escalas de medición para ansiedad, depresión y patrón de conducta tipo A	
Variables	**Instrumentos de medida**
Ansiedad	• Escala de ansiedad rasgo-estado de spielberger (STAI) • Inventario de ansiedad y depresión (HADS) • *Hamilton Anxiety Rating Scale* (HARS)
Depresión	• Escala de depresión de Beck (BDI) • *Hamilton Rating Scale for Depression* (HRSD) • *Montgomery Asberg Depression Rating Scale* (MADRS) • Cuestionario sobre la salud del paciente (PHQ-9)
Conducta tipo A	• Escala tipo A de Framingham • Escala de retiro de patrón de conducta tipo A (ERCTA) • Escala de actividad de Jenkins • Cuestionario de Bortner

- Fenotipo de Fried: fenotipo que se caracteriza por una pérdida de peso inexplicable, cansancio, debilidad muscular, marcha lenta y descenso de la actividad física.
- *Short Physical Performance Battery*: determina la funcionalidad en los miembros inferiores. Consta de tres pruebas (equilibrio, velocidad de la marcha y levantarse y sentarse de una silla cinco veces). Cada parte puntúa 4 puntos como máximo; la puntuación máxima es de 12. Una puntuación por debajo de 10 indica fragilidad y un elevado riesgo de discapacidad, así como de caídas.
- Índice de fragilidad: se basa en déficits de salud en diferentes dominios (físico, enfermedades, signos o síntomas, y hallazgos de laboratorio, funcional, mental y social).
- Escala Frail: combina la medición de la fragilidad física y multidimensional. Es de fácil aplicación. Está compuesta por cincos ítems (fatigabilidad, resistencia, deambulación, comorbilidad y pérdida de peso) en la que cada respuesta

afirmativa es valorada con 1 punto. Se considera fragilidad puntuaciones mayores o iguales a 3, prefragilidad a puntuaciones de 1-2 puntos y sin fragilidad 0 puntos.
- Escalas de actividades instrumentales de la vida diaria: entre ellas, destacan el cuestionario de vida y el índice de Lawton Brody. Evalúa la capacidad funcional mediante varios ítems: capacidad para utilizar el teléfono, hacer compras, preparar la comida, realizar el cuidado de la casa, lavado de la ropa, utilización de los medios de transporte y responsabilidad respecto a la medicación y administración de su economía.

> ❗ Son escalas que no deben utilizarse de forma aislada, sino que deben formar parte de una actuación integral para personas mayores. Además, requieren una evaluación clínica, funcional, cognitiva, social y nutricional.

 PUNTOS CLAVE

- Dentro de la rehabilitación cardíaca, se han de conocer los diferentes aspectos que deben ser valorados.
- Estos aspectos incluyen, entre otros, la calidad de vida, la actividad física, la disnea y percepción del esfuerzo, la disfunción sexual, la somnolencia, la nutrición, los aspectos psicológicos y la fragilidad.
- Para su valoración, se usan diferentes instrumentos de medida, como las escalas y los cuestionarios.
- Las propiedades fundamentales de estos instrumentos, como la validez y la fiabilidad, ayudan en el diagnóstico, seguimiento y tratamiento de los pacientes.
- Las escalas de calidad de vida aportan conocimientos sobre cómo se siente el paciente y combinan cuestionarios genéricos de salud (SF-36) y específicos (MLHFQ y KCCQ).
- Para detectar el sedentarismo, se valora la actividad física mediante diferentes cuestionarios. Uno de los más utilizados es el IPAQ.
- La intensidad del ejercicio se puede medir con escalas subjetivas de esfuerzo percibido. La más usada es la escala de Borg.

- La disfunción sexual debe ser evaluada a través de diferentes escalas de medida, como el IIEF en varones y el FSM en mujeres
- El SAHS está asociado a enfermedades cardiovasculares y se mide con varias escalas. Una de las más utilizadas es el Epworth.
- En la actuación nutricional, se usan diferentes escalas para el cribado de la desnutrición, como el *Mini Nutritional Assessment-Short Form* y el SARC-F, este último para el cribado de la sarcopenia.
- La actuación psicológica incluye escalas que analizan la ansiedad, la depresión y el patrón de personalidad tipo A. La escala de ansiedad rasgo-estado de Spielberger, la escala de depresión de Beck y la escala tipo A de Framingham son algunos de los instrumentos de medida utilizados.
- El aumento de la población mayor lleva a la utilización de escalas de fragilidad para su detección, como el fenotipo de Fried, la escala de Frail, etcétera.

BIBLIOGRAFÍA

Badia Llacha X. Qué es y cómo se mide la calidad de vida relacionada con la salud. Revista Gastroenterología y Hepatología. 2004;27(S3):2-6. Disponible en: https://www.elsevier.es/es-revista-gastroenterologia-hepatologia-14-articulo-que-es-como-se-mide-13058924

Badía X, Alonso J. La medida de la salud: guía de escalas de medición en español. 4ª ed. Barcelona: Tecnología y Ediciones del Conocimiento; 2007.

Brotons Cuixart C, Permanyer Miralda G, Cascant Castelló P, Moral Peláez I, Pinar Sopena J, Ribera Solérmanyer A. Adaptación del cuestionario de calidad de vida postinfarto MacNew QLMI para su uso en la población española. Medicina clínica. 2000 ;115(20):768-71.

Burkhalter N. Evaluación de la escala Borg de esfuerzo percibido aplicada a la rehabilitación cardíaca. Revista Latino-Americana de Enfermagem. 1996;4(3): 65-73.

Cano de la Cuerda R, María Alguacil Diego I, Alonso Martín J, Molero Sánchez A, Miangolarra Page JC. Programas de rehabilitación cardíaca y calidad de vida relacionadas con la salud. Situación actual. Revista española de cardiología. 2012;65(1):72-9.

Cardiel Bergasa J, Ruiz Traid J, Benito-Ruiz E, Guerrero Fuertes P, Lobera Lahoz E, Fickinger Gracia A. Envejecimiento, fragilidad y escalas de medición. Revista Sanitaria de Investigación. (Citado 17 noviembre del 2022). Disponible en: https://revistasanitariadeinvestigación.com/envejecimiento-fragilidad-y-escalas-de-medición/

Carvajal A, Centeno C, Watson R, Martínez M, Sanz Rubiales Á. ¿Cómo validar un instrumento de medida de la salud? Anales Sis San Navarra. 2011;34(1):63-72. Disponible en: http://scielo.isciii.es/scielo.php?script=sci_arttext&pid=S1137-66272011000100007&lng=es

Consideraciones endocrino-nutricionales para paciente evaluado en una unidad avanzada de rehabilitación cardíaca. Sociedad Española de Endocrinología y Nutrición(SEEN) y la Sociedad Española de Cardiología(SEC). Madrid; 2021.

Cortés IRG, Alejo LSJ, Moreno PNE, Valle SMO. El perfil de salud de Nottingham (nph), excelente indicador en la valoración integral del adulto mayor. Waxapa. 2015;7(12):36-40

Díaz Villanueva P, Ariza-Solé A, Vidan MT, Bonanad C, Formiga F, Sanchis J *et al.* Recomendaciones de la Sección de Cardiología Geriátrica, de la Sociedad Española de Cardiología para la valoración de la fragilidad en el anciano con cardiopatía. Revista Española de Cardiología. 2019;72(1):63-71.

Garin O, Soriano N, Ribera A, Ferrer M, Pont A, Alonso J, *et al.* Validación de la versión española del Minnesota Living with Heart Failure Questionnaire. Rev Esp Cardiol. 2008;61(3):251-9.

Gómez González AM. Evaluación del paciente. Calidad de vida. Sorecar Disponible en: https://www.sorecar.net/index_htm_files/Calidad%20de%20vida%20en%20rehabilitacion%20 cardíaca-%20Madrid%202009.pdf

Guirao Goris JA, Cabrero García J, Moreno Pina JP, Muñoz Mendoza CL. Revisión estructurada de los cuestionarios y escalas que miden la actividad física en los adultos mayores y ancianos. Gaceta Sanitaria. 2009;23(4):334. e1-17. Disponible en: https://www.sciencedirect.com/science/article/pii/S0213911109001782

López Alonso SR, Morales Asencio JM. ¿Para qué se administran las escalas, cuestionarios, test e índices? Index Enferm. 2005;14(48-9):7-8. Disponible en: http://scielo.isciii.es/scielo.php?script=sci_arttext&pid=S1132-12962005000100001&lng=es

López-García E. Valores de referencia de la versión española del Cuestionario de Salud SF- 36 en población adulta mayor. Med Clin. 2003.

Maroto-Monteroa JM, Portuondo-Masedab MT, Lozano-Suárezc M, Allonad A, de Pablo-Zarzosaa C, Morales-Durán M, *et al.* Disfunción eréctil en pacientes incluidos en un programa de rehabilitación cardíaca Erectil e Dysfunction in Patients in a Cardiac Rehabilitation Program Author links open overlay panel. Revista española de cardiología. 2008;61(4):917-22.

Martín J, Carvajal A, Arantzamendi M. Instrumentos para valorar al paciente con insuficiencia cardíaca avanzada: una revisión de la literatura. Anales Sis San Navarra. 2015;38(3):439-52. Disponible en: http://scielo.isciii.es/scielo.php?script=sci_arttext&pid=S1137-66272015000300008&lng=es

Parajón T, Lupón J, González B, Urrutia A, Altimir S, Coll R, *et al.* Aplicación en España del cuestionario sobre calidad de vida «Minnesota Living With Heart Failure» para la insuficiencia cardíaca.Rev Esp Cardiol. 2004;57(2):155-60.

Plá Vidal J, Salvador Rodríguez J. Aspectos psicológicos en las enfermedades cardiovasculares. Sociedad española de cardiología; 2006. Disponible en: https://secardiologia.es/images/publicaciones/libros/2006-sec-monografia-aspectos-psicologicos.pdf

Vilagut G, Ferrer M, Rajmil L, Rebollo P, Permanyer-Miralda G, Quintana JM, et al . El Cuestionario de Salud SF-36 español: una década de experiencia y nuevos desarrollos. Gaceta Sanitaria. 2005;19(2):135-50. Disponible en: https://scielo.isciii.es/scielo.php?script=sci_arttext&pid=S0213-91112005000200007

Factores de riesgo cardiovascular en los programas de rehabilitación cardíaca

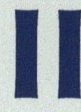

Sedentarismo

9

L. Muñoz González

OBJETIVOS

- Conocer los conceptos de estilo de vida sedentario y actividad física.
- Recordar recomendaciones de la Organización Mundial de la Salud (OMS) sobre ejercicio físico según la franja de edad.
- Reconocer el sedentarismo como un factor de riesgo independiente en cardiópatas.
- Identificar cambios fisiológicos en el organismo producidos por el ejercicio.
- Aprender a prescribir ejercicio terapéutico según los grados de recomendación.
- Conocer los actuales planes de gestión mundial contra el sedentarismo.
- Recordar las variables que hay que tener en cuenta en la prescripción de ejercicio.

CONCEPTOS, EPIDEMIOLOGÍA Y REPERCUSIONES ECONÓMICAS

Se estima que en todo el mundo un 30 % de la mortalidad global es de origen cardiovascular. Dentro de los factores de riesgo, estos se pueden clasificar en factores no modificables (genética, edad y el sexo), sobre los que no se puede actuar, y factores de riesgo modificables (hipertensión, dislipemias, diabetes, obesidad, estrés y sedentarismo).

La OMS define la *actividad física* como cualquier movimiento corporal producido por los músculos esqueléticos que generan un gasto energético. El ejercicio físico es una variedad de la primera, pero realizado de forma planificada, estructurada y repetitiva; su objetivo es la mejora o el mantenimiento de la aptitud física. Además del ejercicio, hay otras actividades en la vida diaria que entrañan movimiento corporal. Se realiza actividad física dentro del trabajo, en el trasporte, en desplazamientos durante el día, en actividades de ocio y recreativa, labores domésticas, etcétera.

El *sedentarismo* hace alusión a todas aquellas actividades realizadas sentadas o reclinadas a lo largo del día que requieren un gasto energético inferior a 1,5 *Metabolic Equivalent of Task* (MET: consumo de oxígeno en reposo, equivalente a 3,5 mL oxígeno/kg/minuto).

El comportamiento sedentario se caracteriza por un estilo de vida con una limitada o nula actividad física durante el día. Esta definición, propuesta por Sedentary Behavior Research Network en 2012, es, actualmente, la definición más utilizada de comportamiento sedentario.

El sedentarismo es un factor de riesgo independiente en el desarrollo y la mortalidad de las enfermedades cardiovasculares (causa 18 millones de muertes/año), accidentes cerebrovasculares isquémicos y en el desarrollo y mortalidad por cáncer; ocupa el cuarto puesto en mortalidad global según la OMS.

> La *recomendación mundial de la OMS*, en el caso de los adultos, es realizar actividades físicas aeróbicas moderadas durante, al menos, 150-300 minutos a la semana o actividades físicas aeróbicas intensas/vigorosas durante, al menos, 75-150 minutos a la semana, a lo que se añaden actividades de fortalecimiento muscular moderadas o más intensas que ejerciten todos los grupos musculares dos veces a la semana. Se considera una persona con *inactividad física* cuando no cumple dichos criterios mínimos.
> Se han propuesto índices objetivos basados en el número de pasos caminados a lo largo del día. Se considera un estilo de vida sedentario un valor por debajo de los 5.000 pasos diarios.

La inactividad física es uno de los principales factores de riesgo de mortalidad por enfermedades no transmisibles. Las personas con insuficiente actividad física tienen un riesgo de muerte un 20-30 % mayor en comparación con las personas que alcanzan un nivel óptimo. A medida que aumenta el desarrollo económico de los países, crece la inactividad, sobre todo condicionados por el trasporte, el mayor uso de la tecnología y la urbanización.

La cantidad de actividad física también se ve influenciada por valores culturales. En la mayoría de los países, niñas y mujeres, personas mayores, grupos desfavorecidos y personas con discapacidad o enfermedades crónicas tienen menos oportunidades de acceder a programas y lugares seguros, asequibles y apropiados en los que puedan realizar actividad física.

El aumento de la inactividad física tiene repercusiones negativas en los sistemas de salud, el medioambiente, el desarrollo económico, el bienestar de la comunidad y la calidad de vida. Su coste mundial se estima en 54.000 millones de dólares anuales en atención médica directa sumados a una media de 14.000 millones de dólares adicionales atribuibles a una pérdida de productividad; la inactividad supone el 1-3 % de los costes nacionales en atención sanitaria.

Se ha demostrado en multitud de estudios que la actividad física regular (caminar, montar en bicicleta o cualquier otra práctica deportiva) resulta muy beneficiosa para la salud. Con la realización de pequeños cambios a lo largo del día, como aumentar los desplazamientos a pie en vez de en transporte, levantarse y caminar frecuentemente a lo largo de la jornada laboral o dedicar más tiempo a actividades y/u ocio deportivo, se pueden alcanzar fácilmente los niveles recomendados por las asociaciones del corazón y OMS.

Más de una cuarta parte de la población adulta mundial (1.400 millones de adultos) no alcanza un nivel suficiente de actividad física. Cerca de una de cada tres mujeres y uno de cada cuatro hombres no realizan suficiente actividad física, lo que supone que, en todo el mundo, un 28 % de los adultos mayores de 18 años (23 % de hombres y 32 % de mujeres) y tres de cada cuatro adolescentes, en la última actualización del 2016, no siguen las recomendaciones actuales relativas a la actividad física.

EL EJERCICIO A LO LARGO DE LA HISTORIA

Los primeros datos sobre la práctica de ejercicio terapéutico datan de 2.700 años a.C. en China. También Hipócrates (400 a.C.) promovía el movimiento para mantener el cuerpo sano: «Todas aquellas partes del cuerpo que tienen una función, si se usan con moderación y se ejercitan en el trabajo para el que están hechas, se conservan sanas, bien desarrolladas y envejecen lentamente, pero si no se usan y se deja que holgazaneen, se convierten en enfermizas, defectuosas en su crecimiento y envejecen antes de hora». Platón también hizo alusiones a la importancia del ejercicio físico: «La música es para el alma lo que la gimnasia es para el cuerpo». Con ello, plasmaba la importancia del ejercicio en la época griega.

> ❗ Es muy probable que fuera Asclepiades de Prusa (124 a.C.-40 a.C.), médico griego residente en Roma, el primero en desarrollar un programa de actividad física para las enfermedades vasculares.

En el siglo XVIII, William Heberden describió el cuadro clínico de la angina de pecho (*angor pectoris*) en un tratado en 1772 en el que narraba la historia de uno de sus pacientes, un leñador de profesión, al que logró modificarle el umbral isquémico mediante la redistribución de tiempo e intensidad de trabajo en la práctica de su profesión.

En 1875, William Stroke recomendaba la movilización precoz en pacientes con infarto agudo de miocardio. En su obra *The Diseases of the Heart and Aorta* explicaba que los síntomas de debilidad del corazón remitían con la gimnasia regular o caminando.

Años más tarde, en 1952, Levine y Lown introducen una técnica innovadora para la época: el «tratamiento del sillón». Este era un método simple que consistía en sentar al paciente cardiovascular con un infarto agudo de miocardio a los pocos días de este con lo que incrementaba progresivamente los tiempos de sedestación a lo largo de los días.

> ❗ En el siglo XX, existe un *boom* de publicaciones sobre los efectos del ejercicio y los programas de rehabilitación cardíaca en pacientes cardiópatas.

Morris *et al.* realizó un estudio incluyendo 31.000 empleados del trasporte público (conductores frente a cobradores). La incidencia de eventos cardíacos era mucho menor en cobradores, por presentar mayor actividad física al moverse por los vagones, que los conductores.

CONSECUENCIAS DE UN ESTILO DE VIDA SEDENTARIO EN EL ORGANISMO

Un estilo de vida sedentario aumenta la mortalidad prematura por todas las causas y los riesgos de enfermedades cardiovasculares (6 %), diabetes *mellitus* (7 %), hipertensión y diversos cánceres (mama, colon, colorrectal, endometrial y epitelial de ovario).

Actualmente, se desconocen los mecanismos exactos de los diversos efectos adversos del comportamiento sedentario en el cuerpo humano. Sin embargo, se han propuesto varias hipótesis para la comprensión global del impacto del comportamiento sedentario en el cuerpo humano, que se describen a continuación (**Tabla 9-1**).

- *Diabetes mellitus*. La falta de actividad física aumenta la resistencia a la insulina y disminuye la sensibilidad a la glucosa incrementando los niveles de glucemia en sangre. Existen trabajos publicados que inciden un mayor riesgo de desarrollar diabetes *mellitus* en población sedentaria en comparación con la activa. Diversos estudios abogan que permanecer sentado mucho tiempo afecta el contenido y actividad de las proteínas trasportadoras de la glucosa muscular.

- *Obesidad*. Es una enfermedad crónica compleja de origen multifactorial caracterizada por un exceso de grasa

Tabla 9-1. Consecuencias del sedentarismo en el organismo	
Órgano diana	**Efectos**
Perfil lipídico	↑ Triglicéridos y ↓ LDL HDL
Glucemia	↑ Resistencia a la insulina
Circulatorio	↑ Presión arterial y gasto cardíaco
Musculoesquelético	↑ Dolor de rodilla y lumbar ↓ Densidad mineral ósea
Obesidad	↓ Kcal consumidas/día, según peso
Cáncer	↑ Predisposición a cáncer de colon, mama, pulmón y ovario
Psicológico	↑ Ansiedad y depresión

HDL: lipoproteínas de alta densidad; LDL: lipoproteína de baja densidad.

en el organismo, la cual se acumula en el tejido adiposo, lo que predispone a una inflamación crónica de este y provoca, de forma secundaria, un incremento en la resistencia a la insulina y otras disfunciones metabólicas. El hábito sedentario está fuertemente ligado a la obesidad por no conseguir equilibrar el número de kilocalorías ingeridas y quemadas a lo largo del día. La obesidad también se asocia con un mayor riesgo de desarrollar enfermedades crónicas, como la diabetes *mellitus,* enfermedades cardiovasculares y respiratorias y algunos tipos de cáncer, aparte del impacto que provoca en la salud mental.

- *Hipertensión.* Los hábitos sedentarios condicionan un aumento de las cifras tensionales por varias vías. Actúa directamente sobre el sistema nervioso simpático, lo que incrementa la frecuencia de reposo y, en consecuencia, la presión arterial. El aumento de peso, asociado a la inactividad física, aumenta el gasto cardíaco, lo que hace crecer la presión arterial por esta vía. La predisposición multifactorial debido al estado proinflamatorio del organismo, la hiperlipidemia y la formación consecuente de placas de ateroma en las arterias provoca una resistencia de la pared vascular aumentada y, por lo tanto, un incremento en las cifras de presión arterial.
- *Dislipemia.* El sedentarismo se asocia a alteraciones metabólicas: elevación de triglicéridos, colesterol total y colesterol lipoproteína de baja densidad (LDL), y una disminución del colesterol lipoproteínas de alta densidad (HDL).
- *Cáncer.* La sedestación prolongada aumenta el riesgo de cáncer colorrectal, endometrial, de ovario y de próstata. Además, se ha informado de una mayor mortalidad por cáncer, especialmente en mujeres. Los investigadores sugieren que la falta de actividad física puede aumentar la inflamación y la resistencia a la insulina, así como contribuir al desarrollo de cáncer.
- *Osteoporosis.* El sedentarismo se asocia a una menor densidad mineral ósea y, secundariamente, a un riesgo elevado de presentar fracturas por osteoporosis (fracturas del tercio distal del radio, vertebrales y de cadera).
- *Enfermedades musculoesqueléticas.* Diversos estudios demuestran la asociación entre estilos de vida con baja actividad física y dolor musculoesquelético, con mayor incidencia en rodillas y columna lumbar. La inactividad física condiciona un mayor desacondicionamiento físico en personas de edad avanzada y, por ende, a mayor fragilidad en el paciente anciano.
- *Enfermedades mentales.* La baja actividad física, pasar largos períodos viendo la televisión o recostados se correlacionan con mayor riesgo de depresión y ansiedad. Hay multitud de estudios demostrando el efecto beneficioso del ejercicio físico sobre dichas patologías.

RECETA CONTRA EL SEDENTARISMO: EJERCICIO TERAPÉUTICO

En este apartado, se tienen en cuenta los efectos fisiológicos del ejercicio, cómo debe prescribirse este y las estrategias para la adherencia a la actividad física.

Efectos fisiológicos del ejercicio físico a corto y largo plazo

La práctica regular de actividad física reduce el riesgo de presentar muerte prematura por cualquier causa, disminuye el riesgo de presentar un accidente cerebrovascular y reduce a la mitad el riesgo de presentar un acontecimiento coronario agudo. El sedentarismo es, en consecuencia, un *factor de riesgo independiente* de enfermedad coronaria. Cabe subrayar que la promoción de ejercicio terapéutico es uno de los elementos claves en las campañas de prevención primaria y secundaria.

El ejercicio tiene efectos favorables sobre los factores de riesgo clásicos, ya que mejora el perfil lipídico, disminuye la presión arterial y previene la aparición de diabetes no insulinodependiente. Sin embargo, esos efectos explican solo una parte de la protección sobre este tipo de enfermedades. El ejercicio produce efectos sobre la oxidación lipídica, hemostasia y función endotelial, elementos involucrados en la aparición de placas de ateroma.

Si se desglosan uno a uno los diferentes puntos diana en los que actúa la práctica regular de ejercicio físico, se observan los beneficios que se detallan aquí:

- *Ejercicio e hipertensión arterial.* La práctica regular de ejercicio físico se asocia a una disminución de cifras tensionales. En el paciente hipertenso, la capacidad física es un factor predictivo muy importante de mortalidad, ya que el riesgo ajustado de mortalidad disminuye en un 13 % por cada aumento de capacidad de 1 MET.
- *Ejercicio sobre el perfil lipídico.* La práctica habitual de actividad física aumenta los niveles de HDL y disminuye los de LDL y triglicéridos.
- *Ejercicio y diabetes.* La actividad física mejora la sensibilidad a la insulina, lo que se traduce en una reducción de la glucemia en sangre, lo cual permite un mejor control glucémico en pacientes con diabetes *mellitus* tipo 2. Por otra parte, también ayuda a reducir la resistencia a la insulina.
- *Ejercicio y estrés oxidativo.* El estrés oxidativo se ha asociado a diversas enfermedades y procesos crónicos, incluyendo la aterosclerosis. Se define como el equilibrio entre la formación de radicales libres y los sistemas antioxidantes. Los radicales libres se producen en los procesos en los que interviene el oxígeno. La oxidación de las lipoproteínas de baja densidad (LDL) es una de las claves de la aterosclerosis, ya que las LDL oxidativas participan en varios procesos que favorecen la aparición y progresión de la placa ateromatosa:
  - Lesionan directamente células endoteliales alterando el tono vascular y la permeabilidad del endotelio.
  - Inducen la expresión de moléculas de adhesión para monocitos en la superficie de la luz endotelial.
  - Actúan como factores quimiotácticos que atraen a los monocitos del torrente sanguíneo al espacio subendotelial.
  - Las partículas LDL oxidativas entran a través del receptor *scavenger* en los macrófagos transformándose estos en células espumosas, con lo que se forma la estría grasa, que es la primera lesión arteriosclerosa.
  - Inducen la proliferación y migración de células musculares lisas de capa media de la pared arterial al espacio subendotelial.

! La práctica de actividad física influye tanto en la producción de radicales libres como en los sistemas antioxidantes modificando la susceptibilidad de las LDL a la oxidación, lo que se traduce en menor estrés oxidativo, probablemente al aumentar la eficiencia energética y la utilización de los ácidos grasos como sustrato metabólico para la obtención de energía, y una mayor capacidad de defensa ante estímulos oxidativos al aumentar la actividad de los sistemas antioxidantes endógenos y aumentar la resistencia de las partículas LDL a la oxidación. Todo esto se traduce en una disminución de los niveles LDL oxidasa y de los marcadores sistémicos de la inflamación.

- *Ejercicio y capacidad respiratoria/consumo de oxígeno.* El ejercicio aumenta la demanda de oxígeno al cuerpo, lo que, a su vez, aumenta la capacidad respiratoria y el suministro de oxígeno a los músculos. El consumo de oxígeno se mide en términos de volumen de oxígeno máximo (cantidad máxima de oxígeno que una persona puede utilizar durante el ejercicio intenso). El entrenamiento regular mejora el volumen de oxígeno máximo y la eficiencia del consumo de oxígeno durante el ejercicio, lo que permite una mayor resistencia y un mejor rendimiento físico. El volumen de oxígeno es un predictor de mortalidad. El ejercicio físico logra un aumento de la capacidad de ejercicio incrementando tamaño y número de mitocondrias de las fibras musculares y logrando una mayor capacidad oxidativa.
- *Ejercicio físico y factores sanguíneos.* El ejercicio físico moderado activa la fibrinólisis, disminuye el fibrinógeno y tiene efectos beneficiosos sobre la agregación plaquetaria.
- *Ejercicio físico y sistema nervioso autónomo.* Durante el ejercicio se activa el sistema nervioso simpático para incrementar la frecuencia cardíaca y la presión arterial. Durante el reposo, es el sistema nervioso parasimpático el que se activa para disminuir esos dos parámetros. El entrenamiento regular mejora la capacidad del sistema nervioso autónomo para adaptarse a las demandas del ejercicio, lo que se traduce en una mejoría de la capacidad de recuperación y, secundariamente, un menor riesgo cardíaco, ya que logra disminuir las frecuencias cardíacas en reposo (marcador asociado a mortalidad).
- *Ejercicio y obesidad.* La actividad física ayuda a reducir el peso corporal al generar un mayor consumo calórico.
- *Ejercicio y salud mental.* La práctica habitual de actividad física reduce los niveles de estrés y ansiedad, y logra una mejora en la calidad del sueño como consecuencia de la liberación de hormonas como la serotonina y las endorfinas. Este bienestar psicológico, a su vez, ayuda a perpetuar la adherencia a la práctica deportiva.
- *Ejercicio y salud ósea.* La actividad física mejora la calidad ósea en pacientes con osteoporosis previniendo la aparición de fracturas.

Prescripción de ejercicio físico en la población general y en cardiópatas

En líneas generales, la OMS y distintas asociaciones del corazón recomiendan para la población una actividad física de 150-300 minutos de ejercicio físico aeróbico/semana de intensidad moderada o 75 minutos de actividad intensa o vigorosa combinada con ejercicios de fuerza trabajando los principales grupos musculares 2 días a la semana.

A la hora de prescribir ejercicio terapéutico, se deben definir las siguientes variables (FITTVP):

- Frecuencia (F): número de veces a la semana que se prescribe entrenar.
- Intensidad (I): sensación subjetiva de esfuerzo durante el entrenamiento (Escala de Borg o Borg modificada) o mediante el cálculo exacto del umbral aeróbico/anaeróbico.
- Tiempo (T): tiempo de entrenamiento .
- Tipo de ejercicio (T): ejercicios aeróbicos, anaeróbicos y fuerza muscular.
- Ventilatorios (V): ejercicios respiratorios.
- Potencia muscular (P): se calcula la máxima contracción de los grupos musculares al entrenar.

En un paciente cardiópata, antes de planificar una prescripción de ejercicio terapéutico dentro de un programa de rehabilitación cardíaca, se ha de conocer su capacidad física medida con una prueba de esfuerzo indirecta o convencional o con una ergoespirometría. De acuerdo con los resultados de dichas pruebas, se analiza:

- MET obtenidos en prueba de esfuerzo y umbrales aeróbico (VT_1) y anaeróbico (VT_2) en la ergoespirometría.
- Frecuencia cardíaca basal y frecuencia cardíaca máxima obtenidas en la prueba.
- Respuesta tensional con el ejercicio.
- Aparición de alteraciones electrocardiográficas durante la prueba.
- Presencia o no de sintomatología clínica a lo largo de la prueba.
- Motivo de suspensión de la prueba.

Si se tienen en cuenta los datos clínicos y los resultados de dichas pruebas, lo primero es estratificar al paciente según su riesgo (**Tabla 9-2**): bajo, moderado y alto. En función de los resultados de la prueba de esfuerzo o ergoespirometría, se calculan las frecuencias de entrenamiento de cada paciente.

Respecto al entrenamiento en continuo o interválico (HIIT), actualmente ningún estudio concluye la superioridad de uno respecto a otro, aunque las últimas publicaciones abogan por una mayor superioridad de este último.

En términos generales, los programas de rehabilitación cardíaca tienen una duración de 8-12 semanas. En estos se combinan entrenamientos aeróbicos en cinta de marcha rodante o bicicleta con ejercicios de fuerza muscular en ámbito hospitalario 2-3 días a la semana junto con programas de marchas ambulatorias.

Los pacientes con bajo riesgo pueden realizar un programa de rehabilitación cardíaca supervisado en el ámbito ambulatorio mediante el diseño de un plan de entrenamiento con programas de marcha ambulatorios o ejercicio aeróbico (bicicleta o cinta de marcha) en polideportivos concertados con hospitales, junto con ejercicios de fuerza correctamente pautados por el equipo de rehabilitación.

Tabla 9-2. Estratificación de riesgo de pacientes en prueba de esfuerzo

Riesgo	Manifestación clínica	Pruebas complementarias	Capacidad funcional
Bajo	• Killip I • No IAM previo • Asintomático	• No isquemia • Respuesta normotensiva en la prueba • No arritmias • $FEV_1 > 50\%$	> 7 MET
Moderado	• Killip I o II • No IAM previo • Sintomatología leve de angina	• Isquemia ligera • Elevación moderada de la presión arterial con ejercicio • Arritmias de bajo grado • FEV_1 35-50 %	5-7 MET
Alto	• Killip II-III • IAM previo • Sintomatología a baja carga	• Isquemia grave a baja carga o persistente • Respuesta hipertensiva al esfuerzo • Arritmias ventriculares severas • $FEV_1 < 35\%$	< 7 MET

FEV_1: Volumen espirado forzado en el primer segundo; IAM: infarto agudo de miocardio; MET: unidad de medida del índice metabólico en reposo.

Tanto para la población general como para pacientes cardiópatas de bajo riesgo que entrenen de manera ambulatoria, aparte del cálculo de FITTVP, es importante remarcar la importancia de la sensación de esfuerzo en el ejercicio para alcanzar una frecuencia óptima de entrenamiento. En estos subgrupos, es importante hacer hincapié en la Escala de Borg durante sus entrenamientos e insistir en hacerlo con sensaciones/percepciones de esfuerzo duro-muy duro (13-16) o mediante el Test indirecto del habla (sensación de falta de aire cuando se va hablando con otra persona al realizar un ejercicio).

Estrategias para la adherencia a la actividad física

Todos los profesionales de salud deben fomentar la práctica de la actividad física y estrategias de adherencia a ella.

> ❗ Se define adherencia como el grado en el que el comportamiento de una persona (en términos de seguir una dieta, un plan de ejercicio físico o toma de medicamentos) coincide con el consejo médico. También se denomina cumplimiento. Cuando las recomendaciones conductuales son complejas, aumenta el grado de incumplimiento.

El cuerpo humano funciona con hábitos o rutinas. La integración de la actividad deportiva como rutina diaria requiere una práctica de esta durante un mínimo de 60 días.

Entre las estrategias para fomentar la adherencia destacan las que se detallan a continuación:

• *Entrevista motivacional (propuesta por Miller y Rollnick).* Debe estar centrada en el paciente, los recursos y la planificación para que pueda llevarla a cabo. Se ha de hacer entender que la práctica de la actividad física va asociada a una mejoría global del estado general, tanto en el aspecto físico como mental, y a una reducción objetiva de la mortalidad por cualquier causa.

• *Asociación a un estímulo positivo.* Es aconsejable quedar con un amigo o familiar, o realizarla en clases grupales.

Se debe proponer una actividad que guste; la que se tenga que realizar por obligación se termina abandonando. Si a un paciente no le gusta caminar, se le deben plantear alternativas, como montar en bicicleta, nadar, bailar, etcétera.

• *Educación terapéutica. L*a formación es uno de los cuatro pilares en los que sustentan los programas de rehabilitación cardíaca. Se deben dar charlas, folletos e información, en general, para explicar por qué es necesaria la actividad física, los efectos deletéreos del sedentarismo en el organismo, las modificaciones fisiológicas que acontecen con el deporte, etc. El empoderamiento del paciente en el cuidado de su salud mediante la educación terapéutica es una estrategia clave.

• *Pedir compromiso a los pacientes en la ejecución del ejercicio terapéutico prescrito.* Se debe trasmitir confianza y seguridad al paciente para que logre alcanzar sus objetivos.

• *Recomendar anotar los entrenamientos diarios.* Se ha de registrar: tipo de actividad física, tiempo, sensación subjetiva de esfuerzo, incidencias, etc. Cualquier documento que tenga que ser mostrado a un profesional de la salud se considera estrategia de generar adherencia. En las primeras fases, en las que el deporte aún no está integrado como hábito, es fundamental «obligar conscientemente» a su realización. En la actualidad, el uso del *smarthwatch*, aplicaciones y distintos dispositivos electrónicos facilitan tanto el registro de la actividad como el *biofeedback* con el prescriptor. Dichos dispositivos han demostrado aumentar el nivel de actividad física.

• *Proponer un de plan de entrenamiento agradable, flexible y realista.* Los planes de entrenamiento complejos o plantear cambios drásticos se asocian a tasas de abandono de la actividad deportista.

• *Reforzar la adherencia mediante llamadas telefónicas de motivación por parte del personal prescriptor.* En ellas se deben interesar por la ejecución del programa.

• *Estrategias psicológicas.* De manera más específica, el equipo psicológico trabaja en esta línea mediante técnicas como el comportamiento planificado, la teoría cognitiva social, la teoría de la autodeterminación, el modelo transteórico, etcétera.

PLANES DE GESTIÓN EN EL MUNDO CONTRA EL SEDENTARISMO. GUÍAS DE PRÁCTICA CLÍNICA

Las importantes repercusiones que está provocando un estilo de vida sedentario tanto en el desarrollo de enfermedades como, en consecuencia, en los gastos económicos generados por estas ha puesto al sedentarismo en el punto de mira de las políticas en todo el mundo.

En el 2013, la Asamblea Mundial de la Salud aprobó un plan de acción mundial para la prevención y el control de las enfermedades no transmisibles. Así, acordó un conjunto de nueve metas mundiales de aplicación voluntaria, que incluyen una reducción del 25 % de la mortalidad prematura por enfermedades no transmisibles y una reducción relativa del 10 % de la prevalencia de actividad física insuficiente para el 2025. Los primeros análisis de resultados observaron una evolución lenta y desigual en países desarrollados y subdesarrollados. En una reunión del Consejo de la OMS en 2017, se respaldó una propuesta para elaborar un informe y un proyecto de acción sobre la actividad física. De esta forma, se aprobó el Plan de Acción Mundial sobre actividad física 2018-2030, en el que aparecen medidas de modificación con el objetivo final de disminuir el sedentarismo al 15 % en 2023.

Los principios rectores en los que se basa el plan son:

- Derechos humanos: el goce de un estado de salud máxima es un derecho de todo ser humano.
- Equidad e igualdad en cuanto a género, sexo, clase social, país, etcétera.
- Práctica basada en la evidencia.
- Universalidad y proporcionalidad: enfoque de los recursos y la prestación de servicios proporcional al grado de necesidad.
- Coherencia política.
- Alianzas multisectoriales.

Los cuatro objetivos que plantea la guía son:

- Crear una sociedad activa fomentando campañas de comunicación con el fin de explicar la necesidad de ser activos y concienciar de la práctica de actividad deportiva, así como participación masiva en actividades públicas para formar a los profesionales (tanto en el sector de la salud como en otros) con el objetivo de aumentar los conocimientos y fomentar una población activa.
- Crear entornos activos: espacios y lugares accesibles para todo el mundo (carriles bici, espacios verdes, polideportivos, etcétera).
- Fomentar poblaciones activas: mayor tiempo dedicado a la actividad física en los colegios, mayor oferta de la práctica deportiva, educación desde los sistemas sanitarios sobre la actividad física, promoción de parques y entornos naturales, iniciativas que fomenten el desarrollo de deporte, etcétera.
- Crear sistemas activos: fortalecer marcos formativos y sistemas de liderazgo, mejorar bases de datos e investigación y fortalecer mecanismos de financiación.

Otro documento en el que se refleja la importancia del sedentarismo en la patología cardiovascular es la Guía *National Institute for Health and Care Excellence* (NICE), con una última actualización del 23 de mayo 2023 sobre «Enfermedad cardiovascular, evaluación y reducción del riesgo, incluida la modificación de los lípidos». En el apartado donde se habla sobre los «cambios en el estilo de vida para la prevención primaria y secundaria» se señala la evidencia encontrada acerca de la práctica deportiva y la salud cardiovascular. Se desglosa este punto en otras guías:

- Actividad física: breves consejos para adultos en atención primaria (identificación de adultos inactivos, entrega y seguimiento de programa de ejercicios, sistemas de apoyo, formación, etcétera).
- Pautas de actividad física: publicado en 2019 y actualizado en mayo de 2023.
- Actividad física: andar e ir en bicicleta (publicado en 2012).

Otras guías clínicas publicadas recientemente respecto al ejercicio y la salud cardiovascular son:

- Guía de la Sociedad Europea de Cardiología (ESC) 2021 sobre la prevención de la enfermedad cardiovascular en la práctica clínica, con la colaboración de la European Association of Preventy Cardiology. En el apartado 4.3.1 se aborda el tema de la actividad física.
- Guía ESC 2020 sobre la cardiología del deporte y el ejercicio en pacientes con enfermedad cardiovascular. En esta guía, se aborda ampliamente el tipo de ejercicio que debería desarrollar cada paciente según su patología de base (valvulopatías, insuficiencia cardíaca crónica, miocardiopatías, arritmias, etcétera).
- Documento de recomendaciones de la Sociedad Española de Aterosclerosis de 2018: realizan una revisión de los factores de riesgo cardiovasculares, entre los que se trata el estilo de vida sedentario.

RECOMENDACIONES DE QUÉ HACER Y QUÉ NO HACER EN LA PRÁCTICA CLÍNICA BASADAS EN LA EVIDENCIA

Según la última actualización de la guía ESC 2021 sobre la prevención de la enfermedad cardiovascular en la práctica clínica en términos de sedentarismo y actividad física:

- Se recomienda que los adultos de todas las edades se esfuercen en mantener una actividad física de intensidad moderada (al menos 150-300 min/semana), o actividad física aeróbica vigorosa (75-150 min/semana) o una combinación equivalente para reducir la mortalidad por cualquier causa, la mortalidad y la morbilidad cardiovasculares (nivel de evidencia IA).
- Se recomienda que los adultos que no puedan realizar actividad física de intensidad moderada (150 min/semana) se mantengan tan activos como su capacidad y su estado de salud les permitan (nivel evidencia IB).
- Se recomienda reducir el tiempo sedentario a favor de una actividad, al menos ligera, durante el día para reducir la mortalidad por cualquier causa y la mortalidad y la morbilidad cardiovascular (nivel de evidencia IB).

- Se recomienda la práctica de ejercicio de fuerza, además de aeróbico, 2 o más días por semana para reducir la mortalidad por cualquier causa (nivel evidencia IB).

No se debe hacer una prescripción generalizada de actividad física en el paciente cardiológico. Además, se han de analizar todos los factores de riesgo, tipo de enfermedad cardiológica, capacidad física en prueba de esfuerzo o consumo de gases y conocimiento sobre hábitos de actividad física o deportiva previos al evento cardíaco. Una vez analizados todos los datos, se diseña un programa individualizado de prescripción de ejercicio adaptado a sus necesidades (**Tabla 9-3**).

Tabla 9-3. Recomendaciones de actividad física según Guía ESC 2021		
Recomendaciones	**Clase de recomendación**	**Nivel de evidencia**
Se recomienda en adultos de todas las edades 150-300 minutos/semana de actividad física aeróbica moderada o 75 minutos de actividad física vigorosa para disminuir mortalidad por cualquier causa	I	A
Se recomienda a los adultos que no puedan realizar 150 minutos de actividad física que se mantengan tan activos como su capacidad y su estado mental les permitan	I	B
Se recomienda disminuir el tiempo de sedentarismo a favor de una actividad menos ligera durante el día para reducir la mortalidad por cualquier causa	I	B
Se recomienda la práctica de ejercicio de fuerza 2 días a la semana para disminuir la mortalidad por cualquier causa	I	B
Se deben considerar las intervenciones en el estilo de vida de manera individual o colectiva, técnicas conductuales, asesoramiento telefónico, entre otros, para aumentar la práctica de actividad física	I	B

PUNTOS CLAVE

- El sedentarismo es un factor de riesgo modificable independiente en la patología cardiovascular; ocupa el cuarto puesto en mortalidad global por todas las causas.
- El sedentarismo se identifica como un factor de riesgo en accidentes cerebrovasculares y en determinados cánceres (colon, endometrio, mama y pulmón).
- El hábito sedentario es aquel en el que se pasa la mayor parte del tiempo sentado o reclinado con un gasto energético de menor de 1,5 MET.
- Un índice asociado al sedentarismo es caminar menos de 5.000 pasos al día.
- Un estilo de vida sedentario predispone a padecer diabetes *mellitus* tipo 2, dislipemia e hipertensión, los tres factores de riesgo clásicos de la enfermedad cardiovascular.
- El sedentarismo se asocia fuertemente a la obesidad por favorecer el superávit calórico.
- El sedentarismo se ha postulado como un factor de riesgo en la etiopatogenia de varias neoplasias (mama, colon, ovario, endometrial y próstata).
- El hábito sedentario favorece enfermedades mentales (ansiedad y depresión), osteoporosis, dolor musculoesquelético y mayor fragilidad en el paciente anciano.
- El ejercicio físico mejora las cifras tensionales, las glucemias basales y el perfil lipídico (disminuye el LDL y aumenta el HDL).
- La actividad física incrementa la capacidad respiratoria y mejora el consumo de oxígeno logrando una mejor respuesta al esfuerzo.
- El ejercicio interviene en los procesos de estrés oxidativo actuando tanto en la generación de radicales libres como en los mecanismos antioxidantes, lo que condiciona finalmente una disminución de los marcadores inflamatorios.
- La actividad física actúa en los mecanismos de agregación plaquetaria y en factores de la coagulación normalizando el endotelio arterial y previniendo, así, la formación de placas de ateroma.
- El ejercicio mejora la salud mental, previene la osteoporosis, normaliza la capacidad del sistema nervioso autónomo de adaptación este y ayuda a prevenir la obesidad.
- A la hora de prescribir ejercicio, siempre se debe definir: frecuencia, intensidad, tipo de ejercicio, tiempo de estos y ejercicios ventilatorios y de fuerza muscular (FITTVP).
- Se han de seguir las recomendaciones de la OMS según la edad.
- En cardiópatas, primero se debe estratificar el riesgo y, de acuerdo con él, definir un entrenamiento en un programa de rehabilitación cardíaca ambulatoria/hospitalaria.
- Se tiene que facilitar al paciente estrategias para optimizar sus entrenamientos (Escala de Borg, Test del habla, etcétera).
- Tan importante es saber prescribir ejercicio terapéutico como recurrir a herramientas de adherencia a este. Motivación, sencillez y flexibilidad en el plan de ejercicio, así como apoyo en las nuevas tecnologías, son fundamentales para generar adherencia.
- Cualquier profesional sanitario no debe limitarse a preguntar y tratar los factores de riesgo clásicos (hipertensión, dislipidemia y diabetes *mellitus*), puesto que el estilo de vida sedentario es un factor fuertemente asociado a la patología cardiovascular que debe ser detectado y abordado lo más precozmente posible.

BIBLIOGRAFÍA

Bernhard Winzer E, MD; Woitek F, Linke A. Physical Activity in the preventionn and treatment of coronary artery desease. J Am Heart Assoc. 2018;7(4):e.007725.

Biswas A, Oh PI, Faulkner GE, Bajaj RR, Silver MA, Mitchell MS *et al.* Sedentary time and its association with risk for disease incidence, mortality, and hospitalization in adults: a systematic review and meta-analysis. Ann Intern Med. 2015; 162(2):1123-32.

Catrine Tudor-Locke, Cora L, Thyfault JP, Spence JC. A step-defined sedentary lifestyle index; <5000 steps/day. Aplicacion Physiol Nutr Metab. 2013; 38(2): 100-14

Chastin SFM, De Cramer M, De Cocker K, Powell L, Van Cauwenberg J, Dall P, *et al.* How does light intensity physical activity associate with adult cardiometabolic health and mortality? Systematic review and metaanalysis of experimental and observational studies. Br J Sports Med. 2019;53(6):370-6.

Crespo Salgado JJ, Delgado-Martin JL, Blanco-Iglesias O, Aldecoa-Landesa S. Guía básica de detección del sedentarismo y recomendaciones de la actividad física en Atención Primaria. Aten Primaria.2015; 47(3):175-83.

Dempsey PC, Larsen RN, Dunstan DW, Owen N, Kingwell BA. Sentarse menos y moverse más: implicaciones para la hipertensión. Hipertensión. 2018; 72(5):1037-46.

Dunstan DW, Barr EL, Healy GN, Salmon J, Shaw JE, Balkau B, *et al.* Tiempo de visualización de televisión y mortalidad: Circulación del estudio australiano de diabetes, obesidad y estilo de vida (AusDiab). 2010;121(3):384-91.

Ekelund V, Tarp J, Steene-Johannessen J, Hansen BH, Jefferis B, Fagerland, MW, *et al.* Dose-response associations between accelerometry measured physical activity and sedentary time and all cause mortality: systematic review and harmonised metaanalysis. BMJ. 2019;366: I4570.

Jayedi A, Gohari A, Shab Bidar S. Daily step count and all-cause mortality: a dose-response meta-analysis of prospective cohort-studies. Sport Med. 2022;52(1):89-99.

Katzmarzyk PT, Church TS, Craig CL, Bouchard C. Tiempo de estar sentado y mortalidad por todas las causas, enfermedades cardiovasculares y cáncer. Ejercicio deportivo Med Sci. 2009;41(5):998-1005.

Krauss WE, Powell KE, Haskell WL, Janz KF, Campbell WW, Jakicic JM, *et al.* Physical activity all causes and cardiovascular mortality and cardiovascular disease. Med Sci Sports Exerc. 2019;51(6):1270-81.

León-Latre M, Moreno-Franco B, Andrés-Esteban EM, Ledesma M, Laclaustra M, Alcalde V, *et al.* Sedentary lifestyle and its relation to cardiovascular risk factors, insulin resistance and inflammatory profile. Rev Esp Cardiol. 2014:67(6); 449-55.

Morris JN, Heady JA, Raffle PA, Roberts CG, Parks JW. Coronary heart disease and physical activity of work. Lancet. 1953;262(6795):1053-7.

National Institute for Health and Care Excellence. NICE guideline. Cardiovascular disease: risk assessment and reduction, including lipid modification; 2023. Disponible en: https://www.nice.org.uk/guidance/cg181

OMS. Directrices de la OMS sobre actividad física y hábitos sedentarios: de un vistazo; 2020. Disponible en: https://www.who.int/es/publications/i/item/9789240014886

Patterson R, McNamara E, Tainio M, Hérick de Sá T, Smith AD, Sharp SJ, Edwards P, *et al.* Sedentary behaviour and risk of all cause cardiovascular and cancer mortality and incident type 2 diabetes; a systematic review and dose response metaanalisis. Eur J Epidemiol. 2018; 33(9) 811-29.

Pellicio A, Sharma S *et al.* Guía ESC 2020 sobre cardiología del deporte y el ejercicio en pacientes con enfermedad cardiovascular. Rev Esp Cardiol 2021; 74(6): 545 e.1-73.

Pérez Jiménez F, Pascual F, Meco JF, Pérez Martínez P, Delgado Lista J, Domenech M, *et al.* Documento de recomendación es de la SEA 2018. El estilo de vida en la prevención cardiovascular. Clin Invest Arteri019scler 2018;30(6):280-310.

Powell KE, King AC, Buchner DM, Campbell WW, DiPietro L, Erickson KI, *et al.* The scientific foundation for the physical activity guidelines for American, 2nd Edition. J Phys Act Health. 2018;1-11.

Pudkasam S, Polman R, Pitcher M, Fisher M, Chinlumprasert N, Stojanovska L, *et al.* Physical activity and breast cancer survivors: importance of adherence motivacional interviewing and psychological health. Maturitas 2018; 116:66-72.

Sattelmair J, Pertman J, Ding EL, Kohl 3rd HW, Haskell W, Lee IM. Dose response between physical activity and risk coronary disease: a metaaanalisis. Circulation. 2011:124(7):789-95.

Visseren FLJ, Mach F, Smulders YM, Carballo D, Koskinas KC, Bäck M, *et al.* Guía ESC 2021 sobre la prevención de la enfermedad cardiovascular en la práctica clínica. Rev Esp Cardiol 2022;75(5) 429e.1-104.

World Health Organization. Global action plan on physical activity 2018-2030: more active people for a healthier world; 2018. Disponible en: https://apps.who.int/iris/handle/10665/327897

Young DR, Hivert MF *et al.* Sedentary behavior and cardiovascular morbidity and mortality; a science advirsory from the American Heart Association. Circulation 2016 Sept; 134(13): e.262-79

Obesidad, sarcopenia, caquexia y síndrome metabólico

10

J. Butragueño Revenga

OBJETIVOS

- Identificar los principales factores de riesgo cardiovascular asociados con la obesidad, la sarcopenia, la caquexia y el síndrome metabólico.
- Asimilar las definiciones y clasificaciones de obesidad, sarcopenia, caquexia y síndrome metabólico.
- Explicar algunos de los mecanismos por los cuales la obesidad, la sarcopenia, la caquexia y el síndrome metabólico aumentan el riesgo cardiovascular.
- Comprender la importancia de estos factores de riesgo en los programas de rehabilitación cardíaca.

INTRODUCCIÓN

La alarmante prevalencia de la obesidad en todos los países del mundo está intrínsecamente relacionada con un incremento en el riesgo de enfermedad cardiovascular, distintos tipos de cáncer y otras enfermedades crónicas no transmisibles que se intensifican ante la presencia de un exceso de peso graso disfuncional. A pesar de la sólida evidencia existente sobre el riesgo cardiovascular en individuos con obesidad, persiste la necesidad de una exploración más profunda de las conexiones entre el exceso de peso y otras variables adicionales, como la obesidad sarcopénica, el síndrome metabólico y la caquexia; todos estos elevan la probabilidad de enfermedad cardiovascular, cáncer y, en última instancia, la mortalidad.

Por otro lado, es fundamental evaluar los programas de rehabilitación cardíaca para mejorar la calidad de vida de las personas con diferentes patologías y observar cómo se pueden implementar en las diferentes fases o etapas de la enfermedad y del tratamiento. Estos programas multidisciplinares mejoran significativamente el estado de salud, pero hay que optimizar la individualización y el manejo de la unión de diferentes comorbilidades.

En este sentido, se encuentra la obesidad sarcopénica, que se presenta como un término clave para entender un particular estado metabólico que requiere la introducción de nuevos conceptos y reflexiones para evitar una interpretación errónea. La sarcopenia es una condición que afecta sobre todo a individuos de edad avanzada, aunque también puede presentarse en adultos y personas con obesidad. Este trastorno se caracteriza, en principio, por una disminución en la capacidad de generar fuerza (dinapenia) y potencia (kratopenia), lo que, a su vez, limita la funcionalidad, ya que incrementa el riesgo de caídas, fracturas, hospitalización y, como consecuencia, la mortalidad. Existen factores endocrinos, hormonales, metabólicos

y de estilo de vida que contribuyen al avance de la obesidad sarcopénica. Estos factores inciden en procesos fisiológicos que pueden desembocar en enfermedades cardiovasculares. Además, se observan procesos inflamatorios, como la producción descompensada de citocinas inflamatorias, especies reactivas de oxígeno y resistencia a la insulina, las cuales juegan un papel crucial en el desequilibrio metabólico de las personas que conviven con la obesidad.

Diversas sociedades médicas, asociaciones y entidades gubernamentales han enfatizado la imperante necesidad de una intervención urgente para abordar las persistentes tasas de mortalidad asociadas con estas enfermedades, así como las profundas disparidades en la mortalidad que se derivan de factores de género, regionales y socioeconómicos. Cada una de estas condiciones presenta características y consecuencias particulares, pero todas ellas convergen en la intersección del tejido adiposo, el sistema inmune, el sistema musculoesquelético y los exposomas a los que se está expuesto a diario. Este panorama ha despertado un creciente interés en la comunidad científica y ha alentado un esfuerzo particular para entender los mecanismos fisiopatológicos subyacentes para desarrollar estrategias de prevención y tratamiento efectivas.

OBESIDAD Y RIESGO CARDIOVASCULAR

En este apartado se define la obesidad y los mecanismos por los que aumenta el riesgo cardiovascular. Además, se explica como evaluar y diagnosticar de forma correcta, así como qué programas de rehabilitación cardíaca son adecuados.

Definición y clasificación de la obesidad

La obesidad se identifica como una enfermedad crónica multifactorial, persistente a lo largo de la vida del individuo, que deriva de un balance energético positivo a largo plazo, lo que se traduce en el desarrollo de un exceso de adiposidad. Con el paso del tiempo, este exceso adiposo conduce a alteraciones estructurales, trastornos fisiológicos y discapacidades funcionales.

El *Atlas Mundial de la Obesidad 2023*, recientemente publicado por la World Obesity Federation, pronostica que más de 4.000 millones de personas en todo el mundo (51 % de la población mundial) presentarán sobrepeso y obesidad en 2035. Esto supone un aumento considerable respecto a los 2.600 millones registrados en 2020. Asimismo, se estima que uno de cada cuatro individuos padecerá algún trastorno metabólico asociado con el peso graso disfuncional en los próximos años. La obesidad, acompañada de señales metabólicas disfuncionales, constituye un factor de riesgo principal para un sinfín de enfermedades crónicas no transmisibles: desde diabetes y enfermedades cardiovasculares hasta hipertensión, accidentes cerebrovasculares y hasta trece tipos de cáncer.

El mencionado informe pone de manifiesto una tendencia alarmante: el incremento de la obesidad infantil, que se está desarrollando a un ritmo particularmente acelerado. Se estima que casi 400 millones de niños vivirán con obesidad en 2035, a menos que se tomen medidas contundentes para su prevención.

> ! Según el *Atlas Mundial de la Obesidad 2023*, se prevé que nueve de cada diez países experimentarán los incrementos más pronunciados de obesidad; estos países pertenecen a los estratos de ingresos bajos o medio-bajos.

De acuerdo con la Organización Mundial de la Salud, un individuo se clasifica como persona con obesidad cuando su índice de masa corporal es igual o superior a 30. Sin embargo, diversas sociedades y asociaciones especializadas han manifestado la necesidad de perfeccionar la clasificación de personas con obesidad de una manera más objetiva, ya que la acumulación excesiva de grasa es una enfermedad compleja y multifactorial que involucra factores genéticos, metabólicos, sociales, comportamentales y culturales.

Los especialistas en el tratamiento de la obesidad sostienen que la valoración debería requerir una evaluación clínica integral de cada paciente por parte de un profesional sanitario cualificado, desarrollar una entrevista inicial, un examen físico e indicar las pruebas pertinentes de laboratorio e imagen. Este enfoque está alineado con las recientes propuestas de la Asociación Americana de Endocrinólogos Clínicos y el Colegio Americano de Endocrinología, que resaltan el sistema de clasificación conocido como ABCD. Además, enfatizan el uso del sistema de estadificación de la obesidad de Edmonton, que incluye la evaluación de la salud física, mental y funcional para definir y caracterizar la gravedad de esta enfermedad.

En la actualidad, la mayoría de las sociedades médicas están implementando las directrices de práctica clínica canadienses sobre la obesidad en adultos, que constituye el marco de referencia para la definición, la clasificación y el abordaje del tratamiento de personas con obesidad.

Mecanismos por los que la obesidad aumenta el riesgo cardiovascular

La interacción entre la obesidad y las diversas manifestaciones de enfermedad cardiovascular es compleja, probablemente atribuible a diversos mecanismos fisiopatológicos que involucran un considerable número de factores (**Fig. 10-1**).

> ! Aunque se acepta ampliamente que la obesidad puede conducir a la aterosclerosis coronaria por mecanismos bien descritos y aceptados, como la dislipidemia, la hipertensión y la diabetes *mellitus* tipo 2, investigaciones recientes han descubierto que esta asociación es posible que esté influenciada por numerosos factores adicionales. Estos incluyen la inflamación subclínica, la activación neurohormonal con un tono simpático incrementado, altas concentraciones de leptina e insulina, reducción de la adiponectina, apnea obstructiva del sueño y una deficiente capacidad para aprovechar de forma adecuada los sustratos energéticos debido a la inflexibilidad metabólica.

Se ha observado que el sistema musculoesquelético también está comprometido debido a los depósitos de grasa, que mandan señales aberrantes, como sucede en otras áreas específicas del cuerpo que desempeñan un papel directo en la patogénesis de la aterosclerosis coronaria, como la grasa subepicárdica.

Por otra parte, la obesidad en un estado disfuncional asociado al síndrome metabólico ha sido vinculada a un estado inflamatorio crónico de bajo grado, que se relaciona con un incremento en la infiltración de macrófagos de fenotipo M1 o activados en el tejido adiposo. Dichos macrófagos pueden ser reclutados y secretar citocinas inflamatorias (factor de necrosis tumoral alfa [TNF-α], interleucina 6 [IL-6], IL-8, etc.). Además de las citocinas proinflamatorias, las citocinas antiinflamatorias, como IL-4, IL-10, IL-13, IL-19, que se secretan desde los adipocitos parecen disminuir con el aumento de peso. El tejido adiposo también secreta diferentes adipocinas (leptina, adiponectina, visfatina, resistina, etc.) y componentes de la matriz extracelular para regular las vías relacionadas con el sistema inmune, con lo que se observa que la acumulación excesiva de grasa conduce a hiperplasia e hipertrofia del tejido adiposo, lo que lleva a que se altere el secretoma y los metabolitos liberados, e influye en el microambiente circundante patológico.

Evaluación y diagnóstico de la obesidad

Para la evaluación correcta de la obesidad, es necesario desarrollar pruebas diagnósticas de valoración inicial. A pesar de que el índice de masa corporal es una medida comúnmente utilizada para evaluar la obesidad, hay otras maneras de evaluar el estado de salud de una persona con respecto al peso. Las principales medidas son:

- Medición de la circunferencia de la cintura: puede ayudar a determinar la cantidad de grasa abdominal, que es un indicador de riesgo para enfermedades como la diabetes

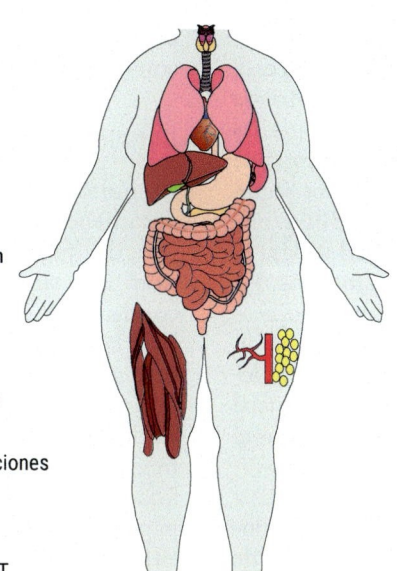

Adiposidad de cuello/faringe
• ↓ Ventilación
• ± intubación difícil
• Desafíos de la tarqueotomía

Pulmonar
• ↓ Capacidad respiratoria
• ↓ Capacidad funcional residual
• Desajuste de la ventilación/perfusión
• ↑ Esfuerzo respiratorio
• ↑ Presión positiva al final de la espiración

Endocrino
• ↑ Resistencia a la insulina
• ↑ Hiperlipemia

Musculoesquelético
• ↑ Carga de trabajo durante el movimiento
• Movilidad alterada
• Fragilidad
• Enfermedad degenerativa de las articulaciones

Sistema inmune
• Inflamación crónica de bajo grado
• Disfunción de los leucocitos
• Alteraciones en la función de las células T
• Alteración de la respuesta inmune adaptativa
• Impacto en la función de las células B

Neurológico
• Impulso respiratorio alterado
• Trastorno del sueño
• Depresión y ansiedad

Cardíaco
• Hipertrofia ventricular izquierda
• Disfunción diastólica/sistólica
• ↑Ventrículo derecho. Masa y disfunción
• ↑ Volumen de sangre circulante
• ↑ Presión intraabdominal con retorno venoso

Renal
• ↓ Tasa de filtración glomerular
• Enfermedad renal crónica
• Congestión renal por ↑ presión intraabdominal

Gastrointestinal
• Enfermedad del hígado graso

Hematológico
• Tromboembolismo venoso
• Acceso vascular difícil

Dermatológico
• Úlceras por presión
• ↑ Transpiración

Figura 10 -1. Resumen de los retos fisiopatológicos y de manejo relevantes para los pacientes críticos con obesidad.
Adaptada de: Anderson MR, Shashaty MG. Impact of obesity in critical illness. Chest. 2021;160(6):2135-45.

tipo 2, la dislipidemia, la hipertensión y las enfermedades cardiovasculares.

- Relación cintura-cadera: es la división de la circunferencia de la cintura por la de la cadera. Una relación alta puede indicar un mayor riesgo de enfermedades cardiovasculares.
- Evaluación de la composición corporal y el porcentaje de grasa corporal: mide la cantidad del cuerpo que está compuesto por grasa. Se puede hacer de diversas maneras, como con calibradores de pliegues cutáneos, pero en personas con obesidad se suele utilizar el análisis de impedancia bioeléctrica o la absorciometría dual de rayos X, entre otros.
- Valoración morfofuncional mediante ecografía: la ecografía muscular constituye una técnica de exploración no avanzada y no invasiva para la medición de composición corporal; se correlaciona con masa magra y fuerza medida mediante dinamometría. Asimismo, se ha correlacionado con la masa libre de grasa medida a través de absorciometría dual de rayos X.
- Análisis de sangre: pueden proporcionar información sobre el colesterol, los triglicéridos, la glucosa y otros factores de riesgo de enfermedades relacionadas con la obesidad.
- Evaluación de la presión arterial: la hipertensión es común en personas con obesidad. Controlar la presión arterial es un componente clave en la evaluación de la salud en general.
- Pruebas de aptitud física: la capacidad de realizar ejercicio y la resistencia pueden ser indicadores de la salud general y del riesgo de enfermedades relacionadas con la obesidad. Estas pruebas incluyen:
  – Velocidad de la marcha: mide la velocidad a la que una persona puede caminar una distancia determinada (a menudo 4 metros) con un ritmo cómodo. Una velocidad de marcha disminuida puede ser indicativa de pérdida de fuerza y masa muscular. Generalmente, una velocidad de marcha inferior a 0,8 m/s se considera baja y puede sugerir sarcopenia.
  – Prueba de levantarse de una silla (cinco repeticiones): evalúa la capacidad de un individuo para levantarse de una silla sin usar las manos. La prueba puede realizarse con diferentes niveles de dificultad (desde levantarse de una silla una vez hasta levantarse y sentarse cinco veces consecutivas lo más rápido posible). El tiempo requerido para realizar estos movimientos puede proporcionar información valiosa sobre la fuerza y función muscular de las extremidades inferiores.
  – Prueba de equilibrio: puede variar, pero suele implicar la capacidad de un individuo para mantener una posición de pie con un solo pie o en una posición de talón a punta de pie. Una disminución en el rendimiento del equilibrio puede sugerir una disminución en la fuerza y masa muscular.
  – Test de potencia de 6 segundos: el individuo ha de pedalear lo más fuerte y rápido posible durante este corto período de tiempo. La potencia máxima que logra durante este esprint se registra como su potencia máxima. Se ha observado en diferentes patologías que la capacidad de generar potencia se ve reducida considerablemente.

Por otro lado, aunque no es una medición común, una prueba de esfuerzo submáxima podría dar información relevante de los umbrales ventilatorios, la ventilación máxima, la frecuencia cardíaca y la utilización de sustratos energéticos durante un esfuerzo incremental. Esto podría ayudar al entrenador a proponer programas adaptados e individualizados para la mejora de la condición física de la persona con obesidad y problemas metabólicos.

Obesidad en los programas de rehabilitación cardíaca

A pesar de que en la actualidad se mantiene un debate respecto a la existencia de la obesidad metabólicamente saludable, se ha observado que el exceso de peso puede incrementar el riesgo de insuficiencia cardíaca a edades tempranas y podría conllevar un deterioro de la estructura y función cardíaca. Esta es la conclusión del estudio sobre el *Desarrollo del Riesgo de Arteria Coronaria en Adultos Jóvenes*, que efectuó ecocardiografías en participantes jóvenes y de mediana edad, con un total de 3.066 individuos. Los participantes fueron agrupados según su estado de obesidad (índice de masa corporal ≥ 30 kg/m²) y su mala salud metabólica (al menos dos criterios para el síndrome metabólico) en cuatro fenotipos metabólicos. En esta cohorte, la obesidad durante la juventud estuvo significativamente asociada con la hipertrofia del ventrículo izquierdo y un deterioro de la función sistólica y diastólica, con independencia del estado metabólico. Por tanto, se vuelve crucial la implementación de programas preventivos para mitigar el desarrollo de riesgos incrementados en la etapa adulta.

Por este y otros motivos, la rehabilitación cardíaca ayuda a establecer y educar a los pacientes con enfermedades cardiovasculares (ECV) sobre ejercicio, alimentación y mejora de conductas diarias para optimizar el estilo de vida saludable. Uno de los componentes clave en estos programas es corregir la aptitud cardiorrespiratoria (insuficiencia respiratoria crónica), ya que ha sido reconocida como uno de los marcadores de salud fundamentales y que depende de la capacidad y la eficiencia de captar, transportar y utilizar el oxígeno durante diferentes tipos de esfuerzo. Por otro lado, existen otras variables, como la producción de dióxido de carbono, el lactato, el PH o la capacidad muscular, que también se ha visto que tienen un papel fundamental en la mejora de la salud cardiorrespiratoria y que pueden modificarse con diferentes propuestas de entrenamiento. Los principales mecanismos por los que el ejercicio mejora se muestran en la **figura 10-2**.

SÍNDROME METABÓLICO Y RIESGO CARDIOVASCULAR

En este apartado se define el síndrome metabólico, los mecanismos que aumentan el riesgo cardiovascular y cuáles son los programas de rehabilitación cardíaca adecuados para personas con obesidad y síndrome metabólico.

Definición y clasificación del síndrome metabólico

El síndrome metabólico (MetS) representa un conjunto de desórdenes metabólicos que incluyen resistencia a la insulina, dislipidemia aterogénica, obesidad central e hipertensión. Este síndrome resulta de la interacción de múltiples condiciones genéticas y adquiridas, todas ellas unificadas bajo la resistencia a la insulina y la inflamación crónica de bajo grado. Sin un manejo adecuado, el síndrome metabólico puede elevar sustancialmente el riesgo de enfermedades cardiovasculares y diabetes. Ante la prevalencia de las enfermedades cardiovasculares como principal causa de morbilidad y mortalidad global, resulta fundamental entender el papel del síndrome metabólico para aligerar la carga de la enfermedad.

La cantidad de investigaciones en torno a este tema ha aumentado de manera exponencial en las últimas décadas. Sin embargo, todavía existen facetas que no se entienden del todo. La patogénesis es compleja e involucra multitud de factores genéticos, epigenéticos, ambientales y de estilo de vida. Se ha identificado que estilos de vida poco saludables, como la sobrealimentación y la escasez de actividad física, son factores de riesgo cruciales para su desarrollo. Además, se considera que la adiposidad visceral es un disparador clave de las vías del síndrome metabólico. Recientemente, la función del sistema musculoesquelético también ha comenzado a despertar interés en la comunidad médica.

Detectar y manejar el síndrome metabólico es esencial para prevenir su evolución hacia condiciones de salud más graves. Algunos de los indicadores fundamentales utilizados para diagnosticarlo incluyen la circunferencia de la cintura y los niveles de glucosa en ayunas, de triglicéridos, de lipoproteínas de alta densidad y de colesterol, así como la presión arterial.

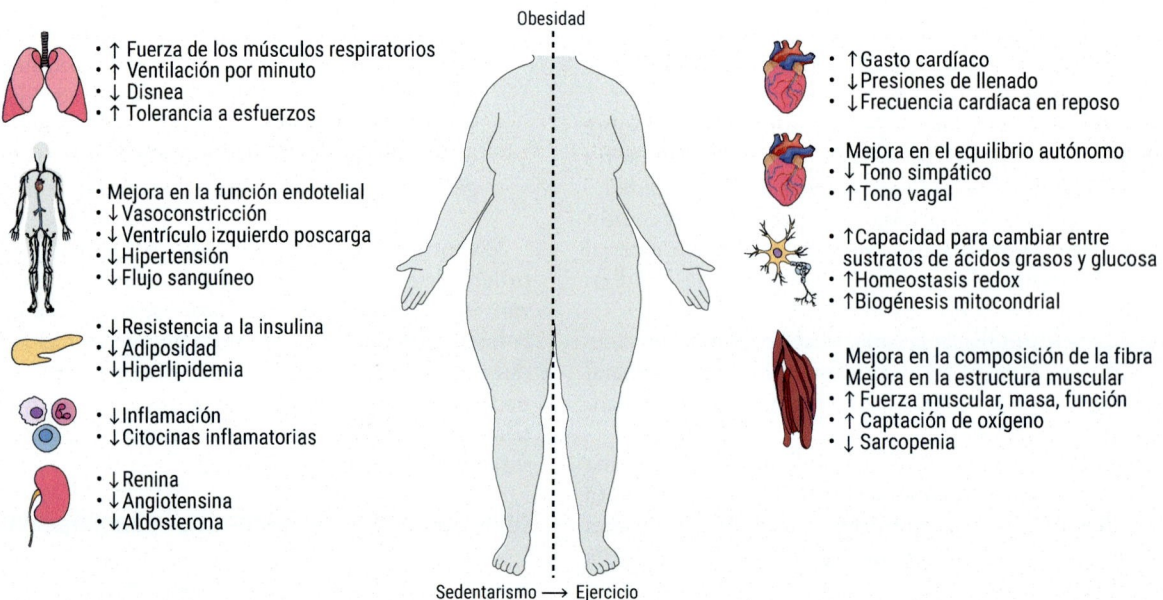

Figura 10-2. Mecanismos de los efectos beneficiosos del ejercicio y rehabilitación cardíaca en pacientes con insuficiencia cardíaca y obesidad. Adaptada de: Bozkurt B, Fonarow GC, Goldberg LR, Guglin M, Josephson RA, Forman DE, *et al.* J Am Coll Cardiol. 2021;77(11):1454-69.

No obstante, el control de la insulina en sangre no se incluye comúnmente en estos criterios debido a la complejidad de su medición en la práctica clínica.

Mecanismos por los que el síndrome metabólico aumenta el riesgo cardiovascular

La resistencia a la insulina constituye un componente fundamental en la instauración del síndrome metabólico. Dicha resistencia se caracteriza por la decreciente capacidad del organismo para reaccionar ante la insulina, una hormona peptídica producida por las células beta pancreáticas encargada de la regulación del metabolismo de la glucosa y los lípidos. En condiciones estándares, la insulina inhibe la lipólisis y la gluconeogénesis hepática, propiciando la captación de glucosa en hígado, músculos y tejido adiposo. No obstante, cuando los tejidos manifiestan resistencia a la insulina, la inhibición de la lipólisis mediada por insulina se altera, lo que desencadena un incremento en la circulación de ácidos grasos libres que, a su vez, agravan la resistencia a la insulina. Los ácidos grasos libres pueden ocasionar alteraciones en la cascada de señalización de la insulina en diversos órganos, lo que conduce a un estado exacerbado de resistencia a la insulina y lipólisis.

Los ácidos grasos libres potencian la gluconeogénesis y la lipogénesis en el hígado, contribuyendo a un estado hiperinsulinémico necesario para mantener los niveles normales de glucosa sanguínea. A largo plazo, dicho estado puede conllevar una disminución de los niveles de insulina, un proceso potenciado por el efecto lipotóxico de los ácidos grasos libres sobre las células beta del páncreas. Además, los niveles elevados de ácidos grasos libres estimulan la síntesis de colesterol y triglicéridos, lo que incrementa la producción de lipoproteínas de muy baja densidad ricas en triglicéridos. Este problema del metabolismo lipídico es una característica distintiva de la dislipidemia aterogénica en el síndrome metabólico, que puede incrementar el riesgo de enfermedades cardiovasculares.

La detección precoz de la resistencia a la insulina es esencial para el manejo temprano del síndrome metabólico y se puede realizar mediante diversos métodos. Uno de estos es el índice de resistencia a la insulina de evaluación del modelo homeostático y el índice de verificación de sensibilidad a la insulina cuantitativa, que se pueden calcular a partir de los niveles de insulina y glucosa en sangre en ayunas. Estos índices han demostrado su valor para evaluar la resistencia a la insulina en estudios epidemiológicos y en la práctica clínica, lo que facilita la identificación de individuos en riesgo de MetS.

Otra característica distintiva del síndrome metabólico se manifiesta a través de múltiples vías patogénicas que derivan en un estado proinflamatorio crónico, caracterizado por la elevación de marcadores inflamatorios como la IL-6, la proteína C reactiva y el factor de necrosis tumoral alfa. Esta inflamación es un subproducto del estrés oxidativo sistémico y de la resistencia a la insulina, propulsados por la obesidad y otras variables, como la baja condición física, que desencadenan una cascada de respuestas inflamatorias que pueden llevar a la fibrosis tisular, aterogénesis y ECV. La IL-6, producida tanto por macrófagos como por adipocitos, desempeña un papel central en esta respuesta inflamatoria. Numerosos estudios han demostrado que los niveles de IL-6 se incrementan con la resistencia a la insulina y la obesidad. También se ha constatado que regula el metabolismo de la grasa y la glucosa, además de mediar la resistencia a la insulina a través de mecanismos complejos. La IL-6 actúa sobre diversos tejidos precipitando los efectos metabólicos de la obesidad. En el hígado, la IL-6 incrementa la producción de proteínas de fase aguda, como la proteína C reactiva. A su vez, se ha observado que los altos niveles de proteína C reactiva están fuertemente correlacionados con eventos cardíacos, diabetes *mellitus* tipo 2 y MetS. Por otro lado, la IL-6 también promueve un estado protrombótico al incrementar los niveles de fibrinógeno.

El TNFα, una citocina producida dentro del tejido adiposo, también contribuye al estado inflamatorio del síndrome metabólico; su producción se correlaciona con la resistencia a la insulina y la masa de tejido adiposo. El TNFα altera la señalización de la insulina en adipocitos y hepatocitos llevando a una disminución de los efectos metabólicos de la insulina y contribuyendo a la resistencia a esta. Asimismo, se han identificado otros participantes clave en el estado inflamatorio crónico observado en el síndrome metabólico, como los receptores tipo Toll. Estos juegan un papel fundamental en la respuesta inmunitaria innata; su activación da lugar a la liberación de citocinas proinflamatorias, como TNFα, IL-6 y proteína quimioatrayente de monocitos-1. Estos hallazgos respaldan la hipótesis de un papel significativo de los receptores tipo Toll en la patogenia del síndrome metabólico y sugieren que un entendimiento más profundo de su papel podría contribuir a la identificación de nuevas estrategias terapéuticas para mitigar la inflamación crónica asociada con el síndrome metabólico.

Por último, diversos estudios han subrayado la relevancia de la disbiosis de la microbiota intestinal en el síndrome metabólico, lo cual podría resultar en una mayor permeabilidad intestinal y niveles elevados de lipopolisacáridos. Estos hallazgos indican la posibilidad de que el manejo de la microbiota intestinal es una estrategia prometedora para abordar el MetS.

Los programas de rehabilitación cardíaca en personas con obesidad y síndrome metabólico

Los protocolos de rehabilitación cardíaca se presentan como herramientas potencialmente eficaces en la gestión y mitigación del riesgo de síndrome metabólico en condiciones cardiovasculares. Estos programas multifactoriales incorporan intervenciones en el estilo de vida, como modificaciones dietéticas y actividades físicas, complementadas con atención médica continua y ajuste de la medicación según se requiera.

A pesar de la amplia documentación del impacto de la rehabilitación cardíaca en el pronóstico de la ECV, pocos estudios de revisión se han centrado en su efecto sobre el síndrome metabólico. En 2016, se efectuó una revisión sistemática y un metaanálisis para evaluar el impacto de la rehabilitación cardíaca sobre el síndrome metabólico. Se incluyeron 15 estudios que involucraban a 19.324 sujetos; se constató que la rehabilitación cardíaca podría reducir significativamente la prevalencia del MetS. Además, los resultados ilustraron el efecto protector de la rehabilitación cardíaca en todos los componentes del MetS, incluyendo el colesterol de alta densidad, los triglicéridos, la presión arterial sistólica y diastólica, la glucemia en ayunas y la circunferencia de la cintura. La adhesión a estos programas resultó en una disminución del 25 % en la proporción de pacientes con MetS. Asimismo, la rehabilitación cardíaca a corto plazo (≤ 10 semanas) conllevó una reducción mayor en la prevalencia de MetS (alrededor del 34 %).

Estos programas de rehabilitación cardíaca están diseñados para asistir a los individuos en la mejora de su aptitud física y en la pérdida de peso graso, elementos cruciales en la gestión del síndrome metabólico y la obesidad. La mayoría de los programas de rehabilitación cardíaca incluyen una combinación de entrenamiento de resistencia cardiorrespiratoria y de fuerza con el objetivo de optimizar la función cardiovascular, incrementar los niveles de fuerza, promover la pérdida de peso y mejorar la sensibilidad a la insulina. El objetivo es que los pacientes puedan incorporar estas modificaciones a sus rutinas diarias con el fin de adoptar un estilo de vida más saludable y activo. Además de las intervenciones de ejercicio, los programas de rehabilitación cardíaca subrayan la importancia de una nutrición adecuada. Los dietistas pueden colaborar con los pacientes para desarrollar planes alimenticios saludables que fomenten la pérdida de peso y el control glucémico, al tiempo que proporcionan la energía necesaria para la actividad física y las demandas cotidianas. Estos programas también pueden ofrecer apoyo psicológico para ayudar a los pacientes a enfrentarse a los retos emocionales que suelen asociarse con el cambio de comportamiento y el manejo de enfermedades crónicas.

Por otro lado, existen múltiples medicamentos aprobados recientemente para tratar la obesidad que operan a través de diversos mecanismos, como la supresión del apetito, el incremento de la saciedad o la inhibición de la absorción de grasas. Para el MetS, la farmacoterapia puede incluir medicamentos para controlar la presión arterial, los niveles de glucosa en sangre y los niveles de lípidos (todos ellos son factores de riesgo para la ECV). La inclusión de estas terapias farmacológicas dentro de un programa de rehabilitación cardíaca puede contribuir a manejar estas condiciones de manera efectiva y reducir el riesgo de ECV. Sin embargo, el uso de medicamentos siempre debe formar parte de un enfoque integral que incluya cambios en el estilo de vida, como una dieta saludable y actividad física y ejercicio regular.

SARCOPENIA Y RIESGO CARDIOVASCULAR

Se aborda en este apartado la definición de sarcopenia, los mecanismos por los que esta aumenta el riesgo cardiovascular y programas de rehabilitación que existen para estos casos.

Definición y clasificación de la sarcopenia

> ❗ El European Working Group on Sarcopenia in Older People 2 define la sarcopenia como la coexistencia de baja fuerza muscular con baja masa o calidad muscular. La presencia de bajo rendimiento físico indica sarcopenia grave; la baja fuerza muscular sola (sin baja masa o calidad muscular) indica presarcopenia.

Comúnmente, se conoce la sarcopenia como un síndrome geriátrico que desencadena varios resultados adversos, como limitaciones físicas, disminución de la calidad de vida, eventos cardiovasculares y, en ocasiones, la muerte. El Sarcopenia Definitions and Outcomes Consortium, en una colaboración financiada por el National Institute on Aging y la Foundation for the National Institutes of Health, define la sarcopenia como «una fuerza muscular baja evaluada por la fuerza de prensión y la velocidad de la marcha lenta (es decir, lentitud)». Estas entidades dejan claro que la sarcopenia es distinta de la desnutrición y la caquexia, aunque cada una presenta una fisiopatología interrelacionada que conduce a diferentes magnitudes de desgaste y susceptibilidad a eventos cardiovasculares.

Avances recientes en la comprensión de la sarcopenia sugieren que el término se emplea de manera excesiva y, a veces, de forma errónea en la literatura médica. A menudo, se utiliza para describir la disminución de la masa muscular (también conocida como atrofia muscular) sin tener en cuenta la función muscular. Este malentendido puede causar una interpretación incorrecta de esta condición específica. En el artículo titulado «Sarcopenia ≠ baja masa muscular», los autores argumentan que el uso del término *sarcopenia* con dos connotaciones diferentes (para indicar baja masa muscular o una combinación de baja masa muscular y función deficiente) está generando confusión entre investigadores y profesionales médicos. Esta ambigüedad está obstaculizando el progreso en esta área crucial de la medicina, la nutrición y otros campos de la atención sanitaria, por lo que exponen que es esencial entender que la baja masa muscular va más allá de la sarcopenia. El tejido muscular esquelético desempeña numerosas funciones vitales para la homeostasis, tanto funcionales como metabólicas, que son independientes más allá del alcance de la sarcopenia.

Es fundamental detectar los signos y las etapas de la sarcopenia temprana, ya que las intervenciones terapéuticas son más efectivas antes de que se llegue a una etapa más avanzada. Para ello, hay múltiples herramientas que ayudan a detectar e identificar la función muscular baja y la masa muscular disminuida. Aunque en la actualidad no existe todavía un consenso sobre la mejor herramienta de detección para la práctica clínica, es común utilizar el cuestionario SARC-F o la ecuación de Ishii para entornos ambulatorios y hospitalarios. En el caso de detectar una posible sarcopenia, se deben realizar pruebas complementarias. Los síntomas que han de tenerse en cuenta en la detección de la sarcopenia incluyen caídas, debilidad subjetiva, velocidad de la marcha lenta, dificultad para levantarse desde sentado y dificultad con las actividades de la vida diaria. También es importante detectar síntomas de desnutrición.

Es básico entender que en estos casos el índice de masa corporal no es la mejor medida de detección y se debe observar o hacer otras pruebas, como la tomografía computarizada, la resonancia magnética, la densitometría dual de rayos X o la ecografía muscular como una herramienta prometedora para evaluar la sarcopenia. También el análisis de bioimpedancia y el ángulo de fase puede dar información relevante para tomar decisiones.

Mecanismos por los que la sarcopenia aumenta el riesgo cardiovascular

La sarcopenia, caracterizada por una disminución progresiva en la fuerza y la masa muscular, exhibe una fisiopatología con varios nexos, donde confluyen factores neuromusculares, endocrinos y nutricionales. El componente neuromuscular está relacionado con la degeneración de las neuronas motoras que provocan la denervación de las fibras musculares y su consiguiente pérdida y función. Esta secuencia de eventos se asocia con una disminución en la síntesis de proteínas musculares y un incremento en su degradación, lo cual deriva en atrofia muscular. Paralelamente, en el aspecto endocrino, el envejecimiento se asocia con alteraciones en hormonas, como la hormona del crecimiento, el IGF-1, la testosterona y la insulina, las cuales pueden contribuir a la pérdida de masa muscular y un peor funcionamiento a la hora de desarrollar todos los procesos metabólicos necesarios para la reparación y regeneración muscular. La resistencia a la insulina, en particular, puede inhibir la síntesis de proteínas musculares y fomentar su degradación.

Existe una correlación íntima entre la sarcopenia y la obesidad en el desarrollo de enfermedades cardiovasculares; comparte mecanismos etiológicos comunes, sobre todo en edades avanzadas. La confluencia de estos dos trastornos puede tener consecuencias perjudiciales en numerosos procesos fisiológicos, sobre todo en aquellos relacionados con la salud cardiovascular. Uno de los principales mecanismos es la resistencia a la insulina y la hiperglucemia. La primera genera niveles elevados de glucosa en sangre, a lo que el páncreas responde secretando más insulina, con lo cual se desencadena hiperinsulinemia. Niveles elevados de insulina pueden propiciar la proliferación de células musculares lisas en los vasos sanguíneos a través de la vía de la MAPK, lo que contribuye a la resistencia vascular y la hipertensión. La disfunción del sistema renina-angiotensina-aldosterona también se ha mostrado crucial en la relación entre la sarcopenia, la obesidad y las enfermedades cardiovasculares. La hiperinsulinemia puede interferir con la regulación de la presión arterial mediada por el sistema renina-angiotensina-aldosterona. Esta interferencia afecta al control de la proliferación de células musculares lisas, la función endotelial y la producción de óxido nítrico, cruciales para mantener los vasos sanguíneos saludables.

Por otro lado, la formación de productos finales de glicación avanzada es otra consecuencia de la hiperglucemia en la sarcopenia y la obesidad. Estos interactúan con receptores celulares específicos generando estrés oxidativo e inflamación en el tejido adiposo. De este proceso, pueden derivar disfunción endotelial, rigidez arterial y daño microvascular, lo que contribuye a complicaciones cardiovasculares. Enfermedades como la aterosclerosis y las enfermedades coronarias son también consecuencia de la sarcopenia y la obesidad. Los productos finales de glicación avanzada desempeñan un papel en la aterosclerosis al promover la oxidación de lipoproteínas de baja densidad y el estrés oxidativo endotelial. Esto conduce a la formación de placas de grasa en las arterias, que causa estrechamiento y endurecimiento de los vasos sanguíneos. La regulación autónoma de la función cardíaca también se

ve afectada por la sarcopenia y la obesidad. Por su lado, la activación del sistema renina-angiotensina-aldosterona y la reducción de la masa muscular dan lugar a la hiperactividad simpática, mientras que la disminución de la producción de miocinas, como la irisina, afecta la modulación parasimpática de la función cardíaca. Este desequilibrio en el control autónomo puede tener consecuencias negativas para la salud cardíaca (**Fig. 10-3**).

Programas de rehabilitación cardíaca y sarcopenia

Los programas de rehabilitación cardíaca pueden desempeñar un papel crucial en la prevención secundaria y el tratamiento después de un evento cardiovascular debido a una sarcopenia. En ellos, se pone énfasis en el entrenamiento de la condición cardiorrespiratoria, los niveles de fuerza y la nutrición.

> El espectro de modalidades de ejercicio abarca tanto ejercicios de resistencia como de fuerza, que mejoran la capacidad muscular, optimizan la funcionalidad del sistema musculoesquelético, el equilibrio y reducen la incidencia de caídas y fracturas.

Numerosos estudios han evidenciado que pacientes con insuficiencia cardíaca experimentaron mejorías significativas en los niveles de fuerza y la distancia recorrida en una prueba de caminata de 6 minutos tras 10 semanas de ejercicio de fuerza progresiva de alta intensidad. La frecuencia de entrenamiento en los programas de ejercicio para adultos mayores con sarcopenia suele variar entre una y tres sesiones de entrenamiento por semana. Aunque existe cierto debate sobre cuál es la frecuencia óptima, se ha observado que dos sesiones de entrenamiento semanales pueden ser beneficiosas para mejorar la fuerza muscular. La utilidad de agregar una tercera sesión semanal no está claramente establecida, pero sería una buena opción para trabajar otras variables de la condición física, como el equilibrio, la agilidad y la coordinación.

Algunos expertos proponen entrenamientos que incluyan una combinación de ejercicios para la parte superior e inferior del cuerpo, ejecutados con un grado de esfuerzo relativamente alto, de una a tres series de 6-12 repeticiones o combinando circuitos de seis a ocho ejercicios donde se prioricen ejercicios de empuje vertical y horizontal, dominantes de cadera y de rodilla y tracciones verticales y horizontales. Estos enfoques han demostrado ser apropiados para el tratamiento de la sarcopenia, ya que se centra en mejorar la fuerza muscular y la función.

Por otro lado, en una población desentrenada, se ha observado que el entrenamiento de resistencia elástica podría ser una opción para las personas con sarcopenia y baja condición física durante las primeras semanas del tratamiento. Este tipo de entrenamiento implica el uso de bandas elásticas, las cuales pueden ajustarse para proporcionar diferentes niveles de resistencia. Este método puede ser especialmente útil para aquellos que tengan dificultades con los pesos libres o las máquinas de pesas, dado que las bandas de resistencia pueden ser menos intimidantes y más fáciles de manejar.

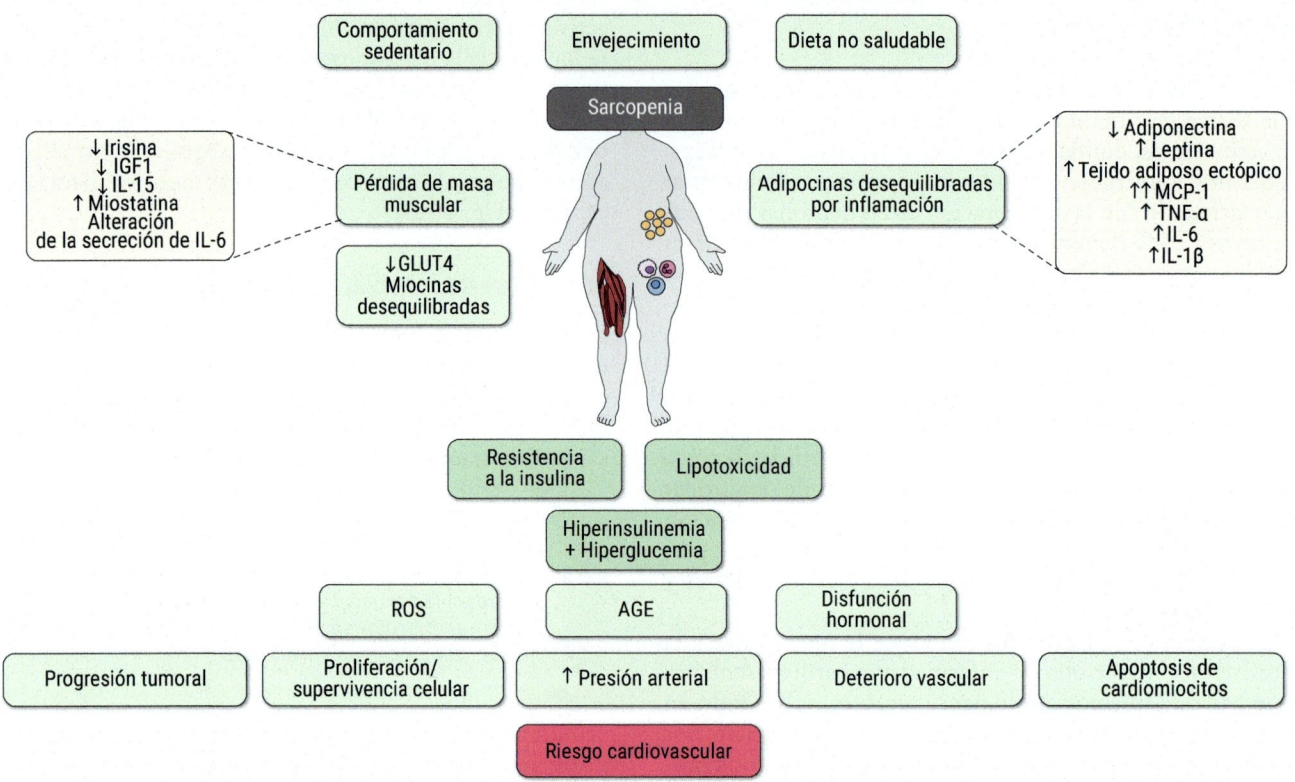

Figura 10 -3. Consecuencias negativas para la salud cardíaca. AGE: productos finales de glicación avanzada; GLUT4: *glucose transporter type 4*; IL-6: interleucina 6; LDL: lipoproteínas de baja densidad; MCP-1: proteína quimioatrayente de monocitos-1; ROS: especies reactivas de oxígeno; TNF-α: factor de necrosis tumoral alfa.
Adaptada de: Silveira (2021).

CAQUEXIA Y RIESGO CARDIOVASCULAR

En este apartado, se define la caquexia y los mecanismos que provocan mayor riesgo cardiovascular, y se exponen los programas de rehabilitación adecuado para ello.

Definición de caquexia

La caquexia se caracteriza por una pérdida de peso progresiva acompañada de una disminución de la masa muscular y el tejido adiposo, además de otras alteraciones sistémicas. Esta condición debilitante se manifiesta en el marco de enfermedades crónicas, como el cáncer, la insuficiencia cardíaca, la enfermedad pulmonar obstructiva crónica y la insuficiencia renal crónica. La prevalencia de la caquexia es más alta en pacientes con determinadas enfermedades crónicas, en particular el cáncer, con tasas de prevalencia que pueden variar significativamente según la enfermedad de base (llega hasta un 80 % en etapas avanzadas de cáncer).

Clasificación de la caquexia

En la siguiente clasificación se tiene en cuenta la enfermedad subyacente:

- Caquexia neoplásica: es la forma más frecuente. Asociada a varios tipos de cáncer, se caracteriza por una pérdida de peso involuntaria, una reducción de la masa muscular, un aumento del gasto energético y alteraciones metabólicas.
- Caquexia cardíaca: se presenta en pacientes con insuficiencia cardíaca congestiva y se manifiesta por una pérdida de peso, disminución de la masa muscular y el tejido adiposo y debilidad general. Los mecanismos subyacentes incluyen disfunción metabólica y hormonal, así como disminución del flujo sanguíneo periférico.
- Caquexia pulmonar: se observa en pacientes con enfermedad pulmonar obstructiva crónica. Los factores cruciales en su desarrollo son la inflamación crónica y el desequilibrio energético.
- Caquexia renal: ocurre en pacientes con insuficiencia renal crónica. Los mecanismos implicados incluyen inflamación crónica, resistencia a la insulina y desequilibrio en el metabolismo de proteínas y lípidos.

Es relevante destacar que la caquexia puede clasificarse en etapas en función de su gravedad, lo que proporciona una medida de debilitamiento y deterioro del paciente. Estas etapas pueden diferir según la enfermedad subyacente y su progresión. Su determinación precisa requiere una evaluación clínica exhaustiva y el empleo de herramientas de diagnóstico específicas.

La prevalencia de la caquexia varía según el lugar primario del cáncer. Se estima que es superior al 80 % para pacientes con cáncer de páncreas y gástrico, 61 % para el cáncer de colon, pulmón, próstata y linfoma de Hodgkin y cerca del 40 % para personas con cáncer de mama, sarcoma y leucemia. En términos generales, la caquexia es indirectamente responsable de cerca del 20 % de todas las muertes relacionadas con el cáncer.

Mecanismos por los que la caquexia aumenta el riesgo cardiovascular

La patogénesis de la caquexia incorpora una gran cantidad de mecanismos interrelacionados, que incluyen, como se ha visto en otras situaciones metabólicas en inflamación sistémica, alteración en el metabolismo proteico y lipídico y resistencia a la insulina. Se ha observado en numerosos casos de caquexia la presencia de citocinas proinflamatorias, como el TNF-α, la IL-6 y el interferón gamma. Dichas citocinas pueden potenciar la degradación proteica muscular y la lipólisis; además, inhiben la síntesis de proteínas y la lipogénesis. Asimismo, la resistencia a la insulina, un componente común del síndrome metabólico es también una característica habitual de la caquexia. Esta resistencia puede llevar a un incremento en la glucogenólisis y gluconeogénesis, lo que favorece la pérdida de masa muscular.

El TNF-α, considerado como el principal mediador de las proteínas de fase aguda, participa en la descomposición de las proteínas musculares y la liberación de aminoácidos desde el tejido muscular esquelético. Además de su papel en la respuesta inflamatoria y la proteólisis, el TNF-α activa el factor nuclear kappa B y afecta la ruta de señalización que involucra proteasas activadas por calcio, como la calpaína. Por su parte, la IL-1 induce efectos anoréxicos y pirogénicos, así como la activación de vías intracelulares, como factor nuclear kappa B y p38/MAPK. La IL-6, otra citocina proinflamatoria, activa la vía del transductor de señal y activador de la transcripción 3 en el músculo esquelético, lo cual provoca atrofia muscular.

Pero, más allá del desgaste del tejido muscular esquelético, la caquexia asociada al cáncer se vincula con una significativa disfunción del músculo cardíaco. Las anomalías cardíacas son habituales en pacientes oncológicos y representan la principal causa de muerte en, al menos, un tercio de las personas con cáncer.

Otro mecanismo de interés en el tratamiento de la caquexia en pacientes oncológicos es la homeostasis redox. En situaciones de estrés oxidativo, se produce un desequilibrio entre los mecanismos que controlan la producción oxidativa, lo que desencadena un incremento en las especies reactivas de oxígeno y una disminución de los mecanismos antioxidantes. Este desequilibrio, presente en enfermedades crónicas, puede estar asociado con la pérdida muscular a través de la acción muscular directa de especies reactivas de oxígeno o por disfunciones en las vías de síntesis y degradación de proteínas, apoptosis, autofagia y función mitocondrial.

Programas de rehabilitación cardíaca y caquexia

Los progresos en la fisiología del ejercicio han conducido al desarrollo de prescripciones de ejercicio basadas en principios que incluyen la frecuencia, la intensidad, la duración y la modalidad del ejercicio con el objetivo de maximizar la eficacia y optimizar el resultado fisiológico deseado. En esta dirección, se ha desarrollado un volumen considerable de investigación enfocada a definir la estrategia de entrenamiento más beneficiosa para mejorar los resultados en rehabilitación cardíaca en una situación de caquexia. Las estrategias varían desde intervenciones de larga duración y baja intensidad con alto consumo calórico hasta entrenamientos de intervalos de corta duración y alta intensidad. Sin embargo, el ejercicio de fuerza ha sido menos investigado en el contexto de la rehabilitación cardíaca, aunque en los últimos años ha cogido especial relevancia e interés.

Comparado con el ejercicio aeróbico, el entrenamiento de fuerza proporciona un estímulo anabólico más potente para la hipertrofia muscular y el aumento de la fuerza muscular. En apariencia, la cantidad y calidad del músculo esquelético periférico es un determinante crucial de la aptitud cardiorrespiratoria. Además, se ha observado que cuando una persona no tiene capacidad para generar potencia, no puede andar o desarrollar ningún tipo de actividad de resistencia, por lo que mejorar la base del entrenamiento de fuerza se vuelve fundamental en esta situación. En ciertas poblaciones con ECV, las deficiencias del músculo esquelético se han identificado como los principales contribuyentes a la intolerancia al ejercicio, un cambio de paradigma que se aleja de considerar al corazón como el único determinante de la disminución de la CRF en estos pacientes.

Existen sólidos argumentos a favor de incorporar el entrenamiento de fuerza a la rehabilitación cardíaca para incrementar la capacidad de ejercicio, la fuerza muscular y la utilización de los sustratos energéticos. Las guías actuales del American College of Sports Medicine recomiendan iniciar con 2-3 días de ejercicios de fuerza por semana en días no consecutivos en la fase II de la rehabilitación cardíaca. Cada sesión debe implementar 8-10 ejercicios distintos que se centren en los principales grupos musculares con equipos que sean seguros y cómodos para el paciente. Deben realizarse múltiples series (entre una y tres) a una intensidad moderada (40-60 % de 1RM o 11-13 en la escala de esfuerzo percibido de Borg) para cada ejercicio. Las intervenciones deben proporcionar una sobrecarga progresiva para maximizar las adaptaciones.

En relación con la modalidad de entrenamiento de fuerza, recientes trabajos en esta área han comenzado a investigar los efectos del entrenamiento de los músculos inspiratorios en pacientes con baja condición física y poca tolerancia al esfuerzo. Este tipo de entrenamiento incorporado en las fases I y II de la rehabilitación cardíaca ha demostrado mejorar la función pulmonar, la capacidad de ejercicio y la calidad de vida, y reducir la estancia hospitalaria después de la cirugía cardíaca. Además, los estudios que incorporan entrenamiento de los músculos inspiratorios en programas preventivos de entrenamiento combinados incrementan la capacidad de ejercicio y las adaptaciones de calidad de vida, por lo que el entrenamiento de los músculos inspiratorios podría considerarse una intervención adicional para potenciar los beneficios del entrenamiento combinado.

PUNTOS CLAVE

- La obesidad es una enfermedad crónica multifactorial que provoca un exceso de adiposidad. Se espera que afecte al 51 % de la población mundial en el año 2035, con lo que aumentará el riesgo de diversas enfermedades crónicas, donde también se encuentran las enfermedades cardiovasculares.

- La interacción entre obesidad y enfermedad cardiovascular es compleja y está influenciada por múltiples factores fisiopatológicos, como la inflamación subclínica, la dislipidemia, la hipertensión y la diabetes tipo 2, entre otros.

- El síndrome metabólico es una combinación de desórdenes metabólicos que incluye resistencia a la insulina, dislipidemia aterogénica, obesidad central e hipertensión. Esta condición aumenta significativamente el riesgo de enfermedades cardiovasculares y diabetes.

- La resistencia a la insulina y la inflamación crónica son factores clave en el desarrollo del MetS. Los altos niveles de ácidos grasos libres, producto de la resistencia a la insulina, pueden alterar el metabolismo de los lípidos y la glucosa, con lo que aumenta el riesgo de enfermedades cardiovasculares.

- La sarcopenia se define como la disminución progresiva de la fuerza y la masa muscular esquelética. Puede manifestarse no solo con el envejecimiento, sino también en respuesta a diversas condiciones patológicas.

- Existe confusión y malentendido en la literatura médica en cuanto al uso del término sarcopenia, sobre todo en relación con la disminución de la masa muscular y la función. Se enfatiza la importancia de comprender que la función muscular va más allá de la sarcopenia.

- La caquexia es un síndrome multifactorial complejo que se presenta en el contexto de enfermedades crónicas, como el cáncer, la insuficiencia cardíaca congestiva, la enfermedad pulmonar obstructiva crónica y la insuficiencia renal crónica.

- La caquexia puede clasificarse en etapas en función de su gravedad, lo que proporciona una medida de debilitamiento y deterioro del paciente. Estas etapas pueden diferir según la enfermedad subyacente y su progresión. Su determinación precisa requiere una evaluación clínica exhaustiva y el empleo de herramientas de diagnóstico específicas.

BIBLIOGRAFÍA

Bianchettin RG, Lavie CJ, Lopez-Jimenez F. Challenges in Cardiovascular Evaluation and Management of Obese Patients: JACC State-of-the-Art Review. Journal of the American College of Cardiology. 2023;81(5):490-504.

Bora V, Patel B. Cardíac complications: the understudied aspect of cancer cachexia. Cardiovascular Toxicology. 2022;22(3), 254-67.

Bordignon C, Dos Santos BS, Rosa DD. Impact of cancer cachexia on cardíac and skeletal muscle: Role of exercise training. Cancers. 2022;14(2):342.

Chew NWS, Ng CH, Tan DJH, Kong G, Lin C, Chin YH, et al. The global burden of metabolic disease: Data from 2000 to 2019. Cell Metabolism. 2023;35(3):414-28.

Fahed G, Aoun L, Bou Zerdan M, Allam S, Bou Zerdan M, Bouferraa Y, et al. Metabolic syndrome: Updates on pathophysiology and management in 2021. International Journal of Molecular Sciences. 2022;23(2):786.

Gastaldelli A. Measuring and estimating insulin resistance in clinical and research settings. Obesity. 2022;30(8):1549-63.

Li M, Chi X, Wang Y, Setrerrahmane S, Xie W, Xu H. Trends in insulin resistance: insights into mechanisms and therapeutic strategy. Signal Transduction and Targeted Therapy. 2022;7(1):216.

Sayer AA, Cruz-Jentoft A. Sarcopenia definition, diagnosis and treatment: consensus is growing. Age and Ageing. 2022;51(10), afac220.

Silveira Rossi JL, Barbalho SM, Reverete de Araujo R, Bechara MD, Sloan KP, Sloan LA. Metabolic syndrome and cardiovascular diseases: Going beyond traditional risk factors. Diabetes/Metabolism Research and Reviews. 2022;38(3):e3502.

Silveira EA, da Silva Filho RR, Spexoto MCB, Haghighatdoost F, Sarrafzadegan N, de Oliveira C. The role of sarcopenic obesity in cancer and cardiovascular disease: a synthesis of the evidence on pathophysiological aspects and clinical implications. International journal of molecular sciences. 2021;22(9):4339.

Thanapholsart J, Khan E, Ismail TF, Lee GA. The complex pathophysiology of cardíac cachexia: Review of current pathophysiology and implications for clinical practice. The American Journal of the Medical Sciences. 2023;365(1):9-18.

Yu J, Qiu J, Zhang Z, Cui X, Guo W, Sheng M, et al. Redox Biology in Adipose Tissue Physiology and Obesity. Advanced Biology. 2023;7(9):e2200234.

Diabetes *mellitus*

11

M. Sandín Rollán

OBJETIVOS

- Conocer la importancia de la diabetes *mellitus* en la enfermedad cardiovascular y qué factores pueden precipitar su aparición.
- Exponer la prevalencia de la diabetes *mellitus* en la población general, así como en los pacientes con las patologías cardiovasculares más habituales.
- Definir la magnitud real de la diabetes *mellitus* como factor de riesgo cardiovascular.
- Aprender el manejo específico de la diabetes *mellitus* en los pacientes con riesgo o enfermedad cardiovascular.
- Identificar los fármacos antidiabéticos con beneficio cardiovascular y conocer su manejo.
- Revisar la literatura científica más reciente sobre guías de actuación en diabetes *mellitus*.

DIABETES *MELLITUS*: DEFINICIÓN, TIPOS, DIAGNÓSTICO Y COMPLICACIONES

La diabetes *mellitus* se produce cuando existe una secreción insuficiente de insulina en el páncreas o cuando surgen grados variables de resistencia a la insulina en los tejidos periféricos que conducen a la aparición de hiperglucemia. Clásicamente, se ha diferenciado entre la diabetes *mellitus* tipo 1, de inicio en edades más tempranas y manifestación clínica más florida, y la de tipo 2, de comienzo a edades más avanzadas y, a menudo, con un cuadro clínico silente que contribuye a que el diagnóstico sea más tardío y, por ende, a que los pacientes suelan presentar más complicaciones cuando este se realice.

Los síntomas iniciales del debut de la diabetes *mellitus* se relacionan de forma directa con los valores elevados de glucosa en sangre; característicamente, forman la tríada compuesta por polidipsia, polifagia y poliuria en las personas con diabetes *mellitus* tipo 1, aunque no es tan habitual en los que presentan la de tipo 2. A largo plazo, tanto en los pacientes con diabetes *mellitus* tipo 1 como en la de tipo 2, las complicaciones son vasculares, neuropatía periférica, nefropatía y riesgo aumentado de infecciones.

En la actualidad, también se conocen otros tipos de diabetes *mellitus* con una proporción menor de casos. Su etiopatogenia es variada: defectos genéticos que afectan a la función de las células beta del páncreas, acción de la insulina o el ADN mitocondrial, endocrinopatías como el síndrome de Cushing, causa farmacológica, como la inducida por tratamiento prolongado con glucocorticoides, y diabetes gestacional, que sucede en el transcurso del embarazo.

El diagnóstico se realiza mediante la determinación de la glucemia en ayunas, de la hemoglobina glicosilada (HbA1c) en cualquier momento o con la determinación de la tolerancia oral a la glucosa (**Tabla 11-1**).

Las complicaciones principales de la diabetes *mellitus* se clasifican en dos grupos: microvasculares (incluyen retinopatía, nefropatía y neuropatía) y macrovasculares (en ellas están involucradas las arterias de mayor calibre e incluyen el accidente cerebrovascular [ACV], el infarto agudo de miocardio y la arteriopatía periférica).

La diabetes *mellitus* constituye uno de los principales factores de riesgo cardiovascular (FRCV); su presencia y mal control aumentan no solo la morbilidad, sino también la mortalidad de origen cardiovascular al aumentar el riesgo de presentar enfermedad coronaria e insuficiencia cardíaca.

PREVALENCIA DE LA DIABETES *MELLITUS*

La prevalencia de la diabetes *mellitus* sigue aumentando globalmente. En 2021, se estimó que la prevalencia mundial en personas de entre 20 y 79 años fue de 536,6 millones de personas (más del 10,5 % de la población adulta mundial) y se espera que aumente a 783,2 millones en el año 2045. La prevalencia de la diabetes *mellitus* en 2021 era similar en hombres y mujeres, pero más alta en pacientes con edades comprendidas entre 75 y 79 años; la prevalencia era mayor en las zonas urbanas (12,1 %) que en las rurales (8,3 %) y en los países de ingresos altos (11,1 %) en comparación con los países de ingresos bajos (5,5 %).

Tabla 11-1. Criterios de diagnóstico para la diabetes *mellitus* y la alteración de la glucosa

Estudio	Normal	Alteración de la glucosa	Diabetes *mellitus*
Glucemia basal en ayunas (mg/dL)	< 100	100-125	≥ 126
Glucemia al azar (mg/dL)	< 200	-	> 200
Sobrecarga oral a la glucosa (mg/dL)	< 140	140-199	≥ 200
HbA1C (%)	< 5,7	5,7-6,4	≥ 6,5

HbA1C: hemoglobina glicosilada.

En el futuro, se espera que el mayor aumento relativo en la prevalencia de diabetes (entre 2021 y 2045) ocurra en los países de ingresos medios (21,1 %) en comparación con los países de ingresos altos (12,2 %) y bajos (11,9 %).

EVALUACIÓN DEL RIESGO CARDIOVASCULAR EN PACIENTES CON DIABETES *MELLITUS*

Se ha demostrado que la diabetes *mellitus*, en general, duplica el exceso de riesgo de patología vascular, independientemente de la presencia de otros FRCV. El aumento del riesgo es mayor en mujeres (donde aparece a edades más tempranas) y en pacientes con diabetes *mellitus* de larga evolución y que, por tanto, ya presentan complicaciones microvasculares.

Los pacientes diabéticos con daño en un órgano diana, enfermedad cardiovascular (ECV) ya establecida, con tres o más FRCV o diabetes *mellitus* tipo 1 con más de 20 años de evolución presentan un riesgo aumentado de muerte por ECV del 10 % en 10 años y pertenecen a la categoría de riesgo cardiovascular muy alto. En cambio, los pacientes con diabetes *mellitus* de 10 años o más de evolución y sin lesión en ningún órgano diana ni ningún otro FRCV adicional deben considerarse de riesgo alto, pero no muy alto. Los pacientes más jóvenes (< 35 años si son diabéticos tipo 1 o < 50 años en el caso de la diabetes tipo 2) con una duración inferior a 10 años sin otros FRCV pertenecen a la categoría de riesgo moderado, de forma que un paciente diabético nunca puede ser catalogado como riesgo bajo por el mero hecho de ser diabético (**Tabla 11-2**).

 Los pacientes diabéticos pertenecen a categorías de riesgo cardiovascular moderado, alto o muy alto, pero nunca a riesgo bajo.

PREVENCIÓN DE LA ENFERMEDAD CARDIOVASCULAR EN PACIENTES CON DIABETES *MELLITUS*

Probablemente, este sea el apartado más importante de este tema, ya que aborda los aspectos que pueden evitar las complicaciones relacionadas con la diabetes *mellitus* y que son la principal causa de morbilidad y mortalidad.

Estilo de vida

En todas las guías de práctica clínica se recomienda la modificación del estilo de vida como primera medida terapéutica en la prevención y el tratamiento de la diabetes *mellitus*, puesto que la pérdida de peso puede retrasar la progresión hacia la diabetes. Además, en la diabetes *mellitus* ya establecida, la reducción de la ingesta calórica produce una disminución de la HbA1c y una mejora en la calidad de vida.

La dieta recomendada es la mediterránea con suplementos de aceite de oliva o frutos secos, puesto que ha demostrado reducir los eventos cardiovasculares mayores.

Se recomienda la realización de actividad física combinada (ejercicios aeróbicos y de resistencia) de forma regular, ya que retrasa la aparición de diabetes *mellitus* y las complicaciones de la ECV, además de mejorar el control glucémico.

Además de las recomendaciones de una dieta saludable y la realización de ejercicio físico, debe aconsejarse el abandono del hábito tabáquico, que aumenta el riesgo de diabetes *mellitus*, ECV y mortalidad prematura global.

Fármacos para el control de la glucemia

El control estricto de la glucosa ha demostrado reducir los eventos cardiovasculares en pacientes diabéticos sin antecedentes de ECV. Reducciones de tan solo un 1 % de la HbA1c producen un descenso del 15 % del riesgo relativo en la aparición futura de infarto agudo de miocardio, muerte de origen cardiovascular o por cualquier causa y hospitalización por insuficiencia cardíaca, a pesar de que la mayor evidencia sobre el beneficio del control estricto de la HbA1c es sobre la reducción de complicaciones microvasculares más que sobre las macrovasculares.

El objetivo de control de la HbA1c recomendado es el más cercano posible a por debajo del 7 %; pero este objetivo debería personalizarse en función de las características del paciente, es decir, en personas más jóvenes con diabetes *mellitus* de corta evolución y sin ECV todavía establecida los objetivos tendrían que reducirse a valores de 6-6,5 %, mientras que en los ancianos con diabetes *mellitus* de larga evolución y múltiples comorbilidades podrían ser aceptables valores de HbA1c en torno a 8 % e incluso hasta 9 %. Un aspecto importante es que son preferibles cifras de glucosa

Tabla 11-2. Categorías de riesgo cardiovascular en pacientes con diabetes *mellitus*	
Riesgo cardiovascular muy alto	Pacientes con diabetes *mellitus* y enfermedad cardiovascular establecida, daño de un órgano diana[a], tres o más factores de riesgo mayores[b] o diabetes *mellitus* tipo 1 de inicio precoz y larga duración (> 20 años)
Riesgo cardiovascular alto	Pacientes con diabetes *mellitus* de duración ⩾ 10 años sin daño de un órgano diana y con cualquier otro factor de riesgo adicional
Riesgo cardiovascular moderado	Pacientes jóvenes (< 35 años en diabetes *mellitus* tipo 1 y < 50 años en diabetes *mellitus* tipo 2) con una duración de la diabetes *mellitus* < 10 años sin otros factores de riesgo

Adaptada de Cosentino (2020).
[a]Proteinuria, disfunción renal con tasa de filtrado glomerular < 30 mL/min/1,73m², hipertrofia del ventrículo izquierdo o retinopatía.
[b]Edad, hipertensión arterial, dislipemia, tabaquismo y obesidad.

algo elevadas frente a los episodios de hipoglucemia, ya que estos se asocian a un mayor número de complicaciones.

> ❗ En los últimos 7 u 8 años se ha producido un importante avance y desarrollo en la aparición de nuevos fármacos hipoglucemiantes que, además de mejorar el control de la glucosa, han demostrado un notable beneficio cardiovascular.

Este hecho ha sido el responsable de la aparición de numerosos algoritmos terapéuticos por las distintas sociedades científicas y de la modificación del abordaje general farmacológico en los pacientes diabéticos.

Los fármacos hipoglucemiantes pueden dividirse, de forma general, en cinco grupos terapéuticos:

- Sensibilizadores a la insulina: metformina y pioglitazona.
- Estimuladores de la liberación de insulina: insulina, sulfonilureas y meglitinidas.
- Miméticos de las incretinas: agonistas del receptor péptido similar al glucagón-1 (GLP-1) e inhibidores de la dipeptidil peptidasa-4 (DPP4).
- Inhibidores de la glucosa intestinal: acarbosa.
- Inhibidores de la reabsorción renal de glucosa: inhibidores del receptor de sodio-glucosa tipo 2 (SGLT2).

A pesar de que numerosos estudios y subestudios antiguos han demostrado el beneficio cardiovascular en pacientes diabéticos con fármacos clásicos, como la metformina o las sulfonilureas, a excepción de los agonistas del receptor GLP-1, los inhibidores de la DPP4 y los inhibidores del SGLT2, el resto de grupos farmacológicos no disponen de estudios específicos sobre seguridad cardiovascular. Ninguno de los ensayos clínicos que se han realizado con inhibidores de la DPP4 ha demostrado beneficios cardiovasculares significativos en las poblaciones de estudio que incluían pacientes con diabetes *mellitus* de larga evolución y ECV establecida o presencia de varios FRCV. De hecho, la saxagliptina (inhibidor de la DPP4) se ha asociado con un aumento de la hospitalización por insuficiencia cardíaca; por este motivo, se ha dejado de recomendarse en los pacientes con ECV.

Tanto los agonistas del receptor GLP-1 como los inhibidores del receptor SGLT2 han demostrado un importante beneficio cardiovascular que ha revolucionado el tratamiento hipoglucemiante de personas diabéticas en general, en especial en pacientes con ECV cuya aplicación se extiende mucho más allá que el mero control de la glucemia.

Inhibidores del receptor SGLT2

El primer fármaco inhibidor del receptor SGLT2 (iSGLT2) que demostró beneficio cardiovascular fue la empagliflozina en el ensayo clínico EMPA-REG OUTCOME, que supuso un antes y un después en el tratamiento de los pacientes diabéticos con ECV. En dicho estudio, diabéticos con antecedentes de ECV recibieron en su mayoría 10 mg o 25 mg de empagliflozina o placebo. A estos se les hizo un seguimiento durante algo más de 3 años.

La empagliflozina redujo significativamente el riesgo de la variable principal compuesta (muerte cardiovascular, infarto de miocardio [IM] no mortal o ACV no mortal): un 14 % en comparación con el placebo, a expensas, sobre todo, de una reducción del 38 % de la muerte de origen cardiovascular (evidente, además, desde el principio del ensayo), y un 35 % en la hospitalización por insuficiencia cardíaca (evidente casi de inmediato tras el inicio del tratamiento y con beneficio tanto en los pacientes que ya tenían insuficiencia cardíaca como en los que no la tenían).

Después del estudio realizado con empagliflozina, se publicaron estudios efectuados con canagliflozina (CANVAS y CANVAS-R) que demostraron una reducción de los eventos cardiovasculares y de los ingresos por insuficiencia cardíaca, pero no en la muerte cardiovascular o en la mortalidad general. Más tarde, el estudio CREDENCE demostró beneficios en progresión de enfermedad renal y cardiovascular, así como una reducción de la hospitalización por insuficiencia cardíaca.

Por su parte, el ensayo DECLARE-TIMI 58 analizó el beneficio cardiovascular de 10 mg de dapagliflozina en dos grupos de pacientes diabéticos distintos: el 40 % presentaba ECV ya establecida o múltiples FRCV y el 60 % no tenía antecedentes de ECV. Tras un seguimiento de más de 4 años, dapagliflozina demostró beneficios cardiovasculares con respecto a la muerte cardiovascular o a la hospitalización por insuficiencia cardíaca en el subgrupo con ECV o múltiples factores de riesgo, pero sin beneficios aparentes en el grupo sin ECV establecida.

Los iSGLT2 son un grupo farmacológico que reduce la muerte de origen cardiovascular y los ingresos hospitalarios por insuficiencia cardíaca.

Agonistas del receptor péptido similar al glucagón-1

Se han realizado varios ensayos clínicos sobre la seguridad cardiovascular con el grupo farmacológico de los agonistas del receptor GLP-1 en pacientes diabéticos con alto riesgo cardiovascular. A pesar de los resultados dispares con algunas de las investigaciones, el estudio LEADER, realizado en pacientes con diabetes *mellitus* y alto riesgo cardiovascular en tratamiento con liraglutida o placebo demostró una reducción significativa de la variable principal compuesta (muerte cardiovascular, IM no mortal o ACV no mortal) un 13 % y el riesgo cardiovascular y la muerte total un 22 % y un 15 %, respectivamente, de forma significativa. También produjo una reducción numérica de IM no mortal y ACV no mortal, aunque no significativa. Posteriormente, el ensayo clínico SUSTAIN-6, realizado con semaglutida semanal, demostró una reducción significativa de la variable principal compuesta (muerte cardiovascular, IM no mortal o ACV no mortal) del 26 % (a expensas probablemente de la reducción del 39 % de los ACV). Estudios posteriores con semaglutida diaria oral mostraron ausencia de inferioridad esta sustancia en la seguridad cardiovascular, pero con beneficios cardiovascular más discretos.

Además de los términos en reducción de mortalidad, los agonistas del receptor de GLP-1 mejoran diversos parámetros cardiovasculares, incluidas pequeñas reducciones de la presión arterial sistólica y pérdida de peso, que añaden beneficios cardiovasculares.

MANEJO FARMACOLÓGICO DE LOS PACIENTES CON DIABETES *MELLITUS* EN LAS DISTINTAS PATOLOGÍAS CARDÍACAS

Las patologías que se recogen en este apartado son la enfermedad coronaria, la insuficiencia cardíaca, las arritmias, la enfermedad renal crónica y la enfermedad aórtica y la arterial periférica.

Enfermedad coronaria

Alrededor de un 30 % de los pacientes con enfermedad coronaria son diabéticos. El adecuado control glucémico retrasa la aparición, reduce la progresión y puede revertir parcialmente el daño microvascular en pacientes diabéticos.

El manejo de diabetes *mellitus* en estos pacientes no difiere de los que no son diabéticos; pero sí es importante priorizar el uso de los fármacos antidiabéticos que han demostrado beneficio cardiovascular.

Las distintas sociedades científicas han elaborado en los últimos años diferentes algoritmos terapéuticos donde se marcan las pautas que hay que seguir en el tratamiento antidiabético en estos pacientes. El algoritmo propuesto por la Sociedad Europea de Cardiología Cardiología, en la *Guía ESC 2019 sobre diabetes, prediabetes y enfermedad cardiovascular, en colaboración con la European Association for the Study of Diabetes*, distingue el inicio de tratamiento en dos grupos en función de si el paciente diabético ya estaba con tratamiento previo con metformina o sin tratamiento. En el caso de que no estuviese recibiendo tratamiento con metformina, se recomienda comenzar con un inhibidor del receptor SGLT2 o con un análogo del GLP-1 como primera opción terapéutica, y añadir en un segundo escalón la metformina si no se alcanza el valor objetivo de la HbA1c. En el caso de que aun así todavía no se alcance, se aconseja sumar alguno de los antidiabéticos orales del resto de grupos farmacológicos que no han demostrado beneficio cardiovascular.

Si el paciente diabético sí está siendo tratado con metformina en el momento del diagnóstico de la enfermedad coronaria, se recomienda añadir un inhibidor del receptor SGLT2 o un análogo del GLP-1 en primer lugar sin suspender la metformina. En caso de no alcanzar los objetivos terapéuticos, debería sumarse un tercer fármaco antidiabético oral del resto de grupos farmacológicos que no han demostrado beneficio cardiovascular.

El resto de fármacos específicos de la prevención secundaria en pacientes con enfermedad coronaria se abordan de forma más amplia en los temas específicos de este tratado de Rehabilitación Cardiovascular. No obstante, es recomendable comentar algunas consideraciones específicas con respecto al tratamiento con betabloqueantes en los pacientes diabéticos. Por su beneficio demostrado en términos de reducción tanto de angina secundaria en el ejercicio como en eventos isquémicos, además de aumentar la capacidad del ejercicio, se recomiendan en todos los pacientes (es mayor este beneficio en los que presentan una fracción de eyección del ventrículo izquierdo menor al 40 %). En este sentido, podrían estar más recomendados el carvedilol y el nebivolol por su capacidad para mejorar la sensibilidad a la insulina sin efectos negativos en el control glucémico.

No existen recomendaciones específicas claras respecto al tratamiento distinto en pacientes diabéticos con los fármacos bloqueadores del sistema renina-angiotensina-aldosterona, los hipolipemiantes, los fármacos antiisquémicos o los anticoagulantes.

Respecto al tratamiento con antiagregantes, la prolongación de la doble antiagregación debería considerarse más allá del año hasta completar los 3 años en pacientes que han tolerado bien la doble antiagregación (sin complicaciones hemorrágicas mayores).

Los pacientes diabéticos son más propensos a presentar enfermedad del tronco común izquierdo y enfermedad coronaria multivaso, característicamente más difusa y con vasos más pequeños. Por tanto, en estos pacientes está recomendada la revascularización quirúrgica frente a la angioplastia percutánea.

Insuficiencia cardíaca

Se estima que alrededor del 36 % de los pacientes con insuficiencia cardíaca presentan diabetes *mellitus*, lo que complica su evolución y pronóstico. Los pacientes diabéticos sufren un riesgo más elevado de padecer insuficiencia cardíaca y a la inversa, la insuficiencia cardíaca aumenta el riesgo de desarrollar diabetes *mellitus*. Además, la coexistencia de diabetes *mellitus* e insuficiencia cardíaca conlleva un riesgo más elevado de hospitalización por insuficiencia cardíaca, muerte por cualquier causa y muerte de origen cardiovascular.

Los pacientes diabéticos pueden presentar insuficiencia cardíaca con función ventricular conservada (fracción de eyección del ventrículo izquierdo [FEVI] > 50 %), intermedia (FEVI 40-50 %) o reducida (FEVI < 40 %). No obstante, es más habitual en los pacientes diabéticos que exista algún grado de disfunción ventricular cuya gravedad se correlaciona con la insulinorresistencia y los valores elevados de glucemia, excepto en las mujeres de edad más avanzada con hipertensión arterial, además de diabetes, donde es más frecuente la insuficiencia cardíaca con función ventricular conservada.

El tratamiento de la insuficiencia cardíaca se basa en tratamientos farmacológicos y con dispositivos sin diferencias entre pacientes con y sin diabetes.

> **!** El tratamiento específico de la diabetes en pacientes con insuficiencia cardíaca de primera línea debe incluir metformina e inhibidores del SGLT2 por la evidencia que avala su beneficio pronóstico en términos de reducción de mortalidad cardiovascular e ingreso por hospitalización en insuficiencia cardíaca. Por el contrario, la saxagliptina, la pioglitazona y la rosiglitazona no se recomiendan como tratamiento hipoglucemiante en pacientes con diabetes *mellitus* e insuficiencia cardíaca.

Arritmias

La fibrilación auricular es común en pacientes diabéticos, lo que aumenta la mortalidad y la morbilidad. Por ese motivo, se debe recomendar el cribado de la fibrilación auricular en todos los pacientes diabéticos mayores de 65 años de forma ambulatoria (debe ser confirmado siempre mediante un electrocardiograma). Los pacientes con diabetes *mellitus* tienen un riesgo aumentado de insuficiencia cardíaca aguda en el momento que aparece la fibrilación auricular como resultado de la pérdida de contracción auricular y la alteración del llenado del ventrículo izquierdo. De hecho, cuando ambas entidades coexisten, hay un riesgo alto de muerte por cualquier causa, muerte cardiovascular, ACV e insuficiencia cardíaca.

> **!** La diabetes *mellitus* aumenta el riesgo de trombosis, por lo que se recomienda el tratamiento anticoagulante en todos los pacientes diabéticos y que presenten fibrilación auricular.

Las palpitaciones, las extrasístoles ventriculares y la taquicardia ventricular son comunes en pacientes con diabetes *mellitus*, pero tanto el diagnóstico como el tratamiento es igual que el de los pacientes no diabéticos. Estudios epidemiológicos han demostrado que los pacientes diabéticos tienen un riesgo aumentado de muerte súbita cardíaca. Aunque las mujeres de cualquier edad tienen menos riesgo de muerte súbita cardíaca que los varones, en presencia de diabetes este riesgo se cuadriplica en ambos sexos.

Enfermedad aórtica

Los pacientes diabéticos presentan un riesgo aumentado de aneurisma aórtico abdominal, aunque su relación causal no está clara. Las recomendaciones sobre el diagnóstico y el tratamiento son las mismas que para la población general sin diabetes.

Enfermedad arterial periférica

La enfermedad arterial periférica es una complicación macrovascular muy frecuente en los pacientes diabéticos. Y, al revés, un elevado porcentaje de pacientes diagnosticados de enfermedad arterial periférica son diabéticos. La larga evolución de la diabetes *mellitus*, el control glucémico insuficiente, la coexistencia con otros FRCV o las lesiones en algún órgano diana aumentan la prevalencia de la enfermedad arterial periférica. Por este motivo, el cribado y el diagnóstico temprano son de gran importancia en pacientes diabéticos. La evaluación inicial incluye anamnesis, evaluación de los síntomas y examen anual de neuropatías, además de la realización del índice tobillo-brazo de forma regular.

El tratamiento médico de la enfermedad arterial periférica y el específico de la diabetes no es distinto del recomendado en pacientes con ECV, en general, y ya comentado previamente.

Enfermedad renal crónica

La enfermedad renal crónica es una manifestación microvascular habitual en los pacientes diabéticos. Se define como una reducción en la tasa de filtrado glomerular por debajo de 60 mL/min/1,73 m² o proteinuria persistente (cociente albúmina/creatinina mayor que 3 mg/mmol/L) durante al menos 90 días.

Puesto que la enfermedad renal crónica se asocia a una elevada prevalencia de ECV y los pacientes con esta enfermedad en un nivel grave pertenecen a los grupos de alto riesgo cardiovascular, el cribado de la enfermedad renal en pacientes diabéticos es fundamental. Debe realizarse una determinación de la tasa de filtrado glomerular y pruebas de excreción de albúmina en una analítica de orina.

La excreción urinaria de albúmina puede considerarse un dato de nefroprotección. Por su lado, la optimización del control glucémico y de la presión arterial pueden enlentecer el deterioro de la función renal.

> Respecto al tratamiento de la glucemia, varios estudios de ensayos clínicos sobre seguridad cardiovascular, ya comentados en los apartados anteriores, han mostrado que los inhibidores del receptor SGLT2 y los agonistas del receptor de GLP-1 pueden proporcionar nefroprotección, por lo que son los fármacos antidiabéticos recomendados por este motivo.

Es importante mencionar que aunque la metformina es útil y posiblemente beneficiosa en los estadios iniciales de la enfermedad renal crónica, se ha observado un aumento del 35 % de muertes de pacientes tratados con metformina en estadios avanzados de la enfermedad renal. Por ello, la metformina debe usarse con precaución a medida que la tasa de filtración glomerular (TFGe) disminuye y se acerca a valores de tasa de filtrado glomerular cercanos a 30 mL/min/1,73 m².

 PUNTOS CLAVE

- La diabetes *mellitus* es uno de los principales FRCV modificables y presenta una elevada prevalencia en pacientes con ECV.
- La diabetes *mellitus* se diagnostica mediante la determinación de la glucemia en ayunas, la hemoglobina glicosilada en cualquier momento o la determinación de la tolerancia oral a la glucosa.
- Los pacientes diabéticos pertenecen a categorías de riesgo cardiovascular moderado, alto o muy alto, pero nunca a riesgo bajo.
- Las principales recomendaciones para su manejo y control incluyen cambios en el estilo de vida, dieta mediterránea y ejercicio físico regular. Además, es fundamental controlar el peso.

- Los fármacos inhibidores del receptor SGLT2 y los agonistas del receptor GLP-1 han demostrado un importante beneficio cardiovascular que ha revolucionado el tratamiento hipoglucemiante de los pacientes diabéticos, pero, sobre todo, en los pacientes con ECV, cuya administración se extiende mucho más allá que el control de la glucemia.
- El manejo de diabetes *mellitus* en los pacientes con insuficiencia cardíaca, arritmias, enfermedad coronaria, aórtica, arterial periférica y renal crónica no difiere del resto de no diabéticos; pero sí es importante priorizar en ellos el uso de fármacos antidiabéticos que han demostrado beneficio cardiovascular.

BIBLIOGRAFÍA

Aguilar D, Deswal A, Ramasubbu K, Mann DL, Bozkurt B. Comparison of patients with heart failure and preserved left ventricular ejection fraction among those with versus without diabetes *mellitusmellitus*. Am J Cardiol. 2010;105(3):373-7.

American Diabetes Association. 4 Lifestyle management: Standards of Medical Care in Diabetes-2018 Diabetes Care. 2018;41(Supple 1):S38-50.

Bakris GGL, Fonseca V, Katholi RE, McGill JB, Messerli FH, Phillips RA, et al. Metabolic effects of carvedilol vs metoprolol in patients with type 2 diabetes *mellitusmellitus* and hypertension: a randomized controlled trial. JAMA. 2004;292(18):2227-36.

Balk EM, Earley A, Raman G, Avendano EA, Pittas AG, Remington PL. Combined diet and physical activity promotion programs to prevent type 2 diabetes among persons at increased risk: a systematic review for the Community Preventive Services Task Force. Ann Intern Med. 2015;163(6):437-51.

Control Group, Turnbull FM, Abraira C, Anderson RJ, Byington RP, Chalmers JP, et al. Intensive glucose control and macrovascular outcomes in type 2 diabetes. Diabetologia. 2009;52(11):2288-98.

Cosentino F, Grant PJ, Aboyans V, Bailey CJ, Ceriello A, Delgado V, et al. Guías ESC 2019 sobre diabetes, prediabetes y enfermedad cardiovascular, en colaboración con la European Association for the Study of Diabetes (EASD). Rev Esp Cardiol. 2020;73(5):404.e1-404.e59.

Criqui MH, AboyansV. Epidemiology of peripheral artery disease. Circ Res. 2015;116(9):1509-26.

Curb JD, Rodriguez BL, Burchfiel CM, Abbott RD, Chiu D, Yano K. Sudden death, impaired glucose tolerance, and diabetes in Japanese American men. Circulation. 1995;91(10):2591-5.

Dauriz M, Targher G, Laroche C, Temporelli PL, Ferrari R, Anker S, et al. Association between diabetes and 1-year adverse clinical outcomes in a multinational cohort of ambulatory patients with chronic heart failure: results from the ESC-HFA Heart Failure Long-Term Registry. Diabetes Care. 2017;40(5):671-8.

Eikelboom JW, Connolly SJ, Bosch J, Dagenais GR, Hart RG, Shestakovska O, et al. Rivaroxaban with or without aspirin in stable cardiovascular disease. N Engl J Med. 2017;377(14):1319-30.

Emerging Risk Factors Collaboration, Sarwar N, Gao P, Kondapally Seshasai SR, Gobin R, Kaptoge S, et al. Diabetes *mellitus*, fasting blood glucose concentration and risk of vascular disease: a collaborative meta-analysis of 102 prospective estudies. Lancet 2010;375(9733):2215-22.

Estruch R, Ros E, Salas-Salvadó J, Covas MI, Corella D, Arós F, et al. Primary prevention of cardiovascular disease with a Mediterranean diet supplemented with extra-virgin olive oil or nuts. N Engl J Med. 2018;378(25):e34.

Evert AB, Boucher JL, Cypress M, Dunbar SA, Franz MJ, Mayer-Davis EJ, et al. Nutrition therapy recommendations for the management of adults with diabetes. Diabetes Care. 2014;37(Supple 1):S120-43.

Fitchett D, Zinman B, Wanner C, Lachin JM, Hantel S, Salsali A, et al. Heart failure outcomes with empagliflozin in patients with type 2 diabetes at high cardiovascular risk: results of the EMPA-REG OUTCOMEW trial. Eur Heart J. 2016;37(19):1526-34.

GBD 2015 Tobacco Collaborators. Smoking prevalence and attributable disease burden in 195 countries and territories, 1990-2015: a systematic analysis from the Global Burden of Disease Study 2015. Lancet. 2017;389(10082):1885-906.

Gokhan Ozyıldız A, Eroglu S, Bal U, Atar I, Okyay K, Muderrisoglu H. Effects of carvedilol compared to nebivolol on insulin resistance and lipid profile in patients with essential hypertension. J Cardiovasc Pharmacol Ther. 2016;22(1):65-70.

Husain M, Birkenfeld AL, Donsmark M, Dungan K, Eliaschewitz FG, Franco DR, et al. Oral semaglutide and cardiovascular outcomes in patients with type 2 diabetes N Engl J Med. 2019;381(9):841-51.

Ibanez B, James S, Agewall S, Antunes MJ, Bucciarelli-Ducci C, Bueno H, et al. 2017 ESC Guidelines for the management of acute myocardial infarction in patients presenting with ST-segment elevation: the Task Force for the management of acute myocardial infarction in patients presenting with ST-segment elevation of the European Society of Cardiology (ESC). Eur Heart J. 2018;39(2):119-77.

Inzucchi SE, Bergenstal RM, Buse JB, Diamant M, Ferrannini E, Nauck M, et al. Management of hyperglycaemia in type 2 diabetes 2015 a patient-centred approach. Update to a position statement of the American Diabetes Association and the European Association for the Study of Diabetes. Diabetologia. 2015;58(3):429-42.

Jouven X, Lemaître RN, Rea TD, Sotoodehnia N, Empana JP, Siscovick DS. Diabetes, glucose level, and risk of sudden cardiac death. Eur Heart J. 2005;26(20):2142-7.

Kannel WB, Wilson PW, D'Agostino RB, Cobb J. Sudden coronary death in women. Am Heart J. 1998;136(2):205-12.

Kirchhof P, Benussi S, Kotecha D, Ahlsson A, Atar D, Casadei B, et al. 2016 ESC Guidelines for the management of atrial fibrillation developed in collaboration with EACTS. Eur Heart J. 2016;37(38):2893-962.

Kucharska-Newton AM, Couper DJ, Pankow JS, Prineas RJ, Rea TD, Sotoodehnia N, et al. Diabetes and the risk of sudden cardiac death, the Atherosclerosis Risk in Communities study. Acta Diabetol. 2010;47(Suppl 1):161-8.

Ledru F, Ducimetière P, Battaglia S, Courbon D, Beverelli F, Guize L, et al. New diagnostic criteria for diabetes and coronary artery disease: insights from an angiographic study. J Am Coll Cardiol. 2001;37(6):1543-50.

MacLeod J, Franz MJ, Handu D, Gradwell E, Brown C, Evert A, et al. Academy of Nutrition and Dietetics Nutrition Practice Guideline for Type 1 and Type 2 Diabetes in Adults: nutrition intervention evidence reviews and recommendations. J Acad Nutr Diet. 2017;117(10):1637-58.

Marso SP, Daniels GH, Brown-Frandsen K, Kristensen P, Mann JFE, Nauck MA, *et al.* Liraglutide and cardiovascular outcomes in type 2 diabetes. N Engl J Med.2016;375(4):311-22.

Mega JL, Braunwald E, Wiviott SD, Bassand JP, Bhatt DL, Bode C, *et al.* Rivaroxaban in patients with a recent acute coronary syndrome. N Engl J Med. 2012;366(1):9-19.

Montalescot G, Sechtem U, Achenbach S, Andreotti F, Arden C, Budaj A, *et al.* 2013 ESC guidelines on the management of stable coronary artery disease: the Task Force on the management of stable coronary artery disease of the European Society of Cardiology. Eur Heart J. 2013;34(38):2949-3003.

Neal B, Perkovic V, Mahaffey KW, de Zeeuw D, Fulcher G, Erondu N, *et al.* Canagliflozin and cardiovascular and renal events in type 2 diabetes. N Engl J Med. 2017;377(7):644-57.

Neal B, Perkovic V, Matthews DR, Mahaffey KW, Fulcher G, Meininger G, *et al.* Rationale, design and baseline characteristics of the CANagliflozin cardioVascular Assessment Study-Renal (CANVAS-R): a randomized, placebo-controlled trial. Diabetes Obes Metab. 2017;19(3):387-93.

Pafili K, Gouni-Berthold I, Papanas N, Mikhailidis DP. Abdominal aortic aneurysms and diabetes *mellitusmellitus*. J Diabetes Complications. 2015;29(8):1330-6.

Perkovic V, Jardine MJ, Neal B, Bompoint S, Heerspink HJL, Charytan DM, *et al.* Canagliflozin and renal outcomes in type 2 diabetes and nephropathy. N Engl J Med. 2019;380(24):2295-306.

Piepoli MF, Hoes AW, Agewall S, Albus S, Brotons C, Catapano AL, *et al.* 2016 European Guidelines on cardiovascular disease prevention in clinical practice: The Sixth Joint Task Force of the European Society of Cardiology and Other Societies on Cardiovascular Disease Prevention in Clinical Practice (constituted by representatives of 10 societies and by invited experts)Developed with the special contribution of the European Association for Cardiovascular Prevention & Rehabilitation (EACPR). Eur Heart J. 2016;37(29):2315-81.

Ponikowski P, Voors AA, Anker SD, Bueno H, Cleland JGF, Coats AJS, *et al.* 2016 ESC Guidelines for the diagnosis and treatment of acute and chronic heart failure: The TaskForce for the diagnosis and treatment of acute and chronic heart failure of the European Society of Cardiology (ESC). Developed with the special contribution of the Heart Failure Association (HFA) of the ESC. Eur Heart J. 2016;37(27):2129-200.

Ray KK, Rao Kondapally Seshasai S, Wijesuriya S, Sivakumaran R, Nethercott S, Preiss D, *et al.* Effect of intensive control of glucose on cardiovascular outcomes and death in patients with diabetes *mellitusmellitus*: a meta-analysis of randomised controlled trials. Lancet. 2009;373(9677):1765-72.

Risks of cardiovascular events and effects of routine blood pressure lowering among patients with type 2 diabetes and atrial fibrillation: results of the ADVANCE study. Eur Heart J. 2009;30(9):1128-35.

Scirica BM, Bhatt DL, Braunwald E, Steg PG, Davidson J, Hirshberg B, *et al.* Saxagliptin and cardiovascular outcomes in patients with type 2 diabetes *mellitus*. N Engl J Med. 2013;369(14):1317-26.

Sluik D, Buijsse B, Muckelbauer R, Kaaks R, Teucher B, Føns Johnsen N, *et al.* Physical activity and mortality in individuals with diabetes *mellitus*: a prospective study and metaanalysis. Arch Intern Med. 2012;172(17):1285-95.

Sun H, Saeedi P, Karuranga S, Pinkepank M, Ogurtsova K, Duncan BB, *et al.* IDF Diabetes Atlas: Global, regional and country-level diabetes prevalence estimates for 2021 and projections for 2045. Diabetes Res Clin Pract. 2022;183:109119.

Targher G, Dauriz M, Laroche C, Temporelli PL, Hassanein M, Seferovic PM, *et al.* In hospital and 1-year mortality associated with diabetes in patients with acute heart failure: results from the ESC-HFA Heart Failure Long-Term Registry. Eur J Heart Fail. 2017;19(1):54-65.

Wallentin L, Lindholm D, Siegbahn A, Wernroth L, Becker RC, Cannon CP, *et al.* Biomarkers in relation to the effects of ticagrelor in comparison with clopidogrel in non-STelevation acute coronary syndrome patients managed with or without in-hospital revascularization: a substudy from the Prospective Randomized Platelet Inhibition and Patient Outcomes (PLATO) trial. Circulation. 2014;129(3):293-303.

Willi C, Bodenmann P, Ghali WA, Faris PD, Cornuz J. Active smoking and the risk of type 2 diabetes: a systematic review and meta-analysis. JAMA. 2007;298(22):2654-64.

Wiviott SD, Raz I, Bonaca MP, Mosenzon O, Kato ET, Cahn A, *et al.* Dapagliflozin and cardiovascular outcomesin type 2 diabetes. N Engl J Med. 2019;380(4):347-57.

Wong MG, Perkovic V, Chalmers J, Woodward M, Li Q, Cooper ME, *et al.* Long-term benefits of intensive glucose control for preventing end-stage kidney disease: ADVANCE-ON. Diabetes Care. 2016;39(5):694-700.

ZinmanB, Wanner C, Lachin JM, Fitchett D, Bluhmki E, Hantel S, *et al.* Empagliflozin, cardiovascular outcomes, and mortality in type 2 diabetes. N Engl J Med. 2015;373(22):2117-28.

Dislipemias y aterosclerosis

12

A. Cordero Fort

OBJETIVOS

- Revisar el conocimiento actual sobre el metabolismo de los lípidos.
- Analizar los tratamientos hipolipemiantes actuales.

INTRODUCCIÓN

Los lípidos son un grupo de principios inmediatos muy heterogéneo, pero con una característica común: todos ellos son solubles en disolventes orgánicos y no en un medio acuoso. Además tienen importantes funciones fisiológicas de tipo estructural (formación de membranas), energéticas, funcionales, como en el caso de las hormonas, y de señalización celular. Existen múltiples familias y clases de lípidos. Asimismo, constituyen el 75 % de las moléculas circulantes en plasma.

Estudios observacionales y de intervención han puesto de manifiesto que hay una relación lineal entre los niveles de colesterol unido a lipoproteínas de baja densidad (cLDL) y la incidencia de cardiopatía isquémica, de tal forma que el control del cLDL se considera un objetivo clave para la prevención primaria y secundaria de las enfermedades cardiovasculares.

LIPOPROTEÍNAS

Las lipoproteínas se clasifican en función de su densidad, ya que, según este criterio, pueden ser aisladas por ultracentrifugación. La densidad de las diferentes lipoproteínas viene condicionada por su tamaño y su relación lípido-proteína: las lipoproteínas menos densas son las más grandes y con mayor contenido en lípidos (**Fig. 12-1**). Las apoproteínas son los componentes proteicos de las lipoproteínas; cada lipoproteína contiene un tipo específico de apolipoproteína. Sus funciones son estructurales (Apo B, A), como ligandos para receptores celulares (Apo B, E, A, etc.) y como cofactores de enzimas implicadas en el metabolismo de las propias lipoproteínas (Apo A, C) 2. La apolipoproteína B (Apo-B) se encuentra principalmente en las lipoproteínas aterogénicas, incluidas las lipoproteínas de muy baja densidad (VLDL), lipoproteínas de densidad intermedia (IDL) y lipoproteína de baja densidad (LDL). Todas ellas contienen una sola molécula de Apo-B por partícula, por lo que la concentración de

Apo-B se utiliza clínicamente como una medida indirecta del número de partículas aterógenas. La Apo-B existe en dos formas: Apo B100 y Apo B48. Estas derivan del mismo gen, pero difieren en la longitud de la molécula: la Apo B48 es un 48 % de la Apo B100. La apolipoproteína A1 es la principal apolipoproteína en las lipoproteínas de alta densidad (HDL) y se ha asociado con una reducción del riesgo cardiovascular. Las partículas de HDL pueden contener de una a cuatro moléculas de Apo A1.

Los estudios de randomización mendeliana, observacionales y de intervención han demostrado la relación lineal entre los niveles de colesterol unido a lipoproteínas de baja densidad (cLDL) y la incidencia de cardiopatía isquémica: por cada reducción de 1 milimol (37 mg/dL) de cLDL se reduce el riesgo en un 20 %. Además, estudios más detallados han demostrado que los niveles de Apo-B predicen mejor la incidencia de complicaciones isquémicas, puesto que cuando se consiguen los objetivos de control de cLDL se observa un riesgo todavía elevado de complicaciones en las personas que mantienen niveles elevados de Apo-B. De hecho, en el estudio *Interheart* se observó que el principal factor de riesgo para el infarto agudo de miocardio era el cociente ApoB/ApoA. Sin embargo, como todos los ensayos clínicos han mostrado los niveles de cLDL, obtenidos con las diferentes estrategias empleadas, los objetivos terapéuticos se basan en el cLDL. Como se muestra en la **tabla 12-1**, para cada categoría de riesgo cardiovascular se establece un objetivo de control.

Las HDL son las encargadas del transporte reverso del colesterol, aunque su funcionalidad y propiedades biológicas no se conocen por completo. Algunos estudios epidemiológicos han puesto de manifiesto que los valores bajos de cHDL se asocian a mayor riesgo de complicaciones cardiovasculares e, igualmente, se ha observado que el cHDL menor de 40 mg/dL es una de las principales variables asociadas al infarto agudo de miocardio en pacientes ingresados por dolor torácico. No obstante, las diferentes estrategias farmacológicas que se han desarrollado por elevar los valores de cHDL no han demostrado reducir la incidencia de complicaciones

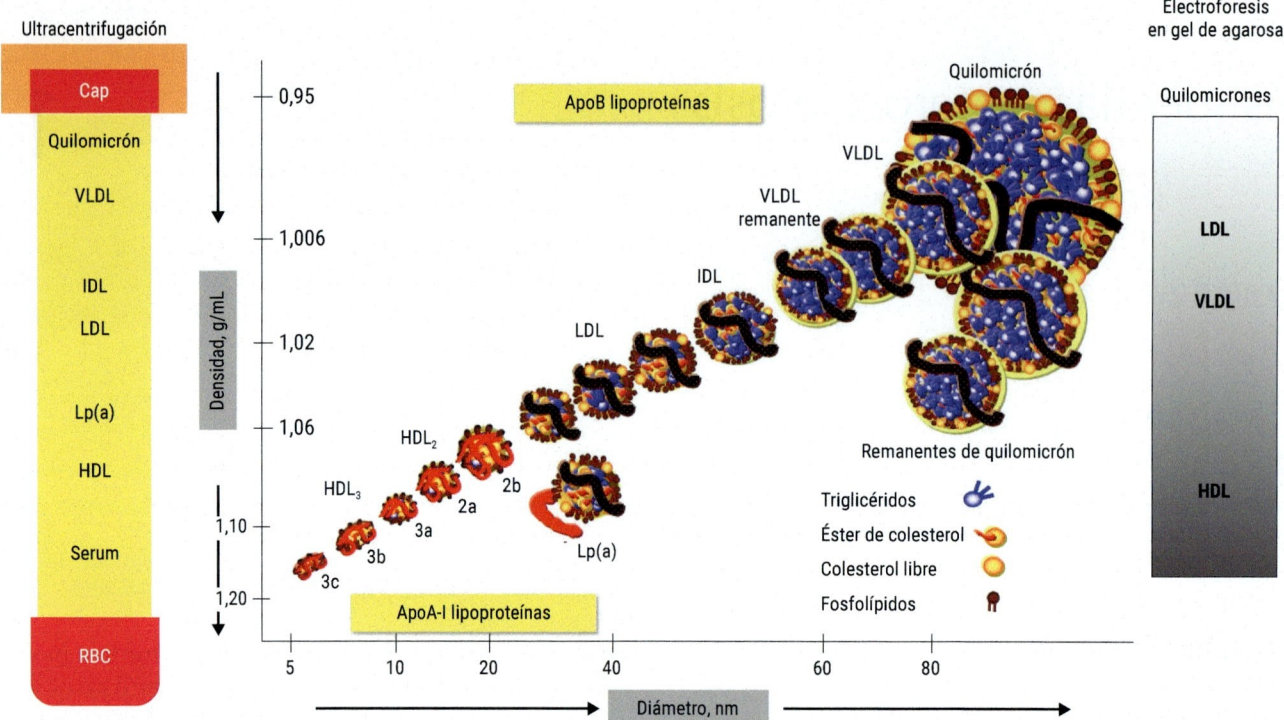

Figura 12-1. Lipoproteínas.

cardiovasculares, lo que podría deberse a que estos fármacos generan partículas de HDL disfuncionantes. De hecho, estudios observacionales y de randomización mendeliana han demostrado que, de hecho, es la funcionalidad de las HDL lo que reduce el riesgo de infarto. Del mismo modo, los pacientes ingresados por un síndrome coronario presentan partículas de HDL oxidadas y menor capacidad de transporte reverso.

La lipoproteína (a) (Lp(a)) está formada por una partícula de LDL en la que la Apo B100 está unida de forma no covalente por un puente disulfuro a una molécula de apolipoproteína (a). Aunque no se conocen todas las funciones de la Lp(a), sí se sabe que tiene una elevada homología al plasminógeno que explica el mayor riesgo de trombosis. Las concentraciones de Lp(a) están determinadas genéticamente en un 90 %. Una concentración de Lp(a) superior a 50 mg/dL se considera un factor de riesgo cardiovascular adicional.

Hace poco se ha introducido el concepto de colesterol remanente, que engloba a todas las lipoproteínas que contienen Apo-B, excepto las LDL, y diferentes lipoproteínas ricas en triglicéridos. El colesterol remanente se puede determinar de modo directo en plasma, aunque su estimación mediante la resta de colesterol total menos cLDL menos cHDL ha demostrado ser muy fiable. Además, este tipo de colesterol se ha identificado como uno de los principales determinantes del riesgo de infarto en prevención primaria; también tiene valor pronóstico en pacientes tras un síndrome coronario agudo.

TRATAMIENTO

El objetivo del tratamiento de la dislipemia es reducir la incidencia de complicaciones cardiovasculares. Las estatinas son los fármacos que han demostrado de forma más eficiente que la reducción de los valores de cLDL aminoran de forma lineal la incidencia de cardiopatía isquémica, de tal forma que por cada reducción de 1 milimol (37 mg/dL) de cLDL se produce un riesgo un 20 % menor de presentar complicaciones isquémicas. Esta relación se ha observado con todos los fármacos que reducen los valores de cLDL. Sin embargo, solo las estatinas han demostrado, además, reducir la mortalidad frente al placebo, por lo que se consideran la primera estrategia farmacológica.

Tabla 12-1. Objetivos de control de lipoproteínas de baja densidad (cLDL)

Riesgo bajo	Riesgo moderado	Riesgo alto	Riesgo muy alto
cLDL < 116 mg/dL	cLDL < 100 mg/dL	cLDL < 70 mg/dL y reducción del 50 %	cLDL < 55 mg/dL y reducción del 50 %
–	–	–	cLDL < 40 mg/dL en pacientes con eventos recurrentes

Existen diferentes estatinas, que se clasifican por su capacidad reducción del cLDL (**Tabla 12-2**). Las estatinas de alta potencia, atorvastatina 40-80 mg y rosuvastatina 20-40 mg, han demostrado ser superiores a las demás en la reducción de complicaciones cardiovasculares, motivo por el que se deben priorizar en todos los pacientes con enfermedad cardiovascular o con alto riesgo de desarrollarla. La tolerancia a largo plazo de las estatinas es bastante buena, aunque cerca del 10 % de los pacientes abandonan el tratamiento con mialgias u otros efectos secundarios.

La ezetimiba es un inhibidor selectivo del receptor Niemann-Pick C1-like 1 (NPC1L1) intestinal y, por ello, se bloquea la absorción de colesterol desde el intestino. Su dosis es de 10 mg al día, y se puede combinar con todos los hipolipemiantes. Reduce los valores de cLDL un 15-20 %. Su administración asociada a simvastatina 40 mg, en el estudio *Improve-it*, demostró reducir la incidencia de complicaciones cardiovasculares y la mortalidad en un 7 %. Esta fue la primera evidencia sólida del tratamiento hipolipemiante combinado que, en la práctica clínica, precisa muchos pacientes para conseguir sus objetivos de control del cLDL.

Los inhibidores de PCSK9, evolocumab y alirocumab son anticuerpos monoclonales que aumentan la vida media del LDL. Se pueden combinar con estatinas, ezetimiba o fibratos y reducen los valores de cLDL en torno al 50-60 %. Dos ensayos clínicos (uno con cada fármaco) han demostrado que reducen de forma significativa la incidencia de complicaciones cardiovasculares cerca del 15 % en comparación con el tratamiento hipolipemiante estándar. Los inhibidores de PCSK9 tienen una indicación clase I y nivel de evidencia A para el tratamiento de los pacientes en los que no se consigue el objetivo terapéutico de cLDL con la dosis máxima de estatina tolerada.

El ácido bempedoico ha sido una de las últimas incorporaciones a los fármacos hipolipemiantes. Se trata de un profármaco que se metaboliza en el hígado, donde inhibe selectivamente al trifosfato de adenosina-citrato liasa (ACSVL10). Su mecanismo de acción es similar al de las estatinas, pero en una fase más precoz de la síntesis de colesterol. Por ello, además de metabolizarse solo en el hígado, la incidencia de efectos secundarios musculares es casi inexistente. Se pude combinar con ezetimiba, estatinas y/o inhibidores de PCSK9. El ensayo clínico *Clear-outcomes* demostró que los pacientes con alto riesgo cardiovascular que tenían intolerancia a las estatinas o que no estaban dispuestos a seguir el tratamiento

reducían la incidencia de complicaciones cardiovasculares en un 13 % con ácido bempedoico. Un metaanálisis con los cuatro ensayos clínicos en los que tenían disponible la incidencia de complicaciones cardiovasculares mostró que el tratamiento con dicho ácido reduce significativamente la incidencia de complicaciones cardiovasculares mayores en un 12 % (HR: 0,88, IC 95 % 0,81-0,96), sobre todo por la reducción del riesgo de infarto (HR: 0,76, IC 95 % de 0,66-0,89) y la revascularización coronaria (HR: 0,82 IC 95 % de 0,73-0,92).

El beneficio del tratamiento con fibratos para la reducción de los triglicéridos es un aspecto controvertido porque ningún ensayo clínico ha demostrado reducciones de la mortalidad. En la actualidad, se recomienda que los pacientes con valores de triglicéridos superiores a 500 mg/dL deben recibir tratamiento con fibratos por el riesgo de pancreatitis. Del mismo modo, se acepta que los valores de triglicéridos por encima de 200 mg/dL se asocian a mayor riesgo cardiovascular, aunque deben considerarse, más bien, como un marcador de resistencia insulínica, con lo que se deben priorizar dietas adecuadas, la pérdida de peso e incrementar el ejercicio físico.

Inclisirán es un RNA (ácido ribonucleico) silenciador que inhibe la síntesis de PCSK9, lo que consigue reducciones de cLDL en torno al 50 %. Una de sus principales ventajas es que su administración es cada 6 meses. Los estudios de morbimortalidad cardiovascular finalizarán en 2026, pero las estimaciones sugieren que la inhibición de la síntesis de PCSK9 podría ser igual de eficaz en la reducción de complicaciones cardiovasculares que lo obtenido mediante anticuerpos monoclonales que bloquean la acción de esta proteína.

De momento, no se cuenta con ningún fármaco eficaz para controlar los niveles elevados de Lp(a), aunque los inhibidores de PCSK9 sí que reducen los niveles de Lp(a) cerca del 20-30 %. No obstante, hay un amplio programa de investigación para el desarrollo de fármacos que reduzcan los valores de Lp(a) y el riesgo cardiovascular asociado a los valores elevados. Existen dos fármacos que reducen dichos valores por debajo de 50 mg/dL en menos de 6 meses: pelacarsen, un oligonucleótido antisentido, u olpasirán (RNA silenciador). Pero los resultados de los ensayos clínicos para evaluar su impacto en el pronóstico cardiovascular de pacientes con valores de Lp(a) elevado no se conocerán, posiblemente, antes de 2026.

Tabla 12-2. Potencia de las diferentes estatinas disponibles

Tratamiento intensivo	Potencia intermedia	Potencia baja
Reducción cLDL ≥ 50 %	Reducción cLDL 30-50 %	Reducción cLDL < 30 %
Atorvastatina (40) 80 mg Rosuvastatina 20-40 mg	Atorvastatina 10 (20) mg Rosuvastatina (5) 10 mg Simvastatina 20-40 mg Pravastatina 40 (80) mg Lovastatina 40 mg Fluvastatina 40-80 mg Pitavastatina 2-4 mg	Simvastatina 10 mg Pravastatina 10-20 mg Lovastatina 20 mg Fluvastatina 20-40 mg Pitavastatina 1 mg

cLDL: lipoproteínas de baja densidad

Como se comentó en el apartado «Lipoproteínas», los niveles bajos de cHDL no se consideran un objetivo de tratamiento porque ninguna estrategia farmacológica ha demostrado reducir la incidencia de complicaciones cardiovasculares, a pesar de conseguir elevar el cHDL hasta un 100 %. Sin embargo, el abandono del tabaquismo, la dieta equilibrada y el ejercicio físico han demostrado no solo elevar los valores de cHDL, sino, además, mejorar la funcionalidad de las HDL.

PUNTOS CLAVE

- Los niveles de cLDL se asocian linealmente con el riesgo de presentar estas complicaciones. Existe evidencia sólida de que las recomendaciones de las guías de práctica contemplen su control.

- El objetivo del tratamiento de la dislipemia es la reducción de complicaciones cardiovasculares.

BIBLIOGRAFÍA

Badimon JJ, Badimon L, Fuster V. Regression of atherosclerotic lesions by high density lipoprotein plasma fraction in the cholesterol-fed rabbit. J Clin Invest. 1990;85(4):1234-41.

Bytyçi I, Penson PE, Mikhailidis DP, Wong ND, Hernandez AV, Sahebkar A, *et al.* Prevalence of statin intolerance: a meta-analysis. European Heart Journal. 2022;43(34):3213-23.

Cannon CP, Blazing MA, Giugliano RP, McCagg A, White JA, Theroux P, *et al.* Ezetimibe Added to Statin Therapy after Acute Coronary Syndromes. N Engl J Med. 2015;372(25):2387-97.

Castañer O, Pintó X, Subirana I, Amor JA, Ros E, Hernáez A, *et al.* Remnant Cholesterol, Not LDL Cholesterol, Is Associated With Incident Cardiovascular Disease. Journal of the American College of Cardiology. 2020;76(23):2712-24.

Chapman MJ, Ginsberg HN, Amarenco P, Andreotti F, Borén J, Catapano AL, *et al.* Triglyceride-rich lipoproteins and high-density lipoprotein cholesterol in patients at high risk of cardiovascular disease: evidence and guidance for management. Eur Heart J. 2011;32(11):1345-61.

Cordero A, Alvarez-Alvarez B, Escribano D, García-Acuña JM, Cid-Alvarez B, Rodríguez-Mañero M, *et al.* Remnant cholesterol in patients admitted for acute coronary syndromes. European journal of preventive cardiology 2023;30(4): 340-8.

Cordero A, Fernández-Olmo MR, García Santos-Gallego C, Fácila L, Bonanad C, Castellano JM, *et al.* Clinical benefit of bempedoic acid in randomized clinical trials. Am J Cardiol. 2023;205:321-4.

Cordero A, Moreno-Arribas J, Bertomeu-Gonzalez V, Agudo P, Miralles B, Masiá MD, *et al.* Las concentraciones bajas de colesterol unido a las lipoproteínas de alta densidad se asocian de manera independiente a enfermedad coronaria aguda en pacientes que ingresan por dolor torácico. Rev Esp Cardiol. 2012;65(4):319-25.

Cordero A, Muñoz-García N, Padró T, Vilahur G, Bertomeu-González V, Escribano D, *et al.* HDL Function and Size in Patients with On-Target LDL Plasma Levels and a First-Onset ACS. Int J Mol Sci.2023;24(6):5391.

Cordero A, Rodríguez-Mañero M, Fácila L, Fernández-Olmo MR, Gómez-Martínez MJ, Valle A, *et al.* Prevention of myocardial infarction and stroke with PCSK9 inhibitors treatment: a metanalysis of recent randomized clinical trials. Journal of Diabetes & Metabolic Disorders. 2020;9(2):759-65.

Ference BA, Ginsberg HN, Graham I, Kausik K Ray, Packard CJ, Brucker E, *et al.* Low-density lipoproteins cause atherosclerotic cardiovascular disease. 1. Evidence from genetic, epidemiologic, and clinical studies. A consensus statement from the European Atherosclerosis Society Consensus Panel. Eur Heart J. 2017;38(32):2459-72.

Johannesen CDL, Mortensen MB, Langsted A, Nordestgaard BG. Apolipoprotein B and Non-HDL Cholesterol Better Reflect Residual Risk Than LDL Cholesterol in Statin-Treated Patients. Journal of the American College of Cardiology. 2021;77(11):1439-50.

Mach F, Baigent C, Catapano AL, Koskinas KC, Casula M, Badimon L, *et al.* 2019 ESC/EAS Guidelines for the management of dyslipidaemias: lipid modification to reduce cardiovascular risk. European Heart Journal. 2020;41(1):111-88.

Nissen SE, Lincoff AM, Brennan D, Ray KK, Mason D, Kastelein JJP, *et al.* Bempedoic Acid and Cardiovascular Outcomes in Statin-Intolerant Patients. New England Journal of Medicine 2023;388(15):1353-64.

O'Donoghue ML, Rosenson RS, Gencer B, López JAG, Lepor NE, Baum SJ, *et al.* Small Interfering RNA to Reduce Lipoprotein(a) in Cardiovascular Disease. New England Journal of Medicine. 2022;387(20):1855-64.

Prats-Uribe A, Sayols-Baixeras S, Fernández-Sanlés A, Subirana I, Carreras-Torres R, Vilahur G, *et al.* High-density lipoprotein characteristics and coronary artery disease: a Mendelian randomization study. Metabolism. 2020;112:154351.

Ray KK, Wright RS, Kallend D, Koenig W, Leiter LA, Raal FJ, *et al.* Two Phase 3 Trials of Inclisiran in Patients with Elevated LDL Cholesterol. New England Journal of Medicine. 2020; 382(16):1507-19.

Reyes-Soffer G, Ginsberg HN, Berglund L, Barton Duell P, Heffron SP, Kamstrup PR, *et al.* Lipoprotein(a): A Genetically Determined, Causal, and Prevalent Risk Factor for Atherosclerotic Cardiovascular Disease: A Scientific Statement From the American Heart Association. Arterioscler Thromb Vasc Biol 2022;42(1): e48-60.

Tsimikas S, Karwatowska-Prokopczuk E, Gouni-Berthold I, Tardif JC, Baum SJ, Steinhagen-Thiessen E, *et al.* Lipoprotein(a) Reduction in Persons with Cardiovascular Disease. N Engl J Med. 2020;382(3):244-255.

Viadas R, Toloba A, Fernández I, Sayols-Baixeras S, Hernáez A, Schroeder H, *et al.* Asociación de la actividad física con la funcionalidad de las lipoproteínas de alta densidad en una cohorte de base poblacional: el estudio REGICOR. Revista Española de Cardiología. 2023; 76(2):86-93.

von Eckardstein A, Nordestgaard BG, Remaley AT, Catapano AL, High-density lipoprotein revisited: biological functions and clinical relevance. European Heart Journal. 2023; 44(16):1394-407.

Hipertensión arterial

13

V. I. Arrarte Esteban

OBJETIVOS

- Conocer la importancia de la hipertensión arterial en la enfermedad cardiovascular y qué factores pueden precipitar su aparición.
- Discutir la controversia actual sobre las medidas consideradas diagnósticas de hipertensión arterial, así como las coincidencias de las principales guías a la hora de plantear un tratamiento farmacológico.
- Aplicar el manejo terapéutico, tanto no farmacológico como farmacológico, para la obtención de objetivos planteados.
- Analizar el papel de la rehabilitación cardíaca en el control tensional del paciente hipertenso tras un evento cardiovascular.
- Sintetizar los conocimientos aprendidos para una correcta estructuración del tratamiento.
- Revisar la literatura especializada más reciente sobre guías de actuación en hipertensión arterial.

INTRODUCCIÓN

La hipertensión arterial es una enfermedad en la que participan múltiples factores, como la alimentación, el ejercicio y la herencia genética. Hoy en día, sigue siendo el factor de riesgo más prevalente para la aparición de enfermedades cardiovasculares.

 La hipertensión arterial es el principal factor de riesgo modificable al ser una de las principales causas de enfermedad cardiovascular. Su mal control está relacionado con un aumento de mortalidad, principalmente, por enfermedad coronaria y cerebrovascular.

Desde la eficacia demostrada con la clorotiazida como antihipertensivo, en 1957, se sabe que en casos de mal control se debe plantear un control farmacológico, con múltiples alternativas en la actualidad. Durante muchos años se planteó que lo importante era normalizar las cifras de presión, sin que tuviera demasiada influencia del fármaco empleado. A principios del siglo xxi algunos estudios, como el *Hypertension Optimal Treatment* (HOT) o el *Antihypertensive and Lipid-Lowwering Treatment to Prevent Heart Attack Trial* (ALLHAT), abrieron la puerta a la elección del fármaco en la reducción de eventos y se comenzó a plasmar una cifra objetivo de presión arterial por debajo de 140/85 mmHg. Desde entonces, han sido muchas las investigaciones que se han presentado para evidenciar la importancia de una reducción de las cifras de presión arterial, pero también para evitar la temida curva en *J* de la presión arterial, es decir, aquellos rangos de presión donde el riesgo cardiovascular puede aumentar sobre el beneficio esperado por la reducción de presión arterial.

EPIDEMIOLOGÍA

El informe del estudio *Global Burden of Disease*, de 2019, confirmó que la presión arterial sistólica elevada es el factor de riesgo más importante de mortalidad en las mujeres en todo el mundo; solo es superado por el tabaquismo en los hombres.

Recientemente, varios estudios han documentado que el riesgo de enfermedad cardiovascular aumenta a un nivel más bajo de presión arterial en mujeres que en hombres, incluido el riesgo de infarto de miocardio, insuficiencia cardíaca y accidente cerebrovascular. Sin embargo, debido a la escasez de datos, en particular de ensayos clínicos diseñados específicamente, aún no se sabe si la hipertensión debe manejarse de manera diferente en mujeres y hombres, incluidos los objetivos del tratamiento y la elección y las dosis de los medicamentos antihipertensivos.

Por su lado, el estudio *European Action on Secondary and Primary Prevention by Intervention to Reduce Events* (EUROASPIRE V) continúa detectando el mal control preventivo de los pacientes cardiovasculares. De 8.261 pacientes en seguimiento preventivo tras un evento coronario en 27 países europeos, el 42 % tenían la presión arterial por encima o igual a 140/90 mmHg (por encima o igual a 140/85 en el caso de ser diabético). Por tanto, no se alcanzaba, en gran parte de los casos, el control tensional ni el control de otros factores de riesgo, como colesterol de lipoproteínas de baja densidad y glucosa. La gran mayoría de los pacientes coronarios tienen estilos de vida poco saludables en términos de tabaquismo, dieta y comportamiento sedentario, lo que afecta de forma negativa a los principales factores de riesgo cardiovascular.

El estudio de Denolle *et al.* en pacientes con síndrome coronario crónico ha identificado la hipertensión arterial como uno de los factores peor controlado al año del evento coronario tras el alta de un programa de rehabilitación cardíaca. Dicho estudio se realizó durante 10 años con 746 pacientes reclutados. Gracias a él, se identificaron tres factores que se correlacionaron con las elevaciones de la presión arterial: la suspensión del betabloqueante, la edad (mayor de 65 años) y la presencia de diabetes *mellitus*. Un año después de la rehabilitación cardíaca, la hipertensión arterial era el único factor de riesgo cardiovascular que no mejoraba. La inercia de los médicos cuando se enfrentan a una hipertensión no controlada y la falta de adherencia a las guías internacionales pueden ser otros de los motivos de peor control, según los Denolle *et al.*

> ❗ La prevención cardiovascular requiere programas modernos de cardiología preventiva impartidos por equipos interdisciplinarios de profesionales de la salud que aborden todos los aspectos del estilo de vida y el manejo de los factores de riesgo a fin de reducir el riesgo de eventos cardiovasculares recurrentes.

Según los datos de un estudio realizado en España por Menéndez *et al.*, las cifras son aún más preocupantes. El 42,6 % de la población adulta española a partir de 18 años es hipertensa, aunque más los varones (49,9 %) que las mujeres (37,1 %). La prevalencia fue superior entre los prediabéticos (67,9 %) y diabéticos (79,4 %). El 37,4 % de los hipertensos están sin diagnosticar. Solo el 30 % tiene la presión arterial controlada.

En la actualidad, existen discrepancias sobre la definición de las cifras más adecuadas de presión arterial en la población y en pacientes cardiovasculares. Aunque para la población general las principales guías habían aceptado 140/90 mmHg como valores límite para hacer el diagnóstico, para la población diabética o con enfermedad renal resultaban más controvertidos los valores recomendados más bajos.

La evidencia demuestra, como es el caso del estudio de Rapsomaniki *et al.* con más de un millón de pacientes, que el aumento de presión arterial sistólica y diastólica aumentan la incidencia de angina, infarto de miocardio, infarto cerebral, insuficiencia cardíaca, enfermedad arterial periférica y aneurisma de aorta abdominal. La hipertensión arterial se estima que provoca un 50 % de las muertes de causa isquémica coronaria.

Por otro lado, se ha estudiado la relación entre la edad de inicio de la hipertensión y el riesgo de desarrollar futuros eventos cardiovasculares y mortalidad por todas las causas. En el ensayo de Wang *et al.*, se siguieron un total de 71.245 pacientes sin hipertensión preexistente a los que se reclutó entre 2006 y 2007, observándolos de forma prospectiva de forma bienal hasta 2017. Se definió como evento cardiovascular la aparición de infarto de miocardio y accidente cerebrovascular isquémico o hemorrágico. En el grupo de pacientes que desarrolló hipertensión en el seguimiento, la hipertensión arterial se asoció con un riesgo elevado de enfermedad cardiovascular y mortalidad por todas las causas. Cuanto más joven era la edad de inicio de la hipertensión arterial, más fuerte era la asociación. De hecho, en aquellos pacientes con edad de inicio inferior a 45 años se observó el riesgo más alto para todas las variables principales de forma significativa, con un riesgo dos o tres veces superior que el resto de los pacientes a los que se les hizo seguimiento.

Con respecto a los ancianos y el tratamiento de la hipertensión arterial, la abundante presencia de comorbilidades y polifarmacia hace más frecuente la aparición de complicaciones e interacción. Esto lleva a valorar opciones de desprescripción de tratamiento. En el ensayo *Optimising Treatment for Mild Systolic Hypertension in the Elderly* (OPTIMISE), se examinó la factibilidad, la seguridad y el mantenimiento del control de la presión arterial en 569 pacientes mayores de 80 años con presión arterial de inicio inferior a 150 mmHg de presión sistólica y con, al menos, dos terapias. En ambos grupos, tanto en el que se optimizó la terapia con desprescripción como en el que se mantuvo el tratamiento habitual, se consiguió un control de la presión arterial similar. Es cierto que la reducción solo pudo mantenerse en el tiempo en un 66 % de los pacientes, ya que para optimizar el control se tuvieron que reintroducir algunos fármacos en el manejo del resto. Por tanto, sí debe valorarse la desprescripción, pero de forma individualizada, puesto que no puede realizarse de forma generalizada.

Recientemente, como consecuencia de la pandemia del COVID-19, la hipertensión arterial se ha estudiado como factor de riesgo para la presencia de complicaciones graves por dicho virus. Sin embargo, existen muchos factores de confusión que participan en esa relación. Se da en pacientes más ancianos. La edad y las comorbilidades asociadas aumentan el riesgo de eventos cardiovasculares. Si bien es cierto que fisiopatológicamente existe una vía de entrada del virus a través de la enzima convertidora de angiotensina 2 (ACE2) y el tratamiento de la hipertensión arterial estuvo relacionado con facilitar esta vía de entrada, en realidad no se ha obtenido evidencia sólida de la implicación del tratamiento ni de la propia hipertensión arterial, por lo que la Sociedad Europea de Cardiología recomendó en 2020 continuar el tratamiento antihipertensivo habitual, ya que su suspensión podría ser más perjudicial que beneficiosa.

ETIOPATOGENIA

La hipertensión arterial se presenta ante ciertos factores de riesgo, entre ellos la predisposición genética.

Predisposición genética y relación con factores de riesgo cardiovascular

La hipertensión arterial es, en general, una enfermedad causada por complejas alteraciones genéticas poligénicas. Además, está influenciada por otros factores externos.

De entre los factores externos, la dieta influye especialmente, sobre todo en lo que respecta al alto consumo de sodio e insuficiente de potasio (la ratio Na:K negativo parece reducir el riesgo de enfermedad cardiovascular) o el bajo consumo de calcio, magnesio, proteínas vegetales, fibra y pescados. Junto a ello, se encuentran el sedentarismo o el exceso de consumo de alcohol como principales causantes de la alta prevalencia de hipertensión arterial en Occidente.

El sobrepeso y la obesidad tienen una fuerte relación (continua y probablemente lineal) con la hipertensión arterial. La reducción del peso en jóvenes confirma que puede retornar la presión arterial a un nivel similar al que había antes de ser obesos. Por su lado, el ejercicio físico, desde su actividad más modesta, tiene una relación inversa con el nivel de presión arterial.

DEFINICIÓN Y CLASIFICACIÓN DE LA HIPERTENSIÓN ARTERIAL

En este apartado, se expone una definición de la hipertensión arterial, tanto secundaria como resistente, y la manera correcta de hacer su medición.

Definición de hipertensión arterial

La hipertensión arterial es la presencia de medidas de presión arterial, realizadas de forma adecuada, a partir de las cuales, los beneficios del tratamiento (ya sean intervenciones en el estilo de vida o tratamiento farmacológico) sobrepasan claramente sus riesgos, según los resultados de estudios clínicos.

Clasificación según las medidas

Parece existir un consenso generalizado de que la presión arterial óptima es la presión arterial por debajo de 120/80 mmHg y aumenta el riesgo a partir de cifras de 130/85 mmHg. Sin embargo, existe cierta controversia en los valores más límites de 130-139/85-89 mmHg para considerarlo como hipertensión arterial dependiente de otras comorbilidades asociadas. En el caso de las guías americanas, estas establecen diferencias según la aparición de comorbilidades importantes, pero hacen el diagnóstico de hipertensión arterial desde cifras superiores a 130/80 mmHg. Por el contrario, las guías europeas consideran las tensiones arteriales 130-139/85-89 mmHg como tensiones normales-altas y aconsejan un seguimiento, al menos anual, para el cribado de una hipertensión arterial enmascarada haciendo uso de la monitorización ambulatoria de la presión arterial (MAPA) y la monitorización de la presión arterial en domicilio (AMPA) para confirmar o descartar su presencia

en la evolución. Tanto las guías americanas como las europeas más actualizadas, cuando se ha elaborado el presente tema, no muestran ninguna duda en plantear el tratamiento a partir de 140/90 mmHg. Las americanas no permiten cifras diastólicas por encima de 80 mmHg como normalidad. Tampoco las recomendaciones de las guías europeas normalizan los valores de 80-85 mmHg, ya que especifican como recomendación IA en pacientes tratados médicamente reducir las presiones diastólicas por debajo de 80 mmHg; en personas con presión normal-alta, indican cambios en el estilo de vida con el mismo grado de recomendación. Por tanto, son formas diferentes de dar consejos similares (**Tabla 13-1**).

 La presión arterial normal es, en todas las guías, la presión arterial por debajo de 120/80 mmHg.

Clasificación según el riesgo cardiovascular

Las guías europeas no solo tienen en cuenta las medidas realizadas; de hecho, a un paciente sin factores de riesgo y una presión arterial por encima de 180/110 mmHg lo catalogan como de alto riesgo, mientras que un paciente con presión arterial normal alta, pero con diabetes y daño en un órgano diana es clasificado como de muy alto riesgo. En la hipertensión arterial, al igual que en otras enfermedades, como en la diabetes, la comorbilidad asociada puede variar mucho el riesgo de presentar complicaciones cardiovasculares. Por ello, la recomendación de tratamiento farmacológico se centraría en la valoración del riesgo vascular total con la escala SCORE en aquellos que no han sufrido eventos cardiovasculares, pero es necesario tratar a aquellos con daño orgánico entre sus antecedentes en hipertensión arterial de grado I e incluso en presión arterial normal alta. Más recientemente, las guías de prevención cardiovascular no han hecho modificaciones significativas, aunque recomiendan la utilización de la escala SCORE2 y SCORE2-OP para la estimación del riesgo cardiovascular con vistas al tratamiento basado en el posible riesgo. En las guías americanas, partiendo de cifras de 130/80 mmHg como datos de hipertensión arterial, dis-

Definición	Guías europeas 2018	Guías AHA / ACC 2017
Presión arterial normal	< 129/84 mmHg (óptima < 120/80 mmHg)	< 120/80 mmHg
Presión arterial normal (durante la noche)	< 120/70 mmHg	< 110/65 mmHg
Hipertensión arterial	> 140/90 mmHg	> 130/80 mmHg
Hipertensión arterial (para considerar tratamiento farmacológico por cifras)	> 140/90 mmHg	> 140/90 mmHg (> 130/80 mmHg empezando con no farmacológico)
Situaciones clínicas y cifras para tratar	Individualizar a partir de 130/85 mmHg (asociado a riesgo alto o muy alto)	Individualizar > 130/80 mmHg si no hay control después de 3 meses sin fármacos o comorbilidades importantes

Tabla 13-1. Diferencias del concepto de hipertensión arterial

AHA: American Heart Association.

tinguen claramente también según el riesgo. Con valores superiores a 130/80 mmHg en personas con comorbilidades importantes (enfermedad cardiovascular establecida, riesgo cardiovascular superior al 10 % de morbimortalidad a los 10 años en las principales escalas de riesgo, enfermedad renal crónica o presencia de diabetes) recomiendan como clase I de evidencia iniciar tratamiento no farmacológico y farmacológico para conseguir unos niveles menores a 130/80 mmHg. En el caso de pacientes sin estas comorbilidades, siguen aconsejando estos valores, pero con una clase de recomendación IIB y, además, sin prescripción de terapias farmacológicas para alcanzar esos niveles, siempre que sea posible.

Recomendaciones en población anciana

Las guías europeas son prudentes en recomendar tratamientos con objetivos muy bajos en pacientes de edad igual o superior a 70 años; solo aconsejan alcanzar cifras inferiores a 130 mmHg de sistólica si es bien tolerada (ponen el límite recomendado en reducir por debajo de 140 mmHg de sistólica sin modificar las recomendaciones en diastólica). De nuevo, las guías americanas son más inflexibles en este campo y siguen con las mismas recomendaciones con grado de recomendación I de bajar los valores por debajo de 130 mmHg en población anciana; solo comentan la posibilidad de individualizar el tratamiento y los objetivos si se trata de un paciente anciano frágil o con múltiples comorbilidades o baja esperanza de vida.

Medición adecuada de la presión arterial

La presión arterial debe de ser tomada con un esfigmomanómetro de mercurio o, en su defecto, con semiautomáticos correctamente calibrados. Debe hacerse en la parte superior del brazo, preferiblemente, con el manguito adaptado al perímetro del brazo.

En la medición hospitalaria, al paciente debe permitírsele descansar sentado sin mantener conversación durante más de 5 minutos. No debe haber tomado café, realizado ejercicio o bebido alcohol 30 minutos antes. El brazo debe quedar apoyado con el esfigmomanómetro a la altura media del esternón. Se aconseja la toma de dos medidas separadas de 1-2 minutos y en los dos brazos si es la primera vez que acude a consulta. La presión en consulta se estima que puede ser 5 mmHg más alta, tanto en la sistólica como en la diastólica, que en la medición ambulatoria.

En caso de cifras dispares entre ambos brazos, debe utilizarse el brazo de mayor presión, ya que se asocia a un incremento del riesgo cardiovascular.

La medición de la presión arterial debe combinarse con la frecuencia cardíaca, puesto que los valores de esta última en reposo son predictores independientes de complicaciones cardiovasculares.

Respecto a los métodos para evaluar la tensión arterial, las guías europeas de 2018 reflejan la importancia de la monitorización ambulatoria y en domicilio de la presión arterial para el diagnóstico. La más relevante, de acuerdo con el estudio *Improving the detection of Hypertension*, es la presión arterial obtenida en domicilio durante 1 semana con tomas dos veces por la mañana y dos veces por la noche.

 Una toma adecuada de presión arterial es la obtenida en domicilio durante 1 semana con tomas dos veces por la mañana y dos veces por la noche.

La MAPA y la AMPA representan, con mayor fiabilidad, la presión arterial real al estar lejos del ámbito hospitalario. Por tanto, pueden ser útiles y aportar información complementaria. En el caso de la MAPA, el paciente lleva un tensiómetro portátil, por lo que recoge tensiones durante actividades diarias y nocturnas en intervalos de 15-30 min. No deben editarse en exceso los resultados de las tomas (dado que las tomas son automáticas, se realiza una edición de los resultados para eliminar tomas que se consideran inadecuadas, tomas falsas, etc. El clínico debe evitar excederse en esa edición pues puede «normalizar» en exceso los resultados al eliminar tomas que ha considerado inadecuadas por su valor y pudieran no ser falsas). En caso de menos del 70 % de valores considerados válidos, ha de repetirse la MAPA. En la AMPA, la observación la hace el paciente o un familiar al menos durante 3-4 días por la mañana y por la noche, de manera similar a la recomendada en la consulta hospitalaria. Comparado con la MAPA, es más barata, más repetible y accesible, pero no recoge los datos durante todas las actividades del día ni la presión nocturna.

La toma tensional por la noche, sobre todo a través de la MAPA de 24 h, también proporciona utilidad porque identifica las hipertensiones de «bata blanca» y enmascarada. Por la noche, es esperable una bajada de la tensión arterial de forma fisiológica; este es un dato de mayor riesgo de eventos cardiovasculares en caso de no producirse.

Respecto a los datos obtenidos en pruebas de ejercicio cardiopulmonar, hay evidencia de un mayor riesgo de eventos cardiovasculares en aquellas personas con una respuesta exagerada de la presión arterial ante el ejercicio.

 La AMPA y la MAPA representan con mayor fiabilidad la presión arterial de la vida cotidiana del paciente; se descarta con ellas, por tanto, la enfermedad de «bata blanca».

Hipertensión arterial secundaria

Una causa tratable, más allá del intento de control de factores de riesgo cardiovascular relacionados, es la de la hipertensión arterial, en solo un 10 % de la población.

Las guías americanas aconsejan descartar hipertensión arterial secundaria en aquellos pacientes con hipertensión arterial resistente al tratamiento farmacológico y con signos exploratorios relacionados con otras enfermedades. También recomiendan el estudio de enfermedad secundaria en aparición brusca de hipertensión arterial, exacerbación en aquellos con presión arterial previamente controlada, niveles desproporcionados para el grado de hipertensión arterial, hipertensión arterial maligna, hipertensión arterial diastólica en ancianos e hipopotasemia marcada.

Las principales enfermedades que pueden provocar hipertensión arterial son la apnea obstructiva del sueño, la enfermedad vascular renal, el hiperaldosteronismo primario y la utilización de ciertos fármacos.

Por este motivo, debe tenerse prudencia en la utilización de antiinflamatorios no esteroideos, corticoides y descongestivos con pseudoefedrina, así como limitar el consumo de alcohol y cafeína, aunque el consumo crónico de café no se relaciona con hipertensión arterial ni eventos cardiovasculares.

Hipertensión arterial resistente

A pesar de todas las medidas comentadas, hay un alto número de pacientes en los que es difícil obtener un control óptimo. Dada la frecuencia de aparición de dichas resistencias, es importante contar con una estructura diagnóstica adecuada para descartar las principales situaciones corregibles antes de tratarlo como una hipertensión arterial de especial complejidad.

Si, a pesar de todas las medidas comentadas, no se consigue el control de la presión arterial, las guías americanas recomiendan maximizar el tratamiento diurético, añadir un antagonista mineralocorticoide u otros agentes con diferente mecanismo de acción a los ya empleados.

También las estrategias invasivas han llegado al manejo del paciente hipertenso refractario. En 2020 se publicaron los resultados del ensayo SPYRAL-HTN-OFF-MED en 331 pacientes; se alcanzaron objetivos con denervación renal mediante catéter en ausencia de medicamentos antihipertensivos en la presión arterial media de 24h después de 3 meses. Más estudios están en curso y se han realizado en esta línea para valorar la identificación de los pacientes que más se beneficiarían de este tipo de estrategias.

MANEJO TERAPÉUTICO NO FARMACOLÓGICO

El tratamiento inicial y fundamental debe centrarse en el cambio de hábitos de vida. De acuerdo con las recomendaciones expuestas en la etiopatogenia, no cabe duda en cuanto a las primeras recomendaciones, con la máxima recomendación en las diferentes guías, para el control de la presión arterial: restringir la ingesta de sal, eliminar el tabaco, limitar el consumo de alcohol y recomendar el consumo abundante de frutas y verduras junto a alimentos bajos en calorías, así como la realización de actividad física regular.

Se ha demostrado que consumir menos de 5 g de sal al día tiene un efecto reductor moderado de la presión arterial sistólica de forma moderada (1-2 mmHg) en normotensos y más pronunciado (4-5 mmHg) en hipertensos, personas mayores y en individuos con diabetes *mellitus*, síndrome metabólico o insuficiencia renal, lo que puede ayudar a la restricción de fármacos antihipertensivos. Abandonar el consumo de tabaco también es imprescindible para reducir el riesgo cardiovascular, ya que fumar cigarrillos tiene un efecto vasopresor agudo que puede aumentar la presión arterial ambulatoria diurna. En cuanto al consumo de alcohol, se debe aconsejar a los hipertensos que reduzcan el consumo de alcohol a un máximo diario de 20-30 g de etanol los varones y 10-20 g las mujeres. El consumo semanal total de alcohol no debe exceder los 140 g los varones y 80 g las mujeres.

Respecto a la alimentación, la dieta mediterránea es accesible y cardiosaludable. Desgraciadamente, a pesar de su nombre es poco aplicada en los países mediterráneos. Sin embargo, se debe hacer lo posible para recomendar la ingesta prioritaria de hortalizas, verduras, cereales integrales y lácteos desnatados.

También es imprescindible implementar un ejercicio físico adecuado centrado en la actividad física aeróbica regular, ya que puede reducir 3 mmHg de la presión sistólica y 2,4 mmHg de la diastólica en población general y llegar a 6,9 y 4,9, respectivamente, en población hipertensa. El consejo es, por tanto, practicar, al menos, 30 minutos de ejercicio físico aeróbico dinámico de intensidad moderada consistente en caminar, correr, montar en bicicleta o ejercicios similares 5-7 días a la semana. Los ejercicios aeróbicos interválicos o con resistencia dinámica pueden producir igualmente reducciones significativas de la presión arterial, así como mejoras de los parámetros metabólicos. En este caso, la recomendación es realizarlos 2-3 días por semana.

> ❗ Principales recomendaciones no farmacológicas: restringir la ingesta de sal, eliminar el tabaco, limitar el consumo de alcohol y recomendar el consumo abundante de frutas y verduras junto a alimentos bajos en calorías, así como actividad física regular.

La dieta y el ejercicio pueden reducir la presión arterial en pacientes con hipertensión resistente. Un programa estructurado de dieta y ejercicio de 4 meses como terapia complementaria, administrado en un entorno de rehabilitación cardíaca, da como resultado reducciones significativas en la presión arterial clínica y ambulatoria y mejora en biomarcadores seleccionados de enfermedades cardiovasculares. Respecto a la dieta en el ensayo *Dietary Approaches to Stop Hypertension* (DASH), se comparó el efecto dietético de dieta dirigida para detener la hipertensión arterial con la dieta control con tres niveles de sodio diferentes. Niveles más bajos de sodio se asociaron a una reducción de presión arterial en el consultorio independientemente del tipo de dieta, sin aumentar los requerimientos de energía y reduciendo la sed en ambas dietas y el volumen de orina en la dieta control.

MANEJO FARMACOLÓGICO

A pesar de las diferencias de criterio diagnóstico en las diferentes guías, sí existe más acuerdo en recomendar el tratamiento antihipertensivo con fármacos en todos los pacientes con una presión arterial por encima de 140/90 mmHg y, según el riesgo cardiovascular, valorar la posibilidad de tratar de forma más precoz. Por ejemplo, en las guías americanas se recomienda comenzar a tratar al paciente con riesgo de mortalidad a los 10 años mayor del 10 % o con evento cardiovascular previo por encima de 130/80 mmHg. En las europeas, consideran que existe una evidencia muy escasa para recomendar tratamiento farmacológico con cifras de 130/85 mmHg en diabéticos o pacientes cardiovasculares. Por ello, creen que debería individualizarse el inicio del tratamiento farmacológico en estos casos y centrar el comienzo de la terapia en medidas no farmacológicas. Desde luego, hay que considerar la presión arterial como una variable continua y, por tanto, tampoco interesa centrarse en una discusión de valores.

Hay que tratar farmacológicamente ante una presión arterial por encima de 140/90 mmHg y, según el riesgo cardiovascular, valorar un tratamiento de forma más precoz.

De lo que sí existe evidencia con consenso es en recomendar iniciar la terapia con cualquiera de las terapias que han mostrado reducir la presión arterial. Los beneficios parecen ser independientes, según distintos metaanálisis, del fármaco elegido, si bien existen datos que pueden apoyar uno u otro de inicio o combinado en diferentes situaciones clínicas.

De acuerdo con las recomendaciones generales de elección del tratamiento antihipertensivo, podría considerarse el iniciar el tratamiento farmacológico con el inhibidor de la enzima conversora de la angiotensina (IECA) (o antagonista del receptor de la angiotensina II [ARA II] en caso de peor tolerancia), betabloqueantes, calcio antagonista o diuréticos en pacientes con elevación ligera de la presión arterial y riesgo bajo o moderado. Sin embargo, debe plantearse combinación de inicio, es decir, añadir dos o más terapias en una misma pastilla con efecto antihipertensivo en pacientes con cifras de presión altas o riesgo cardiovascular alto o muy alto.

En el paciente con cardiopatía isquémica o insuficiencia cardíaca, más del 90 % de los casos tratados en unidades de rehabilitación cardíaca, es importante precisar la actitud más adecuada en el uso de los diferentes fármacos con poder antihipertensivo. Así, por ejemplo, los betabloqueantes pueden ser inferiores a otros fármacos en algunos supuestos. Parecen ser peores que los calcioantagonistas, pero no que los diuréticos o ARA II en cuanto a mortalidad y complicaciones cardiovasculares, aunque son similares en enfermedad coronaria. No obstante, resulta muy efectivo para la prevención de complicaciones cardiovasculares en pacientes con infarto agudo de miocardio reciente e insuficiencia cardíaca. Estos datos son los que hacen que sea el tratamiento de elección en personas con cardiopatía isquémica.

La elección del tipo de betabloqueante puede resultar más compleja, ya que el grupo es heterogéneo y pueden existir diferencias entre ellos. Entre los más empleados basados en la evidencia estarían bisoprolol, carvedilol o nebivolol. Durante la fase aguda, los betabloqueantes ayudan a aliviar los síntomas isquémicos, facilitan el control de las cifras de presión arterial, recuden las arritmias ventriculares, limitan el tamaño del infarto y disminuyen la mortalidad.

En el paciente cardiópata, en especial con cardiopatía isquémica, el beneficio de los IECA también está contrastado por estudios como SAVE, AIRE o TRACE. Sobre todo, ramipril, entre el resto de IECA, con el estudio *Heart Outcomes Prevention Evaluation* (HOPE), se posicionó fuertemente por su utilidad en el contexto de la cardiopatía isquémica o en diabéticos con otro factor de riesgo adicional. Los ARA II podrían considerarse de efecto similar en este tipo de pacientes, en los que no toleran IECA.

Los calcioantagonistas dihidropiridínicos podrían ser un buen complemento para el control de la presión. También las combinaciones de IECA, o ARA II, con calcio antagonista dihidropiridínico o diurético pueden ayudar a una mejor adherencia y control antihipertensivo en distintos pacientes.

 En el paciente con cardiopatía isquémica, la recomendación se inicia con el tratamiento con betabloqueante, pero incluye el IECA entre las recomendaciones iniciales, mientras que en la insuficiencia cardíaca el IECA es el primer fármaco con el betabloqueante para añadir este entre los principales tratamientos indicados.

En pacientes con diabetes, en los últimos años han aparecido dos familias de fármacos que han demostrado reducir la morbimortalidad: agonistas del receptor GLP-1 (arGLP-1) e inhibidores del cotransportador de sodio-glucosa tipo 2 (iSGLT2). Además, el papel de los iSGLT2 en la prevención de la insuficiencia cardíaca y como tratamiento en personas con insuficiencia cardíaca preservada o reducida, así como el papel de los arGLP1 en el beneficio aterosclerótico y en la pérdida marcada de peso, los convierte en fármacos ideales para el manejo en pacientes con diabetes tipo 2 e hipertensión arterial. Es más, estos demuestran, de forma independiente, una reducción ligera de las cifras de la presión con respecto al grupo de control, por lo que las guías europeas en diabetes lo aconsejan como tratamiento en enfermos con diabetes tipo 2 e hipertensión arterial.

MEDIDAS GENERALES Y ESPECÍFICAS DENTRO DE UN PROGRAMA DE REHABILITACIÓN CARDÍACA

Las medidas generales y específicas recomendadas en la rehabilitación cardíaca se detallan a continuación.

Medidas generales

Dentro de un programa de rehabilitación cardíaca hay sesiones formativas y consultas individualizadas para un mejor control farmacológico y actuar sobre la adherencia farmacológica.

Las sesiones formativas deben incluir temas como el ejercicio físico (debe potenciarse para un mejor control de la presión arterial) y una dieta adecuada (se incide en las recomendaciones dietéticas para hipertensos, así como en la importancia de la medicación farmacológica y la adherencia terapéutica).

Las guías americanas presentan como la máxima recomendación la creación de estrategias motivacionales y comportamentales para alcanzar un estado de vida saludable: ayudar al cese del tabaquismo, pérdida de peso en personas con obesidad, moderación en el consumo de alcohol, incremento de actividad física, reducción de la ingesta de sal y establecimiento de una dieta saludable de acuerdo con las recomendaciones de las guías de prevención. Todas ellas son una parte fundamental de los programas de rehabilitación, como parte de un programa multidisciplinar para el cumplimiento de todas las medidas referidas y aconsejado por las principales guías durante los últimos años, con la máxima recomendación.

 La adherencia terapéutica es uno de los principales factores para tener en cuenta ante un bajo control terapéutico.

La recomendación de las guías europeas y americanas ponen énfasis en la utilización de dosis únicas de fármacos y en combinar los principios activos para reducir las tomas y hacer más viable el cumplimiento. De hecho, en las guías americanas consideran dicha recomendación de clase I (fármacos con dosis únicas) y IIA (combinación de fármacos).

Medidas específicas

Una de las mayores virtudes de los programas de rehabilitación cardíaca es poder individualizar el tratamiento de los pacientes. Si bien la oferta de actividades es similar para todos, saber dirigir los esfuerzos en la dirección adecuada puede ayudar mucho. Un programa de tabaquismo enfocado al paciente con más dificultades con el abandono de este hábito o la realización de un esquema dietético con estrecho control en el paciente con obesidad y dificultad de control del peso serían algunas de las medidas para la consecución de objetivos y que de manera ordinaria sería difícil alcanzar.

Otro de los principales tratamientos individualizados es el ejercicio físico. En el programa de rehabilitación cardíaca pueden realizarse ejercicios aeróbicos e interválicos que ayuden a la pérdida de peso, la mejora del estado físico de los pacientes y el control de varios factores de riesgo, entre ellos el control de la hipertensión arterial.

La presión arterial debe ser monitorizada durante su paso por el programa de rehabilitación cardíaca, tanto con mediciones en reposo como durante el ejercicio físico, especialmente cuando se sospecha hipertensión arterial relacionada con la actividad.

La rehabilitación cardíaca es la mejor forma de poner en común estrategias multidisciplinares para el manejo de factores de riesgo, entre ellos la hipertensión arterial, y conseguir la máxima adherencia y empoderamiento de los pacientes tras un evento cardiovascular.

PUNTOS CLAVE

- La hipertensión arterial se diagnostica cuando se obtienen medidas de presión arterial, realizadas de forma adecuada y en ausencia de un manejo terapéutico, que superan de forma reiterada unas cifras objetivo en las que existe un mayor riesgo cardiovascular de acuerdo con estudios observacionales. Actúa como una variable continua en la que a mayor medida existe mayor riesgo.

- A pesar de las diferencias de criterio diagnóstico en las guías, sí existe más acuerdo en recomendar el tratamiento antihipertensivo con fármacos en los pacientes con una presión arterial por encima de 140/90 mmHg y, según el riesgo cardiovascular, valorar tratar de forma más precoz.

- Es una enfermedad causada por complejas alteraciones genéticas poligénicas, influenciada por otros factores externos. Es el principal factor de riesgo modificable al ser una de las principales causas de enfermedad cardiovascular.

- Existen medidas no farmacológicas que hay que utilizar siempre y que podrían controlar las situaciones de menor gravedad. Sin embargo, en situación de mayor riesgo y con cifras de difícil control, se necesita la utilización de fármacos.

- En la cardiopatía isquémica es prioritario el tratamiento con betabloqueantes e inhibidores de la enzima de la angiotensina, aunque también tienen cabida otros tratamientos.

- El papel de la rehabilitación cardíaca es fundamental en el control de la hipertensión arterial en los pacientes tras un evento cardiovascular. Tanto el control de adherencia a la medicación y el empoderamiento de los pacientes con sesiones formativas, como el control riguroso en las visitas y durante el ejercicio físico facilitan un mejor seguimiento de estos, a pesar de que no siempre se puedan obtener los objetivos planteados.

BIBLIOGRAFÍA

Al Gorena H, Kulenthiran S, Lauder L, Böhm M, Mahfoud F. Hypertension trials update. J Hum Hypertens. 2021;35:398-409.

Böhm M, Kario K, Kandzari DE, Mahfoud F, Weber MA, Schmieder RE, et al. Efficacy of catheter-based renal denervation in the absence of antihypertensive drugs (SPYRAL HTN-OFF MED Pivotal): a multicentre, randomised, sham-controlled trial. The Lancet. 2020;395:1444-51.

Blumenthal JA, Hinderliter AL, Smith PJ, Mabe S, Watkins LL, Craighead L, et al. Effects of Lifestyle Modification on Patients With Resistant Hypertension: Results of the TRIUMPH Randomized Clinical Trial. Circulation. 2021;144(15):1212-26.

Chan Q, Stamler J, Griep LMO, Daviglus ML, Van Horn L, Elliott P. An update on nutrients and blood pressure. J Atheroscler Thromb. 2016;23(3):276-89.

Clark CE, Taylor RS, Shore AC, Ukoumunne OC, Compbell JL. Association of a difference in systolic blood pressure between arms with vascular disease and mortality: a systematic review and meta-analysis. The Lancet. 2012;379(9819):905-14.

Cosentino F, Grant PJ, Aboyans V, Bailey CJ, Ceriello A, Delgado V, et al. 2019 ESC Guidelines on diabetes, pre-diabetes, and cardiovascular diseases developed in collaboration with the EASD. Eur Heart J. 2020;41(2):255-323.

Denolle T, Pellen C, Serandour AL, Lebreton S, Revault d'Allonnes F. Persistence of uncontrolled hypertension post-cardiac rehabilitation in stable coronary patients. J Hum Hypertens. 2022;36(6):537-43.

GBD 2019 Risk Factors Collaborators. Global burden of 87 risk factors in 204 countries and territories, 1990-2019: a systematic analysis for the global burden of disease study 2019. Lancet. 2020;396(10258):1223-49.

Gerdts E, Sudano I, Brouwers S, Borghi C, Bruno RM, Ceconi C, et al. Sex differences in arterial hypertension. Eur Heart J. 2022;43(46):4777-88.

Guan W, Ni Z, Hu Y, Liang W, Ou C, He J, et al. Clinical characteristics of coronavirus disease 2019 in China. N Engl J Med. 2020;382(18):1708-20.

Ji H, Niiranen TJ, Rader F, Henglin M, Kim A, Ebinger JE, et al. Sex differences in blood pressure associations with cardiovascular outcomes. Circulation. 2021;143(7):761-3.

Julius S, Palatini P, Kjeldsen SE, Zanchetti A, Weber MA, McInnes GT, et al. Usefulness of heart rate to predict cardiac events in treated patients with high-risk systemic hypertension. Am J Cardiol. 2012;109(5):685-92.

Juonala M, Magnussen CG, Berenson GS, Venn A, Burns TL, Sabin MA, et al. Childhood adiposity, adult adiposity, and cardiovascular risk factors. N Engl J Med. 2011;365(20):1876-85.

Juraschek SP, Miller ER, Chang AR, Anderson CAM, Hall JE, Appel LJ. Effects of sodium reduction on energy, metabolism, weight, thirst, and urine volume: results from the DASH (dietary approaches to Stop hypertension)-sodium trial. Hypertension. 2020;75(3):723-9.

Karsten K, Kathrin S, Ostad MA, Post F. Impact of exaggerated blood pressure response in normotensive individuals on future hypertension and prognosis: Systematic review according to PRISMA guideline. Adv Med Sci. 2017;62(2):317-29.

Kotseva K, De Backer G, De Bacquer D, Rydén L, Hoes A, Grobbee D, et al. Lifestyle and impact on cardiovascular risk factor control in coronary patients across 27 countries: Results from the European Society of Cardiology ESC-EORP EUROASPIRE V registry. Eur J Prev Cardiol. 2019;26(8):824-35.

Kringeland E, Tell GS, Midtbo H, Igland J, Haugsgjerd TR, Gerdts E. Stage 1 hypertension, sex, and acute coronary syndromes during midlife: the Hordaland health study. Eur J Prev Cardiol. 2022;29(1):147-54.

Mancia G, Facchetti R, Cuspidi C, Bombelli M, Corrao G, Grassi G. Limited reproducibility of MUCH and WUCH: evidence from the ELSA study. Eur Heart J. 2020;41(16):1565-71.

Menéndez E, Delgado E, Fernández-Vega F, Prieto MA, Bordiú E, Calle A, et al. Prevalencia, diagnóstico, tratamiento y control de la hipertensión arterial en España. Resultados del estudio Di@bet.es. Rev Esp Cardiol. 2016;69(6):572-8.

Padmanabhan S, Caulfield M, Dominiczak AF. Genetic and molecular aspects of hypertension. Circ Res. 2015;116(6):937-59.

Rapsomaniki E, Timmis A, George J, Pujades-Rodriguez M, Shah AD, Denaxas S, et al. Blood pressure and incidence of twelve cardiovascular diseases: lifetime risks, healthy life-years lost, and age-specific associations in 1.25 million people. Lancet. 2014;383(9932):1899-911.

Sheppard JP, Burt J, Lown M, Temple E, Lowe R, Fraser R, et al. Effect of Antihypertensive Medication Reduction vs Usual Care on Short-term Blood Pressure Control in Patients With Hypertension Aged 80 Years and Older: The OPTIMISE Randomized Clinical Trial. JAMA. 2020;323(20):2039-51.

Vanhees L, Geladas N, Hansen D, Kouidi E, Niebauer J, Reiner Z, et al. Importance of characteristics and modalities of physical activity and exercise in the management of cardiovascular health in individuals with cardiovascular risk factors: recommendations from the EACPR. Part II. Eur J Prev Cardiol. 2012;19(5):1005-33.

Visseren FLJ, Mach F, Smulders YM, Carballo D, Koskinas KC, Bäck M, et al. 2021 ESC Guidelines on cardiovascular disease prevention in clinical practice: Developed by the Task Force for cardiovascular disease prevention in clinical practice with representatives of the European Society of Cardiology and 12 medical societies With the special contribution of the European Association of Preventive Cardiology (EAPC). Rev Esp Cardiol (Engl Ed). 2022;75(5):429.

Wang C, Yuan Y, Zheng M, Pan A, Wang M, Zhao M, et al. Association of Age of Onset of Hypertension With Cardiovascular Diseases and Mortality. J Am Coll Cardiol. 2020;75(23):2921-30.

Whelton PK, Carey RM, Aronow WS, Casey DE Jr, Collins KJ, Dennison Himmelfarb C, et al. 2017 ACC/AHA/AAPA/ABC/ACPM/AGS/APhA/ASH/ASPC/NMA/PCNA Guideline for the Prevention, Detection, Evaluation, and Management of High Blood Pressure in Adults: A Report of the American College of Cardiology/American Heart Association Task Force on Clinical Practice Guidelines. Hypertension. 2018;71(6):e13-115.

Williams B, Mancia G, Spiering W, Agabiti Rosei E, Azizi M, Burnier M, et al. 2018 Practice Guidelines for the management of arterial hypertension of the European Society of Cardiology and the European Society of Hypertension. Blood Press. 2018;27(6):314-40.

Wiyonge CS, Bradley HA, Volmink J, Mayosi BM, Mbenin A, Opie LH. Cochrane Database Syst Rev. 2012, Nov 14,11:CD002003.

Tabaquismo, alcoholismo y otras sustancias

14

J. Borrego Rodríguez

 OBJETIVOS

- Conocer la trascendencia del tabaquismo, el alcoholismo y otras sustancias en el ámbito de la rehabilitación cardíaca.
- Entender cómo estos tres factores, representativos de algunas de las adicciones más dañinas, impactan en la salud cardiovascular de pacientes alrededor del mundo.
- Prepararse para brindar a los pacientes las herramientas y el apoyo necesarios para superar estas adicciones.
- Identificar el tabaquismo como un factor independiente de riesgo cardiovascular y reconocerlo como la principal causa de muerte evitable en todo el mundo.
- Considerar el impacto del tabaquismo pasivo en el aumento del riesgo cardiovascular y darle la debida importancia en los programas de prevención cardiovascular.
- Reconocer los riesgos significativos que el alcoholismo y el uso indebido de otras sustancias generan para la salud cardiovascular.
- Observar y reflexionar sobre la desatención frecuente de estos factores de riesgo en la práctica clínica y en los circuitos asistenciales.
- Promover la importancia de que los programas de rehabilitación cardíaca proporcionen intervenciones intensivas y multidisciplinarias sobre todas estas adicciones.

INTRODUCCIÓN

El tabaquismo, el alcoholismo y el uso de otras sustancias son tres de los problemas de adicción más comunes y extendidos en todo el mundo, y no se limitan a ciertos sectores de la sociedad o a grupos demográficos específicos. De hecho, afectan a personas de cualquier edad, género, raza y estrato socioeconómico en casi todos los rincones del mundo; además, son fácilmente encontrados en los pacientes con enfermedad cardiovascular.

Es fundamental entender que cada una de estas adicciones representa un desafío de salud pública con sus propias causas, consecuencias y estrategias de tratamiento, y que no solo son perjudiciales para la salud en general, sino que también tienen un impacto directo y significativo en la salud cardiovascular, con lo que aumenta el riesgo de enfermedad cardiovascular. Como profesionales de la rehabilitación cardíaca, hay una responsabilidad: comprender la prevalencia y el impacto de estas adicciones en los pacientes y estar preparados para intervenir de manera efectiva sobre ellas.

Definición de tabaquismo, alcoholismo y uso de otras sustancias

El *tabaquismo*, caracterizado por la inhalación habitual de humo de tabaco, a menudo a través de cigarrillos, puros o pipas, se mantiene como una de las principales causas de enfermedad y muerte prematura en el mundo. La nicotina, un componente activo del tabaco, es una sustancia altamente adictiva que crea una dependencia física y psicológica.

El tabaquismo no solo afecta a los fumadores, sino que también causa problemas de salud significativos para los expuestos al humo de forma pasiva.

El *alcoholismo* es una enfermedad crónica y progresiva, que se manifiesta como una dependencia física y/o psicológica del alcohol. Se encuentra entre las principales causas de morbilidad y mortalidad en todo el mundo, con implicaciones devastadoras tanto para el individuo como para la sociedad en términos de salud, relaciones personales y familiares, y productividad laboral.

El *uso de otras sustancias* se ha convertido en un problema de salud pública de gran magnitud. Estas sustancias, que pueden ser ingeridas, inhaladas, inyectadas o absorbidas de diversas formas, tienen el potencial de alterar de forma significativa el estado mental o físico de una persona. Además, a menudo, conllevan una serie de problemas de salud, legales y sociales, así como una calidad de vida deteriorada.

Se incluye en estas sustancias, entre otras, las drogas recreativas, como la marihuana, la cocaína, 3,4-metilendioximetanfetamina o éxtasis (MDMA), etc., así como ciertos medicamentos de prescripción usados de forma indebida (por ejemplo, los opioides, las anfetaminas, ansiolíticos, etcétera).

Incidencia de estas adicciones en la población general

El tabaquismo, el alcoholismo y el uso de otras sustancias son problemas de salud pública que afectan a millones de personas en todo el mundo.

Tabaquismo

Según la Organización Mundial de la Salud, se estima que hay más de mil millones de fumadores en el mundo. Esta alarmante estadística refleja una prevalencia global de tabaquismo de alrededor del 20 %, con variaciones significativas entre países y grupos demográficos. El tabaquismo es prevalente sobre todo entre los hombres en muchos países, aunque las tasas entre las mujeres están aumentando en algunas regiones. En el contexto de la prevención cardiovascular, el hábito de fumar se presenta como un factor de riesgo independiente para la mayoría de estas patologías, ya que duplica o, incluso, triplica la posibilidad de sufrir un infarto, accidente cerebrovascular y una arteriopatía periférica.

El tabaquismo tiene un impacto especialmente pronunciado en la enfermedad coronaria temprana; emerge como el factor de riesgo más prevalente en menores de 45 años que experimentan un infarto (el 65-92 % son fumadores) en contraste con la prevalencia del 24-56 % en pacientes que sufren infartos y tienen más de 45 años. A pesar de las políticas sanitarias para controlar el consumo de tabaco, la prevalencia global del tabaquismo no ha disminuido, en gran medida debido al crecimiento demográfico. En cuanto a la población con enfermedad cardiovascular, los registros del European Action on Secondary and Primary Prevention by Intervention to Reduce Events (EUROASPIRE), desde el año 1999, destacan cómo se han logrado avances significativos en el control de la hipertensión y la dislipemia, pero no se observa una mejora considerable en la gestión del tabaquismo.

> **!** A pesar de la abundante evidencia que señala al tabaquismo como un fuerte factor de riesgo cardiovascular y los beneficios claros de su cese, el manejo del tabaquismo en la práctica sigue siendo un aspecto que los cardiólogos y otros especialistas suelen descuidar.

Alcoholismo

El consumo de alcohol es responsable de más del 5 % de la carga global de enfermedades. El alcoholismo, o dependencia del alcohol, afecta a millones de personas en todo el mundo, con tasas de prevalencia que varían ampliamente entre diversas regiones y poblaciones.

El alcohol es un factor importante que contribuye a muchas enfermedades y trastornos de salud, donde se incluyen enfermedades cardiovasculares, cirrosis hepática y trastornos mentales y de comportamiento. Además, también está asociado con un número significativo de lesiones y muertes por accidentes de tráfico, violencia y suicidios.

Otras sustancias

El uso indebido de otras sustancias, tanto drogas ilícitas como medicamentos (por ejemplo, analgésicos opioides, sedantes y estimulantes), es un problema creciente en todo el mundo. Según estimaciones globales, cerca de 275 millones de personas (5,6 % de la población mundial entre 15 y 64 años) han consumido estas sustancias al menos una vez en el último año. Estos números, sin embargo, subestiman, probablemente, el verdadero alcance del problema, ya que muchos casos de uso indebido de sustancias no son reportados por el estigma y las posibles consecuencias legales.

Relación entre estas adicciones y la enfermedad cardiovascular

Existe una correlación sólida y bien fundamentada entre estas tres formas de adicción (tabaquismo, alcoholismo y abuso de otras sustancias) y el desarrollo de enfermedad cardiovascular. Dichas sustancias ejercen un impacto perjudicial incrementando el riesgo de padecer hipertensión, cardiopatía isquémica, insuficiencia cardíaca, arritmias y enfermedad arterial periférica, entre otras. Aunque se explora de manera más exhaustiva la fisiopatología de cada una de estas adicciones en secciones posteriores de este capítulo, es importante subrayar que las sustancias tóxicas presentes en el humo del tabaco causan daño al endotelio, la capa interna de los vasos sanguíneos. Esto contribuye al inicio y progresión de la aterosclerosis, un factor determinante en el desarrollo de la vasculopatía coronaria y periférica.

Además, la ingesta excesiva de alcohol puede desencadenar el desarrollo de miocardiopatía dilatada enólica, fibrilación auricular e insuficiencia cardíaca. Sumado a esto, muchas drogas recreativas y otras sustancias pueden facilitar el desarrollo de enfermedad arterial periférica y coronaria al promover la aterosclerosis, así como desencadenar episodios de taquicardia e hipertensión arterial, que son factores de riesgo notables para el desarrollo de enfermedades cardiovasculares.

A continuación, se explora más a fondo la relación entre cada una de estas adicciones y las enfermedades cardiovasculares, y cómo la rehabilitación cardíaca puede ayudar a las personas que luchan contra estas adicciones a mejorar su salud cardiovascular.

TABAQUISMO Y ENFERMEDAD CARDIOVASCULAR

En este apartado se aborda cómo afecta el tabaco al sistema cardiovascular, diferentes productos de tabaco y las actuaciones de rehabilitación cardíaca más adecuadas.

Cómo el tabaquismo afecta el sistema cardiovascular

La patogénesis del daño cardiovascular ocasionado por el tabaco aún no se ha determinado completamente, pero es probable que su influencia negativa se derive de una combinación de mecanismos patogénicos.

El humo del tabaco contiene más de 4.000 sustancias químicas, muchas de las cuales son altamente reactivas (radicales libres del tabaco) y ocasionan daño oxidativo cardiovascular directo o inducen la autoproducción de radicales libres endógenos proinflamatorios, que también favorecen el estrés oxidativo y el desarrollo acelerado de aterosclerosis.

Entre las vías que conducen desarrollo acelerado de aterosclerosis, se encuentran las que se detallan a continuación.

- *Nicotina.* Es el principal compuesto adictivo del tabaco y tiene un impacto directo y negativo en el sistema cardiovascular. Aumenta la frecuencia cardíaca y la presión arterial, lo que hace crecer la demanda de oxígeno miocárdica y el daño directo sobre el endotelio vascular. Al mismo tiempo, promueve la liberación de catecolaminas, como la adrenalina y la noradrenalina, que también pueden contribuir a un aumento de la frecuencia cardíaca, la presión arterial, la disfunción endotelial y la vasoconstricción coronaria mediante el aumento de la actividad simpática. Además, la nicotina estimula la liberación de glucosa y ácidos grasos libres, lo que puede alterar el metabolismo lipídico y favorecer el desarrollo de aterosclerosis.
- *Monóxido de carbono.* Es generado con la combustión del tabaco y se une a la hemoglobina con una afinidad 200 veces mayor que el oxígeno, con lo que se forma carboxihemoglobina. Esto limita la capacidad de la sangre para transportar oxígeno y, en consecuencia, reduce la disponibilidad de este para el miocardio, lo que puede provocar isquemia en pacientes con enfermedad coronaria.
- *Disfunción endotelial.* Tanto el tabaquismo activo como el pasivo (debido a las sustancias químicas presentes en el humo) pueden dañar el endotelio (capa interna de las arterias). El endotelio desempeña un papel crucial en la regulación del tono vascular, la coagulación sanguínea y la respuesta inmunitaria. El daño del endotelio por el tabaquismo favorece el desarrollo de la aterosclerosis al promover la inflamación y la formación de placas ateroscleróticas, así como la disminución de la reserva coronaria. Esta disfunción endotelial se potencia por el estrés oxidativo, el incremento en los radicales libres de oxígeno, la disminución en la producción de óxido nítrico y la oxidación de las partículas de lipoproteína de baja densidad (LDL).
- *Activación de factores trombóticos.* El tabaquismo promueve la trombogénesis, tanto por el aumento de la coagulabilidad sanguínea como por la alteración de la función plaquetaria. Todo ello se deriva de la activación de factores trombóticos y la agregación plaquetaria por medio de la inhibición del activador tisular del plasminógeno (t-PA), el aumento del fibrinógeno plasmático y la expresión del factor tisular.
- *Aterogénesis y dislipidemia.* El consumo de tabaco estimula y acelera la formación de la ateroesclerosis mediante varias rutas que conducen a promover un perfil lipídico más aterogénico, caracterizado por una disminución en las cifras de colesterol de alta densidad (HDL), y un aumento en la proporción de partículas de lipoproteínas de baja densidad (lipoproteína de muy baja densidad [VLDL], lipoproteínas de densidad intermedia [IDL] y LDL) que son más pequeñas y densas. Todo ello junto a niveles elevados de triglicéridos.
- *Cambios estructurales.* Hay evidencias crecientes de que el tabaquismo, como consecuencia de alguno de los puntos previos, puede inducir cambios estructurales y funcionales en el corazón, como hipertrofia ventricular izquierda, dilatación ventricular y mayor riesgo de insuficiencia cardíaca.
- *Inflamación y resistencia a la insulina.* El tabaquismo activa también factores inflamatorios que subyacen a la ateroesclerosis (aumento de la proteína C reactiva, fibrinógeno y moléculas de adhesión) y aumenta la resistencia periférica a la insulina. Por ello, existe suficiente evidencia como para clasificar al tabaquismo como un factor de riesgo para el desarrollo de diabetes *mellitus* tipo 2.

Productos de tabaco novedosos o de próxima generación

Los nuevos productos de tabaco, a veces también denominados novedosos o de próxima generación, son formas alternativas desarrolladas en los últimos años para vender el tabaco. Estos productos se comercializan como opciones «más seguras» o «menos dañinas» en comparación con los cigarrillos tradicionales. Sin embargo, es importante destacar que no todos ellos han sido suficientemente estudiados y algunos pueden presentar riesgos significativos para la salud.

Cigarrillo electrónico, e-cigarrillo o vapes

Los cigarrillos electrónicos, también conocidos como e-cigarrillos o *vapes*, son dispositivos electrónicos diseñados para simular la experiencia de fumar tabaco convencional. Se basan en el calentamiento y vaporización de un líquido que contiene nicotina, saborizantes y otros compuestos. Están constituidos por:

- Batería: proporciona la energía necesaria para calentar el líquido y generar el vapor.
- Atomizador (microprocesador, calentador y sensor): es la parte responsable de calentar el líquido y convertirlo en vapor.
- Cartucho: contiene el líquido de vapeo. Se conoce como e-líquido o e-jugo; se compone, generalmente, de propilenglicol, glicerina vegetal, saborizantes y, en muchos casos, nicotina.
- Boquilla: por donde el usuario inhala el vapor generado.
- Led: se enciende cuando la persona inhala.

Los e-cigarrillos (**Fig. 14-1**) se han popularizado durante los últimos años desde un punto de vista social; se han presentado popularmente como una alternativa al tabaco con aseveraciones como: «son menos dañinos que los cigarrillos tradicionales»; «no implican la combustión del tabaco y por tanto reducen muchas de las sustancias tóxicas y carcinógenas presentes en el humo del tabaco», y por estas premisas, «puede ayudar a los fumadores a reducir o eliminar el consumo de tabaco».

Sin embargo, existe una preocupación entre los profesionales sanitarios acerca de los posibles efectos negativos para la salud debido a la inhalación de sustancias desconocidas presentes en los e-líquidos, como propilenglicol, carbonilos, níquel, cromo y plomo, sustancias conocidas por ser factores de riesgo cardiovascular no clásicos, que pueden contribuir al aumento de especies reactivas y estrés oxidativo.

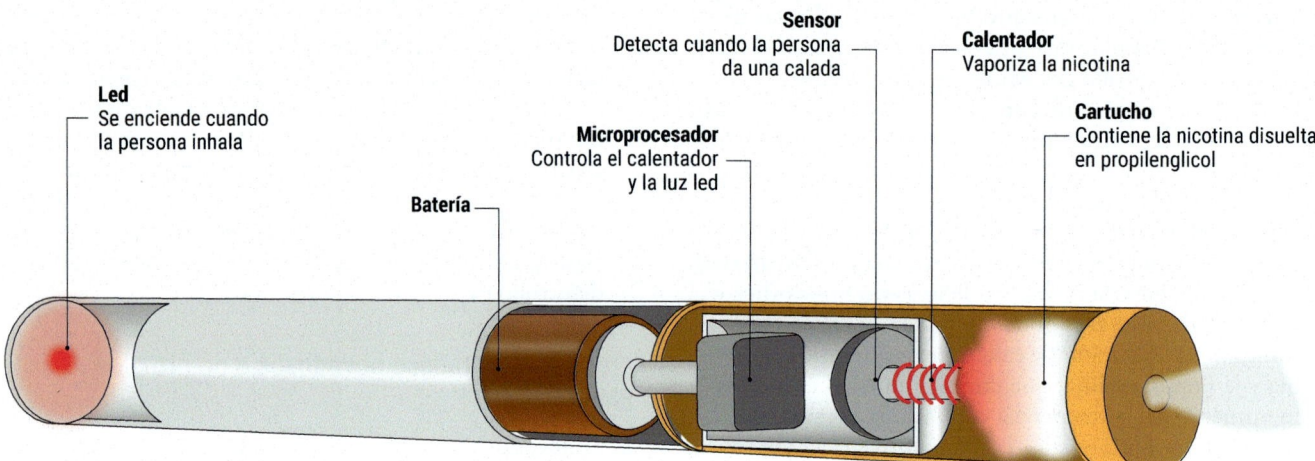

Sensor
Detecta cuando la persona
da una calada

Calentador
Vaporiza la nicotina

Led
Se enciende cuando
la persona inhala

Microprocesador
Controla el calentador
y la luz led

Cartucho
Contiene la nicotina disuelta
en propilenglicol

Batería

Figura 14-1. Estructura del cigarrillo electrónico (e-cigarrillo).

Además, los e-cigarrillos han sido objeto de intranquilidad por su creciente popularidad entre los adolescentes, lo que puede llevar a una adicción a la nicotina y actuar como una puerta de entrada al tabaquismo tradicional. De este modo, es conveniente que como profesional sanitario y de la rehabilitación cardíaca, se comprenda y conozca la evidencia actual de estos dispositivos, que seguro serán objeto de pregunta por parte de sus pacientes. Estos dispositivos no están completamente libres de riesgos y sus efectos a largo plazo en la salud no se conocen aún del todo. Es importante señalar que la regulación de los e-cigarrillos varía según los países; en algunos lugares se han impuesto restricciones e incluso prohibiciones a su comercialización y uso, sobre todo para menores de edad.

> ! Las *Guías European Society of Cardiology (ESC) 2021 de prevención cardiovascular* indican que los e-cigarrillos probablemente sean más efectivos que la terapia de sustitución de nicotina para la deshabituación tabáquica. Sin embargo, los efectos a largo plazo sobre la salud cardiovascular y pulmonar no están claros y se necesitan más estudios. Su uso junto con cigarrillos tradicionales debería evitarse.

Dada la incertidumbre actual en torno a la seguridad y eficacia de los cigarrillos electrónicos, parece prudente y razonable recomendar a los pacientes con enfermedad cardiovascular que eviten su uso en la medida de lo posible para la deshabituación tabáquica. Además, se ha de priorizar y ofrecer en su lugar las opciones probadas por su efectividad, seguridad y calidad, las cuales abarcan los medicamentos de primera línea y el soporte motivacional. Las recientemente publicadas (julio de 2023) *Guías American Heart Association/American College of Cardiology del manejo de enfermedad coronaria crónica* indican que podría considerarse el uso durante un período corto de tiempo de los e-cigarrillos para conseguir la deshabituación tabáquica con un nivel de evidencia IIbB-R, pero alertan del riesgo que puede suponer su uso de forma sostenida.

Sistemas de tabaco calentado (heat-not-burn)

Estos productos calientan el tabaco en lugar de quemarlo, consideración por la que la industria justifica que supuestamente producen menos toxinas que los cigarrillos tradicionales. Las *Guías ESC 2021 de prevención cardiovascular* desaconsejan su uso.

Tabaco sin humo

Incluye productos como el tabaco de mascar, el rapé (tabaco en polvo que se inhala por la nariz) y los nuevos *pouches* o bolsitas de nicotina que se colocan en la boca.

Actuaciones de rehabilitación cardíaca en pacientes fumadores (I)

Después de un infarto agudo de miocardio, el abandono del hábito tabáquico es la medida que mayor impacto tiene sobre la mortalidad cardiovascular, con lo que se consigue una reducción de riesgo rápida y mantenida.

Paradójicamente, el tabaquismo ha sido un factor de riesgo que ha despertado escaso interés entre cardiólogos y otros especialistas. Tanto es así, que según el registro EUROSPIRE IV, solo en el 42 % de los informes de alta se incluye la recomendación de la deshabituación tabáquica, lo que hace que hasta casi un 50 % de los pacientes sigan fumando tras un infarto.

Por ello, la primera intervención en relación con el abandono del tabaquismo debe iniciarse durante el propio ingreso hospitalario, con un consejo firme y decidido de abandono del hábito, que ha de reflejarse siempre en el informe de alta.

Deshabituación tabáquica

La deshabituación tabáquica constituye la medida preventiva más eficaz, con reducciones sustanciales de reinfartos de miocardio y muertes, en parte derivadas de la recuperación de la función endotelial. Por ejemplo, en la cohorte del estudio OASIS, que comprendió a más de 18.000 pacientes, aquellos fumadores que lograron mantenerse abstinentes tras sufrir un síndrome coronario agudo observaron un decremento en el riesgo de sufrir un nuevo infarto en los 5 meses subsecuentes en un 43 %.

La ganancia de años de vida libres de enfermedades cardiovasculares son sustanciales a todas las edades y los beneficios son obviamente mayores si se tienen en cuenta otras complicaciones derivadas del tabaquismo. Desde los 45 años, se mantienen ganancias de 3-5 años en los varones hasta los 65 años y en las mujeres hasta los 75 años. Incluso para los grandes fumadores (más de 20 cigarrillos/día) la deshabituación disminuye el riesgo de enfermedades cardiovasculares a los 5 años, aunque se mantiene aumentado más allá de ese plazo. Los beneficios totales para la salud serán incluso mayores debido a la ganancia en salud no cardiovascular.

Se debe promover la deshabituación de todos los fumadores en cada visita médica (también recogido en las *Guías American Heart Association/American College of Cardiology 2023 de manejo de enfermedad coronaria crónica*) y se ha de evitar el tabaquismo pasivo todo lo posible. Los consejos muy breves pueden ser útiles cuando el tiempo es escaso.

Un momento clave para la deshabituación tabáquica es durante el momento del diagnóstico y tratamiento de la enfermedad cardiovascular, que habitualmente coincide con el ingreso hospitalario. Son intervenciones basadas en la evidencia a animar a la deshabituación, dar un breve recuerdo de los beneficios cardiovasculares y generales de la deshabituación, así como acordar un plan específico con seguimiento. Los fumadores que quieran abandonar el tabaquismo pueden esperar una ganancia ponderal de 5 kg; pero los beneficios de la deshabituación tabáquica sobrepasan los riesgos de la ganancia ponderal. El tabaquismo persistente o las recaídas son comunes en pacientes con enfermedad coronaria, en especial entre aquellos con depresión grave y exposición ambiental a este. Las terapias para el control del estado de ánimo pueden mejorar los resultados en personas con depresión pasada o actual.

> **!** Dada la significativa influencia en el pronóstico de los pacientes que tiene la interrupción del tabaquismo, es necesario obligarse a incorporar en la práctica clínica actuaciones dirigidas a combatir este hábito. Las unidades de rehabilitación cardíaca tienen un papel crítico y fundamental en este aspecto al aprovechar la ventana de oportunidad que se genera tras un evento cardiovascular.

En cuanto al abordaje práctico y al asesoramiento para la deshabituación tabáquica, las *Guías ESC* plantean la regla de las 5 A (**Tabla 14-1**), con una secuencia que invita a cardiólogos y otros profesionales implicados en la prevención cardiovascular y rehabilitación cardíaca a tener una implicación en el abordaje de este hábito, cualquiera que sea el entorno asistencial.

Además, las *Guías del año 2021 de Prevención Cardiovascular de la Sociedad Europea de Cardiología* (**Tabla 14-2**) incluyen recomendaciones acerca del abordaje del tabaquismo y la deshabituación tabáquica.

Tabla 14-1. Regla de las 5 *A* para el abordaje práctico para la deshabituación tabáquica

Ask	Preguntar y reportar el estado del fumador en cada visita
Advice	Aconsejar el cese a todos los fumadores
Assess	Estimar el grado de adicción del paciente y su voluntad de cese
Assist	Elaborar un plan de cese y ofrecer consejo y fármacos
Arrange	Organizar un seguimiento del cese

Tabla 14-2. Guía ESC 2021 prevención cardiovascular-recomendaciones sobre estrategias para la intervención en el tabaquismo

Recomendaciones	Clase[a]	Nivel[b]
Se debe cesar todo consumo de tabaco, ya que este es una causa importante e independiente de EA	I	A
Se debe considerar dar apoyo a los fumadores en el seguimiento y ofrecerles terapia de sustitución de la nicotina, vareniclina y bupropión, solos o en combinación	IIa	A
Se recomienda la deshabituación tabáquica independientemente de la ganancia ponderal, ya que esta no disminuye los beneficios de la deshabituación en la EA	I	B

EA: enfermedad ateroesclerótica.
[a]Clase de recomendación.
[b]Nivel de recomendación.

Dependencia a la nicotina

La dependencia de la nicotina es, sin duda, uno de los mayores obstáculos al que deben enfrentarse los fumadores que buscan dejar el tabaco, ya que provoca profundas repercusiones tanto en el ámbito físico como en el psicológico, lo que dificulta la deshabituación por su gran capacidad para generar adicción. La importancia de abordar esta dependencia en los programas de rehabilitación cardíaca es incuestionable, dada la relación directa entre el tabaquismo y la enfermedad cardiovascular. Comprender estos mecanismos de dependencia es fundamental para el profesional sanitario para guiar mejor sus actuaciones terapéuticas posteriores.

La nicotina es un alcaloide presente en el tabaco que constituye un potente agente psicoactivo que, al ser inhalado, se desplaza rápidamente al cerebro (en un tiempo aproximado de 10 segundos), donde se une a los receptores colinérgicos nicotínicos, lo que desencadena la liberación de varios neurotransmisores (la dopamina es el más destacado). Esta liberación de dopamina genera una sensación placentera y recompensante en el cerebro, lo que contribuye a la adicción.

La interrupción del consumo de nicotina da como resultado un síndrome de abstinencia que genera múltiples síntomas, que pueden incluir: ansiedad, dificultad para concentrarse, nerviosismo, insomnio, cambios de humor, incremento en la sensación de hambre y un fuerte deseo de fumar. Este cuadro clínico es un poderoso impulsor que lleva al individuo a continuar fumando para evitar el síndrome de abstinencia a la nicotina.

Además, el uso prolongado de nicotina produce cambios fisiológicos en el cerebro que conducen a una situación de tolerancia; por la cual, se requiere una cantidad cada vez mayor de nicotina para producir los mismos efectos placenteros que al principio. Este aumento de los receptores nicotínicos en el cerebro impulsa a los fumadores a consumir más tabaco para mantener los mismos niveles de satisfacción.

La dependencia a la nicotina no solo es física, sino también psicológica. El acto de fumar puede convertirse en una conducta arraigada y asociada a diferentes situaciones y actividades diarias, como después de comer, durante las pausas del trabajo o mientras se consume alcohol, entre otros. Estas asociaciones pueden convertirse en desencadenantes del deseo de fumar, lo que agrega otra capa de complejidad a la deshabituación tabáquica.

Actuaciones de rehabilitación cardíaca en pacientes fumadores (II)

En este apartado se trata la situación de los pacientes hospitalizados y cuando son dados de alta.

Paciente hospitalizado: fase I de la rehabilitación cardíaca

El ingreso hospitalario por un evento cardiovascular, que corresponde a la fase I de la rehabilitación cardíaca, representa una ventana de oportunidad crucial para iniciar la deshabituación tabáquica por varias razones:

- Educación y conciencia: durante el ingreso hospitalario, los pacientes están más receptivos a recibir información acerca de su salud y las formas de mejorarla. Este es un momento en el que la realidad del daño causado por el tabaquismo se vuelve palpable y la necesidad de cambiar el comportamiento relacionado con el tabaco puede ser más aceptada.
- Acceso a profesionales de la salud: en el entorno hospitalario, los pacientes tienen acceso más inmediato a médicos, enfermeras y otros profesionales sanitarios que pueden proporcionarles asesoramiento y apoyo. También pueden recibir información precisa sobre las consecuencias del tabaquismo y los beneficios de dejar de fumar, así como ayuda para desarrollar un plan de deshabituación.
- Ambiente libre de humo: el entorno hospitalario es, por definición, un ambiente libre de humo, lo que puede ayudar a interrumpir el ciclo de la adicción a la nicotina y dar a los pacientes un impulso inicial en su intento de dejar de fumar.
- Manejo de síntomas de abstinencia: durante el ingreso hospitalario, estos síntomas pueden ser manejados más eficazmente. Los profesionales de la salud pueden ofrecer tratamientos farmacológicos, como, por ejemplo, la terapia de sustitución de nicotina (TSN) para reducir los síntomas de abstinencia. No obstante, los ingresos por cardio-

patía isquémica son cada vez más cortos y, generalmente, la abstinencia es bien tolerada, por lo que es excepcional que se utilicen antes del alta.
- Apoyo psicológico: durante el ingreso hospitalario, los pacientes en algunos centros hospitalarios pueden tener acceso a apoyo psicológico y emocional para manejar el estrés y la ansiedad asociados con dejar de fumar.
- Enlace con la fase II de la rehabilitación cardíaca: los especialistas de las unidades de rehabilitación cardíaca pueden proporcionar a los pacientes información y referencias a recursos adicionales para la deshabituación tabáquica, que, posteriormente, se continuarán en la fase II, con lo que se evita la pérdida de potenciales candidatos tras el alta ambulatoria.

> ❗ La primera intervención en relación con el abandono del tabaquismo debería iniciarse durante el propio ingreso hospitalario, con un consejo firme y decidido de abandono del hábito, que debe reflejarse siempre en el informe de alta.

Paciente tras el alta: fase II de la rehabilitación cardíaca

Una vez que el paciente ha recibido el alta del hospital y se encuentra en la fase II de la rehabilitación cardíaca, debe enfrentarse a las circunstancias habituales que solían estar asociadas con su consumo de tabaco. Esta fase puede incluso implicar volver a un entorno donde existan otros fumadores. En esta situación, los síntomas de abstinencia de la nicotina pueden intensificarse y las tentaciones de volver a fumar pueden surgir con mayor frecuencia.

Cada interacción médico-paciente durante la fase II debe aprovecharse como una oportunidad para hacer una nueva intervención sobre el tabaquismo, bien para fortalecer la abstinencia en aquellos que han logrado dejar de fumar, bien para impulsar un nuevo intento en los que no lo han logrado o han recaído.

> ❗ La evidencia indica que los pacientes que son derivados a programas de rehabilitación cardíaca con atención especializada al cese del tabaquismo tienen una probabilidad significativamente mayor de éxito. Todos los profesionales que forman parte de estos programas (médicos, enfermería, fisioterapia, psicólogos, etcétera) deben asumir un papel activo en el refuerzo de la abstinencia, así como en la detección y tratamiento temprano de las recaídas.

Los programas de rehabilitación cardíaca ofrecen un entorno muy favorable para la intervención sobre el tabaquismo debido a los múltiples contactos con el paciente y al abordaje conjunto del resto de intervenciones sobre el estilo de vida.

Actuaciones de rehabilitación cardíaca en pacientes fumadores (III)

Son cuatro los pilares fundamentales sobre los que se debe construir cualquier plan de tratamiento para el abandono del tabaquismo: motivación, evaluación del grado de dependencia, abordaje no farmacológico y abordaje farmacológico. La combinación de todos ellos constituye el método de referencia en la intervención del tabaquismo, ya que sienta las bases para un enfoque personalizado y eficaz para dejar de fumar; su efectividad puede verse amplificada cuando se utilizan en conjunto.

Motivación

La motivación es el primer pilar en el abordaje del tabaquismo y resulta esencial para su cese. Sin una motivación sólida y continua, cualquier intento de dejar de fumar puede desvanecerse rápidamente. Por fortuna, esta motivación suele ser alta en pacientes con un ingreso reciente por cardiopatía isquémica.

Los profesionales de la salud de las unidades de rehabilitación cardíaca deben trabajar para fomentar esta motivación, puesto que esta puede fluctuar a lo largo del tiempo. Por ello, se han de implementar estrategias para mantenerla alta, como, por ejemplo, con la entrevista motivacional, que es un tipo de intervención centrada en el paciente que pretende empujar al fumador a realizar un intento de cese tratando de motivar un cambio en su estilo de vida y ayudándole a explorar y desarrollar sus propias habilidades. Los principios de la entrevista motivacional son los siguientes:

- Manifestar comprensión y solidaridad al enfrentar la situación actual.
- Generar una disconformidad entre la postura del paciente y sus potenciales objetivos.
- Evitar entrar en debates y, en particular, mantenerse alejado de una actitud de reproche.
- Analizar los pros y contras de intentar dejar de fumar y subrayar las ventajas para el paciente, sobre todo en relación con su enfermedad.
- Incentivar la confianza en sí mismo, identificar los obstáculos para la deshabituación y reforzar el concepto de que se pueden superar.

La eficacia de la entrevista motivacional ha sido evaluada frente al consejo breve en un metaanálisis de 28 estudios, con el que se ha demostrado un beneficio modesto sobre la abstinencia tabáquica (RR 1,26; IC 95 % 1,16-1,42). Sin embargo, es importante destacar que resulta más fácil motivar a una persona fumadora con enfermedad coronaria crónica que a un individuo sano o que aún no ha desarrollado una enfermedad asociada al consumo de tabaco. Por otro lado, las *Guías ESC 2021 de prevención cardiovascular* recogen las estrategias cognitivo-conductuales, como la entrevista motivacional, con una recomendación clase IA en el marco de la intervención frente al tabaquismo.

Evaluación del grado de dependencia

El segundo pilar en el abordaje del tabaquismo es la evaluación del grado de dependencia a la nicotina. Es crucial su realización antes de establecer un plan de tratamiento efectivo, pues permite identificar qué pacientes tienen, *a priori*,

más dificultades para afrontar el cese y cuáles, con mayor probabilidad, van a necesitar apoyarse en el uso de fármacos. Por ejemplo, los que tienen un hábito más arraigado en el tiempo y los que consumen mayor número de cigarrillos son los que suelen presentar mayor grado de adicción y mayores síntomas de abstinencia.

Existen dos herramientas fundamentales, desde un punto de vista práctico, para la evaluación del grado de dependencia: test de Fagerström y cooximetría.

- Test de Fagerström (**Tabla 14-3**): se trata de un cuestionario que consta de seis preguntas relacionadas con el consumo de tabaco y los hábitos de fumar del individuo. Es importante realizar siempre este cuestionario a todos los pacientes fumadores, ya que puede ser un requisito indispensable para que se apruebe la financiación de determinados tratamientos farmacológicos para la deshabituación tabáquica. La puntuación total en el test de Fagerström puede interpretarse de la siguiente manera:
    - Puntuación de 0 a 2: dependencia muy baja. Posiblemente no es fumador habitual o tiene una adicción mínima.
    - Puntuación de 3 a 4: dependencia baja. Tiene una adicción leve a la nicotina.
    - Puntuación de 5 a 6: dependencia media. Muestra una adicción moderada a la nicotina.
    - Puntuación de 7 o más: dependencia alta. Presenta una adicción significativa a la nicotina y es probable que le resulte más difícil dejar de fumar.
- Cooximetría: es una prueba que mide la cantidad de monóxido de carbono en el aire espirado. Se realiza a través de un dispositivo que, generalmente, se parece a un alcoholímetro. Gracias a él, la persona exhala en el dispositivo y este mide la cantidad de monóxido de carbono en el aliento. Los niveles más altos de monóxido de carbono en el aliento suelen indicar mayor consumo de tabaco. Es una prueba muy útil en la atención médica para evaluar el grado de dependencia y monitorizar el progreso de las personas que están tratando de dejar de fumar. Niveles de monóxido de carbono superiores a 20 partes por millón (ppm) indican un hábito significativo y un alto grado de adicción.

 Una puntuación de 7 o más puntos en el test de Fagerström y la presencia de niveles superiores a 20 ppm en la cooximetría indican un hábito significativo y un alto grado de dependencia a la nicotina.

Abordaje no farmacológico

Existen varias estrategias no farmacológicas que han demostrado ser altamente efectivas en el apoyo a los pacientes en su lucha por dejar de fumar. Las terapias cognitivo-conductuales, que ayudan a cambiar los patrones de pensamiento y comportamiento relacionados con el tabaquismo, son un recurso muy valioso. Otras técnicas incluyen métodos de reducción del estrés, como la meditación o el yoga, y estrategias de apoyo social, como los grupos de apoyo para dejar de fumar, o la

Tabla 14-3. Test de Fagerström

Pregunta	Respuesta	Puntuación
¿Cuántos cigarrillos fuma cada día?	Más de 30	3
	De 21 a 30	2
	De 11 a 20	1
	Menos de 11	0
¿Cuánto tiempo pasa desde que se levanta hasta que se fuma el primer cigarrillo?	Menos de 5 minutos	3
	De 6 a 30 minutos	2
	De 31 a 60 minutos	1
	Más de 60 minutos	0
¿Fuma más durante la mañana que en el resto del día?	Sí	1
	No	0
¿Le resulta difícil no fumar en lugares dónde está prohibido?	Sí	1
	No	0
¿A qué cigarrillo le cuesta más renunciar?	El primero	1
	Otros	0
¿Fuma aunque esté enfermo y tenga que guardar cama?	Sí	1
	No	0

propia terapia de grupo que generan los pacientes durante la fase II del programa de rehabilitación cardíaca.

Los materiales de apoyo escritos, los recursos web y las aplicaciones electrónicas también pueden desempeñar un papel clave en la deshabituación tabáquica. Estas herramientas son especialmente útiles para aquellos que no pueden o prefieren no utilizar medicamentos para dejar de fumar.

Además, se recomienda aplicar la regla de las 5 A (ya explicada previamente en este capítulo) en cada visita clínica del paciente con cardiopatía, tanto en atención primaria como en consultas especializadas.

Abordaje farmacológico

El principal objetivo del abordaje farmacológico del tabaquismo es paliar los síntomas del síndrome de abstinencia a la nicotina, que representa el motivo más importante de recaída tras dejar de fumar.

Las principales guías clínicas de abordaje del tabaquismo recomiendan ofrecer el uso de fármacos, salvo contraindicación, a todo paciente que quiera realizar un intento de cese. Por ejemplo, las *Guías ESC del año 2021 de prevención csardiovascular* incluyeron con una clase y nivel de evidencia IIaA el uso de terapias de sustitución de la nicotina (parches, chicles, inhalador o *spray* nasal), como vareniclina, bupropión y citisina, solas o en combinación para el cese del tabaquismo.

> ⚠ Antes de comenzar cualquier tratamiento, es esencial que el paciente establezca una fecha específica para intentar dejar de fumar (el día D). Este paso facilita la introducción de la terapia farmacológica con unos días de anticipación, con independencia del medicamento que se elija. Al asignar una fecha concreta, el paciente se siente más comprometido con el proceso, lo que, a su vez, le permite reforzar su determinación y prepararse en los días previos.

También es crucial determinar desde el inicio la duración recomendada de la terapia, dado que la falta de cumplimiento o el abandono prematuro de los medicamentos son a menudo desencadenantes de recaídas, lo que puede llevar al paciente a creer de forma errónea que el tratamiento no ha sido eficaz. El seguimiento de la tolerancia a los medicamentos es otro aspecto importante para maximizar su eficacia y fomentar la adhesión al tratamiento; es especialmente relevante en personas que toman múltiples medicamentos, como son los cardiópatas.

Terapia sustitutiva con nicotina

El objetivo de la terapia con sustitutos de la nicotina (TSN) (**Tabla 14-4**) es suministrar esta sustancia en dosis decrecientes y en una forma de administración distinta al tabaco para paliar los síntomas de abstinencia mientras el fumador

Tabla 14-4. Propuesta modificada de terapia sustitutiva con nicotina en pacientes con síntomas de abstinencia matutinos

	Paciente con síntomas de abstinencia matutinos				
	Parches 21 mg/24 h	Parches 14 mg/24 h	Parches 7 mg/24 h	Chicle 4 mg*	Chicle 2 mg*
Test de Fagerström ≥ 7 puntos o > 30 cigarrillos/día	Semanas 1-6	Semanas 7-10	Semanas 11-12	Semanas 1-12 cada 1 hora	–
Test de Fagerström 4-6 puntos o 20-30 cigarrillos/día	Semanas 1-4	Semanas 5-8	Semanas 9-12	Semanas 1-12 cada 1 hora 30'	–
Test de Fagerström 0-3 puntos o < 20 cigarrillos/día	Semanas 1-4	Semanas 5-8	–	–	Semanas 1-8 cada 2 horas

*Durante el período diurno.

afronta la deshabituación a la nicotina. La TSN está exenta de monóxido de carbono y otras sustancias tóxicas responsables, en gran parte, del daño cardiovascular del tabaco, así como de carcinógenos. Están comercializados los parches, los chicles, los comprimidos de nicotina y el inhalador bucal.

Los parches proporcionan una liberación lenta y sostenida de nicotina, mientras que los chicles, los comprimidos y el inhalador producen picos más recortados, rápidos e intensos de nicotina en sangre, similares a los del cigarrillo. Lo más eficaz es combinar ambas formas con el fin de mantener un nivel de nicotinemia suficiente para evitar los síntomas de abstinencia.

La dosificación depende del número de cigarrillos fumados y del grado de adicción determinado por el test de Fagerström, así como de la presencia o no de síntomas de abstinencia matutinos (**Tabla 14-5**). Es importante pautar una dosis adecuada, en especial al inicio de la terapia, para calmar los síntomas de abstinencia. Además, se ha de programar una reducción progresiva de la dosis hasta completar 2-3 meses de tratamiento. En las **tablas 14-4** y **14-5** se detalla una propuesta modificada de la industria farmacéutica para llevar a cabo el tratamiento.

Por otro lado, la TSN es, por lo general, bien tolerada. Los efectos adversos más frecuentes son: náuseas, insomnio, pesadillas, reacciones cutáneas locales con los parches, ardor, pirosis, dolor abdominal, hipo y dolor de mandíbula con las formas orales (sobre todo si no se utiliza una correcta técnica de mascado del chicle). Aunque la nicotina tiene conocidos efectos cardiovasculares (puede aumentar la frecuencia cardíaca y la presión arterial y producir vasoconstricción y disfunción endotelial), existe una amplia evidencia sobre la seguridad de la TSN en pacientes con cardiopatía estable.

A continuación, se muestra, de un modo práctico, una propuesta de pauta de dosificación de la TSN en forma de combinación de parches y chicles en función de si el paciente presenta o no síntomas de abstinencia matutinos, así como del resultado obtenido en la puntuación del test de Fagerström.

Bupropión y vareniclina

En julio de 2021, la Agencia Española de Medicamentos y Productos Farmacéuticos (AEMPS) retiró del mercado la vareniclina y el bupropión por la presencia de nitrosaminas en su producción. Desde entonces no se encuentran disponibles. Estas

Tabla 14-5. Propuesta modificada de terapia sustitutiva con nicotina en pacientes sin síntomas de abstinencia matutinos

	Paciente sin síntomas de abstinencia matutinos				
	Parches 21 mg/16 h	Parches 15 mg /16 h	Parches 10 mg/16h	Chicle 4 mg*	Chicle 2 mg*
Test de Fagerström ≥ 7 puntos o > 30 cigarrillos/día	Semanas 1-6	Semanas 7-10	Semanas 11-12	Semanas 1-12 cada 1 hora	–
Test de Fagerström 4-6 puntos o 20-30 cigarrillos/día	Semanas 1-4	Semanas 5-8	Semanas 9-12	Semanas 1-12 cada 1 hora 30'	–
Test de Fagerström 0-3 puntos o < 20 cigarrillos/día	Semanas 1-4	Semanas 5-8	–	–	Semanas 1-8 cada 2 horas

*Durante el período diurno.

nitrosaminas son compuestos catalogados como cancerígenos, que, en ocasiones, surgen como subproducto de los procesos de síntesis química de los fármacos. De esta manera, se produjo un vacío terapéutico con estos fármacos (financiados por el Sistema Nacional de Salud desde 2020) para dejar de fumar, vacío que ha sido remplazado desde febrero de 2022 por la citisina.

Citisina

La citisina es un alcaloide vegetal que se encuentra de manera natural en algunas plantas, sobre todo en las del género *Cytisus*. Compite con la nicotina por los mismos receptores y la desplaza gradualmente, lo que permite una reducción paulatina de la dependencia de la nicotina mediante el alivio de los síntomas de abstinencia.

Ha sido utilizada durante décadas en algunos países de Europa del Este como tratamiento para dejar de fumar. Desde febrero de 2022 se encuentra financiada por el Sistema Nacional de Salud de España, como parte del abordaje farmacológico de la deshabituación tabáquica, con lo que se reemplaza el vacío terapéutico dejado por el bupropión y la vareniclina tras su retirada en 2021 por la AEMPS. En algunas comunidades autónomas su financiación depende de que el paciente cumpla las siguientes condiciones:

- Estar incluido en un programa de tratamiento del tabaquismo o unidad de rehabilitación cardíaca.
- Debe constatarse un intento de dejar de fumar en el último año.
- Ha de presentar un test de Fagerstörm mayor o igual a 7 puntos.
- Debe fumar más de 10 cigarrillos al día.

El tratamiento con citisina (**Tabla 14-6**) tiene una duración de 2 días, con una posología compleja. Cada envase del fármaco consta de 100 comprimidos que permiten completar un ciclo de tratamiento completo (**Fig. 14-2**). Es importante reseñar que el paciente debe dejar de fumar, como muy tarde, el 5º día de tratamiento y que en caso de fracaso de este, debe interrumpirse, aunque puede reanudar después de 2-3 meses (solo se financia un tratamiento al año de cualquier fármaco para deshabituación).

Entre las contraindicaciones para el tratamiento con citisina se encuentran la angina inestable, el antecedente de infarto de miocardio reciente, arritmias con relevancia clínica, el antecedente reciente de accidente cerebrovascular, el embarazo y la lactancia.

Tabla 14-6. Pauta del tratamiento con citisina		
Días de tratamiento	**Dosis recomendada**	**Dosis diaria máxima**
Del 1º al 3º día	1 comprimido cada 2 horas	6 comp.
Del 4º al 12º día	1 comprimido cada 2,5 horas	5 comp.
Del 13º al 16º día	1 comprimido cada 3 horas	4 comp.
Del 17º al 20º día	1 comprimido cada 5 horas	3 comp.
Del 21º al 25º día	1-2 comprimidos al día	2 comp.

! La contraindicación de este medicamento en personas que han sufrido recientemente un infarto de miocardio, a pesar de que el período posterior a un evento cardiovascular representa la mayor oportunidad para que se deje de fumar, ha llevado a revisar en la literatura científica si hay un tiempo mínimo establecido entre la fecha del infarto y el comienzo del tratamiento con citisina. Sin embargo, no se ha encontrado mucha información al respecto. De acuerdo con la literatura cardiológica, un infarto de miocardio reciente suele referirse a aquel que ha ocurrido en los últimos 3 meses. Por lo tanto, ante la falta de evidencia más robusta y según la opinión de expertos, puede considerarse razonable un período de 3 meses tras el infarto de miocardio como tiempo adecuado para comenzar el tratamiento con citisina, siempre y cuando el paciente muestre una estabilidad clínica.

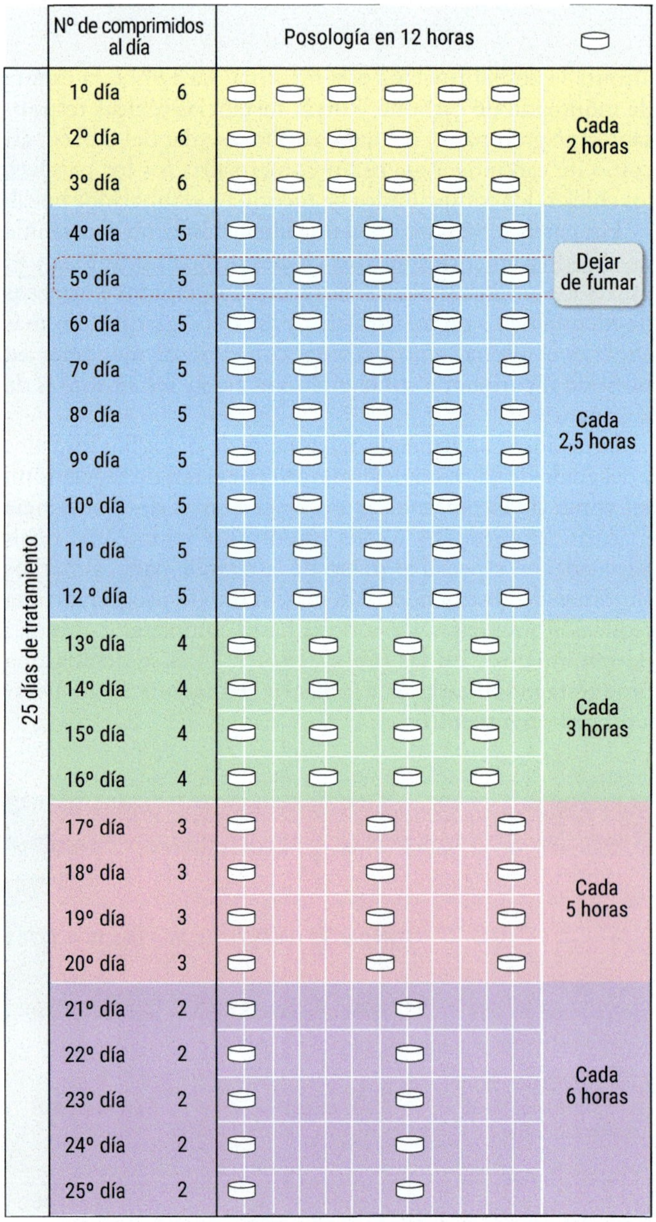

Figura 14-2. Propuesta visual para el paciente para el tratamiento con citisina.

Los efectos secundarios más frecuentes son: trastornos gastrointestinales, aumento de apetito y peso, mareos, irritabilidad, cambios de humor, ansiedad, trastornos del sueño, cefaleas, dificultad para concentrarse, taquicardia, hipertensión, erupción cutánea, mialgia y fatiga. Estos suelen tener lugar al principio del tratamiento, pero desaparecen posteriormente. Debe administrarse con precaución ante hipertensión, feocromocitoma, ateroesclerosis, otras vasculopatías periféricas, úlcera gástrica y duodenal, enfermedad por reflujo gastroesofágico, hipertiroidismo, diabetes y esquizofrenia.

Entre los estudios de eficacia de citisina se encuentran:

- *Citisina frente a placebo:* en estos dos metaanálisis (Hajek, 2013 y Cahill, 2016) se atribuye a la citisina una mayor tasa de abstinencia en comparación con el placebo (RR = 1,59; 95 % CI 1,43 a 1,75) y (RR = 3,98; 95 % CI 2,01 a 7,87).
- *Citisina frente a terapia de sustitución de nicotina:* en este ensayo clínico de no inferioridad de Walker se comparó 1.310 fumadores durante 8 semanas aleatorizados a citisina frente a TSN. Se observó que la citisina fue no inferior (y con tendencia a superioridad) a la TSN para ayudar a los fumadores a dejar de fumar, pero se asoció con una mayor frecuencia de eventos adversos reportados por los propios pacientes (sobre todo náuseas, vómitos y trastornos del sueño).
- *Citisina frente a vareniclina:* en este ensayo clínico, también de Walker, abierto, aleatorizado y de no inferioridad para la evaluación de la eficacia de citisina frente a vareniclina, ambos fármacos fueron administrados durante 12 semanas (esta duración de tratamiento es superior a los 25 días autorizados para la citisina). La variable principal evaluaba la abstinencia continuada a los 6 meses mediante un análisis del monóxido de carbono expirado (cooximetría). La citisina fue al menos tan eficaz como la vareniclina, aunque con menos efectos adversos. La proporción de personas que alcanzaron el objetivo primario fue del 12,1 % en el brazo de citisina frente al 7,9 % en el brazo de la vareniclina (RA = 4,29 %; IC 95 % = −0,22 a 8,79).

> **!** Aunque las guías de práctica clínica no recomiendan unos fármacos sobre otros para alcanzar la deshabituación tabáquica, son varios los factores que deben tenerse en cuenta para su elección, como: las preferencias del paciente, su experiencia previa (si ha realizado otros intentos de cese) o su perfil de comorbilidades. Si bien es cierto, esta diatriba se ha simplificado tras la retirada en España por parte de la AEMPS en julio de 2021 del bupropión y la vareniclina, con lo que quedan como opciones farmacológicas para la deshabituación tabáquica la terapia sustitutiva con nicotina y la citisina. Es importante mencionar que en relación con las interacciones entre TRS y la citisina, en la ficha técnica de esta última se manifiesta que: «fumar o usar productos que contengan nicotina a la vez que la administración de la citisina podría provocar reacciones adversas a la nicotina más graves».

ALCOHOLISMO Y ENFERMEDAD CARDIOVASCULAR

El alcoholismo, también conocido como trastorno por consumo de alcohol, es una enfermedad caracterizada por el consumo compulsivo y descontrolado de alcohol, que provoca consecuencias negativas en la salud física, mental y social del individuo. Este trastorno conduce a una dependencia física y psicológica de esta bebida, lo que resulta en un patrón continuo de consumo y una incapacidad para detener o controlar la ingesta, sin importar las consecuencias adversas. La necesidad compulsiva de beber alcohol puede llevar a priorizar el consumo por encima de otras responsabilidades y actividades importantes de la vida, donde se incluyen relaciones interpersonales, trabajo o salud.

En cuanto al consumo de alcohol en general, se trata de un problema de salud pública relevante en todo el mundo. Aunque algunos estudios observacionales antiguos sugirieron un posible efecto cardioprotector del consumo leve-moderado de alcohol, investigaciones más recientes, como estudios transversales y revisiones sistemáticas, han matizado o contradicho estos potenciales beneficios en términos de salud cardiovascular. Actualmente, las principales autoridades sanitarias advierten que cualquier nivel de consumo de alcohol puede tener efectos perjudiciales para la salud.

Para los pacientes con enfermedades cardiovasculares establecidas, es fundamental considerar los riesgos del consumo de alcohol, ya que está asociado con un mayor riesgo a desarrollar arritmias, insuficiencia cardíaca o miocardiopatía dilatada enólica. Por lo tanto, desde las unidades de rehabilitación cardíaca, el consejo debe ser cauteloso en cuanto al consumo de alcohol en el marco de la prevención secundaria para pacientes con enfermedades cardiovasculares.

El consumo de alcohol también está relacionado con el aumento del riesgo de hipertensión arterial, en especial en mujeres. Además, se ha asociado con el desarrollo de fibrilación auricular, con independencial de la dosis y de la cantidad ingerida.

Las *Guías ESC 2021 de prevención cardiovascular* no son concluyentes en cuanto al consumo de alcohol, aunque se sugiere limitar el consumo diario a 20 g para hombres (equivalente a 2 vasos) y 10 g para mujeres (equivalente a 1 vaso). Es importante tener en cuenta el potencial riesgo de conflicto de interés con respecto a productos respaldados por *lobbies* poderosos, similar al enfoque que se aplica al tabaco.

> Con la evidencia acumulada, las organizaciones sanitarias consideran el consumo de alcohol como un factor de riesgo cardiovascular y no un factor protector.

En el tratamiento de pacientes con enfermedades cardiovasculares y alcoholismo, las unidades de rehabilitación cardíaca desempeñan un papel crucial. Además de enfocarse en la recuperación física después de un evento cardiovascular, abordan la adicción al alcohol como parte integral del tratamiento. Además, proporcionan un entorno seguro y controlado para que los pacientes aborden tanto su salud cardiovascular como sus problemas de adicción. Los programas de rehabilitación cardíaca incluyen asesoramiento y terapia para abordar los aspectos psicológicos y emocionales que contribuyen al alcoholismo, así como educación sobre estilos de vida saludables y consejos para evitar el consumo de alcohol.

OTRAS SUSTANCIAS Y ENFERMEDAD CARIOVASCULAR

Las drogas ilícitas y el mal uso de ciertos medicamentos, como analgésicos opioides, sedantes y estimulantes, son factores que pueden tener un impacto significativo en la patología cardiovascular de los individuos que las consumen. Desde las unidades de rehabilitación cardíaca, es esencial ser conscientes de los riesgos asociados con el consumo de estas sustancias y su posible influencia en el sistema cardiovascular de los pacientes.

Drogas ilícitas y enfermedad cardiovascular

El consumo de drogas ilícitas, como la cocaína, la metanfetamina y el éxtasis, puede tener efectos graves en el corazón y los vasos sanguíneos. Estas sustancias aumentan la frecuencia cardíaca y la presión arterial, lo que representa un riesgo significativo para aquellas personas con problemas cardiovasculares preexistentes. Además, el uso crónico de drogas ilícitas puede dañar el músculo cardíaco y contribuir al desarrollo de miocardiopatías y arritmias potencialmente mortales.

La cocaína, en particular, es conocida por inducir una aterosclerosis precoz y temprana, así y como por desencadenar eventos cardiovasculares agudos, como infartos de miocardio y accidentes cerebrovasculares, incluso en individuos jóvenes y sin antecedentes de enfermedades cardíacas, por mecanismos de estrés y rotura de la placa blanda. El mecanismo de acción de la cocaína en el sistema cardiovascular involucra la vasoconstricción y el aumento de la demanda de oxígeno por el corazón, lo que puede llevar a una isquemia y daño miocárdico.

Medicamentos y enfermedad cardiovascular

El mal uso de medicamentos, especialmente analgésicos opioides, sedantes y estimulantes, también puede tener implicaciones para la salud cardiovascular. Los opioides, como la morfina y la oxicodona, pueden causar depresión respiratoria y reducir la función del sistema nervioso autónomo, lo que puede influir en la regulación de la frecuencia cardíaca y la presión arterial. Además, el uso crónico de opioides puede aumentar el riesgo de desarrollar bradicardia y disfunción cardiovascular.

Los sedantes, como las benzodiacepinas, son conocidos por tener efectos depresores sobre el sistema nervioso central, lo que puede ralentizar la frecuencia cardíaca y la respiración. El uso inapropiado de estos medicamentos puede llevar a problemas cardiovasculares, sobre todo cuando se combinan con otras sustancias o el alcohol.

Por otro lado, los estimulantes, como las anfetaminas y el metilfenidato, pueden aumentar la frecuencia cardíaca y la presión arterial, lo que representa un riesgo para pacientes con enfermedades cardiovasculares anteriores. El abuso de estimulantes puede provocar taquicardia, arritmias y aumento del estrés en el corazón.

En las unidades de rehabilitación cardíaca, los pacientes que abusan de drogas o medicamentos deben ser educados sobre los riesgos para su salud cardiovascular y recibir asesoramiento y apoyo para superar su adicción. Además, es fundamental que los profesionales de la salud colaboren de manera estrecha para abordar tanto los aspectos cardiovasculares como los relacionados con el abuso de sustancias en el manejo integral del paciente. La prevención, la detección temprana y la intervención oportuna son esenciales para proteger la salud cardiovascular de los pacientes y brindarles el mejor cuidado posible.

 PUNTOS CLAVE

- El abandono del tabaquismo es la medida más eficaz y relevante para reducir la mortalidad y mejorar la calidad de vida en pacientes con cardiopatía isquémica.
- Comprender la adicción a la nicotina es esencial para poder diseñar y aplicar estrategias de deshabituación efectivas. Entender la fisiopatología de la adicción puede permitir abordar mejor sus desafíos.
- Los e-cigarrillos o cigarrillos electrónicos, aunque a veces promocionados como una alternativa más segura o como una herramienta para dejar de fumar, carecen de estudios de seguridad a largo plazo y no deben ser recomendados sistemáticamente como método de deshabituación tabáquica.
- La motivación del paciente es fundamental para el éxito de cualquier intento de dejar de fumar. El apoyo y la entrevista motivacional debe ser una parte integral de cualquier programa de deshabituación tabáquica.
- La evaluación del grado de dependencia a la nicotina a través del test de Fagerström es una herramienta vital para personalizar el plan de tratamiento y predecir posibles dificultades durante el proceso de deshabituación tabáquica.

- El tratamiento de sustitución de nicotina y la citisina han demostrado ser eficaces en la deshabituación tabáquica y deben ser considerados como opciones terapéuticas válidas en los pacientes fumadores.
- La deshabituación tabáquica requiere un abordaje multidisciplinario que combine terapia farmacológica con apoyo psicológico y comportamental. La suma de pequeñas intervenciones puede ser la clave del éxito.
- La educación continua y el apoyo son fundamentales para mantener la abstinencia a largo plazo. La prevención de recaídas debe ser un componente esencial del manejo de la deshabituación tabáquica.
- La deshabituación tabáquica debe ser una parte integral de cualquier programa de rehabilitación cardíaca debido a su impacto significativo en el pronóstico de estos pacientes.
- Cada oportunidad de contacto con los servicios de salud (visitas al médico, ingresos hospitalarios, etc.) debe ser aprovechada para reforzar la abstinencia y realizar intervenciones sobre el tabaquismo, tanto en el ámbito de atención primaria como en las consultas especializadas.

BIBLIOGRAFÍA

Ambrose JA, Barua RS. The pathophysiology of cigarette smoking and cardiovascular disease: an update. J Am Coll Cardiol 2004;43(10):1731-7.

Anthenelli RM, Benowitz NL, West R, Aubin LS, McRae T, Lawrence D, et al. Neuropsychiatric safety and efficacy of varenicline, bupropion, and nicotine patch in smokers with and without psychiatric disorders (EAGLES): a double-blind, randomised, placebocontrolled clinical trial. Lancet. 2016;387(10037):2507-20.

Bullen C, Howe C, Laugesen M, McRobbie H, Parag V, Williman J, Walker N. Electronic cigarettes for smoking cessation: a randomised controlled trial. Lancet;2013;382(9905):1629-37.

Cahill K, Lindson-Hawley N, Thomas KH, Fanshawe TR, Lancaster T. Nicotine receptor partial agonists for smoking cessation. Cochrane database of systematic reviews. 2016(5):CD006103.

Chow CK, Jolly S, Rao-Melacini P, Fox KA, Anand SS, Yusuf S. Association of diet, exercise and smoking modification with risk of early cardiovascular events after acute coronary syndromes. Circulation 2010;121(6):750-8.

Cole JH, Miller JI 3rd, Sperling LS, Weintraub WS. Long-term follow-up of coronary artery disease presenting in Young adults. J Am Coll Cardiol. 2003;41(4):521-8.

Critchley JA, Capewell S. Mortality risk reduction associated with smoking cessation in patients with coronary heart disease: a systematic review. JAMA. 2003;290(1):86-97.

Dalmau R. Tabaquismo y enfermedad cardiovascular. Editorial Panamericana.

Dawood N, Vaccarino V, Reid KJ, Spertus JA, Hamid N, Parashar S, et al. Predictors of smoking cessation after a myocardial infarction: the role of institutional smoking cessation programs in improving success. Arch Intern Med. 2008;168(18):1961-7.

Eisenberg MJ, Grandi SM, Gervais A, O'Loughlin J, Paradis G, Rinfret S, et al. Bupropion for smoking cessation in patients hospitalized with acute myocardial infarction: a randomized, placebo-controlled trial. J Am Coll Cardiol. 2013;61(5):524-32.

Eisenberg MJ, Windle SB, Roy N, Old W, Grondin FR, Bata I, et al. Varenicline for smoking cessation in hospitalized patients with acute Coronary syndrome. Circulation. 2016;133(1):21-30.

Fernández de Bobadilla J, Dalmau R, Saltó E. El cardiólogo ante el cigarrillo electrónico. Rev Esp Cardiol. 2015;68(4):286-9.

Fiore MC, Jaén CR, Baker TB, Bailey WC, Benowitz N, Curry SJ, et al. Treating tobacco use and dependence: 2008 update. Clinical Practice Guideline. Rockville: Department of Health and Human Services, U.S. Public Health Service; 2008.

Johnson HM, Gossett LK, Piper ME, Aeschlimann SE, Korcarz CE, Baker TB, et al. Effects of smoking and smoking cessation on endothelial function: 1-year outcomes from a randomized clinical trial. J Am Coll Cardiol. 2010;55(18):1988-95.

Joseph AM, Norman SM, Ferry LH, Prochazka AV, Westman EC, Steele BG, et al. The safety of transdermal nicotine as an aid to smoking cessation in patients with cardiac disease. N Engl J Med. 1996;335(24):1792-8.

Kotseva K, De Bacquer D, De Backer G, Rydén L, Jennings C, Gyberg V, et al. Lifestyle and risk factor management in people at high risk of cardiovascular disease. A report from the European Society of Cardiology European Action on Secondary and Primary Prevention by Intervention to Reduce Events (EUROASPIRE) IV cross-sectional survey in 14 European regions. European Journal of Preventive Cardiology. 2016;23(18):2007-18.

Kotseva K, De Bacquer D, Jennings C, Gyberg V, De Backer G, Rydén L, et al. Adverse lifestyle trends counter improvements in cardiovascular risk factor management in coronary patients. JACC 2015;66(14):1633-6.

Lindson-Hawley N, Thompson TP, Begh R. Motivational interviewing for smoking cessation. Cochrane Database Syst Rev. 2015(3):CD006936.

Lloyd A, Steele L, Fotheringham J, Iqbal J, Sultan S, Teare MD, et al. Pronounced increase in risk of acute ST-segment elevation myocardial infarction in younger smokers. Heart. 2017;103(8):586-91.

Mohiuddin SM, Mooss AN, Hunter CB, Grollmes TL, Cloutier DA, Hilleman DE, et al. Intensive smoking cessation intervention reduces mortality in high-risk smokers with cardiovascular disease. Chest. 2007;131(2):446-52.

Neunteufl T, Heher S, Kostner K, Mitulovic G, Lehr S, Khoschsorur G, et al. Contribution of nicotine to acute endothelial dysfunction in long-term smokers. J Am Coll Cardiol. 2002;39(2):251-6.

Piepoli MF, Hoes AW, Agewall S, Albus C, Brotons C, Catapano AL, et al. 2016 European guidelines on cardiovascular disease prevention in Clinical practice: The Sixth Joint Task Force of the European Society of Cardiology and Other Societies on Cardiovascular Disease Prevention in Clinical Practice (constituted by representatives of 10 societies and by invited experts) Developed with the special contribution of the European Association for Cardiovascular Prevention & Rehabilitation (EACPR). Eur Heart J. 2016;37(29):2315-81.

Portal de Salud de Castilla y León. Citisina (Todacitan®) para el tratamiento de la dependencia del tabaco. Portal de Salud del Medicamento de Castilla y León. https://www.saludcastillayleon.es/portalmedicamento/es/noticias-destacados/destacados/citisina-todacitan-tratamiento-dependencia-tabaco

Rigotti NA, Clair C, Munafo MR, Stead LF. Interventions for smoking cessation in hospitalised patients. The Cochrane database of systematic reviews. 2012;5(5):CD001837.

Rigotti NA, Clair C. Managing tobacco use: the neglected cardiovascular disease risk factor. Eur Heart J. 2013;34(42):3259-67.

Singh S, Loke YK, Spangler JG, Furberg CD. Risk of serious adverse cardiovascular events associated with varenicline: a systematic review and meta-analysis. CMAJ. 2011;183(12):1359-66.

Teo KK, Ounpuu S, Hawken S, Pandey MR, Valentin V, Hunt D, et al. Tobacco use and risk of myocardial infarction in 52 countries in the INTERHEART study: a case-control study. Lancet. 2006;368(9536):647-58.

Tonstad S, Farsang C, Klaene G, Lewis K, Manolis A, Perruchoud AP, et al. Bupropion SR for smoking cessation in smokers with cardiovascular disease: a multicenter randomized study. Eur Heart J. 2003;24(10):946-55.

US Department of Health and Human Services. The health consequences of involuntary exposure to tobacco smoke: a report of the surgeon general. Atlanta: US Department of Health and Human Services, Centers for Disease Control and Prevention, National C; 2006.

Virani SS, L Newby K, Arnold SV, Bittner V, Brewer LC, Halli Demeter S, Dixon DL, et al. 2023 AHA/ACC/ACCP/ASPC/NLA/PCNA Guideline for the Management of Patients With Chronic Coronary Disease: A Report of the American Heart Association/American College of Cardiology Joint Committee on Clinical Practice Guidelines. Circulation. 2023;148(9):e9-e119.

Visseren FLJ, Mach F, Smulders YM, Carballo D, Koskinas KC, Bäck M. 2021 ESC Guidelines on cardiovascular disease prevention in clinical practice. Eur Heart J. 2021;42(34):3227-37. Erratum in: Corrigendum to: 2021 ESC Guidelines on cardiovascular disease prevention in clinical practice: Developed by the Task Force for cardiovascular disease prevention in clinical practice with representatives of the European Society of Cardiology and 12 medical societies With the special contribution of the European Association of Preventive Cardiology (EAPC). Eur Heart J. 2022 Nov 7;43(42):4468.

Walker N, Howe C, Glover M, McRobbie H, Barnes J, Nosa V, et al. Cytisine versus Nicotine for Smoking Cessation. N Engl J Med. 2014; 371(25):2353-62.

Walker N, Smith B, Barnes J, Verbiest M, Kurdziel T, Parag V, et al. Cytisine versus varenicline for smoking cessation for Māori (the indigenous people of New Zealand) and their extended family: protocol for a randomized non-inferiority trial. Addiction. 2019;114(2):344-52.

Ware JH, Vetrovec GW, Miller AB, Van Tosh A, Gaffney M, Yunis C, et al. Cardiovascular safety of varenicline: patient-level meta-analysis of randomized, blinded, placebo-controlled trials. Am J Ther. 2013;20(3):235-46.

Ware JH, Vetrovec GW, Miller AB, Van Tosh A, Gaffney M, Yunis C, et al. Cardiovascular safety of varenicline: patient-level meta-analysis of randomized, blinded, placebo-controlled trials. Am J Ther. 2013;20(3):235-46.

WHO The Tobacco Atlas. University of Illinois (Chicago). Disponible en: http://www.tobaccoatlas.org.

Willi C, Bodenmann P, Ghali WA, Faris PD, Cornuz J. Active smoking and the risk of type 2 diabetes: a systematic review and meta-analysis. JAMA. 2007;298(22):2654-64.

Síndrome de fragilidad

15

A. B. Morata Crespo

OBJETIVOS

- Conocer la epidemiología de la fragilidad y su importancia.
- Ser capaz de valorar la fragilidad e identificar las diferentes escalas de las que se dispone para evaluarla.
- Decidir qué pacientes deben ser evaluados por síndrome de fragilidad.
- Valorar en cada caso, una vez hecho el diagnóstico, cuál es el tratamiento más adecuado.
- Percibir la importancia de la fragilidad en la patología cardiovascular y en los programas de rehabilitación cardíaca.

INTRODUCCIÓN: DEFINICIÓN Y EPIDEMIOLOGÍA DE LA FRAGILIDAD

La fragilidad es un síndrome caracterizado por una disminución de la reserva biológica que ocurre durante el envejecimiento. Resulta del deterioro en la función de distintos sistemas fisiológicos, lo que hace que la persona se encuentre en una situación de especial vulnerabilidad frente a cualquier situación de estrés.

La prevalencia de fragilidad en los sujetos de 65 años o más sin discapacidad y que viven no institucionalizados oscila entre el 4 y el 14 % en los distintos países europeos; en España, se estima en torno al 21 %, cifra que ascenderá en las próximas décadas ante el inminente aumento de la población mayor. En cualquier caso, la edad en sí misma no define la fragilidad, pero está asociada a otros factores (se habla, en todo caso de la edad biológica).

La fragilidad es más común entre los pacientes con enfermedad cardiovascular (ECV). Esta asociación es bidireccional; los pacientes frágiles tienen mayor riesgo de ECV y quienes tienen enfermedad cardiovascular están en mayor riesgo de deterioro de la función física.

La fragilidad tiene propiedades dinámicas, por lo que las intervenciones que se realizan dirigidas al nivel de fragilidad pueden ralentizar su progresión. La prefragilidad es un estado prodrómico, reconocido antes de la aparición de la fragilidad clínicamente identificable. En muchas ocasiones es reversible; por tanto, es un concepto útil para retrasar su aparición y reducir los resultados adversos asociados, incluyendo la mortalidad.

Tampoco se debe confundir fragilidad con comorbilidad y discapacidad. La comorbilidad se define como la concomitancia de enfermedades que pueden modificar el tratamiento o el curso evolutivo de la enfermedad de base; no necesariamente implica fragilidad, aunque son entidades que en ocasiones están unidas. La discapacidad, por otro lado, según la Organización Mundial de la Salud, es cualquier restricción o impedimento de la capacidad de realizar una actividad en la forma o en el margen que se considera normal para cualquier individuo.

La fragilidad se asocia a un mayor riesgo de deterioro cognitivo leve, mayor riesgo de caídas y presencia de fracturas, aparición de síndrome confusional, incontinencia y mayor riesgo de hospitalización. En la ECV, la fragilidad predispone a peores resultados clínicos, aumento de la morbilidad tanto en la fase aguda como crónica y aumento del riesgo de mortalidad.

Cada vez más estudios apoyan, dentro de la fisiopatología de la fragilidad, la desregulación de los sistemas de respuesta al estrés, donde se incluyen los sistemas de respuesta inmune, endocrino y energético. La hipótesis de la alteración de la regulación se basa en los cambios moleculares que se producen de forma fisiológica durante el envejecimiento, la genética, las exposiciones ambientales crónicas y los estados de enfermedad crónica. La disminución de la función y la masa muscular, definida como sarcopenia, parece clave como componente fisiopatológico de la fragilidad. Las alteraciones se producen en los diferentes sistemas:

- Endocrino: existen varios marcadores asociados a la fragilidad:
  - Disminución de la hormona de crecimiento y del IGF-1 (factor de crecimiento similar a la insulina tipo 1) asociados a la disminución de la fuerza y la movilidad.
  - Disminución del sulfato de dehidroepiandrosterona (DHEA-S): tiene un papel directo en el mantenimiento de la masa muscular e indirectamente previene la activación de las vías inflamatorias que contribuyen al declive muscular.
  - Aumento de los niveles de cortisol, con afectación del sistema musculoesquelético e inmunitario.

– Disminución de los esteroides sexuales.
– Disminución de la vitamina D 25(OH).

• Sistema inmune e inflamación: las conexiones biológicas directas entre la exposición crónica a los mediadores inflamatorios y los cambios en los tejidos fisiopatológicos coexistentes en la fragilidad son cada vez más evidentes:
  – Los niveles séricos de la citocina proinflamatoria interleucina 6 y la proteína C reactiva, así como los recuentos de glóbulos blancos y monocitos, están elevados en los adultos frágiles.
  – La activación del sistema inmune puede desencadenar la cascada de la coagulación, con una asociación demostrada entre fragilidad y algunos factores de la coagulación: factor VIII, fibrinógeno y dímero D.
  – Los adultos frágiles son menos propensos a dar una respuesta inmunitaria adecuada a la vacunación contra la gripe.

• Otros sistemas metabólicos:
  – Metabolismo de la glucosa alterado.
  – Desregulación del sistema nervioso autónomo.
  – Alteraciones del sistema renina-angiotensina.

> **!** Se pueden establecer cuatro estadios en relación con la fragilidad:
> • A: no frágil (persona resistente).
> • B: prefrágil, vulnerable; se puede descompensar ante cualquier evento externo (fase inicial de la fragilidad).
> • C: frágil, pérdida de independencia.
> • D: fragilidad terminal (premuerte).

EVALUACIÓN DE LA FRAGILIDAD

Existen, principalmente, dos aproximaciones utilizadas para caracterizar la fragilidad. La primera la considera como un fenotipo de mala función física y se apoya sobre todo en dos medidas de mala función física: la fuerza de presión y la velocidad de la marcha. El segundo enfoque entiende la fragilidad como un estadio previo a la dependencia. Es consecuencia del déficit acumulado de comorbilidades, síntomas y datos de laboratorio asociados con malos resultados, lo que se llama fragilidad multidimensional; de esta forma, en su medición se incluyen también la comorbilidad y la dependencia.

No existe una escala que sea el método de referencia para valorar la fragilidad. La detección se realiza para adaptar los cuidados y las actuaciones sobre ella. Es necesario seleccionar la escala que se ha de utilizar de acuerdo con los objetivos que se quieran alcanzar.

Instrumentos de evaluación de la fragilidad como fenotipo

Con el fin de evaluar de un modo adecuado la fragilidad como fenotipo es conveniente usar ciertos instrumentos que se detallan a continuación.

• Criterios de Fried. Define la fragilidad por la presencia de tres o más de las siguientes características (en el caso de uno o dos factores se considera prefragilidad):

– Pérdida de peso superior a 4,5 kg o más del 5 % en el último año de forma no intencionada.
– Autopercepción de agotamiento: se identifica mediante dos preguntas (¿siente la mayor parte del tiempo que todo lo que hace le supone un esfuerzo?; ¿siente que no puede seguir adelante?) y las respuestas oscilan entre nunca, 1-2 días, 3-4 días o la mayor parte del tiempo.
– Debilidad de la fuerza máxima de prensión digital con dinamómetro: se realiza en sedestación, con la mano dominante y el codo a 90°. Se hacen tres mediciones y se selecciona la mejor. Los resultados se ajustan a la edad y el sexo del paciente.
– Velocidad de la marcha: tiempo necesario para recorrer 4,57 metros al paso habitual.
– Bajo nivel de actividad física.

Los criterios de Fried se utilizan fundamentalmente para realizar el diagnóstico de fragilidad.

• Instrumento de fragilidad para atención primaria de la encuesta de salud, envejecimiento y jubilación en Europa (*Frailty Instrument for Primary Care of the Survey of Health, Ageing and Retirement in Europe,* SHARE-FI). Se basa en una modificación de los criterios originales de Fried en población europea de edad igual o superior a 50 años y no institucionalizados.

Los ítems que valora son cinco:

– Sentirse exhausto (¿ha sentido en el último mes que no tenía suficiente energía para hacer lo que quería hacer?).
– Pérdida de apetito (¿ha comido menos de lo habitual en el último mes?).
– Fuerza muscular de prensión manual: se mide en kilogramos; se realizan dos medidas con cada mano y se toma la mejor de las cuatro.
– Dificultades funcionales (¿a causa de problemas físicos o de salud, le resulta difícil caminar 100 metros o subir un tramo de escaleras sin descansar?).
– Actividad física (¿con qué frecuencia lleva a cabo ejercicios físicos que requieran un nivel de actividad moderado, como la jardinería, limpiar el coche o dar un paseo?).

• Batería corta de desempeño físico (*Short Physical Performance Battery,* SPPB). Es un test que consiste en tres pruebas: equilibrio, velocidad de la marcha y test de la silla. Es importante respetar la secuencia de las pruebas según se ha descrito para evitar la fatiga. El tiempo de realización es de 5-10 minutos. La puntuación más baja puede ser 0 y la más alta 12. Una puntuación por debajo de 10 indica fragilidad y aumenta el riesgo de caídas. Sobre las pruebas, cabe destacar:

– Equilibrio: se efectúan tres pruebas (mantenerse con pies juntos 10 segundos, semitándem, con el talón de un pie a la altura del primer dedo del otro pie permanecer 10 segundos, y tándem, con un pie delante del otro durante 10 segundos). La puntuación máxima de este apartado es de 4 puntos.
– Test de velocidad de la marcha: medir el tiempo empleado en caminar 4 metros a ritmo normal. Se hacen dos intentos y se selecciona el mejor; se puntúa de acuerdo con los segundos empleados. Puntuación máxima de 4 puntos.
– Test de la silla: sin apoyar los brazos en la silla, levantarse y sentarse cinco veces. Puntúa el tiempo. La puntuación máxima es de 4 puntos.

Evaluación de la fragilidad como cúmulo de déficit

Para poder evaluar correctamente la fragilidad como cúmulo de déficit, se emplean los métodos expuestos a continuación.

- Escala de fragilidad clínica (*Clinical Frailty Scale*). Se desarrolló como parte del *Estudio canadiense de salud y envejecimiento* (*Canadian Study of Health and Aging*, CSHA), como una forma de resumir el nivel general de condición física o fragilidad en un adulto mayor. Aunque se introdujo para sintetizar una evaluación multidimensional, la escala ha evolucionado para uso clínico y, hoy en día, es ampliamente aceptada como herramienta para detectar la fragilidad y estratificar los grados de condición física y fragilidad. No se trata de un cuestionario, sino de una forma de abreviar la información clínica. Es de mucha utilidad para detectar y cuantificar de manera aproximada el estado de salud general de una persona. Además, es muy útil para realizar un acercamiento al grado de fragilidad de un modo rápido y sirve como método de cribado y clasificación. Se trata de una escala de 9 puntos posibles que oscilan desde la persona muy robusta, activa, energética, motivada, que realiza ejercicio de forma regular, hasta el estadio 9, que sería la fragilidad terminal, es decir, una persona con gran discapacidad que tiene cerca el final de su vida (**Fig. 15-1**). Para facilitar la valoración existe un árbol de clasificación que ayuda a puntuar la escala (**Fig. 15-2**).

- Escala Frail. Es una herramienta de cribado sencilla que consta de cinco preguntas dicotómicas, que abordan cinco puntos trascendentes para el diagnóstico de la fragilidad: fatiga, resistencia, capacidad aeróbica, comorbilidad y pérdida de peso en el último año:
  - Fatiga en las últimas 4 semanas (¿cuánto tiempo se sintió cansado?): *a)* todo el tiempo, *b)* la mayor parte del tiempo, *c)* algo de tiempo, *d)* muy poco tiempo y *e)* nada de tiempo. Las respuestas *a* y *b* son puntuadas con 1 y el resto con 0.
  - Resistencia (¿tiene dificultada para subir 10 escalones sin elementos de apoyo?):1 = sí y 0 = no.
  - Actividad aeróbica (¿tiene dificultad para caminar 100 metros sin descansar y sin usar elementos de apoyo?): 1 = sí y 0 = no.
  - Enfermedades (¿algún doctor le ha comentado que tiene esta enfermedad?): hipertensión arterial, diabetes, cáncer, enfermedad pulmonar crónica, cardiopatía isquémica, insuficiencia cardíaca, angina, asma, artritis, enfermedad vascular cerebral o enfermedad renal crónica. La puntuación es 0-4 = 0 y 5-11 = 1.
  - ¿Cuánto pesa con su ropa sin zapatos con relación a hace 1 año?: si la pérdida de peso es igual o superior al 5 %, se suma un punto.

  Si la puntuación total es de 3-5 puntos, indica probable fragilidad, 2-1 puntos significan prefragilidad y 0 quiere decir persona no frágil. Se trata de un test valido, sencillo, que permite la detección de personas frágiles y cuyo resultado se ha asociado con un aumento de la mortalidad.

1. Óptimo estado de salud. Personas sanas, activas, enérgicas y motivadas. Hacen ejercicio regularmente. Presentan mejor estado general que la gente de su edad.

2. Buen estado de salud. Personas que no tienen síntomas de enfermedad activa pero el estado general es peor que la categoría anterior. A menudo hacen ejercicio o presentan mayor actividad en períodos discontinuos

3. Persona con buena autonomía. Los problemas médicos están bien controlados, pero no se muestran regularmente activas, más allá de la rutina de caminar.

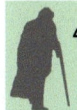
4. Vulnerable. Si bien no depende de la ayuda de terceros, a menudo los síntomas limitan las actividades. Una queja común es "ir más despacio" y/o estar cansado durante el día.

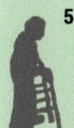
5. Ligeramente frágil. Necesitan ayuda, es evidente algo de lentitud en sus acciones y precisan apoyo en AIVD (finanzas, transporte, trabajo doméstico pesado, medicamentos...). Generalmente, la fragilidad moderada va impidiendo de forma progresiva ir de compras y caminar solo, preparar la comida y realizar las tareas del hogar.

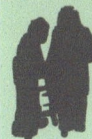
6. Moderadamente frágil. Necesitan ayuda con todas las actividades externas y con el mantenimiento de la casa. En casa, a menudo tienen problemas con las escaleras y precisan ayuda para bañarse y es posible que requieran asistencia mínima (indicaciones) con el vestido.

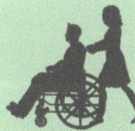
7. Gravemente frágil. Completamente dependiente para el cuidado personal por cualquier causa (física o cognitiva). Aun así, parecen estar estables y no tienen un alto riesgo de morir (próximos 6 meses).

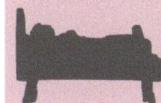
8. Severamente frágil. Totalmente dependiente, acercándose al final de la vida. Por norma general, no pueden recuperarse ni incluso de una enfermedad menor.

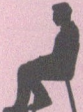
9. Situación terminal. Al acercarse al final de la vida, esta categoría se aplica a las personas con una esperanza de vida inferior a 6 meses, que no son evidentemente débiles.

Fragilidad en personas con demencia

El grado de fragilidad corresponde al grado de demencia:
- Entre los síntomas comunes de la demencia leve se encuentran olvidar los detalles de un evento reciente, aunque aún recuerde el evento en sí, repetir la misma pregunta o historia y aislamiento social.
- En la demencia moderada, la memoria reciente está muy deteriorada, incluso aunque aparentemente puedan recordar bien detalles de su vida. Pueden realizar actividades de autocuidado con pautas y supervisión.
- En la demencia severa necesitan a terceras personas para su cuidado.

Figura 15-1. Escala de fragilidad.

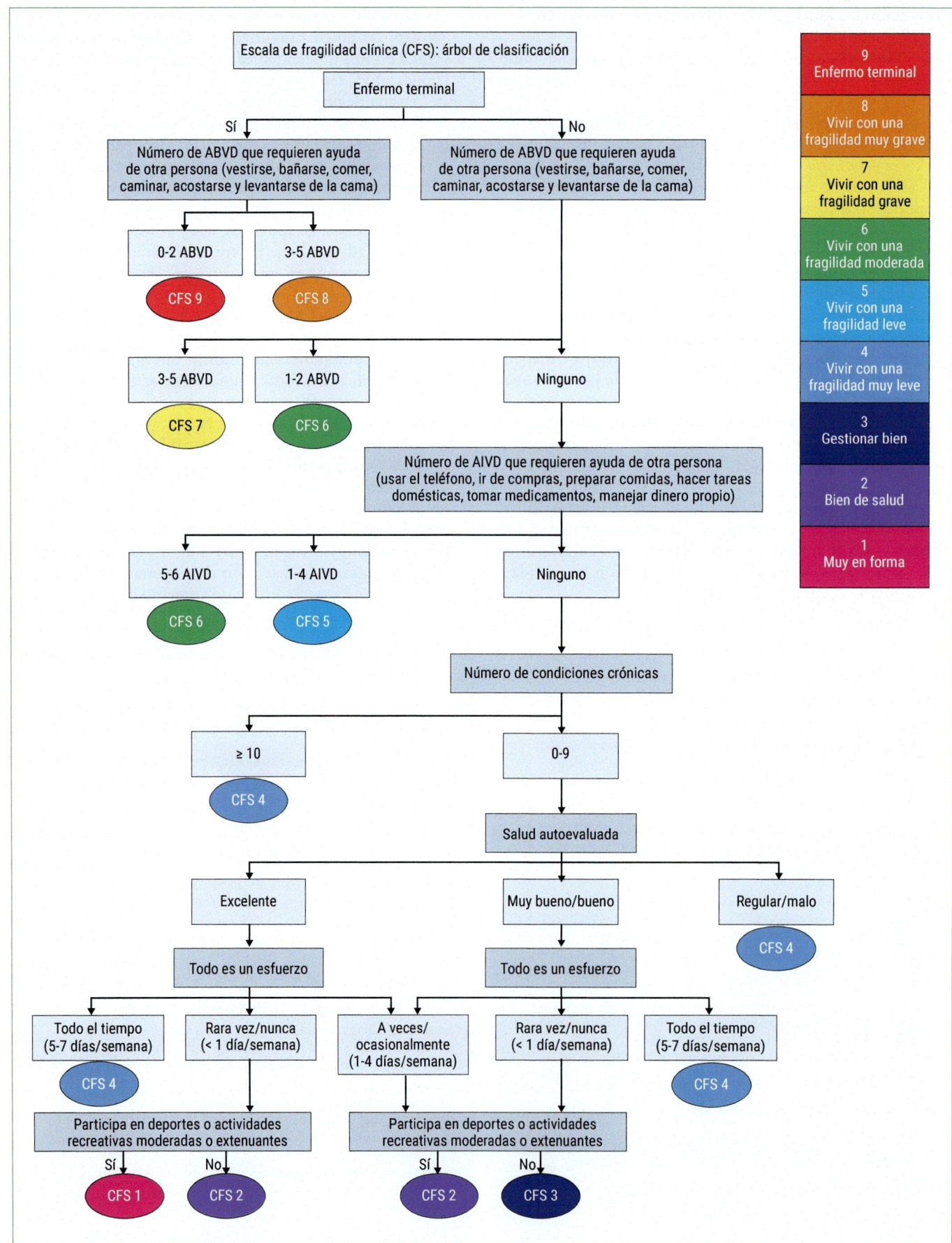

Figura 15-2. Escala de fragilidad clínica (CFS). ABVD: actividades básicas de la vida diaria; AIVD: actividades instrumentales de la vida diaria.

- *Program of Research to Integrate the Services for the Maintenance of Autonomy 7* (PRISMA-7). Esta escala ha sido ampliamente utilizada en el cribado de fragilidad. El instrumento *Integrated Care For Older People* (ICOPE) de la Organización Mundial de la Salud se desarrolló para cribar la pérdida intrínseca, definida como la combinación de capacidades físicas y mentales de la persona. Consta de siete preguntas; se considera frágil aquella persona que da tres respuestas afirmativas a las siguientes cuestiones:
  - ¿Es usted mayor de 85 años?
  - ¿Es varón?
  - ¿En general, tiene algún problema de salud que limite sus actividades?
  - ¿Necesita que alguien lo ayude regularmente?
  - ¿En general, tiene algún problema de salud que requiera que se quede en casa?
  - En caso de necesidad, ¿puede contar con alguien cercano a usted?
  - ¿Usa regularmente bastón, andador o silla de ruedas?
- *Tilburg Frailty Indicator.* Se trata de un cuestionario que consta de dos bloques. El primero consta de 10 preguntas en relación con determinantes de fragilidad. El segundo bloque tiene 15 ítems, que son los que, en realidad, se puntúan. Están divididos en: componentes físicos (ocho ítems), psicológicos (cuatro ítems) y sociales (tres ítems).
- *Edmonton Frail Scale.* Fue elaborada por Rolfson *et al.*, en la Universidad de Alberta (Edmonton, Canadá). Evalúa nueve dominios: cognición, estado general de salud, independencia funcional, soporte social, uso de medicamentos, nutrición, estado de ánimo, continencia y desempeño funcional. Tiene un total de 11 ítems. Las puntuaciones finales para analizar la fragilidad son: 0-4 = no frágil, 5-6 = vulnerable, 7-8 = fragilidad grave, 9-10 = fragilidad moderada y 11 o más = fragilidad grave. Se trata de una herramienta de evaluación que captura aspectos multidimensionales de la fragilidad; su utilidad radica en señalar problemas específicos que requieren especial atención o seguimiento. La información que suministra permite crear un plan de atención más individualizado y realizar un seguimiento de los diferentes aspectos relacionados con la fragilidad.
- Valoración geriátrica integral. Es un proceso diagnóstico dinámico y estructurado, que permite detectar y cuantificar problemas, necesidades y capacidades del anciano en las esferas clínica, funcional, mental y social con el fin de elaborar, basándose en ellos, una estrategia de intervención, seguimiento y tratamiento. Los objetivos de la valoración geriátrica integral son:
  - Mejorar la exactitud diagnóstica según un diagnóstico cuádruple: clínico, funcional, mental y social.
  - Descubrir problemas tratables no diagnosticados previamente.
  - Establecer un tratamiento cuádruple racional y adecuado a las necesidades del anciano.
  - Mejorar el estado funcional y cognitivo.
  - Mejorar la calidad de vida.
  - Conocer los recursos del paciente y su entorno sociofamiliar.
  - Situar al paciente en el nivel médico y social más adecuado a sus necesidades; evitar, siempre que sea posible, la dependencia, y, con ello, reducir el número de ingresos hospitalarios e institucionalizaciones.
  - Disminuir la mortalidad.

Los métodos que se utilizan para realizar la valoración geriátrica integral comprenden: la anamnesis, la exploración física y una serie de instrumentos específicos (escalas de valoración), que facilitan detección, cuantificación y seguimiento de los problemas, además de unificar la información y facilitar la comprensión y comunicación entre los diferentes profesionales.

Otras pruebas de evaluación en el paciente frágil

Además de las indicadas hasta ahora, existen otras pruebas de evaluación que es posible llevar a cabo en un paciente frágil.

- Valoración nutricional. La fragilidad se asocia con una disminución de la ingesta, tanto energética como proteica, con independencia del índice de masa corporal (IMC). En este sentido, habitualmente se define que un IMC inferior a 18,5 kg/m^2 equivale a una situación de desnutrición. Por sí solo se manifiesta como pérdida de fuerza, deterioro funcional con riesgo de caídas, incremento en el empleo de recursos sociosanitarios e, incluso, mayor mortalidad. En relación con la fragilidad y nutrición, se recomienda:
  - Medición del peso: todos los ancianos frágiles deberían ser pesados en cada visita médica y en algún momento del ingreso hospitalario (se ha de tomar como referencia siempre el peso el año anterior). La pérdida ponderal se asocia con pronóstico desfavorable; el IMC bajo muestra una relación en el deterioro funcional.
  - Evaluar las causas de baja ingesta alimentaria y buscar causas reversibles: situación dental, acceso a la alimentación (problemas sociales), habilidad para comer y preparar los alimentos, apetito. Se debe descartar disfagia y el uso de dietas restrictivas.
  - Evaluar comorbilidad y polifarmacia: algunos fármacos, los síndromes depresivos y el deterioro cognitivo afectan a la ingesta.
  - Realizar cribado de disfagia: sobre todo en cuadros neurológicos.
  - En ancianos hospitalizados, es necesaria una evaluación de la ingesta oral. Esta medida tiene un significado pronóstico y puede identificar al anciano con riesgo de complicaciones, estancia prolongada y mortalidad al año.
  - Empleo de suplementación o alimentación alternativa en pacientes hospitalizados.
  Además del IMC, se pueden utilizar cuestionarios validados, como el *Mini Nutritional Assessment,* que permiten predecir situaciones de desnutrición o riesgo y aproximarse al concepto de fragilidad. Es una herramienta mixta porque consta de dos partes: la primera es un cribado y la segunda incluye preguntas sobre aspectos neuropsicológicos y físicos del anciano, así como una encuesta dietética que constituye una auténtica herramienta de valoración del estado nutricional. Se puede

usar en ancianos institucionalizados, hospitalizados o que vivan en la comunidad. Los puntos de corte establecidos clasifican a los pacientes en estas categorías: estado nutricional normal (12-14 puntos), riesgo de malnutrición (8-11 puntos) y malnutrición (0-7 puntos), lo que indica la necesidad de llevar a cabo la versión extendida. La *Malnutrition Universal Screening Tool* (MUST), creada por el Malnutrition Advisory Group de la Sociedad Británica de Nutrición Enteral y Parenteral y recomendado por la European Society for Clinical Nutrition and Metabolism, ha sido diseñada para identificar a adultos malnutridos o con riesgo de malnutrición (desnutrición y obesidad). Consta de cinco pasos. Las variables incluidas son: IMC, pérdida de peso involuntaria en 3-6 meses y el efecto de la enfermedad aguda.

- Valoración de la capacidad aeróbica. El método de referencia para medir la capacidad funcional es la ergoespirometría con consumo de gases, pero no está al alcance de todos los centros sanitarios. Pero se pueden realizar pruebas mucho más sencillas que dan importante información, como el test de 6 minutos marcha, el test de los 2 minutos, cuando el anterior no sea posible, o el test *Up and Go*.
- Análisis del equilibrio. Se pueden usar diferentes herramientas, desde las más sencillas, como el *4-Test-Balance-Scale* o la escala de equilibrio de Berg, hasta métodos instrumentales, como la posturografía.
- Valoración riesgo de caídas. Cerca del 30-60 % de las personas mayores caen, al menos, una vez al año y cerca de la mitad lo hace de forma recurrente. Además de evaluar la situación médica del paciente, el entorno social y físico donde vive y el estado cognitivo, se puede utilizar la escala Dowton. Es una herramienta que se utiliza para valorar el motivo de riesgo mediante un sistema de puntos sobre cinco dimensiones: caídas previas, déficits sensoriales, estado mental, deambulación y medicamentos. Cuando la puntuación es superior a 2, se considera alto el riesgo de caídas.

CUÁNDO SE DEBE EVALUAR LA FRAGILIDAD

Según la Sociedad Europea de Cardiología, se debe evaluar la fragilidad en todos los pacientes que presenten estas situaciones:

- Pacientes de 70 o más años con enfermedad cardiovascular aguda o crónica.
- Pacientes con 70 o más años con enfermedad cardiovascular y empeoramiento de enfermedades crónicas.
- Pacientes con enfermedad cardiovascular conocida estrechamente relacionada con la fragilidad, como insuficiencia cardíaca, fibrilación auricular o multimorbilidad.
- Paciente con 70 o más años hospitalizados por eventos cardiovasculares agudos, no eventos cardiovasculares agudos o sometidos a cirugía mayor.
- Paciente con 70 o más años candidato a procedimientos cardíacos: implante de válvula aórtica transcatéter (TAVI), el marcapasos (PM), la intervención coronaria percutánea (PCI) y el desfibrilador cardioversor implantable con terapia de resincronización cardíaca (ICD-CRT).

FRAGILIDAD EN DIFERENTES PATOLOGÍAS CARDÍACAS

Las enfermedades en las que se puede dar fragilidad son: insuficiencia cardíaca crónica, insuficiencia cardíaca aguda, síndrome coronario agudo y estenosis aórtica.

Insuficiencia cardíaca crónica

El 80 % de los pacientes con insuficiencia cardíaca tienen más de 65 años. En muchas ocasiones se realiza este diagnóstico cardiológico pasados los 80 años. En personas mayores, además de la edad se deben tener en cuenta la presencia de otros factores que empeoran el pronóstico, como la depresión, el deterioro cognitivo y la presencia de comorbilidades. La prevalencia en los pacientes mayores con insuficiencia cardíaca es 7,5 veces mayor que en la población general. Se asocia a un mayor riesgo de empeoramiento de la clase funcional y duplica el riesgo de reingreso y mortalidad hospitalaria.

En la insuficiencia cardíaca los criterios de Fried han demostrado que predice la institucionalización y la mortalidad a medio plazo. Dada su sencillez y su valor pronóstico, se recomienda su utilización para la evaluación de la fragilidad en el paciente mayor ambulatorio con insuficiencia cardíaca.

Insuficiencia cardíaca aguda

La prevalencia de fragilidad entre los pacientes con insuficiencia cardíaca aguda oscila entre el 50-70 %. Su presencia se asocia con resultados adversos a corto y largo plazo. En la fase aguda de la enfermedad no se ha establecido qué escala sería más útil para valorar la fragilidad, pero, a modo de resumen, se puede decir que durante la hospitalización o en urgencias hospitalarias, donde uno de cada cuatro pacientes con insuficiencia cardíaca aguda es dado de alta a domicilio, se pueden usar escalas autoadministradas, como la escala de Frail. Por otro lado, en el momento del alta hospitalaria, cuando el paciente ya se encuentra estable, son adecuados los criterios de Fried o la valoración geriátrica integral.

Síndrome coronario agudo

En la fase aguda del síndrome coronario agudo, la fragilidad conlleva mayor incidencia de complicaciones, mortalidad hospitalaria y necesidad de reingreso. Para los pacientes con criterios de fragilidad también se emplean menos medidas invasivas. Se recomienda el uso de escala de Frail o la *Clinical Frailty Scale*.

Tras la fase aguda del síndrome coronario agudo, en las 48 horas siguientes al evento y con el paciente estable, se pueden realizar mediciones que incluyan pruebas físicas. Esto da información sobre el pronóstico, lo cual sirve de ayuda para la toma de decisiones respecto al diagnóstico. Se puede usar el índice SHARE-FI; positivo se asocia con incidencia de complicaciones precoces y mortalidad a corto y medio plazo. La presencia de fragilidad en la escala de Edmonton se asocia con mortalidad a corto y medio plazo.

Estenosis aórtica

Los criterios de Fried han demostrado impacto en la mortalidad de los pacientes con estenosis aórtica y en la necesidad de ingreso en centros de rehabilitación tras un TAVI. Las escalas más estudiadas en la estenosis aórtica grave son la velocidad de la marcha y el SPPB. Puntuaciones bajas en este último se han relacionado con disfunción sistólica y enfermedad coronaria y cerebrovascular. La velocidad de marcha disminuida se ha asociado con la mortalidad tras el TAVI.

TRATAMIENTO

El tratamiento se basa en los aspectos que se detallan aquí:

- El manejo de la fragilidad debe ser multidimensional. Los pilares claves para abordarla son:
  - Nutrición: desde cuidado dental hasta asesoramiento nutricional.
  - Ejercicio terapéutico a medida del paciente.
  - Apoyo emocional y manejo del deterioro cognitivo.
- Desarrollo de programas de ejercicio multicomponente en rehabilitación cardíaca: después de un evento agudo y antes de intervenciones o procedimientos programados.
- Centrarse en los aspectos ambientales para reducir el riesgo de caídas: evitar barreras arquitectónicas, mejorar los déficits sensitivos, etcétera.
- Evitar la polifarmacia inapropiada.
- Intentar reducir los períodos de hospitalización.
- Apoyar sobre todo el comportamiento de autocuidado: intensificar el apoyo a los pacientes cuando sea necesario después de un evento agudo o tras una hospitalización. Buscar alternativas de ayuda a nivel comunitario si no existe apoyo familiar adecuado.

Uno de los pilares básicos del tratamiento es el ejercicio físico. Los programas de ejercicio multicomponente incluyen ejercicio aeróbico, flexibilidad, equilibrio y fuerza, que constituyen la intervención más efectiva en la mejoría de la condición física global y el estado de salud global de los ancianos frágiles. Estas intervenciones reducen la incidencia y el riesgo de caídas y la morbimortalidad y previenen el deterioro funcional y la discapacidad, que son los principales eventos adversos de la fragilidad.

Las recomendaciones generales para un programa de actividad física multicomponente son:

- Los programas multicomponentes deben incluir aumentos graduales de volumen, intensidad y complejidad en los ejercicios de resistencia cardiovascular, fuerza muscular y equilibrio.

- Entrenar 2-3 días a la semana la fuerza muscular y 5 días la resistencia cardiovascular es un excelente estímulo para mejorar fuerza, potencia y resistencia cardiovascular en personas mayores frágiles que se inician en un programa de ejercicio.
- En programas que combinen fuerza y resistencia cardiovascular, el entrenamiento de fuerza se debe realizar antes que el de resistencia cardiovascular, pues se observan mayores ganancias neuromusculares y cardiovasculares en ese orden.
- En los programas de ejercicio físico, sobre todo en los dirigidos al desarrollo de la fuerza muscular, es conveniente que se utilicen pesas y que sean supervisados por profesionales con conocimiento y formación específica. Otros programas, como, por ejemplo, caminar, que aumentan la cantidad de actividad física semanal, son muy beneficiosos y contribuyen en gran medida a la mejora de salud.
- En personas con bajo nivel de actividad física y sin histórico de práctica de ejercicio físico sistemático, un volumen inicial bajo de entrenamiento puede facilitar la adherencia al programa.

Existen algunos programas de ejercicio estandarizado por niveles de fragilidad: Vivifrail, método Otago, etc. Pero muchos de los pacientes frágiles presentan patologías asociadas (osteoarticulares o neurológicas) que requieren adaptaciones especiales en la prescripción de ejercicio. Además, es importante que el prescriptor conozca técnicas de mejora de adherencia al ejercicio y haga entrevistas motivacionales.

CONCLUSIONES

Como resumen y en relación con una de las últimas conferencias de consenso sobre fragilidad, se puede concluir:

- La fragilidad es un síndrome de disminución de la reserva funcional y resistencia a estresores, que provoca vulnerabilidad.
- Identifica sujetos en riesgo de deterioro funcional y de otros eventos de deterioro de salud.
- Es multidimensional y dinámica.
- Es diferente de la discapacidad y comorbilidad, aunque las enfermedades modulan su aparición.
- El diagnóstico es útil en atención primaria y especializada.
- La velocidad de la marcha, movilidad y actividad física pueden ser útiles para el diagnóstico, al igual que la valoración del estado mental y nutricional.
- La fragilidad, en muchos casos, es reversible y el ejercicio terapéutico es su tratamiento.

PUNTOS CLAVE

- El aumento progresivo de la población anciana está ocasionando una demanda importante y creciente en los sistemas de salud en todo el mundo. La «epidemia» de la fragilidad está creciendo. La mejora en el manejo de enfermedades agudas y crónicas aumentará el número de pacientes mayores y, por tanto, con más riesgo de desarrollar fragilidad.

- Los pacientes frágiles, a menudo, se excluyen de los grandes ensayos cardiovasculares. Las sociedades científicas deberían diseñar estudios para estos pacientes, ya que en el momento actual estos siguen las mismas recomendaciones que los sujetos no frágiles.

- El uso de métodos estandarizados para la evaluación de la fragilidad podría permitir a los médicos utilizar criterios comunes para interpretar los resultados de diferentes estudios. Sin embargo, la heterogeneidad actual de las herramientas de cribado y valoración disponibles no debe limitar la valoración rutinaria de la fragilidad en la práctica diaria y se debe evitar el uso de los juicios clínicos subjetivos.

- La identificación de la fragilidad, según métodos simples, validados y universalmente aceptados, permite definir el riesgo adicional que conlleva la fragilidad. Los nuevos desafíos epidemiológicos y clínicos, como las pandemias mundiales, llevan a reconsiderar toda la vía clínica de los sistemas de salud. Desde este punto de vista, se requiere una evaluación integral de las multimorbilidades y un perfil para estratificar el riesgo global de los pacientes mayores.

- En pacientes mayores frágiles, los objetivos del tratamiento deben compartirse con los pacientes, para lo cual se ha de tener en cuenta las necesidades de los enfermos, los objetivos alcanzables y las intervenciones específicas dirigidas a la fragilidad.

BIBLIOGRAFÍA

Bielicka-Dbrowa A, Ebner N, Rodrigues Dos Santos M, Ishida J, Hasenfuss G, von Haehling S. Cachexia, muscle wating, and frailty in cardiovascular disease. Eur J Heart Fail. 2020;22(12):2314-26.

Diez-Villanueva P, Ariza-Solé A, Vidán MT, Bonanad C, Formiga F, Sanchis J, *et al*. Recomendaciones de la Sección de Cardiología Geriátrica de la Sociedad Española de Cardiología para la valoración de la fragilidad en el anciano con cardiopatía. Rev Esp Cardiol. 2019;72(1):63-71.

Domínguez-Ardila A, García- Manrique JG. Valoración geriátrica integral. Aten Fam. 2014;21(1):20-3.

Fried LP, Tangen CM, Walston J, Newman AB, Hirsch C, Gottdiener J, *et al*. Frailty in older adults: evidence for a phenotype. J Gerontol A Biol Sci Med Sci. 2001;56(3):M146-56.

Iiaz N, Buta B, Xue QL, Mohess DT, Bushan A, Tran H, *et al*. Interventions for frailty among older adults with cardiovascular disease: JACC State-of-art review. J Am Coll Cardiol. 2022;79(5):482-503.

O´Caoinmh R, Sezgin D, O'Donovan MR, William Molloy D, Clegg A, Rockwood K, *et al*. Prevalence of frailty in 62 countries across the world: a systematic review and meta-analysis of population-level studies. Age and Ageing. 2021:50(1);96-104.

Rockwood K, Song X, MacKnight C, Bergman H, Hogan DB, McDowell I,*et al*. A global clinical measure of fitness and frailty in elderly people. CMAJ. 2005;173(5):489-95.

Santos-Eggimann B, Cuenoud P, Spagnoli J, Junod J. Prevalence of frailty in middleaged and older community-dwelling Europeans living in 10 countries. J Gerontol A Biol Sci Med Sci. 2009;64(6):675-81.

Theou O, Cann L, Blodgett J, Wallace LMK, Brothers TD, Rockwood K. Modifications to the frailty phenotype criteria: Systematic review of the current literature and investigation of 262 frailty phenotypes in the Survey of Health, Ageing, and Retirement in Europe. Ageing Res Rev. 2015;21:78-94.

Factores psicológicos y sociales

16

I. Magán Uceda y R. Jurado Barba

OBJETIVOS

- Identificar los factores de riesgo y de protección psicológicos en las enfermedades cardiovasculares.
- Conocer el impacto de los factores de riesgo sobre la salud cardiovascular.
- Identificar aquellos factores de riesgo que puedan ser modificados con el objetivo de ser incluidos en la estrategia terapéutica y, así, disminuir el impacto de los factores de riesgo y potenciar el uso de los factores de protección.

INTRODUCCIÓN

Las enfermedades cardiovasculares (ECV), en general, y el síndrome coronario agudo (SCA), en particular, como es sabido, presentan una naturaleza multidimensional, es decir, en su origen y mantenimiento confluyen los factores clásicos de riesgo cardiovascular (RCV) de tipo biomédico —modificables (presión arterial e hipertensión arterial, niveles de colesterol, triglicéridos, glucosa en sangre, obesidad y obesidad abdominal, diabetes, etc.) y no modificables (edad, sexo y antecedentes familiares)— y de tipo comportamental o hábitos de salud (consumo de tabaco, patrones de alimentación, práctica de ejercicio físico, patrón de sueño, etc.). De acuerdo con esto y las propuestas de la American Heart Association (AHA), una mayor salud cardiovascular se vincularía a ocho componentes saludables: mantener una dieta saludable, realizar actividad física, evitar el consumo de nicotina, tener hábitos de sueño saludables, mantener un peso saludable, tener niveles adecuados de lípidos en sangre, mantener adecuados niveles de glucosa en sangre y de presión sanguínea. Estos elementos son dianas terapéuticas para los profesionales que promocionan la salud cardiovascular y reducen el RCV. Sin embargo, no siempre se alcanzan exitosamente, principalmente debido a dificultades relacionadas con la falta de adherencia, la cual, a su vez, y con frecuencia, se podría relacionar con ciertas características de tipo psicológico y social de las personas.

En este sentido, se ha comprobado que existen factores psicológicos, más concretamente el estrés y las emociones negativas (en especial la ansiedad, la depresión y la ira), que contribuyen a aumentar el RCV, no solo por sus efectos directos en el organismo, sino porque también dificultan dicha adherencia; por tanto, la consecución de las métricas que señala la AHA son objetivo terapéutico.

Por otro lado, la evidencia científica está mostrando que existen también factores psicológicos de protección cardiovascular que no solo protegen contra la aparición de un primer evento cardíaco agudo y/o primer diagnóstico de ECV, sino que también parecen reducir de manera significativa el riesgo de recurrencia y/o de morbimortalidad cardiovascular futura, lo que facilita la adherencia y el mantenimiento de un estilo de vida más saludable; el optimismo, los propósitos de vida, las fortalezas, las emociones positivas y el bienestar psicológico son los más relevantes.

A este respecto, aunque el papel contribuyente de las variables psicológicas (sean de RCV o cardioprotectoras) es fisiopatológicamente plausible a través de dos vías, una directa (la relativa a los efectos fisiológicos propios de los procesos psicológicos asociados a dichos factores) y otra indirecta, debido a que la experiencia mantenida de dichos estados puede repercutir de forma positiva o negativa en el estilo de vida y en la adherencia a las prescripciones y tratamientos médicos, es cierto que los mecanismos subyacentes que explican este proceso no se han esclarecido lo suficiente.

En relación con todo esto, la cardiología conductual positiva es una disciplina científica de la psicología de la salud que se encarga del estudio tanto de los factores psicológicos de RCV como de los de protección cardiovascular y del análisis de los mecanismos subyacentes que explican su contribución a la salud cardiovascular. De acuerdo con ello, se desarrollan programas eficaces de tratamiento psicológico y de carácter complementario para la prevención del RCV y la promoción de la salud cardiovascular.

En este capítulo, en primer lugar, se exponen de manera específica los factores psicológicos y sociales de RCV, así como los factores psicológicos y sociales de protección cardiovascular. A continuación, se ofrece una visión comprensiva del papel de todos ellos en el marco del paradigma de la cardiología conductual positiva, para terminar con las implicaciones que se derivan con vistas a las intervenciones psicológicas complementarias que han demostrado adecuados niveles de eficacia en los programas de rehabilitación cardíaca.

FACTORES PSICOLÓGICOS Y SOCIALES DE RIESGO

Como se indicaba en los párrafos anteriores, existe un acuerdo claro con respecto a la implicación de los factores psicológicos y sociales como desencadenantes de eventos cardiovasculares, bien como disparadores de la cascada fisiológica que ocasionan el estrés y las emociones (vía directa), bien como mediadores de conductas de riesgo (vía indirecta). En relación con la vía indirecta, la AHA, en su consenso de 2022, plantea la premisa de que, si bien mantener unas conductas cardiosaludables consigue reducir el RCV hasta en un 50 %, para personas con mayor riesgo genético, alcanzar esas conductas depende significativamente de factores psicológicos y sociales que determinan el estilo de vida que escoge cada uno. Por esta razón, la participación del psicólogo en los equipos de cardiología y rehabilitación cardíaca toma cada vez mayor peso en la recuperación o prevención de la patología cardíaca.

En respuesta a esta relación, surgió la denominada cardiología conductual, una subdisciplina científica de la psicología de la salud que se centra en el estudio del papel que tienen los factores psicológicos y sociales en la aparición y mantenimiento de las ECV, en general, y del SCA, en particular; además, estos podrían tener un papel relevante en los hábitos de vida y la adherencia terapéutica. En 2014, Rozanski categorizó los factores de RCV en cinco bloques: salud física, emocionalidad negativa, estrés crónico, apoyo social y sentido de la vida (todos ellos son modificables en mayor o menor medida). Consecuentemente, el paradigma de la cardiología conductual avanzó hacia la cardiología conductual positiva, puesto que no solo se reconocía el papel de los factores psicosociales de RCV, sino también el de los psicológicos de protección cardiovascular.

Este capítulo se centra en el papel de los factores psicosociales de riesgo y de protección cardiovascular. Por ello, las cuestiones relacionadas con el primer bloque de salud física, que incluyen hábitos saludables como la dieta, el sueño, el consumo de tabaco o el ejercicio físico, no se abordan aquí. De esta manera, este apartado se centra en la revisión del papel de los factores psicosociales de RCV, en concreto, en el estrés, las emociones negativas de ansiedad, la ira, la depresión y el apoyo social. Los apartados posteriores abordan el paradigma de la cardiología conductual positiva y las variables psicológicas cardioprotectoras.

Emocionalidad negativa

Las emociones negativas básicas son la ansiedad, el miedo, la tristeza y la ira. Existe bastante evidencia empírica que apoya su papel como factores psicológicos de RCV. En concreto, parece que la ansiedad, la ira disfuncional o la depresión se asocian, respectivamente, a incrementos de un 26 %, 19 % y 90 % de la probabilidad de aparición de una ECV en un futuro y a una probabilidad de un 48 % superior de mortalidad cardiovascular en el caso de la ansiedad. Además, se relacionan con un peor pronóstico en la recuperación de un evento cardiovascular adverso, lo cual se vincula a un mayor riesgo de recaídas (por ejemplo, del 36 % en el caso de la sintomatología ansiosa y del 24 % en la ira-hostilidad disfuncional).

A pesar de ello, es importante destacar que todas las emociones, incluso las negativas, son estados subjetivos normales, adaptativos y funcionales, porque promueven una respuesta del organismo destinada a modificar (negativas) o potenciar (positivas) la situación que las ha originado. Sin embargo, cuando esa respuesta tiene excesiva intensidad, permanece durante más tiempo del adecuado cuando la situación está resuelta o aparece en momentos que no corresponden, puede convertirse en patológica, lo que da lugar a los factores de riesgo que se relacionan con la mala salud cardiovascular.

A continuación, se revisa el papel de cada una de ellas en relación con el RCV y la salud cardiovascular.

Depresión

La depresión es un trastorno del estado de ánimo que incluye tristeza persistente, falta de interés en actividades que antes eran placenteras, sensación de cansancio, falta de concentración y pérdida o aumento de peso, que es considerado como una patología cuando estos síntomas llevan presentes al menos 2 semanas y afecta significativamente a la vida de la persona, puesto que reduce su nivel de actividad y sus relaciones con los demás. Sin embargo, en muchas ocasiones, es difícil identificar si una persona con un problema crónico de salud presenta o no síntomas comórbidos de depresión, porque es habitual que estos síntomas se solapen y se confundan con la sintomatología propia de la patología física. Este es el caso de las ECV, donde se experimenta con frecuencia, por ejemplo, pérdida de energía, enlentecimiento psicomotor o dificultades para dormir, entre otros.

> **!** La relación entre la depresión y la salud cardiovascular es bidireccional, de forma que el fallo cardíaco puede potenciar o iniciar los síntomas no solo emocionales de la depresión, sino también fisiológicos; a su vez, la depresión disminuye las actividades cardiosaludables y los hábitos de autocuidado, lo que incrementa significativamente el riesgo.

La probabilidad de experimentar sintomatología depresiva es mayor en personas que padecen problemas cardiovasculares. En concreto, en la ECV crónica la prevalencia de depresión comórbida varía del 20 al 45 %, mientras que las personas con depresión tienen un 90 % más de riesgo de padecer problemas cardiovasculares. Además, hay evidencia de que los síntomas depresivos más graves se vinculan con una presión sistólica más elevada o con una tasa de mortalidad más alta. En cambio, el tratamiento para los síntomas depresivos puede reducir el riesgo de ECV hasta en un 50 % en pacientes de mayor edad o con síntomas depresivos previos a la cardiopatía. No obstante, esta relación no es directa; se describe la interacción con múltiples factores que pueden mediar el efecto de la depresión en la cardiopatía y de esta en la depresión. Por ejemplo, en personas con ECV que presentan sintomatología depresiva, se ha comprobado que factores clínicos como la mayor gravedad de la ECV, la comorbilidad con otras patologías médicas o el uso de algunos fármacos como los betabloqueantes potencian los síntomas depresivos.

El mecanismo fisiológico que subyace en esta relación está mediado por la activación disfuncional del sistema nervioso simpático, característico de la insuficiencia cardíaca y que provoca un aumento en su actividad. Esto lleva a la liberación de hormonas del estrés, como la noradrenalina o el cortisol, desde las glándulas suprarrenales y las terminales nerviosas simpáticas. De hecho, en pacientes con insuficiencia cardíaca, se han observado niveles elevados de noradrenalina asociados con malestar psicológico, pero fundamentalmente con dificultades en la regulación del estado de ánimo. Además, otros factores como los parámetros inflamatorios, los elevados niveles de citoquinas proinflamatorias o de estrés oxidativo también suelen estar alterados en los trastornos depresivos, lo cual dificulta el proceso de recuperación no solo emocional, sino también cardíaca.

Ira y hostilidad

La ira y la hostilidad son patrones emocionales negativos que también se han relacionado con las ECV. La hostilidad es un rasgo de personalidad relativamente estable; supone un patrón de creencias y actitudes negativas sobre los demás que se asocian a sentimientos de ira. Por su lado, la ira es una emoción negativa que surge cuando la persona hace una interpretación de perjuicio sobre una situación y anticipa consecuencias negativas (varía desde la irritación leve hasta la rabia o la furia), por lo tanto, también supone la activación del sistema psicofisiológico mencionado antes.

El interés por estos rasgos relacionados con la agresividad surge con los primeros estudios que relacionaban la personalidad tipo A con las ECV, aunque, posteriormente, se ha comprobado, que en realidad la relación entre este tipo de personalidad y las ECV depende de algunos de los componentes de aquella, como, por ejemplo, la ira, la hostilidad o el estrés.

Desde los diferentes modelos psicológicos que explican las emociones, se tiende a entender estas como un rasgo (característica estable de la persona) o un estado (reacción específica a una situación vital). Así, las personas que tienen un elevado rasgo de ira tienden a responder con esta emoción en las situaciones cotidianas, mientras que los que tienen un elevado estado de ira manifiestan esa emoción de forma puntual. Además de esta división, se suele contemplar la forma en la que la persona expresa o regula su ira como un factor relevante. La expresión externa de la ira es la tendencia a manifestar esta de un modo abierto, con comportamientos como gritar, expresar enfado en voz alta o actuar de manera agresiva. Por su lado, la expresión interna de la ira supone la tendencia a reprimir o evitar expresar esta, con lo que se inhibe cualquier manifestación externa de ella (a veces dirigiéndola contra uno mismo). Para mantener de forma regulada y equilibrada esta emoción, es necesario un control de la ira, que supone la capacidad de la persona para manejarla de manera constructiva ante las situaciones desencadenantes. Esto supone, en ocasiones, ser capaz de expresar de modo asertivo su enfado, mientras que en otras debe poder reprimir esa expresión porque no es adecuada, por lo que se ha de ser capaz de mantener la ira en niveles funcionales.

La hostilidad, sin embargo, es un patrón de creencias que suponen pensamientos discrepantes hacia los demás. Surge a partir de la interpretación maliciosa o perjudicial para uno mismo de las conductas que llevan a cabo otros, lo que conduce a irritabilidad, facilidad para el enfado, suspicacia, reactividad emocional, etc.

Como muchos otros constructos psicológicos, la hostilidad se descompone en distintos componentes. Uno de especial interés para la cardiología es la hostilidad cínica (actitud negativa y desconfiada hacia otros, caracterizada por una creencia generalizada de que los demás son egoístas, manipuladores o no confiables). Las personas con alta hostilidad cínica tienden a ser escépticas y desconfiadas en sus interacciones sociales y pueden tener dificultades para confiar en otros. Otros componentes de la hostilidad son la hostilidad verbal, física y reactiva.

La presencia de ira y hostilidad en personas sanas se ha evidenciado como un efecto perjudicial en la salud del 28 %. De hecho, están asociadas no solo con un aumento de los episodios de cardiopatía en personas inicialmente sanas, sino también con un mal pronóstico en personas ya diagnosticadas con una ECV. Este estilo de respuesta ante los acontecimientos vitales se identifica como uno de los mecanismos patofisiológicos relacionados con la ECV coronaria. La influencia sobre las ECV de un estilo de respuesta basado en estas emociones puede estar mediada por una vía indirecta, ya mencionada, inclinando a las personas hacia peores hábitos de vida con conductas de riesgo, resistencia al cambio terapéutico propuesto, etc. Asimismo, la vía directa de la activación emocional, la ira y la hostilidad pueden alterar la presencia de ECV a través de la desregulación del sistema nervioso autónomo y el aumento de los factores inflamatorios y de coagulación, como la interleucina-6, proteína C reactiva, fibrinógeno o mayores niveles de cortisol.

De forma específica, se ha encontrado evidencia de que una mayor expresión externa de la ira se relaciona con una presión arterial sistólica y niveles de colesterol más bajos, mientras que una menor capacidad de control de la ira y de expresión externa muestran mayor probabilidad de ECV a largo plazo. Es decir, aquellas personas que controlaron menos su ira y tienen poca capacidad de expresión externa de esta muestran más ECV (hay una especial relación entre la desregulación de la ira y los eventos de isquemia cardíaca en las mujeres). Estas asociaciones se han mostrado en estudios posteriores comprobándose que la ira suele estar implicada en el desarrollo y mantenimiento de las ECV, la hipertensión arterial esencial y el cáncer. Además, se ha encontrado evidencia de que los episodios agudos de ira pueden desencadenar infarto agudo de miocardio y muerte cardíaca súbita.

Por su parte, la hostilidad se asocia más con mortalidad y morbilidad cardiovascular. Las puntuaciones más altas de desconfianza cínica se relacionan de forma más clara con factores de riesgo médicos (mayor índice de masa corporal, presión arterial sistólica o niveles de colesterol) que con eventos cardiovasculares en sí mismos. Así, la hostilidad, la agresión o el comportamiento tipo A de personalidad suponen un aumento de la reactividad cardiovascular (frecuencia cardíaca o presión arterial), mayor activación simpática y desajustes en parámetros de inflación, de forma que pueden contribuir a un riesgo elevado de eventos cardíacos desencadenados de manera emocional en tales pacientes.

En un análisis detallado de la implicación de estos factores en el fallo cardíaco, parece que tanto la ira como la hostilidad son predictores de todas las causas de hospitalización evaluadas, es decir, no solo de las causas cardíacas. Pero su papel podría ser diferente: la hostilidad se relaciona con las ECV en su totalidad. Así, entendida como rasgo, como forma estable de afrontamiento de los acontecimientos vitales, la ira refleja su influencia mediante la forma en la que se expresa la emoción (expresión interna o externa), por lo que los autores sugieren que quizás los esfuerzos terapéuticos deban dirigirse a estas cuestiones, más que al control o regulación de la ira.

En el contexto de una consulta médica, la hostilidad se puede ver reflejada en la falta de confianza por parte del paciente en el profesional que le atiende, ya que percibe un perjuicio, por ejemplo, en el tratamiento farmacológico dispensado o en las pautas de tratamiento que se propongan a la persona. Por su lado, la ira podría verse reflejada en la no aceptación de la situación o enfado por el cambio de hábitos, que seguro se pide a los pacientes cuando se encuentran en esta situación médica. Cualquiera de ellas, experimentadas de forma desadaptativa, podría implicar una peor adherencia al tratamiento propuesto por el cardiólogo.

Ansiedad

Antes de dar paso al apartado de estrés crónico, es necesario revisar el papel de la ansiedad para poder entender ambos conceptos, que están íntimamente relacionados, pero hacen referencia a cuestiones diferentes.

La ansiedad es una emoción, de nuevo adaptativa, que aparece ante una amenaza percibida. Se manifiesta como un estado de agitación o inquietud que surge al anticipar el peligro que procede de la amenaza, por lo que la persona que la experimenta describe angustia y sensación de peligro inminente. Además, supone un patrón de interpretación de las situaciones o sucesos como amenazantes, sin que exista necesariamente una amenaza. Todo ello lleva al individuo a movilizar recursos de forma sostenida en el tiempo para afrontar su situación, por lo que desencadena síntomas de activación fisiológica como los que se describen más abajo en el apartado de «Estrés crónico». El estrés, sin embargo, es el resultado de la percepción de incapacidad para resolver una situación de amenaza concreta, lo que también moviliza recursos para modificar la situación. Por lo tanto, mientras la ansiedad es la emoción, el estrés es un proceso que implica una respuesta cognitiva, fisiológica y conductual.

La ansiedad, como en el caso de la ira, se puede entender como un rasgo, un patrón de interpretación de la realidad o un estado en respuesta a una situación. Se han hecho varios metaanálisis relevantes evaluando la relación entre la ansiedad y las patologías cardiovasculares. Roest, en 2010, describió cómo las personas con mayores niveles de ansiedad tienen más incidentes cardiovasculares, incluso más muertes por patología cardíaca. Celano (2016), en su revisión, señala que existe una relación entre la ansiedad, la incidencia y, en algunos casos, la progresión de enfermedades cardiovasculares. En personas sin enfermedad cardíaca existente, la ansiedad se relaciona con el posterior desarrollo de enfermedad coronaria, mientras que en personas con enfermedad coronaria establecida, la relación

entre la ansiedad y los resultados cardíacos es mixta. En este tipo de pacientes, es usual encontrar la sensación de peligro y angustia ante la propia ECV o las limitaciones físicas y sociales que puede suponer. Aunque esta relación parece clara, hay algunos factores, como los sociodemográficos, o la existencia de síntomas depresivos, que pueden explicar gran parte de la relación entre la ansiedad y los resultados cardíacos (son mediadores de los efectos descritos). Por ello, la relación entre la ansiedad y las ECV también se describe como bidireccional, al igual que pasaba con la depresión.

> **!** La activación del sistema simpático de forma sostenida en el tiempo, propia de las patologías de la ansiedad y el estrés crónico, da lugar al desajuste del eje hipotálamo hipofisario adrenal o del eje noradrenérgico, con lo que aumenta la liberación de catecolaminas plasmáticas y se produce daño endotelial. En última instancia, conduce a aterosclerosis y eventos coronarios agudos

De forma más específica, en el siguiente apartado se revisa el papel del estrés en esta relación.

Estrés crónico

El estrés es un proceso adaptativo que moviliza los recursos necesarios fisiológicos y psicológicos para poder enfrentar una amenaza o un problema. Supone transacciones constantes entre la persona y el ambiente en las que se valoran las demandas de la situación y los recursos de los que dispone la persona para afrontarla o solucionarla. Según el modelo transaccional del estrés, el estrés, en sí mismo, no es malo ni bueno; de hecho, es un proceso psicobiológicamente preprogramado que ha ayudado a sobrevivir como especie a lo largo de los siglos. Es más, en la mayoría de los casos es adaptativo o positivo, puesto que la persona valoraría la situación como un reto al que puede responder porque dispone de recursos. Sin embargo, cuando este es demasiado frecuente, intenso o duradero, en definitiva, desproporcionado, puede suponer un factor de riesgo para la salud. En concreto, el estrés supone un aumento del riesgo de desarrollo futuro de ECV en un 72 % (es el principal mediador entre las emociones y los rasgos psicológicos y las patologías cardiovasculares).

Actualmente existe bastante consenso al considerar el estrés un proceso interactivo y transaccional, que, en la mayoría de los casos, supone una respuesta adaptativa e inespecífica del organismo ante demandas internas o externas puntuales del entorno. Es decir, es un disparador que pone en marcha los recursos fisiológicos y psicológicos necesarios para hacer frente a la exigencia presente, de forma que cuando la situación está resuelta, se desactiva. Así, la experiencia de estrés es el resultado de la interacción entre el acontecimiento, la evaluación de la situación como amenazante y el tipo de afrontamiento que la persona decide adoptar ante la situación. Cuando la interacción está equilibrada, la persona suele llevar a cabo conductas adaptativas, se soluciona el problema y el organismo recupera la homeostasis o el equilibrio, lo cual no constituye ningún riesgo para la salud. Pero si este proceso se activa de manera reiterada, habitual, excesiva o desproporcionada, puede convertirse en desadaptativo con consecuencias negativas para la salud. El estrés supone, entre otros, la hiperactivación del eje hipotálamo-hipofisario-adrenal, el eje noradrenérgico y la alteración de sus mecanismos de regulación, lo que, a su vez, repercute en la sobreactivación del sistema nervioso simpático. De esta forma, la persona anticipa una determinada situación y pone en marcha el sistema nervioso autónomo para dar cuenta de las necesidades metabólicas y conductuales necesarias para hacer frente a la amenaza. Como consecuencia, esta activación fisiológica proporciona información somatosensorial que contribuye con información para valorar la situación que se está viviendo, por lo que supone un bucle de retroalimentación, que, en muchos casos, mantiene el estrés.

Por ejemplo, una persona que se encuentra en una situación de alta demanda laboral anticipa que la reunión que va a tener en los siguientes minutos con su jefe va a ser tensa, por lo que su cascada noradrenérgica se pone en marcha activando el sistema nervioso simpático, lo que hace que aumente el ritmo cardíaco, la sudoración o la falta de salivación. A su vez, podría interpretar estas sensaciones fisiológicas como una nueva amenaza, por ejemplo, anticipando un fallo cardíaco, lo que mantiene el bucle del estrés activo. Así, existiría un control de la fisiología cardiovascular a través de las vías del sistema nervioso autónomo visceral motor (cerebro-cuerpo) y visceral sensorial (cuerpo-cerebro).

> **!** En el consenso alcanzado por la AHA sobre salud psicológica y bienestar, se hace una revisión de los estresores más frecuentes en relación con el RCV; los estresores relacionados con el estrés postraumático, el aislamiento social y la soledad son los más relevantes, puesto que suponen, respectivamente, un incremento del RCV de un 61 % y 50 %, seguido de los estresores relacionados con el trabajo, con aumento del riesgo en un 40 %, y del estrés percibido en general (independientemente del origen) con un aumento del 27 % del RCV (v. una revisión extensa en Levine GN, 2021).

En relación con los tipos de estresores o la situación que desencadenaría el estrés, antes de la revisión realizada por la AHA, Rozanski (2005) clasificó los estresores crónicos en cinco categorías, que, en líneas generales, coincidirían con las de la AHA: estrés laboral, marital, del cuidador, apoyo social y estatus socioeconómico. Aunque Rozanski subrayó que ninguna de estas categorías de estresores son factores simples, sino constructos complejos con varios componentes que, incluso, pueden ser considerados a su vez factores de protección, como, por ejemplo, el soporte social o el estatus socioeconómico.

Es muy habitual encontrar en la consulta personas cuya fuente de estrés crónico es el trabajo o la situación familiar. El estrés laboral ha sido objeto de investigación en numerosas ocasiones y, en la actualidad, existe consenso sobre su papel como desencadenante de eventos cardiovasculares. De hecho, Karasek, en 1981, propuso un modelo en el que sitúa el estrés o la tensión laboral como producto de dos ejes (la demanda y la autonomía laborales) que han servido para analizar posteriormente la relación entre el tipo de trabajo y

las ECV. El modelo planteaba que unas exigencias psicológicas elevadas combinadas con un escaso control individual sobre estas conducen a una tensión fisiológica y, por tanto, a un mayor riesgo de padecer ECV, si bien, la presencia de un apoyo social adecuado podría ser un amortiguador de dicha tensión o, por el contrario, un potenciador si ese apoyo social es inadecuado.

Otros modelos incluyen factores más generales, como, por ejemplo, el desajuste entre la demanda y la recompensa propuesto por Siegrist, la inseguridad laboral o el equilibrio entre la vida personal y laboral como factores de riesgo cardiovascular. Sin embargo, más allá de matices diferenciales entre modelos, Kivimäki concluye que el estrés laboral es relevante, puesto que aquellos trabajadores que perciben y manifiestan estar sometidos a tensión laboral, frente a los que no, presentan un riesgo relativo de desarrollar SCA un 34 % más elevado, con independencia del origen. Es más, las personas con jornadas laborales prolongadas, en estudios prospectivos, tienen un RCV un 39 % más elevado, con independencia de factores como la edad o el género. En líneas generales, las personas con mayor estrés laboral (tensión laboral, jornadas largas de trabajo o inseguridad laboral) padecen un riesgo moderadamente elevado de eventos cardiovasculares, con un incremento del riesgo del 10-40 % más que personas que no están expuestas a estresores.

Por otro lado, el estatus socioeconómico puede constituir también un estresor crónico. Este se define como la posición relativa de una persona en la sociedad, pero es un constructo complejo porque depende de factores sociales y económicos que implican aspectos socioculturales, nivel educativo, ocupación, ingresos, riqueza o estilo de vida, además del papel que la sociedad atribuye a la persona en la estructura social. Por lo tanto, el estatus socioeconómico es un concepto multidimensional que busca comprender la posición y las oportunidades que una persona tiene en la sociedad en relación con otros individuos o grupos. Stringhini (2017), al analizar la relación entre el estatus socioeconómico y la mortalidad prematura, encontró que cuando aquel es bajo, se asocia con un mayor riesgo de ECV, así como con un acceso reducido a la atención médica de calidad e intervenciones preventivas y terapéuticas. Esta relación parece tener como mediador muchos de los factores de riesgo modificables, como aquellos relacionados con la dieta o la actividad física.

> Las personas de estatus socioeconómico bajo se enfrentan a desafíos adicionales relacionados con la salud y tienen mayores barreras para acceder a la atención médica, lo que contribuye a su mayor riesgo de enfermedad cardiovascular. Este tipo de evidencias deben inclinar a los médicos a incluir los factores socioeconómicos dentro de los sistemas de cálculo de riesgo frente a ECV y a hacer una mayor supervisión de estas circunstancias.

Todo ello implica que las fuentes de estrés crónico deben ser identificadas y abordadas en la consulta, lo cual requiere la intervención de un especialista en salud mental, ya que esto potencia cualquier intervención terapéutica planteada por el clínico.

Apoyo social

El apoyo social se entiende como el conjunto de relaciones interpersonales en las que la persona consigue soporte emocional, instrumental o económico de la red social en la que se encuentra de forma que las necesidades sociales básicas se vean satisfechas. El apoyo social, además, implica la creencia de que se tienen personas disponibles en las que apoyarse para enfrentar situaciones difíciles, lo que hace referencia a la percepción subjetiva de recursos de afrontamiento, pero también de ser amado y aceptado. Así, una mayor percepción de apoyo social se relaciona con diferentes marcadores de salud, no solo física, sino también mental (es uno de los factores de protección más referenciados en la bibliografía psicológica).

Dentro del concepto de apoyo social se han incluido diferentes componentes, pero Rozanski, en su revisión de 2005, refleja dos componentes evaluables con relación a la salud cardiovascular. El primero hace referencia a las redes sociales de las que dispone la persona (incluye número, nivel y tipo de relaciones sociales o interacción con la comunidad). El segundo es el soporte funcional, no solo objetivo, sino también percibido. Dentro de este soporte funcional se pueden incluir aspectos como la soledad, el aislamiento social o el apoyo psicosocial. Por ejemplo, el apoyo social es un componente fundamental de la salud social y podría modular la salud social del paciente, de forma que aquellas personas con mayores niveles de salud social mostrarían un estilo de vida más saludable en cuanto a la práctica de ejercicio físico, consumo de tabaco o hábitos alimentarios, entre otros.

De esta forma, el hecho de poseer un menor apoyo emocional y constructivo/instrumental (por ejemplo, en forma de apoyo físico o económico, de ayuda en acceso a servicios o de apoyo en la obtención de información) dificulta el mantenimiento y la adherencia a los hábitos cardiosaludables que se han señalado en la introducción. Así, en el caso de las personas más mayores, puede referirse a ayuda para hacer gestiones económicas, para comprender una situación médica o, incluso, organizar consultas y citas.

En conjunto, el bajo apoyo social se relaciona, por vía indirecta, con un mayor abanico de factores de riesgo metabólicos, como hiperglucemia, hipertensión o triglicéridos elevados. A esto se suma la aparición de emociones negativas, como ansiedad, estrés o depresión, que funcionan como mediadores de la salud cardiovascular. Por ello, de nuevo esta interacción es bidireccional, ya que las patologías crónicas, como las ECV, suelen ocasionar una reducción de las interacciones sociales.

FACTORES PSICOLÓGICOS Y SOCIALES DE PROTECCIÓN

En las últimas décadas, en el marco de los paradigmas positivos de la salud cardiovascular, la comunidad científica ha mostrado interés por los denominados factores psicológicos y sociales de protección cardiovascular, puesto que la evidencia empírica parece indicar que un funcionamiento psicosocial positivo predice por sí mismo la ausencia de ECV, así como un menor riesgo de morbimortalidad cardiovascular, con independencia de otros factores tradicionales de RCV, tanto de tipo biomédico como sociales y psicológicos, lo que demuestra un peso propio en la rehabilitación cardíaca.

En relación con ello, en esta parte del capítulo, se analiza la relación entre dicho funcionamiento psicosocial positivo y la salud cardiovascular, centrándose de manera específica en el papel del bienestar psicológico y sus componentes, como las emociones positivas, las fortalezas o los propósitos y el significado de la vida, entre otros, así como el optimismo disposicional, puesto que parece que han recibido un mayor apoyo empírico al respecto.

Bienestar psicológico y optimismo

La felicidad es un elemento que siempre ha interesado al ser humano. Sin embargo, este concepto es muy amplio, abstracto y polisémico, lo que dificulta enormemente su análisis científico, por lo que es más adecuado el uso de otros constructos más operativos como el bienestar psicológico o subjetivo. El bienestar psicológico incluye diferentes componentes de tipo afectivo, cognitivo y conductual, como las emociones positivas, los propósitos de vida, el optimismo y la satisfacción vital. Esta definición integra las dos concepciones teóricas del bienestar psicológico: el paradigma hedonista, que considera que el bienestar se asocia a estados afectivos positivos y el paradigma eudaimónico, que plantea que el bienestar se vincula a capacidades, virtudes o fortalezas que pueden desarrollarse y cultivarse, como los propósitos de vida, el crecimiento ante la adversidad y las fortalezas personales. Esto da lugar a diferentes clasificaciones del bienestar psicológico, como, por ejemplo, la que propone Steptoe, que diferencia entre el bienestar afectivo o hedonista (experiencia de afecto positivo como felicidad, alegría, euforia, entusiasmo, placer, vitalidad o diversión), bienestar eudaimónico (valoraciones del significado y los propósitos de vida, que incluye el denominado *flourishing* o florecimiento, el sentido de autonomía, el crecimiento personal, el dominio del entorno, las relaciones positivas con otros y la autoaceptación) y el bienestar evaluativo (valoraciones sobre cómo de satisfecho se encuentra uno mismo con la propia calidad de vida).

En los últimos años, múltiples revisiones y metaanálisis, así como potentes estudios de carácter longitudinal, están demostrando que la felicidad, en general, y el bienestar y el optimismo, en particular, se asocian de manera robusta y consistente con una mejor salud general y cardiovascular, lo que reduce el riesgo de morbimortalidad global y cardiovascular.

Tanto es así que diferentes asociaciones, entre ellas la American Heart Association, plantean que existen claras y consistentes asociaciones entre la salud psicológica y cardiovascular y el RCV, de manera que un menor funcionamiento psicológico positivo podría estar causalmente asociado a procesos biológicos y conductuales que podrían contribuir a incrementar el RCV. De acuerdo con dicha evidencia empírica, sugiere que las intervenciones psicológicas específicas dirigidas a mejorar la salud psicológica podrían tener un impacto positivo en la salud cardiovascular. Así, se propone la implementación de protocolos de cribado para evaluar el estado psicológico de los pacientes con RCV con el objetivo de determinar quiénes se pueden beneficiar de este tipo de intervenciones.

Las diferentes dimensiones del bienestar están altamente relacionadas entre sí, así como con otra dimensión de carácter disposicional como el optimismo, entendida como un componente de la personalidad con una naturaleza estable y consistente que suele ser más difícil de modificar, por ejemplo, con una intervención psicológica.

El optimismo disposicional se define como «la expectativa de que los sucesos positivos o buenos serán más probables, frente a los acontecimientos negativos cuya probabilidad será menor». Un mayor rasgo de optimismo reduce el riesgo de infarto de miocardio casi a la mitad, un 24-73 % el de mortalidad cardiovascular y un 10-48 % el de fallo cardíaco frente al pesimismo que supone un aumento del RCV del 32-34 %.

De acuerdo con estos datos, el metaanálisis realizado por Rozanski en 2019, con un total de 229.391 participantes y seguimientos medios durante casi 14 años, mostró una reducción significativa del riesgo de recurrencia de eventos cardiovasculares del 35 %, así como beneficios del 14 % en la reducción de mortalidad global para aquellas personas con mayores puntuaciones de optimismo, datos que se mantuvieron independientemente de otros factores como el sexo, la sintomatología depresiva, el método de evaluación o la duración de la intervención.

Sentido de la vida

Tener un alto sentido de propósito de vida parece ser uno de los componentes esenciales del bienestar psicológico y la resiliencia. De manera general, el propósito de vida podría definirse como la meta de autoorganizar la propia vida, lo que promueve el establecimiento de objetivos y conductas necesarias para su logro, lo cual da un sentido o significado a la propia vida.

Se puede entender desde distintos modelos o teorías, que más que diferentes son complementarias. Desde la perspectiva eudaimónica del bienestar, los propósitos de vida se consideran una necesidad básica, que, cuando se satisface, potencia la sensación de vitalidad. En relación con todo ello, parece que los propósitos de vida constituyen un factor protector al asociarse a una mejor salud, en general, y a una mejor salud cardiovascular, en particular.

Esta asociación se ha evidenciado en el metaanálisis realizado por Cohen, Bavishi y Rozanski (2016), que incluyó 136.265 participantes con un seguimiento medio de 7,3 años. Entre sus principales resultados se concluyó que tener un nivel alto de propósito de vida se asocia a un riesgo un 33 % y 35 % menor, respectivamente, de mortalidad global y de sufrir algún tipo de evento cardíaco, como infarto de miocardio o ictus, entre otros. Esta reducción es del 17 % tanto en la mortalidad general como en el riesgo cardiovascular, incluso cuando se analiza de manera independiente de otras variables asociadas como la edad o el sexo, entre otros.

Otros trabajos han reportado resultados que indican que se relaciona con un riesgo un 27 % y un 22 % menor de infarto de miocardio y de fallo cardíaco, respectivamente, mientras que un bajo nivel de propósito de vida parece que supone un aumento de RCV del 50 %. De manera similar, en un estudio longitudinal realizado en Japón en el que participaron 29.517 hombres y 41.984 mujeres, en principio sanos, aquellos que tenían un mayor nivel de propósito de vida mostraron un menor nivel de mortalidad cardiovascular 20 años después; este efecto era mayor en los hombres que en las mujeres. Incluso se vio como este papel protector se mantenía en situación de desempleo.

DE LA CARDIOLOGÍA CONDUCTUAL A LA SALUD CARDIOVASCULAR POSITIVA

En relación con todo lo anterior y de acuerdo con los hallazgos científicos, se ha ido evolucionando desde la cardiología conductual clásica que se centraba en el estudio de los factores psicológicos y psicosociales de RCV hacia la cardiología conductual positiva.

La cardiología conductual es una subdisciplina de la psicología científica de larga tradición, cuyo objetivo es esclarecer el perfil psicológico vinculado a un mayor RCV para desarrollar programas complementarios de intervención psicológica basados en el paradigma cognitivo-conductual dirigidos a la reducción y el control del RCV en cualquiera de los niveles de prevención (primaria, secundaria y terciaria) complementarios a los programas de rehabilitación cardíaca.

La cardiología conductual clásica se ha centrado en los factores psicológicos de riesgo, de carácter negativo y la atención que los psicólogos han dedicado al papel de los factores de protección cardiovascular (se ha atendido en menor medida a los factores protectores). Sin embargo, en los últimos años, se ha observado cierto cambio de paradigma, tanto en el área de la psicología como en el de la cardiología, que se propone la inclusión de las variables procedentes de la psicología positiva en los modelos explicativos de la patología cardíaca. Muestra de ello es el nacimiento en paralelo de dos conceptos clave que presentan muchas similitudes, pero también muchas diferencias: la salud positiva y la salud cardiovascular.

La salud positiva es un concepto propuesto por Seligman (2008) que se define según tres dimensiones: la biológica (aspectos relativos al funcionamiento fisiológico adecuado), la funcional (capacidad de desempeñar los propios roles y actividades de la vida diaria de manera satisfactoria) y la subjetiva (factores vinculados al afecto positivo y las dimensiones psicológicas positivas del bienestar y el optimismo). Un adecuado funcionamiento de estas tres se asocia a mayor salud, longevidad y calidad de vida, así como a un mejor pronóstico de la enfermedad, una mejor salud mental, lo que conlleva ahorrarse costes económicos a los sistemas sociosanitarios.

Por su parte, desde el campo de la cardiología, surge la denominada salud cardiovascular, que se compone de siete dimensiones, tres de tipo biológico (niveles de presión arterial, colesterol total y glucosa en plasma) y cuatro de tipo conductual o funcional vinculados al estilo de vida (consumo de tabaco, práctica de ejercicio físico, patrón de alimentación e índice de masa corporal). Estas dimensiones se gradúan en ideal, medio o pobre (2, 1, 0 puntos) de acuerdo con criterios específicos para niños (menores de 20 años) y adultos, lo cual ofrece una puntuación de salud cardiovascular que oscila de muy pobre a muy favorable.

Si bien la salud cardiovascular es un concepto más operativo y concreto, obvia los componentes psicológicos que sí se incluyen en el constructo de salud positiva, aunque sea más ambiguo y abstracto, de forma que ambos campos se complementan mutuamente, como puede verse en la **figura 16-1**.

Mientras que los factores de RCV tienen su implicación en el origen de las ECV por medio de las vías descritas previamente (indirectas y directas), el papel cardioprotector de los factores psicológicos positivos descritos podría explicarse por tres vías:

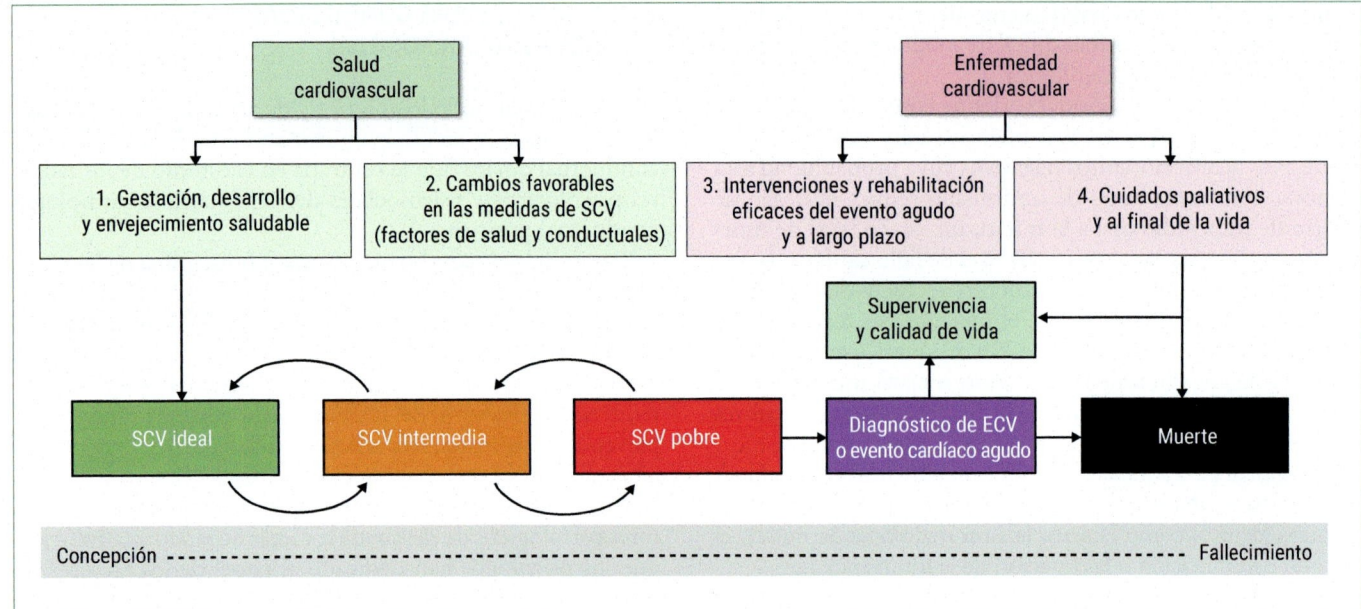

Figura 16-1. Salud cardiovascular positiva a lo largo del ciclo vital y oportunidades para las intervenciones psicológicas positivas.
La salud cardiovascular es un continuo en el que la persona va moviéndose a lo largo de todo su ciclo vital. La persona oscila desde una salud cardiovascular ideal, relacionada con un estilo de vida saludable y una adecuada salud en general, hasta una salud cardiovascular intermedia y pobre, a medida que se van presentando más factores de riesgo cardiovascular, lo que puede desencadenar algún tipo de enfermedad cardiovascular. De la misma manera que la persona puede ir empeorando su salud cardiovascular, también puede mejorarla, incluso aunque haya tenido algún tipo de problema cardiovascular gracias a la modificación del estilo de vida, la mejora del bienestar y las intervenciones de rehabilitación cardíaca, en caso de que sean necesarias. ECV: enfermedad cardiovascular; SCV: salud cardiovascular.
Adaptada de Labarthe (2016).

- Una vía directa: explicada por su influencia directa sobre los procesos biológicos que se traducen en un mejor funcionamiento del sistema inmune, una reducción de los niveles de lípidos en sangre, la variabilidad de la frecuencia cardíaca y otros aspectos del funcionamiento del sistema autónomo.
- Dos vías indirectas: se ha comprobado que el bienestar, el optimismo, las emociones positivas o los propósitos de vida promueven la adquisición y mantenimiento de hábitos de vida más saludables y actúan como amortiguadores del estrés al promover la activación de otros factores de carácter psicosocial que se asocian a una mayor salud, como, por ejemplo, el apoyo social, la regulación emocional o el afrontamiento adaptativo, entre otros. Esta interacción se puede observar gráficamente en la **figura 16-2**.

IMPLICACIONES DE LOS FACTORES DE RIESGO Y DE PROTECCIÓN PARA LA REHABILITACIÓN CARDÍACA

Tras la revisión de la implicación tanto de factores de protección como de riesgo en la salud cardiovascular, hay algunas cuestiones importantes que hay que reflejar en la forma en la que se aborda clínicamente a este tipo de pacientes. La primera tiene que ver con la consideración que se debe hacer en relación con los comportamientos y prácticas de salud que llevan a cabo estas personas. A lo largo de la intervención terapéutica se les pide no solo que se adhieran al tratamiento farmacológico, sino también que hagan una serie de cambios vitales que, como se ha visto, tienen una repercusión directa

en la eficacia del tratamiento. Así pues, los aspectos revisados deben ser incluidos en los programas de rehabilitación cardíaca.

A modo de resumen, la depresión, la ansiedad, la ira, la hostilidad y el estrés crónico, pero también el apoyo social, tienen un importante papel en el mantenimiento de la salud cardiovascular. Lo mismo sucede con los factores positivos, como el bienestar psicológico, el optimismo o el sentido de la vida. Aunque estos aspectos se han incluido en los protocolos de rehabilitación cardíaca en mayor o menor medida, esta implantación ha sido desigual. Además, cuando se han incluido, no siempre ha sido de forma rigurosa según la evidencia obtenida de la psicología. De hecho, el tamaño del efecto sobre variables clínicas y psicológicas no siempre es moderado. No obstante, cuando la intervención está protocolizada, basada en la evidencia y desempeñada por un especialista, la magnitud del efecto se incrementa.

El papel de las emociones, positivas y negativas, los mecanismos de afrontamiento y las variables psicosociales, se ve recogido por modelos biopsicosociales, que proponen la base para un abordaje multidisciplinar: desde una perspectiva claramente médica, pero también desde la psicología de la salud. Esta propuesta la ha hecho suya la cardiología conductual, cuyo objetivo es esclarecer el perfil psicológico vinculado a un mayor RCV para desarrollar programas complementarios de intervención psicológica dirigidos a la reducción y el control del RCV en cualquiera de los niveles de prevención (primaria, secundaria y terciaria).

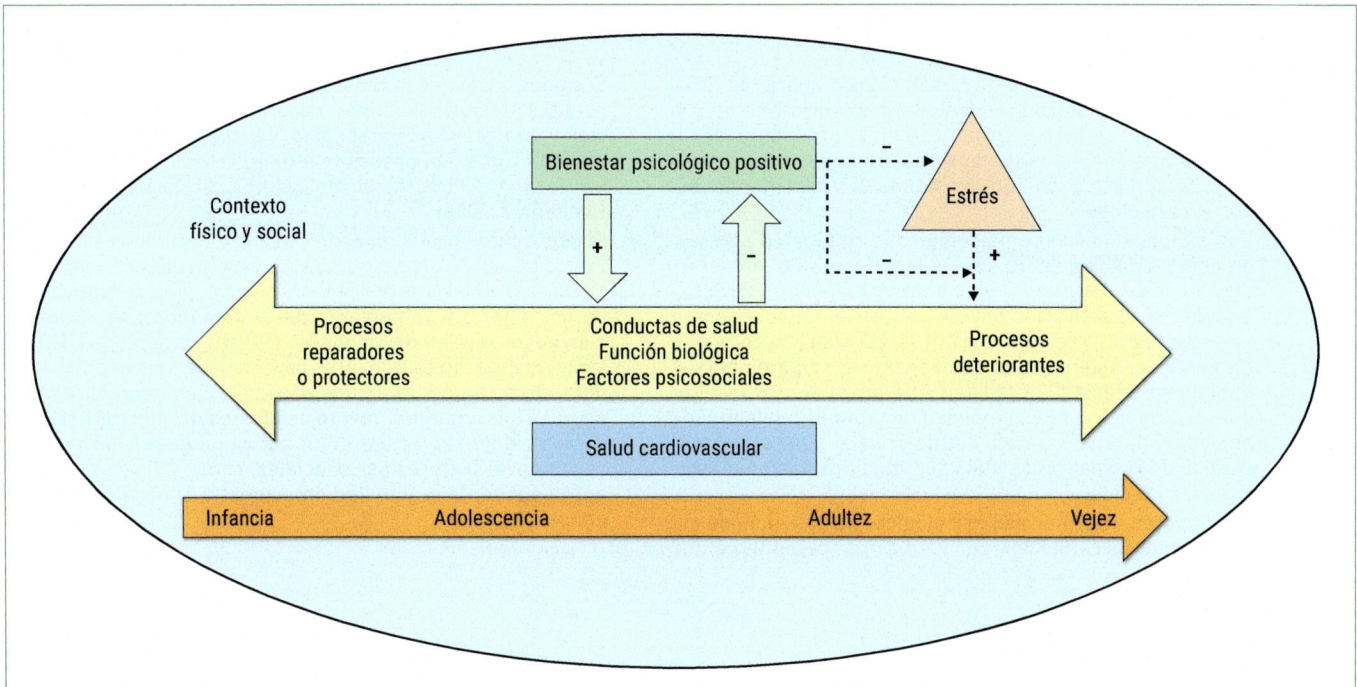

Figura 16-2. Relaciones entre el bienestar psicológico positivo y la salud cardiovascular. La salud cardiovascular varía a lo largo del ciclo vital de acuerdo con una mayor o menor presencia de procesos reparadores o protectores (estilo de vida saludable y salud física y psicológica) o deteriorantes (estilo de vida inadecuado, factores biomédicos y psicológicos de riesgos cardiovasculares, etc.). Esto mantiene una relación bidireccional con el bienestar psicológico positivo, que promueve un mayor nivel de procesos reparadores. El bienestar es un amortiguador del estrés, que puede modular la influencia negativa de este. El contexto físico y social es un elemento que subyace en todo ello, puesto que adecuados niveles de apoyo social y recursos de cuidado de la salud y socioeconómicos contribuyen a una mejor salud cardiovascular en líneas generales.
Adaptada de Kubzansky (2018).

En relación con datos sobre la eficacia de las intervenciones psicológicas en las ECV, Linden (2013) concluye que contribuyen a reducir la mortalidad global durante los 2 primeros años, así como la recurrencia de un nuevo evento cardíaco en seguimientos prolongados (superiores a los 2 años), en especial si se inician a partir de los 2 meses después de haber sufrido el evento cardíaco frente a las que se desarrollan de manera más inmediata, que no suponen beneficios en cuanto a la reducción de la mortalidad (los varones son los que se benefician más de este aspecto).

Este tipo de resultados puede dar lugar a algunas orientaciones clínicas de utilidad. Por ejemplo, en relación con la evolución del paciente, es relevante hacer prevención de la sintomatología emocional negativa desde etapas tempranas del evento cardíaco, pero posteriores a los 2 primeros meses. Durante este primer momento, el paciente que posee estrategias de afrontamiento adaptativas afronta el cambio vital de un modo adecuado, con una adherencia inicial al tratamiento, con lo que, posiblemente, no precise apoyo psicológico. Sin embargo, aquellas personas que muestran factores de riesgo psicosociales (menor apoyo social, menor nivel socioeconómico o ser mujer) es posible que precisen el apoyo psicológico individual o grupal de forma más temprana para potenciar o posibilitar el cambio de hábitos de vida y el manejo de las emociones negativas que, de manera adaptativa, surgen durante el proceso de cambio.

En el seguimiento a corto plazo, los pacientes identifican los cambios necesarios y las posibles dificultades de la puesta en marcha de estos nuevos hábitos, por lo que el objetivo es potenciar la adherencia detectando aquellos factores de riesgo que influyen por la vía indirecta. Así, se pueden poner en marcha procesos de cribado de detección de emociones negativas empleando pruebas disponibles para el contexto hospitalario, como, por ejemplo, las escalas HADS (*Hospital Anxiety and Depression Scale*), para evaluar la sintomatología de ansiedad y depresión, o el STAXI (*State-Trait Anger Expression Inventory*), para la evaluación de la ira y la hostilidad, que aportan una medida de la gravedad de estos síntomas, y un punto de corte a partir del cual considerar los síntomas como clínicos y, por lo tanto, hacer una derivación al psicólogo. Además, un cribado de síntomas fisiológicos de estas emociones negativas, como la fatiga, la falta de concentración, el insomnio o la sensación de hiperventilación, pueden orientar hacia una evaluación psicológica más específica.

Se ha evidenciado que las intervenciones basadas en la psicología positiva son eficaces en personas sanas y parecen prometedoras en el área de la salud cardiovascular. Las principales variables mediadoras son las emociones positivas, la flexibilidad cognitiva, el apoyo social, el significado de la vida y el afrontamiento activo. Con ello, en el proceso de acompañamiento terapéutico que se hace en los programas de rehabilitación cardíaca se pueden emplear los factores de protección como coadyuvantes a los tratamientos médicos programados, donde se emplea el optimismo, el sentido de la vida y, desde luego, el crecimiento postraumático como mecanismos mantenedores de las conductas saludables, aplicados en un formato grupal, para potenciar el apoyo psicosocial.

PUNTOS CLAVE

- Se han descrito factores de riesgo clásicos para las ECV, entre los que destacan los factores comportamentales y psicológicos. Tienen un gran peso en el pronóstico de la ECV, ya que son estos los que determinan que una persona se adhiera a los hábitos saludables recomendados por el cardiólogo.

- Los factores de riesgo psicológicos principales son las emociones negativas (ira, ansiedad, depresión, etc.) y la cronificación del estrés. Su vía de influencia es directa, a través de la activación fisiológica propia de las emociones, e indirecta, mediante su influencia sobre el comportamiento de la persona, lo que dificulta el seguimiento de hábitos saludables. Se pueden categorizar en cinco bloques: salud física, emocionalidad negativa (ira, hostilidad, ansiedad, depresión, etc.), estrés crónico, apoyo social y sentido de la vida. Todos ellos son modificables en mayor o menor medida.

- Los factores de protección psicológicos se han incluido en los modelos de cardiología conductual más recientemente.

- Suponen alcanzar el bienestar psicológico, que conlleva estados afectivos positivos, desarrollo del propósito en la vida y de fortalezas personales, y satisfacción con la propia vida. Tener un propósito alto en la vida se asocia con un riesgo un 35 % menor de eventos cardíacos (Bavishi y Ronzanski, 2016).

- El papel cardioprotector de los factores psicológicos positivos podría explicarse por tres vías: una vía directa (influencia directa sobre los procesos biológicos que se traducen en un mejor funcionamiento del sistema inmune, reducción de los niveles de lípidos en sangre y variabilidad de la frecuencia cardíaca y de otros aspectos del funcionamiento del sistema autónomo) y dos vías indirectas (promueven la adquisición y mantenimiento de hábitos de vida más saludables y, además, actúan como amortiguadores del estrés al promover factores psicosociales, como, por ejemplo, el apoyo social, la regulación emocional o el afrontamiento adaptativo.

BIBLIOGRAFÍA

Akosile W, Colquhoun D, Young R, Lawford B, Voisey J. The association between post-traumatic stress disorder and coronary artery disease: a meta-analysis. Australasian Psychiatry. 2018;26(5):524-30.

Boehm JK. Positive psychological well-being and cardiovascular disease: Exploring mechanistic and developmental pathways. Soc Personal Psychol Compass. 2021;15(6): e12599.

Celano CM, Daunis DJ, Lokko HN, Campbell KA, Huffman JC. Anxiety Disorders and Cardiovascular Disease. Current Psychiatry Reports. 2016;18(11):101.

Chida Y, Steptoe A. The Association of Anger and Hostility With Future Coronary Heart Disease. A Meta-Analytic Review of Prospective Evidence. J Am Coll Cardiol. 2009;53(11):936-46.

Cohen R, Bavishi C, Rozanski A. Purpose in Life and Its Relationship to All-Cause Mortality and Cardiovascular Events : A Meta-Analysis. Psychosom Med. 2016;78(2):122-33.

Cohen BE, Edmondson D, Kronish IM. State of the Art Review: Depression, Stress, Anxiety, and Cardiovascular Disease. Am J Hypertens. 2015;28(11):1295-302. Disponible en: https://academic.oup.com/ajh/article-lookup/doi/10.1093/ajh/hpv047

Gecaite J, Burkauskas J, Brozaitiene J, Mickuviene N. Cardiovascular Reactivity to Acute Mental Stress: the importance of type D personality, trait anxiety, and depression symptoms in patients after acute coronary syndromes. J Cardiopulm Rehabil Prev. 2019;39(6):E12-8.

Gianaros PJ, Jennings JR. Host in the machine: A neurobiological perspective on psychological stress and cardiovascular disease. American Psychologist. 2018;73(8):1031-44. Disponible en: http://doi.apa.org/getdoi.cfm?-doi=10.1037/amp0000232

Grossardt BR, Bower JH, Geda YE, Colligan RC, Rocca WA. Pessimistic, Anxious, and Depressive Personality Traits Predict All-Cause Mortality: The Mayo Clinic Cohort Study of Personality and Aging. Psychosom Med. 2009;71(5):491-500.

Hartupee J, Mann DL. Neurohormonal activation in heart failure with reduced ejection fraction. Nat Rev Cardiol. 2017;14(1):30-8.

Haukkala A, Konttinen H, Laatikainen T, Kawachi I, Uutela A. Hostility, anger control, and anger expression as predictors of cardiovascular disease. Psychosom Med. 2010;72(6):556-62.

Huffman JC, Stern TA. Neuropsychiatric consequences of cardiovascular medications. Dialogues Clin Neurosci. 2007;9(1):29-45.

Keith F, Krantz DS, Chen R, Harris KM, Ware CM, Lee AK, et al. Anger, hostility, and hospitalizations in patients with heart failure. Health Psychology. 2017;36(9):829-38.

Kim ES, Park N, Peterson C. Dispositional Optimism Protects Older Adults From Stroke: the Health and Retirement Study. Stroke. 2011;42(10):2855-9.

Kim ES, Sun JK, Park N, Kubzansky LD, Peterson C. Purpose in life and reduced risk of myocardial infarction among older U.S. adults with coronary heart disease: A two-year follow-up. J Behav Med. 2013;36(2):124-33.

Kivimäki M, Batty GD, Ferrie JE, Kawachi I. Cumulative Meta-analysis of Job Strain and CHD. Epidemiology. 2014;25(3):464-5.

Kivimäki M, Kawachi I. Work Stress as a Risk Factor for Cardiovascular Disease. Current Cardiology Reports. 2015;17(9):630.

Kubzansky LD, Huffman JC, Boehm JK, Hernandez R, Kim ES, Koga HK, et al. Positive Psychological Well-Being and Cardiovascular Disease: JACC Health Promotion Series. J Am Coll Cardiol. 2018;72(12):1382-96.

Labarthe DR, Kubzansky LD, Boehm JK, Lloyd-Jones DM, Berry JD, Seligman MEP. Positive Cardiovascular Health: A Timely Convergence. Journal of the American College of Cardiology. 2016;68(8):860-7.

Levine GN, Cohen BE, Commodore-Mensah Y, Fleury J, Huffman JC, Khalid U, et al. Psychological Health, Well-Being, and the Mind-Heart-Body Connection A Scientific Statement From the American Heart Association. Circulation. 2021;143(10):e763-83.

Linden W. How Many Meta-Analyses Does it Take to Settle a Question? Psychosom Med. 2013;75(4):3324. Disponible en: https://journals.lww.com/00006842-201305000-00002

Lloyd-Jones DM, Allen NB, Anderson CAM, Black T, Brewer LC, Foraker RE, et al. Life's Essential 8: Updating and Enhancing the American Heart Association's Construct of Cardiovascular Health: A Presidential Advisory from the American Heart Association. Circulation. 2022;146(5):e18-43.

Magán I, Casado L, Jurado-Barba R, Barnum H, Redondo MM, Hernandez A V., et al. Efficacy of psychological interventions on psychological outcomes in coronary artery disease: systematic review and meta-analysis. Psychol Med. 2021;51(11):1846-60. Disponible en: https://www.cambridge.org/core/product/identifier/S0033291720000598/type/journal_article

Magán I, Jurado-Barba R, Casado L, Barnum H, Jeon A, Hernandez A V., et al. Efficacy of psychological interventions on clinical outcomes of coronary artery disease: Systematic review and meta-analysis. J Psychosom Res. 2022;153:110710. Disponible en: https://linkinghub.elsevier.com/retrieve/pii/S002239992100355X

Miyazaki J, Shirai K, Kimura T, Ikehara S, Tamakoshi A, Iso H. Purpose in life (Ikigai) and employment status in relation to cardiovascular mortality: the Japan Collaborative Cohort Study. BMJ Open. 2022;12(10):e059725.

Mostofsky E, Maclure M, Tofler GH, Muller JE, Mittleman MA. Relation of Outbursts of Anger and Risk of Acute Myocardial Infarction. Am J Cardiol. 2013;112(3):343-8.

Rafanelli C, Offidani E, Gostoli S, Roncuzzi R. Psychological correlates in patients with different levels of hypertension. Psychiatry Res. 2012;198(1):154-60.

Rashid S, Gulfam A, Noor TA, Yaseen K, Sheikh MAA, Malik M, et al. Anxiety and depression in heart failure: An updated review. Curr Probl Cardiol. 2023;48(11):101987. Disponible en: https://linkinghub.elsevier.com/retrieve/pii/S0146280623004048

Richards SH, Anderson L, Jenkinson CE, Whalley B, Rees K, Davies P, et al. Psychological interventions for coronary heart disease: Cochrane systematic review and meta-analysis. Eur J Prev Cardiol. 2018;25(3):247-59.

Richardson S, Shaffer JA, Falzon L, Krupka D, Davidson KW, Edmondson D. Meta-Analysis of Perceived Stress and Its Association With Incident Coronary Heart Disease. Am J Cardiol. 2012;110(12):1711-6.

Roest AM, Martens EJ, de Jonge P, Denollet J. Anxiety and Risk of Incident Coronary Heart Disease : a meta-analysis. J Am Coll Cardiol. 2010;56(1):38-46. Disponible en: https://linkinghub.elsevier.com/retrieve/pii/S0735109710016049

Rozanski A, Bavishi C, Kubzansky LD, Cohen R. Association of Optimism with Cardiovascular Events and All-Cause Mortality: A Systematic Review and Meta-analysis. JAMA Network Open. 2019;2(9):e1912200.

Rozanski A. Behavioral Cardiology : current advances and future directions. J Am Coll Cardiol. 2014;64(1):100-10. Disponible en: https://linkinghub.elsevier.com/retrieve/pii/S0735109714023407

Rozanski A, Blumenthal JA, Davidson KW, Saab PG, Kubzansky L. The epidemiology, pathophysiology, and management of psychosocial risk factors in cardiac practice: The emerging field of behavioral cardiology. Journal of the American College of Cardiology. 2005;45(5):637-51.

Russ TC, Stamatakis E, Hamer M, Starr JM, Kivimaki M, Batty GD. Association between psychological distress and mortality: individual participant pooled analysis of 10 prospective cohort studies. Brithis Medical Journal. 2012;345:e4933.

Scheier MF, Carver CS. Optimism, coping, and health: Assessment and implications of generalized outcome expectancies. Health Psychology. 1985;4(3):219-47.

Sone T, Nakaya N, Ohmori K, Shimazu T, Higashiguchi M, Kakizaki M, et al. Sense of Life Worth Living (Ikigai) and Mortality in Japan: Ohsaki Study. Psychosom Med. 2008;70(6):709-15.

Steptoe A. Happiness and Health. Annu Rev Public Health. 2019;40(1):339-59.

Steptoe A, Kivimäki M. Stress and Cardiovascular Disease: An Update on Current Knowledge. Annu Rev Public Health. 2013;34(1):337-54. Disponible en: http://www.annualreviews.org/doi/10.1146/annurev-publhealth-031912-114452

Stringhini S, Carmeli C, Jokela M, Avendaño M, Muennig P, Guida F, et al. Socioeconomic status and the 25×25 risk factors as determinants of premature mortality: a multicohort study and meta-analysis of 1·7 million men and women. Lancet. 2017;389(10075):1229-37.

Teshale AB, Htun HL, Hu J, Dalli LL, Lim MH, Neves BB, et al. The relationship between social isolation, social support, and loneliness with cardiovascular disease and shared risk factors: A narrative review. Arch Gerontol Geriatr. 2023;111:105008.

Tindle HA, Chang YF, Kuller LH, Manson JE, Robinson JG, Rosal MC, et al. Optimism, Cynical Hostility, and Incident Coronary Heart Disease and Mortality in the Women's Health Initiative. Circulation. 2009;120(8):656-62.

Tsabedze N, Kinsey JLH, Mpanya D, Mogashoa V, Klug E, Manga P. The prevalence of depression, stress and anxiety symptoms in patients with chronic heart failure. Int J Ment Health Syst. 2021;15(1):44.

Disfunción sexual y cardiopatía

17

A. Gadella Fernández

 OBJETIVOS

- Conocer la prevalencia de la disfunción sexual en la enfermedad cardiovascular.
- Comprender los aspectos fisiológicos básicos y las etapas de la función sexual.
- Entender la relación existente entre la disfunción sexual masculina y femenina y la enfermedad cardiovascular.
- Identificar las diferentes etiologías de la disfunción sexual.
- Reconocer las interacciones farmacológicas de la enfermedad cardiovascular y la disfunción sexual.
- Describir el manejo (recomendaciones generales, tratamiento médico y otras medidas terapéuticas) de la disfunción sexual masculina y femenina.
- Concienciar en la necesidad del consejo sexual y de la pobre atención que recibe la función sexual en el contexto de la cardiopatía.

INTRODUCCIÓN

La disfunción sexual es una comorbilidad usual en la enfermedad cardiovascular con impacto sobre la calidad de los pacientes. Ambas entidades comparten factores de riesgos y mecanismos fisiopatológicos comunes, como la disfunción endotelial o la inflamación, con lo que la aparición de disfunción sexual es un predictor de eventos cardiovascular (ECV) tanto en prevención primaria como secundaria. En el caso de la disfunción eréctil, precede a los ECV con una ventana temporal estimada de unos 2-5 años, lo que indica la importancia de su detección temprana para la instauración de medidas preventivas. De forma análoga a lo que sucede en los hombres, existe evidencia creciente de que la disfunción sexual femenina (DSF) tiene entre su compleja etiología un componente vascular con el potencial de ser también predictor de ECV. Así, la DSF es más prevalente en mujeres con factores de riesgo cardiovascular, síndrome metabólico o enfermedad cardiovascular establecida. Sin embargo, el estudio de su relación con la enfermedad cardiovascular es marginal en comparación con la disfunción eréctil, probablemente por las connotaciones sociales y culturales (infrarrepresentación de la mujer en los ensayos clínicos, tabú de la sexualidad especialmente en mujeres, etc.), lo que se suma a otros aspectos, como la ausencia de una definición establecida de la DSF hasta estos últimos años, la alta prevalencia en la población general, la mayor complejidad etiológica o la menor eficacia de los tratamientos médicos disponibles.

Pero la relación entre la enfermedad cardiovascular y la disfunción sexual no se limita a los mecanismos fisiopatológicos y los factores de riesgo compartidos, sino que la reacción emocional y psicológica tras la enfermedad y las interacciones farmacológicas contribuyen de forma significativa. Sin duda, el componente psicológico, tanto como factor principal como adyuvante, tiene especial relevancia; además, su efecto puede atenuarse realizando un adecuado consejo sexual, favoreciendo el conocimiento de la enfermedad y eliminando miedos adquiridos sobre la actividad sexual en la cardiopatía. No obstante, hasta el momento, es muy infrecuente el abordaje de la salud sexual por parte del personal sanitario.

 La importancia de la proactividad en la búsqueda de la disfunción sexual y su tratamiento, como se expondrá a lo largo del capítulo, radica en varios puntos:

- La disfunción sexual señala la necesidad de implementar medidas preventivas más agresivas para el control de los factores de riesgo cardiovascular o insistir (y convencer) en la necesidad del cambio en los estilos de vida con el fin de modular la evolución natural de la enfermedad cardiovascular.
- La relación entre los tratamientos utilizados en la enfermedad cardiovascular (betabloqueantes o diuréticos) con la disfunción sexual favorece una menor adherencia del tratamiento cardiovascular.
- Se dispone de medidas farmacológicas y no farmacológicas que permiten mejorar la salud sexual de los pacientes y, por tanto, su calidad de vida.

FUNDAMENTOS GENERALES DE LA FISIOLOGÍA VASCULAR GENITAL

La respuesta sexual precisa la integridad de los sistemas nervioso, endocrino-hormonal y vascular. Se compone de distintas fases: deseo, excitación, *plateau*, orgasmo y resolución. La afectación de cualquier área puede repercutir en la salud sexual. El componente vascular afecta en mayor medida a las fases de excitación o *plateau*, aunque puede influir finalmente a todas las etapas.

A continuación, se exponen los fundamentos fisiológicos de la respuesta sexual, especialmente aquellos que conectan la enfermedad cardiovascular y la disfunción sexual.

Debido al origen embriológico común del aparato genital femenino y masculino, el aumento del flujo que se produce en la zona genital en la fase de excitación comparte mediadores y señalizadores neurohormonales. El principal elemento regulador del flujo hipogástrico y genital es el músculo liso, tanto vascular como no vascular, donde el guanosín monofosfato cíclico y el óxido nítrico son los mediadores protagonistas en la producción de la relajación del músculo liso y la vasodilatación genital. Otras vías moleculares implicadas son las vías de señalización Rho A/Rho quinasa, que en condiciones de reposo y mediante el control del sistema nervioso simpático favorecen el tono vascular arterial aumentado que mantiene un flujo genital limitado.

 El estímulo sexual en los centros neuronales superiores produce una disminución del tono simpático, un aumento del parasimpático y la liberación de mediadores como el óxido nítrico, que aumenta la producción de guanosín monofosfato cíclico y lleva al aumento del flujo vascular genital mediante la relajación del músculo liso tanto vascular como de los cuerpos cavernosos, el clítoris y la vagina, lo que da lugar a la erección del pene o el clítoris, la tumefacción vaginal y la lubricación.

El aumento de presión derivado del aumento de flujo sanguíneo en una cavidad no distensible (debido a la túnica albugínea) ocluye el sistema venoso de retorno e impide el vaciado de los cuerpos cavernosos del clítoris o el pene, lo cual favorece su turgencia.

Como se puede observar, los mecanismos responsables de la regulación vascular de la función sexual comparten vías fisiopatológicas comunes con la enfermedad cardiovascular. Se puede teorizar que la función endotelial es un elemento central que relaciona la disfunción eréctil (con mayor evidencia) y la DSF con la presencia de ECV. De forma análoga a la aterosclerosis sistémica, el tabaco, la hipertensión, la dislipemia aterogénica o la diabetes, producen un insulto endotelial que lleva al depósito de partículas lipídicas, las cuales producen disfunción endotelial mediada por su efecto proinflamatorio, proapoptótico, activación macrofágica y desregulación metabólica (productos de la glicosilación avanzada, etc.) que perpetúan la liberación de agentes vasoconstrictores locales y la inhibición de la vasodilatación mediada por el endotelio.

Otro mecanismo etiológico que relaciona ambas entidades es la afectación psicológica-emocional. Tanto la depresión, el miedo o la ansiedad que derivan de la presencia de un ECV o la afección de patologías crónicas como la insuficiencia cardíaca o las cardiopatías congénitas comprometen la salud sexual.

DISFUNCIÓN SEXUAL EN LA MUJER

En este apartado se aborda definición y epidemiología de la disfunción sexual en la mujer, así como su etiología, evaluación y relación con la enfermedad cardiovascular.

Definición y epidemiología

La DSF se define por la presencia recurrente o persistente de deseo sexual disminuido, dispareunia y/o de la imposibilidad para alcanzar el orgasmo. Es una entidad frecuente que afecta en algún grado hasta el 43 % de las mujeres en Estados Unidos y aún más frecuente en las mujeres que padecen enfermedad cardiovascular, como se ha observado en la insuficiencia cardíaca, la cardiopatía isquémica o la hipertensión pulmonar. En España, hasta el 54 % de las mujeres evitan la actividad sexual tras haber presentado un síndrome coronario agudo.

Etiología

Cada componente de la función sexual se puede ver afectado por diferentes etiologías:

- El *trastorno del deseo sexual hipoactivo* es la causa más frecuente en la población general y se relaciona con alteraciones del espectro psicológico (depresión, estrés, ansiedad, etc.), pero también con una alteración desde un punto de vista orgánico, como la menopausia o la edad avanzada.
- Los *trastornos para alcanzar y mantener la excitación* pueden tener manifestación subjetiva (imposibilidad para percibir excitación sexual o respuesta genital conservada), presentarse como incapacidad genital (está presente la excitación subjetiva, pero no hay respuesta vaginal-clitoriana) o ambas. La afectación vascular puede ser una causa de la alteración de la excitación por incapacidad genital.
- El retraso, la dificultad o la incapacidad para *alcanzar el orgasmo* suele tener origen psicológico. Sin embargo, también puede tener una génesis orgánica en relación con la alteración hormonal, el uso de fármacos, como los antidepresivos, o tras intervenciones quirúrgicas ginecológicas.
- El dolor durante la actividad sexual (*dispareunia*) puede relacionarse con un déficit de lubricación, alteraciones anatómicas o patología inflamatoria/infecciosa. La etiología más común es también de origen psicológico. No obstante, tanto la menopausia como la afectación vascular son otras causas frecuentes de dispareunia. Por una parte, la menopausia provoca la disminución de andrógenos y estrógenos, que produce una deficiente lubricación y atrofia vaginal. Por otra parte, en estudios preclínicos se ha objetivado que la disfunción vascular puede comprometer una correcta lubricación e, incluso, en modelos de aterosclerosis genital inducida, se ha observado un aumento de colágeno y fibrosis genital en relación con la isquemia que favorecería también la atrofia y la sequedad genital. Además de estas dos entidades, los diuréticos pueden contribuir a una deficiente lubricación.

Los estrógenos y la progesterona tienen efectos pleomórficos a nivel sistémico y con en el sistema cardiovascular, el metabolismo o el sistema nervioso central, entre otros. En el ámbito genital, la integridad anatómica y funcional del clítoris y la vagina depende del estímulo hormonal, por lo que el eje endocrino-neurohormonal planea sobre todas las fases de la respuesta sexual y su afectación puede producir DSF a cualquier nivel.

Evaluación

Para la evaluación de la DSF se pueden emplear distintos cuestionarios validados. En la actualidad, el más utilizado en todo el mundo es el índice de función sexual femenina. Este cuestionario consta de 19 ítems con un valor de 1-5; está dividido en cinco categorías con un peso ponderal diferente y específico. La puntuación obtenida en cada categoría se ajusta por un factor multiplicador (que se muestra entre paréntesis): deseo (0,6), excitación (0,3), lubricación (0,3), orgasmo (0,4), satisfacción (0,4) y dolor (0,4). Este cuestionario solo debe emplearse si se ha intentado mantener actividad sexual y esta incluye penetración vaginal en las últimas 4 semanas, ya que, en caso contrario, la puntación es mucho más baja (hasta 15 ítems puntúan 0), sin que ello implique necesariamente la presencia de DSF.

El índice de función sexual femenina se encuentra traducido al castellano, pero se dispone de otros cuestionarios elaborados y validados en España, como el cuestionario de función sexual en la mujer (FSM), que se ha actualizado recientemente a su segunda versión (FSM-2). Se trata de un test autoadministrado, de rápida cumplimentación (5 minutos) y que aborda igualmente todas las etapas de la definición de DSF. Es válido, además, para mujeres de cualquier edad y orientación sexual que mantengan actividad sexual en pareja. Los ítems se dividen en aquellos evaluadores de la respuesta sexual y otros descriptivos de la actividad sexual.

Relación con la enfermedad cardiovascular

Como se ha ido comentando a lo largo de la disfunción sexual en la mujer, tanto la etiología como la evaluación de la DSF es de mayor complejidad que en el varón. Esto se suma al contexto social, donde los prejuicios culturales y religiosos sobre la sexualidad en la mujer invalidan tanto a las pacientes en la demanda de ayuda como al personal médico y de enfermería en ofrecerla. Todo ello convierte a la DSF en una de las entidades más prevalentes que recibe menor atención, sobre todo si se compara con la disfunción eréctil en el varón.

Por este motivo, se desconoce la relación real que tiene la presencia de DSF con los ECV tanto en prevención primaria como secundaria. Existen distintos estudios que han tratado de objetivar la prevalencia de la DSF en presencia de factores de riesgo cardiovascular o síndrome metabólico, donde parece haber mayor presencia de DSF, aunque la metodología para la evaluación y los resultados obtenidos es muy variable.

En la diabetes *mellitus*, donde la evidencia es algo mayor, parece que tanto en el tipo I (hasta un 18-71 %) como en el tipo II la prevalencia está aumentada (18-88 %). En presencia de hipertensión arterial, incluso tras ajustar por recibir o no tratamiento antihipertensivo, también parece haber mayor prevalencia de DSF. En la dislipemia, cabe destacar que el aumento también se relaciona con niveles bajos de colesterol lipoproteínas de alta densidad y elevados de triglicéridos. En cuanto a la cardiopatía isquémica, en estudios de pequeño tamaño, se muestra una prevalencia de en torno al 60 %. En un estudio realizado en Tel Aviv de mujeres referidas a coronariografía fue hasta dos veces más prevalente la presencia de DSF en aquellas que presentaban lesiones coronarias que en las que no padecían lesiones angiográficas.

> Tanto en la insuficiencia cardíaca (que podría alcanzar el 87 %) como en la hipertensión pulmonar (en torno al 72 %) hay datos preliminares de la mayor presencia de DSF.

> Las hormonas sexuales parece que tienen un efecto protector en la incidencia de ECV. Así, las mujeres tienen de media unos 7-10 años de desfase en la incidencia de cardiopatía isquémica con respecto a los hombres. Además, tienen menos carga aterosclerótica, menos placas calcificadas y mayor cantidad de placas blandas y erosivas. Sin embargo, a partir de la menopausia, la disminución de los niveles de estrógenos favorece la disfunción endotelial, la tendencia a la obesidad central, una mayor resistencia a la insulina o un perfil lipídico más aterogénico que llevan a una mayor prevalencia de síndrome metabólico y mayor riesgo cardiovascular.

Estos hallazgos han llevado a proponer la terapia de reemplazo hormonal (TRH) en mujeres posmenopáusicas, como modulador del riesgo cardiovascular. Diferentes metaanálisis, en su mayoría de estudios retrospectivos, han mostrado una asociación entre la TRH y un menor riesgo de muerte cardiovascular o infarto agudo de miocardio, especialmente en mujeres dentro de los primeros 10 años desde el inicio de la menopausia y menores de 60 años. Por el contrario, parece que pueden aumentar de forma modesta el riesgo de ictus y tromboembolia pulmonar. Un reciente metaanálisis finlandés, con datos obtenidos en ensayos clínicos aleatorizados, ha mostrado que el inicio de la TRH dentro de los primeros 10 años de la menopausia reduce un 50 % el riesgo de infarto agudo de miocardio y la mortalidad. Cabe destacar, que la evidencia no es uniforme y otros estudios retrospectivos, como el registro Danish, o prospectivos, como el *Women's Health Initiative* (WHI) o *Heart and Estrogen/progestin Replacement Study* (HERS), no han mostrado asociación con la presencia de ECV y la TRH. La TRH, en la actualidad, no está indicada en mujeres con alto riesgo o enfermedad cardiovasculares, pero podría ser foco de estudio durante los próximos años.

DISFUNCIÓN SEXUAL EN EL VARÓN

En este apartado se aborda la definición y epidemiología de la disfunción sexual en el varón, así como su etiología, evaluación y relación con la enfermedad cardiovascular.

Definición y epidemiología

La disfunción eréctil se define como la persistente imposibilidad para alcanzar o mantener una erección, lo cual no permite el desarrollo de la actividad sexual. Algunos estudios de principios de los años 90 (*Massachusetts Male Aging Study*) han observado una prevalencia del 52 % en varones con edades comprendidas entre los 40 y 70 años. En España, la prevalencia de disfunción eréctil se ha estimado en un 43,5 % en un estudio transversal realizado entre 2015 y 2016 que incluyó otros siete países, donde se obtuvieron cifras similares (37,2-48,6 %). Más recientemente, en el Reino Unido, un estudio que incluye 12.490 varones estima una prevalencia global del 41,5 % (7,5 % con disfunción eréctil grave), lo que confirma la alta prevalencia de esta patología. Sin embargo, a pesar de la relación conocida entre la disfunción eréctil y el riesgo cardiovascular, menos de la mitad de los pacientes reciben tratamiento para el control de los factores de riesgo cardiovasculares.

Etiología

Con los sesgos, parece que en el varón la afectación más frecuente es orgánica (tres cuartas partes de origen vasculogénico); adquiere un papel central, en este caso, la disfunción endotelial por los mecanismos implicados ya comentados anteriormente.

En la literatura científica, se describe que la afectación psicológica aislada es menos habitual que el origen orgánico, aunque, sin duda, el componente psicológico contribuye a la disfunción eréctil, sobre todo tras un ECV, donde la realización de un adecuado consejo sexual ha mostrado disminuir el impacto de la enfermedad cardiovascular sobre la salud sexual. Cuando la etiología de la disfunción eréctil es exclusivamente psicológica, se presenta de forma rápida y el paciente mantiene erecciones nocturnas y matinales o tumescencia peneana no relacionada con la práctica sexual. Interrogar sobre ello ayuda al diagnóstico diferencial etiológico de la disfunción eréctil.

El déficit de testosterona es una causa frecuente de esta disfunción; se ha relacionado con la presencia de ECV, la resistencia a la insulina, el síndrome metabólico, la sarcopenia o la adipogénesis, entre otras. Hasta este último año, donde se ha confirmado la seguridad del tratamiento con testosterona en varones con alto riesgo o enfermedad cardiovascular establecida, la evidencia de estudios retrospectivos era controvertida; en algunos estudios se apuntaba un aumento en la incidencia de ECV.

Evaluación

Para la evaluación clínica de la disfunción eréctil existen diferentes cuestionarios. Los más utilizados son el *International Index of Erectile Function* (IIEF) de 15 ítems (IIEF-15), que explora la función eréctil (seis ítems), la fase orgásmica (dos ítems), el deseo sexual (dos puntos), la satisfacción con el acto sexual (tres ítems) y la satisfacción global (dos ítems), y su versión reducida de cinco ítems (IIEF-5): cuatro sobre función eréctil y uno acerca de la satisfacción en el acto sexual, los cuales han demostrado mejor discriminación para diferenciar hombres con y sin disfunción eréctil. Son cuestionarios autorrellenables y de fácil aplicación. Los puntos de cortes más comunes para el cribado de disfunción eréctil son 25 puntos para el IIEF-15 y 21 puntos para el IIEF-5.

Además de la evaluación clínica, se está popularizando durante los últimos años otras técnicas que ayudan a valorar la función eréctil. En especial, la ultrasonografía Doppler dinámica es útil ante la ausencia de respuesta al tratamiento oral, ya que permite, por un lado, evaluar alteraciones anatómicas y, por otro, valorar la integridad del aparato vascular. Para ello, se valora el flujo con una ecografía Doppler color y la velocidad del flujo tras la inyección de sustancias vasoactivas (prostaglandinas, papaverina, etc.). La presencia de un flujo sistólico pico menor de 25 cm/s tras la inyección de sustancias vasoactivas muestra alta especificidad y sensibilidad para detectar una patología en la arteriografía pudenda y se ha relacionado con mayor riesgo de ECV.

Relación con la enfermedad cardiovascular

La disfunción eréctil precede a la aparición de la enfermedad cardiovascular con un intervalo temporal de unos 2-5 años (**Fig. 17-1**). Algunos autores se apoyan en la diferencia de tamaño arterial entre la circulación coronaria y genital para explicarlo. Esta teoría supone que si la aterosclerosis fuera una enfermedad sistémica que afecta por igual a todos los lechos vasculares con similar carga aterosclerótica, comprometería primero la circulación de las arterias de menor diámetro. Además, en los vasos de menor tamaño, pequeños cambios en su diámetro conllevan mayores diferencias en la conductancia y el flujo vascular (ley de Poiseuille).

De acuerdo con este u otros mecanismos fisiopatológicos, la evidencia acerca del aumento del riesgo de ECV que

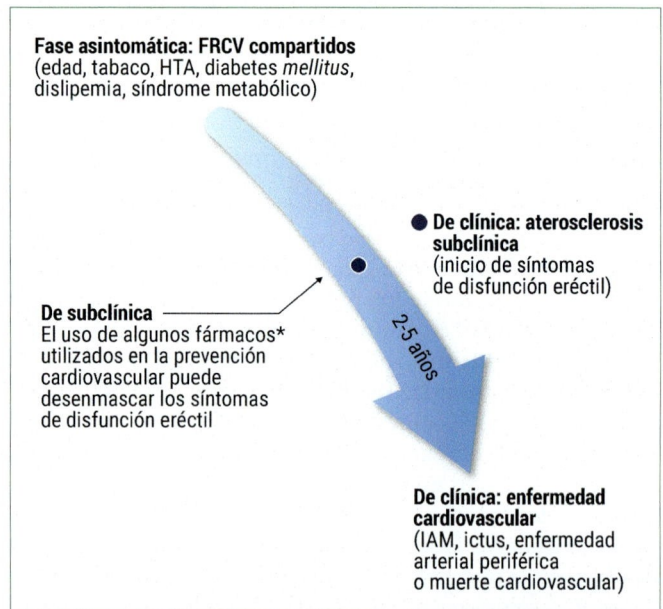

Figura 17-1. Historia natural de la relación entre disfunción eréctil y enfermedad cardiovascular. Con la aparición de disfunción eréctil, debido a los factores de riesgo cardiovascular compartidos con la enfermedad cardiovascular, es muy probable que exista aterosclerosis subclínica en otros territorios vasculares que se manifiesta como cardiopatía isquémica, ictus o enfermedad arterial periférica en el plazo de 2-5 años. Por tanto, existe una ventana temporal mediante las medidas preventivas para tratar de retrasar o impedir la aparición de la enfermedad cardiovascular. ECV: enfermedad cardiovascular; FRCV: factores de riesgo cardiovascular; HTA: hipertensión arterial ; IAM: infarto agudo de miocardio.

supone la aparición de la disfunción eréctil es sólida, tanto en prevención primaria como secundaria. Además, se establece un gradiente de riesgo en función de la gravedad de la disfunción eréctil, de forma, que a mayor gravedad de disfunción eréctil, mayor riesgo de ECV. Esto ocurre tanto si se mide la magnitud de la disfunción eréctil con cuestionarios como con ecografía Doppler.

En prevención primaria, Dong *et al.* evaluaron 12 estudios de cohortes con más de 36.000 pacientes en su metaanálisis, donde observaron un aumento del riesgo del 48 % para el compuesto de ECV, del 46 % para cardiopatía isquémica (62 % para infarto agudo de miocardio), un 35 % para ictus y un 19 % para la mortalidad por todas las causas. De forma global, incluyendo pacientes con y sin enfermedad cardiovascular, Vlachopoulos *et al.*, en su metaanálisis de 2011, que aglutinaba más de 95.000 pacientes con y sin disfunción eréctil, muestran cifras similares: aumento del riesgo para los sujetos con disfunción eréctil del 44 % en el compuesto de ECV, un 62 % en el riesgo de infarto agudo de miocardio, un 39 % en el ictus y un 25 % en la mortalidad total de los pacientes. Se observa también una tendencia no significativa para la mortalidad cardiovascular: RR 1,19 (0,97-1,46).

> **!** Es muy relevante el hecho de que en los diferentes metaanálisis los subgrupos donde mayor riesgo confiere la presencia de disfunción eréctil son en la población joven (40-49 años) y en la de riesgo intermedio. Precisamente, en estos dos subgrupos es más habitual la infraestimación del riesgo cardiovascular real, bien por el peso de la edad en las puntuaciones de riesgo cardiovascular, bien por encontrarse en una zona de grises en cuanto a la evaluación del riesgo. Por tanto, la presencia de disfunción eréctil en ambos grupos debe decantar la balanza hacia la implementación de medidas de prevención adicionales.

En pacientes con enfermedad cardiovascular establecida, la prevalencia de disfunción eréctil es aún más frecuente que en la población general. En personas con síndrome coronario crónico, la prevalencia de disfunción eréctil es de hasta el 75 %, lo que incrementa su frecuencia con la gravedad de la afectación coronaria y el tiempo de evolución. Un estudio con 285 pacientes con cardiopatía isquémica demostrada con angiografía coronaria y 95 controles mostró una prevalencia tres veces superior de disfunción eréctil en personas con cardiopatía isquémica crónica y angina de pecho de esfuerzo o enfermedad multivaso que en los pacientes con cardiopatía isquémica y afectación monovaso o en los controles (65 %, 55 %, 22 % y 24 %, respectivamente).

En los distintos estudios donde se ha demostrado la presencia clínica o angiográfica de enfermedad coronaria, los pacientes reportan síntomas de disfunción eréctil unos 2-5 años antes del evento. Es probable que se trate del inicio clínico del proceso de aterosclerosis sistémica y que, de forma paralela, ya haya cierto grado de afectación coronaria subclínica. De hecho, la aparición de la disfunción eréctil se ha relacionado en estudios de imagen con la aterosclerosis coronaria subclínica. Un estudio realizado con tomografía computarizada coronaria muestra que en 65 pacientes con

síntomas de disfunción eréctil el 92 % tenía placas ateroscleróticas subclínicas, mientras que otro estudio más reciente, con grupo de control y escenario clínico similar, observa la presencia de lesiones coronarias obstructivas (estenosis igual o mayor al 25 %) en casi el triple de pacientes con y sin disfunción eréctil (40,3 % frente a 19,6 %). Por tanto, la disfunción eréctil es un marcador de aterosclerosis coronaria subclínica que precede a la afectación sintomática con un margen temporal de 2-5 años, lo que indica la necesidad de intensificar las medidas preventivas con el objeto de modular la progresión de la enfermedad.

Pero no solo se relaciona la disfunción eréctil con la enfermedad cardiovascular mediante la aterosclerosis. En personas con insuficiencia cardíaca, hasta el 69 % presentan disfunción eréctil. Si coexisten cardiopatía isquémica con insuficiencia cardíaca, las cifras ascienden al 81 % de prevalencia de disfunción eréctil. Por tanto, la detección de esta circunstancia debe hacerse en todo el espectro de la enfermedad cardiovascular (también descrito en cardiopatías congénitas, hipertensión pulmonar o valvulopatía avanzada).

TRATAMIENTO DE LA DISFUNCIÓN SEXUAL

En este apartado, se comentan aquellos aspectos relativos al tratamiento de la disfunción sexual en el contexto de la enfermedad cardiovascular y la rehabilitación cardíaca desde el punto de vista del cardiólogo, el rehabilitador y la enfermería. Las medidas generales, el control de los factores de riesgo y las primeras líneas del tratamiento farmacológico se revisan a continuación. Si se requiere escalar en las medidas de tratamiento, se necesita la participación de urólogos y/o ginecólogos expertos.

Medidas generales y consejo sexual

Los cambios en el estilo de vida y el consejo sexual son fundamentales para restaurar una adecuada salud sexual.

> **!** El ejercicio físico, la pérdida de peso, evitar el consumo de alcohol o tabaco y la dieta mediterránea han demostrado mejorar la función sexual. Se debe hacer hincapié en evitar aquellas sustancias tóxicas, como el alcohol o el tabaco, que empobrecen la función sexual. Por su parte, la realización de un adecuado consejo sexual ha mostrado una mejora en las escalas de ansiedad, miedo o depresión relacionadas con la práctica sexual y se ha asociado con un mayor reinicio de la actividad sexual y una mejoría percibida de la salud en este ámbito.

La actividad sexual, como cualquier otra actividad física, aumenta el riesgo de presentar ECV durante su realización. El gasto energético que se produce es comparable a subir dos pisos de escaleras o caminar 1,5 km en 20 minutos (3-4 METS). El riesgo parece ser mayor con la práctica de actividad sexual esporádica y disminuye si es habitual.

A la hora del consejo sexual, de acuerdo con lo expuesto, es necesario siempre individualizar los tiempos para la vuelta a la actividad sexual y física segura. No es comparable un paciente con un síndrome coronario agudo de bajo riesgo y revascularización completa que uno intervenido de triple *bypass* con disfunción ventricular o aquel que haya tenido un ingreso prolongado en las unidades de críticos.

La evaluación temprana en la unidad de rehabilitación cardíaca, donde se debería incluir la estimación de la capacidad funcional mediante la prueba de esfuerzo cardiopulmonar, ayuda a valorar la capacidad física de los pacientes y a investigar sobre la presencia de isquemia residual. Además, es de gran utilidad para guiar la vuelta a la actividad física y sexual con seguridad y confianza por parte del paciente. La inclusión en los programas de rehabilitación cardíaca ha demostrado mejorar la función sexual (como lo demuestra el metaanálisis de Park *et al.*) y la capacidad funcional. A su vez, una mayor capacidad de ejercicio se ha relacionado con menor riesgo de eventos relacionados con la práctica sexual. Antes de la evaluación por parte de la unidad de rehabilitación cardíaca, tanto en pacientes de bajo riesgo como en caso de no disponer de dichas unidades de rehabilitación, o la realización de pruebas de esfuerzo, es razonable reiniciar la práctica de la actividad sexual de formar precoz si el paciente alcanza los equivalentes metabólicos antes de escritos manteniéndose asintomático, sin limitación y siguiendo los consejos que se exponen en la **tabla 17-1**.

Interacciones farmacológicas entre la función sexual y los fármacos empleados en la enfermedad cardiovascular

El siguiente paso antes de iniciar el tratamiento farmacológico para la disfunción eréctil es valorar si alguno de los fármacos prescritos para la enfermedad cardiovascular puede estar favoreciendo dicha disfunción y valorar su ajuste **figura 17-2**.

Tabla 17-1. Recomendaciones generales para el abordaje del consejo sexual tras un evento cardiovascular

Aportar información desde antes del alta, manteniendo una actitud proactiva, incluso si el paciente no busca información sobre ello

El gasto energético de la actividad sexual es comparable a subir dos pisos de escaleras o caminar 1,5 km en 20 minutos (3-4 METS). En pacientes de bajo riesgo, una vez se realiza esa actividad sin limitación, pueden retomar su actividad sexual

Como cualquier otra actividad física, el retorno a esta ha de ser progresivo (utilizar posiciones habituales, realizar distintas maniobras sexuales en los días previos antes de llegar al coito, etc.)

Evitar temperaturas extremas, comidas copiosas o ejercicio extenuante previo a la realización de la actividad sexual

En caso de presentar síntomas como dolor torácico, palpitaciones o disnea (dificultad para respirar), debe consultar de igual forma que lo haría si comenzara con ellos realizando otro tipo de esfuerzo

En caso de presentar disfunción sexual en relación con el tratamiento farmacológico, pueden existir alternativas terapéuticas o tratamiento específico para mejorar su salud sexual

Incidir en la importancia de seguir las recomendaciones de cambios en los estilos de vida (evitar alcohol, tabaco u otro tipo de tóxicos, practicar ejercicio de forma regular, seguir las recomendaciones nutricionales, etc.)

Tratamiento farmacológico en la disfunción eréctil

En este tratamiento se incluye: inhibidores de la fosfodiesterasa-5, reemplazo hormonal (testosterona), prostaglandinas y vasodilatadores locales, entre otros.

Inhibidores de la fosfodiesterasa-5

La primera línea de tratamiento farmacológico para la disfunción eréctil son los inhibidores de la fosfodiesterasa-5 (iPDE-5). Su mecanismo de acción se basa en aumentar la disponibilidad del guanosín monofosfato cíclico (GMPc) a nivel endotelial y del músculo liso mediante la inhibición de su degradación. Dentro de esta clase farmacológica, en España están disponibles el sildenafilo, el tadalafilo, el vardenafilo y el avanafilo con eficacia similar, pero con diferencias en sus propiedades farmacodinámicas y farmacocinéticas (**Tabla 17-2**). Su eficacia supera el 70 % y, a pesar de las dudas iniciales en cuanto a la seguridad cardiovascular, diferentes metaanálisis han demostrado la confianza de este grupo farmacológico. Incluso existen algunos datos preliminares sobre que podría tener un efecto protector frente a los ECV dada la mejoría en la función endotelial, la disminución de la rigidez arterial, el mejor perfil hemodinámico pulmonar o la protección frente a la lesión por isquemia-reperfusión. Su uso está contraindicado en asociación con nitratos (**Tabla 17-2**), estimuladores solubles de la guanilato ciclasa (como riociguat o vericiguat) o los α-bloqueantes (relativa precaución con las cifras tensionales). Entre sus infrecuentes eventos adversos pueden encontrarse: hipotensión (tienen un mecanismo *nitrato-like* modesto), alteraciones visuales, cefalea, rinitis o *flushing*.

Tratamiento de reemplazo hormonal (testosterona)

La evidencia sobre la relación de los niveles de testosterona y su suplementación con los ECV era controvertida. Sin embargo, en 2023, se ha publicado el estudio TRAVERSE, que evalúa la seguridad del tratamiento con testosterona en pacientes con alto riesgo o enfermedades cardiovasculares establecidas. Se trata de un ensayo clínico de no inferioridad, que observa la incidencia de ECV en más de 5.200 varones entre 45 y 80 años con hipogonadismo (dos determinaciones de testosterona en ayunas menores de 300 ng/dL) y alto riesgo o enfermedad car-

---

Tabla 17-2. Inhibidores de la fosfodiesterasa 5: propiedades farmacocinéticas y relación con los nitratos

i-PDE5	Tiempo al inicio de la acción	Vida media	Tiempo de espera para tomar nitratos
Sildenafilo	30-60 minutos	4 horas	24 horas
Tadalafilo	30-60 minutos	17,5 horas	48 horas
Vardenafilo	15-30 minutos	4-5 horas	24 horas
Avanafilo	15 minutos	3,5 horas	24 horas

i-PDE5: Inhibidores de la fosfodiesterasa 5.

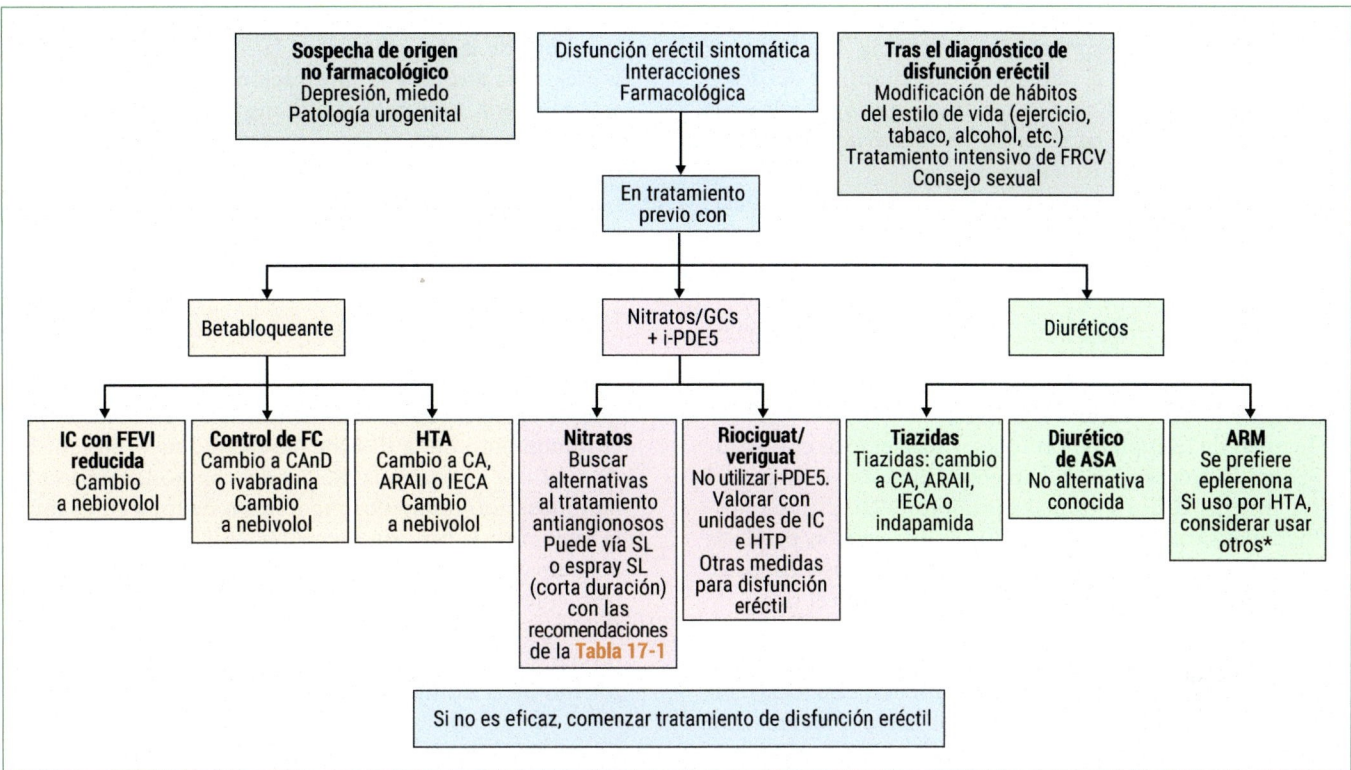

Figura 17-2. Algoritmo de manejo de interacciones farmacológicas en la disfunción eréctil y la enfermedad cardiovascular.
*Los fármacos antihipertensivos con efecto neutro o positivo sobre la disfunción eréctil son calcioantagonistas, IECA, ARAII, doxazosina y nebivolol. ARAII: antagonista del receptor de angiotensina II; ARM: antagonista del recepto mineralocorticoide; CA: calcioantagonistas; CAnD: calcioantagonistas no dihidropiridínicos; DE: disfunción eréctil; FC: frecuencia cardíaca; FEVI: fracción de eyección de ventrículo izquierdo; FRCV: factores de riesgo de cardiovascular; HTP: hipertensión arterial pulmonar; IC, insuficiencia cardíaca; IECA: inhibidor de la enzima convertidora de angiotensina; i-PDE5: inhibidores de la fosfodiesterasa 5; SL: sublingual.

diovascular establecida que son aleatorizados 1:1 con placebo o testosterona al 1,62 % transcutánea. No se encuentra diferencia en el objetivo primario de eventos cardiovasculares mayores, lo que confirma la seguridad del tratamiento con testosterona en pacientes con hipogonadismo y alto riesgo o con enfermedad cardiovascular. Por tanto, en personas con disfunción eréctil e hipogonadismo, el tratamiento con testosterona al 1,62 % supone una alternativa terapéutica segura para pacientes con enfermedad cardiovascular establecida. Entre sus eventos adversos, se observa un aumento del antígeno prostático específico (PSA) sin mayor incidencia de cáncer de próstata, mayor presencia de arritmias no fatales, que requirieron intervención (entre ellas fibrilación auricular), y mayor fracaso renal agudo. También es necesario vigilar la presencia de eritrocitosis.

Prostaglandinas y vasodilatadores locales

La inyección intracavernosa tanto de prostaglandina E_2 como de papaverina producen una erección del pene que permite una relación sexual satisfactoria en un número elevado de pacientes. Parece que la combinación de ambas es superior al uso en monoterapia, pero, en la práctica clínica, estos se utilizan de forma más habitual para el diagnóstico de la disfunción eréctil (ecografía Doppler dinámica) que para el tratamiento. Su vía de administración, que asocia baja adherencia junto al aumento del riesgo de priapismo, equimosis o fibrosis del pene, justifica su infrautilización.

También existen formulaciones tópicas de prostaglandina E_1 (alprostadil) que se pueden utilizar por vía transuretral o de aplicación tópica sobre el glande.

Otras medidas de tratamiento

En caso de fracaso de las medidas previas o contraindicación de estas, se requiere valoración por un urólogo experto, ya que existen alternativas terapéuticas de mayor complejidad. Entre las disponibles, se encuentran los dispositivos de vacío o las prótesis de penes. Además, tanto la angioplastia de la arteria pudenda como el tratamiento con células madre o la terapia con ondas de choque han mostrado resultados esperanzadores y se presentan como interesantes nuevas líneas terapéuticas en estudio.

Tratamiento farmacológico de la disfunción sexual femenina

La evidencia de estos fármacos para el tratamiento de la DSF es mucho menor en comparación con la disfunción eréctil y todavía menor en el contexto concreto de la enfermedad cardiovascular. Por tanto, se exponen a continuación algunas medidas farmacológicas que pueden ser utilizadas en la población general pendientes de que en el futuro puedan ser alternativas para el tratamiento en la enfermedad cardiovascular.

- Flibanserina. Es agonista del receptor de serotonina 1A y antagonista del receptor de la serotonina 2A. Tiene un efecto modesto para el tratamiento del síndrome del deseo hipoactivo (SDH). Requiere la administración diaria y sus efectos son visibles a partir de las 4 semanas de tratamiento (en aquellas respondedoras).

- Bremelanotida. Es un agonista de los receptores de melanocortina en el sistema nervioso central. Junto a la flibanserina también ha sido aprobada por la *Food and Drug Administration* para el tratamiento del SDH en mujeres premenopáusicas. Se administra por vía subcutánea unos 45 minutos antes de la actividad sexual. Entre sus efectos secundarios habituales (hasta el 10 % de las pacientes) se encuentran las náuseas o la cefalea.

- Terapias de reemplazo hormonal. Estas terapias con estrógenos y/o progesterona se han empleado sobre todo para el tratamiento de los síntomas vasomotores en la mujer posmenopáusica. Parece que su uso en prevención primaria puede reducir la incidencia de eventos cardiovascular, pero, por el contrario, puede aumentar ligeramente el riesgo de cáncer de mama, ictus o tromboembolia pulmonar. Estos efectos pueden estar relacionados con las dosis empleadas (mayor en TRH por vía oral que transcutánea o local). En los próximos años estudios dirigidos hacia la baremación del riesgo-beneficio de la TRH tanto en prevención primaria como secundaria podrán, quizá, añadir otra herramienta terapéutica para la modulación del riesgo de las pacientes. El ospemifeno se presenta como una alternativa interesante, ya que tiene acción fundamental en el epitelio vaginal y el hueso, con un efecto parcial en el endometrio y sin actividad en el tejido mamario. Por otra parte, también hay formulaciones tópicas que son útiles para el tratamiento de la dispareunia en la mujer posmenopáusica y mejora la atrofia y la lubricación vaginal. El TRH, en este caso, con testosterona 300 mg transdérmica también se ha probado con éxito en mujeres con SDH y parece que aumenta el deseo sexual en mujeres posmenopáusicas.

- Lubricantes. Son seguros, de fácil adquisición y pueden mejorar la dispareunia si la pobre lubricación juega un papel relevante (por ejemplo, en mujeres posmenopáusicas).

- Inhibidores de la fosfodiesterasa-5. A pesar de que se ha descrito a lo largo del tema el potencial peso del componente vasculogénico en la etiología de la DSF, lo cierto es que los fármacos ampliamente utilizados en el varón para el tratamiento de la disfunción eréctil, cuyo mecanismo de acción se centra en la mejora del componente vascular, han mostrado resultados modestos o neutros en cuanto a la mejora en la función sexual femenina (sildenafilo). No obstante, estos estudios son de pequeño tamaño y, probablemente, se requiera seleccionar bien a las pacientes donde el componente genital (vascular) tenga un peso mayor para probar si estas medidas pueden tener cabida en el tratamiento de la disfunción sexual femenina.

Como se observa en la mayoría de los tratamientos disponibles para la DSF, no hay evidencia probada en el contexto de la enfermedad cardiovascular y los esfuerzos deben ir dirigidos a comprobar la seguridad de los tratamientos vigentes y buscar nuevas armas terapéuticas para una de las comorbilidades más frecuentes en el contexto de la enfermedad cardiovascular.

 PUNTOS CLAVE

- La disfunción sexual es una comorbilidad usual en pacientes con enfermedad cardiovascular que impacta en la calidad de vida de estos y que recibe escasa atención por parte del personal sanitario.

- La enfermedad cardiovascular y la disfunción sexual comparten factores de riesgo y mecanismos fisiopatológicos comunes, de forma que la aparición de la disfunción sexual, sobre todo en la disfunción eréctil, se relaciona con mayor incidencia de eventos cardiovasculares tanto en prevención primaria como en secundaria.

- La importancia en la detección de la disfunción sexual radica en señalar la necesidad de intensificar la prevención cardiovascular e iniciar medidas para mejorar la salud sexual (por tanto, su calidad de vida), además de poder optimizar la adherencia terapéutica a los fármacos cardiovasculares.

- El consejo sexual, evitar sustancias tóxicas, como el alcohol y el tabaco, el ejercicio físico regular y el tratamiento intensivo de los factores de riesgo son el primer paso para mejorar la disfunción sexual

- Fármacos como los betabloqueantes (excepto nebivolol) y los diuréticos pueden afectar a la función sexual y requieren valorar el ajuste de estos.

- Los i-PDE5 son seguros en pacientes con enfermedad cardiovascular y son el tratamiento farmacológico de elección en la disfunción eréctil.

- El TRH con testosterona en varones con hipogonadismo y alto riesgo o enfermedad cardiovascular es seguro en cuanto a ECV mayores.

- Se requieren más estudios sobre la fisiopatología de la DSF, la relación de esta con la enfermedad cardiovascular y su tratamiento en el contexto de la enfermedad cardiovascular.

BIBLIOGRAFÍA

Angulo J, Hannan JL. Cardiometabolic Diseases and Female Sexual Dysfunction: Animal Studies. Journal of Sexual Medicine. 2022;19(3):408-20.

Cohen G, Nevo D, Hasin T, Benyamini Y, Goldbourt U, Gerber Y. Resumption of sexual activity after acute myocardial infarction and long-term survival. Eur J Prev Cardiol. 2022;29(2):304-11.

de Oliveira PS, Ziegelmann MJ. Low-intensity shock wave therapy for the treatment of vasculogenic erectile dysfunction: A narrative review of technical considerations and treatment outcomes. Translational Andrology and Urology. 2021;10(6):2617-28.

Di Stasi V, Maseroli E, Vignozzi L. Female Sexual Dysfunction in Diabetes: Mechanisms, Diagnosis and Treatment. Curr Diabetes Rev. 2021;18(1):e171121198002.

Díaz-Mohedo E, Meldaña Sánchez A, Cabello Santamaría F, Molina García E, Hernández S, Hita-Contreras F. The Spanish Version of the International Index of Erectile Function: Adaptation and Validation. Int J Environ Res Public Health. 2023;20(3):1830.

Dong JY, Zhang YH, Qin LQ. Erectile dysfunction and risk of cardiovascular disease: Meta-analysis of prospective cohort studies. J Am Coll Cardiol. 2011;58(13):1378-85.

Gandaglia G, Briganti A, Jackson G, Kloner RA, Montorsi F, Montorsi P, et al. A systematic review of the association between erectile dysfunction and cardiovascular disease. European Urology. 2014;65(5):968-78.

Ghanbari Afra L, Taghadosi M, Gilasi HR. Relationship Between Ischemic Heart Disease and Sexual Satisfaction. Glob J Health Sci. 2016;8(1):263-9.

Goldstein I, Goren A, Li VW, Tang WY, Hassan TA. Epidemiology Update of Erectile Dysfunction in Eight Countries with High Burden. Sex Med Rev. 2020;8(1):48-58.

Hernández R, Thieme T, Araos F. Adaptación y Análisis Psicométrico de la Versión Española del Índice Internacional de Función Eréctil (IIEF) en Población Chilena. 2017;35(3):223-30.

Ibrahim A, Ali M, Kiernan TJ, Stack AG. Erectile dysfunction and ischaemic heart disease. European Cardiology Review. 2018;13(2):98-103.

Imprialos KP, Koutsampasopoulos K, Katsimardou A, Bouloukou S, Theodoulidis I, Themistoklis M, et al. Female Sexual Dysfunction: A Problem Hidden in the Shadows. Curr Pharm Des. 2021;27(36):3762-74.

Imprialos KP, Stavropoulos K, Doumas M, Tziomalos K, Karagiannis A, Athyros VG. Sexual Dysfunction, Cardiovascular Risk and Effects of Pharmacotherapy. Curr Vasc Pharmacol. 2018;16(2):130-42.

Jackson G. Erectile dysfunction: A marker of silent coronary artery disease. European Heart Journal. 2006;27(22):2613-4.

Kirby M, Hackett G, Ramachandran S. Testosterone and the heart. European Cardiology Review. 2019;14(2):103-10.

Li JZ, Maguire TA, Zou KH, Lee LJ, Donde SS, Taylor DG. Prevalence, Comorbidities, and Risk Factors of Erectile Dysfunction: Results from a Prospective Real-World Study in the United Kingdom. Int J Clin Pract. 2022;2022:5229702.

Lincoff AM, Bhasin S, Flevaris P, Mitchell LM, Basaria S, Boden WE, et al. Cardiovascular Safety of Testosterone-Replacement Therapy. New England Journal of Medicine. 2023;389(2):107-17.

Maas AHEM, Rosano G, Cifkova R, Chieffo A, Van Dijken D, Hamoda H, et al. Cardiovascular health after menopause transition, pregnancy disorders, and other gynaecologic conditions: A consensus document from European cardiologists, gynaecologists, and endocrinologists. Eur Heart J. 2021;42(10):967-84.

Maseroli E, Scavello I, Vignozzi L. Cardiometabolic Risk and Female Sexuality—Part I. Risk Factors and Potential Pathophysiological Underpinnings for Female Vasculogenic Sexual Dysfunction Syndromes. Sexual Medicine Reviews. 2018;6(4):508-24.

Maseroli E, Scavello I, Vignozzi L. Cardiometabolic Risk and Female Sexuality—Part II. Understanding (and Overcoming) Gender Differences: The Key Role of an Adequate Methodological Approach. Sexual Medicine Reviews. 2018;6(4):525-34.

Nappi RE, Tiranini L, Martini E, Bosoni D, Righi A, Cucinella L. Medical Treatment of Female Sexual Dysfunction. Urologic Clinics of North America. 2022;49(2):299-307.

Ostfeld RJ, Allen KE, Aspry K, Brandt EJ, Spitz A, Liberman J, et al. Vasculogenic Erectile Dysfunction: The Impact of Diet and Lifestyle. American Journal of Medicine. 2021;134(3):310-6.

Palm P, Zwisler ADO, Svendsen JH, Thygesen LC, Giraldi A, Jensen KG, et al. Sexual rehabilitation for cardiac patients with erectile dysfunction: A randomised clinical trial. Heart. 2019;105(10):775-82.

Panakala S, Anumolu AR, Khatri M. Prevalence of sexual dysfunction in women with pulmonary hypertension and associated variables. Heart and Lung. 2022;55:146-7.

Parish SJ, Cottler-Casanova S, Clayton AH, McCabe MP, Coleman E, Reed GM. The Evolution of the Female Sexual Disorder/Dysfunction Definitions, Nomenclature, and Classifications: A Review of DSM, ICSM, ISSWSH, and ICD. Sexual Medicine Reviews. 2021;9(1):36-56.

Sadatinejad SM, Farokhian A, Taghadosi M, Mosavi SG. The effect of sexual counseling on depression, anxiety, stress, sexual knowledge and sexual quality of life in men who have undergone invasive coronary interventions: An RCT. Int J Reprod Biomed. 2021;19(11):969-78.

Steinke EE, Jaarsma T. Sexual counseling and cardiovascular disease: Practical approaches. Asian Journal of Andrology. 2015;17(1):32-9.

Terentes-Printzios D, Ioakeimidis N, Rokkas K, Vlachopoulos C. Interactions between erectile dysfunction, cardiovascular disease and cardiovascular drugs. Nature Reviews Cardiology. 2022;19(1):59-74.

Vlachopoulos CV, Terentes-Printzios DG, Ioakeimidis NK, Aznaouridis KA, Stefanadis CI. Prediction of cardiovascular events and all-cause mortality with erectile dysfunction a systematic review and meta-analysis of cohort studies. Circ Cardiovasc Qual Outcomes. 2013;6(1):99-109.

Wang CM, Wu BR, Xiang P, Xiao J, Hu XC. Management of male erectile dysfunction: From the past to the future. Frontiers in Endocrinology. 2023;14:1148834.

Factores de riesgo cardiovascular específicos de la mujer

18

R. Kfouri da Silva, S. Wasniewski y L. Fernández Friera

OBJETIVOS

- Entender las peculiaridades de la enfermedad cardiovascular en la mujer.
- Familiarizarse con la realidad epidemiológica de las enfermedades cardiovasculares en la mujer, así como con las diferencias injustificadas de los tratamentos habitualmente prescritos.
- Conocer los factores de riesgo específicos asociados al sexo feminino.

INTRODUCCIÓN

Durante la mayor parte del siglo xx, la enfermedad cardiovascular se abordó como un problema de los hombres, en los que la enfermedad coronaria era el principal problema de morbimortalidad. Se consideraba que las mujeres estaban protegidas frente a las enfermedades cardíacas por sus hormonas en los años previos a la menopausia y por la subsiguiente aplicación generalizada de la terapia hormonal menopáusica. No es sorprendente que la aparición de estudios de investigación clínica y, en particular, ensayos controlados aleatorizados de prevención y terapias cardiovasculares involucraran de forma exclusiva o predominante a hombres y, por lo general, a hombres blancos de mediana edad. Se ignoró el hecho de que más mujeres que hombres morían anualmente por enfermedades cardiovasculares. De hecho, la angina y la hipertensión no se consideran problemas graves para la mujer.

La enfermedad cardiovascular (ECV) es la mayor causa de muerte en las mujeres, con un 20 % más de probabilidad de morir tras un primer infarto que los hombres. Algunos datos europeos recientes han confirmado que no solo las ECV son la primera causa de muerte entre las mujeres de nuestro entorno socioeconómico, sino que, además, su impacto sobre la mortalidad en el mundo es superior en las mujeres que en los varones. La importancia de las diferencias de sexo y género en las enfermedades cardiovasculares fue promulgada por el informe del Instituto de Medicina (IOM) de 2001 (*Exploring the Biological Contributions to Human Health*. ¿Importa el sexo?), que abogó por la necesidad de evaluar las diferencias basadas en el sexo en las enfermedades humanas y en la investigación médica, así como traducir estas diferencias a la práctica clínica.

Sin embargo, en 2003, el *Informe sobre diagnóstico y tratamiento de la cardiopatía coronaria en mujeres* de la Agency for Healthcare Research and Quality mostró que la mayoría de las recomendaciones contemporáneas para la prevención, las pruebas de diagnóstico y el tratamiento médico y quirúrgico de la cardiopatía coronaria en mujeres se extrapolaron de estudios realizados sobre todo a hombres de mediana edad y que aún quedaban brechas críticas de conocimiento con respecto a la biología, las manifestaciones clínicas y las estrategias de manejo óptimas para las mujeres.

Hasta el año 2000, la disminución de la mortalidad cardiovascular en los Estados Unidos afectaba sobre todo a los hombres. Sin embargo, a partir de esa fecha, esta disminución se hizo más notable en las mujeres. Entre 2003 y 2014, por primera vez, murieron menos mujeres que hombres anualmente por enfermedad cardiovascular. No obstante, esta tendencia podría no ser favorable en el futuro. Desde entonces, ha habido una estabilización o, incluso, un aumento de la mortalidad cardiovascular tanto en mujeres como en hombres, en especial en el grupo de edad más joven de 35 a 50 años. Esto refleja, con probabilidad, la epidemia de obesidad en Estados Unidos y el estilo de vida sedentario.

Es importante señalar que existe la necesidad de aumentar la conciencia sobre las enfermedades cardiovasculares en las mujeres, ya que casi la mitad de este grupo de población en Estados Unidos no reconoce que las enfermedades cardíacas son la principal causa de muerte en las personas de sexo femenino. Además, la mortalidad por ECV en mujeres jóvenes (menos de 50 años) sigue siendo alta e incluso superior a la de los hombres. Asimismo, la carga de riesgo de ECV es mayor en mujeres más jóvenes que en hombres de edad similar, aunque las tasas de hospitalización son más bajas.

El objetivo de este tema es revisar los factores de riesgo de enfermedades cardíacas en las mujeres, evaluar la distribución y los determinantes de las ECV en las mujeres, caracterizar las diferencias sexuales contemporáneas en la carga de las ECV y discutir las disparidades de salud y los desafíos actuales.

EPIDEMIOLOGÍA

Durante 2016, la ECV representó 412.244 muertes de mujeres, más que la suma de muertes de mujeres por cáncer, accidentes y diabetes combinados. La enfermedad cardiovascular en la mujer aún no se reconoce ni se trata de forma adecuada. A esto se añade que las mujeres enfrentan disparidades en el diagnóstico, el tratamiento y la investigación. El riesgo en ellas a menudo se subestima debido a la percepción errónea de que están protegidas frente a las enfermedades del corazón. Este reconocimiento insuficiente de la enfermedad cardíaca y las diferencias en la presentación clínica en la población femenina conducen a estrategias de tratamiento menos agresivas y una menor representación de mujeres en los ensayos clínicos. Por lo general, las mujeres representan solo alrededor del 20 % de los pacientes incluidos, aunque ellas representan el 40-50 % de los participantes en estudios longitudinales y registros de enfermedad cardiovascular. Además, suelen estar poco informadas sobre sus factores de riesgo y la posibilidad de sufrir un infarto.

Una encuesta de 2012 realizada por la American Heart Association encontró que solo el 36 % de las mujeres de raza negra o afroamericanas y el 34 % de las hispanas sabían que la enfermedad cardíaca es la principal causa de muerte en comparación con el 65 % de las mujeres blancas no hispanas. Menos del 25 % podía mencionar la hipertensión y el colesterol alto como factores de riesgo de enfermedad cardíaca y menos del 50 % conocía los principales síntomas de la enfermedad cardíaca. Asimismo, las mujeres afroamericanas e hispanas tenían menos probabilidades que las blancas no hispanas de ser conscientes de los síntomas de un ataque al corazón. Los resultados también mostraron una baja conciencia en la población femenina con menor nivel educativo (55 % de mujeres con alguna educación universitaria o menos frente al 28 % con títulos universitarios; porcentaje similar por niveles de ingresos). Las mujeres hispanas (73 %) y afroamericanas (55 %) tenían más probabilidades de no saber que la enfermedad cardíaca es la principal causa de muerte que las blancas no hispanas (34 %).

La prevalencia de enfermedad cardiovascular total es mayor entre los hombres. Sin embargo, la prevalencia de hipertensión, insuficiencia cardíaca y accidente cerebrovascular es mayor entre las mujeres. La mayor parte de la carga de enfermedad cardiovascular puede explicarse por un conjunto de factores de riesgo tradicionales que afectan tanto a hombres como a mujeres, incluidos el tabaquismo, el sobrepeso y la obesidad, la hipertensión, la diabetes y el colesterol elevado. Un mayor reconocimiento de la prevalencia de los factores de riesgo tradicionales y su impacto diferencial en las mujeres, así como considerar los factores de riesgo no tradicionales asociados a la mujer, contribuyen a una nueva comprensión de los mecanismos que conducen a peores resultados para la población fenemina.

De acuerdo con Wood, los factores de riesgo se dividen en dos tipos: los tradicionales (presentes tanto en hombres como en mujeres) y los asociados a la mujer (que deben ser también reconocidos por los médicos).

FACTORES DE RIESGO TRADICIONALES

Entre estos factores se encuentra: la diabetes, la hipertensión arterial, la dislipidemia, la obesidad, la inactividad física, el tabaquismo, el estrés psicológico y los antecedentes familiares de enfermedad arterial coronaria precoz.

Diabetes

Más de 11,7 millones de mujeres estadounidenses tienen un diagnóstico de diabetes *mellitus* y ~ 95 % de estas tienen diabetes *mellitus* tipo 2. La creciente prevalencia de este tipo es preocupante porque es un potente factor de riesgo de ECV (se ha reconocido durante mucho tiempo que confiere un mayor riesgo de muerte por ECV en las mujeres que en los hombres). Además, existe un riesgo tres veces superior de enfermedad arterial coronaria mortal en mujeres con diabetes *mellitus* tipo 2 que en no diabéticas (insuficiencia cardíaca del 95 %, 1,9-4,8).

Un análisis conjunto de los datos de 750.000 personas y más de 12.000 eventos de accidentes cerebrovasculares incidentes, proporcionó pruebas sólidas de que las mujeres con diabetes *mellitus* tienen un 27 % más de riesgo de accidente cerebrovascular que sus homólogos masculinos. El riesgo relativo combinado de accidente cerebrovascular asociado con la diabetes fue de 2,28 % (insuficiencia cardíaca del 95 %: 1,93-2,69) en mujeres y de 1,83 (insuficiencia cardíaca del 95 %: 1,60-2,08) en hombres, independientemente de las diferencias de sexo en otros factores de riesgo cardiovascular importantes.

Las mujeres que progresan de normoglucemia a prediabetes tienen niveles más altos de disfunción endotelial, presión arterial más alta y más anormalidades en sus vías de fibrinólisis y trombosis que aquellas que no lo hacen; esas diferencias son más pronunciadas que en los hombres.

El diagnóstico temprano de la diabetes es esencial, sobre todo en grupos raciales/étnicos con alto riesgo de diabetes, como afroamericanos, hispanos e indios americanos. La carga de la diabetes varía mucho según la raza o el origen étnico: los negros afroamericanos tienen la prevalencia ajustada por edad más alta, seguidos de los hispanos, los asiáticos y los blancos no hispanos. En comparación con las mujeres posmenopáusicas blancas, en los Estados Unidos existe un riesgo duplicado de diabetes en las mujeres negras o afroamericanas, hispanas y asiáticas.

Hipertensión arterial

La hipertensión aumenta significativamente el riesgo de infarto de miocardio, insuficiencia cardíaca, fibrilación auricular y accidente cerebrovascular. Las mujeres premenopáusicas tienen un mayor riesgo de daño hipertensivo de órganos que los hombres de la misma edad, lo que incluye microalbuminuria e hipertrofia ventricular izquierda. Según datos de National Health and Nutrition Examination Survey 2013-2016, la prevalencia de hipertensión es mayor en mujeres que en hombres (77,8 % frente a 70,8 %, respectivamente, entre 65 y 74 años, y 85,6 % frente a 80 %, respectivamente, en mayores de 74 años), pero menos de la mitad recibe un tratamiento adecuado.

La hipertensión suele estar mal controlada en las mujeres mayores (solo el 23 % de mujeres frente al 38 % de hombres mayores de 80 años tienen presión arterial inferior a 140/90 mmHg). La prevalencia de hipertensión es del 25,3 % entre las mujeres hispanas y solo el 37,5 % tiene la tensión arterial controlada.

Dislipidemia

Los niveles elevados de lípidos en suero son el mayor contribuyente al desarrollo de la cardiopatía isquémica en todo el mundo. Los ensayos clínicos han demostrado que la reducción del colesterol de lipoproteínas de baja densidad con estatinas mejora los resultados de enfermedad cardiovascular. Históricamente, las mujeres han recibido un manejo de lípidos menos agresivo que los pacientes masculinos, pero las razones subyacentes siguen sin entenderse bien.

Un estudio reciente que involucró a una gran muestra de adultos estadounidenses atendidos en la práctica comunitaria encontró que la población femenina tenía menos probabilidades que la masculina de recibir la terapia con estatinas recomendada por las pautas o una estatina según las pautas de intensidad recomendada. Las posibles causas de estas disparidades incluyen que: las mujeres tenían menos probabilidades de ser informadas sobre los beneficios del tratamiento con estatinas, más probabilidades de rechazar el tratamiento con estatinas cuando se les ofreció y más probabilidades de interrumpir el tratamiento con estatinas después de comenzar.

Obesidad

El índice de masa corporal elevado se asocia con un aumento de la cardiopatía isquémica mortal y no mortal, tanto en mujeres como en hombres. Hay que añadir que las diferencias de sexo en la distribución de la grasa están implicadas en la cardiopatía isquémica. Así, las mujeres acumulan sobre todo grasa subcutánea, mientras que en los hombres hay más grasa visceral.

Está establecido que la adiposidad abdominal o central es un predictor importante del riesgo de enfermedad crónica, con independencia de la adiposidad total. Por ejemplo, las personas con una mayor proporción de grasa abdominal tienen mayor riesgo de desarrollar cardiopatía coronaria, diabetes *mellitus* tipo 2 y cáncer.

Por su lado, la proporción de grasa del tronco a la pierna puede considerarse un marcador de la forma del cuerpo. Los estudios han reportado heterogeneidad en la distribución de la grasa corporal entre grupos raciales. Así, se ha demostrado que la adiposidad visceral abdominal es significativamente mayor en hombres y mujeres blancos que en afroamericanos. Además, las mujeres blancas tienen medidas más bajas de tejido adiposo subcutáneo que las mujeres afroamericanas. Estas tienden a tener cuerpos más en forma «de pera», es decir, tienen más grasa subcutánea depositada en las caderas y los muslos que en las áreas abdominales.

Inactividad física

Según datos de una Encuesta Nacional de Entrevistas de Salud de 2011 en adultos, la inactividad fue mayor en las mujeres que en los hombres (33,2 % frente a 29,9 %, ajustado por edad) y aumentó con la edad del 26,1 % al 33,4 %, 40,0 % y 52,4 % en adultos de 18-44 años, 45-64 años, 65-74 años y más de 75 años de edad, respectivamente.

Tabaquismo

El consumo de tabaco aumenta el riesgo de ECV, incluida la progresión de aterosclerosis, infarto de miocardio y muerte cardíaca súbita. Es importante destacar que, en las mujeres, la combinación de fumar con el uso de anticonceptivos orales tiene un efecto sinérgico sobre el riesgo de infarto de miocardio agudo, accidente cerebrovascular y tromboembolia venosa.

Un metaanálisis realizado en 2011 expuso que, en todos los grupos de edad, con la excepción de los más jóvenes (30-44 años), las mujeres tenían un 25 % más de riesgo de enfermedad arterial coronaria conferida por el tabaquismo que los hombres.

Estrés psicológico

El estrés psicológico sigue siendo un factor de riesgo cardiovascular poco estudiado, subestimado y mal manejado. El estudio INTERHEART ha proporcionado los primeros datos relevantes que respaldan la relación entre estrés, depresión y primer infarto de miocardio. Después de un infarto de miocardio, la depresión, el trauma y el estrés percibido son desproporcionadamente comunes en mujeres jóvenes en comparación con sus homólogos masculinos o pacientes mayores; son poderosos predictores de riesgo cardiovascular en mujeres jóvenes. Además, este grupo de población después de un infarto de miocardio tienen el doble de probabilidades de desarrollar un infarto de miocardio inducido por estrés mental en comparación con los hombres (22 % frente a 11 %, p = 0,009). El estudio Women's health: an imAging-based cardiovascular risK-rEdUction Program (WAKE UP) (In progress, reference) se está desarrollando en HM Hospitales y en la Clínica Atria de Madrid, financiado por el Instituto Carlos III (PI20/01238) y por la Sociedad Española de Cardiología (SEC/FEC-INV-CLI 22/05), para promover cambios en el estilo de vida de la mujer y reducir la enfermedad cardiovascular gracias a nuevas estrategias, como la imagen vascular. A través de la visualización de sus propias arterias mediante ecografía, incluso de sus propias placas de aterosclerosis, se espera modificar el estilo de vida y corregir los factores de riesgo modificables. El estudio WAKE-UP será vital para abordar mejoras en esta importante asociación y desarrollar estrategias para mitigar este importante factor de riesgo.

Antecedentes familiares de enfermedad arterial coronaria precoz

Una história familiar de infarto prematura (presencia de un pariente de primer grado con enfermedad arterial coronaria clínica o muerte súbita; hombres menores de 55 años y mujeres menores de 65 años) ha sido reconocida como un factor de riesgo potente para eventos de enfermedad cardiovascular aterosclerótica, puesto que duplica su riesgo.

FACTORES DE RIESGO EMERGENTES ASOCIADOS A LAS MUJERES

Entre estos factores, cabe destacar los siguientes: menarquia precoz, menopausia temprana, resultados adversos del embarazo, multiparidad, parto prematuro, bebé de bajo peso para la edad gestacional, diabetes *mellitus* gestacional, síndrome de ovario poliquístico, terapia de reemplazamiento de hormonas y trastornos inflamatorios

Menarquia precoz

Es un factor de riesgo para desarrollar enfermedades cardiovasculares. Con menarquia a los 10 años o antes hay 4,5 veces mayor riesgo de desarrollar enfermedad cardiovascular.

Menopausia temprana

Después de la menopausia, la incidencia de enfermedad cardiovascular aumenta sustancialmente. Una revisión sistemática encontró un mayor riesgo de esta enfermedad cardiovascular, mortalidad por esta y por todas las causas, en mujeres que experimentaron una menopausia temprana (antes de los 45 años). En la población femenina premenopáusicas, el estrógeno endógeno tiene efectos beneficiosos en la prevención de la aterosclerosis al mejorar los lípidos plasmáticos, mantener la integridad de las células endoteliales y promover la producción de óxido nítrico. Por el contrario, en el contexto de aterosclerosis establecida, el estrógeno exógeno puede aumentar la expresión de metaloproteinasas de matriz, lo que podría conducir a la inestabilidad de la cubierta fibrosa y la ruptura de la placa ateromatosa.

Resultados adversos del embarazo

El embarazo es una prueba de estrés metabólico y brinda una oportunidad única a las mujeres para analizar su riesgo futuro de desarrollar enfermedad cardiovascular. Las directrices de 2011 para la prevención de enfermedad cardiovascular en mujeres incorporaron los resultados adversos del embarazo como factores de riesgo cardíaco. Estos incluyen diabetes gestacional, preeclampsia o eclampsia (trastornos hipertensivos del embarazo) y parto prematuro, todos asociados con un mayor riesgo futuro de enfermedad cardíaca. Un diagnóstico de preeclampsia duplica el riesgo de diabetes y accidente cerebrovascular en el futuro y se asocia con un riesgo casi cuatro veces mayor de desarrollar hipertensión a largo plazo.

Multiparidad

Según un estudio reciente, la multiparidad se asocia con una peor salud cardiovascular, especialmente entre las mujeres con cinco o más nacidos vivos. La población femenina puede aumentar de peso con cada embarazo subsiguiente, con lo que es más probable que las multíparas tengan un índice de masa corporal elevado más adelante.

Parto prematuro

Un estudio examinó las asociaciones de resultados adversos del embarazo con una variedad de factores de riesgo cardiovascular y encontró que el parto prematuro (definido como una gestación de menos de 37 semanas) se correspondía con una presión arterial sistólica más alta 18 años después del parto. Los mayores riesgos de enfermedad cardiovascular materna en el futuro ocurren cuando el parto prematuro es antes de las 32 semanas. Estos hallazgos resaltan la carga potencial de esta enfermedad cardiovascular en mujeres que hayan sufrido esta circunstancia y la necesidad de una consideración cuidadosa del seguimiento y manejo a corto y largo plazo en personas con antecedentes de complicaciones del embarazo.

Bebé de bajo peso para la edad gestacional

Tener un bebé de bajo peso para la edad gestacional es un marcador independiente de mortalidad y morbilidad relacionadas con enfermedad cardiovascular en la madre. Se necesita una mejor investigación para confirmar la evidencia sobre la prevención de enfermedad cardiovascular en estas mujeres, pero la presencia de un resultado adverso del embarazo debería ser una señal de alerta que sugiera que la progenitora debe ser seguida más de cerca por el riesgo de enfermedad cardiovascular, con una implementación más intensiva de medidas de estilo de vida y detección y tratamiento de factores de riesgo tradicionales.

Diabetes *mellitus* gestacional

La diabetes *mellitus* gestacional está relacionada con varios riesgos agudos para la salud materna, como la preeclampsia, el parto prematuro, el crecimiento excesivo del feto que provoca laceraciones en el parto y el parto por cesárea, así como el desarrollo a largo plazo de diabetes *mellitus* tipo 2, síndrome metabólico y enfermedad cardiovascular. Aunque la tolerancia materna a la glucosa a menudo se normaliza poco después del embarazo, las mujeres con diabetes gestacional tienen un riesgo sustancialmente mayor de desarrollar diabetes *mellitus* tipo 2 en el futuro.

Síndrome de ovario poliquístico

El síndrome de ovario poliquístico es un trastorno complejo que comprende anomalías tanto hormonales como metabólicas; así, incluyen alteración de la tolerancia a la glucosa, diabetes *mellitus* tipo 2, enfermedad vascular, dislipidemia y apnea obstructiva del sueño. La resistencia a la insulina y el consiguiente desarrollo de hiperinsulinemia contribuyen a la constelación de anomalías cardiometabólicas mencionadas. Existe una mayor prevalencia de factores de riesgo cardiovascular en este síndrome, aunque hay datos contradictorios sobre el riesgo de eventos cardiovasculares atribuidos a él directamente.

Terapia de reemplazamiento de hormonas

Los estudios han demostrado que existe una menor incidencia de enfermedad arterial coronaria en mujeres que toman terapia de reemplazamiento de hormonas dentro de los 10 años posteriores a la menopausia, pero el riesgo de accidente cerebrovascular sigue siendo elevado. Los datos en menores de 60 años con síntomas u otras indicaciones han demostrado que iniciar esta terapia cerca de la menopausia proporciona una relación beneficio-riesgo favorable.

Trastornos inflamatorios

Los trastornos autoinmunes afectan aproximadamente al 8 % de la población, de los cuales la mayoría son mujeres (78 %). La artritis reumatoide anuncia un aumento del 50 % de la incidencia de mortalidad cardiovascular. Entre los pacientes con lupus eritematoso sistémico, el riesgo relativo de infarto de miocardio es entre dos y diez veces mayor que en la población general. Los trastornos psoriásicos también se asocian con un mayor riesgo de infarto de miocardio y mortalidad cardiovascular.

INCIDENCIA Y PREVALENCIA DE LA ENFERMEDAD CORONARIA

Las diferencias de sexo observadas en la incidencia y presentación de enfermedad coronaria en la población podrían explicarse parcialmente por distintos procesos fisiopatológicos que conducen al infarto miocárdico. Las mujeres sufren enfermedad de la arteria epicárdica menos obstructiva y extensa que los hombres, pero es más probable que tengan una función vasomotora coronaria alterada y disfunción microvascular.

Una revisión sistemática mostró que las mujeres tienen menos placa en términos de porcentaje de volumen de ateroma ($33,9 \pm 10,2$ % frente a $37,8 \pm 10,3$ %, P < 0,001) y volumen total de ateroma ($148,7 \pm 66,6$ mm^3 frente a $194,7 \pm 84,3$ mm^3, P < 0,001).

Por otro lado, según los datos experimentales y clínicos disponibles, la disfunción microvascular se considera un factor etiológico importante de la cardiopatía coronaria en ausencia de una obstrucción coronaria significativa, en especial en mujeres. La aclaración adicional de los procesos fisiopatológicos subyacentes a la enfermedad coronaria puede ayudar a adaptar las estrategias específicas de sexo para la prevención, detección y tratamiento. Debido a las diferencias de sexo en la fisiopatología y manifestación clínica de la enfermedad arterial coronaria, los síntomas clínicos de la isquemia miocárdica en las mujeres a menudo se consideran atípicos y es probable que se ignoren o que se diagnostiquen erróneamente. Como consecuencia, las mujeres con cardiopatía isquémica coronaria pueden experimentar retrasos en el diagnóstico y el tratamiento, lo que contribuye a un peor pronóstico y resultados.

Un estudio reciente ha demostrado que el sexo femenino se asocia con una mayor progresión de volumen de placa calcificada y menor desarrollo de placas de alto riesgo que en los hombres. Sin embargo, al princípio del estudio, se observa un mayor volumen de placa en hombres y un retraso en las mujeres en el desarrollo del volumen de placa total con respecto a los hombres.

INCIDENCIA Y PREVALENCIA DE INSUFICIENCIA CARDÍACA

La insuficiencia cardíaca afecta a ambos sexos por igual y es una de las principales causas de morbilidad y mortalidad. Las tasas de incidencia de insuficiencia cardíaca en los hombres se duplican aproximadamente con cada aumento de 10 años entre los 65 y 85 años. Sin embargo, la tasa de incidencia de insuficiencia cardíaca se triplica en las mujeres de los 65 a los 74 años y de los 75 a los 84 años.

INFARTO AGUDO DE MIOCARDIO EN LA MUJER

En general, las mujeres que presentan un síndrome coronario agudo son mayores y tienen más comorbilidades que los hombres. La población femenina que presenta infarto de miocardio sin elevación del segmento ST a menudo es 4-5 años mayor que la masculina y con mayor frecuencia tienen diabetes, hipertensión e insuficiencia cardíaca. Hallazgos similares están presentes en mujeres que padecen infarto de miocardio con elevación de ST: son consistentemente mayores que los hombres y es más habitual que tengan antecedentes de diabetes, hipertensión y *shock* cardiogénico en el momento de la presentación. La mayoría de los pacientes con síndrome coronario agudo presentan síntomas clásicos de dolor o malestar en el centro del pecho. Sin embargo, los síntomas atípicos son más frecuentes en mujeres que en hombres, aunque pueden aparecer en ambos sexos. Estos síntomas atípicos incluyen dolor torácico pleurítico, dolor de espalda, disnea, dolor de mandíbula/hombro, mareos, indigestión y palpitaciones, entre otros. Los síntomas atípicos experimentados por las mujeres pueden contribuir a retrasos en la presentación, en el diagnóstico y, en última instancia, en recibir tratamiento.

Las mujeres con cardiopatía isquémica a menudo presentan dolor torácico (aplastamiento, presión, estrujamiento o tirantez) (52,5 % de mujeres frente a 46,2 % de hombres [P < 0,001]). Las mujeres tienen más probabilidades de presentar tres o más síntomas asociados que los hombres (por ejemplo, síntomas epigástricos, palpitaciones y dolor o malestar en la mandíbula, el cuello, los brazos o entre los omóplatos). A pesar de que las mujeres con cardiopatía isquémica suelen presentar dolor torácico, la utilización de varias herramientas de evaluación de puntuación de riesgo global (Framingham, Diamond y Forrester, Diamond y Forrester modificado y Diamond-Forrester combinado, y *Coronary Artery Surgery Study*) a menudo confiere un menor riesgo de eventos cardíacos y una menor probabilidad previa a la prueba de enfermedad coronaria para las mujeres en comparación con los hombres. Asimismo, un mayor porcentaje de mujeres son caracterizadas como de bajo riesgo (por debajo del 30 %) de probabilidad previa a la prueba de enfermedad coronaria obstructiva en comparación con los hombres, mientras que un mayor porcentaje de hombres presenta un alto riesgo (> 70 %). Esta infravaloración y reconocimiento de la mujer en riesgo, por lo general, da como resultado un diagnóstico erróneo o tardío de cardiopatía isquémica en las mujeres, lo cual desemboca en peores resultados en las mujeres que en los hombres.

La incidencia de enfermedad coronaria en mujeres generalmente ocurre 10 años más tarde que en los hombres. Se cree que esta aparición tardía se debe al inicio de la menopausia con niveles reducidos de estrógenos y la pérdida de los efectos cardioprotectores de estos, en particular en lo que se refiere a la función endotelial. La menopausia se asocia con un aumento de los niveles de triglicéridos, así como un aumento de los niveles de lipoproteínas de baja densidad y una disminución de los niveles de lipoproteínas de alta densidad. Se ha demostrado que los niveles elevados de triglicéridos son un predictor más fuerte en las mujeres que en los hombres sobre el riesgo de enfermedad cardíaca isquémica. Sin embargo, aún se debate si esta relación está relacionada con la proporción de triglicéridos para lipoproteínas de alta densidad.

Otra forma de manifestar un infarto del miocardio en las mujeres es la disección espontánea de la arteria coronaria; la mayoría de quien los sufre son mujeres jóvenes (edad media de 44-53 años). Las condiciones concomitantes y los factores desencadenantes incluyen anormalidades vasculares extracoronarias, como displasia fibromuscular, estrés extremo, estado de embarazo o posparto, enfermedades conectivas, migrañas y predisposición familiar. A menudo, ocurre en mujeres jóvenes sin factores de riesgo convencionales. A pesar de que la mortalidad relacionada con la disección de la arteria coronaria es baja, las altas tasas de eventos adversos, incluido el 10-20 % de riesgo de disección recurrente, merecen atención continua.

PUNTOS CLAVE

- Las mujeres tienen mayor riesgo de enfermedad cardiovascular, sobre todo las menores de 50 años, que presentan mayor probabilidad de sufrir una muerte después de un infarto de miocardio en comparación con los hombres más jóvenes.
- El riesgo de enfermedad cardiovascular puede ser diferente según el sexo: existe disparidad en el riesgo conferido por los factores de riesgo tradicionales, además de riesgos asociados a la mujer, como el embarazo y los trastornos relacionados con las hormonas.
- A pesar del mayor riesgo de enfermedad coronaria en pacientes con diabetes, el control de esta patología sigue siendo subóptimo (el 30 % de las mujeres y el 20 % de los hombres).
- Es menos probable que a las mujeres se les ofrezcan estatinas (67 % frente a 78 %, P < 0,001) o una adecuada dosificación del tratamiento con esta medicación que a los hombres (37 % frente a 45 %, P < 0,001). Además, es más probable que las mujeres rechacen o suspendan la terapia.
- Las mujeres con antecedentes de preeclampsia tienen un 71 % más de riesgo de mortalidad cardiovascular, un aumento de 2,5 veces mayor de desarrollar enfermedad coronaria y un aumento de cuatro veces superior de insuficiencia cardíaca en comparación con mujeres con embarazos sin complicaciones.

- Las mujeres tienen siete veces más probabilidades de desarrollar diabetes después de la diabetes gestacional y, aproximadamente, el 50 % de las madres con diabetes gestacional desarrolla diabetes dentro de los 10 años siguientes, lo que convierte esta circunstancia en uno de los predictores más fuertes de diabetes *mellitus* tipo 2.
- La menopausia temprana y un historial de complicaciones adversas del embarazo, como la preeclampsia, son potenciadores del riesgo que favorecen una atención preventiva más intensa en las mujeres, como la consideración de la terapia con estatinas.
- Las mujeres continúan estando subrrepresentadas en los ensayos clínicos cardiovasculares, lo que limita la base de evidencia sobre la seguridad y eficacia de estas terapias en mujeres. El estudio WAKE-UP surge para promover la salud cardiovascular en la mujer y ayuda a identificar estrategias motivadoras para transformar su estilo de vida y hacerlo más cardiosaludable.

BIBLIOGRAFÍA

Agency for Healthcare Research and Quality. Results of systematic review of research on diagnosis and treatment of coronary heart disease in women. Evidence report/technology assessment number 80. AHRQ Publication. No. 03-E034, DHHS. Washington, DC: U.S. Department of Health and Human Services; 2003.

Agency for Healthcare Research and Quality. Diagnosis and treatment of coronary heart disease in women: systematic review of evidence on selected topics. AHRQ, No. 03-E036. Washington, DC: U.S. Department of Health and Human Services; 2003.

Aggarwal NR, Wood MJ. Sex Differences in Cardiac Diseases. Pathophysiology, presentation, diagnosis and management. Elsevier; 2021.

Anon. Estimates of diabetes and its burden in the United States. National diabetes statistics report. Available from: https://www-cdc-gov.proxy.ibrary.emory.edu/diabetes/pdfs/data/statistics/national-diabetes-statistics-report.pdf; 2020.

Bairey Merz CN, Andersen H, Sprague E, Burns A, Keida M, Walsh MN, *et al.* Knowledge, attitudes, and beliefs regarding cardiovascular disease in women: the Women's Heart Alliance. J Am Coll Cardiol. 2017;70(2):123-32.

Barberio AM, Alareeki A, Viner B, Pader J, Vena JE, Arora P, *et al.* Central body fatness is a stronger predictor of cancer risk than overall body size. Nat Commun. 2019;10(383).

Barrett-Connor EL, Cohn BA, Wingard DL, Edelstein SL. Why is diabetes *mellitus* a stronger risk factor for fatal ischemic heart disease in women than in men? The Rancho Bernardo Study. JAMA. 1991;265(5):627-31.

Centers for Disease Control and Prevention. National diabetes statistics report; 2020. Disponible en: https://www.cdc.gov/diabetes/data/statistics/statistics-report.html

Cho L, Vest AR, O'Donoghue ML, Ogunniyi MO, Sarma AA, Denby KJ, *et al.* Increasing Participation of Women in Cardiovascular Trials. JACC Council Perspectives. 2021;78(7):737-51.

Collins LM, Lanza ST. Latent class and latent transition analysis: with applications in the social, behavioral, and health sciences. John Wiley & Sons; 2013.

de Koning L, Merchant AT, Pogue J, Anand SS. Waist circumference and waist-to-hip ratio as predictors of cardiovascular events: meta-regression analysis of prospective studies. Eur Heart J. 2007;28(7):850-6.

Donahue RP, Rejman K, Rafalson LB, Dmochowski J, Stranges S, Trevisan M. Sex differences in endothelial function markers before conversion to pre-diabetes: does the clock start ticking earlier among women? The Western New York Study. Diabetes Care. 2007;30(2):354-9.

Folsom AR, Kushi LH, Anderson KE, Mink PJ, Olson JE, Hong CP, *et al.* Associations of general and abdominal obesity with multiple health outcomes in older women: the Iowa Women's Health Study. Arch Intern Med. 2000;160(14):2117-28.

Grundy SM, Stone NJ, Guideline Writing Committee for the 2018 Cholesterol Guidelines. 2018 cholesterol clinical practice guidelines: synopsis of the 2018 American Heart Association/American College of Cardiology/Multisociety Cholesterol Guideline. Ann Intern Med. 2019;170(11):779-83.

Gu Q, Burt VL, Paulose-Ram R, Dillon CF. Gender differences in hypertension treatment, drug utilization patterns, and blood pressure control among US adults with hypertension: data from the national health and nutrition examination survey 1999-2004. Am J Hypertens 2008;21(7):789-98.

Lee SE, Sung JM, Andreini D, Al-Mallah MH, Budoff MJ, Cademartiri F, et al. Sex Differences in Compositional Plaque Volume Progression in Patients With Coronary Artery Disease. JACC: Cardiovascular Imaging. 2020;13(11):2397-9.

Lloyd-Jones DM, Evans JC, Levy D. Hypertension in adults across the age spectrum: current outcomes and control in the community. JAMA2005;294(4):466-72.

Ma Y, Hébert JR, Manson JE, Balasubramanian R, Liu S, Lamonte MJ, et al. Determinants of racial/ethnic disparities in incidence of diabetes in post-menopausal women in the U.S.: the Women's Health Initiative 1993-2009. Diabetes Care. 2012;35(11):2226-34.

MacKay MF, Haffner SM, Wagenknecht LE, D'Agostino RB, Hanley AJG. Prediction of type 2 diabetes using alternate anthropometric measures in a multi-ethnic cohort: the insulin resistance atherosclerosis study. Diabetes Care. 2009;32(5):956-8.

Manson JE, Colditz GA, Stampfer MJ, Willett WC, Krolewski AS, Rosner B, et al. A prospective study of maturity-onset diabetes mellitus and risk of coronary heart disease and stroke in women. Arch Intern Med. 1991;151(6):1141-7.

Manzi S, Meilahn EN, Rairie JE, Conte CG, Medsger TA, Jansen-McWilliams L, et al. Age-specific incidence rates of myocardial infarction and angina in women with systemic lupus erythematosus: comparison with the Framingham Study. Am J Epidemiol. 1997;145(5):408-15.

Marcadenti A, Fuchs SC, Moreira LB, Wiehe M, Gus M, Fuchs FD. Accuracy of anthropometric indexes of obesity to predict diabetes mellitus type 2 among men and women with hypertension. Am J Hypertens. 2011;24(2):175-80.

Mehta LS, Beckie TM, DeVon HA, Grines CL, Krumholz HM, Johnson MN, et al. Acute myocardial infarction in women: A Scientific Statement From the American Heart Association. Circulation. 2016;133(9):916-47.

Mosca L, Hammond G, Mochari-Greenberger H, Towfighi A, Albert MA, American Heart Association Cardiovascular Disease and Stroke in Women and Special Populations Committee of the Council on Clinical Cardiology, Council on Epidemiology and Prevention, Council on Cardiovascular Nursing, Council on High Bloo. Fifteen-year trends in awareness of heart disease in women: results of a 2012 American Heart Association national survey. Circulation 2013;127(11):1254-63.

Newson L. Menopause and cardiovascular disease. Post Reprod Health. 2018;24(1):44-9.

Ouyang P, Michos ED, Karas RH. Hormone replacement therapy and the cardiovascular system lessons learned and unanswered questions. J Am Coll Cardiol. 2006;47(9):1741-53.

Peters SAE, Huxley RR, Woodward M. Diabetes as a risk factor for stroke in women compared with men: a systematic review and meta-analysis of 64 cohorts, including 775,385 individuals and 12,539 strokes. Lancet. 2014;383(9933):1973-80.

Rosengren A, Hawken S, Ôunpuu S, Sliwa K, Zubaid M, Almahmeed WA, et al. Association of psychosocial risk factors with risk of acute myocar- dial infarction in 11 119 cases and 13 648 controls from 52 countries (the INTERHEART study): case-control study. Lancet. 2004;364(9438):953-62.

Schiller JS, Lucas JW, Ward BW, Peregoy JA. Summary health statistics for US adults: National Health Interview Survey, 2011. 2012(256):1-218.

Sorlie PD, Allison MA, Aviles-Santa ML, Cai J, Daviglus ML, Howard AG, et al. Prevalence of hypertension, awareness, treatment, and control in the Hispanic Community Health Study/Study of Latinos. Am J Hypertens 2014;27(6):793-800.

Vaccarino V, Sullivan S, Hammadah M, Wilmot K, Al Mheid I, Ramadan R, et al. Mental stress-induced-myocardial ischemia in young patients with recent myocardial infarction: Sex Differences and Mechanisms. Circulation. 2018;137(8):794-805.

Wenger NK. Are we there yet? Closing the gender gap in coronary heart disease recognition, management and outcomes. Expert Rev Cardiovasc Ther. 2013;11(11):1447-50.

[In progress] Wasniewski S, Rivera Molina I, Kfouria R, del Barrio Manteca A, Tarifa R, Ferrarini A, et al. Women's health: an imAging-based cardiovascular risK-rEdUction Program (WAKE UP) study. Rationale and design. American Heart Journal. 2023 (under revision).

Factores de riesgo genéticos, geográficos y ambientales

19

J. Bañeras Rius

OBJETIVOS

- Conocer el rol de los factores genéticos, geográficos y ambientales como determinantes de la salud.
- Entender la información que proporciona el estudio genético como factor de riesgo cardiovascular.
- Comprender los conceptos de estudio de asociación de genoma completo, polimorfismos de nucleótido único y las puntuaciones de riesgo poligénico en la predicción del riesgo cardiovascular.
- Revisar la influencia de la geografía en la determinación del riesgo cardiovascular.
- Definir el concepto de cardiología ambiental.
- Revisar los distintos tipos de contaminantes con efecto dañino cardiovascular.
- Exponer los mecanismos fisiopatológicos de los contaminantes sobre las enfermedades cardiovasculares.
- Explicar los efectos de la contaminación en el sistema cardiovascular a corto y largo plazo.
- Revisar las recomendaciones institucionales sobre los niveles de contaminantes ambientales y qué medidas de prevención se pueden aplicar.
- Conocer las medidas preventivas frente a la contaminación sobre la población en general y en el ámbito personal.

INTRODUCCIÓN

La enfermedad cardiovascular (ECV) es la principal causa de morbilidad y mortalidad en todo el mundo. Según datos de la Organización Mundial de la Salud (OMS), la cardiopatía isquémica y el accidente cerebrovascular fueron responsables de un total de 15 millones de muertes en 2015.

Los esfuerzos para reducir su impacto no solo se basan en estrategias de tratamiento y prevención secundaria, sino que la piedra angular recae en la prevención primaria. En este contexto, se estima que hasta un 80 % de estas enfermedades se podrían prevenir, ya que los factores de riesgo modificables determinan en gran parte el desarrollo de estas enfermedades. Hay que destacar que la cardiopatía isquémica es la principal responsable de esta morbimortalidad, tanto por un infarto agudo de miocardio como por las consecuencias a largo plazo (se le atribuyeron más de 9 millones de muertes en todo el mundo en 2021).

La sociedad ha ido tomando conciencia de la importancia de la prevención de los factores de riesgo modificando estilos de vida para prevenir estas enfermedades. Para ello, se ha insistido desde el sector sanitario en combatir la hipertensión arterial, la obesidad, la dislipemia, el consumo de tabaco y el alcohol. Cabe destacar que el estilo de vida, el determinante de la salud más modificable, depende en gran parte de la voluntad del individuo para ser modificado. Sin embargo, el medioambiente casi se escapa de la predisposición individual para evitar tal determinante, ya que, en el caso de la

contaminación atmosférica, prácticamente el 100 % de la población está expuesta.

Para abordar estrategias de prevención primaria y secundaria, en 1974, Marc Lalonde, ministro canadiense de Salud, creó un modelo de salud pública, aún vigente, en el que los determinantes de la salud se clasifican en cuatro categorías:

- Estilo de vida: es el determinante que más influye en la salud y el más modificable mediante actividades de promoción en sanidad, como las campañas de prevención primaria. Seguir una dieta mediterránea o realizar actividad física son medidas con claros beneficios cardiovasculares demostrados.
- Medioambiente: influye en la salud de forma considerable, pero la mayoría de sus componentes no pueden ser controlados por el individuo expuesto, sino que requiere actuaciones políticas y sociales a gran escala. Incluye la calidad del aire, del suelo y del agua, pero también otros factores socioculturales y psicosociales como el estrés.
- Factores biológicos: no son modificables (edad, sexo y genética).
- Sistema sanitario: es el determinante que menos influye en salud, pero el que más recursos económicos recibe. Está influenciado por el factor geográfico. La angioplastia primaria en los síndromes coronarios agudos con elevación del ST o la vacuna de la gripe constituyen solo algunos ejemplos con impacto en la reducción de la mortalidad cardiovascular.

El grado de salud depende de una interacción compleja entre estilo de vida, factores genéticos y ambientales y sistema sanitario.

Si se tienen en cuenta algunos de estos determinantes de la salud, desde hace años se ha trabajado en crear modelos que puedan predecir el riesgo cardiovascular. El modelo de puntuación de riesgo de Framingham representa un ejemplo temprano de síntesis del riesgo estimado para enfermedad arterial coronaria y accidente cerebrovascular (considera los factores: edad, sexo, hábito tabáquico, colesterol y presión arterial). Sin embargo, se calcula que el 15-20 % de los pacientes con infarto de miocardio no tienen ninguno de los factores de riesgo tradicionales y se considerarían de bajo riesgo, según las puntuaciones de predicción de riesgo actuales. Por lo tanto, además de la importancia de los factores de riesgo tradicionales y la utilidad de los algoritmos de predicción de riesgo de hoy en día, se necesitan esfuerzos para mejorar la predicción de riesgo, dado que existe un exceso que viene en parte explicado por factores genéticos, ambientales y geográficos.

La genética, aunque compleja, puede influir en el sistema cardiovascular de manera profunda e influir en muchos de los factores de riesgo cardiovasculares. Los antecedentes familiares pueden ser un indicador tan fuerte de enfermedad cardíaca como la hipertensión arterial y la hipercolesterolemia. La historia familiar es más que el ácido desoxirribonucleico (ADN), ya que debe considerarse el estilo de vida y el ambiente familiar, donde, por ejemplo, en una familia de fumadores, los fumadores pasivos están expuestos también al efecto del humo del tabaco.

Por otra parte, los factores ambientales, como la contaminación del aire, la ingesta de microplásticos en determinados alimentos del sector de la pesca o el efecto del ruido ambiental, pueden provocar enfermedades cardíacas a corto y largo plazo.

Este nuevo paradigma integral de factores de riesgo más allá de los clásicos ha generado una intensa búsqueda de nuevos parámetros que puedan mejorar las puntuaciones de riesgo actualmente disponibles. Sin embargo, introducir factores genéticos y ambientales para mejorar la predicción del riesgo de una forma diferente de la puntuación de riesgo tradicional es todo un reto en los que respecta a la validez y fiabilidad. En este sentido, se está evolucionando a una cardiología más personalizada, donde uno de los objetivos finales trata de determinar de manera integral los distintos factores de riesgo cardiovascular. El conocimiento y su transferencia para planificar programas de salud pública de prevención y de control de la ECV para la reducción o eliminación del riesgo debe ser una prioridad hoy en día.

Hasta el 80 % de la ECV es prevenible. La primera manifestación puede ser la muerte súbita cardíaca. La comorbilidad asociada es considerable, con una importante reducción en la calidad de vida. Los factores genéticos, geográficos y ambientales constituyen elementos de riesgo cardiovasculares que deben ser abordados de manera personalizada e integral para reducir la morbimortalidad cardiovascular.

FACTORES DE RIESGO GENÉTICOS

Dentro de los factores de riesgo genéticos se han de tener presentes los biomarcadores genéticos y algunas enfermedades cardíacas específicas. En este apartado se aborda también la predicción del riesgo a través de la genética.

Perspectiva actual

El interés hacia la genética se ha generado tras haber hecho observaciones como que un padre con antecedentes de enfermedad coronaria prematura se asocie con una probabilidad importante de que el hijo desarrolle ECV independientemente de los factores de riesgo clínicos o que los estudios de gemelos que comparan gemelos monocigóticos con dicigóticos hayan demostrado que la variación en el desarrollo de enfermedad coronaria, fibrilación auricular y diabetes es atribuible a variaciones genéticas comunes.

En 1938, se describió por primera vez un patrón familiar en el riesgo de enfermedad arterial coronaria. Los grandes avances en genética, incluida la secuenciación del genoma humano en 2001 y la publicación del proyecto internacional HapMap en 2005, con el objetivo de buscar la relación de variaciones en las secuencias de ADN humano con genes asociados con la salud, abrieron las puertas para comprender la genética de enfermedades complejas, incluidas las ECV. Además, el bajo coste de las plataformas de genotipado fiable y el rápido avance de las tecnologías de secuenciación del ADN han permitido estudios de asociación del genoma completo (*genome-wide association studies*, GWAS) en cohortes grandes y estudios de secuenciación de exomas y genomas completos. Todo ello viene derivado de la era de la medicina personalizada o medicina de precisión basada en la genómica.

En el estudio clásico de Framingham, se estudió 2.302 participantes con antecedentes de ECV prematura en los padres (padres menores de 55 años y madres menores de 65 años) y se analizó el riesgo de ECV en ellos. Después de 8 años de seguimiento, la ECV aumentó un 75 % con antecedentes paternos y alrededor de un 60 % con antecedentes maternos de ECV prematura. El estudio de Framingham también encontró que la ECV subió cerca del 40 % en aquellos cuyos hermanos tenían ECV. En gemelos idénticos, el índice de riesgo de muerte por cardiopatía isquémica aumentó de 3,8 a 15 veces si un hermano idéntico había fallecido por cardiopatía isquémica antes de los 75 años y el riesgo fue tres veces mayor para gemelos idénticos que para no idénticos. Además, después de 16 años de seguimiento, también se encontró que un historial familiar de cardiopatía isquémica prematura (edad menor de 50 años) confería un aumento del 44 % en el riesgo de mortalidad por ECV. En este contexto, aunque las variantes genéticas individuales o las puntuaciones de riesgo genético aún no han llevado a mejoras significativas en la predicción del riesgo, la adición de antecedentes familiares mejora la reclasificación del riesgo, por lo que se ha agregado formalmente a los modelos de predicción del riesgo. Por otra parte, se sabe que si uno de los padres tiene antecedentes de infarto de miocardio, existe mayor riesgo de infarto de miocardio en los hijos (*odds ratio* = 1,67) y si uno de los padres tuvo un infarto de miocardio antes de los 50 años, la *odds ratio* es de 2,36. Si ambos padres padecieron un infarto de miocardio, la *odds ratio* es de 2,90 y si ambos padres lo sufrieron antes de los 50 años, la *odds ratio* asciende a 6,56. Los resultados son similares cuando se ajustan por factores de riesgo de ECV en el nivel socioeconómico del hogar o país y por antecedentes de infarto de miocardio materno o paterno. En todo caso, es probable que las personas con antecedentes familiares de enfermedades cardíacas compartan entornos comunes y otros factores que pueden aumentar el riesgo de ECV.

> **!** A pesar de no conocer la genética, los antecedentes familiares son un potente marcador de riesgo de ECV.

Los avances tecnológicos aplicados a la investigación biomédica han permitido ahondar en el conocimiento del genoma humano, donde destaca la evolución de las tecnologías de secuenciación génica y su aplicación, desde la tecnología Sanger de secuenciación del ADN hasta la secuenciación masiva paralela o *next generation sequencing*. A modo de ejemplo, los análisis del *genome-wide association study* (GWAS) han identificado más de 50 locus independientes asociados con el riesgo de enfermedad coronaria. Estos alelos de riesgo, cuando se agregan en una puntuación de riesgo poligénico, son predictivos de eventos coronarios incidentes y proporcionan una medida continua y cuantitativa de la susceptibilidad genética. En este contexto, dada la gran cantidad y complejidad de datos genéticos derivados de la ultrasecuenciación, los cuales requieren un análisis minucioso de sus implicaciones médicas en todas las ramas de la medicina, es necesaria la creación de centros especializados en el estudio de enfermedades concretas, en el manejo de datos genéticos a gran escala y en prestar asesoramiento genético a las familias. Entender las ECV a escala genómica puede permitir caracterizar de modo específico a cada paciente para optimizar y dirigir terapias personalizadas. En todas las ramas de la medicina, incluida la cardiología, la genética tiene el potencial de ser una herramienta que complemente los datos clínicos proporcionando información acerca de la predisposición a enfermedades, lo que permitirá mejorar las decisiones sobre las medidas de prevención o terapéuticas para cada paciente.

> **!** La tecnología genética avanza rápidamente y la información obtenida en cada muestra por las nuevas tecnologías requiere un análisis minucioso de sus implicaciones médicas, lo cual complica la capacidad de interpretación del médico no especialista. Las pruebas directas al consumidor de marcadores genéticos recientemente descubiertos han proliferado a pesar de la falta de evidencia para su uso clínico. Es necesario que esta interpretación se realice en centros especializados tanto en la investigación de estas enfermedades como en el manejo de datos genéticos a gran escala.

> Aunque una parte de la agregación familiar de ECV está mediada por factores no genéticos, se cree que una historia familiar positiva de ECV prematura representa un buen sustituto para mayor riesgo genético.

Hay que resaltar que, aunque los antecedentes familiares en la actualidad pueden representar el mejor marcador para el riesgo genético de enfermedades complejas, existen varias limitaciones importantes. Una de ellas surge del hecho de que la historia familiar predice el mismo riesgo para todos los miembros de la familia inmediata, a pesar de que el 50 % de la variación genética ocurre dentro de las familias. Además, incluso en condiciones ideales de verificación completa de los antecedentes familiares durante tres generaciones, se espera que hasta el 55 % de los casos de ECV no tengan antecedentes familiares. Estas observaciones ponen sobre la mesa muchas preguntas sobre la viabilidad y utilidad de la predicción del riesgo genético de ECV. Sin embargo, los GWAS han sido un éxito rotundo para la medicina cardiovascular a través de la identificación de muchas variantes genéticas no vinculadas previamente con las ECV que, sin duda, proporcionarán nuevos conocimientos en los próximos años. En este contexto, el paciente debe comprender los posibles beneficios, riesgos y limitaciones de las pruebas genéticas antes de dar su consentimiento. En particular, debe comprender las incertidumbres relacionadas con las pruebas.

La cardiogenética es un campo en rápida evolución y es probable que contribuya a mejorar la estratificación del riesgo y el manejo de muchas ECV en el futuro.

Biomarcadores genéticos como factores de riesgo cardiovascular

Una categoría de biomarcadores que ha suscitado un amplio estudio recientemente es la de las variantes genéticas. Una variante genética es un cambio permanente en la secuencia de ADN que forma un gen. Este tipo de cambio genético era conocido como mutación genética, pero debido a que los cambios en el ADN no siempre causan enfermedad, se piensa que variante genética es un término más exacto. Las variantes pueden afectar a uno o más componentes básicos del ADN en un gen.

Conviene recordar que las variantes pueden ser heredadas (variantes de la línea germinal), en cuyo caso están presentes a lo largo de la vida de una persona en casi todas las células del cuerpo, o no ser heredadas (variantes somáticas), las cuales ocurren en algún momento durante la vida de una persona y están presentes solo en ciertas células del cuerpo. Hay, aproximadamente, 4-5 millones de dichas variantes en el genoma de una persona y estas pueden ser exclusivas de esa persona u ocurrir también en otras.

> **!** Algunas variantes genéticas aumentan el riesgo de desarrollar enfermedades, mientras que otras pueden reducir dicho riesgo. En cambio, otras no tienen ningún efecto sobre el riesgo de enfermedad.

Las variantes de riesgo monogénicas son infrecuentes y confieren un gran riesgo de enfermedad. Un ejemplo lo constituyen las variantes del receptor de lipoproteínas de baja densidad (LDL) que causa hipercolesterolemia familiar, lo cual explica solo una pequeña proporción del riesgo de ECV hereditaria en estudios de agregación familiar. En contraposición, la base poligénica del desarrollo de ECV justifica, en mayor medida, el componente de factor de riesgo genético. Se conocen alrededor de 60 variantes genómicas presentes con mayor frecuencia en personas con enfermedad coronaria. La mayoría de estas variantes están repartidas en el genoma y no se agrupan en un cromosoma específico.

Los polimorfismos de nucleótido único (*single nucleotide polymorphisms*, SNP), también llamados polimorfismos de un solo nucleótido o polimorfismos de nucleótido simple, son el tipo de variación genética más común entre las personas. Cada SNP representa una diferencia en un solo nucleótido. La mayoría de estos polimorfismos no tienen ningún efecto en la salud o el desarrollo. Sin embargo, algunas de estas diferencias genéticas han demostrado ser muy importantes en el estudio de la salud humana. Los SNP pueden ayudar a predecir la respuesta de una persona a ciertos medicamentos, así como la susceptibilidad a factores ambientales, como toxinas, y el riesgo de desarrollar enfermedades. En todo caso, el reto recae en que, aunque se identifique un SNP asociado a una ECV, la predicción del riesgo de ese polimorfismo debe sujetarse a los mismos estándares que se utilizan para otros biomarcadores, de manera que deben estar suficientemente descorrelacionados con los factores de riesgo de ECV conocidos para proporcionar información independiente sobre el riesgo, incluso más allá de los antecedentes familiares.

 Los estudios de asociación de genoma completo, también conocidos como estudios de asociación en todo el genoma, ayudan a los científicos a identificar genes relacionados con enfermedades particulares (u otros rasgos). Este método estudia un conjunto completo de ADN (el genoma) de un grupo grande de personas buscando pequeñas variaciones llamadas polimorfismos de nucleótido único.

Una variante de un solo nucleótido se diferencia de los SNP en que el primero puede ser somático y causado por cáncer. En cambio, un SNP tiene que segregarse en la población de organismos de una especie.

Hasta la fecha, los GWAS han tenido un éxito notable al haber observado muchos locus genéticos novedosos que no estaban previamente implicados en la ECV. Entre los primeros descubrimientos importantes para la ECV se encuentran los informes simultáneos de la asociación de variantes en el locus 9p21 con el infarto de miocardio. Esta asociación representa una de las asociaciones SNP-enfermedad más consistentes y sólidas en la era GWAS. Además, se ha replicado en varias muestras independientes en numerosas etnias.

 La gran mayoría de los SNP identificados por GWAS se encuentran en regiones no codificantes. Identificar la variante causal subyacente y, posteriormente, los genes causales es una tarea desafiante.

La aplicación de GWAS con mayor impacto clínico inmediato es el uso previsto de puntuaciones de riesgo poligénico (*polygenic risk score*, PRS) para identificar a las personas con alto riesgo de desarrollar enfermedades, lo que permite la detección clínica específica e, incluso, el tratamiento profiláctico cuando corresponda. El PRS tiene el potencial de integrarse con factores de riesgo tradicionales para enfermedades comunes y generar modelos de predicción de riesgo más precisos. Asimismo, puede explicar al menos parte de la penetrancia variable para portadores de variantes patogénicas raras, lo que facilita pruebas genéticas más completas y pruebas clínicas específicas.

Es interesante señalar que solo una minoría (30 %) de las variantes de GWAS que se asocian fuertemente con una enfermedad coronaria también están asociadas con uno de estos factores de riesgo tradicionales. Según el Catálogo GWAS, se han realizado casi 1.700 estudios (en más de 650 publicaciones) sobre 450 fenotipos relacionados con enfermedades cardiovasculares, rasgos y mediciones en los últimos 15 años.

 Tanto los factores genéticos como los del estilo de vida contribuyen al riesgo, de forma individual, de enfermedad coronaria. Se desconoce hasta qué punto el aumento del riesgo genético puede compensarse con un estilo de vida saludable.

Los factores genéticos desempeñan un papel importante en las ECV y conllevan la potencialidad de mejorar la predicción del riesgo cardiovascular.

Predicción del riesgo a través de la genética

La enorme cantidad de datos genómicos disponibles en la actualidad permite a los investigadores calcular qué variantes se suelen encontrar con mayor frecuencia en grupos de personas con una enfermedad determinada. Puede haber cientos o, incluso, miles de variantes por enfermedad. Los investigadores colocan esta información en una computadora y utilizan estadísticas para estimar cómo la recopilación de las variantes de una persona afecta a su riesgo de desarrollar una determinada enfermedad. Como resultado, se obtienen los PRS, que representan la suma ponderada del riesgo conferido por múltiples variantes de un solo nucleótido asociadas a enfermedades a lo largo del genoma.

En la actualidad, se cree que la genética de las formas no familiares de las enfermedades cardíacas comunes de inicio en la edad adulta se relaciona sobre todo con una combinación de variantes frecuentes con efecto reducido distribuidas por todo el genoma y de variantes raras de efecto moderado situadas en genes conocidos por causar la forma familiar de la enfermedad. Se han descrito pruebas de ello en estudios de genómica exhaustivos y recientes, como un extenso GWAS sobre enfermedad coronaria. El efecto de cada una de estas variantes frecuentes en un sujeto es demasiado pequeño para predecir el riesgo, pero la combinación de muchas de estas variantes frecuentes puede utilizarse para predecir de forma eficaz el riesgo, sobre todo si la predicción de este se realiza junto con factores de riesgo clásicos, como los factores de riesgo clínico o determinadas exposiciones ambientales. Así, la inclusión de PRS con SNP asociados con enfermedad o fenotipo en la modelización del riesgo ha mejorado la exactitud en la predicción del riesgo individual.

Algunos ejemplos son las PRS de la enfermedad coronaria, cuyo objetivo es individualizar la decisión de iniciar el tratamiento de por vida con estatinas o las PRS para mejorar la capacidad de predicción de los pacientes clasificados con un riesgo intermedio de enfermedad cardiovascular, según la escala de Framingham.

> **!** El interés en incorporar información genética en los algoritmos de predicción del riesgo surge del hecho de que muchas personas con infarto de miocardio tienen antecedentes familiares de ECV, lo que confiere casi el doble de riesgo de infarto de miocardio entre los miembros de la familia, incluso después de ajustar los factores de riesgo cardiovasculares tradicionales.

Como limitaciones, hay que tener presente que la mayoría de los estudios genómicos hasta la fecha han examinado a personas de ascendencia europea. Por este motivo, puede que no haya datos adecuados sobre las variantes genómicas de otras poblaciones para calcular una PRS en esos grupos.

Además, hay que tener en cuenta que se estudian genes para varias enfermedades y hay varios genes que acaban produciendo una manifestación cardíaca. Por ejemplo, se han descrito alrededor de 100 genes implicados en las enfermedades asociadas a muerte súbita cardíaca. Sin embargo, los médicos aún deben superar los desafíos éticos y científicos antes de que la PRS pueda implementarse en el entorno clínico.

> **!** Los profesionales de la salud aún no utilizan las PRS de manera rutinaria porque no hay pautas para la práctica; los investigadores todavía están mejorando cómo se generan estas puntuaciones. No obstante, siempre serán probabilidades, nunca certezas.

> **💡** Las PRS, que resumen el efecto agregado de todas las variantes de riesgo identificadas para una enfermedad, tienen potencial para estratificar el riesgo en individuos, particularmente cuando se combinan con factores de riesgo tradicionales. Sin embargo, se requiere más investigación para definir los flujos de trabajo específicos y los beneficios de incorporar las PRS en la atención clínica diaria.

Enfermedades cardíacas específicas

Entre estas enfermedades se encuentran, sobre todo, la cardiopatía isquémica, la fibrilación auricular y la hipercolesterolemia.

Cardiopatía isquémica

En el análisis de cuatro estudios, con más de 55.000 pacientes, los factores genéticos y de estilo de vida se asociaron de forma independiente con la susceptibilidad de la enfermedad coronaria. Entre los participantes con alto riesgo genético, un estilo de vida favorable se asoció con un riesgo relativo, casi un 50 % menor, de enfermedad de las arterias coronarias que un estilo de vida desfavorable. El riesgo relativo de eventos coronarios incidentes fue un 91 % más alto entre los participantes con alto riesgo genético (quintil superior de

puntuaciones poligénicas) que entre aquellos que tenían riesgo genético bajo (quintil inferior de puntuaciones poligénicas).

En relación con los factores de riesgo de cardiopatía isquémica, se han completado varios GWAS adicionales para el estudio de la presión arterial y el rasgo de lípidos, con lo que se han identificado varios locus nuevos. Estos datos iniciales representan los primeros pasos hacia la comprensión genética de la enfermedad coronaria, pero es probable que queden muchas más variantes genéticas por descubrir. A pesar de una comprensión limitada del riesgo genético de la enfermedad coronaria, varios estudios han intentado incorporar estas variantes de riesgo genético recién descubiertas en las herramientas de predicción del riesgo de ECV con un éxito inicial limitado.

A pesar del aumento del riesgo de enfermedad coronaria por alelo, la PRS no ha mejorado la capacidad de discriminación por encima de los factores de riesgo tradicionales y ha mostrado solo una mejora modesta en la reclasificación del riesgo. El éxito limitado de estos estudios iniciales ha llevado al desarrollo de PRS más elaboradas que comprenden muchos SNP que abarcan tanto los alelos de riesgo de infarto de miocardio como los SNP asociados con otros factores de riesgo cardiovascular, en un esfuerzo por aumentar el riesgo genético explicado y mejorar el rendimiento predictivo de las PRS.

> Después del ajuste de los factores de riesgo tradicionales, la PRS no se ha asociado con eventos de ECV; la adición de esta puntuación a un modelo de predicción de riesgo estándar no mejora significativamente la discriminación o la reclasificación.

Fibrilación auricular

Aunque muchas ECV comunes son factores de riesgo para el desarrollo de fibrilación auricular, también se ha demostrado que contribuye la variación genética. Las variantes de pérdida de función en el gen *Titin* están enriquecidas entre los individuos con fibrilación auricular de aparición temprana (prevalencia del 2,1 %) frente a los sujetos control (prevalencia del 1,1 %; *odds ratio*, 1,76 [95 % CI, 1,04-2,97]). La primera vez que se observó esto fue en estudios de gemelos, que mostraron que la probabilidad de desarrollar fibrilación auricular era mayor en los gemelos monocigóticos que en los dicigóticos (cociente de riesgos 2 [IC del 95 %, 1,3-3,0]). Se estimó que la heredabilidad de la fibrilación auricular llegaba al 62 %, lo que indicaba un fuerte componente genético. Más recientemente, se han identificado 34 locus distintos asociados a la fibrilación auricular mediante metaanálisis de GWAS, los cuales son todos comunes y de efecto individualmente pequeño. Además de la predicción de la fibrilación auricular, los PRS de la fibrilación auricular pueden tener en la predicción complicaciones asociadas a la fibrilación auricular, como el ictus isquémico.

Hipercolesterolemia

La hipercolesterolemia familiar es un trastorno genético caracterizado por unas concentraciones de colesterol total en plasma muy altas a causa de un aumento del colesterol unido a LDL, con un riesgo alto de enfermedad coronaria prematura. Tradicionalmente, la hipercolesterolemia familiar se ha descrito como una enfermedad monogénica de transmisión autosómica codominante con una prevalencia estimada de alrededor de 1:500 en la población general. Estudios recientes han revelado que la hipercolesterolemia familiar clínicamente definida es probable que sea más habitual de lo que se había descrito con anterioridad, con una prevalencia de 1:217. Esta tasa llega a ser de 1:70 en algunas poblaciones con efecto de gen fundador, como la de los afrikáneres de Sudáfrica.

La hipercolesterolemia familiar tiene su origen en mutaciones en los genes: *LDLR*, que codifica el receptor de las LDL, *APOB*, la apolipoproteína B4, y *PCSK9*, la enzima proproteína convertasa subtilisina/kexina tipo 95. Sin embargo, no se observa ninguna mutación causal en los genes candidatos en un 20-40 % de los casos de hipercolesterolemia familiar clínicamente establecidos. En estas familias, los resultados de la segregación familiar y la heredabilidad del colesterol son compatibles con una enfermedad poligénica en vez de monogénica. Por consiguiente, el término hipercolesterolemia genética sin hipercolesterolemia familiar parece una designación más apropiada para este tipo de hipercolesterolemia. La caracterización del componente genético, monogénico o poligénico de una hipercolesterolemia específica puede tener consecuencias clínicas, entre ellas el uso de la detección genética en cascada, el asesoramiento genético o la evaluación del riesgo de enfermedad coronaria, así como cuestiones administrativas relacionadas con la prescripción o el reembolso de determinados fármacos que están indicados sobre todo para la hipercolesterolemia familiar monogénica.

 Muchos trastornos cardíacos se pueden heredar, incluidas las arritmias, la miocardiopatías y la hipercolesterolemia. Las variaciones genéticas se transmiten de padres a hijos en el ADN de los óvulos y los espermatozoides. El código genético de los padres luego se copia en cada célula del cuerpo del niño durante el desarrollo. Sin embargo, los genes no actúan solos: el estilo de vida, la dieta y el ejercicio modifican el riesgo de ECV. Estos factores son más importantes que simplemente tener una composición genética que predispone a una enfermedad cardíaca.

FACTORES DE RIESGO GEOGRÁFICOS

Abordar la variación regional es importante para mejorar el manejo de las ECV en toda la población. Los estudios clásicos de factores de riesgo incluyeron la recopilación de datos de cohortes locales seleccionadas de relativamente pocos participantes de regiones geográficas limitadas. Hoy se sabe que existe una marcada diferencia geográfica en los indicadores, determinantes y factores de riesgo de las ECV, así como en la mortalidad. Las variaciones geográficas, considerables tanto en la incidencia de la ECV como en la prevalencia de importantes factores de riesgo, es un desafío actual reconocido. Una revisión de 2014 de estudios de prevención y epidemiología cardiovascular estimó de 20 a 30 veces variaciones en las tasas de muerte por enfermedad coronaria entre países de baja incidencia en comparación con países de alta incidencia.

Está claro que reducir la brecha en el estado de salud cardíaca entre las regiones tendrían amplios beneficios generales para la salud; los factores demográficos, socioeconómicos y la composición étnica juegan un papel importante en determinadas zonas geográficas. Los pacientes en las áreas con las tasas de eventos más altas, sobre todo áreas remotas y escasamente pobladas, tienen menos visitas a médicos de familia, menos cribado de lípidos, peor control de la presión arterial y menor uso de estatinas en adultos mayores con diabetes.

Sin embargo, la solución para reducir las variaciones en la incidencia geográfica de eventos cardíacos primarios no se encontrará únicamente al abordar los factores del servicio de salud. La consideración de las medidas de salud pública y el abordaje de las desigualdades en los determinantes sociales de la salud también son esenciales. Además, la carga de enfermedad debe tenerse en cuenta al determinar la asignación de recursos.

Australia constituye un ejemplo de variaciones geográficas de las ECV, con tasas más altas en áreas rurales, regionales y remotas. El sur de Australia, un estado continental, tiene un tamaño similar al de Ontario, pero tiene una población más pequeña (1,7 millones habitantes). Alrededor del 75 % de la población de Australia Meridional vive en la capital del estado; el resto de los habitantes están dispersos en un área de 10^6 km^2, lo que representa un desafío para la prestación de un servicio de salud moderno y eficaz. Para abordar los peores resultados de los eventos cardíacos en regiones remotas, la Red Clínica Cardiovascular Integrada (*iCCnet Country Health South Australia*) se creó en 2001 en el sur de Australia inicialmente para ayudar a los médicos de atención primaria a manejar los síndromes coronarios agudos que ocurren en esta población rural y remota. En 2013, la red inició el programa *Country access to cardiac health* (CATCH) para mejorar la prevención secundaria. Ambos programas han sido efectivos: en 2010 se eliminó la diferencia en la mortalidad cardíaca después de un evento agudo entre áreas rurales y metropolitanas, y hubo una reducción sustancial en los reingresos de pacientes de áreas rurales. Este estudio también confirma disparidades significativas en la mortalidad por insuficiencia cardíaca que son generalizadas en todas las regiones y estados y son consistentes con datos previos de análisis de cohortes basados en la población, incluido el *Estudio multiétnico de aterosclerosis* que demostró que los participantes de raza negra tenían tasas más altas de desarrollo de insuficiencia cardíaca incidente (4,6 por 1.000 años-persona) en comparación con los participantes hispanos (3,5), los blancos (2,4) y los chinos (1).

Por lo tanto, la geografía determina parte del riesgo cardiovascular por múltiples factores. La utilización de la atención médica, las características del medioambiente y los indicadores de salud explican un 6 % adicional de la variación de la mortalidad por ECV.

FACTORES DE RIESGO AMBIENTALES

En este apartado, se estudia la cardiología ambiental, los contaminantes (aire, metales, acústicos y lumínicos) y los mecanismos fisiopatológicos que afectan a las enfermedades cardiovasculares, así como su impacto y prevención.

Cardiología ambiental

El nombre de *cardiología ambiental* aparece en publicaciones científicas a inicios del siglo XXI, pero no hay una definición conceptual hasta 2022, cuando se afirma que es una ciencia interdisciplinar que estudia la contribución de las exposiciones ambientales en las enfermedades cardiovasculares con el objetivo de desarrollar estrategias preventivas o terapéuticas específicas para minimizar las influencias nocivas de la contaminación del medioambiente y promover la salud cardiovascular. Para tener una visión amplia de este concepto, conviene recordar la definición de *contaminación* por parte del *Diccionario panhispánico del español jurídico* (2020), que la define como la «introducción directa o indirecta, mediante la actividad humana, de sustancias, vibraciones, calor o ruido en la atmósfera, el agua o el suelo que pueden tener efectos perjudiciales para la salud humana o la calidad del medioambiente, o que pueden causar daño a los bienes materiales o deteriorar o perjudicar el disfrute u otras utilizaciones legítimas del medioambiente». Los contaminantes que más se han relacionado con las ECV han sido fundamentalmente los atmosféricos, acústicos y químicos (metales); hay escasa evidencia sobre si la contaminación lumínica podría tener algún papel.

En relación con el origen, una proporción muy pequeña de la contaminación proviene de fenómenos naturales, como la erupción de volcanes o el polvo desértico, aunque la relación entre el aumento de desastres naturales y el cambio climático apunta a que parte de los fenómenos naturales están precipitados o acelerados por la actividad humana. En todo caso, resulta evidente que la mayor fuente de contaminación es de origen antropogénico, tanto de espacios interiores (cocinas o calefacción) como exteriores (industria, transporte y residuos).

 La mayor fuente de contaminación ambiental es de origen antropogénico.

Contaminantes y cardiología ambiental

Se estima que la contaminación fue responsable de 9 millones de muertes en todo el mundo en 2019; aproximadamente, la mitad de estas estuvieron relacionadas con ECV, sobre todo por cardiopatía isquémica y, en una proporción mucho más pequeña, por accidentes cerebrovasculares. Se han relacionado gran cantidad de contaminantes con ECV, por lo que resulta de interés conocerlos, tanto para disminuir su producción como para evitar su exposición. Estos contaminantes pueden entrar en el organismo por vía respiratoria y gastrointestinal o por la superficie cutánea y membranas mucosas.

Contaminación del aire

Existen varios elementos que se consideran los principales contaminantes del aire:

- Materia particulada (*particulate matter*, PM): es claramente el contaminante más nocivo para el sistema cardiovascular. Consiste en una mezcla compleja de partículas sólidas y líquidas de naturaleza orgánica e inorgánica suspendidas en el aire, que se originan tanto por fuentes naturales como secundarias al fenómeno de la industrialización y combustión doméstica y de motores. Tienen la capacidad de atravesar los filtros pulmonares y entrar en contacto con la circulación sanguínea, lo cual explica sus efectos nocivos. Entre otros, están compuestas por sulfatos, nitratos, carbón negro y polvo mineral. Desde un punto de vista práctico, de cara a medir estas partículas, se utiliza su tamaño, que se clasifica en PM 10 (diámetro aerodinámico entre 2,5 y 10 micras) y PM 2,5 (diámetro inferior a 2,5 micras). Algunos investigadores consideran un tercer grupo, la PM 2,5 inferiores a 0,1 micras, que se denominan partículas ultrafinas.

 El contaminante más nocivo para el sistema cardiovascular es la PM 2,5.

- Gases: tienen efecto dañino sobre todo el ozono (óxidos de nitrógeno, monóxido y dióxido de carbono, dióxido de azufre y metano). Provienen de fuentes naturales, como los volcanes, y antropogénicas, como la combustión de motores.
- Compuestos químicos: pueden ser de origen natural o artificial (actividades industriales del sector de las pinturas, el calzado o el siderúrgica, pero también del humo del tabaco). Tres clases de productos químicos manufacturados han estado implicados en un mayor riesgo de ECV: hidrocarburos halogenados, sustancias perfluoroalquiladas y productos químicos asociados con plásticos. El consumo de carne y pescado contaminados es la principal vía de exposición. Por su lado, los hidrocarburos halogenados se han asociado con hipercolesterolemia, resistencia a la insulina y obesidad.

 El cambio climático, con la síntesis de PM 2,5 del humo de los incendios forestales, los terremotos y las tormentas de polvo, ha aumentado el riesgo de ECV, con estimaciones de efectos similares a los de la PM 2,5 antropogénica.

Contaminantes metales

Un número creciente de estudios epidemiológicos, sustentados por evidencia experimental y estudios toxicológicos, indican que la exposición a metales aumenta el riesgo de ECV. Los metales ambientales son ubicuos, por lo que las poblaciones están crónicamente expuestas a través de alimentos, aire, humo del tabaco y agua para beber de algunas zonas, con lo que el impacto potencial de esta exposición en la salud pública es considerable. En un estudio reciente, con más de 9.000 individuos en Estados Unidos, se registró que los participantes con elevada exposición a metales pesados (plomo y cadmio) tuvieron 1,63 veces mayor mortalidad por ECV que los que sufrieron baja exposición.

Se estima que el plomo, que suele encontrarse en baterías y pinturas, fue responsable de alrededor de 900.000 muertes en todo el mundo en 2019; casi el 75 % de ellas se debieron a ECV. También se ha descrito la relación entre el mercurio y el riesgo de infarto de miocardio. Por otra parte, se han documentado asociaciones consistentes de dosis-respuesta entre la exposición al arsénico, sobre todo como contaminante del agua potable, y la cardiopatía isquémica, la enfermedad arterial periférica y la diabetes tipo 2. La exposición a cadmio también se asocia con mayor riesgo de morbimortalidad cardiovascular, incluida la cardiopatía isquémica, la insuficiencia cardíaca y la enfermedad cerebrovascular.

Contaminación acústica

El aumento de la urbanización ha llevado a un aumento de la contaminación acústica de todos los modos de transporte. En los países industrializados, el ruido relacionado con el tráfico se ha convertido en una exposición ambiental omnipresente y cada vez hay más pruebas que lo relacionan con varios resultados fisiológicos y psicológicos negativos para la salud. Según la OMS, al menos 1,6 millones de años de vida saludable se pierden anualmente debido al ruido ambiental en la Unión Europea.

El ruido del transporte aumenta el riesgo de morbimortalidad cardiovascular, sobre todo por cardiopatía isquémica, insuficiencia cardíaca, hipertensión arterial y diabetes. La OMS recomienda que el nivel de ruido medio registrado al que está expuesta una persona a lo largo de 24 horas no sobrepase los 53 decibelios para que su salud cardiovascular no se vea afectada. Cumplir con estas recomendaciones permitiría evitar más de 3.600 muertes por cardiopatía isquémica cada año.

Contaminación lumínica

La importancia de cuantificar cualquier impacto adverso potencial de la contaminación lumínica es relevante por las rápidas tasas de urbanización en todo el mundo. Se estima que más del 80 % de la población mundial está expuesta a cielos con contaminación lumínica durante la noche. En este contexto, algunos estudios epidemiológicos emergentes han informado que la luz exterior en la noche se asocia con un mayor riesgo de presión arterial alta, enfermedad coronaria y aterosclerosis carotidea.

Mecanismos fisiopatológicos

Existen muchos de mecanismos fisiopatológicos que explican los efectos nocivos de la contaminación sobre el corazón (**Fig. 19-1**), como inflamación, disfunción endotelial, disminución de la distensibilidad arterial, vasoconstricción, estrés oxidativo, efectos protrombóticos por aumento de la activación plaquetaria e hipercoagulabilidad, entre otros.

Estos mecanismos aplican a contaminantes de todo tipo. Incluso el ruido del tráfico por la noche provoca fragmentación y acortamiento del sueño, elevación de los niveles de la hormona del estrés y aumento del estrés oxidativo en vasos sanguíneos y el cerebro. Estos factores pueden promover disfunción vascular, inflamación e hipertensión, lo cual eleva el riesgo de ECV.

 La inflamación, la disfunción endotelial, la disminución de la distensibilidad arterial, efectos protrombóticos, hipercoagulabilidad la vasoconstricción y el estrés oxidativo constituyen los mecanismos fisiopatológicos de ECV por el ambiente.

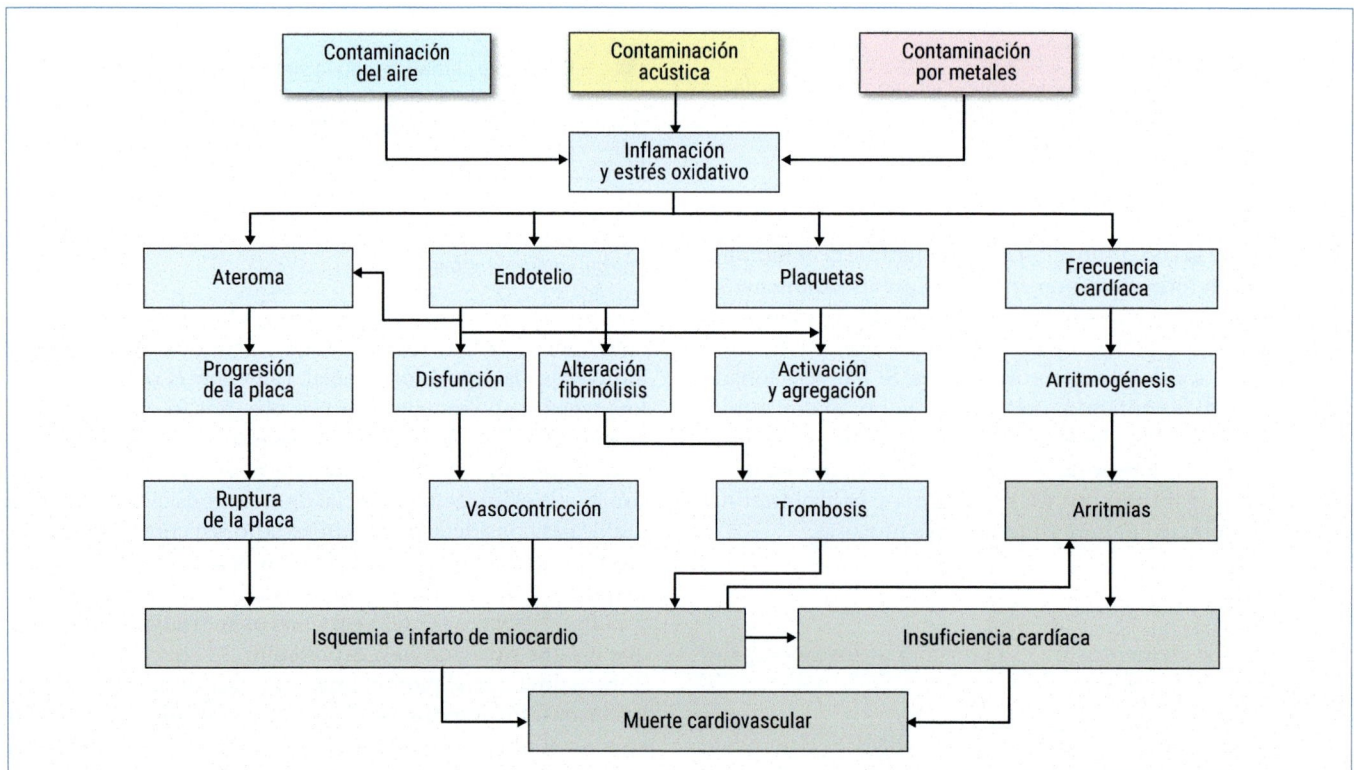

Figura 19-1. Distintos mecanismos fisiopatológicos implicados en el amplio espectro de enfermedades cardiovasculares asociadas a la contaminación.

Enfermedades cardiovasculares relacionadas con la contaminación

Se estima que el 40-80 % de los efectos nocivos de la contaminación afectan al sistema cardiovascular, no solo influyendo como desencadenantes de una ECV, sino que también intervienen en su desarrollo (**Fig. 19-2**).

Sin duda, la relación más estrecha está entre el contaminante PM 2,5 y la cardiopatía isquémica, tanto como desencadenante de infartos de miocardio como con el desarrollo de placas de ateroma coronarias. En la misma dirección, en los días con más contaminación se han objetivado más episodios de muerte súbita. Se estima que más de 300.000 muertes anuales en Europa por cardiopatía isquémica están relacionadas con la contaminación.

 Aunque gran cantidad de órganos y sistemas del cuerpo humano se ven afectados por la contaminación, el sistema más frecuentemente perjudicado es el cardiovascular.

Efectos a corto plazo

La exposición a corto plazo a ciertos contaminantes, de horas a días, aumenta el riesgo de infarto de miocardio, accidente cerebrovascular, insuficiencia cardíaca y muerte súbita, que puede llegar a explicar hasta un 2 % de estas enfermedades por cada incremento en 10 $\mu g/m^3$ de algunos contaminantes, sobre todo con PM 2,5.

Algunas publicaciones científicas han puesto de manifiesto la asociación entre la contaminación atmosférica y los episodios de arritmias ventriculares, fibrilación auricular, disección de aorta, desarrollo de diabetes *mellitus* tipo 2 e, incluso también, mayor mortalidad en los pacientes portadores de un trasplante cardíaco.

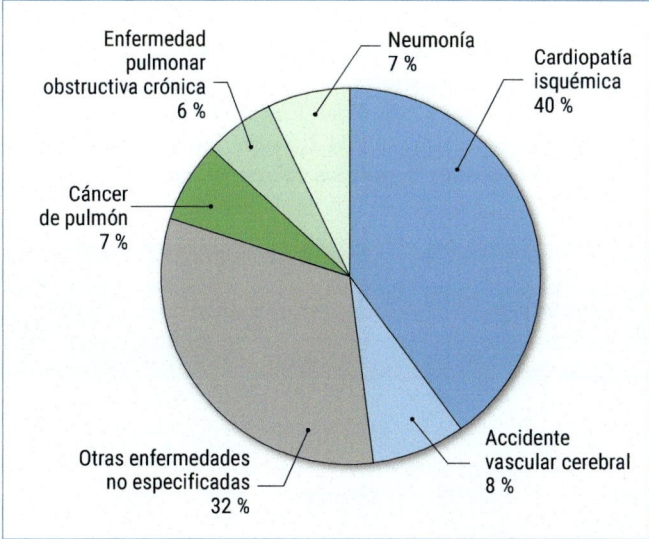

Figura 19-2. Estimación del exceso de mortalidad atribuido a la contaminación del aire en Europa y las categorías de enfermedades contribuyentes. Al menos, el 48 % se deben a enfermedades cardiovasculares (cardiopatía isquémica y accidente cerebrovascular). Adaptada de Lelieveld (2019).

 La exposición a corto plazo a ciertos contaminantes, de horas a días, aumenta el riesgo de infarto de miocardio, accidente cerebrovascular, insuficiencia cardíaca, muerte súbita, arritmias ventriculares, fibrilación auricular, disección de aorta, desarrollo de diabetes *mellitus* tipo 2 e, incluso, mayor mortalidad en los pacientes portadores de un trasplante cardíaco.

Efectos a largo plazo

Se estima que, en todo el mundo, la contaminación por PM 2,5 en el aire contribuye a alrededor de 3,2 millones de casos incidentes de diabetes cada año y a 196.792 muertes por diabetes. Varios estudios respaldan una sólida asociación causal entre las exposiciones a PM 2,5 a largo plazo (de 1 a 5 años) y la incidencia de cardiopatía isquémica, así como de mortalidad.

 Los efectos de la contaminación ambiental sobre el sistema cardiovascular pueden ser a corto plazo, con exposiciones desde el mismo día hasta, aproximadamente, los 7 últimos días, a efectos a largo plazo por estar sometido a cargas de contaminación durante años.

Contaminación del aire

Varios estudios respaldan una sólida asociación causal entre las exposiciones a PM 2,5 a largo plazo (1-5 años) y la incidencia de cardiopatía isquémica. Esta exposición a largo plazo también se asocia con un aumento del grosor de la íntima media carotidea, calcificación de la aorta abdominal, hipertrofia del ventrículo izquierdo y mortalidad. No solo las personas que viven en zonas más contaminadas tienen mayor incidencia de aterosclerosis coronaria y placas de ateroma más vulnerables, sino que la contaminación del aire también se ha asociado con peor pronóstico después de un trasplante cardíaco, a un aumento de cardiopatías congénitas o más incidencia de arritmias, como la fibrilación auricular.

Contaminantes metales

En relación con la exposición a metales, niveles más elevados de arsénico inorgánico, cadmio, titanio y, potencialmente, antimonio en orina se han asociado con diferentes medidas de aterosclerosis subclínica. La exposición a arsénico se ha relacionado con un aumento del espesor íntima-media de la carótida. Los niveles de cadmio en sangre también se han asociado positivamente con el espesor íntima-media carotideo, con la prevalencia de la placa aterosclerótica, con la enfermedad arterial periférica y el desarrollo de diabetes tipo 2.

El plomo es un factor de riesgo conocido para la hipertensión. La exposición al plomo en modelos animales induce a aumentos en la presión arterial, que son reversibles con la quelación.

Contaminación acústica

Desde la publicación del primer estudio a fines de la década de los ochenta, la asociación entre el ruido del tráfico y la cardiopatía isquémica se ha analizado ampliamente. Metaanálisis recientes concluyen con consistencia que el ruido del tráfico está asociado con un mayor riesgo de enfermedad coronaria. El metaanálisis más reciente, de 2015, incluyó estudios sobre el tráfico rodado y el ruido de las aeronaves; encontró un aumento significativo del 6 % en el riesgo por cada aumento de 10 dB.

En relación con las arritmias, se ha estimado una asociación positiva entre exposiciones medias de 3 años más altas al ruido del tráfico rodado y la incidencia de fibrilación auricular, antes y después del ajuste por exposiciones simultáneas a la contaminación del aire, en una cohorte prospectiva de más de 23.000 mujeres danesas con un tiempo de seguimiento medio de 18 años.

Contaminación lumínica

Con mucha menos evidencia que los contaminantes anteriores, la contaminación lumínica se ha asociado con aterosclerosis carotidea e ingresos y mortalidad por enfermedad coronaria.

Impacto

Comparado con el tabaco, según el proyecto Berkeley Earth, fumar un cigarro por día equivaldría a una exposición de PM 2,5 de 22 µg/m3. La diferencia con fumar es que la contaminación alcanza a casi toda la población. De acuerdo con esos registros, en noviembre de 2017, en Nueva Delhi la contaminación atmosférica se disparó hasta el punto de equipararse con haber fumado 44 cigarros en un día, aunque su promedio regular es de 5,6 cigarros.

En términos de mortalidad, se estima que el 5,25 % de todas las muertes en el mundo se pueden atribuir a la contaminación por MP. Las que se achacan a la contaminación del aire han aumentado un 51 % desde 1990. Sin una intervención agresiva, se prevé que estas muertes podrían duplicarse para 2050, con los mayores aumentos ocurriendo en el sur y este de Asia. Según un informe del Instituto de Política Energética de la Universidad de Chicago de junio del 2022, si los niveles de PM 2,5 en el mundo se redujeran a los 5 µg/m³ recomendados por la OMS, la esperanza de vida media aumentaría en 2,2 años. Sin embargo, existe una desigualdad importante entre países, puesto que, en los de ingresos altos, la contaminación del aire provoca menos muertes por ECV hoy que en el pasado porque las leyes, los reglamentos y las nuevas tecnologías han reducido considerablemente la contaminación. En Estados Unidos, los niveles de contaminación del aire se han reducido un 70 % desde la aprobación de la Ley de Aire Limpio en 1970.

En los países de bajos ingresos, la realidad es totalmente distinta; incluso, en determinados países, la proporción de muertes de origen cardiovascular que son atribuidas a la contaminación exceden a la proporción de muertes cardiovasculares debidas al tabaco u otros factores de riesgo.

 La mortalidad relacionada por contaminación atmosférica depende, en gran parte, de las medidas políticas territoriales.

Desde una perspectiva económica, se estima que cada dólar invertido en el control de la contaminación del aire en Estados Unidos desde 1970 ha producido un rendimiento de 30 dólares. Según la European Public Health Alliance, la contaminación del aire cuesta a cada español, en términos de salud, un total de 926 euros de media al año; en términos de costes sociales totales relacionados con la salud de la contaminación del aire exterior debido a la calefacción y las cocinas domésticas, la cantidad es de 65 euros al año por hogar.

Aunque en España ha habido cierta mejora en la calidad del aire en los últimos 10 años, todavía se está lejos de alcanzar las últimas recomendaciones recogidas por la OMS en las guías de calidad del aire de 2021 (**Tabla 19-1**). Dicho en números, en 10 años, la concentración media anual en España de PM 2,5 ha disminuido un 20,15 % (de 13,4 µg/m³ en 2010 a 10,7 µg/m³ en 2020). El reto actual es llegar a cifras inferiores a 5 µg/m³, según la OMS, lo que supone disminuir en más de un 50 % los niveles de PM 2,5 actuales. A pesar de ello, el umbral de PM 2,5, según la Unión Europea, continúa siendo de 25 µg/m3, ciertamente muy discordante con el de la OMS.

Prevención

La contaminación atmosférica, reconocido factor de riesgo cardiovascular, ha sido escasamente considerado desde un punto de vista social, político y sanitario, a pesar de que su control, tanto desde una perspectiva poblacional como personal, podría salvar millones de vidas. Al menos, por primera vez, en las guías de prevención de práctica clínica de la Sociedad Europea de Cardiología se dan ciertas recomendaciones. Además, se conoce a la población más vulnerable a la contaminación: personas con edad avanzada, con factores de riesgo cardiovascular, enfermedad cardiovascular previa, enfermedad pulmonar e inmunosupresión. Por dicho motivo, las recomendaciones, según el índice de calidad del aire de la Agencia de Protección Ambiental de Estados Unidos, están definidas no solo por la carga de contaminación, sino también por la predisposición basal del riesgo. Por ejemplo, si los niveles de PM 2,5 están entre 35 y 54 µg/m³, se aconseja que las poblaciones susceptibles deben reducir los esfuerzos prolongados o intensos al aire libre. En caso de niveles promedio diarios correspondientes a PM 2,5 superiores a 300 µg/m³, se afirma que todos los expuestos corren riesgo y deben evitar

Tabla 19-1. Límites de la media anual de los contaminantes más dañinos en el sistema cardiovascular, según la Unión Europea y la Organización Mundial de la Salud		
	Unión Europea	**Organización Mundial de la Salud (2021)**
PM 2,5	25 µg/m³	5 µg/m³
PM 10	40 µg/m³	15 µg/m³
Dióxido de nitrógeno	40 µg/m³	10 µg/m³

PM: materia particulada (*particulate matter*).

toda actividad física al aire libre, además de tomar medidas activas para reducir los niveles de partículas en interiores y las exposiciones al aire libre con dispositivos de protección personal (**Tabla 19-2**). Así, hay varios tipos de recomendación:

- Clase de recomendación I: evidencia y/o acuerdo general de que un determinado tratamiento o procedimiento es beneficioso, útil y efectivo y se recomienda o indica.
- Clase de recomendación IIb: la utilidad/eficacia está menos establecida por evidencia/opinión; puede ser considerado.
- Nivel de evidencia C: consenso de opinión de los expertos y/o pequeños estudios, estudios retrospectivos y registros.

 Las guías de prevención de práctica clínica de la Sociedad Europea de Cardiología publicaron por primera vez en 2021 recomendaciones con niveles de evidencia en relación con la contaminación y la salud cardiovascular.

Medidas poblacionales

Las intervenciones políticas que controlen la contaminación en su origen y fomenten una transición rápida hacia la energía limpia tienen un factor clave en la prevención. Existen múltiples estrategias, como fomentar el teletrabajo, el transporte activo (a pie o en bicicleta), la construcción de edificios energéticamente eficientes, mejorar el manejo de los residuos, invertir en eficiencia energética o implantar zonas de bajas emisiones, que han impactado reduciendo contaminantes como PM 10.

Transmitir a la ciudadanía los niveles de contaminación a los que está sometida ayuda a tomar conciencia de la calidad del aire que se respira y adoptar distintas medidas preventivas. Incluso, en sanidad se puede obtener una breve historia clínica de la exposición a la contaminación para cada paciente que sea relevante valorando su susceptibilidad individual e indicando medidas de prevención.

Medidas personales

Entre las medidas personales, en este apartado se destacan los respiradores purificadores y máscaras de aire personales, los purificadores de aire portátiles, suplementos y fármacos.

Respiradores purificadores y máscaras de aire personales

Los respiradores purificadores de aire personales son unos dispositivos de protección personal que cubren la nariz y la boca. Se usan para reducir la inhalación de PM 2,5 y otras partículas según su clasificación de eficiencia (N95 o N99 elimina más del 95-99 % de las partículas inhaladas a 0,3 micras de tamaño). Pequeños estudios sobre el uso del respirador N95 en condiciones ambientales de exposición a PM 2,5 durante unas pocas horas han demostrado que pueden reducir la presión arterial sistólica, pero, en todo caso, no existe ninguna evidencia en cuanto al impacto en los eventos cardiovasculares con el uso de los respiradores purificadores. Las máscaras faciales (hechas, por lo general, de gasa, algodón o tela) y las de procedimiento (máscaras quirúrgicas, por ejemplo) están más disponibles, pero no son uniformemente efectivas para filtrar PM 2,5. No forman un sello facial hermético, lo que permite la inhalación de un nivel variable de contaminantes del aire, por lo que no están diseñados ni certificados como equipo de protección personal.

Purificadores de aire portátiles

Si bien la regulación, el control y la prevención de la contaminación del aire ambiental suponen una intervención altamente rentable para reducir la mortalidad relacionada con partículas, también resulta importante buscar estrategias preventivas de la contaminación dentro de los hogares, donde las personas pasan más de la mitad de su tiempo. Aunque existen purificadores de aire con distintos mecanismos y con amplia variedad de eficacia, algunos de ellos han demostrado que pueden reducir el nivel de PM 2,5 en interiores hasta en un 50-60 %.

Suplementos y fármacos

Dado el papel central del estrés oxidativo y otros mecanismos, como el aumento de la trombogenicidad y la disfunción endotelial, como vías iniciadoras del riesgo cardiovascular mediado por la contaminación del aire, muchos estudios se han centrado en la suplementación con antioxidantes, pero, hasta el momento, no se pueden recomendar por falta de

Tabla 19-2. Grados de evidencia y clases de recomendación en relación con la contaminación atmosférica		
	Clase de recomendación	**Nivel de evidencia**
Se recomienda implementar medidas para reducir la contaminación del aire, incluida la reducción de las emisiones de PM y los contaminantes gaseosos, la reducción del uso de combustibles fósiles y la limitación de las emisiones de dióxido de carbono para disminuir la mortalidad y morbilidad por enfermedad cardiovascular	I	C
Se puede alentar a los pacientes con un riesgo (muy) alto de enfermedad cardiovascular a que traten de evitar la exposición a largo plazo a regiones con alta contaminación del aire	IIb	C
En regiones donde las personas están expuestas a largo plazo a altos niveles de contaminación del aire, se pueden considerar programas de detección de riesgo de enfermedad cardiovascular (oportunistas)	IIb	C

Adaptada de Visseren (2021).

evidencia. En relación con los suplementos con ácidos grasos omega-3, se han observado ciertos beneficios cardiovasculares subclínicos a corto plazo frente a la exposición a PM 2,5 entre adultos jóvenes sanos. Por otra parte, en un ensayo multicéntrico, aleatorizado, doble ciego en el que participaron pacientes con un infarto de miocardio reciente, la terapia de quelación intravenosa semanal con el ácido etilendiaminotetracético (fármaco que se une a cationes divalentes y algunos trivalentes, incluidos el plomo y el cadmio) redujo el criterio de valoración compuesto de mortalidad por todas las causas, infarto de miocardio o revascularización coronaria, accidente cerebrovascular u hospitalización.

PUNTOS CLAVE

- Es prioritario disponer de escalas de predicción de riesgo cardiovascular más personalizadas que incluyan factores de riesgo más allá de los clásicos; se deben considerar los factores genéticos, geográficos y ambientales.

- La interpretación de la información de los estudios genéticos debe realizarse en centros especializados. La genética tiene el potencial de ser una herramienta que complemente los datos clínicos proporcionando información acerca de la predisposición a enfermedades; pero la relación no es causal y requiere una valoración individual.

- Los estudios de asociación de genoma completo, con los hallazgos de polimorfismos de nucleótido único, han ayudado a mejorar la predicción teórica del riesgo cardiovascular en ciertos casos. Sin embargo, las interacciones de múltiples variantes, la influencia de los factores de riesgo tradicionales y otras incertidumbres por resolver, limitan su uso en la práctica clínica.

- Existen diferencias claras en indicadores de enfermedad cardiovascular en función de la región geográfica estudiada, pues todos los determinantes de la salud influyen en una comunidad, desde el sistema sanitario hasta el medioambiente, los estilos de vida y determinadas agregaciones genéticas.

- Se entiende por cardiología ambiental la ciencia interdisciplinar que estudia la contribución de las exposiciones ambientales en las enfermedades cardiovasculares con el objetivo de desarrollar estrategias preventivas o terapéuticas específicas para minimizar las influencias nocivas de la contaminación del medioambiente y promover la salud cardiovascular.

- Los contaminantes ambientales, especialmente PM 2,5, son los que más impactan en la génesis de las ECV. En menor medida, los metales y la contaminación acústica también están implicados.

- Se han descrito multitud de mecanismos fisiopatológicos que explican los efectos nocivos de la contaminación sobre el corazón, como inflamación, disfunción endotelial, disminución de la distensibilidad arterial, vasoconstricción, estrés oxidativo, efectos protrombóticos por aumento de la activación plaquetaria e hipercoagulabilidad.

- Los efectos de los contaminantes sobre el sistema cardiovascular pueden ocurrir de horas a días, lo que precipita un infarto de miocardio o descompensa la insuficiencia cardíaca, o en años, implicándose, por ejemplo, en el desarrollo de aterosclerosis.

- La Unión Europea y la Organización Mundial de la Salud, más estrictamente, definen unos umbrales anuales de contaminantes que no se deberían sobrepasar. Existen medidas poblacionales, sobre todo desde una perspectiva política (como las zonas de bajas emisiones, los edificios energéticamente eficientes, etc.) y personal (mascarillas con filtro, purificadores, etc.), que ayudan a disminuir la exposición, aunque el problema debe abordarse desde el origen disminuyendo la producción de contaminantes, lo que se traduciría en un beneficio económico y de salud considerable.

BIBLIOGRAFÍA

Allegue C, Campuzano O, Castillo S, Colla M, Iglesias A, Brugada R. Nuevas herramientas diagnósticas en la genética de la muerte súbita. Revista Española de Cardiología. 2013;13(1):24-9.

Bañeras J, Iglesias-Grau J, Téllez-Plaza M, Arrarte V, Báez-Ferrer N, Benito B, et al. Environment and cardiovascular health: causes, consequences and opportunities in prevention and treatment. Rev Esp Cardiol (Engl Ed). 2022;75(12):1050-8.

Bowe B, Xie Y, Li T, Yan Y, Xian H, Al-Aly Z. The 2016 global and national burden of diabetes mellitus attributable to PM2·5 air pollution. Lancet Planet Heal 2018;2(7):e301-12.

Couzin J. Genomics. The HapMap gold rush: researchers mine a rich deposit. Science. 2006;312(5777):1131.

Gabb G, Arnolda L. Geographic location as a modifiable cardiac risk factor. CMAJ. 2017;189(13):E482-3.

Glynn PA, Molsberry R, Harrington K, Shah NS, Petito LC, Yancy CW et al. Geographic Variation in Trends and Disparities in Heart Failure Mortality in the United States, 1999 to 2017. J Am Heart Assoc. 2021;10(9):e020541.

Guallar E, Sanz-Gallardo MI, van't Veer P, Bode P, Aro A, Gómez-Aracena J. Mercury, fish oils, and the risk of myocardial infarction. N Engl J Med. 2002;347(22):1747-54.

Hajar R. Genetics in Cardiovascular Disease. Heart Views. 2020;21(1):55-6.

Iribarren C, Lu M, Jorgenson E, Martínez M, Lluis-Ganella C, Subirana I, et al. Clinical Utility of Multimarker Genetic Risk Scores for Prediction of Incident Coronary Heart Disease: A Cohort Study Among Over 51 000 Individuals of European Ancestry. Circ Cardiovasc Genet. 2016;9(6):531-40.

Khera AV, Emdin CA, Drake I, Natarajan P, Bick AG, Cook NR, et al. Genetic Risk, Adherence to a Healthy Lifestyle, and Coronary Disease. N Engl J Med. 2016;375(24):2349-58.

Khomenko S, Cirach M, Barrera-Gómez J, Pereira-Barboza E, Iungman T, Mueller N, et al. Impact of road traffic noise on annoyance and Preventable mortality in European cities: A health impact assessment. Environ Int. 2022;162:107160.

Lalonde M. A new perspective on the health of canadians. Minist Natl Heal Welf; 1981. p. 76.

Lamas GA, Goertz C, Boineau R, Mark DB, Rozema T, Nahin RL, et al. Effect of disodium EDTA chelation regimen on cardiovascular events in patients with previous myocardial infarction: the TACT randomized trial. JAMA. 2013;309(12):1241-50.

Lamas GA, Navas-Acien A, Mark DB, Lee KL. Heavy metals, cardiovascular disease, and the unexpected benefits of chelation therapy. J Am Coll Cardiol. 2016;67(20):2411-8.

Lamiquiz-Moneo I, Pérez-Ruiz MR, Jarauta E, Tejedor MT, Bea AM, Mateo-Gallego R, et al. Single Nucleotide Variants Associated With Polygenic Hypercholesterolemia in Families Diagnosed Clinically With Familial Hypercholesterolemia. Rev Esp Cardiol (Engl Ed). 2018;71(5):351-6.

Lelieveld J, Klingmüller K, Pozzer A, Pöschl U, Fnais M, Daiber A, et al. Cardiovascular disease burden from ambient air pollution in Europe reassessed using novel hazard ratio functions. Eur Heart J. 2019;40(20):1590-6.

Mega JL, Stitziel NO, Smith JG, Chasman DI, Caulfield M, Devlin JJ, et al. Genetic risk, coronary heart disease events, and the clinical benefit of statin therapy. Lancet. 2015;385(9984):2264-71.

Musunuru K, Hershberger RE, Day SM, N Jennifer Klinedinst, Andrew P Landstrom, Victoria N Parikh, *et al*. Genetic Testing for Inherited Cardiovascular Diseases: A Scientific Statement From the American Heart Association. Circ Genom Precis Med. 2020;13(4):e000067.

Nikpay M, Goel A, Won HH, Hall LM, Willenborg C, Kanoni S, *et al*. A comprehensive 1,000 Genomes-based genome-wide association meta-analysis of coronary artery disease. Nat Genet. 2015;47(10):1121-30.

O'Donnell CJ, Elosua R. Factores de riesgo cardiovascular. Perspectivas derivadas del Framingham Heart Study. Rev Esp Cardiol. 2008;61(3):299-310.

O'Sullivan JW, Raghavan S, Marquez-Luna C, Luzum JA, Damrauer SM, Ashley EA, *et al*. Polygenic Risk Scores for Cardiovascular Disease: A Scientific Statement From the American Heart Association. Circulation. 2022;146(8):e93-118.

Rajagopalan S, Al-Kindi SG, Brook RD. Air pollution and cardiovascular disease: JACC state-of-the-art review. J Am Coll Cardiol. 2018;72(17):2054-70.

Rincón LM, Sanmartín M, Alonso GL, Rodríguez JA, Muriel A, Casas E, *et al*. A genetic risk score predicts recurrent events after myocardial infarction in young adults. Rev Esp Cardiol (Engl Ed.). 2020;73(8):623-31.

Sun S, Cao W, Ge Y, Ran J, Sun F, Zeng Q, *et al*. Outdoor light at night and risk of coronary heart disease among older adults: a prospective cohort study. Eur Heart J. 2021;42(8):822-30.

Thanassoulis G, Vasan RS. Genetic cardiovascular risk prediction: will we get there? Circulation. 2010;122(22):2323-34.

van Essen H, Nieuwenhuijse I, de Bruyn S, Hoen A. Health impacts and costs of diesel emissions in the EU.Delft, CE Delft; 2018.

Vienneau D, Schindler C, Perez L, Probst-Hensch N, Röösli M. The relationship between transportation noise exposure and ischemic heart disease: a meta-analysis. Environ Res. 2015;138:372-80.

Visscher PM, Wray NR, Zhang Q, Sklar P, McCarthy MI, Brown MA, *et al*. 10 years of GWAS discovery: biology, function, and translation. Am J Hum Genet. 2017;101(1):5-22.

Visseren FLJ, Mach F, Smulders YM, Carballo D, Koskinas KC, Bäck M, *et al*. 2021 ESC Guidelines on cardiovascular disease prevention in clinical practice. Eur Heart J. 2021;42(34):3227-337.

Walsh R, Jurgens SJ, Erdmann J, Bezzina CR. Genome-wide association studies of cardiovascular disease. Physiol Rev. 2023;103(3):2039-55.

Weinhold B. Environmental cardiology: getting to the heart of the matter. Environ Health Perspect. 2004;112(15):A880-7.

Wong ND. Epidemiological studies of CHD and the evolution of preventive cardiology. Nat Rev Cardiol. 2014;11:276-89.

Yao X, Steven Xu X, Yang Y, Zhu Z, Zhu Z, Tao F, *et al*. Stratification of population in NHANES 2009-2014 based on exposure pattern of lead, cadmium, mercury, and arsenic and their association with cardiovascular, renal and respiratory outcomes. Environ Int. 2021;149:106410.

Zuma BZ, Parizo JT, Valencia A, Spencer-Bonilla G, Blum MR, Scheinker D, *et al*. County-Level Factors Associated With Cardiovascular Mortality by Race/Ethnicity. J Am Heart Assoc. 2021;10(6):e018835.

Rehabilitación cardíaca en distintas patologías cardiovasculares

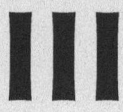

Cardiopatía isquémica: síndrome coronario agudo con elevación del segmento ST, síndrome coronario agudo sin elevación del segmento ST y tratamiento percutáneo

20

M. Boldó Alcaine

 OBJETIVOS

- Conocer los componentes del programa de rehabilitación cardíaca (PRC) tras el síndrome coronario agudo (SCA).
- Saber realizar la valoración previa a la inclusión en el programa.
- Conocer las pruebas de esfuerzo y cuestionarios utilizados en el PRC del paciente con SCA.
- Identificar los factores de riesgo cardiovasculares del paciente con SCA.
- Conocer los objetivos de prevención secundaria de los factores de riesgo cardiovasculares y las opciones de tratamiento.
- Realizar la estratificación de riesgo del paciente durante el PRC.
- Saber diseñar un programa de rehabilitación cardíaca en pacientes con SCA..

INTRODUCCIÓN

El síndrome coronario agudo (SCA) representa la mayor causa de muerte prematura en España y en el mundo occidental. El infarto recurrente durante el primer año tiene lugar en el 8-10 % de los pacientes. La mortalidad tras el alta sigue siendo mucho más elevada que en la población general.

El SCA se puede diferenciar en SCA con elevación del segmento ST (SCACEST) y sin elevación del segmento ST (SCASEST). El síntoma principal en ambos es el dolor torácico agudo. En el caso del SCACEST, se produce una elevación persistente (superior a 20 minutos) del segmento ST. Por lo general, refleja una oclusión coronaria aguda total o subtotal. La mayoría de los pacientes sufren un infarto de miocardio con elevación del segmento ST. El SCASEST no se presenta con elevación persistente del ST y los pacientes pueden presentar elevación transitoria del ST, depresión transitoria o persistente del ST, inversión de ondas T, ondas T aplanadas o seudonormalización de las ondas T.

La rehabilitación cardíaca se compone de un conjunto de intervenciones coordinadas y multidisciplinares diseñadas para optimizar el funcionamiento físico, psicológico y social de los pacientes con enfermedad cardíaca, además de enlentecer o, incluso, revertir la progresión de los procesos arterioescleróticos, con lo que se reduce la morbimortalidad.

Los programas de rehabilitación cardíaca en el SCACEST, SCASEST o después del tratamiento percutáneo coronario han demostrado ser beneficiosos. No obstante, la situación del paciente tras una angioplastia coronaria sin necrosis miocárdica es diferente. La ausencia de necrosis y la función ventricular normal puede hacer pensar que los PRC pueden

tener otros resultados. Sin embargo, estos programas han demostrado una reducción de mortalidad tras el primer año (alrededor del 46 %), así como el *endpoint* compuesto de muerte/infarto/revascularización coronaria. Además, los PRC han demostrado mejorar la capacidad funcional y la calidad de vida, disminuir la reestenosis *intrastent* y la progresión de las lesiones coronarias con independencia del perfil de riesgo.

Globalmente, los PRC en el SCA son los que disponen de la mejor evidencia científica y relación coste-efectividad al reducir de forma significativa la mortalidad total o cardiovascular y los reingresos hospitalarios y mejorar la calidad de vida.

El control de los factores de riesgo es la intervención más importante en el paciente con SCA. La modificación del estilo de vida, las técnicas conductuales y los fármacos son tratamientos útiles para controlar dichos factores de riesgo. Pero la adherencia a las recomendaciones y los tratamientos sigue siendo baja, a pesar de las diversas intervenciones realizadas para incrementarla.

Los programas de rehabilitación cardíaca se diseñan con el objetivo de mejorar la prevención secundaria. Estos han evolucionado desde programas focalizados en el ejercicio físico hasta otros más completos, con múltiples componentes para el adecuado manejo de todos los factores de riesgo. Hoy en día, los componentes principales de los programas de rehabilitación según el International Council of Cardiovascular Prevention and Rehabilitation son: valoración médica, prescripción de ejercicio físico, educación y manejo psicosocial y control de los factores de riesgo cardiovasculares (**Fig. 20-1**).

Por otro lado, las principales fases de estos programas de rehabilitación cardíaca son: fase I (ingreso hospitalario), fase II (programa de rehabilitación cardíaca) y fase III (toda la vida).

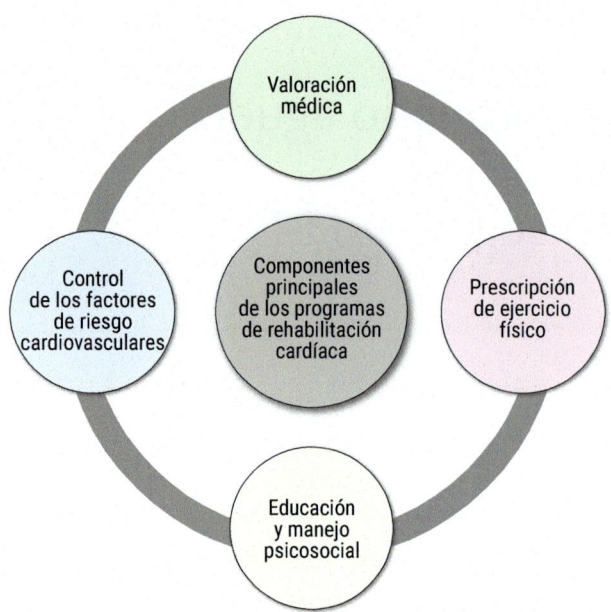

Figura 20-1. Componentes de los programas de rehabilitación cardíaca.

COMPONENTES DE LOS PROGRAMAS DE REHABILITACIÓN CARDÍACA

Evaluación médica

En la planificación de un programa de rehabilitación cardíaca es necesario identificar los factores de riesgo individuales del paciente y los derivados del entrenamiento que va a realizar. Para esta evaluación es imprescindible conocer ciertos instrumentos de medida con el objetivo de valorar el estado físico y psíquico de los pacientes en relación con su patología. La clasificación del riesgo es un proceso clínico multifactorial que se inicia con el ingreso del paciente, continúa con el tratamiento, la evaluación intrahospitalaria y el alta. Además, la historia clínica y la valoración de la capacidad funcional van a permitir estratificar el riesgo y el pronóstico. Los cuestionarios de actividad física, clasificación funcional, calidad de vida, cribado de ansiedad y depresión son también herramientas útiles en el estudio inicial de los pacientes, antes de la inclusión al programa de rehabilitación cardíaca.

Historia clínica

Los datos importantes de la historia clínica del paciente en la valoración inicial son: antecedentes personales o familiares de cardiopatía isquémica precoz, antecedentes patológicos, identificación de los factores de riesgo cardiovasculares y los niveles actuales, sintomatología y características del cuadro actual, tratamiento recibido, tratamiento farmacológico actual y adherencia a este, funcionalidad previa, nivel de actividad física previo y cribado de ansiedad y depresión.

Asimismo, se realiza una exploración física general para detectar posibles limitaciones osteoarticulares o déficits neurológicos que pudieran interferir o contraindicar la práctica de ejercicio físico. Se registra la talla, el peso, el índice de masa corporal, el perímetro abdominal, la presión arterial y la frecuencia cardíaca. En cuanto a las exploraciones complementarias, se revisa electrocardiograma, ecocardiograma, coronariografía, Holter electrocardiográfico y pruebas de imagen más complejas en determinados casos.

Valoración de la capacidad funcional y nivel de actividad física

La valoración de la capacidad funcional y el nivel de actividad física se puede realizar mediante métodos subjetivos (cuestionarios) u objetivos (podómetros, acelerómetros y pruebas de esfuerzo).

Cuestionarios

El índice de actividad de Duke, versión reducida (DASI), fue desarrollado para medir la capacidad funcional de los pacientes cardiovasculares. Consta de ocho ítems y se basa en la capacidad de los enfermos para hacer una serie de actividades que son comunes en la vida diaria

El registro objetivo del nivel de actividad física del paciente se obtiene mediante podómetros o acelerómetros.

Por su lado, los cuestionarios facilitan información subjetiva de la actividad física realizada por el paciente. Existen distintos tipos de cuestionarios utilizados en cardiopatía isquémica. El más empleado es el *International Physical Activity Questionnaire* (IPAQ), el cual examina diferentes dimensiones de la actividad física para obtener información que pueda utilizarse en el seguimiento de los pacientes. Los cuestionarios (versión corta y larga) fueron diseñados para ser administrados a adultos de entre 18 y 65 años. La versión corta proporciona información sobre el tiempo empleado al caminar, en actividades de intensidad moderada y vigorosa y en actividades sedentarias. La versión larga registra información detallada sobre actividades de mantenimiento del hogar y jardinería, actividades ocupacionales, transporte, tiempo libre y, también, actividades sedentarias, lo que facilita calcular el consumo calórico en cada uno de los contextos.

Pruebas de esfuerzo

Dentro de estas pruebas se contemplan las cardíacas y las cardiopulmonares.

Prueba de esfuerzo cardíaca

La prueba de esfuerzo es un procedimiento utilizado para la valoración diagnóstica y pronóstico en pacientes con cardiopatía isquémica y resulta fundamental para la inclusión de estas personas en un programa de rehabilitación cardíaca.

Los métodos más utilizados son el tapiz rodante y el cicloergómetro. El protocolo más utilizado es el de Bruce o Bruce modificado. Además, los protocolos pueden ser submáximos, realizando una prueba de esfuerzo limitada a la frecuencia cardíaca submáxima, o máximos o limitados por síntomas (permiten la prescripción de ejercicio de forma más exacta).

Cabe destacar que existen algoritmos para la valoración de la capacidad de ejercicio en función de la patología inicial, éxito del tratamiento recibido y nivel de actividad física previo.

Las variables de la prueba de esfuerzo que hay que analizar son los que se detallan a continuación.

- Capacidad funcional. Es el trabajo externo expresado en MET (MET: unidades metabólicas; 1 MET = 3,5 mL de oxígeno/kg/min). Se trata de un indicador de capacidad funcional utilizado para la estratificación de riesgo del paciente para el PRC. Los resultados inferiores a 5 MET son considerados riesgo alto, entre 5 y 7 MET, moderado y valores superiores a 7 MET, riesgo bajo. Se recomienda que la prueba tenga una duración de 6-12 minutos.
- Parámetros hemodinámicos. Frecuencia cardíaca máxima teórica (FCMT): 220 – edad. Si la frecuencia cardíaca alcanzada es inferior o igual al 85 % de FCMT, la prueba es submáxima. La frecuencia cardíaca alcanzada debe ser superior al 85 % de la FCMT para ser considerada máxima. También es importante la recuperación de la frecuencia cardíaca. Si esta es inferior a 12 latidos en el primer minuto o inferior a 22 latidos en el segundo minuto, es anormal. Asimismo, es importante el ascensor de la frecuencia cardíaca a lo largo de la prueba: si se produce un pobre ascenso de la frecuencia cardíaca, se considera incompetencia cronotrópica. En cuanto a la presión arterial, si es sistólica máxima l 160-200 mmHg, se considera normal. La presión arterial diastólica no varía durante la prueba. El doble producto frecuencia cardíaca máxima (FCM) × presión arterial sistólica máxima se considera normal entre 20.000 y 35.000.
- Parámetros clínicos. La presencia de angina o signos de disfunción del ventrículo izquierdo, como mareo, palidez, sudoración fría o cianosis, deben ser recogidos en la prueba junto con la presencia de disnea, cansancio muscular en extremidades inferiores y/o claudicación vascular. La percepción subjetiva de esfuerzo durante la prueba también es un parámetro importante.
- Parámetros electrocardiográficos. Las arritmias y/o trastornos de conducción, así como la depresión o elevación del ST, son analizados e informados en la prueba de esfuerzo (PEA).

Prueba de esfuerzo cardiopulmonar

La prueba de esfuerzo con análisis de gases espirados permite el análisis integrado de la respuesta al ejercicio y evalúa la reserva funcional de los sistemas implicados en ella, además de determinar el grado de limitación de tolerancia al ejercicio. La determinación del consumo de oxígeno (VO_2) es la medida de referencia para valorar el estado cardiopulmonar del paciente; por lo tanto, la prueba de esfuerzo con análisis de gases es el mejor test objetivo para estimar la capacidad funcional y valorar la respuesta a intervenciones que afectan a la capacidad de esfuerzo.

Los parámetros ergoespirométricos de la prueba de esfuerzo cardiopulmonar son:

- Variables de capacidad funcional: dichas variables son las siguientes:

- Consumo de oxígeno: el VO_2 máximo es la cantidad máxima de oxígeno que el organismo puede absorber de la atmósfera, transportar a los tejidos y consumir por unidad de tiempo. Habitualmente, se expresa el relativo al peso corporal total (mL/kg/min). Se determina al alcanzar la meseta en la curva de VO_2 durante un ejercicio incremental, de modo que, a pesar de incrementar la carga de trabajo, el VO_2 no aumenta. El VO_2 pico es el obtenido en una prueba incremental en la que no se alcanza el VO_2 máximo.
  - Recuperación del consumo de oxígeno (T1/2 VO_2): tras finalizar la prueba de esfuerzo, el VO_2 empieza a disminuir. El tiempo medio de recuperación del VO_2 es el que transcurre desde que finaliza el esfuerzo hasta que el valor del VO_2 se reduce a la mitad. Un valor más bajo se asocia a mejor pronóstico.
  - Pendiente de eficiencia del consumo de oxígeno (OUES): representa el incremento del VO_2 en relación con una ventilación determinada. Es un índice de efectividad con el que el oxígeno se extrae del aire y es transportado al organismo. Cabe destacar que se trata de una medida submáxima y objetiva de la capacidad funcional.
  - Umbral anaeróbico: es la intensidad de ejercicio por encima de la cual empieza a aumentar de forma progresiva la concentración de lactato en sangre a la vez que la ventilación se incrementa también de una manera desproporcionada con respecto al oxígeno consumido. Es un indicador de la capacidad funcional independiente de la motivación del paciente (no es necesario realizar un esfuerzo máximo para su determinación). El umbral anaeróbico toma mayor importancia en los pacientes cardiópatas en los que es difícil alcanzar $VO_{2máx}$. Es interesante señalar que la frecuencia cardíaca en dicho umbral es recomendable para la prescripción de ejercicio físico en el programa de rehabilitación.
  - Producción de CO_2 (VCO_2): la cantidad de dióxido de carbono eliminada por la respiración por unidad de tiempo se denomina VCO_2.
  - Cociente respiratorio: es la relación entre VCO_2 y VO_2, un indicador del grado de fatiga referida a los procesos metabólicos y a las condiciones ventilatorias en cada nivel de ejercicio.
  - Otras: tiempo de ejercicio, carga alcanzada y relación entre VO_2 y carga de trabajo.
- Variables de respuesta cardiovascular: son las siguientes:
  - Pulso de oxígeno: representa el volumen de oxígeno extraído en los tejidos por cada ciclo cardíaco. Se obtiene de dividir el VO_2 por la frecuencia cardíaca. Se relaciona directamente con el volumen sistólico.
  - Otras: frecuencia cardíaca y doble producto.
- Variables de respuesta pulmonar: son estas:
  - Ventilación: es igual al volumen corriente por la frecuencia respiratoria y se expresa en L/min. En las primeras etapas del ejercicio, los incrementos de la ventilación se deben al aumento en el volumen corriente hasta llegar a las propias limitaciones del volumen pulmonar. En las etapas más avanzadas del ejercicio, los incrementos de la ventilación se deben a la mayor frecuencia respiratoria.

– Reserva respiratoria: relación entre la máxima ventilación voluntaria y la máxima ventilación en ejercicio durante 1 minuto expresada en porcentaje. En condiciones normales, no debe ser inferior al 20 %.

– Equivalentes ventilatorios: son variables de eficiencia respiratoria. El equivalente ventilatorio de VO_2 (ventilación/VO_2) son los litros de aire que se necesitan ventilar para proporcionar 1 litro de oxígeno al organismo. El equivalente ventilatorio de VCO_2 (ventilación/ VO_2) es el número de litros de aire que se necesitan ventilar para eliminar 1 litro de CO_2.

– Otras: presiones parciales telerrespiratorias, pendiente ventilación/VCO_2 y oscilaciones ventilatorias.

! La prueba de esfuerzo es un procedimiento seguro. Diferentes estudios han publicado datos de muerte y complicaciones: una muerte por cada 10.000 pruebas de esfuerzo (0,005 %), morbilidad de tres infartos agudos de miocardio por cada 10.000 pruebas de esfuerzo (0,03 %) y tasa de complicaciones de ocho por cada 10.000 pruebas de esfuerzo (0,08 %). Existen unos criterios bien definidos para suspender la prueba de esfuerzo y también unas contraindicaciones para la realización.

Estratificación del riesgo del paciente con cardiopatía para el programa de rehabilitación cardíaca

Una vez realizada la historia clínica, las exploraciones complementarias y la prueba de esfuerzo, se obtiene una estratificación de riesgo de los pacientes para el programa de rehabilitación cardíaca. Hay que basarse en ella para definir la vigilancia que precisa el paciente durante el programa de entrenamiento, así como el lugar donde debe realizarse (**Tabla 20-1**).

Los pacientes que necesitan supervisión y monitorización electrocardiográfica son los estratificados como riesgo moderado y alto. El lugar donde deben realizar los programas de rehabilitación es el hospital. Los pacientes de bajo riesgo pueden hacer el programa en el ambulatorio.

PRESCRIPCIÓN DE EJERCICIO

Los beneficios de la práctica de actividad física en el paciente con SCA son:

- Mejora la presión arterial.
- Mejora la resistencia insulínica.
- Mejora el metabolismo de las lipoproteínas: aumenta el colesterol unido a lipoproteínas de alta densidad y disminuye el colesterol total, el colesterol unido a lipoproteínas de baja densidad (LDL) y los triglicéridos en plasma.
- Mejora la vascularización cardíaca: aumento de la perfusión miocárdica, detención de la progresión y regresión de las lesiones coronarias. Mejoría en la función endotelial.
- Disminución de marcadores inflamatorios plasmáticos, factor de necrosis tumoral alfa y descenso de los niveles de péptido natriurético atrial y cerebral.
- Disminución del nivel de catecolaminas.
- Incremento del volumen/minuto.
- Mejoría en la capacidad funcional.
- Disminución de la morbilidad y mortalidad.

La prescripción individualizada del ejercicio físico es imprescindible. El American College of Sports Medicine refuerza la prescripción de ejercicio por FITT (F: frecuencia: I: intensidad; T: tipo-método-modo; T: *time*-duración). Puede ser de utilidad efectuar una *checklist* una vez hecha la prescripción del ejercicio para comprobar que no se ha olvidado ningún componente (**Fig. 20-2**).

Frecuencia	• Entrenamiento aeróbico 3-5 días/semana • Entrenamiento de fuerza 2-3 días/semana
Intensidad	• Moderada intensidad: 60-80 % FCM, Borg 12-13 • Alta intensidad: > 85 % FCM, Borg >16
Tipo	• Entrenamiento aeróbico (moderado continuo o interválico alta intesidad) • Entrenamiento de fuerza
Tiempo	• Duración sesión: 1 h/día • 24 sesiones (aprox.)

Figura 20-2. Prescripción de ejercicio físico según FITT (frecuencia, intensidad, tipo y tiempo). FCM: frecuencia cardíaca máxima.

Tabla 20-1. Tabla de estratificación de riesgo, modificada de Velasco

Riesgo	Clínica	Pruebas complementarias	Capacidad funcional
Bajo	Curso clínico sin complicaciones	• Ausencia de isquemia • Ausencia de arritmias ventriculares con el esfuerzo • FE > 50	7 MET
Moderado	Angina a baja carga	• Isquemia leve • FE entre 35-49 %	5-7 MET
Alto	• Reinfarto o insuficiencia cardíaca durante el ingreso • Parada cardíaca de causa primaria • Depresión clínica • Síntomas a baja carga	• Isquemia grave a baja carga o persistente • Respuesta hipotensiva al esfuerzo • Arritmias ventriculares malignas • FE < 35 % • Enfermedad coronaria no revascularizable	< 5 MET

FE: fracción de eyección.

Frecuencia

La frecuencia recomendada para alcanzar cambios significativos en la capacidad funcional es de tres a, preferiblemente, cinco veces por semana para el ejercicio aeróbico y de 2-3 días a la semana para los ejercicios de fuerza.

Intensidad

La intensidad del ejercicio es un factor muy importante en la mejoría de la capacidad funcional. La intensidad de ejercicio se puede describir según diferentes parámetros: frecuencia cardíaca, VO_2 o umbral anaeróbico y percepción subjetiva de esfuerzo.

La frecuencia cardíaca objeto de entrenamiento puede ser determinada por diferentes métodos. El más utilizado es la selección de un porcentaje de la frecuencia cardíaca máxima (FCM) obtenida en la prueba de ejercicio y limitada por síntomas. La intensidad del ejercicio aeróbico debe oscilar entre el 40 y el 80 % de la capacidad funcional (consumo de oxígeno máximo), que corresponde al 55-90 % de la FCM. De acuerdo con el porcentaje seleccionado, la intensidad se considera baja si el porcentaje es inferior al 60 %, moderada si es del 60-79 % y alta si es como mínimo del 80 %. Otros métodos para obtener la frecuencia cardíaca de entrenamiento son la frecuencia cardíaca de reserva y el método Karvonen, aunque estos métodos de estimación se consideran inapropiados para pacientes en tratamiento con fármacos que disminuyen la frecuencia cardíaca. Los betabloqueantes reducen la respuesta cardíaca al ejercicio y limitan la frecuencia cardíaca. Además, esta frecuencia en reposo, submáxima y máxima están reducidas con los betabloqueantes, por lo que los métodos de prescripción de intensidad deben basarse en la FCM alcanzada en la prueba de esfuerzo bajo los efectos de los betabloqueantes.

En el caso de disponer de ergometría con análisis de gases, la prescripción de intensidad de ejercicio se puede hacer según el consumo de oxígeno (VO_2) (pico o máximo) o el umbral anaeróbico (recomendación fuerte según las guías de práctica clínica). Existen unas tablas de equivalencia de VO_2 y la FCM (**Tabla 20-2**).

La prescripción de intensidad, según la percepción subjetiva de esfuerzo (escala de Borg), es un método validado que la mayoría de pacientes pueden aprender y aplicar con facilidad. Un Borg de 12 a 13 (algo duro, Borg 6-20) corresponde a un 60 % del $VO_{2máx}$ y un Borg de 16 (duro-muy duro) corresponde a un 80 % del VO_2 (**Tabla 20-3**).

Los individuos con un nivel bajo de actividad física previo al evento deben iniciar el entrenamiento a intensidades menores. La prescripción de ejercicio en los pacientes con angina estable debe ser entre el 60 y el 70 % de la frecuencia cardíaca alcanzada en la aparición de cambios isquémicos o síntomas de angina en la prueba de esfuerzo.

A lo largo del programa, debe existir un incremento en la dificultad del ejercicio. Sin embargo, es recomendable incrementar primero la duración del ejercicio y después la intensidad. Con relación a la progresión de intensidad, los programas deben empezar a intensidades más bajas con incremento gradual en 4-6 semanas hasta alcanzar un nivel de intensidad

Tabla 20-2. Equivalencia aproximada entre consumo de oxígeno (VO_2) y frecuencia cardíaca máxima (FCM)

% VO_2	% FCM
40	64
50	71
60	77
70	84
80	91
85	94

Tabla 20-3. Diferentes variables según modalidad de prescripción de intensidad de ejercicio (valores recomendados

FCM	VO_2	Borg
60-79 % moderada	40-80 %	12-14 algo duro
80 % alta	–	16 duro

FCM: frecuencia cardíaca máxima; VO_2: consumo de oxígeno.

moderado, que es la fase de entrenamiento. En las siguientes semanas, la intensidad puede incrementarse de forma progresiva hasta el rango alto de moderada intensidad. En esta fase, se produce una reducción en la frecuencia cardíaca de reposo y submáxima. Finalmente, durante la fase de mantenimiento, el objetivo es mantener el régimen de ejercicio aprendido.

En el entrenamiento de fuerza, el método más utilizado para prescribir la intensidad del ejercicio es la percepción subjetiva de esfuerzo. Se recomiendan 10-15 repeticiones por serie con fatiga moderada. También se utiliza la prescripción según un porcentaje de una repetición máxima. Mediante este método la intensidad de ejercicio se puede categorizar en:

- Baja: 40-50 % de una repetición máxima.
- Moderada: 50-70 % de una repetición máxima.
- Alta: 70-80 % de una repetición máxima.
- Casi máxima: más de 80 % de una repetición máxima.

Tipo de ejercicio

El programa de entrenamiento debe incluir ejercicios de resistencia aeróbicos y de fuerza de la musculatura periférica. La modalidad de entrenamiento aeróbico puede ser continua o interválica. En relación con el entrenamiento interválico, el entrenamiento interválico de alta intensidad (HITT) se caracteriza por intervalos repetidos de actividad de alta intensidad combinado con intervalos de descanso o actividad de baja intensidad.

El interés de esta modalidad de entrenamiento crece cada vez más dada la evidencia actual de sus beneficios en la mejora de la función cardiovascular. Además, el HITT, comparado con el entrenamiento aeróbico continuo a moderada intensidad (MICT), es tiempo-eficiente. El HITT ha demostrado mejores resultados en la mejoría de la capacidad aeróbica (VO_2 pico). Sin embargo, no ha demostrado ser superior al entrenamiento aeróbico continuo a moderada intensidad en *endpoints* primarios fuertes, como mortalidad por todas las causas, mortalidad cardiovascular u otras medidas de función cardíaca, como la fracción de eyección o la masa del ventrículo izquierdo.

En relación con la seguridad del entrenamiento mediante HITT, es decir, los factores adversos registrados, según revisiones sistemáticas publicadas, se concluye que el entrenamiento HITT es seguro en pacientes seleccionados con enfermedades cardiovasculares y previa realización de una prueba de esfuerzo máxima. El ascenso gradual de intensidad es recomendable.

Cada sesión de ejercicio se compone de tres fases con un contenido y duración, que se indica a continuación.

- Fase de calentamiento. La duración de esta fase es de 5-10 minutos. Consiste en ejercicios de calentamiento que incluyen estiramientos, ejercicios de flexibilidad y ejercicio aeróbico con incremento gradual hasta alcanzar la frecuencia cardíaca o la percepción de disnea de entrenamiento. Este incremento gradual en la demanda de oxígeno minimiza el riesgo de complicaciones cardiovasculares relacionadas con el ejercicio.
- Fase de entrenamiento. Durante esta fase se realiza ejercicio de resistencia aeróbico (continuo o interválico) y de fuerza. El aeróbico debe tener una duración de 20-45 minutos. El modo de ejercicio puede ser: caminar, cinta sin fin, bicicleta, escalera y ergómetro de brazos, entre otros. El de fuerza debe tener una duración de uno o tres sets de ocho o diez repeticiones de grupos musculares de extremidad superior e inferior .La modalidad puede ser mediante ejercicios calisténicos, bandas elásticas o pesas, entre otros.
- Fase de enfriamiento. El período de enfriamiento (5-10 minutos) incluye ejercicios de baja intensidad y permite la recuperación gradual. La omisión del enfriamiento puede resultar en un descenso del retorno venoso, lo que reduce el flujo en las arterias coronarias cuando la frecuencia cardíaca y el consumo de oxígeno en el miocardio todavía son elevados. Las consecuencias adversas incluyen hipotensión, angina, cambios isquémicos y arritmias ventriculares.

Tiempo

La duración de la sesión de entrenamiento debe alcanzar 1 hora, aproximadamente. El programa de rehabilitación cardíaca se recomienda que contenga alrededor de 24 sesiones de ejercicio físico (v. **Fig. 20-2**).

CONTROL DE LOS FACTORES DE RIESGO CARDIOVASCULARES. PREVENCIÓN SECUNDARIA

La prevención de la enfermedad cardiovascular (ECV) se plantea a dos niveles principales: prevención primaria (para personas sanas con alto riesgo cardiovascular global) y secundaria (para pacientes con ECV establecida donde el objetivo es disminuir la progresión de la enfermedad evitando o disminuyendo la discapacidad y la mortalidad precoz).

Los pacientes incluidos en un PRC por un evento isquémico deben ponerse dentro del grupo de alto riesgo cardiovascular y, por lo tanto, recibir un control estricto de los factores de riesgo, como prevención secundaria.

Un factor de riesgo cardiovascular es una característica biológica o una conducta que aumenta la probabilidad de padecer o morir de ECV en aquella persona que lo presenta. Los factores de riesgo se dividen en:

- Causales: están considerados factores de riesgo mayores por su asociación fuerte con la ECV (tabaquismo, hipertensión, hipercolesterolemia y diabetes *mellitus*).
- Condicionales: se asocian a un mayor riesgo de ECV, pero no ha sido demostrada de forma definitiva su relación de causalidad (hipertrigliceridemia, hiperhomocisteinemia y aumento de factores de coagulación).
- Predisponentes: perfil genético, sexo masculino, sedentarismo, sobrepeso y obesidad.
- Psicosociales: nivel socioeconómico y educativo bajo, aislamiento social y estrés.

> **!** Dentro del control de los factores de riesgo, se debe considerar que la reducción de un factor incide en la reducción de otros. Por lo tanto, el riesgo cardiovascular global de un individuo debe tratarse en su conjunto, no el factor o factores de riesgo de forma individual.

Tabaquismo

El tabaco tiene un fuerte efecto protrombótico y el abandono de este hábito puede ser la medida más efectiva (y coste-efectiva) de todas las propuestas de prevención secundaria. Las intervenciones para dejar de fumar deben comenzar en el hospital y continuar durante el seguimiento después del alta. El efecto beneficioso del abandono del tabaco en pacientes con enfermedad coronaria ha sido demostrado ampliamente: reducción del 46 % en mortalidad cardiovascular y del 36 % en mortalidad por todas las causas. Sin embargo, un número significativo de pacientes con enfermedad coronaria aguda siguen fumando o vuelven a fumar después de un tiempo.

La Organización Mundial de la Salud propone un algoritmo para el abandono del tabaquismo. La intervención principal es advertir y animar al paciente a dejar de fumar. Hay evidencia firme que respalda las intervenciones breves junto con tratamiento conductual y farmacológico, incluida la terapia de sustitución de nicotina, bupropión y citisina.

Las personas que dejan de fumar pueden aumentar alrededor de 5 kg, de promedio, su peso corporal. No obstante, los beneficios de dejar de fumar superan los riesgos del incremento de peso.

La persistencia o la reanudación del tabaquismo es común en pacientes con enfermedad coronaria, en particular en aquellos con depresión grave y exposiciones ambientales. Las terapias encaminadas a mejorar el estado de ánimo pueden optimizar los resultados en personas con depresión actual o pasada.

Dejar de fumar es la medida potencialmente más efectiva de todas las estrategias de prevención secundaria y es preciso dedicar un gran esfuerzo para alcanzar este objetivo.

Presión arterial

En pacientes hipertensos con cardiopatía se debe controlar la presión arterial. El objetivo de presión arterial que se debe alcanzar para la presión arterial sistólica es inferior a 140-130 mmHg si tolerado y una presión arterial diastólica inferior a 80 mmHg. Para los pacientes con diabetes *mellitus* se recomiendan cifras inferiores a 130/80 mmHg. Los bloqueadores beta, inhibidores de la enzima de conversión de la angiotensina o antagonistas del receptor de angiotensina, los diuréticos y las modificaciones en el estilo de vida (reducción de la ingesta de sal, aumento de la actividad física y pérdida de peso) son tratamientos efectivos para alcanzar el objetivo de presión arterial.

Dislipemia

El control de los lípidos debe incluir consejo nutricional, control de peso, ejercicio, tratamiento farmacológico y cese de hábito tabáquico y consumo de alcohol. A pesar de que niveles elevados de colesterol unidos a LDL y triglicéridos, así como niveles bajos de colesterol unidos a lipoproteínas de alta densidad están asociados con un riesgo mayor de enfermedad cardiovascular, solo las intervenciones que reduzcan significativamente el colesterol LDL han demostrado mejorar los resultados cardiovasculares.

El objetivo que se debe alcanzar es una concentración de colesterol LDL inferior a 55 mg/dL y una reducción superior al 50 % del nivel basal, según las últimas guías de prevención cardiovascular.

En la actualidad, los medicamentos hipolipemiantes disponibles incluyen estatinas, fibratos, secuestradores de ácidos biliares, inhibidores selectivos de la absorción de colesterol (por ejemplo, ezetimiba), y, más recientemente, inhibidores de PCSK9 (proproteína convertasa subtilisina/kexina tipo 9). El ácido bempedoico, inhibidor de la síntesis del colesterol, ha sido aprobado hace poco en algunos países. El uso está previsto sobre todo en combinación con la ezetimiba en pacientes con intolerancia a las estatinas.

Por último, el inclisirán, considerado como una terapia de silenciación genética, interfiere con el ácido ribonucleico para controlar la producción de PCSK9. Este medicamento ha demostrado reducir los niveles de LDL al 50-55 % administrado por vía subcutánea dos veces al año. El inclisirán ha sido aprobado en varios países europeos.

La **tabla 20-4** muestra un resumen de la reducción de los niveles de colesterol LDL en relación con el tratamiento farmacológico recibido.

Diabetes

El manejo terapéutico de los pacientes con diabetes debe ser agresivo. Se recomienda tener cifras recientes de glucemia plasmática, así como de hemoglobina glicosilada (HbA1c). Las modificaciones en la dieta, la pérdida de peso y la práctica regular de ejercicio físico ayudan al control de la glucemia. Sin embargo, los fármacos antidiabéticos orales, la insulina, los inhibidores SGLT2 y los agonistas GLP1 son a menudo imprescindibles de manera aislada o en combinación en fun-

Tabla 20-4. Reducción esperada de niveles de colesterol LDL (lipoproteína de baja densidad) en función del tratamiento recibido	
Tratamiento	**Porcentaje de reducción de LDL**
Estatina de moderada intensidad	30 %
Estatina de alta intensidad	50 %
Estatina de alta intensidad +ezetimiba	65 %
iPCSK9	60 %
iPCSK9 + estatina de alta intensidad	75 %
iPCSK9 + estatina de alta intensidad + ezetimiba	85 %

ción del tipo de diabetes *mellitus* (I o II). Los iSGLT2 i iGLP1 han demostrado beneficios cardiovasculares independientemente del control glicémico.

El ejercicio físico ha demostrado disminuir la resistencia a la insulina y un mejor control de la glucemia. Dentro de los PRC, se debe estratificar a los pacientes de alto riesgo debido a la mayor probabilidad de complicaciones inducidas por el ejercicio. Los niveles de hemoglobina glicosilada recomendados son de 6,5-7,5 %, aunque debe individualizarse según edad y comorbilidades de los pacientes. En los pacientes con diabetes *mellitus* se recomienda mantener cifras de presión arterial inferior a 130/80 mmHg. Existen recomendaciones especiales en pacientes diabéticos durante la realización de ejercicio físico.

Dieta y control de peso

Las guías actuales sobre prevención secundaria recomiendan ingerir gran variedad de alimentos, ajustar el aporte calórico para evitar la obesidad, aumentar el consumo de frutas y verduras, así como de cereales integrales, pan, pescado (azul), carne magra y productos lácteos desnatados. Además, se deben sustituir las grasas saturadas y de tipo trans por grasas monoinsaturadas o poliinsaturadas de origen vegetal y marino y reducir las grasas totales a menos del 30 % del total de la ingesta calórica. También se ha de reducir el consumo de sal si la presión arterial está elevada. Existen diferentes tipos de dieta (baja en carbohidratos, rica en proteínas, etc.) con resultados similares a corto plazo. Sin embargo, parece que los beneficios de la dieta mediterránea hipocalórica persisten en el tiempo. Un índice de masa corporal 20-25 kg/m² se considera óptimo, así como un perímetro abdominal inferior a 94 cm en hombres y 80 cm en mujeres. Se considera sobrepeso abdominal si el perímetro abdominal es igual o superior a 94 cm en varones e igual o superior a 80 cm en mujeres; es obesidad abdominal cuando este es igual o superior a 102 cm en varones e igual o superior a 88 cm en mujeres.

Las estrategias para la pérdida de peso a menudo no tienen éxito a largo plazo. A pesar de ello, mantener incluso una

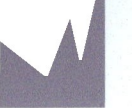

pérdida de peso de 5-10 % tiene efectos beneficiosos en el control de factores de riesgo como la presión arterial, lípidos y control glucémico.

Los medicamentos aprobados en Europa (orlistat, naltrexona/bupropión y liraglutida) en combinación con ejercicio físico y dieta pueden ayudar a la pérdida de peso y posterior mantenimiento.

En la **tabla 20-5** se recoge un resumen de las cifras objetivo de control de factores de riesgo y las intervenciones que hay que realizar.

Tabla 20-5. Cifras objetivo del factor de riesgo cardiovascular y abordaje

Factor de riesgo	Recomendación	Abordaje terapéutico
Dieta	Dieta mediterránea similar • Reducir ingesta de carne procesada • Incrementar la ingesta de pescado azul • Reducir la ingesta de alcohol a 100 g/semana	• Educación sanitaria • Soporte nutricional • Modificación de dieta
Tabaquismo	Abstención	• Educación sanitaria • Terapia sustitutiva • Tratamiento farmacológico
Presión arterial	< 140/80 mmHg	• Reducción ingesta de sal • Pérdida de peso • Ejercicio físico • Tratamiento farmacológico
Dislipemia	LDL < 55 mg/dL y reducción > 50 % del valor de inicio	• Modificaciones en la dieta • Ejercicio físico • Tratamiento farmacológico
Diabetes *mellitus*	Hb glicosilada 6,5-7,5 %	• Modificaciones en la dieta • Pérdida de peso • Ejercicio físico • Tratamiento farmacológico
Control de peso	• IMC 20-25 kg/cm² óptimo • Sobrepeso abdominal (≥ 94 cm hombre y ≥ 80 cm mujer) • Obesidad abdominal (≥ 102cm hombre y ≥ 88 cm mujer)	• Pérdida ponderal 5-10 % • Modificación en dieta • Ejercicio físico • Consejo nutricional • Terapia conductual • Seguimiento especializado
Sedentarismo	• Ejercicio físico diario (duración: 60 min/d) • Incrementar nivel actividad física	• Intensidad moderada, continua • Intensidad alta, interválico

IMC: índice de masa corporal; LDL: lipoproteína de baja densidad.

 PUNTOS CLAVE

• El síndrome coronario agudo representa la mayor causa de muerte prematura en España y en el mundo occidental. El infarto recurrente el primer año afecta al 8-10 % de los pacientes.

• Los PRC en SCA han demostrado reducir de forma significativa la mortalidad total y cardiovascular y los reingresos hospitalarios, así como mejorar la calidad de vida.

• En la planificación del PRC es necesario identificar los factores de riesgo individuales del paciente y los derivados del entrenamiento que va a realizar. Para ello, es necesario hacer la anamnesis, la exploración física, los cuestionarios y las pruebas de esfuerzo. Todo ello permite la estratificación de riesgo del paciente para el PRC. Una vez realizada la estratificación de riesgo, se puede definir el lugar y la vigilancia que precisa el paciente durante el programa.

• El control de los factores de riesgo es la intervención más importante en personas con SCA. Es importante conocer las cifras objetivo en prevención secundaria y las herramientas terapéuticas dispensables.

• Los PRC incluyen el control de los factores de riesgo cardiovasculares y el ejercicio físico. La prescripción individualizada del ejercicio físico es imprescindible. Es recomendable seguir la prescripción por FITT (frecuencia, intensidad, tipo y tiempo).

• La intensidad de ejercicio se puede prescribir según diferentes parámetros: frecuencia cardíaca, VO_2 o umbrales ventilatorios y percepción subjetiva de esfuerzo.

• El programa de entrenamiento debe incluir ejercicios de resistencia aeróbicos (modalidad continua o interválica de alta intensidad) y de fuerza de la musculatura periférica.

BIBLIOGRAFÍA

Anderson L, Brown JP, Clark AM, Dalal H, Rossau HK, Bridges C, *et al.* Patient education in the management of coronary heart disease. Cochrane Database Syst Rev. 2017;6(6): CD008895.

Aragam KG, Moscucci M, Smith DE, Riba AL, Zainea M, Chambers JL, *et al.* Trends and disparities in referral to cardiac rehabilitation after percutaneous coronary intervention. Am Heart J. 2011;161(3):544-551.e2.

Braun L, Wenger N, Rosenson RS. Cardiac rehabilitation programs. UpToDate, Basow, DS, UpToDate, Waltham, MA, 2023.

Cohen M, Visveswaran G. Defining and managing patients with non-ST-elevation myocardial infarction: Sorting through type 1 vs other types. Clin Cardiol. 2020;43(3):242-50.

Dibben G, Faulkner J, Oldridge N, Rees K, Thompson DR, Zwisler AD, *et al.* Exercise-based cardiac rehabilitation for coronary heart disease. Cochrane Database Syst Rev. 2021;11(11): CD001800.

Goel K, Lennon RJ, Tilbury RT, Squires RW, Thomas RJ. Impact of cardiac rehabilitation on mortality and cardiovascular events after percutaneous coronary intervention in the cmmunity. Circulation. 2011;123(21):2344-52.

Gómez-González A, Miranda-Calderín G, Pleguezuelos-Cobos E, Bravo-Escobar R, López Lozano A, Expósito Tirado JA, *et al.* Rehabilitación. 2015;49(2):102-4.

Grundy SM, Stone NJ, Bailey AL, Beam C, Birtcher KK, Blumenthal RS, *et al.* 2018 AHA/ACC/AACVPR/AAPA/ABC/ACPM/ADA/AGS/APhA/ASPC/NLA/PCNA Guideline on the Management of Blood Cholesterol: A Report of the American College of Cardiology/American Heart Association Task Force on Clinical Practice Guidelines. Circulation. 2019;139(25):e1082-143.

Hennekens C, Lopez-Sendon J. Prevention of cardiovascular disease events in those with established disease (secondary prevention) or at very high risk. UpToDate; 2022.

Hollings M, Mavros Y, Freeston J, Fiatarone Singh M. The effect of progressive resistance training on aerobic fitness and strength in adults with coronary heart disease: A systematic review and meta-analysis of randomised controlled trials. Eur J Prev Cardiol. 2017;24(12):1242-59.

Kabboul NN, Tomlinson G, Francis TA, Grace SL, Chaves G, Rac V, *et al.* Comparative Effectiveness of the Core Components of Cardiac Rehabilitation on Mortality and Morbidity: A Systematic Review and Network Meta-Analysis. J Clin Med. 2018;7(12):514.

Mitsis A, Gragnano F. Myocardial Infarction with and without ST-segment Elevation: a Contemporary Reappraisal of Similarities and Differences. Curr Cardiol Rev. 2021;17(4):e230421189013.

Pattyn N, Beulque R, Cornelissen V. Aerobic Interval vs. Continuous Training in Patients with Coronary Artery Disease or Heart Failure: An Updated Systematic Review and Meta-Analysis with a Focus on Secondary Outcomes. Sports Med. 2018;48(5):1189-205.

Piepoli M, Hoes A, Agewall S, Abus C, Brotons C, Catapano A, *et al.* 2016 European Guidelines on cardiovascular disease prevention in clinical practice: The Sixth Joint Task Force of the European Society of Cardiology and Other Societies on cardiovascular Disease Prevention in Clinical Practice (constituted by representatives of 10 societies 12 and by invited experts) Developed with the special contribution of the European Association for Cardiovascular Prevention & Rehabilitation (EACPR). Eur Heart J. 2016;37(29):2315-81.

Price KJ, Gordon BA, Bird SR, Benson AC. A review of guidelines for cardiac rehabilitation exercise programmes: Is there an international consensus? Eur J Prev Cardiol. 2016;23(16):1715-33.

Ramachandran HJ, Jiang Y, Tam WWS, Yeo TJ, Wang W. Effectiveness of home-based cardiac telerehabilitation as an alternative to Phase 2 cardiac rehabilitation of coronary heart disease: a systematic review and meta-analysis. Eur J Prev Cardiol. 2022;29(7):1017-43.

Sandesara PB, Lambert CT, Gordon NF, Fletcher GF, Franklin BA, Wenger NK, Sperling L. Cardiac rehabilitation and risk reduction: time to "rebrand and reinvigorate". J Am Coll Cardiol. 2015; 65(4):389-95.

Villelabeitia-Jaureguizar K, Vicente-Campos D, Berenguel Senen A, Hernández Jiménez V, Ruiz Bautista L, Barrios Garrido-Lestache ME, *et al.* Mechanical efficiency of high versus moderate intensity aerobic exercise in coronary heart disease patients: A randomized clinical trial. Cardiol J. 2019;26(2):130-7.

Wenger N, Rosenson R, Braun T. Cardiac rehabilitation: Indications, efficacy, and safety in patients with coronary heart disease. UpToDate; 2022.

Wewege MA, Ahn D, Yu J, Liou K, Keech A. High-Intensity Interval Training for Patients With Cardiovascular Disease-Is It Safe? A Systematic Review. J Am Heart Assoc. 2018;7(21):e009305.

Yue T, Wang Y, Liu H, Kong Z, Qi F. Effects of High-Intensity Interval vs. Moderate-Intensity Continuous Training on Cardiac Rehabilitation in Patients With Cardiovascular Disease: A Systematic Review and Meta-Analysis. Front Cardiovasc Med. 2022;9:845225.

Cirugía cardíaca

21

M. Gimeno González

 OBJETIVOS

- Conocer las peculiaridades de los programas de rehabilitación cardíaca (RHBC) tras la cirugía cardíaca.
- Aprender y comprender la importancia de la prehabilitación precirugía cardíaca.
- Identificar los componentes esenciales de un programa de prehabilitación.
- Saber cómo se desarrolla la fase 1 hospitalaria de RHBC y las principales complicaciones que pueden dificultar la recuperación.
- Conocer características, cuidados y planificación de la RHBC del paciente sometido a *bypass* aortocoronario.
- Aprender las características, cuidados y planificación de la RHBC del paciente sometido a cirugía valvular.

INTRODUCCIÓN

La cirugía cardíaca ha supuesto un gran avance en el manejo de algunas enfermedades cardiovasculares, lo que ha permitido a los pacientes mejorar su calidad de vida y prolongar su supervivencia. Sin embargo, a pesar de los significativos avances en las técnicas quirúrgicas y los cuidados perioperatorios, la cirugía cardíaca produce un impacto fisiológico y psicológico significativo en los pacientes por diversos factores, como la respuesta inflamatoria, la lesión miocárdica y el impacto psicosocial del proceso quirúrgico, que pueden prolongar el período de recuperación y aumentar el riesgo de complicaciones. En esta situación, los programas de rehabilitación cardíaca aparecen como un componente esencial de los cuidados centrados en el paciente con el objetivo de optimizar la recuperación postoperatoria y mejorar el bienestar global del enfermo.

El proceso de recuperación tras una cirugía cardíaca varía de acuerdo con el tipo de cirugía, el estado general de salud del afectado, las comorbilidades previas y las posibles complicaciones que puedan desarrollarse en el postoperatorio.

La comunicación con el equipo sanitario, la adherencia a la medicación prescrita e instrucciones del equipo médico y la puesta en marcha de los cambios necesarios en el estilo de vida son factores clave para obtener una recuperación máxima.

En la rehabilitación poscirugía cardíaca, se deben considerar los siguientes aspectos generales:

- La duración de la *estancia hospitalaria* es variable, con una media de 3-7 días para la mayoría de las cirugías cardíacas no complicadas. La cirugía compleja conlleva estancias más largas.
- El cuidado de la *herida quirúrgica* incluye las curas adecuadas y la vigilancia de signos posibles de infección.

- El manejo del *dolor postoperatorio*, el dolor y el malestar son frecuentes tras una cirugía cardíaca. Por ello, deben manejarse precozmente con un tratamiento farmacológico adecuado con el fin de controlar el dolor de forma adecuada y minimizar los posibles efectos secundarios.
- La *movilización y deambulación* progresiva deben facilitarse de manera precoz. Este es un aspecto clave en el proceso de rehabilitación y debe estar implicado todo el personal sanitario con el objetivo de prevenir complicaciones asociadas a la inmovilización y facilitar la rápida recuperación.
- La adecuada *nutrición* es una parte esencial que promueve la curación y la salud general.
- El *apoyo psicológico y emocional* debe incluirse en el proceso de rehabilitación tras la cirugía cardíaca, tanto para los pacientes como para sus familias; con ello, se benefician del consejo o los grupos de apoyo para gestionar la ansiedad, la depresión o los cambios necesarios en el estilo de vida (abandono del tabaco, adherencia a la medicación, adoptar una dieta cardiosaludable o incrementar la actividad física).
- Garantizar un *seguimiento* adecuado y precoz con el facultativo especializado correspondiente, sobre todo si aparecen complicaciones en el proceso de recuperación posquirúrgico.
- Se debe *remitir* precozmente a unidades de rehabilitación cardíaca y prevención secundaria, los cuales ofrecen programas de entrenamiento estructurados a medida, educación en cambios de estilo de vida y apoyo emocional.
- Los pacientes candidatos a cirugía cardíaca presentan diversas enfermedades cardiovasculares y distintos riesgos quirúrgicos. El perfil se ha modificado de forma importante en los últimos años debido, entre otras causas, al envejeci-

miento de la población, al aumento importante de comorbilidades en los pacientes candidatos a cirugía y a la complejidad progresiva de las diferentes técnicas quirúrgicas, así como por la tendencia a cirugías menos invasivas y el desarrollo tecnológico, que permite realizar procedimientos que antes no se hacían, por ejemplo, en el campo de las asistencias ventriculares.

• A menudo, estos pacientes presentan *comorbilidades* que pueden influir en el resultado del proceso o en la aparición de posibles complicaciones (cardíacas, respiratorias, hematológicas, renales, metabólicas, etc.). Por ello, un estudio exhaustivo del paciente previo a la cirugía permite valorar no solo la situación cardiológica y la indicación quirúrgica, sino también condiciones, como los estados de prefragilidad y fragilidad, que pueden influir en el resultado del procedimiento. Además, permite corregir o minimizar factores potencialmente reversibles para disminuir el riesgo de complicaciones y establecer el riesgo quirúrgico mediante escalas: Sociedad Americana de Cirugía Torácica, European System for Cardiac Operative Risk Evaluation (EuroSCORE).

• Los *procedimientos quirúrgicos* no son todos iguales ni tienen el mismo riesgo, depende de la situación clínica del paciente y la complejidad del procedimiento en sí. No es lo mismo un recambio valvular aórtico aislado que una cirugía polivalvular asociada a *bypass* coronario o una cirugía aórtica. Así, diversos factores condicionan el pronóstico (Tabla 21-1).

REHABILITACIÓN CARDÍACA EN LA REVASCULARIZACIÓN CORONARIA Y LA CIRUGÍA VALVULAR. OBJETIVOS Y FASES

Dentro de las opciones terapéuticas para la enfermedad coronaria y las valvulopatías se encuentra la cirugía cardíaca. Con posterioridad, estos pacientes son candidatos a un programa de RHBC.

La cirugía de la enfermedad coronaria consiste en la revascularización miocárdica mediante derivaciones coronarias utilizando distintos injertos vasculares, mientras que la cirugía valvular consiste en la sustitución valvular por una prótesis biológica o mecánica o la reparación de la válvula.

Por la complejidad de la cirugía cardíaca, las vías de abordaje (la más frecuente es la esternotomía media), el manejo anestésico y la situación previa diversa de los pacientes (fumadores, obesidad o enfermedad pulmonar obstructiva crónica) se asocia mayor riesgo de complicaciones en el postoperatorio. La previsión y el abordaje precoz de las complicaciones generales y respiratorias permiten diseñar un correcto programa de rehabilitación cardíaca individualizado y adaptado a cada situación. La tabla 21-2 resume los objetivos del programa RHBC.

Las fases se muestran en la figura 21-1 y se analizan a continuación.

Prehabilitación prequirúrgica: fase 0

En pacientes mayores que van a ser sometidos a cirugía cardíaca hay una alta prevalencia de fragilidad y comorbilidades múltiples. Los pacientes frágiles sometidos a cirugía programada tienen más complicaciones postoperatorias, hospitalizaciones más prolongadas y mayor número de altas a un centro de recuperación en lugar de a su domicilio.

Existen varios factores de riesgo en el desarrollo de las complicaciones posquirúrgicas, algunos de ellos inherentes al enfermo y no modificables (edad, grado ASA, etc.). A esto se suma la magnitud de la cirugía en sí y otros elementos modificables como el estado funcional y psicológico del paciente, entre otros.

La condición física de un individuo previa a una intervención quirúrgica es un factor muy importante en el desarrollo o no de complicaciones postoperatorias; es, además, un factor modificable gracias al entrenamiento.

La prehabilitación es un programa (duración habitual de 4-6 semanas) diseñado para mejorar la capacidad funcional del paciente antes de la cirugía. Está basado en el ejercicio físico (entrenamiento estructurado de la musculatura inspiratoria, cardiopulmonar adaptado y muscular de extremidades y raquis), la optimización del estado nutricional y la atención psicológica, lo cual puede ser efectivo y aminorar estos efectos negativos. Los componentes y la evidencia de estos programas se describen en la *Guía de Cuidados Preoperatorios en Cirugía Cardíaca ERAS* (Enhanced Recovery after Surgery Society) de Engelman Dt, *et al.* y la versión en castellano de Margarit JA, *et al.*

Tabla 21-1. Factores que condicionan el pronóstico del paciente	
Factores relacionados con la enfermedad cardiovascular	**Otros factores condicionantes del pronóstico**
• Estabilidad o no de la cardiopatía que condiciona a veces la urgencia de la cirugía • Función ventricular • Presencia o no de hipertensión pulmonar • Función del ventrículo derecho • Patología cardíaca múltiple: polivalvulopatía, valvulopatía y enfermedad coronaria o del arco aórtico	• Tiempo de evolución de la enfermedad: en grados avanzados, desnutrición, caquexia, inmunosupresión • Función renal: síndrome cardiorrenal • Diabetes *mellitus* y enfermedad arterial periférica • Enfermedad respiratoria asociada • Estado psicológico/anímico • Fragilidad/estado cognitivo

Tabla 21-2. Objetivos del programa de rehabilitación cardíaca en paciente quirúrgico
Mejoría precoz de la capacidad funcional
Prevenir las complicaciones respiratorias
Prevenir complicaciones en el aparato locomotor
Prevenir o tratar la discapacidad secundaria al proceso
Educación sanitaria y prevención secundaria
Apoyo psicológico
En pacientes intervenidos de recambio valvular: educación para prevenir endocarditis infecciosa e instrucción sobre el tratamiento anticoagulante

Figura 21-1. Fases de la rehabilitación en la cirugía cardíaca.

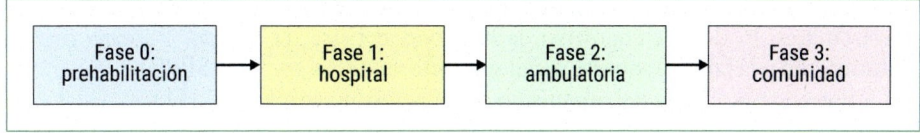

> ! La prehabilitación antes de la cirugía cardíaca está asociada con:
> - Aumento de la capacidad funcional (mejoras significativas con grupo control en el test de 6 minutos marcha [TM6M]).
> - Prepara física y psicológicamente para el estrés quirúrgico.
> - Reduce las complicaciones postoperatorias y la estancia hospitalaria (extubación precoz).
> - Menor incidencia de fibrilación auricular postoperatoria en menores de 65 años.
> - Mejora la transición del hospital a la comunidad.

Los programas de prehabilitación deben incluir:

- Entrenamiento físico.
- Educación sanitaria.
- Deshabituación tabáquica y soporte social.
- Optimización nutricional: corrección de la deficiencia nutricional cuando sea posible. Si la albúmina es inferior a 3, la suplementación 7-10 días antes puede mejorar los resultados. También es importante la corrección de la anemia.
- Abordaje de ansiedad, depresión y dolor.

Ejercicio físico en los programas de prehabilitación

El objetivo del entrenamiento físico previo a la cirugía es preparar al paciente para el estrés que supone la intervención mejorando la capacidad física y psíquica (afrontarlo de la manera más eficaz posible) con el fin de mejorar la recuperación del daño quirúrgico y reducir, así, las complicaciones postoperatorias y, por ende, la estancia hospitalaria.

Con el entrenamiento se produce la mejora de la tolerancia al esfuerzo, aumenta la resistencia del paciente a la agresión quirúrgica, mejora el IMC y la composición corporal, disminuye la hiperactividad simpática, se produce una disminución de la resistencia periférica a la insulina con una menor afectación de la respuesta endocrinometabólica y se mejora el tiempo de reparación tisular (todo ello de vital importancia en el postoperatorio). Además, el ejercicio optimiza el estado de ánimo y la resistencia al estrés y reduce la ansiedad.

El acondicionamiento físico durante el período preoperatorio constituye un pilar esencial de todo programa de prehabilitación. Los ejercicios incluyen entrenamiento de la resistencia aeróbica, ejercicios respiratorios y de flexibilidad, equilibrio y entrenamiento la fuerza muscular.

La mayor parte de la mejoría obtenida con un programa de entrenamiento se observa durante las primeras 4 semanas.

Cabe destacar que mejoran más aquellos que al inicio tienen peor capacidad física. Además, parece haber un límite superior y variaciones individuales en la respuesta, muchas veces en relación con la genética.

Los cambios más fácilmente apreciables son el aumento de la capacidad para realizar un ejercicio submáximo prolongado y un incremento de la capacidad aeróbica máxima, lo que se traduce en un aumento de la distancia recorrida (medida por el TM6M).

Entrenamiento de la fuerza y el equilibrio en los programas de prehabilitación

Todos los ejercicios pueden supervisarse y aprenderse en el ámbito hospitalario para, posteriormente, ser realizados en el ámbito domiciliario, donde el paciente registra su trabajo a diario, así como cualquier problema (dolor o molestia). La prescripción de ejercicio se adapta a pacientes con diversas habilidades físicas y necesidades. El programa Otago (Programa de ejercicio Otago para prevenir caídas en gente mayor) diseña ejercicios de equilibrio y fuerza que se desarrollan por niveles de forma progresiva.

A los pacientes se les instruye en autocontrol del nivel del ejercicio usando la escala de percepción de esfuerzo, considerando la condición cardíaca, sus síntomas y comorbilidades. La progresión en los ejercicios de fuerza se determina por la reducción de nivel de percepción de esfuerzo en la escala de Borg de al menos una semana o en 3 sesiones sin exacerbación de síntomas. En los ejercicios de equilibrio se progresa cuando el paciente adquiere la habilidad de ejecutar de forma segura ese nivel.

Entrenamiento de la musculatura inspiratoria en los programas de prehabilitación

El entrenamiento de los músculos inspiratorios disminuye de forma significativa la incidencia de complicaciones respiratorias postoperatorias en la cirugía torácica y abdominal.

Es importante destacar que se detectan incrementos de fuerza muscular en las dos primeras semanas, pero se necesitan al menos 4-6 semanas para incrementar la fuerza y resistencia muscular de manera óptima.

Estos ejercicios de entrenamiento muscular pueden realizarse en casa sin efectos adversos y siguiendo las instrucciones dadas en consulta. La prescripción se encuentra indicada sobre todo en pacientes con una fuerza de la musculatura inspiratoria por debajo de la media correspondiente, que se determina con un dispositivo específico para ello (medidor de presiones inspiratorias máximas [PIM]). La prescripción se realiza según un porcentaje del PIM. El entrenamiento se efectúa con un dispositivo umbral a un 30-60 % del PIM, de 20-30 minutos/día y con progresión periódica semanal.

Fragilidad

La fragilidad es una situación de aumento de vulnerabilidad a estresores con una disminución de las reservas fisiológicas, lo cual predispone a malos resultados clínicos y eventos cardiovasculares. El declive cognitivo, la inactividad física, la malnutrición y la falta de soporte social son factores de riesgo.

La respuesta biológica del organismo a una agresión, controlada o no, depende de su reserva fisiológica. Esta reserva, tan variable entre los individuos, depende de distintos factores más o menos inherentes al enfermo, como la edad, las enfermedades asociadas, su reserva de masa muscular o sus niveles de albúmina. La identificación del síndrome de fragilidad en adultos mayores con enfermedad cardiovascular es esencial. Conviene recordar que la integración de intervenciones para reducir la fragilidad debería ser parte del manejo cardiológico habitual para la creciente población adulta.

En el paciente cardiovascular, el síndrome de fragilidad puede medirse con el *essential frailty toolset*, que incluye cuatro ítems: levantamiento de la silla, test cognitivo, niveles de hemoglobina y albúmina. Para ello, deben utilizarse instrumentos adecuados de medición de fragilidad (por ejemplo, *Timed Up and Go*, 5STST y test de la escalera) para evaluar la eficacia y seguridad de las intervenciones.

No hay que olvidar que los pacientes frágiles y prefrágiles antes de la cirugía cardíaca deben ser remitidos a programas de prehabilitación personalizados para mejorar el estado de fragilidad e influir en los resultados cardiovasculares.

Valoración funcional en los programas de prehabilitación

El **test de los 6 minutos** marcha está correlacionado con la fragilidad en el paciente cardíaco y complicaciones postoperatorias. Refleja mejor las limitaciones para las actividades habituales de la vida diaria que los test de ejercicio máximo. Además, evalúa de forma integrada la respuesta al ejercicio de los componentes pulmonar, cardiovascular y musculoesquelético. También es capaz de predecir morbimortalidad en pacientes con diversas enfermedades crónicas. Es interesante señalar que enfermedad cardiovascular y fragilidad son interdependientes (cualquiera de ellas predispone a la progresión de la otra).

La indicación más clara se relaciona con la medición de respuesta a intervenciones médicas en pacientes con enfermedad cardíaca o pulmonar de grado moderado a avanzado. También ha sido utilizada como una medición única del estado funcional del afectado, así como predictor de muerte y morbilidad.

Según el Colegio Americano de Medicina del Deporte, con los resultados se puede realizar una clasificación respecto a la capacidad funcional (punto de corte 300). Se considera que existe diferencia clínicamente significativa entre dos pruebas a partir de 35 metros:

- Categoría A: recorridos menores de 350 metros, considerado mal rendimiento.
- Categoría B: recorridos entre 350 y 450 metros, rendimiento moderado.
- Categoría C: recorridos entre 450 y 650 metros, buen rendimiento.
- Categoría D: recorridos mayores de 650 metros, excelente rendimiento

Otras pruebas son: *Timed Up and Go*, test de las escaleras, *5-metres gait speed or Short Physical Performance Battery* (SPPB).

El test de las escaleras (*stair climb test*) es un test sencillo y rápido que consiste en subir 60 escalones (cuatro tramos) en menos de 1 minuto. Puede indicar una buena salud del corazón (tasa de mortalidad baja inferior al 1 % anual); resultados mayores de 1,5 min no se consideran óptimos (por debajo de 8 MET, tasa de mortalidad 2-4 %/año).

Terapia cognitiva: el tercer escalón

La depresión y la calidad de vida en el período preoperatorio son factores predictivos independientes de menor recuperación funcional y peores resultados finales (**Tabla 21-3**).

Se debe realizar un cribado básico de psicopatología en la consulta preoperatoria mediante el uso de escalas. En Occidente, las escalas más utilizadas son la Hospital Anxiety and Depression Scale (HADS), para valorar el área psicoafectiva, y el cuestionario de salud SF-36 (Short-Form 36 Health Survey), para valorar de forma genérica la calidad de vida.

> **!** HADS: escala autoadministrada. El marco temporal es la semana previa. Está compuesta por 14 ítems divididos en dos subescalas de ansiedad y depresión, cada una de ellas con siete ítems. Está estructurada como una escala de tipo Likert que va de 0 a 3. Se evalúan como «no caso» las puntuaciones de 0 a 7, «caso probable» de 8 a 10 y «caso» puntuar 11 o más.

El estrés y la depresión enlentecen la cicatrización de las heridas y disminuye la respuesta inmune celular, lo que afecta por partida doble a la resolución del proceso e incrementa el riesgo de infección y complicaciones.

Los pacientes con una pobre calidad de vida antes de la cirugía tienen casi tres veces más riesgo de padecer complicaciones.

Las terapias se complementan entre sí. Así, el ejercicio físico mejora los síntomas del área psicoafectiva, la terapia nutricional potencia el efecto del ejercicio y aumenta la formación de músculo y la terapia psicológica mejora la adhesión al conjunto de la prehabilitación. La terapia combinada es superior a la de cada una de las intervenciones por separado.

Tabla 21-3. Efecto de la depresión sobre las enfermedades sistémicas
Alteración en la cascada de agregación plaquetaria (favorece la formación de trombos)
Aumento del estado inflamatorio a través de citoquinas proinflamatorias y proteína C reactiva
Reducción de la variabilidad cardíaca y del control del SNC sobre la función cardíaca
Aumento de la actividad del eje hipotálamo-hipofisario-adrenal
Disminución del número de células precursoras endoteliales
Disminución de la actividad física y aumento de hábitos tóxicos, como el alcoholismo o tabaquismo

SNC: sistema nervioso central.

El enfoque holístico, además de ser costo-efectivo, beneficia al paciente tanto con la mejora en su calidad de vida como, muy probablemente, su pronóstico.

Tabaquismo y consumo de alcohol

Debe realizarse un cribado de consumo de tabaco y alcohol preoperatoriamente (ambos son riesgo de complicaciones postoperatorias respiratorias, metabólicas, infecciosas, sangrados y retraso en la curación de las heridas, por lo que deben abordarse antes de la intervención).

El abandono del tabaco y la abstinencia de alcohol están asociadas con mejores resultados postoperatorios. Pero se necesitan al menos 4 semanas de abstinencia tabáquica para reducir las complicaciones respiratorias. Períodos inferiores a 4 semanas no las reducen. La abstinencia tabáquica de 3-4 semanas preoperatorias se relaciona con menores complicaciones en la cicatrización de las heridas quirúrgicas.

La fase 1 de la rehabilitación tras la cirugía cardíaca

La fase 1 de la rehabilitación cardíaca después de la cirugía se inicia ya en la unidad de cuidados intensivos. La progresiva disminución del tiempo de estancia hospitalario supone un reto para la implementación de ese continuo de cuidados requeridos desde el postoperatorio inmediato hasta el alta con éxito al domicilio.

La valoración del paciente, su movilización precoz, el manejo respiratorio, la identificación de sus factores de riesgo cardiovascular y el inicio de medidas de prevención secundaria, así como la atención a sus necesidades al alta (educación sobre autocuidado y manejo y facilitar el enlace con una unidad de rehabilitación cardíaca ambulatoria) son las claves de la rehabilitación cardíaca en la fase hospitalaria. No obstante, algunas complicaciones pueden interferir en la correcta recuperación del paciente (**Tabla 21-4**).

Tabla 21-4. Complicaciones comunes tras la cirugía cardíaca
Respiratorias: derrame pleural, atelectasias, parálisis diafragmáticas, neumonía, etcétera
Anemia
Arritmias (ACFA, *flutter*, taquicardia, etcétera)
Alteraciones en la cicatriz quirúrgica (dehiscencia e infección)
Mediastinitis
Fiebre de origen desconocido y sepsis
Patología del aparato locomotor (raquialgias)
Alteraciones neurológicas centrales (AIT o ACV) y periféricas (nervio y plexo)

ACFA: arritmia completa por fibrilación auricular; ACV: accidente cerebrovascular; AIT: accidente isquémico transitorio.

Consideraciones importantes en la fase 1 de rehabilitación poscirugía cardíaca

Entre las principales consideraciones de esta fase, cabe destacar las siguientes:

- Iniciar la movilización progresiva en la unidad de cuidados intensivos tan pronto como el paciente se encuentre estable tras las primeras 24 horas poscirugía, salvo que presente signos de alarma que impidan la movilización (prevención de patología asociada a la inmovilización). Los programas deben incluir ejercicio aeróbico progresivo, entrenamiento de músculos inspiratorios, técnicas de respiración profunda con o sin inspirómetro incentivado, entrenamiento funcional, atención psicológica, si es precisa, e intervención educativa básica, si la situación lo permite.
- El paciente presenta una toracotomía y un mayor riesgo de complicaciones pulmonares, por lo que se deben implementar de forma precoz medidas para normalizar la mecánica respiratoria alterada, facilitar expulsión de secreciones y prevenir atelectasias.
- Tratamiento adecuado del dolor posquirúrgico con medidas farmacológicas o físicas y prevención del síndrome confusional (ambas son importantes barreras para la movilización precoz).
- Adecuado cuidado de las heridas (torácica), esternotomía, en el antebrazo (en caso de injerto radial) o en extremidad inferior (en caso de safenectomía).
- Exploración detallada neuroortopédica, con detección de lesiones del sistema nervioso periférico (SNP) o del plexo braquial.
- Durante esta fase deben identificarse los factores de riesgo cardiovascular del paciente e iniciar, si es posible, medidas de prevención secundarias y educativas, si la situación física y psicológica del paciente lo permite.
- Identificar malestar psíquico y facilitar acceso a recursos de ayuda hospitalarios al enfermo y su familia.

 Precauciones con la esternotomía media:
- Vigilancia, cuidados de la herida y prevención de infección.
- Ejercicio: evitar ejercicios intensos de los brazos hasta la curación. Los estiramientos, flexiones y ejercicios de resistencia ligeros son apropiados para promover la movilidad.
- Educación: explicar los signos y síntomas postoperatorios normales, así como la posible pérdida temporal de memoria por la anoxia cerebral (en pacientes después de circulación extracorpórea [CEC]).

Fase 2 ambulatoria de rehabilitación poscirugía cardíaca

Un número creciente de pacientes se someten a procedimientos quirúrgicos cada día para aumentar el flujo sanguíneo coronario y corregir o sustituir válvulas cardíacas dañadas.

Las intervenciones son más frecuentes en varones (58-72 % de los procedimientos) y en personas mayores de 65 años (53-64 %). En este capítulo, se revisan las consideraciones especiales para la prescripción de ejercicio, la prueba de esfuerzo y la prevención secundaria en este grupo de pacientes tras la cirugía.

Los principios generales de desarrollo de un programa de RHBC, con la prescripción personalizada de ejercicio, educación y modificación de los factores de riesgo, pueden adaptarse también a los pacientes sometidos a cirugía cardíaca (revascularización, cirugía de reparación o sustitución valvular). El personal sanitario al cargo de estos programas debe tener los conocimientos y las habilidades suficientes para su implementación de forma efectiva y segura.

REHABILITACIÓN CARDÍACA TRAS CIRUGÍA DE *BYPASS* AORTOCORONARIO

Estas intervenciones se realizan para tratar pacientes con lesiones ateroescleróticas significativas en la circulación arterial coronaria. Incluyen la revascularización coronaria y el *bypass* coronario mínimamente invasivo.

La derivación a un programa de RHBC tras una revascularización quirúrgica es una recomendación de clase I de la American College of Cardiology Foundation, en 2011, y de la guía de práctica clínica de la American Heart Association (AHA). Sin embargo, la derivación de estos pacientes continúa siendo baja. Un estudio realizado por Medicare (Estados Unidos) señala que solo un 31 % de los intervenidos realizan programas de RHBC con diferencias significativas en los distintos estados y regiones.

La revascularización tradicional requiere una esternotomía media y puede llevarse a cabo con o sin CEC, lo que permite la oxigenación de los tejidos durante la cirugía. Típicamente, se utilizan injertos de la vena safena o de la arteria mamaria interna para conducir sangre de forma distal a la lesión donde se realiza el puente. Pueden usarse del mismo modo la arteria radial o la gastroepiploica. Los injertos de la vena safena pueden desarrollar fibrodisplasia de la íntima o ateroesclerosis, con tasas de permeabilidad de 1 a 10 años, en contraste con la arteria mamaria interna, que tiene una tasa de permeabilidad a los 10 años superior al 90 %.

El *bypass* coronario mínimamente invasivo accede al corazón por una incisión entre las costillas a un lado del tórax y se lleva a cabo sin CEC. El corazón continúa latiendo, pero la zona que hay que intervenir se inmoviliza con estabilizadores. Comparada con la revascularización tradicional, tiene la ventaja de una menor pérdida de sangre, menor traumatismo y dolor, recuperación más rápida y menor riesgo de infección. Además, puede llevarse a cabo por medio de un robot controlado por el cirujano.

El ejercicio físico, incluidos ejercicios de movilidad articular y la deambulación precoz progresiva, se indica en el postoperatorio inmediato como forma de prevención de los efectos de la inmovilización (disminución de la capacidad pulmonar o complicaciones tromboembólicas) y para promover la rápida recuperación. Un reciente metaanálisis (Miao *et al.*) muestra mejores resultados en la función cardiopulmonar en aquellos pacientes con inicio precoz (dentro de la primera semana del postoperatorio). Hay que tener en cuenta que tras el *bypass* aortocoronario puede haber una reducción de la fuerza de los músculos respiratorios, así como de la función pulmonar.

La RHBC postoperatoria mejora significativamente la fuerza de los músculos respiratorios y la función pulmonar después de una cirugía.

Los pacientes ancianos o aquellos con curso postoperatorio complicado deben remitirse antes del alta a centros de rehabilitación intermedios en los que reciben atención médica continua y terapia física y ocupacional para mejorar fuerza, equilibrio, y el estado cognitivo necesario para la independencia en el autocuidado, reeducación de la marcha funcional (y escaleras) y manejo en su domicilio.

El grado de recuperación tras la revascularización está en dependencia de la edad, el género y la técnica quirúrgica. La prueba de esfuerzo tras el alta con el propósito de consejo o prescripción de ejercicio como parte de la fase 2 es una recomendación de clase II.

Al inicio del programa, algunos pacientes pueden requerir ejercicio modificado o de baja intensidad debido a problemas de dolor musculoesquelético o con la curación de la esternotomía o la incisión del vaso donante.

No deben realizarse ejercicios de resistencia antes de la quinta semana postesternotomía y el entrenamiento aeróbico debe preceder en algunas semanas al de resistencia muscular. Asimismo, en ausencia de inestabilidad esternal, se recomienda precaución con los ejercicios de extremidades superiores durante las primeras 8 semanas. Estas recomendaciones deben integrarse en la prescripción de ejercicio de este grupo de pacientes y ser conocidas por todo el equipo profesional. Por otro lado, ha de revisarse siempre el estado de curación de las heridas quirúrgicas en todos los pacientes para detectar de forma precoz signos de infección local. Debido a la posibilidad de oclusión de la vena safena donante, el equipo tiene que estar vigilante ante nuevos signos de intolerancia al ejercicio o signos de cambios en el electrocardiograma (ECG) sugestivos de isquemia. De igual modo, se informa también al paciente de las alertas.

Arritmias como la fibrilación auricular no son infrecuentes durante los primeros días tras la cirugía cardíaca abierta; incluso, pueden aparecer durante el programa de rehabilitación cardíaca. Las arritmias complejas, así como la fibrilación auricular de nueva aparición, deben detectarse de forma precoz y derivarse al especialista correspondiente.

El derrame pleural y pericárdico pueden ocurrir postoperatoriamente o en las primeras semanas tras la cirugía; es posible que se detecte en el programa por una intolerancia al ejercicio, molestias torácicas y disnea progresiva, con lo que se debe remitir al paciente lo antes posible al cirujano o al especialista de referencia.

Es importante conocer si la revascularización fue completa o incompleta para valorar bien posibles signos o síntomas. Esta información se suele encontrar en el informe de alta o parte quirúrgico. Una revascularización completa debería aliviar todos los signos y síntomas de isquemia miocárdica. Cuando están afectados pequeños vasos o la enfermedad es difusa, es más probable que resulte en una revascularización incompleta. Esta situación aumenta el riesgo de signos y síntomas posquirúrgicos de isquemia residual durante el entrenamiento.

Cabe destacar la necesidad de realizar una prevención secundaria a todos los pacientes sometidos a una revascularización quirúrgica para minimizar la progresión de la enfermedad ateroesclerótica. Esta puede aparecer en las arterias coronarias nativas o en el injerto, con lo cual se necesitaría otra nueva revascularización futura si no se efectúa un cambio radical de estilo de vida y las medidas de prevención secundaria oportunas. Los valores de lípidos pueden estar engañosamente bajos en las semanas posteriores a la cirugía, por lo que se debe considerar el perfil de lípidos prequirúrgico para la prescripción farmacológica

En las estrategias de intervención en el paciente con revascularización coronaria el objetivo debe ser la prevención de la reoclusión y el avance de la ateroesclerosis, así como conseguir una óptima tolerancia al ejercicio.

Un problema común en el equipo de rehabilitación es ayudar a entender a los pacientes que la enfermedad no ha sido curada con el procedimiento y que la prevención secundaria es fundamental para prevenir futuros problemas clínicos. La cirugía no supone una curación de la enfermedad, más bien es un tratamiento para un síntoma.

La **tabla 21-5** resume las consideraciones especiales en estos pacientes.

Recomendaciones de ejercicio en pacientes con *bypass* y angioplastia percutánea

La respuesta al entrenamiento aeróbico continuado en estos pacientes incluye un aumento en el umbral de arritmias, mejoras en el funcionamiento cardiovascular y muscular (aumento del volumen máximo de oxígeno, disminución de la frecuencia cardíaca y presión arterial a una carga fija submáxima), restauración de la contractibilidad normal, aumento de la respuesta cronotrópica y reducción de los síntomas de angina.

En ocasiones, los pacientes expresan que se encuentran mucho mejor tras la cirugía y pueden considerar que el ejercicio físico recomendado y los cambios en el estilo de vida no son necesarios.

Por último, debe educarse al paciente, informando sobre la vida media de los *bypass* (5-7 años para la safena, 20-25 para el injerto arterial) y la importancia del cambio en el estilo de vida para maximizar la duración.

Las **tablas 21-6** y **21-7** muestran la guía de ejercicio aeróbico y resistencia muscular en pacientes con *bypass* aortocoronario o angioplastia percutánea.

Programa de rehabilitación cardíaca tras una cirugía valvular

Según las estadísticas de la AHA, el 58 % de las cirugías valvulares son en varones y el 64 % en personas mayores de 65 años, con cifras similares en la válvula aórtica y mitral.

La enfermedad cardíaca valvular puede producir una estenosis o regurgitación y afectar a cualquiera de las cuatro válvulas. Sin embargo, la disfunción valvular aórtica o mitral que afecta a la parte izquierda de mayor presión cardíaca requiere una intervención con mayor frecuencia que la válvula tricúspide o pulmonar en el área de menor presión del corazón derecho. La estenosis valvular supone un estrechamiento u obstrucción a la salida del orificio de la válvula que ocasiona que esta no se abra adecuadamente. Las causas pueden ser una calcificación degenerativa, enfer-

Tabla 21-5. Consideraciones especiales en pacientes con revascularización quirúrgica en programas de rehabilitación cardíaca

Si en el procedimiento se realizó una revascularización completa o incompleta
Si en el procedimiento se incluyó nuevo *bypass* en revascularización previa obstruida
Precauciones con el ejercicio de extremidades superiores hasta la curación esternal
Detectar minimización del paciente sobre la importancia del procedimiento y la idea de que ya ha sido curado
Importancia de los servicios de prevención secundaria adaptados al paciente

Tabla 21-6. Guía de ejercicio aeróbico en pacientes con *bypass* aortocoronario o angioplastia percutánea

Parámetro	Guía
Frecuencia	4-7 días por semana
Intensidad	40-80 % volumen pico de oxígeno o 12-16 de escala de Borg (escala sobre 20 puntos)
Tipo	Actividades que incluyan grandes grupos musculares (andar deprisa, ciclismo, etcétera)
Duración	20-60 minutos día de actividad continua o acumulada

Tabla 21-7. Guía de ejercicio de resistencia muscular en pacientes con *bypass* aortocoronario o angioplastia percutánea

Parámetro	Guía
Frecuencia	2-3 por semana
Intensidad	40-80 % 1RM
Repeticiones	10-15
Series	1-3 por ejercicio en formato circuito
Descanso entre series	30 segundos
Ejercicios	8-10

medad reumática o malformación valvular congénita (p. ej. válvula aórtica bicúspide). Las válvulas incompetentes resultan en una regurgitación retrógrada del flujo sanguíneo causado por enfermedad reumática cardíaca, infección o enfermedad congénita (p. ej. síndrome de Marfan). La insuficiencia aórtica puede ser ocasionada también por aneurisma aórtico ascendente por enfermedad ateroesclerótica. En el caso de la válvula mitral, la regurgitación puede ser debida a un prolapso o una insuficiencia por rotura de las cuerdas o músculos papilares.

Las intervenciones quirúrgicas para las válvulas incluyen anuloplastias (tensa el *annulus* en un intento de restaurar la competencia valvular) o reemplazo valvular mediante válvula biológica o mecánica. Normalmente, antes de la operación el cirujano discute con el paciente el tipo de válvula y explica que las válvulas mecánicas son más duraderas, pero requieren tratamiento anticoagulante toda la vida debido al mayor riesgo de trombosis y, por lo tanto, también de embolia (**Tabla 21-8**).

La derivación de estos pacientes a unidades de RHBC y prevención secundaria tras la reparación o sustitución protésica es una recomendación de la AHA y de la American Association of Cardiovascular and Pulmonary Rehabilitation (ACCVPR). La prescripción de ejercicio y entrenamiento después del reemplazo protésico es similar a la de los pacientes con revascularización. Hay que considerar que la actividad física de algunos de estos enfermos ha estado limitada a veces por tiempo prolongado debido a los síntomas previos por la valvulopatía.

La baja capacidad funcional resultante requiere iniciar y progresar lentamente durante las fases iniciales del programa de entrenamiento. Del mismo modo, se debe tener cuidado y evitar los ejercicios de las extremidades superiores (incluidos los de fuerza) hasta que el esternón se encuentre estable y esté curada la herida quirúrgica.

Los pacientes operados de reemplazo valvular no están curados de la enfermedad valvular cardíaca, sino que han cambiado la enfermedad de la válvula nativa por la enfermedad de la válvula protésica. No hay que olvidar que la prevención de las infecciones en la localización de la prótesis y el manejo de medicaciones anticoagulantes son asuntos importantes del paciente posquirúrgico (**Tabla 21-9**).

Los pacientes a los que se les realiza de forma combinada un recambio valvular y una revascularización quirúrgica deben realizar los mismos pasos en la prevención secundaria para reducir el riesgo de enfermedad coronaria que los pacientes sometidos únicamente a *bypass*.

Las personas con enfermedad cardíaca valvular sin reparación o sustitución podrían ser también remitidos a un programa de RHBC y prevención secundaria por coexistir con otras condiciones, sobre todo en personas de edad avanzada, como revascularización quirúrgica o percutánea, infarto de miocardio o angina. En estos pacientes, la estenosis aórtica grave es una contraindicación para los programas hospitalarios o ambulatorios de RHBC. No obstante, los enfermos con estenosis aórtica menos grave pueden realizar ejercicio, pero podrían desarrollar síntomas (disnea, angina o síncope) durante el ejercicio. El entrenamiento físico debe realizarse por debajo de este umbral de síntomas, los cuales indican que el trabajo cardíaco es insuficiente para responder a las demandas del ejercicio.

La disnea durante el ejercicio es el síntoma primario de intolerancia a estas actividades en la estenosis mitral. El empeoramiento de estas señales a lo largo del tiempo puede ser indicio de empeoramiento de la enfermedad valvular y debe monitorizarse detenidamente. Las contraindicaciones absolutas para el entrenamiento de resistencia incluyen la estenosis aórtica grave sintomática y el síndrome de Marfan.

En cuanto a los procedimientos basados en catéteres (implante o reemplazo de la válvula aórtica transcatéter [TAVI] o *transcatheter aortic valve replacement* [TAVR]), estos aparecen como alternativa a la cirugía en un grupo seleccionado de pacientes con estenosis aórtica sintomática de alto riesgo que no son buenos candidatos quirúrgicos por su estado de salud u otras afecciones médicas y son realizados por cardiólogos intervencionistas. Durante este proceso mínimamente invasivo se inserta una nueva válvula cardíaca sin extraer la dañada. La nueva válvula se coloca dentro de la dañada. El acceso se realiza por vía transfemoral (entrada por la arteria femoral), vía transaórtica o subclavia, o por el ápice del ventrículo izquierdo (método transapical). El método TAVI, similar a colocar un *stent* en una arteria, lleva una válvula plegable de reemplazo al lugar de la válvula mediante un catéter; una vez colocada, se expande empujando la válvula dañada, la cual, después, se encarga de controlar el flujo sanguíneo. La técnica está asociada con estancias hospitalarias más cortas, menor riesgo de infección, menor tiempo de recuperación y menor traumatismo cardíaco.

La TAVI ha sido extensamente comparada con el reemplazo valvular quirúrgico en el estudio *Prospective Aortic Study in Europe and the Rest of the World* (PARTNER); los resultados por encima de 2 años indican que los dos procedimientos presentan similares resultados en datos de mortalidad, reducción de síntomas y hemodinámica valvular.

Por lo que se refiere a las estrategias de intervención en sustitución valvular o valvuloplastia con esternotomía media, hay que destacar varios aspectos:

- Seguridad: cuidados de la incisión quirúrgica y prevención infección.
- Ejercicio: desacondicionamiento previo habitual, inicio del ejercicio más gradual; puede requerir una prescripción de ejercicio más conservadora.
- Educación: medicación, motivación y animar a ser más activo. Aspectos sobre anticoagulación y prevención de endocarditis.

Tabla 21-8. Complicaciones de las intervenciones de recambio valvular
Alteraciones de la prótesis valvular intervenida (suturas)
Hemólisis
Endocarditis bacteriana subaguda/embolia
Arritmias: arritmia completa por fibrilación auricular, taquicardia sinusal
Derrame pericárdico

Tabla 21-9 Consideraciones especiales en pacientes intervenidos de válvulas cardíacas en los programas de rehabilitación cardíaca
Importancia de la terapia anticoagulante y precauciones con lesiones o sangrados relacionados con el ejercicio
Precauciones con el ejercicio de extremidades superiores hasta la curación de la esternotomía
Evitación del ejercicio físico aeróbico en pacientes con estenosis o insuficiencia aórtica grave

PUNTOS CLAVE

- Los programas de RHBC son eficaces para mejorar la recuperación postoperatoria tras la cirugía cardíaca.
- Los pacientes frágiles y prefrágiles deben ser remitidos a programas de prehabilitación personalizados para reducir o revertir el estado de fragilidad precirugía e influir en los resultados.
- En programas de RHBC de pacientes sometidos a revascularización coronaria o cirugía valvular se debe conocer y considerar las características y posibles complicaciones posquirúrgicas.

- La TAVI es una alternativa a la cirugía en un grupo seleccionado de pacientes con estenosis aórtica sintomática de alto riesgo.
- El enfoque holístico y a la medida del paciente valorando su cardiopatía y comorbilidades, así como las limitaciones en la funcionalidad y restricciones en la participación, es coste-efectivo (beneficia su salud y mejora su calidad de vida y, muy probablemente, su pronóstico).
- Incorporar los programas de RHBC cardíaca al plan médico habitual de estos pacientes ocasiona unos mejores resultados.

BIBLIOGRAFÍA

Abreu A. Prehabilitation: Expanding the concept of cardiac rehabilitation. Eur J Prev Cardiol. 2018;25(9):970-3.

American Association of Cardiovascular and Pulmonary Rehabilitation. Guidelines for Cardiac Rehabilitation and Secondary Prevention Programs. 5th ed. Human Kinetics; 2013. p. 143-93.

American Association of Cardiovascular and Pulmonary Rehabilitation. Guidelines for Cardiac Rehabilitation and Secondary Prevention Programs. Cardiac rehabilitation in the inpatient and transitional living. 5th ed. Human Kinetics; 2013. p. 41-57.

Blasco Peiró T. Aspectos cardiológicos del trasplante cardíaco y la cirugía cardíaca. En: Sociedad Española de Rehabilitación Cardio-Respiratoria. 18° Curso Teórico Práctico SORECAR. Actualización en rehabilitación cardíaca. Poblaciones especiales; 2019: Disponible en: https://sorecar.net/pdf/sorecar-zaragoza-2019.pdf

Capellas Sans L, Ramos Solchaga M, Gil Fraguas L. Rehabilitación cardíaca en pacientes intervenidos de bypass aortocoronario, prótesis valvulares y trasplante cardíaco En: Principios de Rehabilitación Cardíaca. Editorial Panamericana; 2010.

Engelman DT, Ben Ali W, Williams JD, Perrault LP, Reddy VS, Arora Rc, et al. Guidelines for perioperative care in Cardiac Surgery enhanced recovery after surgery society recommendations. JAMA Surg. 2019;154(8):755-66.

Hulzebos EHJ, Helders PJM, Favié NJ, De Bie RA, Brutel de la Riviere A, Van Meeteren NLU. Preoperative intensive inspiratory muscle training to prevent postoperative pulmonary complications in high-risk patients undergoing CABG surgery: a randomized clinical trial. JAMA. 2006;296(15):1851-7.

Kodali SK, Williams MR, Smith CR, Svensson LG, Webb JG, Makkar RR, et al. Two years outcomes after transcatheter or surgical aortic-valve replacement. N Engl J Med. 2012;366(18):1686-95.

Margarit JA, Pajares MA, García Camacho C, Castaño-Ruiz M, Gómez M, García-Suárez J, et al. Vía clínica de recuperación intensificada en cirugía cardíaca. Documento de consenso de la Sociedad Española de Anestesiología, Reanimación y Terapéutica del Dolor (SEDAR), la Sociedad Española de Cirugía Cardiovascular y Endovascular (SECCE) y la Asociación Española de Perfusionistas (AEP). Rev Esp Anestesiol Reanim (Engl Ed). 2021;68(4):183-231.

Marmelo F, Rocha V, Moreira-Gonçalves D. The impact of prehabilitation on post-surgical complications in patients undergoing non-urgent cardiovascular surgical intervention: Systematic review and meta-analysis. Eur J Prev Cardiol. 2018;25(4):404-17.

Miao J, Yang H, Shi R, Wang C. The effect of cardiac rehabilitation on cardiopulmonary function after coronary artery bypass grafting: A systematic review and meta-analysis. iScience. 2023;26(12):107861.

Oz A, Tsoumas I, Lampropoulos K, Xanthos T, Karpettas N, Papadopoulos D. Cardiac Rehabilitation After TAVI -A Systematic Review and Meta-Analysis. Curr Probl Cardiol. 2023;48(3):101531.

Shahood H, Pakai A, Kiss R, Eva B, Szilagyi N, Sandor A, et al. Effectiveness of Preoperative Chest Physiotherapy in Patients Undergoing Elective Cardiac Surgery, a Systematic Review and Meta-Analysis. Medicina (Kaunas). 2022;58(7):911.

Smith CR, Leon MB, Mack MJ, Miller DC, Moses JW, Svensson LG, et al. Transcatheter versus surgical aortic-valve replacement in high-risk patients. N Engl J Med. 2011;364(23):2187-98.

Steimnentz C, Bjarnason-Wehrens B, Walther T, Schaffland TF, Walther C. Efficacy of prehabilitacion before cardiac surgery: A systematic review and meta-analysis. Am J Phys Med Rehabil. 2023;102(4):323-30.

Suaya JA, Shepard DS, Normand SLT, Ades PA, Prottas J, Stason WB. Use of cardiac rehabilitation by Medicare beneficiaries after myocardial infarction or coronary bypass surgery. Circulation. 2007;116(15):1653-62.

Thybo Karanfil EO, Moller AM. Preoperative inspiratory muscle training prevents pulmonary complications after cardiac surgery-a systematic review. Dan Med J. 2018;65(3):A5450.

Wong J, Lam DP, Abrishami A, Chan MTV, Chung F. Short-term preoperative smoking cessation and postoperative complications: a systematic review and meta-analysis. Can J Anaesth. 2012;59(3):268-79.

Insuficiencia cardíaca

22

P. Palau Sampio, L. López Bueno y E. Domínguez Mafé

OBJETIVOS

- Describir las fases e indicaciones de un programa de rehabilitación cardíaca en pacientes con insuficiencia cardíaca.
- Conocer las principales indicaciones de los programas de rehabilitación cardíaca en personas con la patología que aquí se aborda.
- Entender los fundamentos básicos para la estratificación de riesgo de enfermos con insuficiencia cardíaca.
- Aprender a prescribir un programa de rehabilitación cardíaca basada en el ejercicio.

DEFINICIÓN DE UN PROGRAMA DE REHABILITACIÓN CARDÍACA BASADA EN EL EJERCICIO FÍSICO EN PACIENTES CON INSUFICIENCIA CARDÍACA

Las principales manifestaciones clínicas en pacientes con insuficiencia cardíaca son la dificultad para tolerar el ejercicio físico y la limitación de su capacidad funcional. Estas manifestaciones clínicas son los principales factores que determinan la baja calidad de vida percibida en relación con la salud, el mal pronóstico y el elevado coste sociosanitario asociado con el cuidado de estos pacientes. Las guías de práctica clínica actuales de la Sociedad Europea de Cardiología para el manejo de pacientes con insuficiencia cardíaca crónica recomiendan (recomendación de clase I, nivel de evidencia A) la realización regular de ejercicio aeróbico y la participación en programas de rehabilitación cardíaca basados en el ejercicio físico (RCBE) con el objetivo de mejorar la capacidad funcional, la calidad de vida y reducir la morbilidad y mortalidad en estos pacientes.

La rehabilitación cardíaca en pacientes con insuficiencia cardíaca se define como un programa multidisciplinario que incluye diversos componentes interrelacionados, como la evaluación psicosocial de los pacientes, el control de los factores de riesgo cardiovascular, los cambios en el estilo de vida, la optimización del tratamiento de la enfermedad y la implementación de un programa de ejercicio físico individualizado. Este último componente es conocido como RCBE y es en el que se centra este capítulo, aunque no hay que olvidar que la rehabilitación cardíaca en insuficiencia cardíaca engloba todos sus componentes.

Lamentablemente, la implementación de la RCBE en personas con insuficiencia cardíaca es muy baja en nuestro entorno. De hecho, los datos de los registros europeos y españoles de unidades de rehabilitación cardíaca indican que menos del 10 % de los pacientes con insuficiencia cardíaca son referidos a un programa de RCBE. Entre las principales causas de esta baja proporción de prescripción de RCBE se encuentran la falta de programas específicos de RCBE dirigidos a estos pacientes y el desconocimiento de los efectos beneficiosos de los mencionados programas tanto por parte de los profesionales sanitarios como de los propios pacientes con la dolencia que aquí se aborda.

> ! El objetivo de este capítulo es que el alumno conozca las principales indicaciones de los programas de RCBE en insuficiencia cardíaca, comprenda los fundamentos básicos para la estratificación del riesgo de los pacientes con esta patología basados en la prueba de esfuerzo cardiopulmonar, aprenda cuáles son los principales beneficios de estos programas y sepa cómo prescribirlos de manera adecuada.

FASES E INDICACIONES DE UN PROGRAMA DE REHABILITACIÓN CARDÍACA EN LA INSUFICIENCIA CARDÍACA

Al igual que en otros programas de rehabilitación cardíaca para diferentes enfermedades cardiovasculares, el programa de rehabilitación cardíaca en insuficiencia cardíaca se divide en tres fases:

- Fase 1 (hospitalaria): comienza después de la estabilización clínica del paciente en la sala de hospitalización, antes del alta. Su objetivo es realizar una evaluación integral del afectado, enseñarle ejercicios simples para prevenir la atrofia muscular y ayudarle a recuperar gradualmente su nivel funcional previo al ingreso. Aquí suelen participar cardiólogos, enfermeras, fisioterapeutas y médicos rehabilitadores.
- Fase 2 (ambulatoria): consiste en un programa ambulatorio de RCBE para personas que se han estabilizado clíni-

camente después de una hospitalización (en las primeras semanas o meses posteriores) o para pacientes ambulatorios referidos desde consultas. Puede ser supervisado o no supervisado (programas domiciliarios). En esta fase intervienen diferentes profesionales que forman un equipo multidisciplinario (cardiólogos, enfermeras, fisioterapeutas, médicos rehabilitadores, médicos de atención primaria y, si es posible, psicólogos y nutricionistas).

- Fase 3 (de mantenimiento): el objetivo es que el paciente se mantenga activo y se adhiera al cambio de estilo de vida adquirido en la fase 2. El programa de ejercicio físico puede llevarse a cabo en el hogar, en centros de salud o en instalaciones deportivas.

En general, los programas ambulatorios de RCBE (fase 2 de un programa de rehabilitación cardíaca) están recomendados para cualquier paciente clínicamente estable con insuficiencia cardíaca y una clasificación funcional de la New York Heart Association (NYHA) de I a III. Las guías europeas actuales de práctica clínica para el manejo de pacientes con insuficiencia cardíaca definen la *estabilidad clínica* como la ausencia de cambios en la clasificación funcional de la NYHA, hospitalizaciones por insuficiencia cardíaca, eventos cardiovasculares y/o procedimientos durante el mes previo.

Antes de iniciar el programa de RCBE, se evalúa al paciente. Para hacerlo de forma adecuada, se recopilan datos del historial médico y se hace examen físico, evaluación funcional completa, evaluación de fragilidad, electrocardiograma en reposo, prueba de esfuerzo limitada por síntomas y ecocardiografía. En la **tabla 22-1** se detallan las contraindicaciones para realizar la prueba de esfuerzo y el entrenamiento, para el entrenamiento físico y las recomendaciones sobre cuándo interrumpir un programa de entrenamiento físico.

En relación con el tipo de prueba de esfuerzo previo al inicio de un programa de RCBE en pacientes con insuficiencia cardíaca, se recomienda la realización de una prueba de esfuerzo cardiopulmonar, aunque en su defecto, se puede indicar una prueba de esfuerzo convencional. El tipo de ergómetro y protocolo de carga utilizados en la prueba de esfuerzo debe ajustarse de forma individual a cada paciente. En personas de edad avanzada y/o con problemas de estabilidad de la marcha, se recomienda realizar la prueba en cicloergómetro para evitar caídas y mejorar la adquisición de la señal electrocardiográfica. El tipo de protocolo de carga recomendado en pacientes con clases funcionales avanzadas (II-III) es en rampa suave, con aumento muy progresivo de la carga (aumento de 5 a 10 vatios en rampa cada minuto) para conseguir una duración total de la prueba de 6-8 minutos. En personas jóvenes con buena clase funcional (I-II) está indicada la utilización del tapiz rodante con un protocolo en rampa progresivo adaptado para una duración de la prueba de 6-12 minutos.

Los síntomas más frecuentes que limitan las pruebas de esfuerzo en pacientes con insuficiencia cardíaca son: disnea, fatigabilidad muscular y dolor torácico. Además, se debe tener en cuenta que la aparición de los siguientes signos y/o síntomas durante la prueba de esfuerzo son motivo de detección precoz: dolor torácico anginoso progresivo, el descenso o falta de incremento de la presión sistólica pese al aumento de la carga, inicio de arritmias graves/malignas (extrasisto-

Tabla 22-1. Contraindicaciones para realizar la prueba de esfuerzo y el entrenamiento, para el entrenamiento físico y las recomendaciones sobre cuándo interrumpir un programa de entrenamiento físico

Contraindicaciones para la realización de la prueba de esfuerzo	• Fase precoz tras un síndrome coronario agudo • Arritmias cardíacas malignas • Fase aguda tras descompensación por insuficiencia cardíaca • Hipertensión arterial no controlada • Bloqueo auriculoventricular avanzado • Miocarditis o pericarditis aguda • Estenosis aórtica sintomática • Miocardiopatía hipertrófica obstructiva grave • Trombo intracardíaco • Enfermedad sistémica aguda
Contraindicaciones para la realización entrenamiento físico	• Disnea progresiva o disnea de reposo en los últimos 3-5 días • Detección de isquemia a muy baja carga • Diabetes *mellitus* con mal control metabólico • Embolia reciente • Tromboflebitis • Diagnóstico reciente de fibrilación auricular/*flutter* con frecuencia cardíaca no controlada
Cuándo interrumpir un programa de entrenamiento físico	• Aumento de 1,5-2 kg en los últimos 1-3 días • Tratamiento con inotrópicos • Caída de presión arterial con el esfuerzo • Clase funcional IV/IV de la NYHA • Arritmias ventriculares complejas con el ejercicio o en reposo • Taquicardia en reposo • Comorbilidades asociadas que limiten la realización de ejercicio

Adaptada de Piepoli (2011).

lia ventricular frecuente, progresiva y multiforme; rachas de taquicardia ventricular; *flutter* o fibrilación ventricular), síntomas del sistema nervioso central (ataxia, mareo o síncope), signos de mala perfusión periférica (cianosis o palidez) y mala señal electrocardiográfica que impida el control del trazado. Las principales variables determinadas durante la prueba de esfuerzo que después ayudan a ajustar los programas de entrenamiento son: frecuencia cardíaca en el máximo esfuerzo (o en el momento que se alcanza el consumo pico de oxígeno), la presión arterial en el esfuerzo máximo o en el consumo pico de oxígeno (VO_2 pico) y la percepción subjetiva de esfuerzo durante la prueba de esfuerzo. La escala de esfuerzo percibido de Borg es una herramienta que permite cuantificar de forma subjetiva el esfuerzo percibido por el paciente con un valor numérico que va del 6 (no percepción de esfuerzo) al 20 (esfuerzo muy intenso).

Algunos manuales y documentos de consenso recomiendan que, en ausencia de prueba de esfuerzo cardiopulmonar o convencional, podría realizarse la prueba de la distancia recorrida en 6 minutos (6-MWT) para evaluar la capacidad funcional. No obstante, aunque la 6-MWT ha demostrado valor pronóstico, es una prueba submáxima que aporta una menor información que la prueba de esfuerzo convencional, ya que no permite un registro electrocardiográfico de 12 derivaciones ni evaluar parámetros tan importantes como la respuesta cardiovascular al esfuerzo máximo limitado por síntomas. Las principales variables evaluadas durante la 6-MWT que después ayudan a ajustar los programas de entrenamiento son: frecuencia cardíaca máxima alcanzada, presión arterial en el esfuerzo máximo alcanzado y percepción subjetiva de esfuerzo durante la prueba de esfuerzo (escala de Borg).

ESTRATIFICACIÓN DEL RIESGO PREVIO AL PROGRAMA DE REHABILITACIÓN CARDÍACA BASADA EN EL EJERCICIO EN PACIENTES CON INSUFICIENCIA CARDÍACA

La prueba de esfuerzo cardiopulmonar constituye la prueba de referencia para la valoración del riesgo y la capacidad funcional de los pacientes con patología cardiovascular antes de iniciar un programa de RCBE. Esta prueba permite la valoración directa de parámetros metabólicos y ventilatorios, lo cual permite obtener la capacidad funcional máxima (VO_2 pico), disponer de una medida objetiva del esfuerzo realizado (cociente metabólico entre el dióxido de carbono espirado y el oxígeno inspirado), obtener información pronóstica relevante y conocer los principales mecanismos limitantes del ejercicio (pulmonares, cardíacos o periféricos) (v. **capítulo 6**).

La prueba de esfuerzo cardiopulmonar limitada por síntomas aporta información pronóstica de un gran valor para el clínico tanto si el paciente consigue realizar una prueba máxima desde el punto de vista metabólico (cociente metabólico de al menos 1,05) como si hace una prueba submáxima (cociente metabólico inferior a 1).

Una de las variables más importantes que hay que valorar, si el paciente es capaz de realizar una prueba máxima, es el valor predicho del VO_2 pico. Así pues, se considera que es un enfermo de alto riesgo si no puede alcanzar un 50 % del valor predicho (para edad, sexo talla y peso) de VO_2 pico. Por otra parte, se trata de un paciente de riesgo bajo si es capaz de alcanzar al menos un 80 % del valor predicho.

Entre las variables independientes al esfuerzo realizado por el paciente (con independencia de que haya realizado una prueba máxima o submáxima) se encuentran la eficiencia ventilatoria, la pendiente de la eficiencia del consumo de oxígeno (*oxygen uptake efficience slope*, OUES) y la presencia de ventilación oscilatoria durante el ejercicio, que son las variables con mayor valor pronóstico. La eficiencia ventilatoria se define como la pendiente entre la ventilación (L/min) necesaria para espirar el dióxido de carbono producido a largo de la prueba. A mayor pendiente (más de 36), menor eficiencia y peor pronóstico. A menor pendiente (menor de 30), mejor eficiencia y mejor pronóstico. El OUES representa el incremento del VO_2 en respuesta a una ventilación durante un ejercicio incremental y es un índice de la efectividad con que el oxígeno es extraído y trasportado por el organismo. Por tanto, a mayor pendiente de OUES, mayor eficiencia. Cuando se da una ventilación oscilatoria durante el ejercicio representa un factor independiente de mal pronóstico en la insuficiencia cardíaca y se caracteriza por un volumen corriente con un patrón *crescendo-decrescendo*, sin interposición de un período apneico.

DIFERENTES TIPOS DE ENTRENAMIENTO EN PACIENTES CON INSUFICIENCIA CARDÍACA

Los programas de RCBE pueden clasificarse en dos grandes grupos: convencionales en sus distintas modalidades (ejercicio aeróbico, aeróbico interválico y de fuerza-resistencia) y terapias físicas no convencionales, cuyos principales representantes son el entrenamiento de la musculatura inspiratoria (EMI) y la electroestimulación muscular funcional de miembros inferiores (EMF). A continuación, se detallan las principales modalidades de entrenamiento, así como sus indicaciones, metodología y resultados.

Terapias físicas convencionales

Las terapias físicas convencionales incluyen el entrenamiento aeróbico continuo, el aeróbico interválico y el entrenamiento de fuerza. De este tipo de terapias físicas, en concreto del entrenamiento aeróbico continuo, se dispone de una amplia evidencia científica en insuficiencia cardíaca con función sistólica reducida. Por ello, las actuales guías de práctica clínica recomiendan su prescripción en todos aquellos pacientes con insuficiencia cardíaca que puedan implementarlo (indicación de clase I, con un nivel de evidencia A).

Entrenamiento aeróbico continuo

Esta modalidad de entrenamiento habitualmente se realiza con bicicleta estática o cinta rodante. Se recomienda empezar con intensidades bajas (40-50 % de la frecuencia cardíaca del VO_2 pico), con sesiones cortas de 10-15 minutos y progresar poco a poco. Si el entrenamiento es bien tolerado por el paciente, se aumenta la carga de trabajo de forma progresiva hasta llegar a intensidades moderadas-altas (70-80 % de la frecuencia cardíaca del VO_2 pico), así como la duración de las sesiones hasta unos 30-45 minutos. En cuanto a la frecuencia, se recomienda al paciente la realización de 2-5 sesiones a la semana.

> **!** Este tipo de entrenamiento ha demostrado una mejora en la capacidad funcional y la calidad de vida y una reducción de morbimortalidad en los pacientes con insuficiencia cardíaca.

Entrenamiento aeróbico interválico

Consiste en alternar episodios cortos de ejercicio aeróbico de mayor intensidad (ajustado según el estado clínico y la capacidad funcional del paciente) con fases de recuperación con carga baja o nula de trabajo.

Se recomienda empezar con entrenamiento interválico de baja intensidad (40-50 % de la frecuencia cardíaca VO_2 pico) durante 10 segundos alternando con períodos de recuperación (sin carga o carga muy baja) de 80 segundos, con una duración de las sesiones de 10-15 minutos. Si la capacidad funcional del paciente lo permite, se puede aumentar de forma progresiva la carga y la duración de la fase de carga. Al igual que el entrenamiento continuo, suelen realizarse en cicloergómetro o tapiz rodante.

Este tipo de ejercicio ha demostrado mejora de la capacidad funcional y calidad de vida de los pacientes con insuficiencia cardíaca.

Entrenamiento de fuerza

Este tipo de entrenamiento de fuerza consiste en generar contracciones musculares contra una resistencia, adaptada a la condición física de cada paciente (se suelen usar pesas, máquinas adaptadas o bandas elásticas). Este tipo de entrenamiento produce fortalecimiento y tonificación muscular, así como aumento de la masa ósea. Para calcular la intensidad de trabajo, se ha de tener en cuenta la mayor cantidad de peso que cada paciente puede levantar una sola vez (repetición máxima, 1-RM) o se puede ajustar por el número de resistencias submáximas (RSM) que este es capaz de realizar sin fatiga y sentir que podría haber realizado dos repeticiones más sin sobrecarga.

Este tipo de entrenamiento consta de tres fases que se van adaptando a la situación clínica del paciente. En la primera fase o de preentrenamiento (objetivo principal: mejorar la coordinación intermuscular), se trabaja a una intensidad del 20 % de 1-RM o ajustando por resistencias submáximas para que el paciente pueda realizar 20 repeticiones sin fatiga en una o dos series. En la segunda fase o de entrenamiento resistencia, la intensidad está en 30-40 % de 1-RM con 18-15 repeticiones en dos o tres series. En la tercera fase o de entrenamiento de fuerza (objetivo principal: ganancia de masa muscular y mejora de la coordinación intramuscular), se trabaja a una intensidad de 40-60 % de 1-RM con 12 repeticiones en tres series. Este tipo de entrenamiento se debe combinar con cualquiera de los entrenamientos aeróbicos anteriores, y se recomiendan dos o tres sesiones semanales.

Los beneficios de este tipo de entrenamiento son: mejora de la capacidad funcional, incremento de la tolerancia al ejercicio y aumento de fuerza, elasticidad y coordinación musculoesquelética.

> **!** Todos estos efectos son de especial interés para el mantenimiento de la realización de las actividades de la vida diaria en los pacientes con deterioro importante de la capacidad funcional.

Terapias físicas no convencionales

Los programas de entrenamiento convencionales presentan algunos inconvenientes y limitaciones. Una de las principales ventajas sobre los programas presenciales es la mejora de la cumplimentación y adherencia a los programas de RCBE. Así, las personas con clases funcionales más deterioradas (NHYA III-IV) o con numerosas comorbilidades pueden, al menos en principio, ser incapaces de asistir a los programas presenciales o de cumplimentar programas de ejercicio físico ligero. En este sentido, las terapias físicas no convencionales y, en particular, los programas de EMF y EMI ofrecen una serie de potenciales ventajas sobre otras estrategias terapéuticas:

- Menor consumo de recursos sanitarios al ser unas técnicas relativamente simples, que, tras un período de entrenamiento, se pueden realizar incluso en casa.

- No precisa aparataje específico costoso (incentivador respiratorio para el EMI y un electroestimulador para el EMF).
- Aplicación universal incluso en pacientes con insuficiencia cardíaca avanzada o comorbilidades graves, como alteraciones musculoesqueléticas, que impiden la participación en protocolos de ejercicio tradicionales.
- Posibilidad de tratamiento a largo plazo tras un aprendizaje sencillo.
- Terapias de fácil implementación con buena tolerancia que pueden utilizarse como una medida complementaria al tratamiento clásico.
- Pueden convertirse en «terapias puente» que permitan en el futuro la realización de entrenamiento convencional.
- Plausibilidad biológica con eficacia demostrada en pacientes con insuficiencia cardíaca.
- Técnica segura sin contraindicaciones, incluso en pacientes portadores de dispositivos de estimulación, y sin complicaciones derivadas.

Tanto la EMF como la EMI también se utilizan combinadas con los programas presenciales como se verá a continuación.

Electroestimulación muscular funcional

La EMF de miembros inferiores ofrece una alternativa de entrenamiento en personas con insuficiencia cardíaca y representa una opción atractiva de tratamiento en aquellos pacientes que por debilidad muscular no pueden asistir a los programas presenciales. Asimismo, la EMF para grupos musculares específicos también se utiliza como complemento al entrenamiento convencional para fortalecer grupos musculares específicos. Consiste en la aplicación de electrodos autoadhesivos (**Fig. 22-1**) en la superficie del cuádriceps (5 cm por debajo del ligamento inguinal y 3 cm por encima de la rótula) y gastrocnemios (2 cm por debajo de la rodilla y justo por encima del tendón de Aquiles). La electroestimulación se realiza a través de los electrodos de superficie; las contracciones del músculo esquelético se consiguen mediante la estimulación percutánea de los nervios periféricos. El estimulador permite la entrega de una corriente bifásica de baja frecuencia (10-50 Hz) con la intención de aumentar de forma progresiva la intensidad de la corriente (40-80 mA) hasta conseguir contracción muscular no dolorosa. Combinada con la contracción pasiva facilitada por el electroestimulador, se le indica al paciente la realización de una contracción activa del grupo muscular trabajado. El objetivo del entrenamiento es prevenir la atrofia muscular, potenciar y aumentar la fuerza de estos músculos de carga para mejorar la estabilidad, disminuir la disnea y mejorar la calidad de vida.

Distintos estudios clínicos en pacientes con insuficiencia cardíaca y función sistólica reducida han demostrado que el EMF presenta beneficios sobre la fuerza muscular, la capacidad funcional, la calidad de vida, el estrés emocional y los biomarcadores neurohumorales e inflamatorios, así como en niveles de enzimas oxidativas musculares y en la función endotelial. Por lo que respecta a los pacientes con insuficiencia cardíaca y función sistólica preservada, el EMF ha demostrado

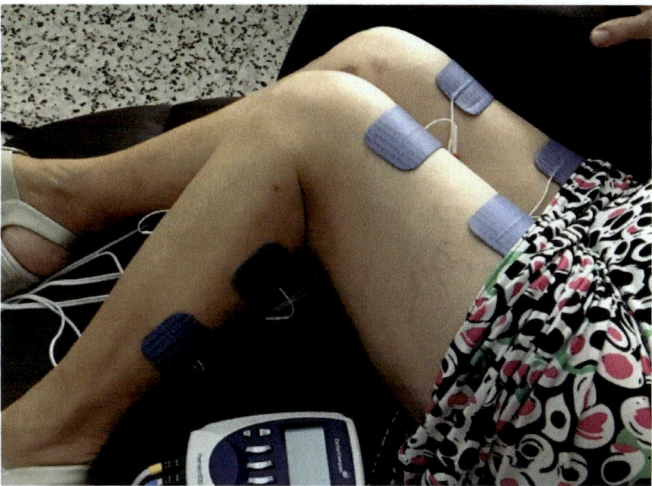

Figura 22-1. Electrodos autoadhesivos.

una mejoría significativa en la capacidad funcional, la calidad de vida, la función endotelial estimada por ultrasonidos y las rehospitalizaciones por insuficiencia cardíaca.

Entrenamiento de la musculatura inspiratoria

Aunque existen distintos protocolos y dispositivos, el más empleado es el resistómetro inspiratorio a través del cual el paciente es instruido para respirar con una resistencia del 30 % de su presión inspiratoria máxima. Para el cálculo de esta, se solicita al paciente que realice una inspiración forzada máxima después de una espiración forzada a través de una boquilla conectada a un medidor de presiones. El reajuste de la intensidad del resistómetro se efectúa de forma semanal adaptándose al incremento de la presión inspiratoria máxima. El entrenamiento recomendado es de dos sesiones al día con una duración total de 15-20 minutos. El paciente, mediante la ventilación dirigida, aprende a modificar el patrón respiratorio espontáneo consiguiendo una disminución de la frecuencia respiratoria, un aumento del volumen/minuto y una adecuada coordinación de los músculos torácicos y abdominales tanto en la ventilación espontánea de reposo como durante las actividades de vida diaria o durante el esfuerzo. Este tipo de ejercicio puede combinarse como entrenamiento domiciliario añadido a un programa de entrenamiento presencial supervisado o asociarse a un programa no supervisado (como puente a una mejora de su capacidad funcional).

> ! El EMI ha demostrado en dos metaanálisis de pacientes con insuficiencia cardíaca con función sistólica reducida una mejora de la capacidad funcional y de calidad de vida. La evidencia en pacientes con insuficiencia cardíaca y función sistólica preservada es menor, pero con resultados muy similares.

Recientemente, el ensayo clínico *Training-HF* demostró que un programa de EMF y/o EMI de 12 semanas en pacientes con insuficiencia cardíaca y función sistólica preservada mejoraba la capacidad funcional determinada mediante el VO$_2$ pico y la calidad de vida. Además, esta mejoría se mantuvo significativa, aunque con una menor cuantía, a las 12 semanas del cese del entrenamiento.

CÓMO DISEÑAR UN PROGRAMA PRESENCIAL DE REHABILITACIÓN CARDÍACA BASADA EN EL EJERCICIO ÓPTIMO PARA CADA PACIENTE CON INSUFICIENCIA CARDÍACA

Es fundamental la adecuada selección de los tipos de entrenamiento y la intensidad de estos para conseguir los efectos deseados, una buena adherencia y reducir riesgos derivados de un programa de RCBE. No existe un programa estándar de ejercicio físico para todos los pacientes con insuficiencia cardíaca. Por ello, se debe individualizar la prescripción según una correcta evaluación clínica, unos objetivos personalizados y las preferencias del afectado. Para el diseño de un programa de RCBE, conviene tener en cuenta una serie de variables: el tipo y la intensidad del ejercicio y el lugar donde se va a realizar (en un centro hospitalario o no hospitalario). Estas variables se ajustan en función de la situación funcional del paciente, la evaluación de capacidad aeróbica (prueba de esfuerzo cardiopulmonar o convencional o test de distancia recorrida en 6 minutos) y una correcta evaluación clínica.

La intensidad y duración de cada uno de los entrenamientos se incrementa progresivamente en sesiones sucesivas, adaptándolas a un porcentaje de frecuencia cardíaca alcanzado durante la prueba de esfuerzo o de la distancia recorrida en 6 minutos. A medida que el paciente mejora su capacidad física, se incrementa la duración de las sesiones y la intensidad del ejercicio (v. apartado «Terapias físicas convencionales»). Durante el entrenamiento, se recomienda controlar la frecuencia cardíaca y que el paciente indique la intensidad de esfuerzo percibida (escala de Borg), ya que ambas ayudan a guiar el ajuste de intensidad durante las sesiones.

La supervisión de los programas de entrenamiento es aconsejable en las primeras semanas (4-8 semanas) hasta un correcto aprendizaje del paciente y los familiares. La supervisión de los programas puede ser de forma presencial o telemática mediante aplicaciones móviles o internet. Una vez se ha instruido al afectado en cómo llevar a cabo el entrenamiento o ha finalizado su programa de RCBE, se le puede remitir a un programa no supervisado de RCBE que, por lo general, suele efectuarse en centros deportivos o el domicilio del paciente. Es muy importante que, durante las últimas semanas del programa de entrenamiento supervisado, se trabaje la adherencia al ejercicio físico regular y, por tanto, la transición a tipos de ejercicios a los que pueda adherirse el paciente (marcha nórdica, bicicleta estática, ejercicio de fuerza con gomas elásticas, etc.) una vez finalizado el programa supervisado.

El lugar en el que se lleva a cabo el programa de RCBE depende de los recursos y la disponibilidad del centro.

> ! En términos generales, en nuestro medio los programas de RCBE dirigidos a personas con insuficiencia cardíaca están centrados en el ámbito hospitalario; pocos centros disponen de recursos para poner en marcha programas extrahospitalarios con supervisión en la fase inicial.

PUNTOS CLAVE

- La rehabilitación cardíaca en pacientes con insuficiencia cardíaca se define como un programa multidisciplinario que incluye diversos componentes interrelacionados, como la evaluación psicosocial de los pacientes, el control de los factores de riesgo cardiovascular, los cambios en el estilo de vida, la optimización del tratamiento de la enfermedad y la implementación de un programa de ejercicio físico individualizado.

- Antes de iniciar el programa de rehabilitación cardíaca basada en el ejercicio, se deben revisar los datos del historial médico, realizar un examen físico y una evaluación funcional completa, una evaluación de fragilidad, una prueba de esfuerzo limitada por síntomas y una ecocardiografía. Respecto al tipo de prueba de esfuerzo previo al inicio de un programa de RCBE en pacientes con insuficiencia cardíaca, se recomienda la realización de una prueba de esfuerzo

cardiopulmonar, aunque, en su defecto, se puede indicar una prueba de esfuerzo convencional.

- Las terapias físicas no convencionales, como el entrenamiento de la musculatura inspiratoria o la electroestimulación muscular funcional, son terapias seguras que ayudan a mejorar la capacidad funcional y la calidad de vida en pacientes con insuficiencia cardíaca. Además, pueden utilizarse tanto en programas supervisados como en programas no supervisados de RCBE.

- Durante las últimas semanas del programa de entrenamiento supervisado es muy importante trabajar la transición a tipos de ejercicios a los que pueda adherirse con facilidad el paciente (marcha nórdica, bicicleta estática, ejercicio de fuerza con gomas elásticas, etc.) una vez finalizado el programa supervisado.

BIBLIOGRAFÍA

Bachmann JM, Duncan MS, Shah AS, Greevy Jr RA, Lindenfeld JA, Keteyian SJ, et al. Association of cardíac rehabilitation with decreased hospitalizations and mortality after ventricular assist device implantation. JACC Heart Fail. 2018;6(2):130-9.

Bjarnason-Wehrens B, McGee H, Zwisler AD, Piepoli MF, Benzer W, Schmid JP, et al. Cadiac rehabilitation in Europe: results from the European Cardíac Rehabilitation Inventory Survey. Eur J Cardiovasc Prev Rehabil. 2010;17(4):410-8.

Borg G.A. Psychophysical bases of perceived exertion. Medicine and Science in Sports and Exercise. 1982;14(5):377-81.

Datos del Registro Español de Unidades de Rehabilitación Cardíaca (R-EUReCa).

Golwala H, Pandey A, Ju C, Butler J, Yancy C, Bhatt DL, et al. Temporal Trends and Factors Associated With Cardíac Rehabilitation Referral Among Patients Hospitalized With Heart Failure: Findings From Get With The Guidelines-Heart Failure Registry. J Am Coll Cardiol. 2015;66(8):917-26.

Kadoglou NP, Mandila C, Karavidas A, Farmakis D, Matzaraki V, Varounis C, et al. Effect of functional electrical stimulation on cardiovascular outcomes in patients with chronic heart failure. Eur J Prev Cardiol. 2017;24(8):833-9.

Kerrigan DJ, Williams CT, Ehrman JK, Saval MA, Bronsteen K, Schairer JR, et al. Cardíac rehabilitation improves functional capacity and patient reported health status in patients with continuous-flow left ventricular assist devices: the Rehab-VAD randomized controlled trial. JACC Heart Fail. 2014;2(6):653-9.

Kitzman DW, Whellan DJ, Duncan P, Pastva AM, Mentz RJ, Reeves GR, et al. Physical Rehabilitation for Older Patients Hospitalized for Heart Failure. N Engl J Med. 2021 Ju;385(3):203-16.

Malhotra R, Bakken K, D'Elia E, Lewis GD. Cardiopulmonary Exercise Testing in Heart Failure. JACC Heart Fail. 2016;4(8):607-16.

McDonagh TA, Metra M, Adamo M, Gardner RS, Baumbach A, Böhm M, et al. 2021 ESC Guidelines for the diagnosis and treatment of acute and chronic heart failure: Developed by the Task Force for the diagnosis and treatment of acute and chronic heart failure of the European Society of Cardiology (ESC). With the special contribution of the Heart Failure Association (HFA) of the ESC. Eur J Heart Fail. 2022;24(1):4-131.

Mudge AM, Denaro CP, Scott AC, Meyers D, Adsett JA, Mullins RW, et al. Addition of supervised exercise training to a post-hospital disease management program for patients recently hospitalized with acute heart failure: The EJECTION-HF randomized phase 4 trial. JACC Heart Fail. 2018;6(2):143-52.

Palau P, Domínguez E, López L, Ramón JM, Heredia R, González J, et al. Inspiratory Muscle Training and Functional Electrical Stimulation for Treatment of Heart Failure With Preserved Ejection Fraction: The TRAINING-HF Trial. Rev Esp Cardiol (Engl Ed). 2019;72(4):288-97.

Palau P, Domínguez E, Núñez E, Schmid JP, Vergara P, Ramón JM, et al. Effects of inspiratory muscle training in patients with heart failure with preserved ejection fraction. Eur J Prev Cardiol. 2014;21(12):1465-73.

Palau P, Domínguez E, Ramón JM, López L, Ernesto Briatore A, Tormo JP, et al. Home-based inspiratory muscle training for management of older patients with heart failure with preserved ejection fraction: does baseline inspiratory muscle pressure matter? Eur J Cardiovasc Nurs. 2019;18(7):621-7.

Pelliccia A, Sharma S, Gati S, Bäck M, Börjesson M, Caselli S, et al. 2020 ESC Guidelines on sports cardiology and exercise in patients with cardiovascular disease. Eur Heart J. 2021;42(1):17-96.

Piepoli MF, Conraads V, Corrà U, Dickstein K, Francis DP, Jaarsma T, et al. Exercise training in heart failure: from theory to practice. A consensus document of the Heart Failure Association and the European Association for Cardiovascular Prevention and Rehabilitation. Eur J Heart Fail. 2011;13(4):347-57.

Reeves GR, Whellan DJ, O'Connor CM, Duncan P, Eggebeen JD, Morgan TM, et al. A novel rehabilitation intervention for older patients with acute decompensated heart failure: The REHAB-HF Pilot Study. JACC Heart Fail 2017;5(5):359-66.

Pacientes con asistencias ventriculares y trasplante cardíaco

23

M. P. Sanz Ayán

OBJETIVOS

- Conocer los distintos modelos de asistencia circulatoria mecánica.
- Exponer una síntesis de la clasificación de dichas asistencias.
- Mostrar las complicaciones, la morbilidad y las durabilidades más habituales.
- Saber y aplicar los programas de rehabilitación que hay para cada uno de los pacientes.
- Adquirir el conocimiento adecuado para poder aplicar los programas de rehabilitación pretrasplante y postrasplante cardíaco (valoración funcional y planificar el tipo de ejercicio).
- Comprender las peculiaridades del corazón trasplantado para saber la respuesta al ejercicio.

INTRODUCCIÓN

Los pacientes que han sido sometidos a trasplante cardíaco representan un desafío para los equipos de rehabilitación cardíaca. Pero su trabajo no comienza después del trasplante, sino desde la valoración de la persona intervenida que padece una insuficiencia cardíaca avanzada y se plantea su estudio para terapias avanzadas.

Muchos de estos pacientes han sido hospitalizados en varias ocasiones durante períodos prolongados de tiempo, lo que da lugar a una pérdida de la condición física, una disminución de la tolerancia al ejercicio (agravada por la caquexia y la desnutrición que, en ocasiones, acompañan a los enfermos con insuficiencia cardíaca congestiva previa).

La prevalencia estimada de la insuficiencia cardíaca es de unos 23.000.000 de enfermos en el mundo, cifra que aumenta a medida que la población envejece (se presenta en un 6,8 %, en individuos de más de 45 años sin diferencia entre géneros, pero con porcentajes crecientes según estratos etarios: 1,3 % en 45-54 años y 16 % por encima de 75 años). Una vez que el deterioro del paciente lleva a pensar en la necesidad de valorar terapias avanzadas para lograr su supervivencia, el trasplante cardíaco se ve limitado a veces por la escasa disponibilidad de donantes; esto lleva a pensar en el uso de los distintos dispositivos de asistencia mecánica circulatoria.

DISPOSITIVOS DE ASISTENCIA CIRCULATORIA MECÁNICA

Los dispositivos que ayudan al corazón a bombear la sangre han experimentado un amplio desarrollo en los últimos 20 años. Han evolucionado en forma, tamaño y las vías de abordaje.

Corazón mecánico, asistencia circulatoria, soporte circulatorio mecánico o dispositivo de asistencia ventricular (DAV) son diferentes nombres para designar a un instrumento mecánico implantado tanto de forma paracorpórea como intracorpórea y que es capaz de bombear sangre para apoyar o suplir el flujo circulatorio del corazón de manera parcial o total en aquellas situaciones agudas o crónicas donde existe bajo gasto cardíaco con grave deterioro hemodinámico con apoyo circulatorio al ventrículo izquierdo, derecho o a ambos.

Se describen los distintos modelos disponibles, las indicaciones, las complicaciones, la morbilidad, la durabilidad y los programas de rehabilitación existentes que se pueden encontrar en la literatura especializada. En especial, en aquellos dispositivos indicados como terapia de destino que permiten una autonomía al paciente fuera del hospital para demostrar que es una alternativa real frente al trasplante cardíaco.

En los años 80 la Federal Agency Responsible for Regulating Food, Drugs, Medical Devices en Estados Unidos aprobó los DAV como puente al trasplante en pacientes con insuficiencia cardíaca avanzada. En las Guías de la Sociedad Europea de Cardiología y la American College of Cardiology Foundation/American Heart Association para el diagnóstico y tratamiento de la insuficiencia cardíaca aguda y crónica, se indica el nivel de evidencia y recomendación de estos DAV. Se recomienda su uso como terapia de destino en pacientes seleccionados con tratamiento médico óptimo, no aptos para trasplante cardíaco, con disfunción sistólica grave del ventrículo izquierdo, con esperanza de vida mayor a 1 año, para reducir síntomas e ingresos por insuficiencia cardíaca con una indicación de clase IIa y un nivel de evidencia B.

Fisiopatología

Los DAV descargan el corazón y realizan el trabajo de este (late, pero no bombea o solo lo hace con un pequeño volumen). Con ello, se logra una disminución de las presiones sistólica y telediastólica de los ventrículos, que conlleva una serie de beneficios a nivel celular miocárdico que se puede resumir en:

- Disminución de la demanda de oxígeno en un 40-50 % (se logra la regeneración de los depósitos energéticos y una restauración de la función celular).
- Disminución del consumo de oxígeno (más del 80 %), lo que implica una reducción del estrés parietal ventricular.

La asistencia aislada del ventrículo izquierdo tiene una serie de efectos en el ventrículo derecho, puesto que este se ve afectado por factores como el retorno venoso, la presión de perfusión coronaria, el movimiento del septo o las presiones en el lecho vascular pulmonar, que están condicionados por el funcionamiento del dispositivo izquierdo. La función del ventrículo derecho debe ser vigilada estrechamente durante la asistencia circulatoria izquierda, pues su deterioro puede llegar a precisar también soporte mecánico con un dispositivo derecho (hasta en el 7-10 % de los pacientes).

Clasificación

Los dispositivos de asistencia circulatoria mecánica se clasifican de acuerdo con el destino al cual se pretende llegar. Se denominan puente a trasplante, puente a recuperación, puente a decisión y terapia de destino. Históricamente, el primer uso de los dispositivos de asistencia circulatoria mecánica

era proporcionar soporte hemodinámico para evitar la muerte o el deterioro clínico mientras se realizaba un trasplante cardíaco. Pero, en la actualidad, si se complica la posibilidad de determinar inmediatamente si existe posibilidad de recuperación o de trasplante cardíaco y hay incertidumbre sobre la función neurológica u orgánica, el soporte permite tener tiempo para resolver estas preguntas y definir con certeza la intención del tratamiento.

Antes de explicar la clasificación de los DAV, hay que definir de forma objetiva a qué se denomina *insuficiencia cardíaca avanzada*. Para dicha definición, se parte de los siguientes criterios:

- El paciente está bajo terapia médica óptima (dosis máximas de medicamentos toleradas por el paciente).
- Persistencia sintomática en estadio III-IV de la New York Heart Association.
- Limitación marcada de actividad física (consumo de oxígeno menor de 12-14 mL/kg/min o test de caminata de 6 minutos menos de 300 metros).
- Episodios de descompensación por bajo gasto, congestión o arritmias con una frecuencia mayor a una al año y disfunción cardíaca grave (fracción de eyección del ventrículo izquierdo inferior al 30 %).

Una vez que el paciente está en insuficiencia cardíaca avanzada, es necesario decidir si este es candidato a terapias avanzadas (trasplante cardíaco, DAV de larga duración como puente a trasplante, puente a candidatura o terapia de destino o corazón artificial total con las mismas intenciones que las asistencias) o no, para lo cual se tiene en cuenta, en primer lugar, la clasificación *Interagency Registry for Mechanically Assisted Circulatory Support*, propuesta por Stevenson *et al.* (**Tabla 23-1**).

Tabla 23-1. Clasificación INTERMACS propuesta por Stevenson *et al.*

Categoría	Definición	Descripción
INTERMACS 1	*Shock* cardiogénico crítico	Inestabilidad hemodinámica pese a dosis crecientes de catecolaminas y/o soporte circulatorio mecánico con hipoperfusión crítica de órganos diana (*shock* cardiogénico crítico)
INTERMACS 2	Declive progresivo	Soporte inotrópico intravenoso con cifras aceptables de presión arterial y deterioro rápido de la función renal, el estado nutricional o los signos de congestión
INTERMACS 3	Estable pero dependiente de inotropos	Estabilidad hemodinámica con dosis bajas o intermedias de inotrópicos e imposibilidad para su retirada por hipotensión, empeoramiento sintomático o insuficiencia renal progresiva
INTERMACS 4	Síntomas en reposo	Es posible retirar transitoriamente el tratamiento inotrópico, pero el paciente presenta recaídas sintomáticas habituales, habitualmente con sobrecarga hídrica
INTERMACS 5	Intolerancia al esfuerzo	Limitación absoluta de la actividad física, con estabilidad en reposo, aunque suele ser con retención hídrica moderada y un cierto grado de disfunción renal
INTERMACS 6	Esfuerzo limitado	Menor limitación de la actividad física y ausencia de congestión en reposo. Fatiga fácil con actividad ligera
INTERMACS 7	NYHA III avanzado	Paciente en clase funcional NYHA III sin balance hídrico inestable actual ni reciente

Adaptada de Stevenson (2009).
NYHA: New York Heart Association.

Clasificación de dispositivo de asistencia ventricular en función de la duración de la terapia

Esta clasificación de DAV es:

- Corto plazo (menos de 1 semana).
- Medio plazo (entre 1 semana y 1 mes): centrífugas, neumáticas pulsátiles externas o paracorpóreas.
- Largo plazo (entre 1 mes y 1 año): neumáticas paracorpóreas o intracorpóreas.
- Definitiva (más de 1 año): neumáticas intracorpóreas completas o de flujo axial.

Clasificación en función del modo de bombeo de la asistencia

Los tipos de bombeo son los que se detallan a continuación.

- Bomba cinética o centrífuga. Es no pulsátil y extracorpórea. En ella la sangre extraída en las aurículas es impulsada hacia la aorta o pulmonar por la fuerza centrífuga, transmitida por la rotación de unos conos y un impulsor. Las bombas centrífugas son de flujo continuo, paracorpóreas y se emplean solo en soportes cortos (menor o igual a 4 semanas). Permiten asistencia izquierda, derecha o biventricular. El uso simultáneo de balón lo transforma en casi pulsátil. La interposición de un oxigenador en un circuito con cánula de salida venosa y de entrada arterial (o ambas venosas) permite una modalidad de asistencia denominado sistemas de oxigenación por membrana extracorpórea (*Extra Corporeal Membrane Oxygenation*, ECMO). El ejemplo clásico de este tipo de asistencia es Centrimag Levitronix®.
- Bombas implantables centrífugas: HeartWare® y Dura-Heart.
- Bomba de desplazamiento. Es pulsátil y en ella la sangre es propulsada con presión positiva desde las aurículas o ventrículo hacia la arteria aorta o pulmonar (según el modelo y tipo de asistencia) debido al movimiento de desplazamiento de una membrana-diafragma o a la compresión de una cámara sacular. Este movimiento produce la impulsión de la sangre asemejando la sístole y diástole. El flujo es unidireccional al haber unas válvulas en la entrada y salida del dispositivo. La forma de trabajar es neumática o eléctrica en función de la posición del implante paracorpóreo o implantables internos:
  - Paracorpóreas: los ventrículos quedan fuera del paciente. Permiten asistencia izquierda, derecha o biventricular. Son de impulsión neumática, requieren anticoagulación y permiten soporte a corto y medio plazo con algunos dispositivos durante meses. Algunos de los modelos son Abiomed® (BVS5000 y AB5000), Berlin Heart EXCOR®y Medos.
  - Internos (implantables): se trata de asistencia ventricular izquierda y actúan en serie con la circulación sistémica (no en paralelo, como los paracorpóreos). La sangre es drenada del ventrículo izquierdo y la bomba la envía a la aorta ascendente. La impulsión es eléctrica y se suele usar como puente a trasplante o terapia de destino. Como ejemplo, se encuentra el dispositivo Heart-

Mate® (en versiones IP neumática y XVE eléctrica). El corazón artificial total (Syncardia TAH-t y AbioCor II) es una tecnología consistente en el reemplazo de los ventrículos por dos bombas neumáticas conectadas cada una a través de un *drive line* a una consola que coordina el inflado y desinflado de los diafragmas que contienen cada una de las bombas, con lo que se logra una sístole y una diástole independiente en cada cámara. Su uso es menor que las asistencias del ventrículo izquierdo. Esto se explica porque su implante es técnicamente mucho más difícil (implica la resección de los ventrículos y la conexión a las aurículas y grandes vasos correspondientes con el cambio valvular respectivo) y tiene mayor probabilidad de generar problemas en el mediastino, lo que puede contraindicar el trasplante posterior. Su uso se limita a personas con indicación de trasplante cardíaco que no pueden recibirlo por diferentes causas y tampoco son susceptibles a una asistencia ventricular izquierda por defectos anatómicos, disfunción ventricular derecha grave o tormenta arrítmica.

- Bomba de flujo axial. En esta, la sangre del ventrículo izquierdo es impulsada hacia la aorta por la rotación sobre su propio eje (rotación axial) de la única pieza móvil del dispositivo. Se trata de dispositivos de soporte exclusivamente izquierdo, también interpuestos en serie. Son de pequeño tamaño, con una sola parte móvil: el impulsor, que rota axialmente, y, con ello, impulsa la sangre desde el ápice del ventrículo izquierdo hasta la aorta. Se puede emplear como puente a trasplante de larga duración, pero su indicación principal es como terapia de destino. Representantes de este tipo de asistencias son el HeartMate® II y III.

Clasificación en función del objetivo terapéutico

La asistencia se indica habitualmente con uno de estos cuatro objetivos (los tres primeros con carácter temporal y el cuarto de forma definitiva):

- Puente a la recuperación miocárdica o hemodinámica: se trata de un uso nuevo e interesante de los DAV. Cada vez existen más evidencias de que la descarga prolongada del ventrículo izquierdo resulta en una remodelación inversa y una mejora funcional que, en algunos casos, incluso permite retirar el DAV. La descarga completa del ventrículo izquierdo, junto con un tratamiento farmacológico agresivo, maximiza la incidencia de recuperación de los pacientes con cardiomiopatía dilatada y aumenta la duración de la recuperación tras la retirada del DAV.
- Puente a la decisión: en los pacientes en *shock* cardiogénico en estado grave puede ser difícil discernir si el fallo del órgano diana, incluido el estado neurológico, es reversible. Estos pacientes suelen evolucionar muy mal y no son candidatos al uso de DAV a largo plazo o al trasplante cardíaco urgente. Sin embargo, si las contraindicaciones son agudas y potencialmente reversibles o si cabe la posibilidad de una completa recuperación cardíaca, el uso temporal de DAV puede salvar la vida al paciente.
- Puente a trasplante cardíaco: se ha demostrado que el trasplante cardíaco alarga y aumenta la calidad de vida de

los pacientes con insuficiencia cardíaca en fase terminal. Pero solo se dispone de un pequeño número de donantes adecuados. Los DAV son ilimitados, pero hay ciertas restricciones para su uso: económicas, proximidad de los pacientes a los centros de implantación, apoyo familiar y aceptación por la comunidad en general. Su utilización reduce la mortalidad y mejora el estado general de los afectados antes y después del trasplante, con cifras del 70 % de supervivencia. Además, mejoran la función renal, el estado nutricional y la resistencia vascular pulmonar, para lo que suele hacer falta varios meses. Los dispositivos de tercera generación presentan tasas de supervivencia a los 6, 12 y 24 meses del 90, 84 y 79 %, respectivamente.

- Terapia definitiva en pacientes no trasplantables (TD): en un análisis al ensayo clínico REMATCH, se demostró que la tasa de supervivencia de estos pacientes fue del 61 % después de 1 año en comparación con el 25 % conseguido en el grupo de tratamiento médico. Es obvio que los pacientes en peor estado generan los peores resultados, por lo que el problema está en establecer límites entre los que están demasiado mal y los que están demasiado bien. También tienen repercusiones desfavorables otras afecciones preexistentes no relacionadas con la insuficiencia cardíaca pero que limiten la vida a menos de 2 años. Otros factores importantes pueden ser el uso de drogas ilegales, un ambiente familiar difícil sin apoyo social y los trastornos psiquiátricos.

En la **figura 23-1**, se presenta un resumen de todos estos DAV, cuyo objetivo es revertir la hipoperfusión e hipoxia críticas de órganos diana en el contexto de un *shock* cardiogénico, apoyar el sistema nervioso central y la perfusión de órganos y revertir la acidosis y el fallo multiorgánico en diferentes situaciones.

Dispositivos de asistencia ventricular percutánea

Son sistemas que se utilizan en el *shock* cardiogénico en corto-medio plazo. Los de uso más frecuente son los que se indican aquí.

- Balón de contrapulsación intraaórtico. Se describió por primera vez en la década de los 60. Utiliza helio para inflar un globo en la aorta descendente. El mecanismo básico por el cual ejerce su efecto consiste en un desplazamiento de volúmenes mediante el cual se provoca un descenso de la poscarga del ventrículo izquierdo, con la resultante disminución del trabajo cardíaco, el consumo de oxígeno

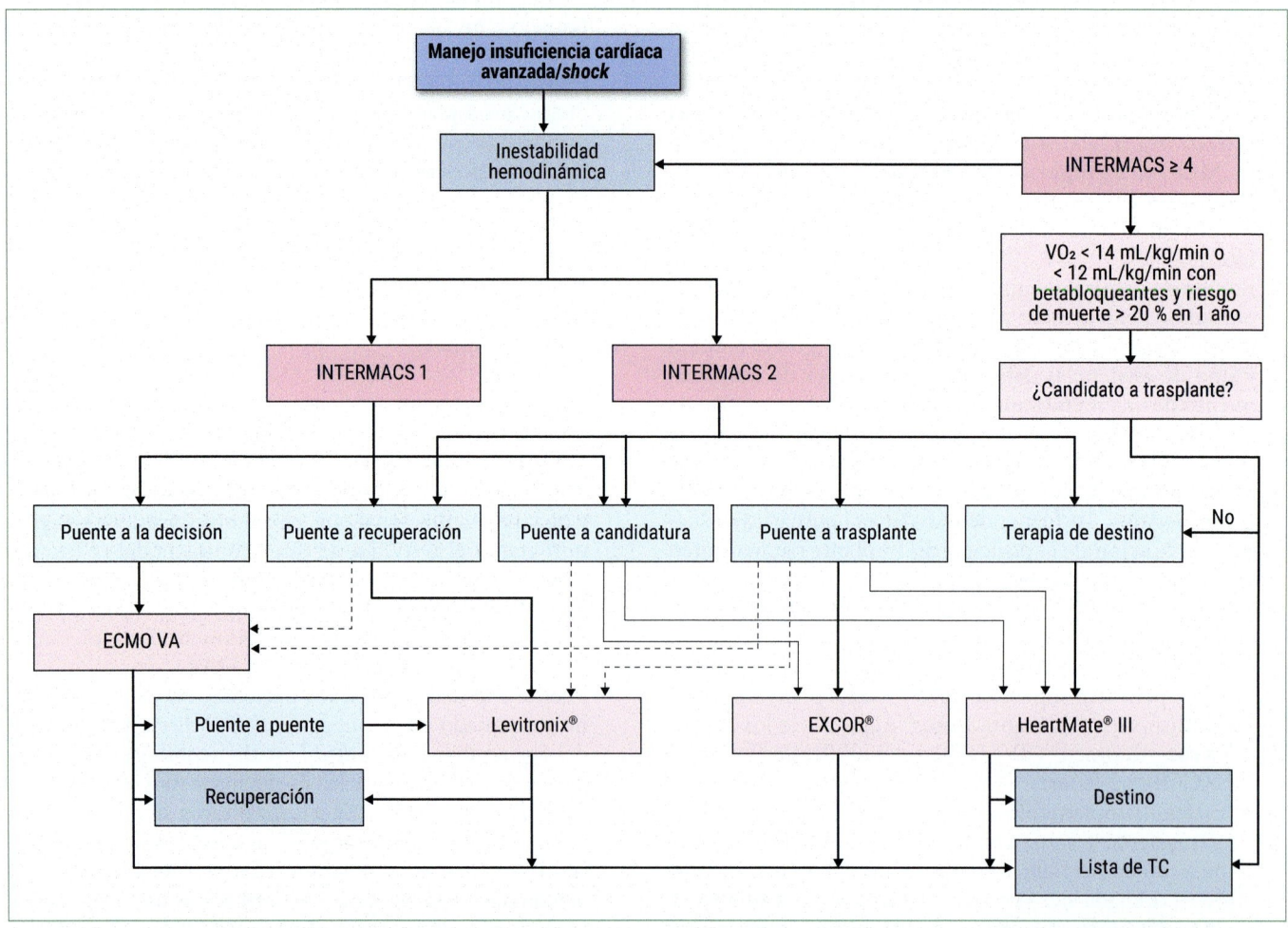

Figura 23-1. Algoritmo de cara al tratamiento de pacientes con insuficiencia cardiaca avanzada.
ECMO VA: oxigenación por membrana extracorpórea venoarterial; INTERMACS: *Interagency Registry for Mechanically Assisted Circulatory Support*; TC: trasplante cardíaco; VO$_2$: volumen de oxígeno.

del miocardio y, por lo tanto, un aumento de la presión diastólica que mejora la perfusión coronaria a nivel proximal y la perfusión periférica a nivel distal. Desde el punto de vista del tipo de la asistencia, se debe considerar como una serie que requiere obligatoriamente la actividad del ventrículo y que provoca un aumento limitado del volumen de eyección. Como complicaciones presenta tasas de hemorragia mayor, complicaciones isquémicas periféricas, sepsis o enfermedad cerebrovascular. La mortalidad es alta (50 % en 1 año y 66 % en 6 años) y no difiere con respecto al tratamiento médico. Estos resultados han llevado a una degradación de las recomendaciones en las guías de infarto agudo de miocardio (IAM). En la actualidad, la Sociedad Europea de Cardiología tiene una recomendación de clase IIIB contra el uso rutinario de balón para pacientes con *shock* cardiogénico después de IAM, aunque todavía podría considerarse en aquellos con insuficiencia mitral grave o un defecto del tabique ventricular.

- Catéteres de impulsión (Impella CP, 2.5, 5.0 y 5.5). Son bombas de flujo axial continuo basadas en un catéter con hélices en las puntas de este, que se colocan de manera retrógrada a través de la válvula aórtica. Entregan de forma activa sangre a la aorta y disminuyen el tamaño, la presión, la tensión de la pared y el consumo de oxígeno del ventrículo izquierdo. El Impella 2.5 y CP se insertan percutáneamente a través de la arteria femoral y proporcionan flujos sanguíneos bajos (1,5-2,5 L/min: Impella 2.5) a intermedios (2-4 L/min: Impella CP). Los Impella 5.0 y 5.5 más grandes requieren una inserción quirúrgica a través de la arteria axilar o subclavia y pueden proporcionar flujos sanguíneos de hasta 5 L/min. El Impella CP está diseñado para soportar el ventrículo derecho y se inserta de forma percutánea a través de la vena cava inferior en la arteria pulmonar. Drena la sangre de la aurícula derecha y la expulsa a la arteria pulmonar. Hasta la fecha, la investigación para respaldar el uso de la Impella CP es escasa.
- Sistemas de oxigenación por membrana extracorpórea (ECMO). Es un sistema de asistencia mecánica circulatoria y respiratoria capaz de proporcionar soporte cardíaco y pulmonar durante días o semanas en la insuficiencia cardíaca o respiratoria refractaria al tratamiento convencional. Puede emplearse como puente para recuperación, para trasplante cardíaco o como puente para trasplante a otro DAV de largo plazo. En caso de asistencia respiratoria, se ha utilizado como puente para la recuperación pulmonar o para el trasplante pulmonar. Existen dos tipos de ECMO: asistencia venoarterial (ECMO VA) y asistencia venovenosa (ECMO VV). El circuito se compone de los siguientes elementos ensamblados en serie: cánula de drenaje venoso, línea venosa, bomba centrífuga, oxigenador, línea arterial y una segunda cánula de retorno arterial o venosa. Las ventajas de ECMO en las situaciones de *shock* cardiogénico son: facilidad y rapidez del establecimiento de la asistencia mediante canulación periférica; no es necesario el traslado a quirófano (se puede realizar la técnica en la unidad de cuidados intensivos o reanimación) y posibilidad de continuar con las medidas convencionales de resucitación cardiopulmonar si fuera necesario hasta iniciar ECMO. Aunque el uso de ECMO VA está

aumentando rápidamente, también se ha asociado con una mayor morbilidad que podría comprometer los resultados de los pacientes.

Contraindicaciones para implante de dispositivo de asistencia ventricular

Las contraindicaciones para implantar los DAV son las siguientes:

- Insuficiencia ventricular derecha grave no secundaria a fallo izquierdo.
- Defecto septal ventricular no corregible
- Compromiso neurológico grave.
- Enfermedad terminal coexistente.
- Sangrado no controlable.
- Cardiomiopatía hipertrófica.
- Área de superficie corporal menor de 1,2 m².
- Pobre red de apoyo social y familiar.
- Enfermedades psiquiátricas o consumo de psicoactivos que imposibiliten adherencia.
- Infección activa.
- Insuficiencia aórtica moderada-grave o prótesis mecánica aórtica que no se pueda cambiar.

Complicaciones más frecuentes en los dispositivos de asistencia ventricular

En general, cuando se analizan las tasas de complicaciones según el tipo de DAV, comparando izquierda continua frente a izquierda pulsátil o biventricular/corazón artificial, se observa que, excepto en el caso de la insuficiencia cardíaca derecha, que obviamente ya se previene con las asistencias biventriculares, los demás eventos son menos habituales en el grupo de pacientes portadores de DAV izquierda continua. Por orden de frecuencia, las complicaciones son las que se detallan a continuación.

- Hemorragia mayor. Es habitual y puede comprometer la vida del paciente. Suele ocurrir en la primera semana tras el implante. Los sangrados tempranos más usuales son los relacionados con la propia cirugía y, más tarde, las hemorragias digestivas. Se debe al trastorno de coagulación provocado por la administración continua de heparina y disfunción plaquetar o a un defecto de la técnica quirúrgica de implantación de las cánulas arterial o venosa que provoque hemorragia en el lugar de la canulación.
- Infección mayor. Según el primer informe del registro español de DAV como puente al trasplante (REGALAD), publicado en 2023 el 47 % de las infecciones no tienen relación directa con los DAV. La mayoría son respiratorias o urinarias. Un 43 % son infecciones específicas del dispositivo, sobre todo del cable de conducción percutánea que conecta la bomba intracorpórea con el controlador externo o de las cánulas percutáneas en el caso de las bombas paracorpóreas. El 10 % restante están relacionadas con la asistencia, aunque no son específicas de esta (mediastinitis, bacteriemias y endocarditis bacterianas). Por todo ello, es importante la profilaxis y la vigilancia de signos de

infección para introducir de forma precoz la antibioterapia correcta. Un inadecuado y tardío manejo de la sepsis puede llevar a una situación de fallo multiorgánico que complica enormemente el manejo del afectado con asistencia.

- Neurológicas. Son menos frecuentes, pero más graves. Se estima su prevalencia en un 25 %. Se describen ictus isquémicos tras una mediana de 15 días desde el implante e ictus hemorrágicos tras 162 días. En el registro REGALARD se describe hasta un 13 % de complicaciones neurológicas con secuelas graves, así como polineuromiopatía del enfermo crítico, caracterizada por debilidad muscular flácida más proximal que distal simétrica y dificultad para desconexión de un respirador; se trata de debilidad adquirida en la unidad de cuidados críticos (DAUCI).

- Tromboembolia. Se ha visto que puede afectar al 5 % de los pacientes con asistencias de flujo continuo y al 11 % de las asistencias pulsátiles. En la mayoría de los casos, se soluciona intensificando el tratamiento antitrombótico o cambiando los ventrículos paracorpóreos, aunque en algunos pacientes con trombosis graves y/o repetidas puede ser necesario el explante de la bomba y conectar al afectado a una asistencia circulatoria temporal como puente a un trasplante cardíaco urgente.

- Complicaciones relacionadas con la canulación. Entre estas complicaciones se encuentran:
  - Perforación de la arteria o vena femoral.
  - Disección de la arteria femoral.
  - Isquemia de la extremidad inferior: su frecuencia ha disminuido notablemente desde que se ha generalizado el empleo de cánulas de perfusión arterial distal a la cánula femoral.
  - Trombosis venosa profunda o edema a tensión de la extremidad inferior secundaria a obstrucción del retorno venoso por la cánula venosa femoral. Si ocurre esta complicación, se puede resolver cambiando a canulación central.
  - Lesiones de nervios periféricos: al igual que en las cirugías cardíacas, las lesiones de nervios periféricos pueden ser comunes, normalmente causadas por lesiones mecánicas. El acceso a la arteria femoral para el cateterismo se asocia con riesgo de lesión del nervio femoral o del plexo lumbosacro. El mecanismo más común de lesión implica la formación de hematomas retroperitoneales que causan presión sobre el nervio femoral o el plexo lumbar. De los pacientes sometidos a cateterismo femoral, alrededor del 0,5 % desarrollan hematoma retroperitoneal, lo que puede originar atrofia de musculatura de cuádriceps e isquiotibiales en función del lugar de compresión. Otros nervios comprometidos son el musculocutáneo o nervio axilar en casos de implante de Impella 5.0.

Las causas primarias de fallecimiento en pacientes con asistencia, según el estudio REGALAD, son: disfunción neurológica (38 %), fracaso multiorgánico (13 %), hemorragia (10 %), insuficiencia cardíaca refractaria (9 %), infección mayor (6 %), insuficiencia respiratoria (6 %), disfunción de la asistencia (4 %), cáncer (3 %) y otras (10 %).

La causa más común de *shock* cardiogénico es el IAM, que representa hasta el 70 % de los casos y ocurre en el 5-10 % de los pacientes con IAM.

- Los sistemas de apoyo circulatorio temporal se pueden utilizar para aumentar de forma temporal el gasto cardíaco en pacientes con *shock* cardiogénico.

- El balón de contrapulsación no aumenta el gasto cardíaco, pero podría hacerlo el flujo sanguíneo de la arteria coronaria y reducir la poscarga del ventrículo izquierdo. Sin embargo, no se asocia con una reducción de la mortalidad a los 30 días en pacientes con *shock* cardiogénico como complicación de un IAM y ya no se recomienda su uso rutinario en estos pacientes.

- Las bombas Impella 2.5, 5.0, 5.5 y CP son de flujo axial continuo; se colocan de forma retrógrada a través de la válvula aórtica y suministran sangre activamente a la aorta para disminuir el tamaño, la presión y la tensión de la pared del ventrículo izquierdo. Sin embargo, los datos del registro sugieren que el uso de Impella se asocia con más eventos adversos y costos más altos.

- En la ECMO VA femorofemoral periférica, la sangre se drena desde la aurícula derecha, se bombea a través de un oxigenador de membrana para la oxigenación y la descarboxilación y se devuelve retrógradamente a la aorta. ECMO VA aumenta la poscarga del ventrículo izquierdo y puede provocar un aumento de la presión telediastólica del ventrículo izquierdo, insuficiencia aórtica y mitral, disminución del flujo sanguíneo de la arteria coronaria y edema pulmonar.

- De todos los sistemas, los más frecuentemente utilizados son:
  - Asistencia paracorpórea en la unidad de cuidados intensivos como puente a recuperación o trasplante: sistemas ECMO, Levitronix® y Berlin Heart EXCOR®.
  - Asistencia intracorpórea como terapia de destino o puente a trasplante: Heart Mate III y Heartware.

Programas de rehabilitación en dispositivo de asistencia ventricular

Se ha demostrado que la rehabilitación cardíaca basada en ejercicio terapéutico mejora la capacidad funcional en la insuficiencia cardíac. Sin embargo, hay datos limitados sobre el efecto de dicha terapia en pacientes con insuficiencia cardíaca avanzada y dispositivos de asistencia ventricular izquierda (DAVI).

Varios metaanálisis y una revisión Cochrane del 2018 concluyen que el ejercicio terapéutico controlado se asocia con una mejoría en la capacidad funcional en comparación con la terapia estándar, como refleja la mejora del consumo de oxígeno pico y el test de 6 minutos marcha, aunque dicha evidencia no es suficiente para evaluar la seguridad ni la eficacia de la rehabilitación cardíaca basada en ejercicio para los pacientes con DAV implantables en comparación con la atención habitual.

A continuación, se presentan los aspectos operativos de la movilización temprana y el entrenamiento físico en pacientes con DAV.

Instrucciones para reducir el riesgo de efectos adversos durante el ejercicio de los pacientes con dispositivo de asistencia ventricular

Se deben tener en cuenta las siguientes instrucciones:

- Valoración y prescripción individualizada.
- Preselección con estratificación de riesgo.
- Calentamiento y enfriamiento graduales prolongados.

- Entrenamiento de ejercicios de intensidad baja a moderada.
- Evitar contener la respiración y la maniobra de Valsalva.
- Evitar cualquier trauma, ya que los receptores de DAV están anticoagulados y, a menudo, tratados con medicamentos antiplaquetarios.
- Adaptación para comorbilidades.
- Seguimiento y supervisión.
- Mantener los pies en movimiento durante la recuperación activa, si corresponde.
- Observación de los pacientes durante 15 minutos después del cese del ejercicio.
- Educación del paciente sobre la enfermedad, el dispositivo y los tratamientos.

Evaluación preliminar y precauciones durante la movilización temprana en receptores de dispositivos de asistencia ventricular izquierda

Es necesario evaluar:

- Antecedentes médicos recientes y pasados, así como nivel de capacidad de ejercicio previo a la enfermedad.
- Estado mental y capacidad cognitiva.
- Signos vitales y riesgo de inestabilidad cardiovascular (hemodinámica, arrítmica y clínica).
- Evaluación clínica (persistencia de síntomas relacionados con DAV e insuficiencia cardíaca; medicación prescrita).
- Medicamentos particulares, es decir, necesidad de infusiones continuas o intermitentes, configuraciones de ventilador o necesidad de oxígeno.
- Evaluar el rango de movimiento, la coordinación, el equilibrio, la fuerza, la resistencia y la capacidad funcional (movilidad en la cama, transferencias, marcha y actividades de la vida diaria).
- Valoración basal hemocromocitométrica, iónica y funcional renal. Iniciar ejercicio cuando la hemoglobina sea mayor de 9 g/dL, el sodio superior a 130 mEq/L, el potasio mayor de 3,8 mEq/L y/o creatinina inferior 1,9 mg/dL.
- Seguir la evolución de la esternotomía (6 semanas después de la cirugía) y la integridad de la piel.
- Los pacientes siempre deben usar un cinturón de estabilización de transmisión durante el ejercicio.
- El enfermo debe tener su bolso de viaje cerca en todo momento (debe incluir baterías de repuesto).
- Hacer que la movilización temprana y las sesiones de ejercicio sean cómodas.
- Organizar un lugar adecuado para colocar el monitor, la consola-controlador y las baterías (visibles para el paciente y los profesionales de la salud).
- La ubicación del DAV no debe impedir los procedimientos de emergencia.

Cómo configurar un programa de movilización temprana en destinatarios de dispositivos de asistencia ventricular izquierda

Es necesario considerar:

- Posicionamiento.
- Actividades de movilidad en la cama, sentado en el borde de la cama y en asociación con ejercicios.

- Traslados de cama a camilla-silla, silla o inodoro.
- Marcha, con actividades previas a la marcha: cambio de peso, pisar en el lugar y de lado. Se permite el entrenamiento de la marcha con andador (mejor que sea rodante).
- Manejo de la disnea y estrategias de recuperación.
- Intente alcanzar un objetivo de 11 a 14 de 20 de la escala de esfuerzo percibido (escala de Borg).
- La frecuencia cardíaca nativa del paciente no debe exceder los 120 latidos/min durante el ejercicio, a menos que esté bajo la supervisión de un médico. La frecuencia cardíaca no siempre es detectable durante la movilización temprana y/o el entrenamiento y su control dependen del dispositivo.

Asimismo, se ha de promover:

- Trabajo dinámico de grupos de músculos grandes de intensidad baja a moderada.
- Se sugiere el enfoque, como límite, de caminar y hablar.
- Levantamiento de rodillas.
- Entrenamiento de fuerza (bajo peso/altas repeticiones) y con ejercicio sentado (retorno venoso reducido).

Por otro lado, es imprescindible evitar:

- La fatiga muscular excesiva.
- Los cambios posturales bruscos y actividades encorvadas o cifosantes.
- La máquina de remo.
- Andar en bicicleta en las etapas iniciales, debido al mayor riesgo de infección cerca del sitio de salida de la línea percutánea del DAV.

Criterios para las contraindicaciones del entrenamiento físico en receptores de dispositivos de asistencia ventricular izquierda

Los criterios oportunos para estas contraindicaciones son:

- Síntomas y signos compatibles con intolerancia al ejercicio.
- Hipotensión sintomática, fatiga extrema o claudicación, así como nueva aparición de cambios neurológicos.
- Frecuencia cardíaca en reposo en decúbito supino superior a 100 latidos/min.
- Saturación de oxígeno menor del 90 % (advertencia: las lecturas de oximetría pueden ser difíciles de obtener debido a la baja pulsatilidad).
- Complicaciones del DAV durante o después de las sesiones de ejercicio como:
  - Activación de alarmas: los números y las alarmas deben mostrarse en el monitor DAV.
  - Caída significativa en el flujo del dispositivo o alarma de succión son criterios para interrumpir la sesión.
  - Arritmia ventricular compleja y frecuente con el esfuerzo (advertencia: puede ser asintomática).
- Infección, principalmente en el sitio de transmisión.
- Evidencia de sangrado.
- Trombo (por lo general evidenciado por un aumento en la cantidad de vatios/energía necesaria para que el dispositivo funcione).

- Solicitud del paciente para detener el ejercicio.
- Aumento de más de 1,8 kg de masa corporal durante los días 1 a 3 anteriores al ejercicio.
- Descarga de DAI.

Protocolos de ejercicio más utilizados en programas de rehabilitación cardíaca en pacientes con dispositivos de asistencia ventricular izquierda

La rehabilitación cardíaca mediante ejercicio consiste en entrenamiento aeróbico, de fuerza o ambos tres veces por semana durante 6-8 semanas. La intensidad del ejercicio varía desde el 50 % del volumen de oxígeno (VO_2) pico al 60-80 % de la reserva de la frecuencia cardíaca. Se han encontrado mejorías en el *Kansas City Cardiomyopathy Questionnaire* de 14,4 puntos en el grupo de ejercicios en comparación con 0,5 puntos en el grupo de atención habitual. Otro ensayo informó que la puntuación total del *Short Form-36 Health Survey* (SF-36) mejoró 29,2 puntos en el grupo de ejercicio en comparación con 16,3 puntos en el grupo de atención habitual. No ha sido posible determinar el efecto de la rehabilitación cardíaca con ejercicio sobre la mortalidad, la rehospitalización, el trasplante cardíaco y el coste. Por lo anterior, se necesita evidencia adicional para justificar el fomento del entrenamiento con ejercicios para los pacientes con DAV implantables.

VALORACIÓN Y REHABILITACIÓN EN EL PACIENTE TRASPLANTADO CARDÍACO

En este apartado se aborda los objetivos de un programa rehabilitador en el trasplante cardíaco, la valoración funcional pretrasplante cardíaco y el tratamiento rehabilitador en el pretrasplante cardíaco.

Objetivos de un programa rehabilitador en el trasplante cardíaco

Los objetivos de este tipo de programa son:

- Evitar complicaciones respiratorias prequirúrgicas y posquirúrgicas.
- Prevenir y tratar complicaciones osteomusculares y del metabolismo óseo.
- Implementar un programa de ejercicio físico adecuado pretrasplante y postrasplante.
- Valorar los cambios en la calidad de vida e intentar paliar sus efectos.
- Valorar la posibilidad de reinserción social y laboral.

Valoración funcional pretrasplante cardíaco

El médico rehabilitador aporta al equipo de trasplante la valoración de la condición física del paciente debido a las patologías osteoarticulares, neuromusculares y respiratorias, además de la programación del ejercicio, para lo que se tiene en cuenta lo anterior. Tan pronto como es aceptado un paciente para trasplante cardíaco y mientras se encuentra en lista de espera, debe iniciar un programa de ejercicio. El

programa debe incluir tanto el entrenamiento de resistencia como ejercicios de fuerza. El entrenamiento aeróbico es seguro en pacientes con insuficiencia cardíaca. Sin embargo, estos últimos no están tan bien estudiados en esta población, pero cada vez van apareciendo más trabajos.

Previo al planteamiento del programa de rehabilitación cardíaca en el trasplante cardíaco es necesario realizar una buena anamnesis interesándose por:

- Antecedentes osteomusculares que el paciente pueda referir (fracturas vertebrales previas o de otro tipo, procesos degenerativos articulares, afectaciones musculares, etc.) con el objetivo de conocer el estado osteomuscular previo al trasplante para, con posterioridad, tener en cuenta las posibles patologías que pueden surgir por encamamiento prolongado o por los efectos de los diferentes inmunosupresores y otros fármacos.
- Saber la calidad de vida previa al ingreso o a la consulta mediante cuestionarios relacionados con la salud. Aportan un resultado final que se centra en la persona, no en la enfermedad, en cómo se siente el paciente, con independencia de los datos clínicos. Como cuestionario genérico, el más utilizado es el *Short Form-36 Health Survey* (SF-36). Es una herramienta válida y sensible que proporciona una aplicabilidad amplia y es apropiada para su uso en rehabilitación cardíaca. Como cuestionario específico, el *Minnesota Living with Heart Failure Questionnaire* (MLHFQ) y el *Kansas City Cardiomyopathy Questionnaire* son adecuados porque evalúan cómo la insuficiencia cardíaca afecta las dimensiones físicas, emocionales y socioeconómicas del paciente. Se correlaciona con la clase funcional y el SF-36; además, es sensible a los cambios de salud, ya que se asocia con el pronóstico de los enfermos.
- Estado general del paciente mediante una exploración general, nivel de conciencia, colaboración, auscultación cardíaca y pulmonar, valoración osteoarticular (posicionamiento troncal y de miembros, balance articular y muscular), capacidad de autonomía (realización de transferencias básicas) deambulación y una exploración neurológica orientada a su funcionalidad.
- Se valoraría la presión inspiratoria máxima para poder entrenarla, ya que tiene factor pronóstico de forma independiente al nivel de morbimortalidad. Se mide la fuerza de prensión manual (*handgrip*) como parte de la medición de la fragilidad y se puede realizar una impedanciometría para calcular el porcentaje de masa magra, grasa y agua.
- Hay que prestar una especial atención a la detección y tratamiento precoz de la enfermedad metabólica ósea en los candidatos a trasplante cardíaco por su alta prevalencia. La incidencia de osteopenia es del 42 % y de osteoporosis, del 19 %. Existen factores favorecedores de la osteoporosis, como la terapia prolongada con diuréticos, la inactividad física, la baja ingesta de calcio, la deficiencia de vitamina D, el tabaquismo, la posmenopausia y la medicación postrasplante (corticoides, ciclosporina y el tacrolimus) (**Tabla 23-2**). Por todo ello, es conveniente durante la valoración pretrasplante identificar y corregir los factores de riesgo y

Tabla 23-2. Principales efectos secundarios de acción osteoarticular de los fármacos usados en el trasplante cardíaco

Fármaco	Efecto
Azatioprina	Mialgias, artralgias, polineuropatías y rabdomiólisis (muy raro)
Ciclosporina	Mialgias, rabdomiólisis (muy raro), gota y osteoporosis
Tacrolimus FK 506	Mialgia, temblor, fatiga y osteoporosis
Micofenolato	Mialgias, fiebre y artralgias
Anti-TNF	Mialgias, *lupus-like* y enfermedades desmielinizantes
Corticoides	Atrofia, debilidad muscular, fatiga, riesgo de fracturas, osteoporosis, tendinitis y roturas tendinosas, hiperparatiroidismo, necrosis avascular ósea (cadera u otros) y síndrome de Cushing
Diuréticos	Osteoporosis
Anticoagulantes	Osteoporosis

tratar de mantener una ingesta adecuada de calcio (1000-1500 mg/día) y vitamina D (800-1000 UI/día), así como valorar el tratamiento con fármacos antirresortivos en los pacientes con osteopenia-osteoporosis. Para su diagnóstico y seguimiento se piden los siguientes parámetros de laboratorio y radiológicos:
- Suero: calcio, fósforo, albúmina, proteínas totales (estas dos últimas necesarias para el cálculo del calcio corregido por la posible hipervolemia que pueden presentar estos pacientes), creatinina, ácido úrico, parathormona, fosfatasa alcalina, osteocalcina, 25-OH vit D, β-Cross-Laps, hormonas tiroideas y testosterona.
- Orina: calcio en orina de 24 h, aclaramiento de creatinina
- Densitometría de columna lumbar y fémur.
- Radiografía de columna dorsal, lumbar y pelvis (descartar fracturas vertebrales y necrosis avascular de cabeza de fémur, todo ello relacionado con el uso de corticoides).

Con respecto a la capacidad funcional, la tolerancia al ejercicio se valora con la prueba de 6 minutos marcha, que se ha demostrado como predictora de gravedad en distancias recorridas menores de 300 metros, además de ser un indicador de la necesidad de trasplante cardíaco junto a la ergoespirometría. El VO_2 pico menor de 10 mL/kg/min determina también la indicación de trasplante, ya que conlleva una alta mortalidad a corto plazo. Si dicho consumo es mayor de 14 mL/Kg/min, se podría plantear seguir con el tratamiento, puesto que se ha asociado con una supervivencia al año similar a la obtenida con el trasplante cardíaco.

Por las razones indicadas anteriormente, la probabilidad de restauración de la capacidad de ejercicio se incrementa con la adhesión a un programa de rehabilitación cardíaca.

Tratamiento rehabilitador en el pretrasplante cardíaco

Es importante que previo al trasplante cardíaco se instaure un programa de rehabilitación cardíaca que atienda la situación actual del paciente, ya que, una vez llegado el momento del trasplante, estará familiarizado con los distintos ejercicios tanto de cinesiterapia como de fisioterapia respiratoria y podrá reiniciarlos con un mínimo de reeducación, poco después de la cirugía. Así, se debe tener en cuenta lo siguiente:

- Para los pacientes ambulatorios estables, se recomienda ejercicio como complemento del tratamiento farmacológico durante todo el período de espera. La Agencia de Política de Atención de la Salud e Investigación en Rehabilitación Cardíaca aconseja la práctica de ejercicio tanto antes como después del trasplante, al igual que la *Declaración sobre el ejercicio y la insuficiencia cardíaca* realizada por la American Heart Association.
- Las medidas de actuación del año 2010 de Rehabilitación Cardíaca de la American Association of Cardiovascular and Pulmonary Rehabilitation, la American College of Cardiology Foundation y la American Heart Association Task Forc incluyen la realización de rehabilitación cardíaca en pacientes hospitalizados previo al trasplante cardíaco con una evidencia A1. El documento también incluye evidencia A2 para la rehabilitación en el ámbito ambulatorio para los pacientes en espera de trasplante no hospitalizados.
- Para aquellos que se vuelven dependientes de la terapia de soporte con inotrópicos y están hospitalizados, pueden realizar un programa diario cuya rutina conste de ejercicio sin resistencia en bicicleta, cinta, ejercicios de estiramiento de tren superior y pesas ligeras de 0,5-1 kg (es posible llevarlo a cabo de manera segura incluso en la unidad de cuidados intensivos). La intensidad del ejercicio en este caso viene determinada por los síntomas del paciente o por la escala de Borg.
- Para los pacientes con necesidad de inotrópicos que están siendo monitorizados hemodinámicamente (por lo general con cateterización de la arteria pulmonar), la actividad varía según la movilidad del paciente. Se pueden realizar ejercicios de cinesiterapia pasiva, asistida o activa en la propia cama del enfermo. La adición del inspirómetro incentivo al programa asegura que los músculos respiratorios permanezcan activos y capacitados. No hay que olvidar que si en realidad se quiere aumentar la fuerza de dichos músculos, un inspirómetro no es adecuado y, por tanto, se debe trabajar con dispositivos tipo entrenamiento de la musculatura inspiratoria (IMT), que han demostrado importantes mejorías en pacientes con insuficiencia cardíaca.

Programa tipo de rehabilitación cardíaca en el pretrasplante cardíaco

Un programa pretrasplante cardíaco suele durar 6-8 semanas, con una periodicidad de 3 días por semana. Después, el paciente puede acudir dos veces al mes para un recordatorio hasta que aparezca el donante. La prescripción de ejercicio es individualizada, según los resultados de la prueba de esfuerzo, y se compone de ejercicios de:

- Estiramiento-calentamiento (10 minutos): se realizan movilizaciones pasivas, asistidas o resistidas de grandes articulaciones, según el estado del paciente, con el objetivo de evitar rigidez
- Ejercicios aeróbicos a un 60-70 % de la frecuencia cardíaca máxima o a la alcanzada al llegar al umbral anaeróbico (VT_1) en la ergoespirometría, con lo que se desplaza de forma progresiva hacia la frecuencia cardíaca en el punto de compensación respiratoria o VT_2, con control de pulsioximetría, a un nivel de esfuerzo de 6 de la escala modificada de Borg.
- Enseñanza de ejercicios respiratorios (respiración diafragmática y drenaje postural, tos asistida, en el caso de existir secreciones asociadas) y entrenamiento de la musculatura inspiratoria; es medida previamente la presión inspiratoria máxima y se coloca una resistencia entre el 30-40 % de dicha medición en el IMT.
- Ejercicios de potenciación con resistencia ligera de miembros superiores (0,5-1,5 kg) o realizar medición con una repetición máxima (1-RM) o sus equivalentes (20-RM) tanto para grandes grupos musculares de miembros superiores como inferiores.
- Ejercicios de enfriamiento y relajación.

 Si existe taquicardia ventricular, arritmias graves o angina sintomática, está contraindicado lo anterior hasta su control.

LIMITACIONES DE RENDIMIENTO EN EL RECEPTOR TRAS EL TRASPLANTE CARDÍACO

En el corazón denervado, la frecuencia y la contractilidad cardíaca antes y después del ejercicio están controladas por la adrenalina secretada por la glándula suprarrenal, de modo que hay un pequeño aumento de la frecuencia cardíaca durante el ejercicio, seguido de una disminución lenta de dicha frecuencia. En los pacientes con trasplante cardíaco, la frecuencia cardíaca en el minuto 1 después de finalizar el ejercicio suele ser más alta que en el momento de la carga máxima de ejercicio. Debido a la denervación, el aumento del gasto cardíaco en la fase inicial del ejercicio está influenciado por la disminución de la resistencia vascular periférica y el aumento de la perfusión venosa, por las bombas del músculo esquelético. El aumento del gasto cardíaco por este mecanismo es de hasta un 20 %. El resto del aumento de porcentaje de gasto cardíaco debe esperar a que aumente la adrenalina en sangre. Por la denervación, el dolor torácico durante la isquemia miocárdica ya no está presente, de lo cual hay que ser consciente al entrenar en todo paciente trasplante cardíaco.

Otros aspectos que se deben tener en cuenta son los siguientes:

- Menor capacidad de ejercicio debido a anomalías musculares cardíacas, vasculares y esqueléticas que conducen a una mala calidad de vida y una reducción en la capacidad de autocuidado.
- El deterioro de la función vascular y la disfunción diastólica provocan una caída del gasto cardíaco. La disfunción

endotelial es una de las mayores causas de discapacidad y de disminución de la esperanza de vida. El aumento de la resistencia vascular genera una menor llegada de oxígeno al músculo. Además, la gravedad del deterioro de la función endotelial parece estar relacionada con la etiología de la insuficiencia cardíaca (la isquémica es la de peor pronóstico). La mejoría en el pico de oxígeno se produce durante el primer año con una media de unos 7 mL/kg/minuto, pero, aun así, suele ser un 40-50 % menor que el VO_2 para su edad y sexo. Suele mejorar en niveles similares a los controles sanos de la misma edad en receptores de trasplante cardíaco con miocardiopatía no isquémica en comparación con miocardiopatía isquémica debido a una cinética de VO_2 pulmonar más lenta durante la isquemia.

- La disminución de las fibras oxidativas, las enzimas y la capilaridad del músculo esquelético provocan un empeoramiento de diferencia arteriovenosa de oxígeno, lo que conduce a una disminución del VO_2 pico, que es inferior en un 40-50 % de los controles sanos.
- Denervación del injerto: pierde las conexiones autónomas aferentes y eferentes, lo que se traduce en hipertensión arterial y vasoconstricción periférica.
- A pesar de que el remanente auricular de los receptores de trasplante cardíaco está inervado, la línea de sutura provoca una mayor frecuencia intrínseca de la aurícula y una menor variabilidad de la frecuencia cardíaca.
- La presión arterial y la resistencia periférica total son mayores en decúbito supino, disminuye durante el ortostatismo y se conserva durante el ejercicio isométrico

En la **tabla 23-3** se describen los factores que influyen en la disminución de la capacidad de ejercicio y la reducción del gasto cardíaco en el trasplante cardíaco.

Tabla 23-3. Factores que influyen en la disminución de la capacidad de ejercicio (VO_2 pico) y reducción del gasto cardíaco en personas con trasplantes de corazón
Denervación de aloinjerto cardíaco
Disfunción diastólica del ventrículo izquierdo trasplantado
Reducción del volumen sistólico y telediastólico en ejercicio máximo en un 20 %
Aumento de la relación entre la presión de enclavamiento de los capilares pulmonares y el índice de volumen telediastólico durante la ergometría máxima
Isquemia miocárdica debida a vasculopatía del injerto cardíaco
Alteración de la función endotelial vascular periférica
Incremento de las resistencias vasculares sistémicas en un 50 %
Disminución de las fibras oxidativas del músculo esquelético, el volumen mitocondrial, la actividad enzimática y la densidad capilar
Reducción de la diferencia arteriovenosa de oxígeno en un 25 %
Elevación de la activación simpática

COMPLICACIONES QUE PUEDEN MODIFICAR LOS PROGRAMAS DE REHABILITACIÓN CARDÍACA DESPUÉS DEL TRASPLANTE CARDÍACO

Complicaciones relacionadas con el injerto:

- Disfunción temprana del injerto.
- Rechazo agudo del injerto.
- Vasculopatía del injerto cardíaco.

Complicaciones no relacionadas con el injerto:

- Infecciones.
- Lesiones renales agudas y crónicas.
- Tumores malignos.

Todas estas complicaciones suelen conducir a una mayor morbilidad y mortalidad.

Alteraciones de la musculatura periférica:

- En pacientes con insuficiencia cardíaca, se observa una disminución de las fibras aeróbicas, tipo I y un aumento de las anaeróbicas, glicolíticas tipo II. El tamaño de la fibra muscular y la densidad del volumen mitocondrial aumenta después del trasplante cardíaco y se alcanzan niveles casi iguales a los individuos sanos de la misma edad.
- La atrofia muscular es causada por una disminución de los mecanismos anabólicos, una mayor degradación de proteínas o ambos: menor testosterona circulante, mayor interleucina-1 (IL-1), IL-6 y factor de necrosis tumoral α (FNTα).
- Persiste la disminución de la densidad capilar.
- El diafragma también se ve afectado metabólicamente con una atrofia significativa.
- Se observan niveles disminuidos de enzimas y proteínas, como la citrato sintasa, creatina quinasa, la MM-CK (predominio en el músculo) y la lactato deshidrogenasa, lo que genera intolerancia al ejercicio.
- La resistencia en el rendimiento del ejercicio se ve influida por la terapia inmunosupresora (más acusado con ciclosporina y corticoides).

Las mejoras en la capacidad de ejercicio dependen de:

- El volumen de ejercicio: la intensidad media del ejercicio de resistencia debe comenzar con una intensidad moderada (60 % del VO_2 pico) y se ha de incrementar de forma progresiva hacia el 80 % del VO_2 pico. Puede variar de 30 a 90 minutos de 2 a 5 días por semana (se incluye ejercicio de fuerza dos o tres veces por semana).
- El aumento de la capacidad funcional.
- Las adaptaciones periféricas en el músculo esquelético, incluido el aumento de la capacidad oxidativa y la conductancia capilar.
- La reinervación neural del aloinjerto cardíaco también contribuye a mejorar la capacidad funcional en el primer año.

PROGRAMA DE REHABILITACIÓN CARDÍACA POSTRASPLANTE

Este programa consta de dos fases que se describen a continuación.

Fase I

Consiste en una movilización precoz, cuyo objetivo es reducir la incidencia de la debilidad adquirida en la unidad de cuidados intensivos. Consiste en:

- Provocar un estímulo motor, sensitivo y propioceptivo.
- Prestar atención a posibles problemas cardíacos de coagulación (trombos).
- Monitorizar y controlar vías y tubuladuras.
- Tener en cuenta una intensidad progresiva e iniciar movimientos pasivos, seguidos de activos asistidos, activos y resistidos.
- Duración: menos de 30 minutos.

Se puede usar electroestimulación muscular, aunque la literatura especializada no se pone de acuerdo sobre si disminuye la estancia en unidades de cuidados intensivos y días de hospitalización o no. Los efectos del empleo de electroestimulación muscular en la unidad de cuidados intensivos son:

- Aumento del volumen muscular.
- Efecto modulador sobre cascada inflamatoria.
- Aumenta microcirculación y consumo de oxígeno.
- Aumenta reperfusión.
- Reduce atrofia muscular.
- Disminuye tiempo de destete.

Fase II

Se lleva a cabo una evaluación del riesgo en consulta de rehabilitación cardíaca:

- Incluye signos como el examen de la cicatrización de la herida y evaluar posibles secuelas neurológicas periféricas o isquémicas en relación con el uso de pretrasplante de asistencias ventriculares mecánicas.
- Valorar si existen síntomas de rechazo del trasplante: reducción significativa de la presión arterial, variaciones inesperadas de la frecuencia cardíaca, fiebre o fatiga.
- Técnicas de imagen, como la radiografía de tórax para detectar infección, derrame pleural o parálisis del diafragma.
- Pruebas para la capacidad de ejercicio que incluyen ergoespirometría 30 días después del trasplante cardíaco o bicicleta ergométrica y protocolos de Bruce modificados y de Naughton en cinta rodante.
- Cuestionarios de calidad de vida si previamente se habían pasado: SF-36/SF-12, *Minnesota Living with Heart Failure Questionnaire* (MLHFQ) y *Kansas City.*
- Valorar de forma especial la enfermedad metabólica ósea.

La ergoespirometría ofrece datos para valorar el estado cardiopulmonar y metabólico del paciente y plantear el entrenamiento:

- Intensidad: por Borg percibido en el VT_1 (de 12 a 14) o por vatios realizados llegados a ese nivel o VO_2 pico (menor del 50 % o 10 % por debajo del VT_1, determinado por la CEPT) o la carga de trabajo pico (menor del 50 %) progresando hacia vatios realizados en VT_2.
- Frecuencia: 3 /semana 6-8 semanas. Para los días alternos, se desarrollan programas de caminatas y marcha progresiva hasta caminar 7 km a una velocidad de 4-5 Km/h.
- Duración: calentamiento de unos 10-20 minutos, después la fase de entrenamiento (30 minutos) y, por último, una fase de enfriamiento de 10-15 minutos.

Si existe rechazo agudo moderado, se mantiene el programa de rehabilitación sin avanzar. Si el rechazo agudo es grave, es motivo de detención del programa de rehabilitación.

El ejercicio de fuerza puede realizarse con seguridad. Aumenta la fuerza y flexibilidad para las tareas de la vida diaria. Este tipo de programas, con incrementos graduales, puede mejorar el tipo de fibra en el músculo esquelético, así como aumentar la capacidad oxidativa muscular. Además, hay que tener presente que:

- Grupos de músculos grandes: ejercicios con el propio peso corporal o en máquinas de pesas.
- El tren superior debe comenzar al menos 2-3 meses después de la cirugía.
- La intensidad debe aumentar gradualmente de baja a moderada, pero también se puede realizar hasta intensidades submáximas, en caso de enfermedad no complicada. Debe hacerse dos o tres series con 10-12 repeticiones por serie al 40-70 % de la prueba de 1-RM con más de 1 minuto de recuperación entre series para lograr cinco series de 10 repeticiones al 70 % de la prueba de 1-RM.
- Continuar con la potenciación de la musculatura inspiratoria que se debió empezar en el programa pretrasplante midiendo previamente la presión inspiratoria máxima.
- Una limitación importante del ejercicio de fuerza es la respuesta cronotrópica reducida al ejercicio debido a la denervación del aloinjerto.
- Está demostrada la viabilidad y seguridad de la participación deportiva en pacientes con trasplante cardíaco asintomáticos y estables, después de la optimización de la terapia.

 PUNTOS CLAVE

- En el paciente con insuficiencia cardíaca avanzada optimizado farmacológicamente con limitación marcada de la actividad física (New York Heart Association III-IV) y con episodios repetidos de descompensación de su insuficiencia cardíaca se hace necesaria la valoración de candidatura a terapias avanzadas (es decir, trasplante cardíaco, DAV de larga duración como puente a trasplante, puente a candidatura o como terapia de destino).
- El ejercicio terapéutico controlado se asocia con una mejoría en la capacidad funcional en comparación con la terapia estándar, como refleja la mejora del consumo de oxígeno pico y el test de 6 minutos marcha, aunque dicha evidencia no es suficiente para evaluar la seguridad ni la eficacia de la rehabilitación cardíaca basada en ejercicio para los pacientes con DAV implantables en comparación con la atención habitual.
- El entrenamiento físico mejora la capacidad de ejercicio, la función endotelial cardíaca y vascular en los receptores de trasplante cardíaco.

- El ejercicio aeróbico regular o combinado previo a la rehabilitación es beneficioso para los pacientes con insuficiencia cardíaca en etapa avanzada que esperan un trasplante cardíaco para mantener un nivel de condición física más alto y reducir las complicaciones posteriores, como DAUCI o caquexia cardíaca.
- Todos los pacientes hospitalizados después de un trasplante cardíaco deben iniciar movilización temprana mediante cinesiterapia de miembros superiores e inferiores y fisioterapia respiratoria con el fin de prevenir infecciones del sistema respiratorio antes del alta hospitalaria.
- Al alta hospitalaria todos los pacientes con trasplante cardíaco deberían iniciar un programa de rehabilitación cardíaca.
- El entrenamiento individualizado de cada paciente sigue siendo el enfoque más adecuado.

BIBLIOGRAFÍA

Ambrosetti M, Abreu A, Corrà U, Davos CH, Hansen D, Frederix I, *et al.* Secondary prevention through comprehensive cardiovascular rehabilitation: From knowledge to implementation. 2020 update. A position paper from the Secondary Prevention and Rehabilitation Section of the European Association of Preventive Cardiology. Eur J Prev Cardiol. 2021;28(5):460-95.

American Association of Cardiovascular and Pulmonary Rehabilitation, American College of Cardiology Foundation, American Heart Association Task Force on Performance Measures (Writing Committee to Develop Clinical Performance Measures for Cardíac Rehabilitation), Thomas RJ, King M, Lui K, *et al.* AACVPR/ACCF/AHA 2010 Update: Performance Measures on Cardíac Rehabilitation for Referral to Cardíac Rehabilitation/Secondary Prevention Services Endorsed by the American College of Chest Physicians, the American College of Sports Medicine, the American Physical Therapy Association, the Canadian Association of Cardíac Rehabilitation, the Clinical Exercise Physiology Association, the European Association for Cardiovascular Prevention and Rehabilitation, the Inter-American Heart Foundation, the National Association of Clinical Nurse Specialists, the Preventive Cardiovascular Nurses Association, and the Society of Thoracic Surgeons. J Am Coll Cardiol. 2010; 56(14):1159-67.

Bussières LM, Pflugfelder PW, Taylor AW, Noble EG, Kostuk WJ. Changes in skeletal muscle morphology and biochemistry after cardíac transplantation. Am J Cardiol. 1997;79(5):630-4.

Centella T. Asistencia mecánica ventricular de corta duración (shock cardiogénico) Cir. Cardiov. 2009;16(2):139-45.

Centella T. El balón intraaórtico de contrapulsación como método de asistencia ventricular. Cir. Cardiov. 2009;16(2):113-8.

Combes A, Price S, Slutsky AS, Brodie D. Temporary circulatory support for cardiogenic shock. Lancet 2020;396(10245):199-212.

Forestieri P, Guizilini S, Peres M, Bublitz C, Bolzan DW, Rocco IS, *et al.* A Cycle Ergometer Exercise Program Improves Exercise Capacity and Inspiratory Muscle Function in Hospitalized Patients Awaiting Heart Transplantation: a Pilot Study. Braz J Cardiovasc Surg. 2016;31(5):389-95.

Gómez-Bueno M, Pérez de la Sota E, Forteza A, Ortiz-Berbel D, Castrodeza J, García-Cosío Carmena MD, *et al.* Asistencia ventricular de larga duración en España (2007-2020). I informe del registro REGALAD. Rev Esp Cardiol. 2023;76(4):227-37.

Gómez-Polo JC, Villablanca V, Ramakrishna H. Asistencias ventriculares percutáneas en los pacientes agudos y en el intervencionismo coronario de alto riesgo. REC Interv Cardiol. 2020;2(4):280-7.

Goodwin K, Kluis A, Alexy T, John R, Voeller R, *et al.* Neurological complications associated with left ventricular assist device therapy. Expert Review of Cardiovascular Therapy. 2018;16(12):909-17.

Kourek C, Karatzanos E, Nanas S, Karabinis A, Dimopoulos S. Exercise training in heart transplantation. World J Transplant. 2021;11(11):466-79.

Mahfood TK, Saurav A, Smer A, Azzouz MS, Akinapelli A, Williams MA, *et al.* Cardiac Rehabilitation in Patients With Left Ventricular Assist Device. A systematic review and meta-analysis. Journal of Cardiopulmonary Rehabilitation and Prevention. 2017;37(6):390-6.

Makita S, Yasu T, Akashi YJ; Adachi H, Izawa H, Ishihara S, *et al.* JCS/JACR 2021 Guideline on Rehabilitation in Patients With Cardiovascular Disease. Circulation Journal. 2022;87(1):155-235.

McDonagh TA, Metra M, Adamo M, Gardner RS, Baumbach A, Böhm M, *et al.* 2021 ESC Guidelines for the diagnosis and treatment of acute and chronic heart failure: Developed by the Task Force for the diagnosis and treatment of acute and chronic heart failure of the European Society of Cardiology (ESC) With the special contribution of the Heart Failure Association (HFA) of the ESC. Rev Esp Cardiol (Engl Ed). 2022;75(6):523.

Miralles A. Dispositivos de asistencia ventricular de tipo axial. Cir. Cardiov. 2009;16(2):131-7.

Pelliccia A, Sharma S, Gati S, Bäck M, Börjesson M, Caselli S, *et al.* 2020 ESC Guidelines on sports cardiology and exercise in patients with cardiovascular disease. Eur Heart J. 2021;42(1):17-96.

Pelliccia A, Sharma S, Gati S, Bäck M, Börjesson M, Caselli S, *et al.* 2020 ESC Guidelines on Sports Cardiology and Exercise in Patients with Cardiovascular Disease. Rev Esp Cardiol (Engl Ed). 2021;74(6):545.

Pérez de la Sota E, Olivares M, García MT. Asistencia Ventricular. 2º Máster en Técnicas de Perfusión y Oxigenación Extracorpórea. Noviembre de 2012 – UAB.

Pérez M. Bombas centrífugas como asistencia ventricular: Estado actual. Cir. Cardiov. 2009;16(2):119-24.

Salazar L, Lucero A, Ballesteros J, García KA. Estado actual de la asistencia ventricular y el corazón artificial. REV. MED. CLIN. CONDES - 2022; 33(3) 275-281.

Sanz-Ayán MP, Blesa I, Jiménez H, González A, *et al.* 6026-3 -Complicaciones neuromusculares en relación con el acceso de asistencias circulatorias mecánicas de corta duración tipo impella. Importancia de un equipo multidisciplinar. Rev Esp Cardiol. 2021;74(Supl 1):540.

Serralde JA, Negueruela CP. Asistencias circulatorias pulsátiles. Cir Cardiov. 2009;16(2):125-30.

Shaban A, Leira EC. Neurologic complications of heart surgery. Handb Clin Neurol. 2021;177:65-75.

Slaughter MS, Singh R. The Role of Ventricular Assist Devices in Advanced Heart Failure. Rev Esp Cardiol. 2012;65(11):982-5.

Stevenson LW, Pagani FD, Young JB, Jessup M, Miller L, Kormos RL, *et al.* INTERMACS profiles of advanced heart failure: the current picture. J Heart Lung Transplant. 2009;28(6):535-41.

Tomczak CR, Jendzjowsky NG, Riess KJ, Tymchak W, Kim D, Haennel R, *et al.* Relation of etiology of heart failure (ischemic versus nonischemic) before transplantation to delayed pulmonary oxygen uptake kinetics after heart transplantation. Am J Cardiol. 2007;99(12):1745-9.

Tucker WJ, Beaudry RI, Samuel TJ, Nelson MD, Halle M, Baggish AL, *et al.* Performance Limitations in Heart Transplant Recipients. Exerc Sport Sci Rev. 2018;46(3):144-51.

Yamamoto S, Hotta K, Ota E, Matsunaga A, Mori R. Exercise-based cardíac rehabilitation for people with implantable ventricular assist devices. Cochrane Database of Systematic Reviews. 2018(9):CD012222.

Pacientes con arritmias, portadores de marcapasos, desfibriladores y resincronizadores

24

E. Velasco Valdazo

 OBJETIVOS

- Aprender a identificar las arritmias más habituales en los pacientes que acuden a unidades de rehabilitación cardíaca, así como su evaluación y manejo.
- Saber cómo manejar con seguridad a los pacientes portadores de dispositivos de estimulación cardíaca y cómo actuar en caso de disfunción de estos.

INTRODUCCIÓN

La rehabilitación cardíaca está indicada en la mayor parte de las cardiopatías (cardiopatía isquémica, insuficiencia cardíaca, enfermedades de las válvulas cardíacas, miocardiopatías o cardiopatías congénitas).

La presencia de arritmias supraventriculares o ventriculares, así como el implante de dispositivos para tratar dichas arritmias, es una situación usual en pacientes que acuden a los programas de rehabilitación cardíaca. La existencia de arritmias y de dispositivos como marcapasos, resincronizadores o desfibriladores es una condición a la que los programas de rehabilitación deben adaptarse para confirmar la seguridad de los enfermos, optimizar los resultados y favorecer la completa adaptación tanto del paciente al dispositivo como viceversa. El objetivo de la rehabilitación cardíaca es promover la completa reinserción de las personas con cardiopatías a su realidad en todos los ámbitos de la vida (social, laboral, personal y sexual), retrasar el curso de la cardiopatía y controlar los factores externos que favorezcan la progresión de esta.

En este sentido, todos los profesionales que trabajan en el ámbito de los programas de rehabilitación cardíaca (enfermeras, fisioterapeutas, cardiólogos, médicos rehabilitadores, etc.) deben conocer las características básicas de las arritmias y los dispositivos para poder tratar de forma segura y eficaz.

La particularidad de los pacientes con arritmias no debe limitarse solo a las sesiones de entrenamiento, sino que el resto de componentes de los programas (que por definición, y según las directrices de las sociedades científicas, deben ser integrales) han de ser adaptados en estas personas. Esto es importante sobre todo en el aspecto educativo, en que el paciente debe ser instruido en las modificaciones que debe realizar en su vida diaria para evitar interferencias con el dispositivo. Además, tiene que conocer los falsos mitos y las creencias acerca de los dispositivos que limitan sus actividades cotidianas y las especificaciones de seguridad.

Asimismo, es fundamental la intervención psicológica, en especial sobre los pacientes portadores de desfibriladores, por la alta carga de ansiedad que genera el implante de dichos dispositivos y que es, además, el principal factor de empeoramiento de la clase funcional en estas personas.

EPIDEMIOLOGÍA

El número de pacientes portadores de dispositivos es muy elevado, de acuerdo con los últimos datos de la Asociación de Ritmo de la Sociedad Española de Cardiología.

Según dicho registro, únicamente en el año 2021 se realizaron 17.360 procedimientos en 95 hospitales. La tasa de marcapasos convencionales y resincronizadores de baja energía fue de 822 y 31 unidades por millón de habitantes. Además, aumentó el número de marcapasos sin cables hasta los 652. La media de edad del implante es avanzada (78,9 años) y el bloqueo auriculoventricular, la alteración electrocardiográfica más frecuente. Predomina el modo de estimulación bicameral, aunque para el 18,5 % de los pacientes en ritmo sinusal es monocameral, ante todo en personas de más edad. Por otra parte, se incluyeron en programas de monitorización a distancia el 28,5 % de los marcapasos y el 56,2 % de los resincronizadores de baja energía.

Respecto a los desfibriladores, en 2021, la tasa total de implantes registrados fue 158 por cada millón de habitantes, lo que la sitúa como el año con mayor actividad. Sin embargo, el registro sigue mostrando diferencias importantes entre comunidades autónomas y la tasa de implante más baja de todos los países europeos participantes en el *European Confederation of Medical Devices Associations* (EUCOMED).

Respecto a las ablaciones por catéter, se comunicaron al Registro Español 17.941 procedimientos. La ablación de la fibrilación auricular sigue siendo el procedimiento más frecuente, a distancia del resto de sustratos (5.848, es decir, el 32,6 %). Junto con la ablación del istmo cavotricuspídeo

(3.766, esto es, el 21 %) y la taquicardia por reentrada intranodular (3.132, que supone el 17,5 %) constituyen los tres sustratos abordados con más frecuencia. Las tasas comunicadas de éxito (94 %), complicaciones (2 %) y mortalidad (0,07 %) son similares a las de años previos. Se realizaron 401 procedimientos en pacientes pediátricos (el 3,8 % del total).

ARRITMIAS

Dentro de este apartado se estudian la extrasistolia, la fibrilación auricular, el *flutter* auricular, las arritmias ventriculares y paroxísticas supraventriculares y las bradiarritmias.

Extrasistolia

Las extrasístoles son contracciones cardíacas prematuras. Según su origen, se dividen en supraventriculares (de QRS estrecho o de las mismas características que el QRS basal, normalmente, de origen auricular) y ventriculares (de QRS ancho o diferente del basal, que suele ser de origen ventricular).

No existe una causa única para la aparición de extrasístoles. En ellas están implicadas tanto causas extracardíacas (trastornos hidroelectrolíticos) como, fundamentalmente, cardíacas. Dentro de las alteraciones propiamente cardíacas destacan las de los canales iónicos transmembrana, la existencia de focos ectópicos, isquemia, enfermedad del sistema de conducción y existencia de circuitos de reentrada con bloqueos en las cicatrices por infarto o en las zonas de fibrosis en personas con miocardiopatías o infartos previos.

En general, la existencia de extrasístoles, salvo que sean muy habituales o sintomáticas, no reviste especial gravedad y no limita el entrenamiento físico de los pacientes en los programas de rehabilitación cardíaca.

Respecto a la evaluación de los afectados con extrasistolia, sobre todo ventricular, es imprescindible hacer una valoración del comportamiento de la actividad extrasistólica con el esfuerzo. Para ello, durante la ergometría inicial (básica para la valoración y prescripción del entrenamiento de todos los pacientes con patología cardíaca) debe valorarse la frecuencia de dichas contracciones prematuras. El comportamiento más habitual es la desaparición de esa actividad extrasistólica durante una prueba de esfuerzo incremental. Es usual que desde que comienza el ejercicio la frecuencia de la extrasistolia disminuya hasta una frecuencia cardíaca en que se suelen abolir para reaparecer posteriormente en la recuperación.

El aumento de la frecuencia de extrasístoles durante el esfuerzo y la aparición de formas más complejas como dobletes, tripletes o taquicardia ventricular sostenida o no sostenida deben guiar hacia el cribado de isquemia miocárdica y, en cualquier caso, clasificar al paciente como de alto riesgo.

La estratificación de riesgo en la evaluación inicial es básica para el correcto manejo de los pacientes en las unidades de rehabilitación cardíaca. Los de alto riesgo precisan en la parte inicial de los programas de entrenamiento monitorización telemétrica, supervisión y un ritmo de progresión más lento para prevenir posibles complicaciones.

La aparición de extrasístoles aisladas durante la sesión de entrenamiento no debe alarmar, pero sí se debe realizar una correcta anamnesis, en especial si el paciente no suele tener estas arritmias. Sobre todo es importante asegurar la toma de la medicación antiarrítmica y betabloqueante en el caso de que esté prescrita, ya que la falta de cumplimiento de la medicación es una causa importante de aparición de extrasístoles.

Fibrilación auricular y *flutter* auricular

En este apartado, se muestran las características de la fibrilación y el *flutter* auricular.

Fibrilación auricular

La fibrilación auricular es la taquicardia supraventricular más común que requiere terapia a largo plazo. La despolarización de las aurículas ocurre en múltiples ondas rápidas, con vías que cambian continuamente. La activación intraauricular se puede registrar como despolarizaciones rápidas e irregulares, a menudo a frecuencias mayores de 300-400 lpm. Estas despolarizaciones dan como resultado la pérdida de la contracción auricular coordinada y la conducción irregular hacia el ventrículo debido a la llegada irregular y la conducción decreciente de los impulsos en el nódulo auriculoventricular. En el electrocardiograma (ECG) de superficie, las ondas P están ausentes y se observan ondas fibrilatorias irregulares. La respuesta ventricular es irregular y puede ser rápida (por encima de 100 lpm), moderada (60-100 lpm) o lenta (por debajo de 60 lpm), a menos que esté presente un bloqueo auriculoventricular completo, en cuyo caso el ritmo QRS resulta de un foco de escape que dispara regularmente. A veces, las ondas fibrilatorias irregulares van acompañadas de ondas similares a aleteos más regulares, pero aún variables. Esto representa todavía fibrilación auricular en lugar de *flutter*.

La fibrilación auricular se clasifica según las últimas guías de la Sociedad Europea de Cardiología en:

- Fibrilación auricular de reciente diagnóstico: fibrilación auricular no diagnosticada previamente, con independencia de la duración, presencia o gravedad de la sintomatología.
- Fibrilación auricular paroxística: fibrilación auricular que termina de forma espontánea o con intervención en menos de 7 días desde el debut.
- Fibrilación auricular persistente: episodio de fibrilación auricular sostenido durante más de 7 días (se incluyen aquellos terminados mediante cardioversión eléctrica o farmacológica en más de 7 días).
- Fibrilación auricular persistente de larga duración: episodio de fibrilación auricular de más de 12 meses de duración cuando se ha decidido una estrategia de control de ritmo.
- Fibrilación auricular permanente: aceptación de fibrilación auricular como ritmo del paciente tanto por parte del médico como del paciente y decisión de no llevar a cabo nuevos intentos de restaurar el ritmo sinusal.

La fibrilación auricular, por tanto, es una arritmia compleja con múltiples escenarios posibles, asociada o no a cardiopatía estructural y con un manejo variable en función de las diferentes circunstancias.

Una particularidad esencial de la fibrilación auricular es el riesgo de formación de trombos en la orejuela izquierda y, por tanto, el riesgo de desencadenar fenómenos tromboembólicos, como los ictus cardioembólicos. Por lo tanto, ante un paciente con fibrilación auricular, lo primero y esencial es la evaluación del riesgo trombótico para evaluar la necesidad de un tratamiento anticoagulante crónico (antivitamina K [AVK] o anticoagulantes orales directos [NACO]). Para ello, la escala más validada es la escala CHADS2-Vasc; se inicia tratamiento anticoagulante si la puntuación es igual o superior a 2 (en algunos casos con 1) (**Tabla 24-1**).

Respecto al manejo de la fibrilación auricular en las unidades de rehabilitación cardíaca, hay que diferenciar sobre todo dos escenarios, que se detallan a continuación.

- Paciente con fibrilación auricular persistente o permanente. Debe evaluarse, en este caso, la respuesta ventricular en reposo y durante el ejercicio y realizar un ajuste del tratamiento farmacológico si hay respuesta excesivamente rápida o lenta. Por otro lado, el control de la frecuencia cardíaca durante las sesiones de entrenamiento suele ser complejo debido a la gran variabilidad de la frecuencia cardíaca en la fibrilación auricular. Es habitual controlar la intensidad del entrenamiento mediante escalas validadas de percepción del esfuerzo, como la escala de Borg.
- Paciente con fibrilación auricular paroxística o de reciente diagnóstico. Debe tomarse una decisión de la actitud que hay que tomar con el manejo de esta arritmia de forma conjunta con el cardiólogo responsable del tratamiento a largo plazo. En general, se opta por una estrategia de control de frecuencia en pacientes añosos, con patología valvular, sobre todo mitral, con aurícula izquierda muy dilatada, es decir, en aquellos con baja probabilidad a largo plazo de mantener el ritmo sinusal. En estos pacientes es conveniente valorar la necesidad de iniciar anticoagulación y, de forma habitual, desescalar el tratamiento antiagregante e iniciar o ajustar fármacos frenadores del nodo auriculoventricular para controlar la respuesta ventricular y recalcular la frecuencia cardíaca de entrenamiento y/o guiar el entre-

namiento por la escala de Borg. En los pacientes jóvenes, sin patología mitral, con aurícula izquierda de tamaño normal o en los casos en que la arritmia es sintomática o mal tolerada, en general, se opta por una estrategia de control de ritmo. Para ello, se realizan técnicas de cardioversión eléctrica o farmacológica. En caso de recidiva, se inicia el tratamiento antiarrítmico o se indican técnicas de ablación por catéter, sin olvidar la anticoagulación, ya que el riesgo tromboembólico es independiente del tipo de fibrilación auricular (paroxística, persistente, etcétera).

Ante la aparición de un episodio de fibrilación auricular paroxística durante una ergometría o una sesión de entrenamiento, se debe detener el ejercicio sin alarmar al paciente, realizar un ECG de doce derivaciones para confirmar el diagnóstico, medir la tensión arterial y contactar con el cardiólogo de la unidad para la toma de decisiones respecto al manejo de dicha arritmia.

Flutter *auricular*

Las taquicardias auriculares organizadas se clasifican ampliamente como focales o macrorreentrantes. Las focales muestran un patrón de activación centrífuga que se origina en un sitio discreto; pueden tener automaticidad, actividad desencadenada y mecanismos de microrreentrada. Una taquicardia auricular de macrorreentrada incorpora un circuito de reentrada relativamente grande alrededor de un obstáculo central. Si el istmo cavotricuspídeo (CTI) es crítico o no para el circuito de reentrada, las taquicardias auriculares de macrorreentrada se dividen en dos grupos: dependiente o no dependiente de CTI. Las taquicardias auriculares macrorreentrantes dependientes de CTI incluyen el *flutter* auricular típico (AFL), la reentrada en el asa inferior y la reentrada dentro del istmo.

El término *aleteo auricular* o *flutter auricular* se ha utilizado tradicionalmente para referirse a un patrón de ondas continuas en el ECG, sin línea de base isoeléctrica en al menos una derivación, cualquiera que sea la duración del ciclo de taquicardia. El AFL típico se reserva para un circuito de macrorreentrada con el frente de onda de activación girando en sentido horario o antihorario alrededor del anillo tricuspídeo y utilizando el CTI como parte esencial del circuito de reentrada. El AFL atípico es solo un término descriptivo para una taquicardia auricular con un patrón ECG de ondulación continua del complejo auricular diferente al del AFL típico.

El *flutter* auricular tiene un riesgo tromboembólico similar a la fibrilación auricular y debe ser tratado con fármacos anticoagulantes en los casos en que la escala CHA2DsVAsc supere los 2 puntos. Respecto al manejo de estos pacientes con *flutter* auricular, es muy similar a los que presentan fibrilación auricular, con la particularidad de la altísima tasa de éxito de la ablación del istmo cavotricuspídeo en los pacientes con *flutter* auricular típico o ístmico (superior al 90 %, según la Sociedad Española de Cardiología), por lo que el tratamiento de ablación se postula entre las primeras opciones terapéuticas.

Respecto al manejo durante las sesiones de entrenamiento, este varía respecto a los pacientes en la fibrilación auricular, salvo que, en ocasiones, precisan dosis más elevadas de fármacos frenadores para conseguir una buena respuesta ventricular durante el reposo y el ejercicio.

Tabla 24-1. Escala CHADS2-Vasc	
Edad menor de 60 años	0 puntos
Edad entre 65 y 74 años	1 punto
Edad 75 años o mayor	2 puntos
Historia de insuficiencia cardíaca congestiva	1 punto
Hipertensión actual (> 140/90 mmHg)	1 punto
ACV, AIT o embolia previa	2 puntos
Historia de enfermedad vascular	1 punto
Diabetes *mellitus*	1 punto
El enfermo es mujer	1 punto

ACV: accidente cerebrovascular; AIT: accidente isquémico transitorio.

Arritmias paroxísticas supraventriculares

Las principales taquicardias paroxísticas supraventriculares en la práctica clínica (además de la fibrilación y el *flutter* auricular) son las taquicardias por vía accesoria y las taquicardias intranodales (**Fig. 24-1**).

Taquicardias por vía accesoria

Las vías accesorias son remanentes de conexiones auriculoventriculares causadas por un desarrollo embriológico incompleto del anillo auriculoventricular y fracaso de la separación fibrosa entre las aurículas y los ventrículos. Hay diferentes tipos de vías accesorias en función de las estructuras interconectadas (incluyen el nodo auriculoventricular, atrionodales, atriohisianas, atriofasciculares, fasciculoventriculares y nodofasciculares). Estas vías pueden tener conducción anterógrada (en cuyo caso, en el ECG, se observa imagen de preexcitación), retrógrada o ambas.

Las taquicardias por vía accesoria suelen ser muy rápidas, más típicas en los pacientes jóvenes y tienen como tratamiento de elección la ablación de la vía accesoria tras un estudio electrofisiológico. Por lo tanto, no son arritmias frecuentes en las unidades de rehabilitación cardíaca, puesto que no se asocian habitualmente a cardiopatías estructurales. La aparición de taquicardias de este tipo en un paciente con cardiopatía suele ser mal tolerada por la elevada frecuencia cardíaca y requiere cardioversión inmediata, previo soporte hemodinámico y/o ventilatorio.

Si la arritmia cursa con buena tolerancia hemodinámica, puede administrarse en bolo rápido adenosina, que provoca un bloqueo del nodo auriculoventricular transitorio durante algunos segundos y ralentiza o corta la taquicardia.

Taquicardias intranodales

El nódulo auriculoventricular (AVN) es la única conexión eléctrica normal entre las aurículas y los ventrículos. El esqueleto fibroso actúa como aislante para evitar que los impulsos eléctricos entren en los ventrículos por cualquier otra ruta. La función principal del AVN es la modulación de la transmisión del impulso auricular a los ventrículos; introduce un retraso entre la sístole auricular y ventricular, lo que permite que la sístole auricular y el llenado ventricular se completen antes del inicio de la sístole ventricular. Otra función principal del nódulo auriculoventricular es limitar la cantidad de impulsos

conducidos desde las aurículas a los ventrículos. Esta función es especialmente importante durante frecuencias auriculares rápidas (por ejemplo, durante la fibrilación auricular o el aleteo auricular), en las que solo unos pocos impulsos se conducen a los ventrículos y los restantes se bloquean en el AVN (facilitado por el período refractario relativamente largo del AVN). Además, las fibras en la parte inferior del AVN pueden exhibir la formación de impulsos automáticos, lo cual sirve como un marcapasos subsidiario.

El circuito electroanatómico exacto responsable de la taquicardia por reentrada auriculoventricular o taquicardia intranodal no es del todo conocido. La evidencia actual sugiere que la fisiología de la vía AVN dual constituye el sustrato para la reentrada de AVN.

Las taquicardias por este mecanismo son, en general, rítmicas, rápidas de QRS estrecho (salvo que el paciente sufra un trastorno de conducción intraventricular basal) y no suelen asociarse con cardiopatía estructural. Es habitual que tengan una muy buena tasa de éxito con ablación por catéter y no son frecuentes en las unidades de rehabilitación cardíaca.

> Las arritmias supraventriculares, en general, tienen un comportamiento benigno y con un adecuado tratamiento no suponen un impedimento para adherirse a un programa de rehabilitación cardíaca. No obstante, debe evaluarse la respuesta cronotrópica e intentar acercarla lo máximo posible a la fisiológica con la optimización del tratamiento farmacológico en los pacientes con fibrilación/*flutter* auricular y mantener el ritmo sinusal en lo posible para mantener la sincronía auriculoventricular.

Bradiarritmias

Las bradiarritmias se definen como alteraciones del ritmo cardíaco que cursan con frecuencia cardíaca disminuida. Son arritmias muy frecuentes, sobre todo en población envejecida, como la presente en las unidades de rehabilitación cardíaca.

Se pueden dividir, de manera fundamental, en disfunción sinusal y trastornos de la conducción auriculoventricular

Disfunción sinusal

El nodo sinusal es el marcapasos fisiológico predominante del corazón. Esta función marcapasos está determinada por

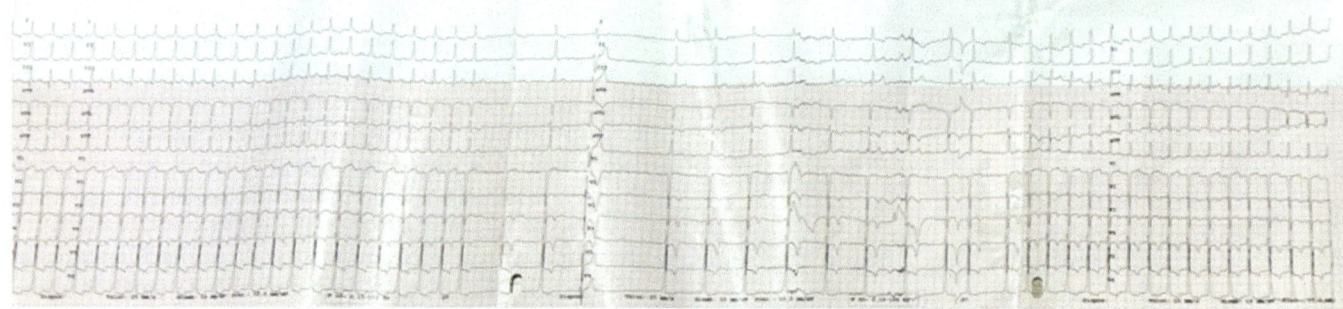

Figura 24-1. Ejemplo de respuesta de *flutter* auricular a la administración de adenosina trifosfato.

su reducido potencial de membrana diastólica y de la fase 4 de la despolarización.

La disfunción del nodo sinusal se refiere a un amplio rango de alteraciones que involucran al nodo sinusal, la generación del impulso eléctrico auricular y su propagación, lo que provoca la incapacidad de dicho nodo para generar una frecuencia cardíaca apropiada para las necesidades fisiológicas.

Es importante destacar la diferencia entre bradicardia patológica (produce una incapacidad para mantener una frecuencia cardíaca apropiada para las necesidades fisiológicas) de una bradicardia fisiológica (por un intenso entrenamiento o particularidades fisiológicas de cada individuo, se puede mantener una frecuencia cardíaca baja sin producir ninguna sintomatología ni alteración sobre las funciones vitales).

Las causas de la disfunción del nodo sinusal se dividen en intrínsecas y extrínsecas. Dentro de las intrínsecas hay muchas en los pacientes de programas de rehabilitación cardíaca. Entre ellas se encuentran la degeneración idiopática ligada a la edad, como principal causa de disfunción sinusal; pero también hay que tener en cuenta la enfermedad isquémica cardíaca, las taquiarritmias auriculares (provocan el síndrome bradicardia-taquicardia), la cardiopatía hipertensiva, las miocardiopatías o el trasplante cardíaco. Otras menos frecuentes son las cirugías de reparación de cardiopatías congénitas, las colagenopatías, las enfermedades infiltrativas, como la amiloidosis o la sarcoidosis, las enfermedades infecciosas, como la enfermedad de Chagas, o las enfermedades neuromusculares, como la ataxia de Friedreich o la distrofia miotónica.

Las causas extrínsecas son también usuales en los pacientes con cardiopatías. Incluyen afecciones como la hipoxemia, la apnea del sueño, el hipotiroidismo o la hiperpotasemia.

Capítulo aparte merecen todos los fármacos que pueden actuar disminuyendo la función del nodo sinusal, muy utilizados en cardiología, (antiarrítmicos de clase I, betabloqueantes, amiodarona, sotalol, calcioantagonistas, ivabradina, digital, etc.) y otros no específicamente cardiológicos, pero habituales en los pacientes cardiópatas (cimetidina, opioides, antipsicóticos o antiepilépticos, como la fenitoína).

Ante la aparición de disfunción sinusal, se debe, en primer lugar, evaluar adecuadamente el tratamiento farmacológico y descartar los factores precipitantes arriba descritos. Asimismo, es fundamental valorar la capacidad cronotrópica mediante una prueba de esfuerzo, ya que la incompetencia cronotrópica es uno de los factores que empeoran de forma muy significativa la capacidad funcional.

Los síntomas de la disfunción sinusal son, típicamente, astenia, fatigabilidad e incapacidad para el esfuerzo; es raro que produzca síncopes o síntomas paroxísticos.

En caso de no existir un factor corregible, el tratamiento de la disfunción sinusal sintomática es el implante de un marcapasos definitivo tras un estudio electrofisiológico para confirmar su presencia.

Trastornos de la conducción intraventricular

El bloqueo o retraso de un impulso cardíaco puede tener lugar en cualquier parte del corazón. El bloqueo auriculoventricular se puede definir como un retraso o interrupción en la transmisión de un impulso desde las aurículas hasta los ventrículos causado por un deterioro anatómico o funcional en el sistema de conducción. La perturbación de la conducción puede ser transitoria o permanente.

Existen tipos congénitos y heredables de bloqueo auriculoventricular poco frecuentes en la práctica clínica; la mayoría de los casos son de tipo adquirido.

Dentro de las causas del bloqueo auriculoventricular destacan, en primer lugar, los fármacos. De nuevo, digoxina, betabloqueantes, calcioantagonistas y otros fármacos antiarrítmicos provocan enlentecimiento de la conducción en el nodo auriculoventricular. La cardiopatía isquémica es una causa de bloqueo auriculoventricular que produce un cierto grado de bloqueo en hasta una cuarta parte de los pacientes que se presentan con un infarto agudo de miocardio. El bloqueo auriculoventricular de primer grado, con prolongación del intervalo PR con conducción de todos los impulsos eléctricos al ventrículo, es muy habitual en el infarto inferior por incremento del tono vagal como ocurre en el bloqueo de segundo grado tipo Wenckebach. Ambos son de buen pronóstico. Los grados más avanzados de bloqueo, Mobitz II y, sobre todo, el bloqueo completo o de tercer grado se asocian con infartos más grandes y pueden hasta triplicar la mortalidad. Es especialmente ominosa la aparición de bloqueo completo en un infarto de pared anterior del corazón, ya que indica una oclusión muy proximal de la arteria descendente anterior y, por tanto, una gran cantidad de miocardio en riesgo. En la cardiopatía isquémica crónica, fuera del seno del infarto agudo, la aparición de bloqueo auriculoventricular indica cambios fibróticos. Puede aparecer de forma paroxística durante episodios de vasoespasmo coronario, así como con enfermedades degenerativas del sistema de conducción, calcificación de la raíz aórtica o enfermedades reumáticas, infecciosas (sobre todo la endocarditis infecciosa) o infiltrativas. Cada vez es más frecuente el bloqueo yatrogénico por el aumento de la tasa de procedimientos transcatéter, en especial de la válvula aórtica y cirugías cardíacas. Como causas extracardíacas destacan las alteraciones iónicas, sobre todo la hiperpotasemia, la hipermagnesemia, el hipotiroidismo y la enfermedad de Addison.

Los síntomas del bloqueo auriculoventricular se deben a la bradicardia y la asincronía auriculoventricular (pérdida del llenado auricular y contracción contra una válvula tricúspide abierta). Los síntomas del bloqueo auriculoventricular avanzado pueden variar entre intolerancia al ejercicio, fatigabilidad, disnea de esfuerzo, angina, confusión, mareo y síncope. En pacientes con bloqueo completo con escapes lentos, el bloqueo puede producir prolongación del intervalo QT y provocar *torsades des pointes*, una arritmia potencialmente letal.

Ante la aparición de un bloqueo auriculoventricular avanzado (Mobitz II o bloqueo completo), en una sesión de entrenamiento en rehabilitación cardíaca se debe tumbar al paciente, monitorizarlo, conectarlo al marcapasos transcutáneo, canalizar una vía periférica para perfusión de aminas (isoproterol, atropina o adrenalina en caso necesario) y trasladarlo a una unidad en la que se pueda comenzar con estimulación transcatéter. En el caso de no encontrar una causa desencadenante, el tratamiento indicado es el implante de un marcapasos definitivo.

Arritmias ventriculares

Las arritmias ventriculares son arritmias frecuentes en personas con cardiopatía. Su espectro clínico varía desde la simple presencia de extrasístoles ventriculares (en general, benignas) hasta las taquicardias ventriculares sostenidas y la fibrilación ventricular, que pueden comprometer la estabilidad hemodinámica del paciente e, incluso, en caso de fibrilación ventricular, provocar una muerte súbita.

Extrasistolia ventricular y taquicardias ventriculares no sostenidas

Las extrasístoles ventriculares son latidos prematuros cuyo origen se produce en alguno de los ventrículos. En el ECG de superficie se observa un QRS ancho con alteración de la repolarización y, por lo general, una pausa postextrasistólica. Su etiología depende de la enfermedad subyacente. En el caso de las alteraciones iónicas, como la hiperpotasemia, depende de un automatismo aumentado. En los pacientes con cardiopatía isquémica con cicatriz o isquemia en general, el mecanismo predominante es el de reentrada que puede producir desde extrasístoles ventriculares (EV) aisladas hasta taquicardias paroxísticas. En las situaciones de isquemia-reperfusión o en las intoxicaciones digitálicas predominan los mecanismos por actividad desencadenada.

Las taquicardias ventriculares no sostenidas se definen como la concatenación de más de cinco latidos ventriculares durante menos de 30 segundos con una frecuencia superior a 100 latidos por minuto.

En los programas de rehabilitación cardíaca lo que debe preocupar acerca de los pacientes con extrasístoles es su comportamiento con el ejercicio físico. Para ello, se debe observar cuidadosamente la ergometría inicial y valorar el comportamiento de la actividad extrasistólica con la taquicardización. En general, los pacientes en los que el EV desaparece con la taquicardización tienden a tener un comportamiento benigno. En las personas en las que la densidad de extrasístoles aumenta con el esfuerzo existe sospecha de isquemia miocárdica y son personas que deben entrenar monitorizadas si se supera dicha frecuencia cardíaca de isquemia y realizar un programa supervisado de manera presencial.

La aparición de EV o taquicardias ventriculares no sostenidas durante las sesiones de entrenamiento es frecuente y no obliga a suspender la sesión, sino a aumentar las intensidades con cautela y prolongar la monitorización incluyendo el entrenamiento de fuerza.

Taquicardias ventriculares sostenidas

Las taquicardias ventriculares sostenidas suponen una urgencia vital por el riesgo de desencadenar inestabilidad hemodinámica e, incluso, una parada cardíaca. Existen múltiples mecanismos para su producción, pero en pacientes con cardiopatía establecida suelen predominar los circuitos de reentrada.

Ante la aparición de una taquicardia ventricular, el paciente nota síntomas (mareo, palpitaciones, síncope o angina). Este debe colocarse inmediatamente en una camilla, conectarle a un desfibrilador y tener disponible el material para una eventual reanimación. Se ha de canalizar una vía periférica, monitorizar presión arterial y frecuencia cardíaca y administrar oxígeno suplementario mientras se gestiona el traslado inmediato a una unidad de cuidados intensivos cardiológicos o unidad de vigilancia intensiva general si no está disponible (**Fig. 24-2**).

Respecto al manejo a largo plazo de estos pacientes, se requieren procedimientos de ablación, implante de desfibriladores automáticos o, en el caso de tormenta arrítmica, sedación profunda, intubación orotraqueal y terapias de insuficiencia cardíaca avanzada o trasplante cardíaco

 Ante una taquicardia ventricular sostenida, siempre se debe detener la sesión de entrenamiento y trasladar al paciente a una sala con capacidad para realizar maniobras de reanimación.

PORTADORES DE DISPOSITIVOS

El número de pacientes portadores de dispositivos que acuden a los programas de rehabilitación cardíaca es creciente, dado el aumento exponencial arriba mencionado en el implante de diferentes tipos de marcapasos, resincronizadores y desfibriladores.

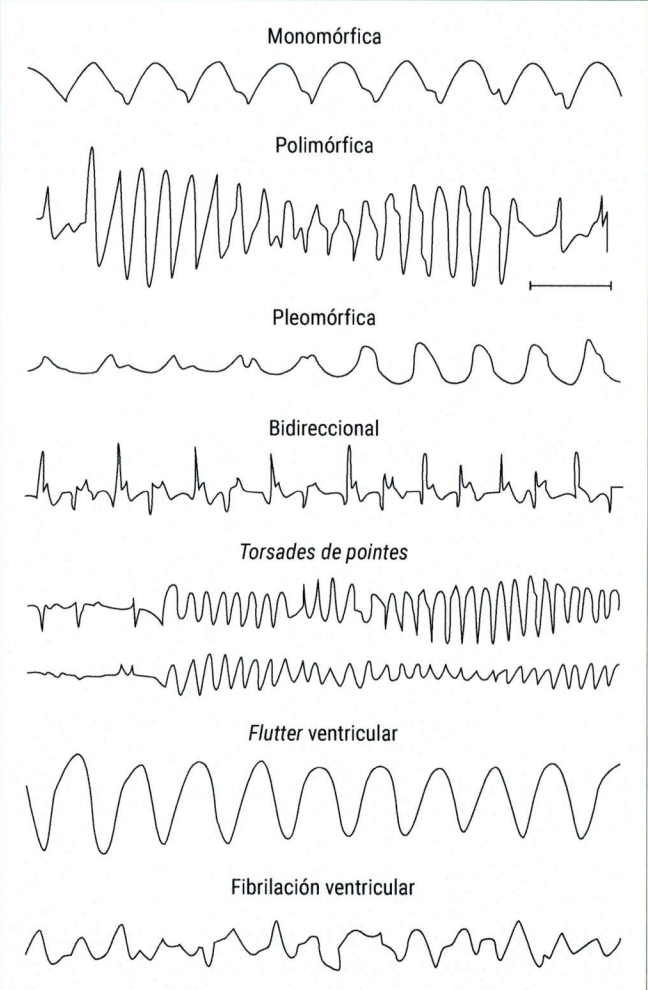

Figura 24-2. Tipos de taquicardias ventriculares.

El programa de rehabilitación cardíaca es una oportunidad única para estos pacientes, no solo para optimizar su tratamiento médico y mejorar su situación clínica y su capacidad física, sino también para supervisar el correcto funcionamiento del dispositivo.

Los pacientes portadores de dispositivos de estimulación cardíaca son candidatos a PRC, ya que precisan no solo mejorar su capacidad física, sino que la multidisciplinariedad de los programas con su componente educativo y de control de factores de riesgo psicológico tiene un impacto fundamental en su calidad de vida. Esto es especialmente importante, en los pacientes portadores de desfibriladores, en los que el miedo a las descargas limita más su calidad de vida que la propia cardiopatía subyacente. Los programas deben adaptarse a las necesidades particulares de estas personas.

Los dispositivos se programan en reposo, pero realizar una cuidadosa evaluación de su comportamiento durante el ejercicio puede aportar información clínica muy relevante, ante todo en pacientes que presentan incompetencia cronotrópica o respuesta en frecuencia programada por el dispositivo.

La terapia de estimulación cardíaca (marcapasos derechos o resincronizadores) se indica para reducir los síntomas y mejorar la calidad de vida de los pacientes, así como prolongar la supervivencia. El entrenamiento físico es un componente esencial del programa de rehabilitación cardíaca, además de los beneficios demostrados en las cardiopatías en los pacientes con dispositivos (ayuda a mejorar la estabilización, la respuesta cronotrópica, el porcentaje de resincronización y puede mejorar significativamente la función cardíaca).

> Antes de realizar cualquier prueba de esfuerzo o sesión de entrenamiento de un paciente con dispositivo, se debe conocer por qué se implantó este, si es o no dependiente de dicho aparato y los parámetros de programación.
> En un paciente con desfibrilador, siempre hay que conocer las frecuencias cardíacas a las que comienza las terapias y programar el entrenamiento al menos 10-20 latidos por minuto por debajo de las misma.

Evaluación inicial en pacientes portadores de dispositivos

En todos los pacientes que acuden a programas de rehabilitación cardíaca debe realizarse una cuidadosa historia clínica y evaluación con pruebas complementarias para fijar los objetivos y prescribir el entrenamiento. En los portadores de dispositivos debe realizarse, además, una historia pormenorizada que incluya:

- Indicación del implante y cardiopatía subyacente.
- Comorbilidades.
- Síntomas con el ejercicio, especialmente aparición súbita de mareo o fatiga. La aparición de síncope o palpitaciones con el ejercicio puede ser un síntoma de pérdida de captura o arritmia incontrolada. Se ha de interrogar sobre todo a pacientes con resincronizadores por la aparición de hipo, que es un síntoma de captura frénica-estimulación del diafragma.

- Evaluación psicológica: el estrés es un predictor de descargas en pacientes con desfibriladores. Asimismo, se debe valorar la aceptación del dispositivo, la ansiedad por las descargas y las maniobras de evitación de situaciones o actividades.
- El examen físico debe incluir, además del habitual, la posición del dispositivo, normalmente, subpectoral izquierdo en pacientes diestros, pero puede encontrarse en localización derecha, subcutáneo o abdominal. Además, debe explorarse el bolsillo de implante en busca de signos de infección, como edemas, rubor, dolor o inflamación, y exploración del brazo para descartar edemas o aumento de la circulación colateral como consecuencia de trombosis del sistema venoso.
- Se debe realizar un ECG en reposo y registrarlo durante la prueba de esfuerzo para hacer un ajuste de los sensores a la actividad, adaptar la frecuencia cardíaca máxima de seguimiento y optimizar en los pacientes con resincronizadores el funcionamiento en el caso de que el QRS se ensanche y aparezca pérdida de la resincronización.
- Es recomendable realizar una interrogación habitual del dispositivo (programación, sensado, umbral de captura, impedancia, batería y registro de arritmias). Es imprescindible en los desfibriladores tener siempre la programación antitaquicardia, es decir, la frecuencia cardíaca a partir de la cual comienza la estimulación antitaquicardia y/o las descargas programadas. Es importante sobre todo instruir al paciente para mantener siempre su frecuencia cardíaca al menos a 10-20 latidos por minuto por debajo de la frecuencia cardíaca de detección de arritmias ventriculares. Habitualmente esto no supone un problema importante, ya que la mayoría de pacientes tienen taquicardias muy rápidas, por encima de los 170-180 latidos por minuto y, además, están muy betabloqueados, por lo que no suelen acercarse a las frecuencias de descarga. Sin embargo, hay pacientes con cardiopatías muy evolucionadas o, después de múltiples ablaciones, tienen frecuencia cardíaca de descarga cercana a las de entrenamiento y debe insistirse en respetar estos límites para garantizar la seguridad del paciente.
- Otra particularidad importante es el porcentaje de latidos estimulados. En los pacientes con resincronizadores es el porcentaje de resincronización. Para que la terapia sea efectiva, debe acercarse al 100 % para mejorar el remodelado y la función ventricular izquierda. En pacientes con desfibrilador (cardíaco) automático implantable (DAI) monocameral en los que la estimulación antibradicardia es solo de ventrículo derecho, con los efectos deletéreos que esto tiene sobre la función cardíaca, lo deseable es que este porcentaje se aproxime al 0 %.
- Las personas con dispositivos deben realizar siempre una prueba de esfuerzo máxima limitada por síntomas, idealmente una ergoespirometría, antes de iniciar un programa de ejercicio. La prueba no difiere de las realizadas en otro tipo de pacientes y se debe registrar el consumo pico de oxígeno, los umbrales ventilatorios, el pulso de oxígeno o el VE/VCO$_2$ *slope*. Sin embargo, debe prestarse una atención especial a:
  - Frecuencia cardíaca basal, respuesta cronotrópica y durante la recuperación

- Presencia de arritmias inducidas por el ejercicio.
- Frecuencia cardíaca a la que inicia la arritmia.
- Eficacia del tratamiento antiarrítmico o betabloqueante y su respuesta sobre la respuesta cronotrópica.
- Riesgo de alcanzar la zona de terapia antitaquicardia durante la taquicardización fisiológica por el ejercicio.
- Evaluación de la frecuencia cardíaca máxima de seguimiento del marcapasos y pérdida de la resincronización a una cierta frecuencia cardíaca.

En los pacientes con estimulación cardíaca, el ECG no es diagnóstico para la aparición de isquemia miocárdica. Sin embargo, con el análisis de gases espirados puede verse caída del pulso de oxígeno y gasto cardíaco a partir de la frecuencia cardíaca de isquemia o puede combinarse la prueba de esfuerzo con una de imagen para confirmar la existencia de isquemia miocárdica.

Para completar la evaluación inicial, es recomendable disponer de una radiografía de tórax reciente para comprobar la localización de los electrodos y diagnosticar complicaciones, como fractura o desplazamiento, especialmente si los parámetros de interrogación se han modificado.

Asimismo, es recomendable disponer de un estudio ecocardiográfico reciente para realizar una evaluación completa de la cardiopatía.

Especificidades de pacientes portadores de desfibriladores

El porcentaje de pacientes portadores de desfibriladores automáticos implantables remitidos a las unidades de rehabilitación cardíaca es excesivamente bajo, lo cual se explica, por una parte, por la ansiedad del paciente y, por otra, por la falta de conocimiento acerca del riesgo de sus médicos tratantes.

Los pacientes portadores de DAI tienen de forma específica unas incidencias muy elevadas de ansiedad y depresión (18-38 %) según las diferentes series. Dichos enfermos se benefician de los programas de rehabilitación cardíaca en dos contextos: para mejorar el control multidisciplinar de la patología cardíaca de base, el control de factores de riesgo, el ajuste de tratamientos médicos o la vuelta al trabajo; tras un implante de DAI en las miocardiopatías arritmogénicas primarias para consejo acerca de ejercicio, conducción, laboral. En resumen, para poder retomar las actividades de la vida cotidiana con seguridad y normalidad.

Respecto a la modalidad de programa de rehabilitación cardíaca, se prefiere para estos pacientes de alto riesgo, al menos en una primera fase, la elección de un programa hospitalario, presencial, con alto nivel de supervisión para poder implementar las diferentes actividades en un entorno que priorice la seguridad del paciente. A partir de un cierto número de sesiones, se puede optar por un control más laxo y permitir el ejercicio en un entorno extrahospitalario con una supervisión indirecta o telemática para ganar seguridad y empoderamiento.

Dadas las particulares características de ansiedad y conductas de evitación por el miedo a las descargas, es capital negociar con los afectados que ya han sufrido una descarga que, desde los primeros días tengan un estilo de vida activo (suele ser necesario involucrar al equipo de psicología para reducir el miedo y la ansiedad a retomar el ejercicio físico).

En estos pacientes es prioritario progresar con cautela, realizar calentamientos largos y aumentos de intensidad progresivos para evitar la hiperestimulación adrenérgica, que puede ser un factor precipitante de arritmias malignas. De igual manera, en el *checklist* inicial, antes de cada sesión de entrenamiento, debe confirmarse que el paciente ha tomado su medicación antiarrítmica y/o betabloqueante, ya que esta falta de cumplimiento hace alterar las frecuencias cardíacas sobre las que se debe trabajar en cada sesión.

Un desencadenante de descargas inapropiadas relativamente habitual es la aparición de arritmias supraventriculares, generalmente fibrilación auricular rápida, por lo que ante la aparición de cambios en la situación clínica, palpitaciones o alteración en la frecuencia cardíaca basal siempre debe realizarse un ECG de 12 derivaciones y solicitar la evaluación del cardiólogo responsable de la unidad antes de permitir al paciente comenzar su sesión de entrenamiento.

Para prevenir las descargas inapropiadas se debe:

- Detener el ejercicio siempre 10-20 latidos por minuto por debajo de la primera zona de terapia.
- Monitorizar al paciente en las primeras sesiones y siempre al menos una sesión tras cada incremento de intensidad.
- Utilizar betabloqueantes si están indicados en la cardiopatía y ajustar su dosis para mantener un adecuado cronotropismo.

Es recomendable instruir al paciente en el uso de *wearables*, como relojes inteligentes o bandas de frecuencia cardíaca, para prevenir sobrepasar las frecuencias cardíacas de estimulación antitaquicardia durante las actividades cotidianas. Este consejo debe realizarse con empatía para evitar el riesgo de obsesión con el ritmo cardíaco característico de estas personas.

Existe un riesgo teórico de desarrollo de descargas inapropiadas con los movimientos bruscos del miembro superior ipsilateral al implante, así como con los traumatismos sobre este. Por este motivo, no se recomiendan los deportes de contacto en los pacientes portadores de DAI y los ejercicios que involucren al miembro superior deben realizarse de forma progresiva e iniciarlo con cargas bajas (en los ejercicios de resistencia).

Por último, la actitud de los profesionales tratantes del paciente debe ser la de transmitir toda la información necesaria de forma tranquila y empática, lo cual facilita un desarrollo satisfactorio del enfermo. La información transmitida de un modo poco asertivo puede provocar un bloqueo psicológico en el paciente que le impida el desarrollo de una vida activa y productiva.

Si durante una sesión de entrenamiento se detectan arritmias potencialmente malignas o aparece una descarga del dispositivo, se debe interrumpir el ejercicio, monitorizar al paciente en una sala con capacidades materiales para realizar maniobras de reanimación y revisar el dispositivo lo antes posible. En función de la situación clínica del paciente, en ocasiones, requiere ser trasladado a una unidad de cuidados intensivos cardiológicos.

No obstante, con una adecuada evaluación de los pacientes y una prescripción del ejercicio, la incidencia de arritmias malignas en las unidades de rehabilitación es inferior a la registrada con los pacientes en sus domicilios, información que se debe transmitir a los enfermos para persuadirles del bajo riesgo de realizar entrenamiento físico en una situación clínica estable.

Particularidades en pacientes portadores de resincronizador cardíaco

El implante de un resincronizador en pacientes con insuficiencia cardíaca con fracción de eyección reducida y QRS ancho ha demostrado reducir síntomas, hospitalizaciones y mortalidad, así como mejorar la capacidad de ejercicio y calidad de vida. Sin embargo, hasta un tercio de los enfermos se consideran no respondedores a la terapia. La rehabilitación cardíaca ayuda a mejorar más a estos pacientes. Además, un estudio pormenorizado de sus pruebas de esfuerzo y registros durante el ejercicio ayuda a mejorar la programación de los intervalos auriculoventriculares e intraventriculares para mejorar la sincronía tanto atrioventricular como interventricular.

Algunas características particulares a las que se debe prestar atención en estos pacientes son las siguientes:

- Inducción de taquicardia sinusal durante el ejercicio superior a la frecuencia cardíaca máxima de seguimiento.

Puede producir merma de la sincronía auriculoventricular por pérdida de seguimiento de la señal auricular; en el ECG se ve con bloqueo auriculoventricular tipo Wenckebach o 2:1 en función de la frecuencia alcanzada. Como se ha explicado previamente, conseguir una resincronización próxima al 100 % de los latidos es imprescindible para conseguir una respuesta satisfactoria a la terapia de resincronizador cardíaco (TRC). En caso de que se produzca esta eventualidad, se debe bajar la intensidad del entrenamiento y reprogramar la frecuencia cardíaca máxima de seguimiento hasta las frecuencias en que va a trabajar el paciente.
- Inducción por el ejercicio de alteraciones en la conducción auriculoventricular que lleven a una pérdida de la resincronización (precisa una modificación de la programación del dispositivo).

Por tanto, durante al menos las primeras sesiones, estos pacientes deben entrenar en un entorno supervisado de forma presencial en el que se pueda actuar de forma rápida ante estas eventualidades. No se debe olvidar que los pacientes con TRC son, en general, de muy alto riesgo por tener insuficiencia cardíaca con disfunción sistólica grave y mala clase funcional, que es lo que motiva el implante del dispositivo (con mucha frecuencia este TRC además tiene función de desfibrilador) (**Fig. 24-3**).

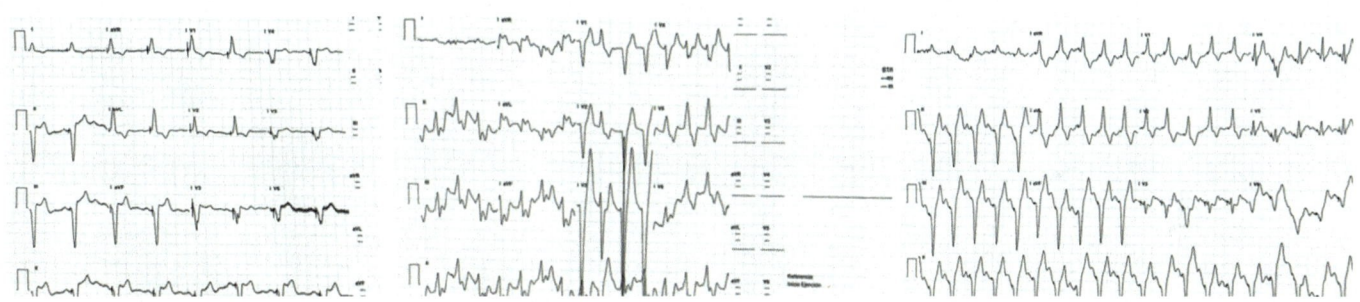

Figura 24-3. Ejemplo de pérdida y recuperación de la sincronía en paciente portador de resincronizador durante una prueba de esfuerzo al superar los 130 latidos por minuto.

PUNTOS CLAVE

- Los pacientes en programas de rehabilitación cardíaca tienen con frecuencia arritmias y es fundamental que todo el personal que trabaja en dichas unidades esté familiarizado con el diagnóstico y manejo de estas.
- La mayoría de las arritmias que aparecen en las sesiones de entrenamiento son benignas y no requieren actuaciones específicas. Sin embargo, ante la eventualidad de la aparición de arritmias potencialmente letales, siempre se debe disponer de un carro de parada con el material conveniente para realizar la reanimación cardiopulmonar en caso necesario.

- Es esencial conocer la programación de los diferentes dispositivos para aprovechar el programa y optimizar su funcionamiento.
- Los pacientes de alto riesgo deben realizar al menos las primeras sesiones y los cambios de intensidad monitorizados para detectar y tratar las arritmias de forma precoz.
- Los pacientes con desfibrilador implantable, además de ser de alto riesgo cardiológico, tienen frecuentemente alteraciones desde el punto de vista psicológico que deben ser tratadas durante su estancia en las unidades por el equipo multidisciplinar.

BIBLIOGRAFÍA

Hindricks G, Potpara T, Dagres N, Arbelo E, Bax JJ, Blomström-Lundqvist C, *et al.* 2020 ESC Guidelines for the diagnosis and management of atrial fibrillation developed in collaboration with the European Association for Cardio-Thoracic Surgery (EACTS): The Task Force for the diagnosis and management of atrial fibrillation of the European Society of Cardiology (ESC) Developed with the special contribution of the European Heart Rhythm Association (EHRA) of the ESC. European Heart Journal. 2021;42(5):373-498.

Issa Z, Miller JM, Zipes DP. Clinical Arryhtmologie and Electrophysiology. 3ª ed. Elsevier; 2018.

Katritsis DG, Morady F. Clinical Cardíac Electrophysiology. 1ª ed. Elsevier; 2021.

Mezzani A, Hamm LF, Jones AM, McBride PE, Moholdt T, Stone JA, *et al.* Aerobic exercise intensity assessment and prescription in cardíac rehabilitation: a joint position statement of the European Association for Cardiovascular Prevention and Rehabilitation, the American Association of Cardiovascular and Pulmonary Rehabilitation. Eur J Prev Cardiol. 2013;20:442-67.

Olshansky B, Chung M, Pogwizd S, Goldschlager N. Arrythmia Essentials. 2ª ed. Elsevier; 2017.

Pedretti RFE, Iliou MC, Israel CW, Abreu A, Miljoen H, Corrà U, *et al.* Comprehensive multicomponent cardíac rehabilitation in cardíac implantable electronic devices recipients: a consensus document from the European Association of Preventive Cardiology (EAPC; Secondary prevention and rehabilitation section) and European Heart Rhythm Association (EHRA). European Journal of Preventive Cardiology. 2021;28(15):1736-52.

Pelliccia A, Sharma S, Gati S, Bäck M, Börjesson M, Caselli S, *et al.* 2020 ESC Guidelines on sports cardiology and exercise in patients with cardiovascular disease: The Task Force on sports cardiology and exercise in patients with cardiovascular disease of the European Society of Cardiology (ESC). European Heart Journal. 2021;42(1):17-96.

Pombo Jiménez M, Chimeno García J, Bertomeu González V, Cano Pérez O. Registro español de marcapasos. XIX informe oficial de la Asociación del Ritmo Cardíaco de la Sociedad Española de Cardiología (2021). Rev Esp Cardiol. 2022;75(11):936-48.

Hipertensión pulmonar

25

M. P. Sanz Ayán

OBJETIVOS

- Conocer la definición y los distintos tipos de hipertensión pulmonar.
- Saber aplicar el algoritmo diagnóstico.
- Aprender las manifestaciones sistémicas, musculoesqueléticas y respiratorias de la hipertensión pulmonar.
- Aplicar las distintas formas de evaluación funcional en los pacientes con hipertensión pulmonar.
- Manejar la definición de rehabilitación y sus objetivos en la hipertensión pulmonar.
- Conocer y valorar la estratificación del riesgo para poder aplicar los programas de rehabilitación en función de ello.
- Aplicar formas y programas de rehabilitación cardiopulmonar en hipertensión pulmonar.

INTRODUCCIÓN

La hipertensión pulmonar es una enfermedad rara caracterizada por la disfunción del endotelio arterial pulmonar, lo que provoca, como consecuencia, un aumento de la resistencia vascular pulmonar. Esto genera una disfunción cardíaca derecha y una insuficiencia cardíaca al producirse un incremento de la poscarga del ventrículo derecho. La definición de hipertensión pulmonar viene dada por la evaluación hemodinámica tras realizar un cateterismo derecho y la presión arterial pulmonar media (PAPm) en reposo. Una de las propuestas más importantes del VI Simposio Mundial sobre Hipertensión Pulmonar fue reconsiderar la definición hemodinámica de la hipertensión pulmonar. Si bien la hemodinámica representa el elemento central para caracterizar la hipertensión pulmonar, el diagnóstico y la clasificación final deben reflejar todo el contexto clínico y considerar los resultados de todas las pruebas complementarias. La hipertensión pulmonar se define por una PAPm de 20 mmHg en reposo (**Tabla 25-1**).

Los estudios epidemiológicos han revelado una edad media de diagnóstico entre los 50 y 53 años, y una mayor prevalencia entre las mujeres. Dentro del registro REVEAL para evaluar el manejo temprano y a largo plazo de la hipertensión pulmonar arterial (HAP) realizado en Estados Unidos, se indica que la proporción de mujeres y hombres oscila entre 3,8:1 y 4,1:1, según la etiología de la enfermedad. Pero el sexo femenino se asocia con mayores tasas de supervivencia.

Antes de comenzar a hablar del tratamiento rehabilitador, se expone a continuación un resumen de la fisiopatología de la hipertensión pulmonar, la clasificación, el algoritmo diagnóstico y el tratamiento farmacológico.

Tabla 25-1. Definición hemodinámica de la hipertensión pulmonar

Definición	Características hemodinámicas
Hipertensión pulmonar	PAPm > 20 mmHg
Hipertensión pulmonar precapilar	• PAPm > 20 mmHg • PAWP ≤ 15 mmHg • RVP > 2 UW
Hipertensión pulmonar poscapilar aislada	• PAPm > 20 mmHg • PAWP > 15 mmHg • RVP ≤ 2 UW
Hipertensión pulmonar poscapilar y precapilar combinada	• PAPm > 20 mmHg • PAWP > 15 mmHg • RVP > 2 UW
Hipertensión pulmonar en ejercicio	Pendiente PAPm/gasto cardíaco entre reposo y ejercicio 0,3 mmHg/L/min, PAPm > 30 mmHg o RVP > 3 UW

PAPm: presión arterial media; PAWP: presión arterial pulmonar de enclavamiento; RVP: resistencias vasculares pulmonares; UW: unidades Wood.

FISIOPATOLOGÍA DE LA HIPERTENSIÓN PULMONAR ARTERIAL EN REPOSO Y DURANTE EL EJERCICIO

Al igual que en la circulación sistémica, el flujo sanguíneo en la circulación pulmonar está determinado por la relación física entre la presión y la resistencia. El flujo sanguíneo pulmonar es directamente proporcional al gradiente de presión entre arteria y capilar pulmonar e inversamente proporcional a la resistencia vascular pulmonar (RVP). Esto se traduce en que la presión de arteria pulmonar (PAP) es el producto del gasto cardíaco y la RVP.

A diferencia de otros sistemas fisiológicos, los pulmones están obligados a recibir la cantidad total del gasto cardíaco. Esto también significa que cuando aumenta el gasto cardíaco, como ocurre durante el ejercicio, se espera que aumente la PAP. Sin embargo, en condiciones normales, esta no se incrementa de forma significativa debido a una caída en las RVP, que compensa el efecto del aumento de gasto cardíaco. Dicha notable bajada en las RVP durante el ejercicio en individuos sanos es el resultado de un mayor reclutamiento capilar que conduce a un crecimiento del área transversal del lecho vascular, en especial en los vértices pulmonares. La vasodilatación de los capilares ya reclutados es otro contribuyente importante de la caída de la RVP. Sin esta disminución se produciría un aumento de la PAP y una carga importante en el ventrículo derecho, además de crecer la presión hidrostática capilar, lo que fuerza la salida de líquido de los vasos hacia los alvéolos. Este aumento de la filtración capilar pulmonar hacia los alvéolos afecta a la difusión óptima de oxígeno y provoca hipoxemia arterial. Una disminución en la difusión de oxígeno también conduce a una vasoconstricción hipóxica de los vasos pulmonares y, por lo tanto, a un mayor aumento de la RVP. Por ello, el crecimiento de la RVP observado en la hipertensión pulmonar se relaciona con:

- La vasoconstricción de los vasos pulmonares.
- La disminución de la distensibilidad arterial.
- El aumento de la rigidez arterial.
- La reducción en el tamaño de la luz debido a la remodelación vascular o trombosis *in situ*.

En las primeras etapas de la enfermedad, el aumento de la RVP puede compensarse adecuadamente durante el reposo. Sin embargo, con el estrés que genera el ejercicio, el cuerpo pierde la capacidad de compensar de un modo adecuado el aumento excesivo de la RVP. Esto conduce a una perfusión pulmonar reducida y a un aumento en el espacio muerto fisiológico (Vd) y en la relación entre el espacio muerto y el volumen corriente (Vd/Vt).

En un intento por compensar el desajuste entre ventilación y perfusión, la ventilación por minuto crece, lo que conduce a una reducción de la eficiencia ventilatoria demostrada por aumentos en la relación ventilación por minuto/volumen de dióxido de carbono (VE/VCO$_2$). Además, la hipoxemia arterial que se genera conduce a la estimulación de los cuerpos carotídeos y provoca aumentos adicionales en la ventilación por minuto y reducciones en la eficiencia ventilatoria. Como resultado del mayor impulso ventilatorio y la reducción de la eficiencia ventilatoria, los pacientes con hipertensión pulmonar pueden experimentar una hiperinsuflación dinámica, incluso en ausencia de obstrucción del flujo de aire en reposo, lo que también contribuye a la disnea de esfuerzo y la intolerancia al ejercicio.

En pacientes con hipertensión pulmonar, el aumento de PAPm conduce a incrementos en la poscarga impuesta al ventrículo derecho. Como resultado, el flujo de sangre a través de la circulación pulmonar se reduce, lo que lleva a una reducción del volumen telediastólico izquierdo y del gasto

cardíaco, con lo que se deterioraría aún más la función ventricular izquierda y el gasto cardíaco.

Los pacientes con hipertensión pulmonar también experimentan alteraciones periféricas en:

- El músculo esquelético, como una reducción en la densidad de fibras tipo I, entre otras.
- La función de la microcirculación.
- La capacidad general de extracción de oxígeno.
- La disfunción mitocondrial.

En conjunto, estas limitaciones pulmonares, cardíacas, musculares y bioenergéticas contribuyen a reducir el consumo máximo de oxígeno (VO$_2$), que es una de las medidas principales de valoración de la capacidad de ejercicio y funcional cardiorrespiratoria.

CLASIFICACIÓN

De los cinco grupos (Tabla 25-2) en los que se divide la clasificación de la hipertensión pulmonar, para los dos más frecuentes (el 2 y el 3) tanto el tratamiento farmacológico como el rehabilitador es el propio de la enfermedad, la cardíaca y la respiratoria, respectivamente. Sin embargo, con respecto al grupo 1 y 4, hasta hace unos 15 años no se había planteado nada en cuanto al ejercicio y el tratamiento rehabilitador. Por ello, en este capítulo se hace referencia sobre todo a estos dos grupos (en especial al primero).

ALGORITMO DIAGNÓSTICO DE LA HIPERTENSIÓN PULMONAR

La ecografía transtorácica constituye la prueba de cribado más importante y debe realizarse en primer lugar. Permite valorar datos de cardiopatía izquierda (hipertensión pulmonar del grupo 2) y detectar casos asociados a cardiopatías congénitas. También es útil para valorar la gravedad y estratificación del pronóstico.

- Ecocardiograma transtorácico: cribado, grupo 2, cardiopatía congénita, valora gravedad y estratifica pronóstico.
- Cateterismo cardíaco derecho: diagnóstico de HAP e hipertensión pulmonar tromboembólica crónica (HPTEC), pronóstico, grupo 2 y 3 y casos dudosos.
- Electrocardiograma: utilidad escasa, un electrocardiograma no excluye hipertensión pulmonar.

Con respecto al electrocardiograma, existen artículos recientes que hablan de que la amplitud de la onda P en la derivación II se correlaciona positivamente con la pendiente de la VE/VCO$_2$ y la presión ecocardiográfica estimada de la aurícula derecha; la duración del QRS se correlaciona negativamente con parámetros de capacidad de ejercicio, como el VO$_2$ pico, la carga máxima y la distancia en la prueba de 6 minutos marcha.

Otras pruebas necesarias son las siguientes: laboratorio, gasometría arterial, análisis genético, gammagrafía V/Q, tomografía axial computarizada de arterias pulmonares,

Tabla 25-2. Clasificación de los diferentes grupos de hipertensión pulmonar

Grupo 1. Hipertensión arterial pulmonar

- Idiopática
  - No respondedores a las pruebas de vasorreactividad
  - Respondedores agudos en las pruebas de vasorreactividad
- Hereditaria[a]
- Asociado con drogas y toxinas[a]
- Asociado con:
  - Enfermedad del tejido conjuntivo
  - Infección por virus de la inmunodeficiencia humana
  - Hipertensión portal
  - Cardiopatías congénitas
  - Esquistosomiasis
- Hipertensión arterial pulmonar con características de afectación venosa/capilar (enfermedad venooclusiva pulmonar/hemangiomatosis capilar pulmonar)
- Hipertensión pulmonar persistente del recién nacido

Grupo 2. Hipertensión pulmonar asociada a cardiopatía izquierda

- Insuficiencia cardíaca:
  - Con fracción de eyección preservada
  - Con fracción de eyección reducida o levemente reducida[b]
- Cardiopatía valvular
- Condiciones cardiovasculares congénitas/adquiridas que conducen a hipertensión pulmonar poscapilar

Grupo 3. Hipertensión pulmonar asociada a enfermedades pulmonares y/o hipoxia

- Enfermedad pulmonar obstructiva o enfisema
- Enfermedad pulmonar restrictiva
- Enfermedad pulmonar con patrón mixto restrictivo/obstructivo
- Síndromes de hipoventilación
- Hipoxia sin enfermedad pulmonar (por ejemplo, gran altitud)
- Trastornos pulmonares del desarrollo

Grupo 4. Hipertensión pulmonar asociada a obstrucciones de la arteria pulmonar

- Hipertensión pulmonar tromboembólica crónica
- Otras obstrucciones de la arteria pulmonar[c]

Grupo 5. Hipertensión pulmonar con mecanismos poco claros y/o multifactoriales

- Trastornos hematológicos[d]
- Trastornos sistémicos[e]
- Trastornos metabólicos[f]
- Insuficiencia renal crónica con o sin hemodiálisis
- Microangiopatía trombótica tumoral pulmonar
- Mediastinitis fibrosante

[a]Los pacientes con hipertensión arterial pulmonar hereditaria o asociada con fármacos y toxinas pueden ser respondedores agudos.
[b]Fracción de eyección del ventrículo izquierdo para insuficiencia cardíaca con fracción de eyección reducida: ≤ 40 %; para insuficiencia cardíaca con fracción de eyección levemente reducida: 41-49 %.
[c]Otras causas de obstrucción de la arteria pulmonar incluyen: sarcomas (grado alto o intermedio o angiosarcoma), otros tumores malignos (por ejemplo, carcinoma renal, carcinoma uterino, tumores de células germinales del testículo), tumores no malignos (por ejemplo, leiomioma uterino), arteritis sin enfermedad del tejido conectivo, estenosis arterial pulmonar congénita e hidatidosis.
[d]Incluye anemia hemolítica crónica hereditaria y adquirida y trastornos mieloproliferativos crónicos.
[e]Incluye sarcoidosis, histiocitosis de células de Langerhans pulmonar y neurofibromatosis tipo 1.
[f]Incluidas las enfermedades por almacenamiento de glucógeno y la enfermedad de Gaucher.

radiografía de tórax, ecografía de abdomen, espirometría, pletismografía, capacidad de difusión de CO y test agudo vasodilatador en HAP idiopática y HAP hereditaria.

El diagnóstico de HAP idiopática es de exclusión. Se establece una vez descartados otros diagnósticos tras la realización de las pruebas complementarias (**Fig. 25-1**).

Síntomas y signos

Se considera necesario derivar a los pacientes a centros de referencia especializados en el momento del diagnóstico en los siguientes casos (**Tabla 25-3**):

- Pacientes con hipertensión pulmonar del grupo 2 o 3 grave o con datos de disfunción ventricular del ventrículo derecho.
- Personas con hipotensión arterial ortostática postprandial (HTPTEC) o enfermedad tromboembólica sintomática.
- Enfermos de alta complejidad en cuanto a sus comorbilidades.
- Afectados con hipertensión pulmonar en situación de alto riesgo.
- Pacientes con sospecha de enfermedad venoclusiva pulmonar (EVOP), comportamiento EVOP-*like*, capacidad de difusión pulmonar para el monóxido de carbono (DLCO) disminuida o hallazgos típicos en TAC.

Se aconseja que los pacientes con HAP permanezcan activos dentro de los límites de sus síntomas. La dificultad leve para respirar es aceptable, pero deberían evitar los esfuerzos que les produzcan gran dificultad para respirar, mareos o dolor torácico. Asimismo, es aconsejable que eviten una actividad física excesiva que les cause síntomas dolorosos; pero si se encuentran en baja forma física, deberían hacer ejercicios siguiendo un programa de rehabilitación dirigida.

 En la actualidad, los niveles de evidencia de las Guías Europeas para el diagnóstico y tratamiento de hipertensión pulmonar son: los pacientes con HAP en mala forma física deben realizar rehabilitación y ejercicio supervisado (I A) y evitar actividad física extenuante (III) con un grado de recomendación C.

Tabla 25-3. Signos y síntomas típicos de la hipertensión pulmonar

Síntomas	Signos
Disnea	Refuerzo 2º tono
Presíncope/síncope	Soplo insuficiencia tricúspide
Angina	Soplo insuficiencia pulmonar
Insuficiencia cardíaca	• Impulso borde esternal izquierdo • 3R/4R derecho • Ascitis y edemas periféricos • Hepatomegalia • Presión venosa yugular aumentada • Cianosis

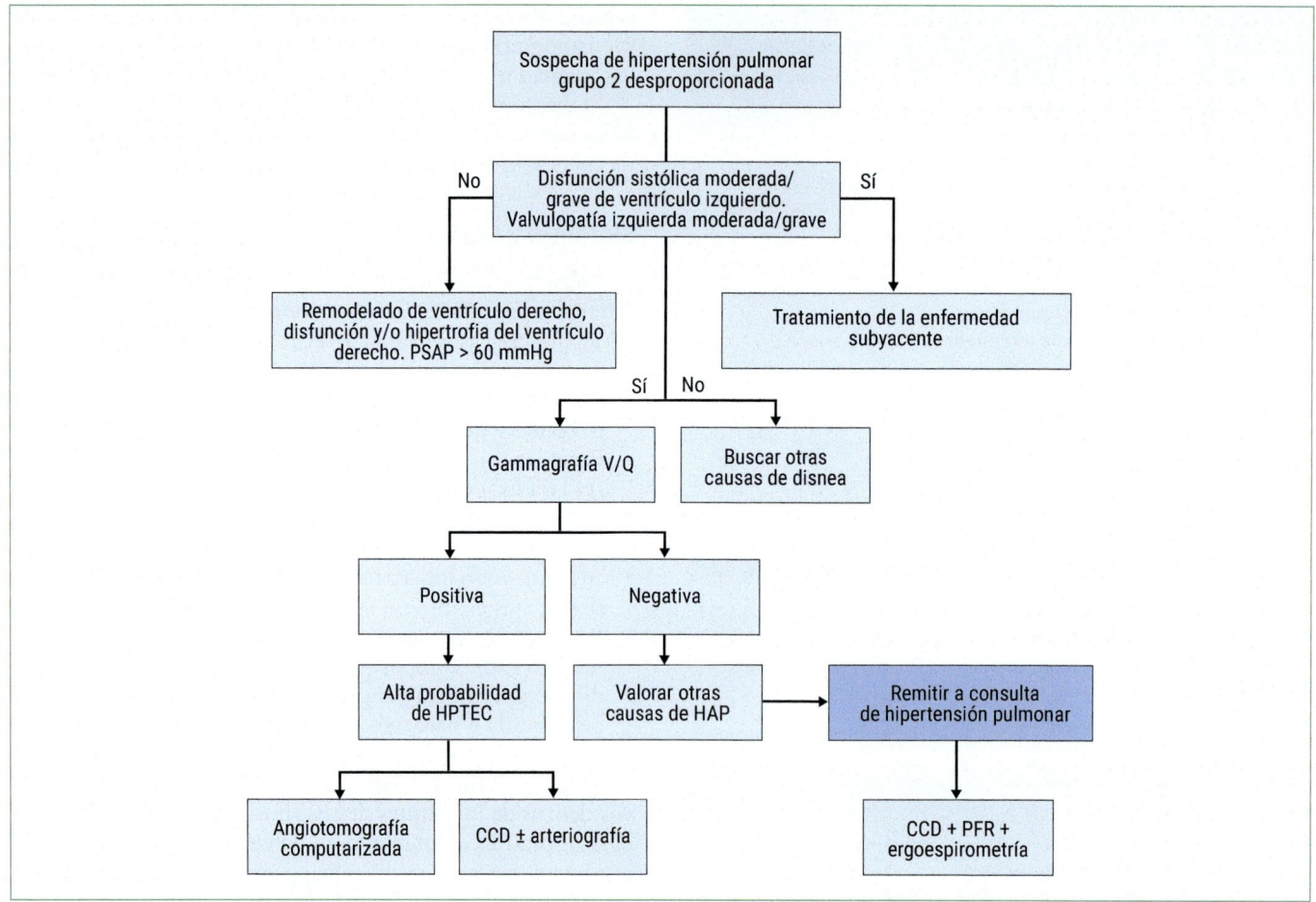

Figura 25-1. Algoritmo diagnóstico en pacientes con sospecha de hipertensión pulmonar. CCD: cateterismo cardíaco derecho; HAP: hipertensión arterial pulmonar; HPTEC: hipertensión pulmonar tromboembólica crónica; PFR: pruebas funcionales respiratorias; PSAP: presión sistólica de la arteria pulmonar; V/Q: ventilación/perfusión.

EVALUACIÓN DE LA CAPACIDAD FUNCIONAL EN LOS PACIENTES CON HIPERTENSIÓN PULMONAR

La evaluación de la capacidad funcional en HAP incluye la clase funcional subjetiva de la Organización Mundial de la Salud (**Tabla 25-4**) y pruebas de valoración objetiva, como la prueba de marcha de los 6 minutos (TM6M) y la ergoespirometría o prueba de esfuerzo cardiopulmonar (PECP). A continuación, se destacan aspectos específicos relacionados con la hipertensión pulmonar.

Tabla 25-4. Escala de la Organización Mundial de la Salud de capacidad funcional

Clase funcional I	Sin limitación para las actividades
Clase funcional II	Leve limitación para la actividad: • Sin síntomas en reposo • Disnea, presíncopes o dolor torácico con actividades físicas
Clase funcional III	Significativa limitación para la actividad: • Sin síntomas en reposo • Disnea, presíncopes o dolor torácico con actividades físicas menores de las habituales
Clase funcional IV	• Limitación con cualquier actividad • Síntomas en reposo

Test de la marcha de los 6 minutos

Se realiza según las recomendaciones oficiales de la Sociedad Española de Neumología y Cirugía Torácica.

Consideraciones específicas en cuanto a su interpretación en hipertensión pulmonar:

- La distancia recorrida en el TM6M es un parámetro adicional para la estratificación del riesgo.
- Parámetros de mal pronóstico: caída de la saturación de oxígeno de más de 5-10 %, taquicardización excesiva precoz, ausencia de respuesta cronotrópica al ejercicio (especialmente en la HAP idiopática/HAP hereditaria joven).
- Valoración evolutiva de las pruebas: una caída de la distancia recorrida (más de 30 metros o más del 15 % respecto a la previa) o una mayor desaturación al esfuerzo.
- No informa del origen de la limitación aeróbica.
- Se utiliza como resultado primario para determinar la eficacia de las intervenciones en pacientes con hipertensión pulmonar debido a su asociación con la mortalidad y marcadores clínicos clave como el VO_2 pico, la pendiente VE/VCO_2 y el pulso de oxígeno.
- En la hipertensión pulmonar debida a enfermedad tromboembólica crónica, cuya resolución puede ser quirúrgica, el TM6M se realiza de forma rutinaria antes y después de

la endarterectomía pulmonar como herramienta para evaluar la gravedad de la enfermedad, la capacidad funcional y el pronóstico. Incluso, la distancia caminada durante el TM6M y el VO_2 obtenido en la PECP se han asociado con la presencia de hipertensión pulmonar residual poscirugía.

- Amplias variaciones entre grupos étnicos, subestimación del VO_2 pico.

Prueba de esfuerzo cardiopulmonar

Lo que se busca con esta prueba en los pacientes con hipertensión pulmonar es poder valorar de forma integral el acoplamiento entre los sistemas respiratorio y cardiovascular y la musculatura periférica y, con ello, identificar en qué proporción contribuye cada factor a la limitación del ejercicio. En pacientes con HAP se recomienda realizarla en cicloergómetro por mejor tolerancia, al poner menos masa muscular en movimiento; pero a la hora de interpretarla, esto hay que tenerlo en cuenta.

- No se suelen realizar con suplemento de oxígeno, aunque si fuera absolutamente necesario, actualmente, existen mascarillas específicas adaptadas para poder realizar la prueba con dichos suplementos.
- Los incrementos de la carga se adecúan a la capacidad funcional del paciente. Lo habitual es que un paciente en clase I-II de la Organización Mundial de la Salud la carga se incremente 5 W cada 30 segundos y de clase III, se incremente 5 W cada 45 segundos.
- Las causas de *stop* de las pruebas son las generales que existen para otras patologías, pero, además, se incluye una desaturación grave al esfuerzo por debajo del 80 % (aunque pueden ser niveles mayores de desaturación en circunstancias específicas).
- Debido a los beneficios adicionales de incorporar la PECP en el manejo clínico de pacientes con HAP, las directrices de la Sociedad Europea de Cardiología y la Sociedad Respiratoria Europea para el diagnóstico y tratamiento de hipertensión pulmonar recomiendan realizar una PECP al inicio, a los 6 meses y a los 12 para evaluar el estado del paciente y la respuesta al tratamiento.
- Es interesante, para programar el ejercicio en estos pacientes, la valoración subjetiva de la situación de entrenamiento, sugiriendo falta de este, realización de un esfuerzo pobre, una relación baja entre el volumen de VO_2 y la carga (VO_2/WR inferior a 8 mL/kg/W), presentar una rápida taquicardización, hipertensión arterial durante el ejercicio o una recuperación tardía de estos parámetros.
- Algunos de los parámetros de la ergoespirometría en función de sus valores aportan valor pronóstico (**Tabla 25-5**).
- En la hipertensión pulmonar es raro que se consuma la reserva ventilatoria. Por debajo del 20 % orienta una causa broncopulmonar.
- En pacientes con HAP, los valores de VO_2 pico inferiores al 10,4 mL/kg/min se asocia con una tasa de supervivencia al año del 50 %.
- Los datos adquiridos durante la PECP pueden proporcionar gran cantidad de información sobre el nivel de esfuerzo realizado durante la prueba, la frecuencia cardíaca máxima, la presión arterial y las respuestas a la carga de trabajo que

Tabla 25-5. Variables ergoespirométricas con valor pronóstico en hipertensión pulmonar

VO_2 pico	Bajo riesgo: > 15 mL/kg/min Riesgo intermedio: 11-15 mL/kg/min Riesgo alto: < 11 mL/kg/min
VO_2 pico (según edad, peso y sexo)	Bajo riesgo: > 65 % predicho Riesgo intermedio: 35-65 % predicho Riesgo alto: < 35 % predicho
Curva relación (slope) (ventilación por minuto/volumen de dióxido de carbono)	Bajo riesgo: < 36 Riesgo intermedio-bajo: 36-40 Riesgo intermedio-alto: 40-45 Riesgo alto: > 45
Respuesta tensional	Riesgo intermedio-alto: meseta Riesgo alto: caída
Datos de inversión de cortocircuito sistémico-pulmonar	Riesgo intermedio-alto: meseta Riesgo alto: caída

pueden utilizarse para optimizar el plan de entrenamiento físico del paciente.

Cateterismo cardíaco derecho más ergoespirometría

El cateterismo cardíaco derecho se utiliza comúnmente para medir:

- Presión en la aurícula derecha.
- Presión ventricular derecha.
- Presión en la arteria pulmonar.
- Presión de oclusión de la arteria pulmonar: se aproxima a la presión en la aurícula izquierda y a la presión de fin de diástole de ventrículo izquierdo. En los pacientes muy graves, dicha presión contribuye a la evaluación del volumen.

Las indicaciones más frecuentes para el cateterismo cardíaco derecho son: evaluar la hemodinámica, diagnosticar la hipertensión pulmonar, guiar la terapia y evaluar la necesidad de trasplante o soporte cardíaco mecánico tipo asistencia. También es útil para examinar las presiones de llenado cardíaco, la RVP, la función de la válvula tricúspide o pulmonar y los cortocircuitos intracardíacos.

Asimismo, permite realizar el test agudo vasodilatador, que detecta a los pacientes con HAP idiopática, hereditaria o generada por fármacos respondedores a la terapia con bloqueadores de los canales del calcio. El vasodilatador más comúnmente utilizado, por ser más selectivo y mejor tolerado, suele ser el óxido nítrico.

La evaluación hemodinámica a través de cateterismo cardíaco derecho durante el ejercicio se indica con frecuencia creciente como parte de la evaluación de la disnea de etiología incierta. La prueba puede realizarse al mismo tiempo que la PECP, llamada prueba cardiopulmonar invasiva con ejercicio. Esto se considera el método de referencia para el diagnóstico de limitación cardíaca al ejercicio, pero en la actualidad está disponible en relativamente pocos centros.

La PECP que se realiza con el cateterismo cardíaco derecho es incremental, limitada por los síntomas, en posición supina y utilizando un cicloergómetro con freno electromagnético según un protocolo en rampa. Durante la prueba en ciclo, las piernas del paciente están elevadas. En principio, comprende la recogida de datos de un período en reposo de 3 minutos, seguido de un calentamiento de 3 minutos en un ergómetro ajustado a 10 W (a 60 rpm) y una prueba con un aumento de 1 de la carga de 10 W/min. El análisis es igual al de la PECP convencional.

ESTRATIFICACIÓN DEL RIESGO

En la **tabla 25-6** se presentan los factores pronósticos modificables y el grado de riesgo que suponen según el caso. Además, dentro de los datos de riesgo intermedio-alto hay factores demográficos, como hombres menores de 30 años o mayor de 60 años, factores en función del subtipo de hipertensión pulmonar (se asocia mayor riesgo a la que aparece en la esclerosis sistémica o hipertensión pulmonar portopulmonar) una función respiratoria con una DLCO menor del 40 % y tener como comorbilidades la aparición de arritmias supraventriculares (ASV), insuficiencia renal o aneurisma de arteria pulmonar.

TRATAMIENTO FARMACOLÓGICO

En este apartado se abordan las medidas generales y las terapias específicas.

Medidas generales

Las medidas generales para el tratamiento farmacológico son:

- Consejo gestacional para evitar el embarazo por su elevada morbimortalidad.
- Las infecciones, especialmente las respiratorias, conllevan situaciones de alto riesgo, por lo que el diagnóstico y el tratamiento deben realizarse de forma precoz.
- Se recomienda vacunación anual para la gripe y, según calendario vacunal, neumococo y coronavirus.
- Evitar antiinflamatorios no esteroideos por la vasoconstricción renal e inhibición de la vía de las prostaciclinas.
- Mantener un estilo de vida activo y evitar el desacondicionamiento físico.
- Revisar los fármacos utilizados de forma concomitante para otras patologías, incluso en procesos banales.

Tabla 25-6. Valoración del riesgo de los pacientes con HP según algunos de los factores pronósticos modificables

Factores pronósticos modificables		Bajo riesgo	Riesgo intermedio-bajo	Riesgo intermedio-alto	Alto riesgo
Datos clínicos	• Signos de insuficiencia cardíaca derecha • Progresión de los síntomas • Síncope • Clase funcional Organización Mundial de la Salud	• Ausentes • No • No • I, II	• Ausentes • PAS > 110 y frecuencia cardíaca < 96 • No • No • II	• Leves • PAS < 110 y frecuencia cardíaca > 96 • Leve* • Con esfuerzos moderados • III	• Presente pese a triple terapia diurética • Rápida • De repetición • IV

Capacidad funcional	• Test 6 minutos
	• Prueba de esfuerzo cardiopulmonar
		• > 470 m
		• VO₂ pico
		  – 15 mL/kg/min
		  – (65 % predicho)
		• VE/VCO₂ < 36
			• 320-470 m
			• VO₂ pico
			  – 11-15 mL/kg/min
			  – (30-65 % predicho)
			• VE/VCO₂ 36-38,9
				• 165-320 m
				• VO₂ pico
				  – 11-15 mL/kg/min
				  – (35-65 % predicho)
				• VE/VCO₂ 39-44,9**
					• < 165 m
					• VO₂ pico
					  – < 11 mL/kg/min
					  – (< 35 % predicho)
					• VE/VCO₂ > 45

Función del ventrículo derecho	• NT-proBNP en plasma
	• Ecocardiograma
		• < 300 pg/mL
		• Área de la aurícula derecha
		  – < 18 cm²
		  – No derrame pericárdico
			• 300-700 pg/mL
			• Área de la aurícula derecha
			  – 18-26 cm²
			  – Derrame pericárdico mínimo o ausente
				• 700-1100 pg/mL
				• Riesgo intermedio con ↑ del índice de excentricidad
				• Dilatación cavidades D
					• > 1100 pg/mL
					• Área de la aurícula derecha
					  – > 26 cm²
					  – No derrame pericárdico

Hemodinámica	CCD	• PAD < 8 mmHg • Insuficiencia cardíaca > 2,5 L/min/m² • SvO₂ > 65 %	• PAD 8-14 mmHg • Insuficiencia cardíaca 2-2,4 L/min/m² • SvO₂ 60-65 %	Los previos, además de un ↑ de RVP 20-30 % en el seguimiento	• PAD > 14 mmHg • IC < 2 L/min/m² • SvO₂ < 60 %

CCD: cateterismo cardíaco derecho; HP: hipertensión pulmonar; NT-proBNP: fragmento N-terminal de péptido natriurético tipo B; PAD: presión en aurícula derecha; PAS: presión arterial sistólica; RVP: resistencia vascular pulmonar; SvO₂: saturación venosa de oxígeno; VE/VCO₂: mL de aire que deben ventilarse para eliminar 1 ml de CO₂; VO₂: volumen consumido de oxígeno.
*Necesidad ocasional de hospitalización relacionada con la enfermedad. Incremento de diuréticos o del flujo de oxígeno.
** Presión arterial en meseta y datos de apertura de cortocircuito sistémico-pulmonar en ejercicio.

- Evitar hipoxemia e hipercapnia. Es aconsejable la oxige-noterapia domiciliaria en caso de insuficiencia respira-toria en reposo (presión arterial de oxígeno por debajo de 60 mmHg) o desaturación con las actividades físicas. Se debe evitar hipoxia hipobárica (vuelos por encima de 1.500-2.000 metros). En los vuelos comerciales en los que la cabina esté presurizada a la anterior altitud, se debe con-siderar el uso de oxígeno suplementario.
- Uso de diuréticos ante signos y síntomas de insuficiencia cardíaca .
- El uso de anticoagulación sigue los mismos escenarios que el paciente sin HAP.

Terapias específicas

Estas terapias están indicadas en pacientes con HAP y test de vasorreactividad negativo o en el que ha sido positivo, pero presenta falta de respuesta a largo plazo al tratamiento con calcioantagonistas. Los fármacos aprobados se clasifican en tres grupos en función de la vía fisiopatológica en la que actúen. Es interesante distinguirlos para los especialistas que trabajan con estos pacientes realizando programas de ejercicio (por conocer su efecto y advertir de sus efectos secundarios, que puedan alterar dichos programas) (**Tabla 25-7**).

En la actualidad, el tratamiento recomendado en enfermos con diagnóstico reciente es la doble terapia vasodilatadora en riego bajo o intermedio. Normalmente, se inicia con un inhibidor de la fosfodiesterasa (iPDE), más un antagonista de receptores de la endotelina (ARE).

En casos de riesgo intermedio ya tratados con doble tera-pia oral, se puede iniciar la terapia con selexipag, al igual que en pacientes en peor situación de riesgo no candidatos a prostaciclinas sistémicas. La triple terapia con prostaciclinas sistémicas está indicada en personas de riesgo interme-dio-alto o alto riesgo, tanto en el diagnóstico como durante su seguimiento.

Tabla 25-7. Características de los diferentes fármacos usados en pacientes con HP y sus vías de acción

Fármaco	Vía de administración	Posología	Efectos secundarios
Vía del óxido nítrico			
iPDE-5			
Sildenafilo	Oral	40-80 mg/8 h	Cefalea, eritema facial, priapismo o epistaxis
Tadalafilo	Oral	40 mg/24 h	Contraindicado con nitratos
Estimuladores de la sGC			
Riociguat	Oral	• Inicio 0,5/8 h • Objetivo 2,5 mg/8 h	Contraindicado con nitratos o con iPDE-5
Vía de la endotelina (ARE)			
Bosentán	ARE A y B oral	125 mg/12h	Elevación de transaminasas
Ambrisentán	ARE A oral	• Inicio 5 mg/24h • Objetivo 10 mg/24 h	Edema periférico y elevación de transaminasas
Macitentán	ARE A y B oral	10 mg/24 h	Anemia
Vía de las prostaciclinas (PC)			
Agonistas de los receptores IP de la PC			
Selexipag	Oral	• Inicio 200 µg/12 h • Objetivo 1600 µg/12 h	Trombocitopenia, eritema, cefalea o dolor mandibular
Prostanoides			
Epoprostenol	Intravenoso	• Inicio 2 ng/kg/min • Objetivo 20-40 ng/kg/min	Problemas relacionados con la bomba de infusión intravenosa
Treprostinil	• Intravenoso • Subcutáneo	• Inicio 4ng/kg/min • Objetivo 40-80 ng/kg/min	Problemas con la bomba de infusión intravenosa o subcutánea. Dolor local
Iloprost	Inhalado	• Inicio 2,5 µg/4 h • Objetivo 5 µg/4 h	–

ARE: antagonista de receptores de la endotelina; HP: hipertensión pulmonar; iPDE-5: inhibidores de la fosfodiesterasa-5; PC: prostaciclina.

Indicaciones para trasplante pulmonar y cardiopulmonar

Si la HAP empeora y progresa a pesar del tratamiento médico, se estima una supervivencia inferior a 3 años, por lo que se debe considerar la posibilidad de candidatura a trasplante bipulmonar, alternativa que ofrece hoy en día una esperanza de vida media de 6-7 años. Se ha de considerar la posibilidad de trasplante cardiopulmonar a aquellos pacientes que presenten disfunción del ventrículo izquierdo o situaciones extremas de fracaso del ventrículo derecho, consideradas como irreversibles.

Los tratamientos considerados como puente al trasplante bipulmonar (oxigenación por membrana extracorpórea y septostomía auricular) permiten acondicionar con éxito un candidato a trasplante bipulmonar en situaciones extremas, como la posibilidad de fallecer en la espera del donante, pero se debe evitar esta situación seleccionando de forma precoz a los pacientes y solo utilizar estas medidas en situaciones excepcionales.

Endarterectomía pulmonar

La tromboendarterectomía pulmonar es el tratamiento de elección para pacientes con hipertensión pulmonar tromboembólica crónica. Su objetivo principal es la extracción de material obstructivo de las arterias pulmonares.

El procedimiento quirúrgico sigue tres principios básicos:

- La endarterectomía debe ser bilateral y se ha de acceder a ambos pulmones por esternotomía media.
- Se necesita una visión perfecta del árbol vascular pulmonar.
- La endarterectomía debe ser completa.

El manejo postoperatorio de la tromboendarterectomía pulmonar presenta una alta complejidad, por lo que debe dirigirse a evitar complicaciones propias de esta cirugía, sin olvidar que estos pacientes pueden presentar cualquier complicación propia de una cirugía cardiaca.

La complicación más preocupante en estas personas tras la cirugía es el *edema pulmonar por reperfusión*, causado por alta permeabilidad. Aparece en el 20-60 % de pacientes. Puede ir desde la hipoxemia leve hasta la insuficiencia respiratoria con criterios de síndrome de dificultad respiratoria grave e incluso hemorragia alveolar masiva.

En el tratamiento del edema pulmonar por reperfusión se debe tener en cuenta:

- Ventilación mecánica: similar a la de cualquier síndrome de dificultad respiratoria; se realiza ventilación mecánica protectora, Vt inferior o igual a 6 mL/kg, con *paw plateau* inferior a 26-28 cm H_2O (*Paw* es la presión generada por el ventilador; *paw plateau* es la presión meseta y está determinada por el Vt, el volumen que genera la presión positiva al final de la espiración [PEEP] y la elastancia del sistema respiratorio en pacientes con soporte ventilatorio completo) y *driving pressure* menor de 15 (presión de distensión o conducción de la vía aérea; representa la presión por encima de la PEEP aplicada a todo el sistema respiratorio para alcanzar el Vt). Por último, ha de haber una PEEP ajustada.

- Vasodilatadores inhalados: óxido nítrico o iloprost inhalado.
- Medidas de reclutamiento alveolar: reexpansión de áreas pulmonares previamente colapsadas mediante un incremento breve y controlado de la presión transpulmonar. Está dirigido a crear y mantener una situación libre de colapso con el fin de aumentar el volumen al final de la espiración y mejorar el intercambio gaseoso. Algunas de estas medidas son la presión positiva continua en la vía aérea (CPAP) mantenida 35-40 cm H_2O durante 40 s, suspiros, suspiros prolongados, etcétera.
- Forzar diuresis.
- Oxigenación por membrana extracorpórea: en pacientes refractarios a las medidas terapéuticas mencionadas, sea el venovenoso (en ocasiones, es necesario el prono como maniobra de reclutamiento por presión) o el venoarterial (si existe fracaso del ventrículo derecho).

Angioplastias de arterias pulmonares

La angioplastia de arterias pulmonares es una alternativa terapéutica en pacientes con HPTEC no operable o con hipertensión pulmonar residual tras la cirugía; consigue un beneficio hemodinámico y funcional. Se recomiendan 72 horas, como mínimo, entre cada dos sesiones para descartar ERP. El objetivo es el tratamiento de todos los lóbulos para normalizar presiones pulmonares y retirar medicación vasodilatadora pulmonar. Son necesarios 4-6 procedimientos en el paciente para tratar todos los lóbulos. A mayor número de segmentos dilatados, mayor descenso en PAPm.

MANIFESTACIONES SISTÉMICAS DE LA HIPERTENSIÓN PULMONAR

Cada vez hay más pruebas de que los pacientes con HAP también presentan disfunción vascular sistémica, como la dilatación mediada por el flujo alterado de la arteria braquial, el flujo sanguíneo cerebral anormal, la miopatía esquelética y la enfermedad renal intrínseca. Aunque algunas de estas anomalías se deben, en parte, a la insuficiencia del ventrículo derecho, los datos recientes respaldan un vínculo mecánico con los eventos genéticos y moleculares detrás de la patogenia de la HAP. Esto anima a los equipos de rehabilitación cardiorrespiratoria a considerar las manifestaciones extrapulmonares en el tratamiento de los pacientes con HAP. El paradigma actual de la patogénesis de la HAP propone que el origen de la patología vascular es multifactorial e involucra contribuciones de angiogénesis inapropiada, alteraciones metabólicas, daño en el ácido desoxirribonucleico, mutaciones genéticas y alteración de la vasorreactividad, entre otros. Pero estas anomalías no se limitan a los pulmones:

- En comparación con la población general, los pacientes con HAP tienen un riesgo cuatro veces mayor de enfermedad en las arterias coronarias, principal causa de muerte en los países industrializados.
- Al igual que la circulación pulmonar, la circulación cerebral es un sistema sofisticado y muy dinámico en el que las células endoteliales responden rápidamente a los cambios

de oxígeno en la sangre, el contenido de glucosa, el estado ácido-base y el volumen intravascular para preservar el flujo sanguíneo cerebral. Estos pacientes tienen dicho flujo más bajo tanto en reposo como con ejercicio, de acuerdo con las medidas de velocidad media del flujo en la arteria cerebral media. Estos hallazgos enfatizan que la disfunción vascular intrínseca en el flujo sanguíneo cerebral podría contribuir al deterioro cognitivo y a la percepción de disnea y trastornos respiratorios durante el sueño, dos condiciones que se encuentran comúnmente en la HAP.

- La naturaleza recíproca de interacción cardiopulmonar renal es evidente por la alta prevalencia de enfermedad renal crónica en pacientes con HAP (4-46 %) y la alta prevalencia de HAP en personas con enfermedad renal crónica (16 %). Curiosamente, después de ajustar los parámetros demográficos, funcionales, de laboratorio y hemodinámicos relevantes se ha encontrado que la función renal en personas con HAP sirve como predictor independiente de un mal resultado. Esto sugiere que la disfunción renal en estos pacientes conlleva un sólido potencial pronóstico que no es solo atribuible a la afectación cardiopulmonar renal y que podría representar una manifestación sistémica de la propia HAP.

- El ojo es un órgano altamente vascularizado que es sensible a los cambios sistémicos en el oxígeno y el flujo sanguíneo. De hecho, las anomalías de la vascularización retiniana son, con frecuencia, paralelas a las alteraciones vasculares cardíacas, renales y cerebrales en las enfermedades metabólicas sistémicas. Se ha documentado la presencia de vasos episclerales anormales en pacientes con HAP familiar o simplemente en portadores sin haber desarrollado la enfermedad. Además del ojo, hay informes de cambios morfológicos característicos en los capilares del pliegue ungueal y los vasos sublinguales.

- La prevalencia de obesidad está aumentando en pacientes con HAP en comparación con la prevalencia del 15 % a principios de la primera década del siglo XXI. Un informe reciente ha encontrado que la prevalencia de la obesidad en la HAP se duplicó entre 2006 y 2016. Parece que en los pacientes con resistencia a la insulina y HAP se asocia un VO_2 más bajo y un aumento de los depósitos de grasa en el músculo esquelético.

- Los lípidos son una fuente importante de energía, metabolitos clave y otras moléculas críticas para la función celular, pero las altas concentraciones pueden dañar los vasos sanguíneos y los tejidos del corazón. Asimismo, las altas concentraciones de ácidos grasos libres circulantes pueden generar grandes depósitos de lípidos intracelulares que desencadenen la producción de especies reactivas de oxígeno y la desregulación metabólica que culmina en la muerte celular, la inflamación y el daño tisular. Estudios recientes han demostrado que los ácidos grasos libres circulantes aumentan casi al doble en pacientes con HAP en comparación con sujetos sanos, con independencia de otros factores de riesgo cardiovascular.

- La inflamación vascular pulmonar ha sido reconocida como un evento clave en la HAP. La inflamación sistémica puede desencadenarse por la translocación bacteriana o la translocación de subproductos bacterianos del tracto gastrointestinal a la circulación sistémica. Aunque es necesario realizar más estudios, es atractivo pensar que las intervenciones farmacológicas dirigidas al microbioma podrían tener un papel en el tratamiento de la HAP.

DISFUNCIÓN EN MÚSCULO ESQUELÉTICO Y RESPIRATORIO

Aunque los síntomas típicos de la HAP, como fatiga, dificultad para respirar e intolerancia al ejercicio, tradicionalmente se han relacionado con la disfunción del corazón derecho, estudios recientes han revelado que las anomalías tanto de la musculatura esquelética como respiratoria contribuyen a la patología de esta enfermedad (**Fig. 25-2**).

En circunstancias fisiológicas, los músculos esqueléticos y respiratorios constituyen aproximadamente el 40 % de la masa corporal y son responsables de hasta el 30 % del VO_2 en reposo.

> **!** La limitación del ejercicio en la HAP no se debe simplemente al deterioro hemodinámico pulmonar, sino que las anomalías de los músculos esqueléticos y respiratorios, como fuerza muscular reducida, un cambio del tipo I hacia fibras tipo II más fatigables, acoplamiento excitación-contracción alterado, aumento de la degradación de proteínas musculares, disminución de la densidad capilar y el deterioro de la función mitocondrial, ocurre con independencia de la gravedad de la HAP. Se han documentado presiones inspiratorias máximas y espiratorias máximas significativamente reducidas.

No existe una única teoría unificadora sobre los antecedentes fisiopatológicos de la miopatía sistémica en la HAP. Como ocurre con la mayoría de las condiciones complejas, es más probable que los mecanismos sean multifactoriales. Las actividades limitadas de la vida diaria y la mejora en la función muscular después del entrenamiento físico sugieren que la inactividad de los músculos periféricos podría contribuir a esta miopatía, que empeora a medida que la actividad física disminuye con la progresión de la enfermedad. Por lo tanto, se debe aconsejar a los pacientes que participen en programas de rehabilitación cardiopulmonar y que realicen un entrenamiento de fuerza moderado regular para contrarrestar los efectos adversos de la miopatía sistémica de esta enfermedad.

ACTIVIDAD FÍSICA Y REHABILITACIÓN DIRIGIDA

El ejercicio supervisado ha dado buen resultado en el tratamiento coadyuvante de la hipertensión pulmonar, en especial en la HAP, aun en los casos más graves. Como ya se comentó en párrafos anteriores, según las guías europeas, el ejercicio supervisado debería ser considerado en los pacientes con hipertensión pulmonar que se encuentren desacondicionados físicamente y bajo estabilidad de terapia farmacológica.

La rehabilitación dirigida en hipertensión pulmonar puede definirse como la suma de las actividades necesarias para asegurar al paciente la mejor condición física, mental y social posible, para que le permitan realizar las actividades de la vida diaria propias de la edad de cada paciente o mejorar,

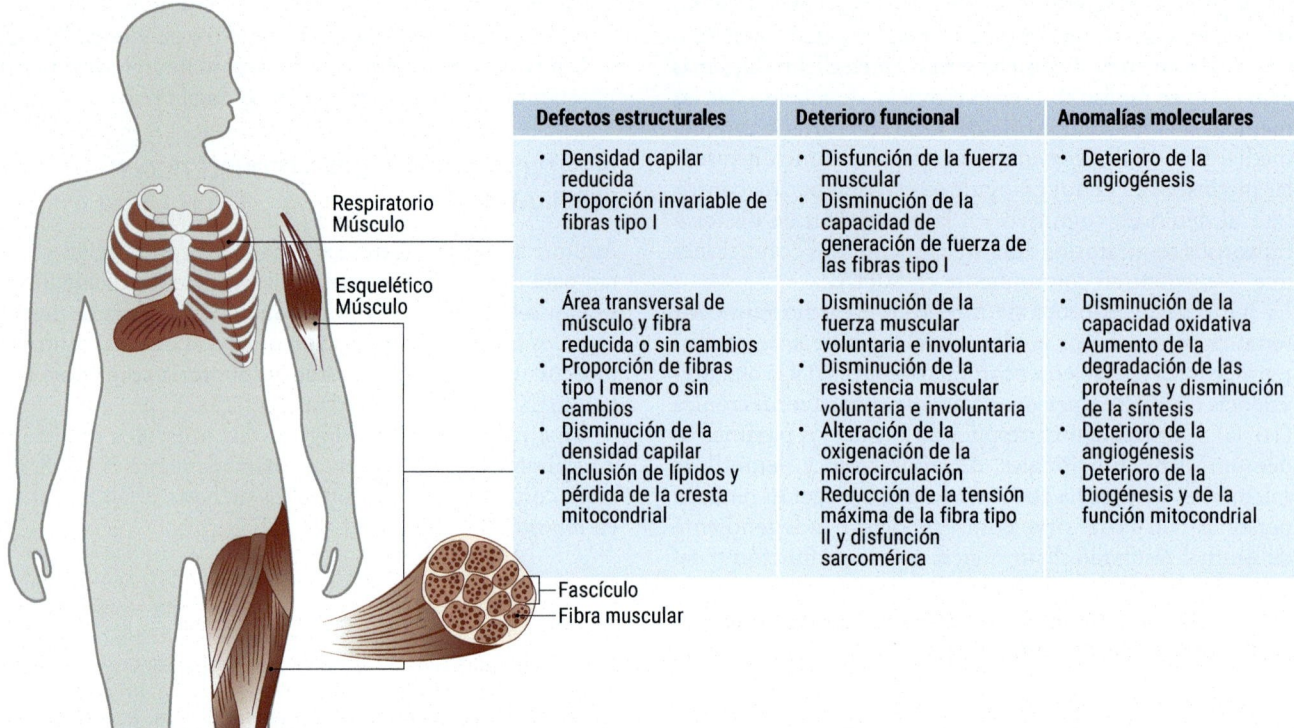

	Defectos estructurales	Deterioro funcional	Anomalías moleculares
Respiratorio Músculo	• Densidad capilar reducida • Proporción invariable de fibras tipo I	• Disfunción de la fuerza muscular • Disminución de la capacidad de generación de fuerza de las fibras tipo I	• Deterioro de la angiogénesis
Esquelético Músculo	• Área transversal de músculo y fibra reducida o sin cambios • Proporción de fibras tipo I menor o sin cambios • Disminución de la densidad capilar • Inclusión de lípidos y pérdida de la cresta mitocondrial	• Disminución de la fuerza muscular voluntaria e involuntaria • Disminución de la resistencia muscular voluntaria e involuntaria • Alteración de la oxigenación de la microcirculación • Reducción de la tensión máxima de la fibra tipo II y disfunción sarcomérica	• Disminución de la capacidad oxidativa • Aumento de la degradación de las proteínas y disminución de la síntesis • Deterioro de la angiogénesis • Deterioro de la biogénesis y de la función mitocondrial

Fascículo
Fibra muscular

Figura 25-2. Cambios estructurales, funcionales y moleculares en la musculatura periférica y respiratoria. Adaptada de Nickel (2020).

en la medida de lo posible, dichas actividades y lograr una independencia funcional.

La rehabilitación cardiopulmonar y el ejercicio a bajas cargas en la hipertensión pulmonar es una intervención multidisciplinar, cuyos objetivos son:

- Aumento de la capacidad y tolerancia al ejercicio.
- Mejoría de la clase funcional.
- Optimizar la fuerza y resistencia muscular respiratoria y periférica.
- Mejorar la calidad de vida (social y laboral).
- Disminución de la tasa de eventos clínicos y aumento de la supervivencia.
- Incrementar las posibilidades de éxito en los pacientes con HAP de alto riesgo, candidatos a trasplante pulmonar o cardiopulmonar y los candidatos a endarterectomía en HPTEC.

En la hipertensión pulmonar se han observado factores centrales y periféricos que generan intolerancia al ejercicio y que se pueden modificar con un programa de rehabilitación cardiopulmonar (**Fig. 25-3**).

Con respecto al ejercicio programado, se ha demostrado que mejora la calidad de vida, la densidad de masa ósea y la función muscular, lo que causa cambios en la morfometría de las fibras musculares y permite una mejoría en los síntomas de disnea y fatiga, así como en la resistencia y fuerza del sistema musculoesquelético (**Fig. 25-4**).

Las **figuras 25-5** y **25-6** muestran el esquema del programa de rehabilitación cardiopulmonar en hipertensión pulmonar en el Hospital Universitario 12 de Octubre.

Modalidades de entrenamiento

Las modalidades de entrenamiento son las siguientes.

Entrenamiento continuo

No hay descanso y es de larga duración; varía entre 30 y 60 minutos y se suele trabajar sobre la frecuencia cardíaca máxima (70 % el primer mes y va progresando hacia el 80 % hasta el segundo mes o según la fórmula de Karvonen al 60-80 % de la frecuencia cardíaca de reserva):

- 1ª fase (70 %): enfatiza la duración, no la intensidad; los beneficios que persigue son la adaptación cardíaca.
- 2ª fase (80 %): mejorar el umbral anaerobio; se logran tanto adaptaciones centrales como periféricas y se optimiza la tolerancia al lactato.

Entrenamiento interválico

Se alternan períodos de esfuerzo con recuperación y se permite alcanzar o completar volúmenes de trabajo acumulado a altas intensidades que con el método continuo no se pueden lograr. La intensidad inicial de ejercicio de estos pacientes suele ser alrededor de la frecuencia cardíaca alcanzada en el primer umbral (UA, VT_1) o los vatios a ese nivel. Se define el VT_1 como el nivel más elevado de consumo de oxígeno a partir del cual la ventilación aumenta de forma desproporcionada en relación con el VO_2. En ese punto se acentúa la acumulación de lactato en el músculo

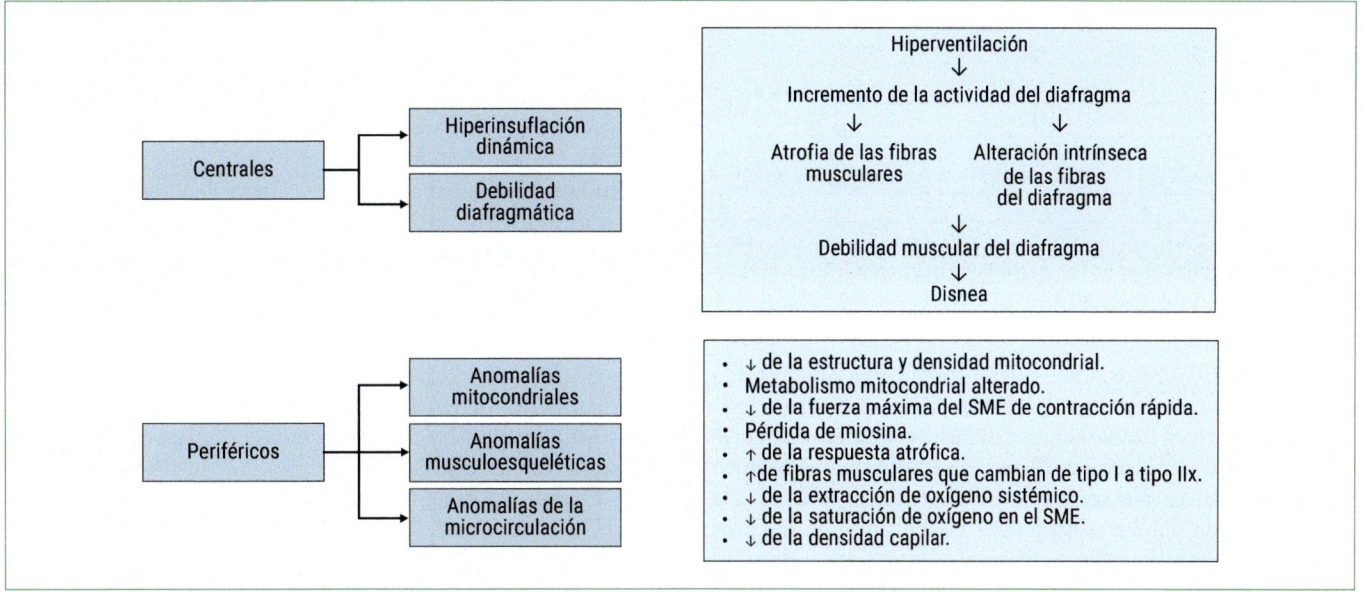

Figura 25-3. Factores centrales y periféricos que generan intolerancia al ejercicio en la hipertensión pulmonar sobre los que puede actuar un programa de rehabilitación cardiopulmonar.
SME: sistema musculoesquelético.

por aporte insuficiente de oxígeno para cubrir las necesidades energéticas; ese desequilibrio llega a aumentar por la glucólisis anaeróbica para la producción de energía y, en consecuencia, se genera mayor producción de lactato.

El umbral anaeróbico en individuos sedentarios se sitúa al 45-65 % del VO_2 pico y en entrenados se desplaza hacia la derecha, de modo que el predominio del metabolismo anaerobio se retrasa y la vía aeróbica actúa más tiempo y, por ello, el rendimiento es más eficaz. Para avanzar en el entrenamiento conviene ir progresando hacia la frecuencia cardíaca o vatios en el segundo umbral (VT_2, punto de compensación respiratoria) que se realizaron en la ergoespirometría (se recomienda que se haga en ciclo en estos pacientes por mejor tolerancia).

Entrenamiento de fuerza periférica

La hipertrofia y dilatación del ventrículo derecho observada en la HAP daña la dinámica del ventrículo izquierdo al aplanar el tabique interventricular. Se ha observado que el entrenamiento con ejercicios de resistencia de intensidad baja a moderada es beneficioso para el ventrículo izquierdo y las funciones contráctiles de los cardiomiocitos en modelos de HAP en ratas inducidas por monocrotalina.

Entrenamiento de la musculatura respiratoria

Se ha visto que en estos pacientes el entrenamiento de la musculatura inspiratoria mejora la PIM y la distancia recorrida en

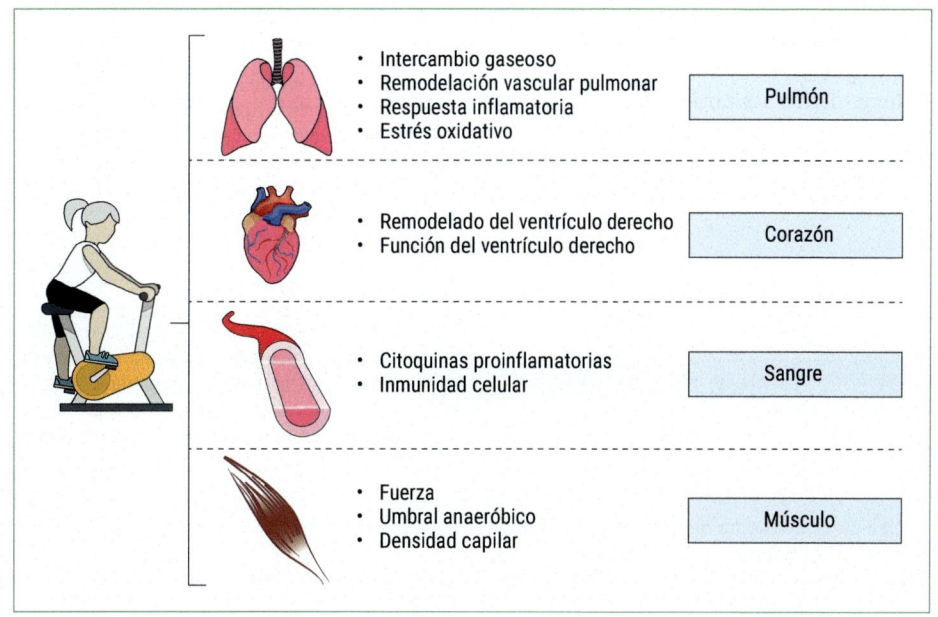

Figura 25-4. Principales mejoras orgánicas basadas en el entrenamiento físico en la hipertensión pulmonar.

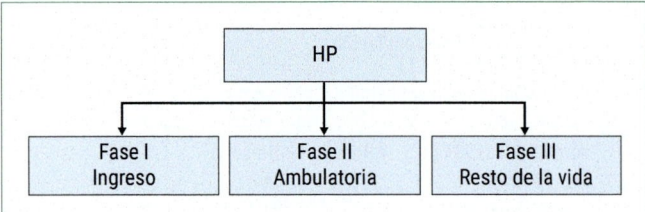

Figura 25-5. Esquema de las diferentes fases del programa de rehabilitación cardiopulmonar en la hipertensión pulmonar (HP) en el Hospital Universitario 12 de Octubre.

la prueba de 6 minutos. Otros artículos afirman optimizar la PIM, pero no otros parámetros de función respiratoria, capacidad de ejercicio funcional ni calidad de vida en pacientes con hipertensión pulmonar. El ejercicio combinado aeróbico y de la musculatura inspiratoria puede mejorar la PIM y la calidad de vida y debe considerarse su inclusión en los programas de rehabilitación cardíaca. Lo que parece claro en prácticamente toda la bibliografía especializada consultada es que no mejora el VO$_2$ pico.

Se lleva a cabo como en otros pacientes que presentan insuficiencia cardíaca de otro origen y, aunque existen protocolos distintos, se suele tomar el 30-40 % de los cm de H$_2$O realizados en tres mediciones PIM (cogiendo la media) y realizar 30 repeticiones por la mañana y 30 por la tarde seis veces a la semana. En principio, estos pacientes no suelen tolerar dicho número, por lo que se aconseja realizar tres series de 10 repeticiones con el descanso necesario y repetir por la mañana y por la tarde de la misma manera.

Mejoras más importantes del entrenamiento físico en hipertensión pulmonar

Las mejoras más importantes del entrenamiento físico en la hipertensión pulmonar son:

- En la tolerancia al ejercicio y calidad de vida:
  - Aumento de la distancia recorrida en la prueba de 6 minutos marcha.
  - Aumento en la puntuación de calidad de vida.
  - Disminuye la frecuencia cardíaca en reposo.
  - Aumento del pVO$_2$.
  - Aumenta la saturación de oxígeno.
  - Aumento de la carga máxima de trabajo.
  - Aumento de 1 a 3 años en la tasa de supervivencia.
- En la respuesta inflamatoria:
  - Disminución de los linfocitos Th17.
  - Disminución de IL 1b y IL 6b.
  - Estrés oxidativo:
  - Aumento de la angiogénesis fisiológica pulmonar.
  - Aumento de la concentración en el pulmón del peróxido de hidrógeno.
  - Aumento de la actividad de la glutatión peroxidasa.
  - Disminución de la concentración de peróxido de hidrógeno en el ventrículo derecho.
  - Disminución de la peroxidación de los lípidos en el ventrículo derecho.
- En la remodelación tisular a nivel vascular y del ventrículo derecho:
  - Aumento del óxido nítrico pulmonar.

Fase I. Ingreso **Criterios de exclusión** • Síncope en el último mes sin control farmacológico • En general, síntomas de inestabilidad clínica	**Paciente que ingresa para estudio o reagudización de insuficiencia cardíaca derecha:** • Valoración clínica (clase funcional, insuficiencia cardíaca y síncope), T6M, Ntpro-BNP, ergoespirometría (VO$_2$ pico, UA y parámetros de eficiencia ventilatoria, saturación de oxígeno, frecuencia cardíaca máxima y escala Borg), cateterismo. • Medición de la presión inspiratoria máxima (8, 9). • Tratamiento de rehabilitación: programa de ejercicio (fisioterapia Fase I*) + potenciación de musculatura respiratoria (30 repeticiones dos veces/día) con IMT (*inspiratory muscle training*) con un a resistencia al 30-40 % de la presión inspiratoria máxima.
Fase II. Ambulatoria	**Estabilidad clínica y farmacológica tras consultas en unidad de hipertensión pulmonar.** • Consulta ambulatoria en rehabilitación: • Anamnesis y exploración física cardiorrespiratoria, SME y neurológica de cada paciente. • Nueva medición de presión inspiratoria máxima. Petición de estudio metabólico óseo: densitometría + analítica de parámetros de metabolismo óseo (PTH, osteocalcina, FA ósea, beta-CrossLaps, 25 OH vitamina D). • Tratamiento: protocolo individualizado de ejercicio durante 8 semanas* en función de prueba cardiopulmonar (ergoespirometría) + pruebas de fuerza en consulta (2-3 días/semana). Conocimiento de técnicas de ahorro de energía por terapia ocupacional*.
Fase III. Resto de la vida	Se aporta un informe con el ejercicio que debe continuar haciendo en domicilio (intensidad, frecuencia y duración), gimnasio, polideportivo etcétera. En esta fase, se incluye la importancia de las asociaciones de pacientes para el apoyo físico y emocional y dudas que puedan ir surgiendo con las que toda la unidad de hipertensión pulmonar mantiene contacto cercano.

Figura 25-6. Esquema de las diferentes fases del programa de rehabilitación cardiopulmonar en la hipertensión pulmonar en el Hospital Universitario 12 de Octubre.
*El programa completo se puede consultar en el siguiente link: https://rehabilitaciondoce.blogspot.com/search/label/RHB-Cardíaca
Adaptada de: Sanz Ayán MP, Tello de Meneses R. ¿Qué es la rehabilitación cardíaca? Hospital Universitario 12 de Octubre; 2020.

- Disminución de la activación neurohumoral.
• En la función musculoesquelética:
  - Aumento del umbral anaeróbico del cuádriceps.
  - Aumento de la fuerza del cuádriceps.
  - Aumento de la fuerza de la musculatura respiratoria.
• En el ámbito tisular y molecular:
  - Aumento de la fibra capilar/muscular.
  - Aumento de la actividad oxidativa enzimática.
  - Aumento de las fibras musculares tipo I.
  - Disminución de las fibras musculares IIX.

Para finalizar, hay que destacar que existe evidencia de la eficacia de programas de rehabilitación domicilia-ria y se están iniciando estudios de telerrehabilitación en hipertensión pulmonar tanto en adultos como en niños, tan competentes como los presenciales, que se han venido desarrollando a medida que se han mejorado los sistemas de automedición tipo *wearable*, pero siempre bajo un control médico y por especialistas en rehabilitación cardiopulmonar.

Existen publicaciones sobre el coste-efectividad del ejercicio supervisado en esta población que concluyen que, al disminuir el número de ingresos, el número de días de estancia y el descenso en la necesidad de sumar nuevas terapias es rentable al utilizar ejercicio supervisado como terapia complementaria.

 PUNTOS CLAVE

- Los pacientes con hipertensión pulmonar tienen un tiempo promedio de 3 años desde el inicio de los síntomas hasta el diagnóstico, lo que genera retrasos significativos en el tratamiento y enfatiza la importancia de la detección e intervención tempranas.
- Múltiples mecanismos fisiopatológicos contribuyen a la intolerancia al ejercicio en la hipertensión pulmonar; el aumento de la RVP es una complicación central. Este aumento en la RVP conduce a una perfusión pulmonar reducida y un desajuste de la ventilación-perfusión pulmonar (V/Q) que contribuye a la ineficiencia ventilatoria y a la intolerancia al ejercicio.
- La PECP puede proporcionar una gran cantidad de información para ayudar con el diagnóstico y pronóstico de la hipertensión pulmonar, sobre todo en las primeras etapas de la enfermedad cuando los síntomas se enmascaran durante el reposo.
- Los programas de rehabilitación individualizados y el ejercicio controlado a dosis bajas como tratamiento coadyuvante al farmacológico, son seguros, eficaces y efectivos, incrementan la capacidad y tolerancia al ejercicio y aseguran la mejoría en la calidad de vida del paciente.
- El ejercicio a bajas dosis muestra una mejoría significativa en la capacidad de ejercicio, en la prueba 6 minutos marcha, la calidad de vida, la clase funcional de la Organización Mundial de la Salud y en el consumo pico de oxígeno.
- Los programas de ejercicio interválico son los más apropiados para este tipo de población por permitirles realizar ejercicio durante más tiempo a una carga más elevada.
- Demuestra utilidad como terapia complementaria en pacientes con hipertensión pulmonar, aunque no todos estos están cualificados para realizarlo.
- De momento, no se ha demostrado un aumento de la supervivencia ni lo que el ejercicio podría producir a largo plazo, pero sí que el efecto conseguido es duradero en el tiempo.
- Las nuevas líneas de investigación centradas en el músculo como órgano endocrino van dirigidas a conocer cuál es el ejercicio más apropiado en estos pacientes y si el trabajo de fuerza, además del aeróbico, ofrece mejorías en esta población.

BIBLIOGRAFÍA

Aslan GK, Akıncı B, Yeldan I, Okumus G. A randomized controlled trial on inspiratory muscle training in pulmonary hypertension: Effects on respiratory functions, functional exercise capacity, physical activity, and quality of life. Heart Lung. 2020;49(4):381-7.

Badesch DB, Raskob GE, Elliott CG, Krichman AM, Farber HW, Frost AE, et al. Pulmonary arterial hypertension: Baseline characteristics from the REVEAL registry. Chest. 2010;137(2):376-87.

Blanco I, Torres-Castro R, Barberà JA. Exercise Tolerance in Pulmonary Hypertension. Arch Bronconeumol. 2022;58(5):388-9.

De Man FS, van Hees HWH, Handoko ML, Niessen HW, Schalij I, Humbert M, et al. Diaphragm muscle fiber weakness in pulmonary hypertension. Am J Respir Crit Care Med. 2011;183(10):1411-8.

Ehlken N, Verduyn C, Tiede H, Staehler G, Karger G, Nechwatal R, et al. Economic evaluation of exercise training in patients with Pulmonary Hypertension. Lung. 2014;192(3):359-66.

Escribano P, Cruz A. Protocolos de actuación en Hipertensión pulmonar. Ed 2022. Barcelona: Permanyer; 2022.

Forbes LM, Bull TM, Lahm T, Make BJ, Cornwell 3rd WK. Exercise Testing in the Risk Assessment of Pulmonary Hypertension. Chest. 2023;164(3):736-46.

González-Saiz L, Fiuza-Luces C, Sanchis-Gomar F, Santos-Lozano A, Queza-da-Loaiza CA, Flox-Camacho A, et al. Benefits of skeletal-muscle exercise training in pulmonary arterial hypertension: The WHOLEi+12 trial. Int J Cardiol. 2017;231:277-83.

Humbert M, Kovacs G, Hoeper MM, Badagliacca R, Berger RMF, Brida M, et al. 2022 ESC/ERS Guidelines for the diagnosis and treatment of pulmonary hypertension. Eur Respir J. 2023;61(1):2200879.

Malenfant S, Lebret M, Breton-Gagnon E, Potus F, Paulin R, Bonnet S, et al. Exercise intolerance in Pulmonary arterial hypertension: insight into central and peripheral pathophysiological mechanisms. Eur Respir Rev. 2021;30(160):200284.

Mereles D, EhlKen N, Kreuscher S, Ghofrani S, Hoeper MM, Halank M, et al. Exercise and respiratory training improve exercise capacity and quality of life in patients with severe chronic pulmonary hypertension. Circulation. 2006;114(14):1482-9.

Michalski TA, Pszczola J, LisowsKa A, Knapp M, Sobkowicz B, Kaminski K, et al. ECG in the clinical and prognostic evaluation of patients with pulmonary arterial hypertension: an underestimated value. Ther Adv Respir Dis. 2022;16:17534666221087846.

Nickel NP, Yuan K, Dorfmuller P, Provencher S, Lai YC, Bonnet S, et al. Beyond the Lungs: Systemic Manifestations of Pulmonary Arterial Hypertension. Am J Respir Crit Care Med. 2020;201(2):148-57.

Nogueira-Ferreira R, Moreira-Gonçalves D, Santos M, Trindade F, Ferreirta R, Henriques-Coelho T. Mechanisms underlying the impact of exercise training in pulmonary arterial hypertension. Respir Med. 2018;134:70-8.

Sabbahi A, Severin R, Ozemek C, Phillips SA, Arena R. The role of cardiopulmonary exercise testing and training in patients with pulmonary hypertension: making the case for this assessment and intervention to be considered a standard of care. Expert Rev Respir Med. 2020;14(3):317-27.

Soares LL, Leite LB, Ervilha LOG, Silva BAFD, Oliveira de Freitas M, Martins Oliveira Portes A, et al. Resistance Exercise Training Mitigates Left Ventricular Dysfunctions in Pulmonary Artery Hypertension Model. Arq Bras Cardiol. 2022;119(4):574-84.

Tobita K, Goda A, Teruya K, Nishida Y, Takeuchi K, Kikuchi H, *et al.* Exercise Capacity and Ventilatory Efficiency in Patients With Pulmonary Arterial Hypertension. J Am Heart Assoc. 2023;12(11):e026890.

Villaró J; en Manual SEPAR de Procedimientos. Módulo 4. Procedimientos de evaluación de la Función Pulmonar ii. Publicaciones Permayer; 2004: 100-114

Wojciuk M, Ciolkiewicz M, Kuryliszyn-Moskal A, Chwiesko-Minarowska S, Sawicka E, Ptaszynska-Kopczynska K, *et al.* Effectiveness and safety of a simple homebased rehabilitation program in pulmonary arterial hypertension: an interventional pilot study. BMC Sports Science, Medicine, and Rehabilitation. 2021;13(1):79.

Zhang X, Xu D. Effects of exercise rehabilitation training on patients with pulmonary hypertension. Pulm Circ. 2020;10(3):2045894020937129.

Zöller D, Siaplaouras J, Apitz A, Bride P, Kaestner M, Latus H, *et al.* Home Exercise Training in Children and Adolescents with Pulmonary Arterial Hypertension: A Pilot Study. Pediatr Cardiol. 2017;38(1):191-8.

Cardiopatías congénitas del adulto

26

M. P. Sanz Ayán

OBJETIVOS

- Conocer la prevalencia de las cardiopatías congénitas del adulto.
- Aprender la fisiopatología de las principales cardiopatías congénitas del adulto y sus implicaciones en el ejercicio.
- Valorar la capacidad de ejercicio de estos pacientes mediante diferentes métodos.
- Conocer la metodología de pasos que hay que seguir para la evaluación y el examen físico de estos pacientes.
- Aplicar formas y programas de rehabilitación cardiopulmonar en esta población.

INTRODUCCIÓN

Las cardiopatías congénitas afectan al 1 % de los recién nacidos vivos. La proporción de estos pacientes que sobreviven hasta la edad adulta aumenta a lo largo de los años debido a los avances terapéuticos tanto farmacológicos como quirúrgicos. En consecuencia, la prevalencia de las cardiopatías congénitas del adulto (CCA) está aumentando. En 2010, los adultos representaban el 66 % de la población total de cardiopatías congénitas, lo que demuestra que hay más adultos que niños con esta patología. A medida que aumenta el número de adultos con cardiopatías congénitas también lo hacen los programas de rehabilitación cardíaca, que son cada vez más usados en esta población debido a la disminución de tolerancia al ejercicio que presentan, ya que, aunque la supervivencia ha aumentado, cuatro de cada cinco pacientes con CCA tienen una peor función cardiopulmonar medida por el consumo máximo de oxígeno en comparación con la población general.

La intolerancia al ejercicio se asocia a un aumento de la hospitalización y la mortalidad en estos pacientes. El papel terapéutico del ejercicio para la población con CCA ha sido poco estudiado y reconocido. De hecho, a las personas que viven con cardiopatías congénitas complejas se les ha desaconsejado tradicionalmente la actividad física moderada o vigorosa debido a problemas de seguridad. El riesgo percibido de complicaciones relacionadas con el ejercicio, incluidas las secuelas hemodinámicas adversas, la progresión acelerada de la enfermedad y la muerte súbita cardíaca a menudo han llevado a la adopción de un estilo de vida sedentario entre las personas con cardiopatías congénitas. Este enfoque conservador sin duda ha contribuido a presentar mayor riesgo de obesidad e inactividad física con implicaciones a la hora de adquirir enfermedades cardiovasculares. Sin embargo, en los últimos años se van publicando más estudios que demuestran que la actividad física y el ejercicio son seguros y beneficiosos para la gran mayoría de las CCA después de una evaluación adecuada. Más recientemente, hay mayor evidencia con respecto a los beneficios del ejercicio en la capacidad cardiorrespiratoria, pronóstico y calidad de vida.

En 2018, el American College of Cardiology/American Heart Association designó una indicación de clase IIa para el uso de rehabilitación cardíaca para mejorar la capacidad de ejercicio en pacientes con CCA. Pero los estudios de rehabilitación cardíaca en estos pacientes son todavía muy limitados y suelen ser de cardiopatías congénitas de la infancia y específicas.

La anatomía cardiovascular y la fisiología de estos pacientes pueden diferir bastante de la población sana y, por ello, tener una respuesta hemodinámica al ejercicio alterada con una reducción significativa de la capacidad de ejercicio.

FISIOPATOLOGÍA DE ALGUNAS DE LAS PRINCIPALES CARDIOPATÍAS CONGÉNITAS DEL ADULTO Y SUS IMPLICACIONES EN EL EJERCICIO

En este apartado se abordan los defectos del tabique auricular y ventricular, la válvula aórtica bicúspide, la anomalía de Ebstein, la coartación de aorta y dilatación aórtica, la tetralogía de Fallot, la transposición de grandes arterias y la circulación de Fontan.

Defectos del tabique auricular y ventricular

Dentro de las cardiopatías congénitas que cursan con cortocircuito arteriovenoso, se encuentra, entre las más frecuentes, la comunicación interauricular (CIA), que se caracteriza por la presencia de un defecto estructural en el tabique interauricular, que puede variar desde un pequeño orificio hasta una aurícula única; es posible encontrar más de una comunicación. Constituye, aproximadamente, el 10-15 % de todas las cardiopatías congénitas, es la más frecuente en el adulto y predomina en el sexo femenino (2:1). Entre los tipos de CIA se encuentran:

- CIA tipo *ostium secundum:* es la más frecuente (80 % de los casos de CIA). Se localiza en la región del foramen oval y sus alrededores.
- CIA tipo *ostium primum:* representa el 15 % y es sinónimo de defecto del septo auriculoventricular (DSAV) y canal auriculoventricular parcial. Se localiza cerca de la cruz cardíaca. Las válvulas auriculoventriculares suelen tener malformaciones que resultan en varios grados de insuficiencia.
- CIA tipo seno venoso superior: supone el 5 % y se localiza cerca de la entrada de la vena cava superior. Se asocia a drenaje anómalo parcial o completo de las venas pulmonares derechas a la vena cava superior/aurícula derecha.
- CIA tipo seno venoso inferior: representa menos del 1 % y se localiza cerca de la entrada de la vena cava inferior.
- CIA tipo seno coronario: supone menos del 1 %. La separación de la aurícula izquierda puede faltar parcial o completamente.

La CIA simple resulta en cortocircuito I-D por la mayor adaptabilidad del ventrículo derecho que del izquierdo (cortocircuito, en general, relevante con un tamaño del defecto al menos de 10 mm) y causa sobrecarga de volumen del ventrículo derecho y sobrecirculación pulmonar. La disminución de la adaptabilidad del ventrículo izquierdo o cualquier enfermedad que aumente la presión de la aurícula izquierda (hipertensión, cardiopatía isquémica, miocardiopatía, valvulopatía aórtica y mitral) aumenta el cortocircuito I-D. Como consecuencia, la CIA puede llegar a ser hemodinámicamente más importante con la edad. La menor adaptabilidad del ventrículo derecho (estenosis pulmonar, hipertensión arterial pulmonar [HAP] u otras enfermedades del ventrículo derecho) o enfermedad de la válvula tricúspide pueden reducir el cortocircuito I-D o acabar causando su inversión, lo que produce cianosis. Suele comenzar a ser sintomática a partir de la cuarta década y la gran mayoría de los síntomas que presentan son capacidad funcional reducida, disnea de esfuerzo y palpitaciones (taquiarritmias supraventriculares); con menor frecuencia, infecciones pulmonares e insuficiencia cardíaca derecha. La PAP puede ser normal, pero por término medio aumenta con la edad. El curso de la enfermedad es parecido al de la HAP idiopática.

 Ejercicio/deporte: no hay restricciones para pacientes asintomáticos antes o después de la intervención que no tengan hipertensión pulmonar, arritmias relevantes o disfunción del ventrículo derecho. Si se presenta una CIA o comunicación interventricular (CIV) aislada pequeña o reparada con función ventricular y valvular normal, no suelen tener limitaciones para el ejercicio. Existe limitación respecto a deportes recreativos de baja intensidad para pacientes con HAP.

En general, la CIV se diagnostica y se trata, si está indicado, antes de la edad adulta. Su cierre espontáneo es frecuente. La CIV también es un elemento común de las anomalías complejas, como la tetralogía de Fallot y la transposición congénitamente corregida de las grandes arterias. La presentación clínica habitual en adultos incluye:

- CIV intervenida en la infancia: sin CIV residual ni hipertensión pulmonar.
- CIV intervenida en la infancia: con CIV residual. El tamaño del cortocircuito residual determina la presencia de síntomas y el grado de sobrecarga de volumen del ventrículo izquierdo.
- CIV de pequeño tamaño con cortocircuito I-D irrelevante: sin sobrecarga de volumen del ventrículo izquierdo ni hipertensión pulmonar (CIV restrictiva); no considerado tributario de cirugía durante la infancia.
- CIV con cortocircuito I-D, hipertensión pulmonar (diferentes grados) y varios grados de sobrecarga de volumen del ventrículo izquierdo; es poco común.
- CIV con cortocircuito D-I (síndrome de Eisenmenger): CIV grande, no restrictiva, inicialmente con importante cortocircuito I-D y posterior desarrollo de enfermedad vascular pulmonar grave que acaba en inversión del cortocircuito y cianosis. La circulación de Fontan es otra entidad que se asocia con enfermedad vascular pulmonar y, ocasionalmente, con elevación de las resistencias vasculares pulmonares.

Válvula aórtica bicúspide

Es la anomalía de las cardiopatías congénitas más prevalente y afecta a cerca del 1-2 % de la población general. La válvula aórtica suele constar de tres cúspides separadas (tricúspide). Por el contrario, la válvula aórtica bicúspide se caracteriza por la presencia de solo dos cúspides y se asocia tanto con valvulopatía como con aortopatía. Muchos pacientes tienen estenosis o regurgitación aórtica, que son consideraciones importantes para la prescripción de ejercicio. Antes de iniciar un programa de ejercicio, se deben realizar pruebas de detección de dilatación aórtica, disfunción valvular, tamaño ventricular, valoración del grosor y la función de la pared y realizar una puntuación Z que permita comparar con el diámetro aórtico esperado para la edad, el sexo y el área de superficie corporal. Esto es sobre todo importante en pacientes que son pequeños y/o tienen síndrome de Turner.

 Siempre que no haya una dilatación aórtica significativa (diámetro aórtico de menos de 40 mm o una puntuación Z menor de 2) o disfunción valvular, los pacientes suelen poder participar en todas las formas de actividad física. Se debe realizar un seguimiento de rutina para controlar la progresión de la enfermedad valvular o la dilatación aórtica. Las personas con una raíz aórtica o un diámetro de la aorta ascendente superior a 40 mm o una puntuación Z mayor de 2 deben evitar la actividad física que induce una carga hemodinámica alta.
En pacientes con dilatación aórtica significativa (puntuación Z mayor de 2), la prueba de esfuerzo cardiopulmonar (PECP) puede ser útil para evaluar una respuesta hipertensiva al ejercicio que puede acelerar la dilatación aórtica o aumentar el riesgo de disección. Los pacientes con disección aórtica previamente reparada deben evitar el ejercicio de resistencia de alta intensidad.

Anomalía de Ebstein

Se caracteriza por el desplazamiento apical de, al menos, una de las valvas de la válvula tricúspide, agrandamiento de la aurícula derecha y, por lo general, insuficiencia tricuspídea marcada. También puede haber una disfunción significativa del ventrículo derecho, incluso después de la reparación o el reemplazo de la válvula tricúspide, lo que predispone al paciente a sufrir arritmias. Una anomalía de Ebstein o un foramen oval permeable coexisten con frecuencia y puede estar asociado con un cortocircuito de derecha a izquierda debido a presiones diastólicas del lado derecho elevadas, lo que resulta en desaturación durante el ejercicio.

Coartación de aorta y dilatación aórtica

Los pacientes con coartación aislada reparada (estrechamiento) de la aorta suelen tener deterioro en la capacidad de ejercicio. La hipertensión es común, incluso después de una reparación exitosa.

 En el contexto de una coartación reparada, se recomienda una prueba de esfuerzo para evaluar la respuesta de la presión arterial al ejercicio y, en ausencia de una obstrucción anatómica que justifique una intervención, se puede considerar la terapia antihipertensiva para evitar una hipertensión profunda durante la actividad física. Los pacientes con coartación reparada a menudo muestran una discrepancia en las lecturas de presión arterial del brazo porque la arteria subclavia puede surgir distal a la obstrucción o haber sido ligada como parte de la reparación quirúrgica. En la mayoría de los pacientes, pero no en todos, la presión arterial del brazo derecho es la lectura que refleja con mayor precisión la presión arterial sistémica. Es esencial que esto se aclare en cada paciente durante la evaluación inicial del ejercicio.

La coartación de la aorta puede estar asociada con anomalías intrínsecas de la pared aórtica y la válvula aórtica bicúspide. La presencia de estas aumenta la posibilidad de complicaciones a largo plazo, como aneurisma aórtico, disección o ruptura. Por lo anterior, los controles seriados con tomografía o resonancia magnética nuclear son esenciales en este grupo de pacientes, sobre todo antes de comenzar un programa de ejercicio. Las personas con dilatación aórtica grave (puntuación Z superior a 3) u obstrucción deben limitarse a ejercicio de baja intensidad hasta que se obtenga reparación quirúrgica y aprobación médica.

 En teoría, el ejercicio aeróbico y de fuerza de intensidad moderada a alta puede acelerar la progresión de la dilatación aórtica o provocar una disección aórtica; por lo tanto, debe evitarse en el contexto de una dilatación aórtica moderada, un aneurisma aórtico documentado o un falso aneurisma. El riesgo de complicaciones aórticas puede verse influido por muchos factores, como el tamaño del paciente, el defecto congénito subyacente, las anomalías del tejido conjuntivo y el tipo de reparación (si corresponde), por lo que es esencial el enlace con el equipo médico tratante para aclarar estos detalles.

Tetralogía de Fallot

Se caracteriza por obstrucción del flujo de salida del ventrículo derecho (estenosis pulmonar infundibular), hipertrofia del ventrículo derecho, CIV y aorta superpuesta (la aorta se encuentra entre los dos ventrículos). Es el tipo más común de cardiopatías congénitas cianótica y generalmente se corrige en la infancia. La regurgitación de la válvula pulmonar, la obstrucción continua del tracto de salida del ventrículo derecho y el deterioro leve de este, son defectos residuales comunes, posteriores a la reparación que afectan a la capacidad de ejercicio. Las anomalías coronarias congénitas son comunes, aunque rara vez predisponen al paciente a la isquemia. Existe un mayor riesgo de arritmias ventriculares malignas en este grupo. Los principales factores de riesgo incluyen bloqueo de rama derecha (QRS de duración ≥ 180 ms), regurgitación pulmonar, disfunción ventricular, arritmias, síncope previo y una incisión de ventriculotomía anterior.

 Aunque el riesgo de taquicardia ventricular es bajo, se debe realizar una prueba de esfuerzo para evaluar la carga de arritmia antes de emprender un programa de ejercicio, sobre todo si hay características de alto riesgo.

Transposición de grandes arterias

Un ventrículo derecho sistémico morfológico puede ser el resultado de transposición congénitamente corregida de las grandes arterias, también conocida como levotransposición de los grandes vasos (l-TGA) o una transposición de los grandes vasos (d-TGA) reparada con un procedimiento tipo switch auricular (**Fig. 26-1**).

La PECP es esencial en estos pacientes para evaluar la carga de arritmia y realizar una evaluación precisa de la función cardíaca para guiar la prescripción de un entrenamiento o ejercicio. En ausencia de complicaciones tardías importantes, estas personas suelen tener una capacidad de ejercicio casi normal.

Circulación de Fontan

El procedimiento de Fontan es actualmente la vía quirúrgica de elección para los niños nacidos con fisiología de ventrículo único y baja resistencia vascular pulmonar. Mejora el pronóstico, la capacidad de ejercicio y alivia los síntomas.

Fontan y Baudet describieron por primera vez una reparación quirúrgica para ciertas formas de cardiopatía congénita compleja en 1971. Creaba conductos para evitar el corazón para el retorno venoso sistémico. Esta cirugía mejoró significativamente la mortalidad, con un aumento en el VO_2 máximo de aproximadamente el 20-25 %. Sin embargo, el VO_2 máximo normalmente permanece por debajo de los valores previstos para la edad. El procedimiento conecta la vena cava superior e inferior de forma directa con las arterias pulmonares sin pasar por el corazón. Esto suele aliviar la cianosis y la carga de volumen cardíaco, pero es habitual que los pacientes tengan una presión venosa central alta y una precarga cardíaca reducida. La precarga reducida en el contexto de una circulación de Fontan da como resultado un volumen sistólico atenuado, en particular durante el esfuerzo físico, y

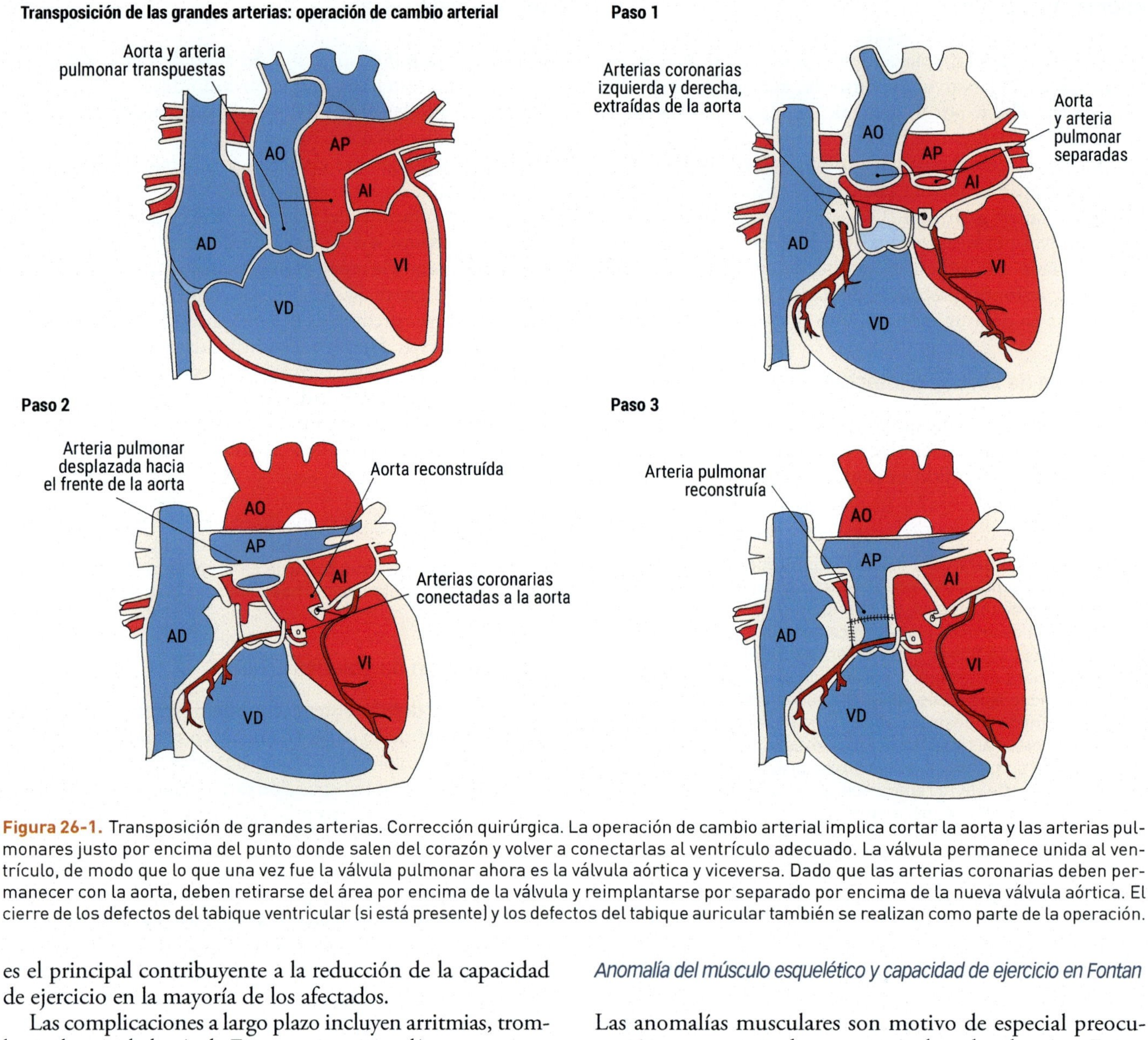

Transposición de las grandes arterias: operación de cambio arterial

Aorta y arteria
pulmonar transpuestas

Paso 1

Arterias coronarias
izquierda y derecha,
extraídas de la aorta

Aorta
y arteria
pulmonar
separadas

Paso 2

Arteria pulmonar
desplazada hacia
el frente de la aorta

Aorta reconstruída

Arterias coronarias
conectadas a la aorta

Paso 3

Arteria pulmonar
reconstruía

Figura 26-1. Transposición de grandes arterias. Corrección quirúrgica. La operación de cambio arterial implica cortar la aorta y las arterias pulmonares justo por encima del punto donde salen del corazón y volver a conectarlas al ventrículo adecuado. La válvula permanece unida al ventrículo, de modo que lo que una vez fue la válvula pulmonar ahora es la válvula aórtica y viceversa. Dado que las arterias coronarias deben permanecer con la aorta, deben retirarse del área por encima de la válvula y reimplantarse por separado por encima de la nueva válvula aórtica. El cierre de los defectos del tabique ventricular (si está presente) y los defectos del tabique auricular también se realizan como parte de la operación.

es el principal contribuyente a la reducción de la capacidad de ejercicio en la mayoría de los afectados.

Las complicaciones a largo plazo incluyen arritmias, trombosis dentro de la vía de Fontan, cirrosis cardíaca, enteropatía pierde-proteínas, insuficiencia ventricular e insuficiencia circulatoria. Muchos pacientes tienen un cortocircuito de derecha a izquierda, a través de una fenestración en la vía de Fontan o colaterales venosos pulmonares que pueden volverse más pronunciados durante el ejercicio, lo que origina una baja saturación de oxígeno y, a veces, cianosis. Algunos pacientes que realizan actividad física vigorosa de forma regular pueden tener una capacidad de ejercicio normal y, probablemente, tener mejores perspectivas a largo plazo.

 Además de presentar una baja precarga y la presencia, en ocasiones, de un cortocircuito de derecha a izquierda, también influye en la capacidad de ejercicio, la dinámica atípica de la frecuencia cardíaca y el desacoplamiento ventricular-vascular, así como en la reducción de la masa y función del músculo esquelético (miopenia asociada con Fontan) y la disfunción de los músculos respiratorios.

Anomalía del músculo esquelético y capacidad de ejercicio en Fontan

Las anomalías musculares son motivo de especial preocupación en ausencia de un ventrículo subpulmonar. Existe debilidad de los músculos respiratorios y periféricos en el contexto propio de toda cardiopatía congénita y varios estudios reflejan una miopatía similar a la observada en la insuficiencia cardíaca adquirida. El bombeo que ejercen los músculos periféricos con su contracción se reconoce cada vez más como clave para promover el llenado cardíaco durante el ejercicio, ya que contribuye al aumento del volumen sistólico. Dicha contracción de la musculatura puede generar un flujo pulsátil de la arteria pulmonar, que puede promover una función circulatoria saludable.

La masa muscular magra y la fuerza son predictores independientes de supervivencia.

Existen anomalías musculares específicas descritas de la circulación de Fontan:

• La función de los ergorreceptores (pequeños receptores aferentes sensibles a los metabolitos durante la contracción muscular), a través de su contribución a la alteración de la presión arterial durante el ejercicio, se ha visto alterada en comparación con sujetos controles.

- La capacidad de los músculos esqueléticos para reponer las saturaciones de oxígeno después del ejercicio se atenúa en aquellos sujetos con fisiología de Fontan.
- Los estudios de miopatía por insuficiencia cardíaca, al igual que en sujetos con circulación de Fontan, han demostrado que la atrofia muscular es desproporcionada con respecto a la disfunción cardíaca, revelando un agotamiento excesivo de la fosfocreatina (PCR) y un aumento de la acidosis intracelular con una carga de trabajo más baja de lo normal (en términos generales, los resultados de vías de generación de ATP musculares están deteriorados). Además, existe una disfunción endotelial, así como un aumento en las fibras musculares tipo II propensas a la fatiga.

En los adultos con Fontan, las mediciones del VO_2 máximo indican una limitación moderada del ejercicio, como se ha documentado en pacientes con Fontan más jóvenes o de edad pediátrica. También muestran una atrofia muscular en el rango sarcopénico. En estos afectados, la masa magra se ha correlacionado positivamente con el VO_2 pico y el pulso de oxígeno; de ahí la importancia de realizar entrenamiento de fuerza en esta población.

La reducción de masa magra en estos pacientes puede ser por varios motivos, como ocurre en la insuficiencia cardíaca adquirida, pero se añade como factor importante la desnutrición y la pérdida de proteínas relacionadas con la hipertensión portal, que pueden ser de particular relevancia; aun así, suelen ser personas con sobrepeso, en parte en relación con el sedentarismo.

Anomalía de la musculatura respiratoria y capacidad de ejercicio en Fontan

Hasta ahora se ha hablado del bombeo muscular (retorno de la sangre venosa al corazón a través de la contracción del músculo esquelético). Sin embargo, la bomba ventilatoria proporciona un aumento adicional del retorno venoso durante la inspiración, con un aumento del flujo predominantemente a través de la vena cava inferior torácica. La precarga en reposo depende sobre todo de la respiración (el bombeo de los músculos respiratorios o «fuelle torácico»). De hecho, el aumento del gasto cardíaco en reposo se ha visto que mejora en relación con el entrenamiento de los músculos inspiratorios, lo que sugiere que otros mecanismos más allá de la precarga ventricular pueden ser los responsables, con probabilidad, de una reducción de la fatiga de los músculos respiratorios.

Los efectos de la respiración sobre la circulación en reposo y con el ejercicio se han descrito en sujetos sanos; durante la inhalación, y debido a la presión intratorácica negativa (mecanismo de succión), se produce un aumento abrupto en el retorno venoso aumentando transitoriamente el llenado del ventrículo derecho. Por lo tanto, con presión intratorácica negativa, el gasto cardíaco aumenta en sujetos sanos a pesar del aumento en la poscarga del ventrículo izquierdo.

En los pacientes con Fontan, el flujo de la vena cava también cambia con la respiración. Se ha demostrado en estudios ecocardiográficos y de resonancia magnética cardíaca que existe un aumento del retorno venoso, en particular del flujo de la vena cava inferior, con la inspiración con el paciente en reposo en decúbito supino. No hay un cambio significativo en el VS con el aumento en la frecuencia ventilatoria. Esto puede deberse a la existencia de un límite del aumento del VS en los pacientes con fisiología de ventrículo único. Por esta razón, puede ser que en ellos no exista mejoría en el VS ni en el gasto cardíaco con el aumento de la fuerza inspiratoria; por ello, se resume que el aumento en el VS observado durante el ejercicio en estos pacientes resulta sobre todo de la bomba muscular, con una pequeña contribución de la bomba ventilatoria. Este hallazgo refuerza la práctica clínica de tener precaución al optar por la ventilación con presión positiva en pacientes con Fontan.

CONSIDERACIONES CLÍNICAS IMPORTANTES PARA TENER EN CUENTA A LA HORA DE PAUTAR EJERCICIO EN CARDIOPATÍAS CONGÉNITAS DEL ADULTO

Aunque casi todos los pacientes con CCA pueden realizar de manera segura ejercicio terapéutico de intensidad moderada de manera regular, salvo contraindicaciones específicas, la mayoría de los pacientes con CCA experimentan algún grado de reducción de la capacidad de ejercicio, incluso si son asintomáticos. El grado de dicha reducción varía mucho y está asociado con el tipo de cardiopatías congénitas. Hay algunas consideraciones importantes que afectan a pacientes específicos y deben tenerse en cuenta a la hora de formular una prescripción adecuada de ejercicio de tipo aeróbico y de fuerza.

Hipertensión pulmonar

Los pacientes con hipertensión arterial pulmonar (HAP) asociada con CCA experimentan una poscarga del ventrículo derecho elevada. El corazón derecho, inicialmente, se adapta induciendo una hipertrofia concéntrica para mantener la función sistólica. Sin embargo, con el tiempo, el corazón derecho pasa a un estado de mala adaptación, la función sistólica disminuye y el ventrículo derecho se dilata. El ventrículo derecho de los pacientes con síndrome de Eisenmenger puede tener una hipertrofia concéntrica adaptativa bien conservada hasta llegar a la edad adulta.

En personas que no tienen cianosis, el desacoplamiento ventriculoarterial es, con probabilidad, el factor predominante que inhibe el rendimiento del ejercicio, aunque son evidentes otros factores contribuyentes. Los enfermos que tienen cianosis crónica o fisiología de Eisenmenger pueden desaturarse con profundidad durante el ejercicio, lo que lleva a una capacidad de ejercicio significativamente disminuida.

Aunque el ejercicio de intensidad ligera a moderada se tolera bastante bien en la hipertensión pulmonar y se ha demostrado que es beneficioso, puede haber un mayor riesgo de eventos adversos asociados con la actividad física vigorosa, incluida la reducción de la presión arterial por bajo gasto cardíaco, síncope y muerte súbita. Este riesgo puede disminuir en pacientes con síndrome de Eisenmenger, ya que la presencia de una derivación puede ayudar a mantener el volumen del ventrículo izquierdo. Se debe tener en cuenta la posibilidad de la compresión de la arteria coronaria principal izquierda por la arteria pulmonar principal dilatada (puede ser causa de angina en algunos pacientes con HAP y empeorar potencialmente la manifestación clínica con el ejercicio).

Síndrome de Eisenmenger

Descrita por primera vez por Víctor Eisenmenger, fue definida por Paul Wood en términos fisiopatológicos como «hipertensión pulmonar a nivel sistémico, causada por una alta resistencia vascular pulmonar, con cortocircuito invertido o bidireccional a nivel aortopulmonar, ventricular o auricular». Representa el fenotipo hemodinámico más grave de HAP en asociación con cardiopatías congénitas y se desarrolla en presencia de grandes defectos del tabique auricular o ventricular no reparados, derivaciones arteriales o formas complejas de cardiopatías congénitas.

El síndrome de Eisenmenger (SE), a pesar de los importantes avances en cardiología pediátrica y cirugía cardíaca que han mejorado drásticamente el curso de las cardiopatías congénitas durante el último medio siglo, todavía presenta una prevalencia del 1-5,6 % de las cardiopatías congénitas, lo que plantea desafíos para la calidad de vida y la longevidad de estos pacientes.

Se caracteriza por hipoxemia crónica y afectación multiorgánica, incluida la eritrocitosis secundaria (a menudo con deficiencia de hierro) y aumento de la diátesis trombótica y hemorrágica, alta carga arrítmica, riesgo de infecciones e insuficiencia cardíaca progresiva, lo que requiere atención multidisciplinaria en centros expertos. Además, los pacientes con síndrome de Eisenmenger tienen la peor tolerancia al ejercicio entre los que presentan cardiopatías congénitas y la prevalencia más alta de disfunción renal. Como consecuencia de su escasa capacidad física y de la afectación multiorgánica, su calidad de vida se ve significativamente deteriorada en comparación con otros pacientes con cardiopatías congénitas o con HAP de otras etiologías. Las recomendaciones de las guías de práctica actuales se basan, en gran medida, en la opinión de expertos. Dichas recomendaciones con respecto al ejercicio y rehabilitación cardiorrespiratoria sugieren que:

• Se realice una evaluación previa a la participación en actividad física que incluya electrocardiograma, ecografía transtorácica, test de 6 minutos marcha y PECP para evaluar la seguridad.
• Se desarrolle y proporcione un programa de capacitación supervisado y ajustado al individuo.
• Hay lagunas en la evidencia: existen datos limitados sobre los beneficios y riesgos del ejercicio en pacientes con SE y se requiere más evidencia sobre la mejor modalidad y entorno de entrenamiento.

Los mecanismos fisiopatológicos comunes entre SE y HAP deberían permitir, al menos en parte, la generalización del conocimiento sobre el entrenamiento físico en HAP a pacientes con SE. Sin embargo, la extrapolación de datos debe implementarse con cautela. Hasta la fecha, hay datos escasos sobre el entrenamiento físico en pacientes con SE. Un ensayo clínico aleatorizado de ocho pacientes que recibieron sesiones de entrenamiento supervisadas dos veces por semana durante 3 meses en bicicleta ergométrica, comenzando con 10-25 W y escalando hasta un pico máximo de 20-50 W, manteniéndose por debajo del 80 % de la frecuencia cardíaca alcanzada durante la prueba de caminata de 6 minutos previa a la evaluación, resultó en una mejora significativa en SaO_2 en reposo y en la clase funcional.

Otro estudio prospectivo evaluó la seguridad y eficacia de un programa de rehabilitación de ejercicio supervisado en 20 pacientes con HAP en cardiopatías congénitas (50 % de ellos con síndrome de Eisenmenger). Los afectados se sometieron a un programa de entrenamiento específico para hipertensión pulmonar con un inicio de 3 semanas en el hospital, seguido de 12 semanas en domicilio. Las sesiones diarias de entrenamiento físico incluyeron entrenamiento en bicicleta ergométrica a intervalos de 10-60 W, entrenamiento con mancuernas de grupos de músculos individuales y terapia respiratoria. Los pacientes mejoraron de manera significativa su prueba de 6 minutos después de 3-15 semanas y su VO_2 pico y carga de trabajo máxima después de 15 semanas. En resumen, el entrenamiento físico en el SE puede tener efectos beneficiosos sobre la capacidad de ejercicio, los síntomas y la calidad de vida, pero debe ser manejado por médicos con experiencia en la enfermedad para realizar un tratamiento efectivo y eficaz. Se necesitan más estudios para investigar las modalidades de entrenamiento y el entorno más apropiado para realizarlo.

Problemas del ritmo cardíaco

Los pacientes con cardiopatías congénitas no reparada y reparada tienen mayor riesgo de arritmias supraventriculares y ventriculares. La bradicardia y la incompetencia cronotrópica son comunes en las cardiopatías congénitas (asociada con la propia lesión cardíaca o con el daño al tejido de conducción durante la cirugía y/o los efectos de los medicamentos que limitan la frecuencia cardíaca). La incompetencia cronotrópica (alcanzar menos del 80-85 % de la frecuencia cardíaca máxima predicha durante la prueba de esfuerzo) es experimentada por el 30-60 % de las personas con cardiopatías congénitas. Esto puede estar relacionado con una actividad autonómica cardíaca deteriorada, daño del nódulo sinoauricular/auriculoventricular o el suministro arterial durante la cirugía o precarga inadecuada. En pacientes con Fontan, la frecuencia cardíaca máxima se estanca en unos 155-165 lpm. La reducción de la frecuencia cardíaca máxima puede ser una respuesta compensatoria en el contexto de una precarga reducida.

Muerte súbita cardíaca y arritmias no controladas

Si bien se reconoce que la muerte súbita cardíaca durante el ejercicio es rara en pacientes con cardiopatías congénitas, esto puede minimizarse de forma potencial con la detección adecuada. Las personas con cardiopatía congénita compleja deben someterse a pruebas de detección de arritmias malignas en potencia con un monitor Holter de 24 horas y una prueba de esfuerzo antes de emprender un programa de ejercicio; las arritmias cardíacas no controladas deben tratarse con éxito.

Sin embargo, las pruebas individuales pueden ser insuficientes para detectar arritmias, y los pacientes con síntomas nuevos que sugieran arritmia deben derivarse con urgencia para su investigación y tratamiento.

DAI y marcapasos

Se debe evitar el ejercicio excesivo de las extremidades superiores durante, al menos, 3-4 semanas después de la implantación del marcapasos o DAI y, en general, se debe evitar la actividad física de alto impacto en pacientes con estos dispositivos para evitar un posible desplazamiento. Las actividades como la natación de larga distancia, que dan como resultado una rotación repetitiva del brazo, pueden dañar los cables del DAI o del marcapasos transvenoso.

> **!** Los profesionales del ejercicio deben conocer:
>
> - El umbral de frecuencia de un DAI.
> - La prescripción de ejercicio, que no debe exceder una frecuencia cardíaca más allá de 10-15 lpm por debajo del umbral de descarga de un DAI para evitar descargas inapropiadas, a menos que el dispositivo tenga una discriminación de arritmia adecuada que se pueda aclarar con el equipo de cardiología.
> - Que los pacientes con bloqueo cardíaco completo que tienen un marcapasos que detecta la actividad auricular y luego estimula secuencialmente el ventrículo pueden dejar de rastrear la actividad auricular si la frecuencia cardíaca excede el límite de frecuencia superior establecido en el marcapasos.
> - Los ajustes de marcapasos a menudo se pueden optimizar, por lo que es prudente ponerse en contacto con el cardiólogo tratante si hay problemas que interfieren con la capacidad del paciente para realizar la actividad física.

Isquemia

Los pacientes que se han sometido a un reimplante coronario durante una reparación cardíaca, una reparación quirúrgica por un origen anómalo de una arteria coronaria o un reemplazo de la raíz aórtica tienen un mayor riesgo de lesiones coronarias oclusivas ostiales e isquemia miocárdica. Las personas con un origen anómalo de la arteria coronaria izquierda de la arteria pulmonar y un origen aórtico anómalo de una arteria coronaria son propensos a la isquemia miocárdica progresiva, que puede provocar una muerte súbita. Incluso en ausencia de isquemia documentada en la prueba de esfuerzo, las lesiones coronarias anómalas de alto riesgo pueden seguir siendo peligrosas. Las cardiopatías congénitas, como la atresia pulmonar con tabique ventricular intacto, puede tener anomalías coronarias complejas; los pacientes con cianosis profunda o hipertensión pulmonar grave pueden desarrollar isquemia cardíaca debido a un suministro inadecuado de oxígeno al miocardio. Los enfermos con síntomas de isquemia miocárdica deben someterse a una prueba de esfuerzo con supervisión médica antes de emprender un programa de ejercicio. Para los que padecen isquemia coronaria confirmada que han recibido autorización para hacer ejercicio,

la intensidad máxima de ejercicio se considera que no debe exceder los 10 lpm por debajo del umbral isquémico.

Cianosis

Los pacientes con cortocircuito de derecha a izquierda o flujo sanguíneo pulmonar reducido son propensos a la desaturación durante el entrenamiento. Algunos pueden tener una saturación de oxígeno levemente mejorada con el suplemento de oxígeno y, por lo tanto, en ocasiones, en pacientes frágiles, se puede probar el suplemento de oxígeno durante el ejercicio. Es posible que las cardiopatías congénitas cianóticas tengan saturaciones de oxígeno en reposo muy por debajo del 90 %; se suelen desaturar drásticamente, incluso durante un esfuerzo ligero. Por lo tanto, en enfermos gravemente cianóticos, la intensidad y la duración del ejercicio deben determinarse mediante umbrales limitados por síntomas y clasificaciones de esfuerzo percibido. Medir la saturación de oxígeno en este entorno puede tener poca utilidad.

Cardiopatía valvular y obstrucción del tracto de salida

Algunos pacientes con atresia valvular o cardiopatías congénitas complejas pueden tener un conducto cardíaco implantado para que sirva como válvula. En teoría, los enfermos con conductos cardíacos del ventrículo derecho anterior a la arteria pulmonar pueden correr el riesgo de dañar la prótesis durante los deportes de contacto. La obstrucción del tracto de salida puede ser dinámica y volverse más significativa durante el ejercicio.

Por su lado, las personas con estenosis, regurgitación u obstrucciones leves pueden participar en la mayoría de las formas de ejercicio, mientras que aquellas con estenosis valvular más grave u obstrucción del tracto de salida ventricular tienen riesgo de síncope e hipotensión durante la actividad física debido a la reducción del gasto cardíaco, por lo que debe restringirse su actividad a ejercicio de intensidad baja a moderada que no provoque síntomas.

Problemas musculoesqueléticos

La alteración de la función muscular se correlaciona con la complejidad de la lesión cardíaca. Se ha demostrado que pacientes con cardiopatías congénitas complejas tienen una función muscular isotónica de las extremidades deteriorada en comparación con los enfermos con cardiopatías congénitas simples o sujetos control. Las causas subyacentes de la función muscular deteriorada son poco conocidas, pero es probable que sean multifactoriales. Como ya se ha dicho, hay una fuerte asociación entre la complejidad de la lesión cardíaca y el deterioro de la función muscular. Sin embargo, existen muchos factores de confusión potenciales relacionados con la complejidad de la lesión cardíaca que dificultan la identificación y evaluación de variables de importancia como:

- Número de intervenciones previas.
- Deterioro de la función respiratoria.
- Tratamiento farmacológico de los pacientes.
- Consejos inapropiados con respecto a la actividad física.

- Sobreprotección por parte de los padres y cuidadores en la infancia.

Desde un punto de vista más fisiopatológico, la disfunción muscular está directamente relacionada con la: activación neurohormonal, el bajo gasto cardíaco, la cianosis, la disfunción endotelial y la hipoactividad. Los pacientes con ventrículo derecho sistémico, por lo general, tienen una capacidad disminuida para aumentar el gasto cardíaco durante el ejercicio, lo que afecta al suministro de oxígeno y puede progresar con el tiempo. En pacientes paliados con Fontan/TGA, la falta de un ventrículo subpulmonar limita sustancialmente el gasto cardíaco durante el ejercicio. El gasto cardíaco deteriorado podría influir en el desarrollo de la capilarización muscular local. Como consecuencia, un bajo grado de limitación cardíaca podría afectar de modo negativo la función del músculo esquelético periférico con el tiempo.

Como ya se ha comentado, los pacientes con CCA tienen una cinética de oxigenación más lenta que los controles sanos por edad y sexo. Aquellos con fisiología de Fontan son los que tienen una tasa de resaturación más baja que los controles. Este metabolismo del músculo esquelético alterado podría contribuir a la capacidad aeróbica reducida que se suele encontrar en esta población de pacientes. Algunos autores afirman que la tasa de resaturación está relacionada con la acumulación de lactato durante el ejercicio.

Además, las anomalías musculoesqueléticas estructurales son comunes en personas con CCA, con alta prevalencia de escoliosis y/o cifosis. Los programas de ejercicios programados deben detenerse en detectar que no induzcan dolor articular; si ocurre, debe modificarse.

Función respiratoria

La disminución del volumen pulmonar suele ser el resultado de cirugías cardiotorácicas previas que involucran esternotomías y/o toracotomías. En enfermos con Fontan, se ha documentado una fuerte correlación entre el VO_2 máximo y la función pulmonar, posiblemente asociada con un flujo sanguíneo pulmonar atenuado que lleva a un volumen sistólico reducido. El entrenamiento de los músculos inspiratorios puede ser una intervención prometedora para abordar estas limitaciones en la capacidad de ejercicio.

Consideraciones psicológicas

Los pacientes con CCA tienen un mayor riesgo de desarrollar trastornos psicológicos. La ansiedad, las preocupaciones sobre la imagen corporal y la reducción de la autoestima pueden afectar negativamente la adherencia a los programas de ejercicio y la calidad de vida. Estos problemas también están asociados con una menor participación en deportes; los enfermos pueden experimentar una baja autoeficacia hacia el ejercicio. La falta de motivación es común y, a menudo, se requieren estrategias adicionales para mejorar la adherencia. La depresión se considera la influencia más fuerte del estado de salud percibido por el paciente y, a menudo, se pasa por alto.

PRUEBAS DE ESFUERZO EN PACIENTES CON CARDIOPATÍAS CONGÉNITAS DEL ADULTO

En este punto se trata la prueba de esfuerzo cardiopulmonar, la caminata de 6 minutos y el análisis de la fuerza.

Prueba de esfuerzo cardiopulmonar

Se recomienda que los pacientes con CCA compleja se sometan a una PECP antes de comenzar un programa de ejercicio para cuantificar objetivamente el VO_2 máximo y documentar cualquier respuesta adversa al ejercicio en un entorno seguro hospitalario.

> ! El VO_2 máximo es el método de referencia para evaluar la capacidad/potencia aeróbica y un indicador pronóstico importante en pacientes con CCA: si presentan un VO_2 máximo menor 15,5 mL/kg/min, tienen mayor riesgo de hospitalización o muerte; destaca la importancia clínica de mejorar la capacidad aeróbica. Las PECP seriadas son valiosas como medida de vigilancia para controlar el estado clínico a lo largo del tiempo.

En pacientes en los que no se alcanzan los criterios de maximalidad de la prueba (índice de intercambio respiratorio menor de 1,05), se debe considerar criterio submáximo de ejercicio al evaluar la respuesta a este.

Datos característicos de la PECP en pacientes con CCA son los siguientes:

- El primer umbral ventilatorio (VT_1), la pendiente de ventilación/VCO_2 y la pendiente de eficiencia de trabajo (VO_2/W) se correlacionan con el VO_2 máximo.
- Ventilación/VCO_2 está asociado con la clase funcional y puede predecir la supervivencia, independientemente de la clase de la New York Heart Association, aunque la importancia de este valor es baja en comparación con la SpO_2 en reposo, el VO_2 máximo, la edad o la frecuencia cardíaca de reserva.
- La pendiente ventilación/VCO_2 elevada refleja la ineficiencia ventilatoria y se asocia con un desajuste entre la ventilación y la perfusión, lo cual se correlaciona inversamente con la saturación de oxígeno en reposo en enfermos cianóticos con y sin hipertensión pulmonar. Como la cianosis se detecta hoy en día por oximetría de pulso, cuya sensibilidad ha mejorado enormemente tras la introducción del sensor de frente y el *software* que elimina los artefactos de movimiento, la oximetría de pulso nunca debe omitirse en una PECP de pacientes con CCA.
- En pacientes con CCA no cianóticas, la pendiente ventilación/VCO_2 se presenta como el predictor más potente de mortalidad.
- El inicio de la acidosis metabólica se asocia con el VT_1 e identifica el inicio de cambios energéticos anaeróbicos para satisfacer las demandas metabólicas.
- En pacientes con CCA se espera un inicio temprano del VT_1.
- La pendiente de la tasa de VO_2/W lineal normal es de 10 mL/min/vatios. Una pendiente aplanada, descendente o no lineal puede indicar una limitación cardíaca central.

- La pendiente de eficiencia de consumo de oxígeno se ha utilizado en la evaluación de la capacidad de ejercicio y tiene una estrecha correlación con el VO_2 máximo. La mencionada pendiente es una medida submáxima que proporciona una evaluación del estado de perfusión independiente del esfuerzo y puede ser útil en enfermos desmotivados o gravemente debilitados.

- Cuando el ejercicio al realizar la PECP induce *shunt*, aparecen los siguientes cambios: aumento repentino de la ventilación/VCO_2, ventilación/VO_2, del índice de intercambio respiratorio (RER) y del PET de oxígeno combinado con una disminución repentina del PET dióxido de carbono y de la saturación de oxígeno. En pacientes con un cortocircuito de aparición temprana, con la excepción de la disminución de la saturación de oxígeno, los hallazgos pueden ser similares a la hiperventilación inducida por la ansiedad.

- En la aparición de *shunt* de derecha a izquierda solo con cargas altas el VT_1 y el punto de compensación respiratoria (VT_2) ya no suele ser posible determinarlos y aparecen, muy pronunciadamente, como si estos dos umbrales se alcanzaran al mismo tiempo combinado con el comienzo de la disminución de la saturación de oxígeno.

Prueba de caminata de 6 minutos

En los centros que no tienen acceso a PECP, la prueba de caminata de 6 minutos es una prueba simple, económica y segura que se correlaciona moderadamente con el VO_2 pico en enfermos con CCA. Aunque la evaluación sistemática de la distancia de esta prueba puede detectar el deterioro de la capacidad de ejercicio, solo aporta una visión limitada de los mecanismos que subyacen a la intolerancia al ejercicio. Las mejoras también se pueden atribuir al efecto aprendizaje, mientras que, en pacientes menos sintomáticos, una meseta puede deberse al «efecto techo», que puede limitar aún más su utilidad.

Análisis de la fuerza

Las pruebas de fuerza se pueden realizar antes de comenzar un programa de ejercicio aeróbico en pacientes de bajo riesgo sin contraindicaciones.

> ! Las contraindicaciones para el ejercicio de fuerza son: retinopatía, arritmias no controladas, hipertensión pulmonar grave, insuficiencia cardíaca descompensada, obstrucción grave del tracto de salida y dilatación aórtica. Los pacientes con hernias inguinales también deben evitar las pruebas de fuerza.

La prueba de una repetición máxima (1RM) o sus equivalentes proporciona información valiosa sobre la función del músculo esquelético; las cargas máximas se pueden usar para prescribir con precisión el entrenamiento de resistencia a intensidades de ejercicio submáximas.

El flujo sanguíneo arterial pulsátil es necesario para el desarrollo de órganos y músculos. En muchos pacientes con CCA, el flujo de sangre arterial a los brazos se inhibe debido a las cirugías de derivación en la infancia. Especialmente en adultos con tetralogía de Fallot, a menudo reciben un procedimiento paliativo con una derivación de Blalock-Taussig (BTS) (**Fig. 26-2**) antes de la cirugía correctiva. Los estudios de seguimiento han demostrado que la fuerza de prensión manual y la longitud del brazo ipsilateral a la derivación se reducen en tamaño después de BTS. Dichos estudios también enfatizan una mayor reducción en BTS clásico en comparación con el modificado. Como alternativas a la BTS, procedimientos como las derivaciones aortopulmonares y la derivación del ventrículo derecho a la arteria pulmonar son el paso principal en el tratamiento de los corazones univentriculares o la tetralogía de Fallot. La aortoplastia con colgajo subclavio se utiliza en pacientes con coartación de la aorta. Todos estos procedimientos causan una reducción del flujo sanguíneo arterial que, según el tipo y el sitio de derivación, afecta al brazo derecho o izquierdo o a la parte central del cuerpo.

Para medir la fuerza de la empuñadura, se suele utilizar un dinamómetro hidráulico tipo Jamar. La fuerza de agarre en pacientes con CCA disminuye, sobre todo en los que recibieron una derivación en la infancia. Además, se reduce la fuerza de la empuñadura del sitio ipsilateral de la derivación. A este origen de pérdida de fuerza se le suma la actividad física reducida, con una prescripción de ejercicio inadecuada y una sobreprotección o incluso una miopatía generalizada.

ENTRENAMIENTO Y EJERCICIO

A pesar de la evidencia actual que sugiere que el ejercicio controlado es beneficioso para los pacientes con CCA y que las respuestas adversas son raras, la participación en programas de entrenamiento sigue siendo subóptima.

Las categorías de intensidad de ejercicio aeróbico y de fuerza se presentan en la **tabla 26-1**.

La mayoría de los programas de ejercicio en adolescentes y adultos con cardiopatías congénitas se han centrado en realizar actividad aeróbica. Un hallazgo consistente en toda la literatura especializada es una mejora en la función cardiorrespiratoria. Asimismo, una revisión sistemática reciente en el contexto de todas las cardiopatías congénitas ha demostrado una mejora media del VO_2 máximo del 8 % (2,6 mL/kg/min) después de programas de entrenamiento, además de retrasar la entrada en el primer umbral o umbral anaeróbico, lo que sugiere un metabolismo oxidativo mejorado. Aunque la literatura especializada es limitada, los estudios que existen presentan tras programas de entrenamiento mejoría en el pulso de oxígeno, asegurando efectos en el volumen sistólico, y, como medida indirecta, optimización en el gasto cardíaco.

> ! Adaptaciones periféricas logradas por el entrenamiento y programas de ejercicio en CCA. Mejoras en la:
> - Función ergorreceptora muscular.
> - Hipertrofia del músculo esquelético.
> - Función endotelial vascular.
> - Oxigenación muscular periférica.
> - Capacidad oxidativa del músculo esquelético.
> - Función cardiorrespiratoria.

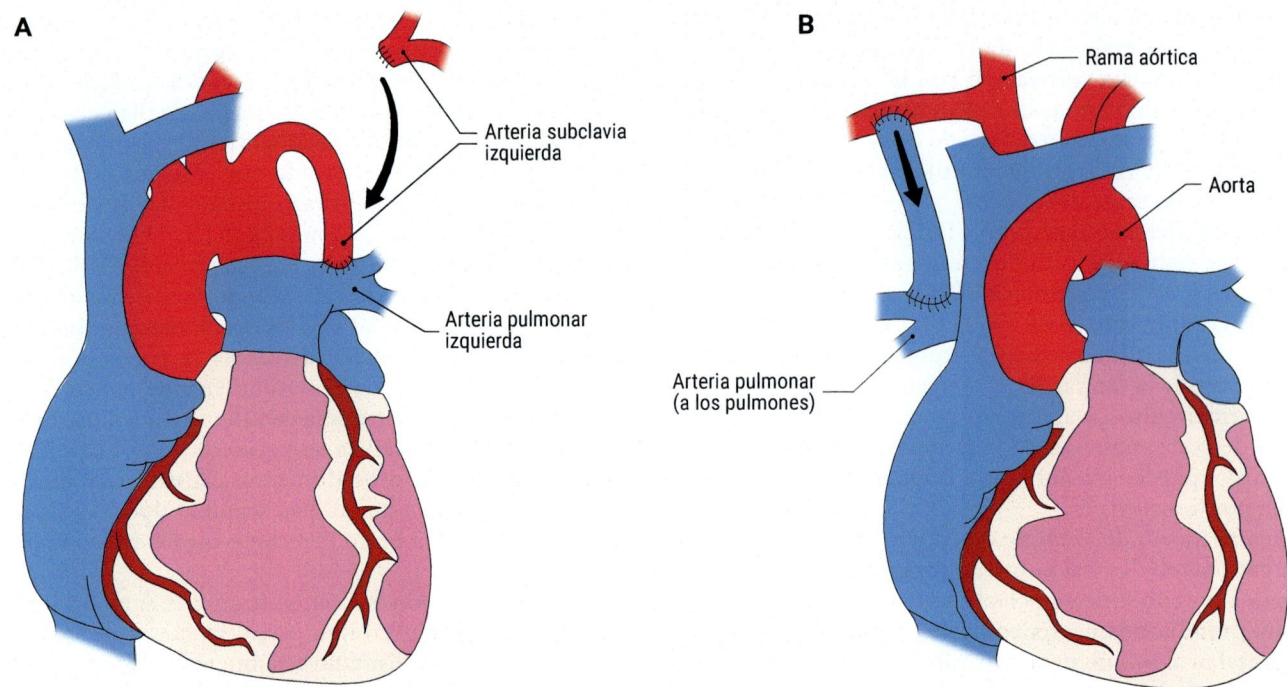

A

Arteria subclavia izquierda

Arteria pulmonar izquierda

B

Rama aórtica

Aorta

Arteria pulmonar (a los pulmones)

Figura 26-2. Procedimiento paliativo en tetralogía de Fallot antes de la cirugía correctiva. **A)** La arteria subclavia izquierda se divide y se conecta a la arteria pulmonar izquierda. Esto permite que la sangre fluya a los pulmones para recibir oxígeno. **B)** La operación de Blalock-Taussig modificado es la conexión de la arteria subclavia y las arterias pulmonares por un tubo sintético.

Prescripción de ejercicio aeróbico

Como en sujetos sanos y pacientes con otras afecciones cardiovasculares, el principio FITT-VP media la respuesta o la importancia en todo programa de ejercicio. F: frecuencia, I: intensidad, T: tiempo de duración, T: tipo o modo, V: volumen o cantidad, P: progresión.

La intensidad es uno de los principales mediadores de la mejoría en el VO_2 máximo en pacientes con insuficiencia cardíaca y no parece aumentar el riesgo de eventos adversos. Es común prescribir una intensidad de ejercicio aeróbico basada en:

- La frecuencia cardíaca máxima medida durante la prueba de esfuerzo; la mayoría de los estudios prescriben entre el 60 y

Tabla 26-1. Categorías de intensidad de ejercicio basadas en varios métodos de prescripción

Categoría según la intensidad	Intensidad del entrenamiento aeróbico	Medidas subjetivas del entrenamiento aeróbico	Puntos de VT de la PECP	Intensidad del entrenamiento de fuerza
Bajo	20-39 % de la RFC o RVO_2 o 40-54 % de la $FC_{máx}$ 20-39 % $VO_{2máx}$	RPE Borg: 8-10	–	30-39 % del 1RM 1-3 series de 8-10 repeticiones ≥1 minuto de descanso entre series
Moderado	40-59 % de la RFC o RVO_2 o 55-69 % de la $FC_{máx}$ 40-59 % $VO_{2máx}$	RPE Borg: 11-13	Inicio a la intensidad en W o en FC en VT_1	50-69% del 1RM 1-3 series de 10-12 repeticiones ≥ 1 minuto de descanso entre series
Vigoroso	60-84 % de la RFC o RVO_2 o 70-89 % de la $FC_{máx}$ 60-84 % $VO_{2máx}$	RPE Borg: 14-16	Intensidad en W o en FC entre VT_1 y VT_2	70-79 % del 1RM 1-3 series de 12-15 repeticiones ≥ 2 minuto de descanso entre series
Alto	≥ 85 % de la RFC o RVO_2 o ≥ 90 % de la $FC_{máx}$ ≥ 8 5% $VO_{2máx}$	RPE Borg: ≥ 17	Intensidad en W o en FC por encima del VT_2	≥ 80 % del 1RM 1-3 series de 12-15 repeticiones ≥ 2 minutos de descanso entre series

1RM: 1 repetición máxima; $FC_{máx}$: frecuencia cardíaca máxima; PECP: prueba de esfuerzo cardiopulmonar; RFC: reserva de la frecuencia cardíaca; RVO_2: reserva del VO_2; RPE Borg: valoración del esfuerzo percibido de Borg (6-20); $VO_{2máx}$: consumo de oxígeno máximo; VT: umbral ventilatorio; VT_1: primer umbral ventilatorio (umbral anaeróbico); VT_2: segundo umbral ventilatorio (punto de compensación respiratoria); W: vatios.
Adaptada de Tran (2020).

- el 80 % de dicha frecuencia, aunque se han empleado intensidades tan bajas como el 40 % o tan altas como el 95 %.
- Otros estudios han empleado el método de reserva de frecuencia cardíaca, aunque no parecen ser los mejores métodos para monitorear la intensidad.
- La clasificación subjetiva del esfuerzo percibido (escala percibida de Borg) puede ser útil.
- El método de umbrales permite la prescripción de ejercicio aeróbico basado en la respuesta fisiológica. Este método es independiente de la frecuencia cardíaca y puede ser más apropiado en aquellos con una respuesta de frecuencia cardíaca anormal. Sin embargo, se recomienda tener en cuenta la cinética del VO_2 y el ajuste de las tasas de trabajo cuando se realiza la transición a ejercicios de intensidad constante desde los protocolos de rampa de la PECP. Un método de ajuste cinético simple propuesto es reducir la tasa de trabajo prescrita en unos 10 W para un protocolo de rampa incremental de 10 W/min en pacientes con enfermedades cardíacas y pulmonares.

La frecuencia y la duración del ejercicio también pueden ser variables; los más comunes 2-3 días por semana. Aunque hay protocolos que involucran 1 día a la semana, estos no demuestran mejorías en la función cardiorrespiratoria. La mayoría de los estudios han informado una duración de la sesión de ejercicio aeróbico de 30-60 minutos. El entrenamiento interválico de alta intensidad (HIIT) se ha prescrito hace poco con buenos resultados en otras condiciones cardiovasculares en enfermos hemodinámicamente estables y que han realizado un período de ejercicio a una intensidad moderada antes. Hasta la fecha, se han realizado varios estudios de HIIT en personas con cardiopatías congénitas. Además, se han descrito programas de ejercicio interválico en pacientes con ventrículo derecho sistémico con mejoría en la presión arterial sistólica en reposo disminución y aumento del VO_2 pico después de 10 semanas. El HIIT se ha encontrado superior frente al entrenamiento continuo en parámetros de función vascular, en el NT-proBNP, en la capacidad máxima de ejercicio,

en la función autonómica cardíaca y en la calidad de vida relacionada con la salud. La implementación de HIIT en pacientes con CCA debe realizarse con precaución, solo en los que se encuentren estables y después de un período de entrenamiento de intensidad baja a moderada para generar tolerancia a mayores intensidades. La duración de los intervalos, que siempre es un tema conflictivo en la literatura especializada, se recomienda inicialmente con una relación de descanso activo de 1:2 minutos que progrese a 2:1 según se tolere. En los pacientes de menor riesgo, el método de intervalos aeróbicos de alta intensidad de 4 × 4 minutos comúnmente prescrito en insuficiencia cardíaca (intervalos de 4 × 4 minutos al 85-95 % de la frecuencia cardíaca máxima con 3 minutos de recuperación activa al 70 % de la frecuencia cardíaca máxima entre intervalos) puede ser apropiado, pero se requiere investigación futura para establecer la seguridad y eficacia en diferentes grupos con CCA.

Prescripción de ejercicio de fuerza

La atrofia y disfunción del músculo esquelético prevalecen en muchos grupos de CCA. Mientras que el ejercicio aeróbico puede mejorar las propiedades musculares y la función, el de fuerza se considera la modalidad más eficaz para contrarrestar la atrofia del músculo. Dicho ejercicio puede contrarrestar la reducción de la masa muscular y mejorar su función y la capacidad de ejercicio en las cardiopatías congénitas complejas. En particular, la masa muscular de las extremidades inferiores se correlaciona con el flujo sanguíneo aórtico en pacientes con circulación de Fontan.

Históricamente, el ejercicio de fuerza se ha evitado en pacientes congénitos debido a las preocupaciones sobre el posible efecto perjudicial del aumento de la poscarga en la función cardíaca. Sin embargo, varios estudios en las últimas dos décadas han demostrado la seguridad y eficacia de dicho entrenamiento. Contrariamente a la creencia popular, las cargas más altas y número de repeticiones bajo pueden reducir la respuesta hemodinámica al entrenamiento de fuerza en

Tabla 26-2. Clasificación de riesgo de pacientes con cardiopatías congénitas del adulto para determinar las intensidades de entrenamiento recomendadas

Clasificación del riesgo	Función ventricular	Obstrucción del tracto de salida	Hipertensión pulmonar	Función valvular	Arritmias	Intensidad de ejercicio recomendada
Bajo	Normal o disfunción solo leve	Ninguno o mínimo	No	Ausencia de regurgitación o estenosis o regurgitación leve	No antecedentes de arritmias	EA Y EF de intensidad moderada a vigorosa
Moderado	Disfunción moderada	Moderada	Moderada	Moderada regurgitación o estenosis	Antecedentes de arritmias leves	EA y EF de intensidad baja a moderada
Alto	Disfunción grave	Moderada-grave	Moderada-grave	Grave estenosis o regurgitación	Antecedentes de arritmias malignas o significativas	EA y EF de intensidad baja

EA: ejercicio aeróbico; EF: ejercicio de fuerza.

comparación con cargas bajas y mayor número de repeticiones. Curiosamente, a la misma intensidad relativa, el ejercicio de fuerza induce una respuesta hemodinámica y sintomática similar en comparación con el ejercicio aeróbico en pacientes con PAH inducida por el ejercicio. Además, a intensidades máximas, la respuesta hemodinámica al ejercicio de resistencia es menor en comparación con el ejercicio aeróbico. Pero, es esencial dar instrucciones de forma cuidadosa sobre cómo realizar la técnica, evitando la maniobra de Valsalva y pausas de apnea para evitar el riesgo de una caída brusca del gasto cardíaco y síncope.

Se recomiendan períodos de descanso superiores a 60 segundos entre series para permitir que la presión arterial y la frecuencia cardíaca vuelvan a los valores de reposo. El ejercicio de fuerza debe comenzar con intensidades bajas y aumentar progresivamente hasta el nivel de intensidad recomendado a un ritmo de 2/0/2 s (excéntrico/isométrico/concéntrico). Pueden ser necesarias, al menos, dos o tres sesiones no consecutivas a la semana para producir un estímulo apropiado para inducir una hipertrofia muscular significativa. Los programas de entrenamiento deben incorporar los principales grupos musculares funcionales de la parte superior e inferior del cuerpo, con un enfoque específico en las extremidades inferiores en personas con circulación tipo Fontan para aumentar el bombeo del músculo esquelético.

Recomendaciones generales

El proceso recomendado para la prescripción de ejercicio y el entrenamiento de pacientes con CCA se puede ver en la **figura 26-3**. A los enfermos que están clínicamente estables se les debe prescribir un programa de ejercicio individualizado como complemento del tratamiento médico de rutina que sea acorde con las características de su afección. El cardiólogo y el equipo de rehabilitación cardíaca durante el programa de ejercicio deben estar en constante contacto evaluando el progreso del afectado y cualquier signo o síntoma adverso (mareo, síncope, dolores de cabeza y disnea intensa) que experimente este y que pueda justificar una

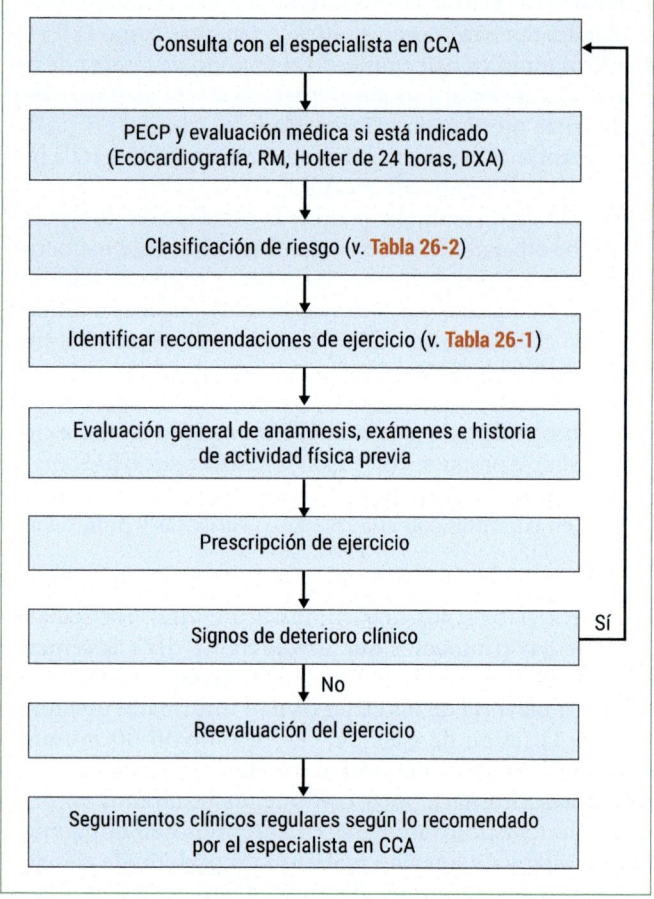

Figura 26-3. Proceso recomendado para la prescripción de ejercicio y entrenamiento. CCA: cardiopatía congénita del adulto; DXA: densitometría; PECP: prueba de esfuerzo cardiopulmonar; RM: resonancia magnética.

revisión. Algunos pacientes pueden realizar ejercicios de mayor intensidad de manera segura o incluso actividades deportivas tras consultar con un especialista en cardiopatías congénitas y deporte.

 PUNTOS CLAVE

- Los estudios actuales sugieren que el ejercicio y los programas de entrenamiento en rehabilitación cardíaca son seguros y ofrecen beneficios fisiológicos y psicosociales clínicamente relevantes para adolescentes y adultos que viven con cardiopatías congénitas, incluso en personas con anomalías muy complejas.
- Debido a la ausencia de una terapia médica efectiva más allá de las intervenciones quirúrgicas correctivas para muchos defectos de las cardiopatías congénitas, el ejer-

cicio controlado puede ser la estrategia más importante para mejorar la capacidad funcional y reducir el riesgo de futuros eventos cardiovasculares.
- Este es un campo emergente y se requieren más estudios para mejorar la prescripción de ejercicio en la amplia gama de defectos en las CCA y desarrollar servicios especializados en actividad física y ejercicio terapéutico interdisciplinares que puedan ayudar a la población con CCA.

BIBLIOGRAFÍA

Ager A. Minute ventilation/carbon dioxide production in congenital heart disease. Eur Respir Rev. 2021;30:200178.

Arvanitaki A, Gatzoulis MA, Opotowsky AR, Khairy P, Dimopoulos K, Diller GP, et al. Eisenmenger Syndrome. JACC. 2022;79(12):1183-98.

Baumgartner H, Backer J, Babu-Narayan S.V, Budts W, Chessa M, Diller GP, et al. Guía ESC 2020 para el tratamiento de las cardiopatías congénitas del adulto. Grupo de Trabajo sobre el tratamiento de las cardiopatías congénitas del adulto de la Sociedad Europea de Cardiología (ESC). Rev Esp Cardiol. 2021;74(5): 436.e1-436.e1.

Budts W, Pieles G.E, Roos-Hesselink J.W, Sanz de la Garza M, D'Ascenzi F, Giannakoulas G, et al. Recommendations for participation in competitive sport in adolescent and adult athletes with Congenital Heart Disease(-CHD): position statement of the Sports Cardiology & Exercise Section of the European Association of Preventive Cardiology (EAPC), the European Society of Cardiology(ESC) Working Group on Adult Congenital Heart Disease and the Sports Cardiology, Physical Activity and Prevention Working Group of the Association for European Paediatric and Congenital Cardiology (AEPC). European Heart Journal. 2020;41(43):4191-9.

Cordina R, O'Meagher S, Gould H, Rae C, Kemp G, Pasco JA, et al. Skeletal muscle abnormalities and exercise capacity in adults with a Fontan circulation. Heart. 2013;99(20):1530-4.

Garber CE, Blissmer B, Deschenes MR, Franklin BA, Lamonte MJ, Lee IM, et al. American College of Sports Medicine position stand. Quantity and quality of exercise for developing and maintaining cardiorespiratory, musculoskeletal, and neuromotor fitness in apparently healthy adults: guidance for prescribing exercise. Med Sci Sports Exerc. 2011;43(7):1334-59.

Giardini A. Generalised myopathy in young adults with congenital heart disease. Heart. 2011;97(14):1115-6.

Greutmann M, Le TL, Tobler D, Biaggi P, Oechslin EN, Silversides CK, et al. Generalised muscle weakness in young adults with congenital heart disease. Heart. 2011;97(14):1164-8.

Hansen D, Abreu A, Ambrosetti M, Cornelissen V, Gevaert A, Kemps A, et al. Exercise intensity assessment and prescription in cardiovascular rehabilitation and beyond: why and how: a position statement from the Secondary Prevention and Rehabilitation Section of the European Association of Preventive Cardiology. Eur J Prev Cardiol. 2022;29(1):230-45.

Müller J, Röttgers L, Neidenbach RC, Oberhoffer R, Ewert P, Hager A. Reduced Handgrip Strength in Congenital Heart Disease With Regard to the Shunt Procedure in Infancy. Front Pediatr. 2018; 6:247.

Muñoz JS., Muñoz S, Tortoledo F, Izaguirre L, Perozo C. Oclusión percutánea de los defectos del tabique interauricular: nueva estrategia de tratamiento. Gac Méd Caracas. 2002;110(1):19-30.

Sandberg C, Crenshaw AG, Elçadi GH, Christersson Ch, Hlebowicz J, Thilén U, et al. Slower Skeletal Muscle Oxygenation Kinetics in Adults With Complex Congenital Heart Disease. Canadian Journal of Cardiology. 2019;35(12);1815-23.

Sarno LA, Misra A, Siddeek H, Kheiwa A, Kobayashi D. Cardiac Rehabilitation for Adults and Adolescents With Congenital Heart Disease. Extending beyond the typical patient population. Journal of Cardiopulmonary Rehabilitation and Prevention 2020;40(1):E1-4.

Shafer KM, Garcia JA, Babb TG, Fixler DE, Ayers CR, Levine BD. The Importance of the Muscle and Ventilatory Blood Pumps During Exercise in Patients Without a Subpulmonary Ventricle (Fontan Operation). JACC. 2012;60(20):2115-21.

Shafer KM, Janssen L, Carrick-Ranson G, Rahmani S, Palmer D, Fujimoto N, et al. Cardiovascular response to exercise training in the systemic right ventricle of adults with transposition of the great arteries. J Physiol. 2015;593(Pt11):2447-58.

Sheng SP, Feinberg JL, Bostrom JA, Tang Y, Sweeney G, Pierre A; et al. Adherence and Exercise Capacity Improvements of Patients With Adult Congenital Heart Disease Participating in Cardiac Rehabilitation. J Am Heart Assoc. 2022;11(16):e023896.

Stout KK, Daniels CJ, Aboulhosn JA, Bozkurt B, Broberg CS, Colman JM, et al. 2018 AHA/ACC Guideline for the Management of Adults With Congenital Heart Disease A Report of the American College of Cardiology/ American Heart Association Task Force on Clinical Practice Guidelines. Circulation. 2019;139(14):e698-800.

Tran D, Maiorana A, Ayer J, Lubans DR, Davis GM, Celermajer DS, et al. Recommendations for exercise in adolescents and adults with congenital heart disease. Progress in Cardiovascular Diseases. 2020;63(3):350-66.

Tran D, Maiorana A, Davis G.M, Celermajer D.S, d'Udekem Y, Cordina R. Exercise Testing and Training in Adults With Congenital Heart Disease: A Surgical Perspective. Ann Thorac Surg. 2021;112(4):1045-54.

Enfermedad arterial periférica

27

J. A. Alarcón Duque

OBJETIVOS

- Conocer la epidemiología e importancia clínica de la enfermedad arterial periférica (EAP).
- Diagnosticar la EAP y saber efectuar la medición del índice tobillo-brazo (ITB).
- Distinguir los tipos de entrenamiento en EAP en rehabilitación cardíaca.
- Aprender las recomendaciones y los beneficios de ejercicio en EAP.

REHABILITACIÓN CARDÍACA EN ENFERMEDAD ARTERIAL PERIFÉRICA

Se denomina *enfermedad arterial periférica* (EAP) a todas las enfermedades arteriales, excepto las coronarias y de la aorta. Este capítulo, se centra en la que afecta a las extremidades inferiores y tiene origen aterosclerótico.

Epidemiología y riesgo cardiovascular

La mayoría de las EAP son asintomáticas. Solo uno de cada tres pacientes presenta manifestación clínica; la más típica es la claudicación. La EAP suele aparecer a partir de los 50 años. La prevalencia en registros es muy variable; se estima que puede afectar al 7 % de la población a partir de los 40 años y, como mínimo, al 20 % de los mayores de 80 años.

Cuando se detecta EAP, suelen estar afectados otros territorios arteriales, de forma que cada vez se considera más el término enfermedad panvascular. Por ejemplo, se sabe que en el diagnóstico de EAP el 25-70 % de los pacientes tienen además enfermedad coronaria, el 14-19 % enfermedad carotídea y el 10-23 % enfermedad de arterias renales.

El pronóstico de la EAP casi siempre viene determinado por la aparición de complicaciones cardiovasculares; de ahí la relación indiscutible entre cardiología y EAP. La prevalencia de los pacientes con EAP es cada vez mayor en las unidades de cardiología y mucho más significativa en las unidades de rehabilitación cardíaca. En todos ellos debe hacerse una correcta prescripción de ejercicio, modificaciones de estilo de vida y control estricto de factores de riesgo cardiovascular (FRCV).

Hasta un tercio de los electrocardiogramas de los pacientes con EAP sugieren enfermedad coronaria. Sin embargo, el cribado de esta enfermedad, aunque es útil para conocer el riesgo, no mejora el pronóstico. En las últimas guías de la European Society of Cardiology 2017se recomienda IIbB. No obstante, si el paciente con EAP tiene además claudicación y está pendiente de intervención, se recomienda realizar medición de NT-proBNP o ecocardiograma transtorácico. A la inversa, ¿cuál es la prevalencia de EAP si se hace una búsqueda activa entre los pacientes que han tenido ya un síndrome coronario agudo (SCA)? La respuesta está en el estudio Prevalencia de Afectación de Miembros Inferiores en el paciente con Síndrome Coronario Agudo (PAMISCA), que incluye a 1.031 pacientes con SCA de 94 centros españoles. Si se realizaba medición del índice tobillo-brazo, el 40 % de los enfermos tras SCA tenían un ITB patológico, es decir, por debajo de 0,9. Además, se relaciona con mayor riesgo de enfermedad multivaso (*odds ratio* 1,58).

Pero la EAP también se relaciona con muchas otras patologías cardiológicas, como la insuficiencia cardíaca, arritmias o valvulopatías. La insuficiencia cardíaca y la EAP comparten factores de riesgo cardiovascular, como la diabetes, el tabaco y la inflamación. De hecho, se recomienda ante una EAP hacer historia clínica completa incluyendo síntomas cardiológicos, exploración y electrocardiograma. Si hay anomalía en este, completar el estudio con ecocardiograma transtorácico (nivel de evidencia IIa, C). La prevalencia de EAP en la insuficiencia cardíaca del estudio Heart Failure: A Controlled Trial Investigating Outcomes of Exercise Training (HF ACTION) fue del 6,8 %. Se recomienda buscar EAP antes de trasplante, dispositivos o asistencias.

Un 13 % de pacientes con EAP tiene fibrilación auricular (FA) y conlleva más comorbilidad. Por su lado, el 40 % de los pacientes con estenosis aórtica grave tiene EAP y es un predictor independiente de mal pronóstico.

La EAP es uno de los predictores más importantes de mortalidad cardiovascular tras haber presentado un evento cardiológico según el registro EUROASPIRE IV.

283

> ! • El paciente con EAP es de riesgo cardiovascular muy alto.
> • En cualquier paciente con EAP siempre debe realizarse un programa preventivo completo de modificación de hábitos de vida, control de FRCV y ejercicio físico.

CÓMO Y A QUIÉN DETECTAR ENFERMEDAD ARTERIAL PERIFÉRICA

Siempre debe realizarse historia clínica completa, factores de riesgo, exploración de pulsos completa y, según las guías, en los casos siguientes el índice tobillo-brazo:

- Pacientes con sospecha clínica de EAP:
  - Ausencia de pulso en extremidades inferiores o soplo arterial.
  - Claudicación intermitente.
  - Herida que no cura en extremidades inferiores.
- Pacientes con riesgo de EAP debido a las siguientes condiciones clínicas: enfermedad carotídea u otras: insuficiencia cardíaca, aneurisma aorta o enfermedad renal crónica.
- Personas asintomáticas sin clínica pero en riesgo de EAP:
  - Mayores de 65 años.
  - Menores de 65 años pero de riesgo cardiovascular alto.
  - Más de 50 años con antecedentes de EAP.

Para interpretar el ITB, se analiza cada pierna por separado (un valor de ITB por pierna). Para la estratificación de riesgo, se considera el valor de ITB más bajo entre las dos piernas (**Fig. 27-1**).

OBJETIVOS DE CONTROL DE FACTORES DE RIESGO CARDIOVASCULAR EN CUALQUIER PACIENTE CON ENFERMEDAD ARTERIAL PERIFÉRICA

Los objetivos de control de FRCV en cualquier paciente con EAP son:

- Presión arterial inferior a 130/80 mmHg (no tener presión arterial sistólica menor de 120 mmHg; si es mayor de 65 años, presión arterial menor de 140 mmHg).

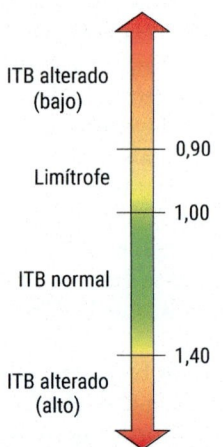

Figura 27-1. Guía de la Sociedad Europea de Cardiología de 2017 sobre el diagnóstico y tratamiento de la enfermedad arterial periférica. ITB: índice tobillo-brazo.
Adaptada de Aboyans (2018).

- Lipoproteína de baja densidad (LDL) por debajo de 55 mg/dL y más de un 50 % de reducción sobre el LDL basal.
- Hemoglobina glicosilada (HBA1C) inferior al 7 %.
- No tabaco ni vapeo.
- Ejercicio y vida saludable (dieta mediterránea).

TIPOS DE ENTRENAMIENTO EN REHABILITACIÓN CARDÍACA Y ENFERMEDAD ARTERIAL PERIFÉRICA

Existen varios tipos de entrenamiento en rehabilitación cardíaca, que se aplican también a la EAP:

- Ejercicio aeróbico o de resistencia (*endurance*). Puede ser continuo o interválico. Es el que ha sido más estudiado en el caso de EAP.
- Ejercicio de fuerza (*resistance* o *strenght training*), del cual interesa su componente isotónico (dinámico, por desplazamiento de la extremidad o grupo muscular). Tiene, a su vez, una fase concéntrica y excéntrica.
- Entrenamiento de la musculatura respiratoria a un porcentaje de la presión inspiratoria máxima, sobre todo en pacientes que asocian desacondicionamiento respiratorio y disfunción ventricular.

Un mismo ejercicio físico puede tener un componente aeróbico o anaeróbico con una respuesta hemodinámica diferente según la intensidad del ejercicio y la capacidad de la persona en desarrollarlo. Por ejemplo, correr suave, que en principio es aeróbico, se convierte en un ejercicio con gran componente anaeróbico en una persona muy desacondicionada.

Cuando se pauta ejercicio de fuerza, debe ser básicamente de moderada intensidad en el caso de pacientes cardiovasculares, en torno al 40-50 % de una repetición máxima (RM o la máxima carga que un músculo o grupo muscular puede tolerar en una repetición). Se harían cerca de 10-15 repeticiones en 1 o 2 series.

Para el ejercicio aeróbico se puede usar tapiz rodante, cicloergómetros (preferible de alta gama para pacientes desacondicionados), ergómetros de miembros superiores (en caso de amputaciones de miembros inferiores) y, para el ejercicio de fuerza, mancuernas de diferente peso e incluso máquinas (**Fig. 27-2**). Para el ejercicio respiratorio existen fungibles predeterminados tipo Threshold-IMT, cuya presión inspiratoria se puede regular.

BENEFICIOS Y CONTRAINDICACIONES GENERALES DEL EJERCICIO

Los beneficios del ejercicio aeróbico y de fuerza son importantes en lo que se refiere a la composición corporal en cuanto a aumento de la densidad ósea, disminución de la masa grasa y mayor fuerza muscular (este último sobre todo con el ejercicio de fuerza). Estos beneficios mejoran el metabolismo de la glucosa con la disminución de la resistencia a la insulina. Optimizan también el perfil de lípidos básicamente con la mejora de lipoproteínas de alta densidad (HDL), así como a nivel hemodinámico, sobre todo el componente aeróbico con la disminución de la frecuencia cardíaca basal y la tensión arterial en reposo, además

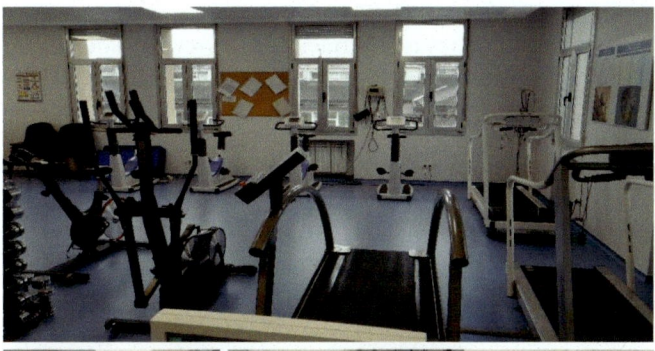

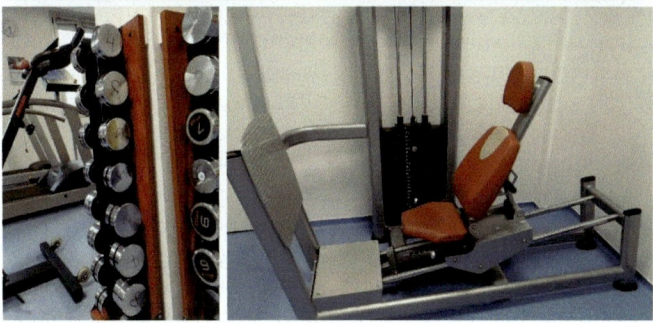

Figura 27-2. Diferentes aparatos para el trabajo de ejercicio aeróbico y de fuerza.

del aumento del volumen latido, el gasto cardíaco y el consumo de oxígeno. Asimismo, mejoran la tasa metabólica.

Otros beneficios del ejercicio físico serían reducir los niveles de marcadores inflamatorios, mejorar la vasodilatación y el metabolismo del músculo (también a nivel mitocondrial) y aumentar la densidad capilar.

La fuerza muscular es un predictor independiente de mortalidad en hombres y mujeres. La pérdida de masa muscular es todavía más evidente en personas desacondicionadas, como en la insuficiencia cardíaca (el ejercicio de fuerza puede ser todavía más beneficioso en estos pacientes).

Las contraindicaciones del ejercicio físico básicamente son situaciones inestables como: cardiopatía isquémica inestable, insuficiencia cardíaca descompensada, arritmias no controladas, hipertensión pulmonar, sobre todo, en el rango de muy grave, estenosis aórtica o miocardiopatía hipertrófica con gradientes significativos miocarditis, endocarditis o pericarditis, hipertensión arterial no controlada (básicamente con tensiones sistólicas por encima de 180 o diastólicas por encima de 110), disección aórtica, síndrome Marfan y, en general, el ejercicio de fuerza de muy alta intensidad en los pacientes diabéticos con retinopatía proliferativa o no proliferativa moderada/grave.

RECOMENDACIONES Y EVIDENCIAS DE EJERCICIO EN ENFERMEDAD ARTERIAL PERIFÉRICA

Las recomendaciones de las guías americanas American Heart Association (AHA) y la American College of Cardiology Foundation (ACCF) en prevención secundaria, en el documento del 2011, dan para la rehabilitación cardíaca la recomendación clase I nivel de evidencia A, no solo para el síndrome coronario agudo o pacientes revascularizados coronarios, sino que entre otros también dan recomendación clase IA para la EAP.

Estas mismas guías se actualizan en el documento de 2013 (*Exercise standards for testing and training*) y establecen específicamente que para la EAP, a la hora de planear el entrenamiento, es imprescindible un test de ejercicio previo, siempre a cargas bajas, preferiblemente en tapiz rodante. Además, basado en este test inicial, se establece que se haga una prescripción de ejercicio consistente en estadios intermitentes de ejercicio (a una carga que origine una claudicación con una puntuación de dolor aproximadamente moderado) seguido por el descanso hasta que el dolor se elimina por completo y, entonces, se reinicia el ejercicio. En total, habría que cumplir unos 50 minutos al día.

Los pacientes que tuvieran EAP, pero sin claudicación intermitente, deben seguir las indicaciones generales para personas con enfermedad cardiovascular.

En la prescripción de ejercicio, en este documento se aboga por la actividad aeróbica en cinta rodante, aunque se podría complementar con otro tipo de ejercicio, como el de fuerza.

Por otro lado, en la valoración de estos pacientes con el test en cinta rodante, si se dispone, es interesante hacerlo con consumo de gases, ya que proporciona la verdadera capacidad funcional del afectado, además de información cardíaca, pulmonar y metabólica. Asimismo, si se tiene en cuenta que estos pacientes, en un porcentaje importante, han sido o son fumadores, aporta gran información sobre su estado pulmonar.

Las Guías de la Sociedad Europea de Cardiología (ESC), en su última actualización en EAP del 2017, indican que el tratamiento moderno de la claudicación ya debería incluir estatinas y ejercicio, sobre todo supervisado (indicación IA), incluso después de la revascularización. De hecho, se hace hincapié en que la prevención cardiovascular y el ejercicio físico regular son uno de los pilares del tratamiento. Si, además, las actividades de la vida diaria están gravemente comprometidas, hay que valorar revascularizar, pero siempre asociado a un programa de ejercicio físico prerrevascularización y posrevascularización.

Respecto a los betabloqueantes asociados al ejercicio físico en EAP, el nebivolol y metoprolol son bien tolerados y seguros. Sin embargo, fármacos como la pentoxifilina son de dudosa eficacia. El cilostazol puede mejorar la distancia de paseo, aunque su beneficio real asociado a estatinas y ejercicio no queda claro (Guías ESC 2017). Por otra parte, hay que tener precaución con el cilostazol los primeros meses tras un SCA.

En dichas guías europeas, se recuerda que el ejercicio físico es efectivo para mejorar los síntomas y la calidad de vida en estos pacientes, además de incrementar la distancia de paseo, aunque no mejora significativamente el índice tobillo-brazo.

En la revisión Cochrane de 2014, tras analizar a 1.816 pacientes con claudicación estable, con ejercicio se mejoraba el tiempo de paseo en casi 5 minutos (distancia de paseo libre de dolor era de media unos 100 metros). Esta mejoría persistía hasta los 2 años.

Respecto a si es mejor para estas personas el ejercicio supervisado o el no supervisado, las guías establecen claramente la superioridad del supervisado porque se ha demostrado un aumento en la distancia de paseo libre de dolor, incluso hasta en 180 m, a favor del ejercicio supervisado, con beneficios que se mantienen hasta el año. Aunque los programas domiciliarios de paseo no son tan efectivos como los supervisados, son una alternativa útil por posibles efectos positivos en la calidad de vida y en la capacidad funcional, sobre todo en pacientes que no pueden tener acceso a programas supervisados.

Es lógico que en pacientes con isquemia crítica incapacitante de los miembros inferiores se tendría que considerar la revascularización complementada con un programa de ejercicio posterior.

Respecto al ejercicio supervisado frente a revascularizar/ *stent* primario para los pacientes con EAP, hay que destacar los resultados del estudio Claudication: Exercise Versus Endoluminal Revascularization (CLEVER). En este, se incluyeron personas con claudicación moderada o grave (se iniciaba prácticamente al minuto y medio del paseo) en el territorio aortoilíaco. Hubo tres ramas en el estudio:

- 22 pacientes con tratamiento médico óptimo (TMO), (incluía también cilostazol): grupo control.
- 43 pacientes asociando TMO más ejercicio supervisado.
- 46 pacientes asociando TMO más *stent* primario.

El acontecimiento clínico primario fue la mejoría en el tiempo-pico andado en la cinta rodante a los 6 meses. Los acontecimientos clínicos secundarios fueron: calidad de vida (Walking Impairment Questionnaire, Peripheral Artery Questionnaire, Medical Outcomes Study 12-Item Short Form) y mejoría en control de los factores de riesgo cardiovasculares.

Los resultados de dicho estudio a 6 meses respecto al grupo control indican que hay una mejoría significativa en cuanto al tiempo de inicio de la claudicación con el ejercicio supervisado y con la revascularización. Dicho tiempo se retrasa 3 minutos con el ejercicio y con la revascularización, 3,6 minutos (sin diferencias entre esas dos modalidades).

Respecto al tiempo pico de paseo, hay una mejoría significativa con ambos dos respecto al grupo control, aumentando el tiempo de paseo en el ejercicio supervisado 5,8 minutos; también es claramente superior al aumento en el tiempo con la revascularización, que era de 3,7 minutos. En todo caso, hubo una mejoría en la calidad de vida en ambas modalidades de tratamiento.

El mismo grupo CLEVER reporta en otro artículo posterior datos a 18 meses, donde, en líneas generales, se mantiene la mejoría del grupo ejercicio y del grupo de revascularización respecto al grupo control en el tiempo al inicio de la claudicación: se retrasa con el ejercicio supervisado en 3,4 minutos y en 3 minutos con la revascularización. El tiempo pico de paseo mejora en 5 minutos con el ejercicio supervisado y en 3,2 minutos con la revascularización. Además, persistieron las mejoras en los test de calidad de vida a los 18 meses (ligeramente superiores para la revascularización frente al ejercicio supervisado).

Con todo esto, las guías europeas establecen que las recomendaciones para los pacientes con claudicación intermitente son:

- Ejercicio supervisado: recomendación IA.
- Ejercicio no supervisado (cuando el ejercicio supervisado no sea factible): recomendación IC.
- Cuando las actividades de la vida diaria están gravemente comprometidas a pesar del ejercicio, la revascularización debe considerarse recomendación IIAC.

- Si las actividades de la vida diaria están gravemente comprometidas, la revascularización debe ser considerada en asociación con ejercicio físico recomendación IIa B.

En este sentido, conviene destacar el estudio de Kruidenier *et al.*, donde asociando a la revascularización percutánea el ejercicio supervisado frente a la revascularización sola mejoraba a los 6 meses la distancia recorrida en 270 metros.

Las últimas guías americanas de la AHA sobre la EAP se publican en el 2016, con una actualización posterior en diciembre del 2018, sobre cómo deberían de ser los programas de ejercicio óptimos. Dichas guías dan pautas similares a las europeas en cuanto a que la programación del entrenamiento con ejercicio supervisado debe basarse en torno al 40-60 % de la carga máxima inicial conseguida en la prueba de esfuerzo con la cinta rodante (aunque proponen el protocolo de Gardner-Skinner, este es muy similar al de Naughton, con cargas bajas progresivas cada 2 minutos). Se debería entrenar con intervalos de trabajo-reposo limitados por la claudicación: la claudicación limitante es de una intensidad moderada (tras andar 5-10 minutos) hay que poner un intervalo de reposo hasta desaparecer el dolor (2-5 minutos) y después continuar estos intervalos de trabajo-reposo. La duración de las sesiones debe ser de, al menos, 30-50 minutos, de manera que, por lo menos, se ande 30 minutos de tiempo real. Lo ideal sería una frecuencia de unas tres veces por semana, a ser posible con programas de 3 meses, para que, finalmente, se consiga pasear en torno a 50 minutos en un entrenamiento, con lo que se intenta retrasar la claudicación más allá de 10 minutos, siempre controlándolo con el nivel de carga e inclinación de la cinta adecuada. El mantenimiento posterior de estas pautas debe ser, al menos, dos veces por semana de manera crónica.

En estas guías, se recuerda la mejoría en la distancia paseada con el combinado de ejercicio supervisado y tratamiento médico frente al grupo de control (solo tratamiento médico), con lo que se obtienen mejoras (retrasos en el inicio de la claudicación) en torno a unos 156-251 metros y de mayor distancia paseada pico en torno a 283-334 metros.

Respecto al ejercicio supervisado frente al ejercicio supervisado más revascularización, destaca el estudio de Fakhry *et al.*, donde se incluyen pacientes con claudicación a los 100-500 m, enfermedad aortoilíaca y femoropoplítea. Aquí se compararon 106 pacientes en programa de ejercicio supervisado convencional frente a otros 106 con programa combinado de ejercicio supervisado más revascularización (angioplastia o *stent*) y se obtuvo:

- Mejora en cuanto a retraso en la claudicación de 577 metros con el ejercicio supervisado y 1.003 metros con el programa combinado.
- Mejora en la distancia pico paseada de 670 metros con el ejercicio supervisado y 963 metros con el grupo combinado.

En ambos casos, se obtuvieron mejoras significativas en la calidad de vida, algo mejor en el grupo combinación frente el grupo con solo ejercicios.

En el estudio de Greenhalgh *et al.*, donde se incluyó a pacientes con claudicación y enfermedad aortoilíaca o femoropoplítea, 60 pacientes por cada rama, comparando de nuevo ejercicio supervisado frente a grupo combinado de ejercicio supervisado más revascularización (angioplastia y, ocasionalmente, *stent*) se observó:

- En el grupo aortoilíaco hubo una mejora en la distancia pico de 168 metros con el ejercicio y de 354 metros con la revascularización más ejercicio (no significativa entre ambos). Se retrasó con ambos el inicio de la claudicación.
- En el grupo femoropoplíteo hubo una mejoría en la distancia pico con el ejercicio supervisado de 155 metros y de 245 metros en el grupo combinado, con diferencias significativas entre ambos grupos a favor del grupo combinado. Además, un mayor porcentaje de pacientes consiguieron andar 200 metros sin claudicación en el grupo combinado, tanto en el grupo de enfermedad aortoilíaca (25 % ejercicio frente a 61 % combinado) como en el femoropoplíteo (del 22 % en ejercicio frente al 63 % en combinado).

Esto refuerza la idea de que ambos son tratamientos sinérgicos; la base del tratamiento es el ejercicio, al que se le puede añadir la revascularización en casos seleccionados (la gran limitación de la revascularización son las altas tasas de reestenosis, según el territorio y las características de las lesiones). Las guías AHA (muy similares a las europeas) dan las siguientes recomendaciones:

- El ejercicio supervisado mejora el estado funcional y la calidad de vida y reduce los síntomas de claudicación (recomendación clase IA).

- Recomiendan el ejercicio supervisado, a ser posible también antes de la revascularización, (recomendación clase IB).
- Los programas domiciliarios podrían ser beneficiosos para mejorar el estado funcional (recomendación clase IIaA). Cabe destacar que en los programas domiciliarios se solían incluir sesiones supervisadas ocasionales en los centros médicos para ajustar dicha intervención.
- Estrategias alternativas al ejercicio aeróbico en tapiz (según el caso, ergómetros de miembros superiores, cicloergómetros y protocolos de paseo de muy baja intensidad, en ocasiones para intentar evitar la claudicación limitante mientras se anda) para mejorar la capacidad funcional (recomendación clase IIaA).

A día de hoy, es significativa la falta de acceso de estos pacientes a los programas de ejercicio, pese a los beneficios clínicos mencionados y que incluso los estudios de coste-efectividad apuntan a un beneficio también de estos programas (ICER *per* QUALY a 5 años para ejercicio supervisado frente a tratamiento óptimo de 24.070 dólares, revascularización frente a tratamiento óptimo 41.376 dólares, revascularización frente a ejercicio supervisado 122.600 dólares. Por otro lado, se deberían optimizar estos programas también en los pacientes que tengan cardiopatía y EAP en el contexto de la rehabilitación cardíaca, haciendo además en esta una búsqueda activa de probable EAP en personas no diagnosticadas previamente.

 PUNTOS CLAVE

- El ejercicio físico es un pilar fundamental en el tratamiento de la EAP: aporta mejoría de la funcionalidad y calidad de vida, entre otros.
- El ejercicio físico debería prescribirse antes y después de la revascularización (si la hubiese). Son tratamientos complementarios.

- Es superior el ejercicio físico supervisado, pero también el *home-based* (estructurado) ofrece beneficios.
- Es fundamental la cobertura de estos servicios a los pacientes con EAP. Por otro lado, los programas de rehabilitación cardíaca aportan claros beneficios en pacientes con cardiopatía y EAP.

BIBLIOGRAFÍA

Aboyans V, Ricco JB, Bartelink MEL, Björck M, Brodmann M, Cohnert T, *et al.* 2017 ESC Guidelines on the Diagnosis and Treatment of Peripheral Arterial Diseases, in collaboration with the European Society for Vascular Surgery (ESVS): Document covering atherosclerotic disease of extracranial carotid and vertebral, mesenteric, renal, upper and lower extremity arteries Endorsed by: the European Stroke Organization (ESO)The Task Force for the Diagnosis and Treatment of Peripheral Arterial Diseases of the European Society of Cardiology (ESC) and of the European Society for Vascular Surgery (ESVS). Eur Heart J. 2018;39(9):763-816.

De Bacquer D, Smedt D, Kotseva K, Jennings C, Wood D, Rydén L, *et al.* Incidence of cardiovascular events in patients with stabilized coronary heart disease: the EUROASPIRE IV follow-up study. Eur J Epidemiol 2019;34(3):247-58

Fakhry F, Spronk S, van der Laan L, Wever JJ, Teijink JA, Hoffmann WH, *et al.* Endovascular revascularization and supervised exercise for peripheral artery disease and intermittent claudication: a randomized clinical trial. JAMA. 2015;314(18):1936-44.

Fletcher GF, Ades PA, Kligfield P, Arena R, Balady GJ, Bittner VA, *et al.* Exercise standards for testing and training: a scientific statement from the American Heart Association. Circulation. 2013;128(8):873-934.

Gerhard-Herman MD, Gornik HL, Barrett C, Barshes NR, Corriere MA, Drachman DE, *et al.* 2016 AHA/ACC Guideline on the Management of Patients With Lower Extremity Peripheral Artery Disease: A Report of the American College of Cardiology/American Heart Association Task Force on Clinical Practice Guidelines. Circulation. 2017;135(12):e726-79.

Greenhalgh RM, Belch JJ, Brown LC, Gaines PA, Gao L, *et al.* The adjuvant benefit of angioplasty in patients with mild to moderate intermittent claudication. (MIMIC) managed by supervised exercise, smoking cessation advice and best medical therapy: results from two randomised trials for stenotic femoropopliteal and aortoiliac arterial disease. Eur J Vasc Endovasc Surg. 2008;36(6):680-8.

Jones WS, Clare R, Ellis SJ, Mills JS, Fischman DL, Kraus WE, *et al.* Effect of peripheral arterial disease on functional and clinical outcomes in patients with heart failure (from HF-ACTION). Am J Cardiol. 2011;108(3):380-4.

Kruidenier LM, Nicolaï SP, Rouwet EV, Peters RJ, Prins MH, Teijink JA. Additional supervised exercise therapy after a percutaneous vascular intervention for peripheral arterial disease: a randomized clinical trial. J Vasc Interv Radiol. 2011;22(7):961-8.

Lane R, Ellis B, Watson L, Leng GC. Exercise for intermittent claudication. Cochrane Database Syst Rev. 2014;(7):CD000990.

Murphy TP, Cutlip DE, Regensteiner JG, Mohler ER, Cohen DJ, Reynolds MR, *et al.* Supervised exercise, stent revascularization, or medical therapy for claudication due to aortoiliac peripheral artery disease: the CLEVER study. J Am Coll Cardiol. 2015;65(10):999-1009.

Murphy TP, Cutlip DE, Regensteiner JG, Mohler ER, Cohen DJ, Reynolds MR, *et al.* Supervised exercise versus primary stenting for claudication resulting from aortoiliac peripheral artery disease: six-month outcomes from the claudication: exercise versus endoluminal revascularization (CLEVER) study. Circulation. 2012;125(1):130-9.

Núñez D, Morillas P, Quiles J, Cordero A, Guindo J, Soria F, *et al.* Utilidad de un índice tobillo-brazo patológico en la identificación de la enfermedad coronaria multivaso en pacientes con síndrome coronario agudo. Rev Esp Cardiol. 2010;63(1):54-9.

Pu CT, Johnson MT, Forman DE, Hausdorff JM, Roubenoff R, Foldvari M, *et al.* Randomized trial of progressive resistance training to counteract the myopathy of chronic heart failure. J App Physiol 2001;90(6):2341-50.

Reynolds MR, Apruzzese P, Galper BZ, Murphy TP, Hirsch AT, Cutlip DE, *et al.* Cost-effectiveness of supervised exercise, stenting, and optimal medical care for claudication: results from the Claudication: Exercise Versus Endoluminal Revascularization (CLEVER) trial. J Am Heart Assoc. 2014;3(6):e001233.

Ruiz RJ, Sui X, Lobelo F, Morrow JR Jr, Jackson AW, Sjöström M, *et al.* Association between muscular strength and mortality in men: prospective cohort study. Br Med J. 2008;337(7661):a439.

Smith SC Jr, Benjamin EJ, Bonow RO, Braun LT, Creager MA, Franklin BA, *et al.* AHA/ACCF Secondary Prevention and Risk Reduction Therapy for Patients with Coronary and other Atherosclerotic Vascular Disease: 2011 Update: a guideline from the American Heart Association and American College of Cardiology Foundation. Circulation. 2011;124(22):2458-73.

Treat-Jacobson D, McDermott MM, Bronas UG, Campia U, Collins TC, Criqui MH, *et al.* Optimal Exercise Programs for Patients With Peripheral Artery Disease: A Scientific Statement From the American Heart Association. Circulation. 2019;139(4):e10-33.

Treat-Jacobson D, McDermott MM, Bronas UG, Campia U, Collins TC, Criqui MH, *et al.* Optimal Exercise Programs for Patients With Peripheral Artery Disease: A Scientific Statement From the American Heart Association. Circulation. 2019;139(4):e10-33.

Williams MA, Haskell WL, Ades PA, Amsterdam EA, Bittner V, Franklin BA, *et al.* Resistance exercise in individuals with and without cardiovascular disease: 2007 update: a scientific statement from the American Heart Association Council on Clinical Cardiology and Council on Nutrition, Physical Activity, and Metabolism. Circulation. 2007;116(5):572-84.

Actuaciones multidisciplinares e interdisciplinares

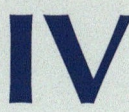

Programa de educación para la salud

28

N. de la Torre Lomas

OBJETIVOS

- Conocer la importancia de la educación sanitaria dentro de un programa de rehabilitación cardíaca (PRC).
- Distinguir los aspectos clave del proceso educativo.
- Identificar las necesidades educativas del paciente en cada fase del PRC.
- Desarrollar las estrategias para el cambio del estilo de vida.

INTRODUCCIÓN

La Educación para la Salud (EpS) se ha convertido en una pieza clave dentro de los programas de rehabilitación cardíaca. La atención del paciente con enfermedad cardiovascular se desarrolla bajo el modelo multifactorial, multidisciplinar e integral; no solo contempla la actividad diagnóstica y terapéutica, sino también la cuidadora y educativa. El proceso educativo se puede definir como actividades formativas que ayudan a los pacientes a cambiar su estilo de vida para mejorar su salud. Sin duda, brindar conocimiento e información permite que el afectado asuma responsabilidad y liderazgo en su cuidado.

PROCESO EDUCATIVO DURANTE LA REHABILITACIÓN CARDÍACA

El objetivo general de la EpS es «la promoción y restauración de la salud incidiendo sobre los comportamientos humanos», según Hernández. Sus efectos favorables deben ser: disminuir los eventos agudos, retrasar la aparición de complicaciones, hacer competente en los autocuidados al sujeto y mejorar la calidad de vida. La educación no solo debe implicar al paciente, sino también a su entorno, ya que sus hábitos han sido aprendidos a través de su ambiente familiar y social. La Guía Europea de Riesgo Cardiovascular (ESC) del 2012 considera a la enfermera como profesional sanitario primordial en la prevención cardiovascular e invita a su involucración. Además, es el profesional más cercano a la población general, por lo que crea una comunicación esencial aportando seguridad y confianza. Por todo ello, es el principal profesional encargado de la intervención educativa.

Dentro del proceso educativo hay varios aspectos clave para su desarrollo:

- Promover el cambio cognitivo con información, lograr cambios de actitud desde la esfera afectiva y desarrollar nuevas habilidades y capacidades.
- Establecer metas que hay que alcanzar con estrategias que permitan un aprendizaje estructurado.
- Fomentar el cambio de comportamiento voluntario (los contenidos educativos deben pactarse, ya que cada persona posee un estilo de vida propio influido por su herencia, cultura y entorno).
- Asegurar la continuidad de la EpS dentro de las tres fases del PRC, puesto que es necesario que los cambios en el estilo de vida se mantengan en el tiempo.

Durante las diferentes fases del PRC (**Tabla 28-1**) se debe tener en cuenta algunas recomendaciones para realizar de forma correcta la EpS:

- Fase I: durante la hospitalización se retiene menos de la mitad de la información aprendida debido al alto nivel de estrés; por lo tanto, se debe identificar las áreas de mayor interés del paciente. Para ello, se cuenta con la ayuda de material didáctico (folletos, aplicaciones, vídeos, etcétera).
- Fase II: se desarrolla en tres niveles:
  - Individual: se realiza con las necesidades detectadas en la valoración inicial. Para ello, en la consulta de enfermería se utiliza como guía los patrones funcionales de Marjory Gordon, que permiten evaluar la salud y el estilo de vida de la persona, así como su entorno (**Tabla 28-2**).
  - Grupal: mediante charlas estructuradas de contenido formativo definido por el equipo multidisciplinar (conocimiento de la enfermedad, tratamiento farmacológico, factores de riesgo, actividad física, etc.). Son desarrolladas por miembros del equipo del PRC y otros profesionales adscritos.

Tabla 28-1. Fases de los programas de rehabilitación cardíaca

Fases	Entorno	Acciones	Duración
Fase I	Intrahospitalario	Valoración integral del paciente Estratificación del riesgo cardiológico Educación sanitaria: modificación del estilo de vida	Estancia hospitalaria
Fase II	Extrahospitalario	Entrenamiento físico Educación sanitaria: reforzamiento en la modificación del estilo de vida	Depende de la estratificación del riesgo (2-3 meses)
Fase III	Extrahospitalario	Entrenamiento físico Educación sanitaria: mantenimiento de la modificación del estilo de la vida	Toda la vida

Adaptada de Portuondo (2009).

Tabla 28-2. Patrones funcionales de Marjory Gordon

Patrón de percepción-manejo de la salud	Evalúa la *percepción subjetiva del estado de salud* del paciente: consumo de tóxicos, cumplimiento terapéutico, conocimiento de la enfermedad, adherencia al tratamiento y cuidados. En este patrón, se puede utilizar las escalas de MALT (dependencia del alcohol) y cuestionario de Morisky Green (adherencia terapéutica)
Patrón nutricional-metabólico	Describe el *consumo de alimentos y líquidos* en relación con sus necesidades metabólicas, así como horarios de comida y problemas en la ingesta. Se calculan medidas antropométricas. En este patrón se usa la escala de adherencia a la dieta mediterránea
Patrón de eliminación	Valora la *función excretora* (fecal, urinaria y cutánea), el uso de rutinas, cualquier cambio o alteración en el horario, modo de excreción, calidad o cantidad de eliminación
Patrón de actividad-ejercicio	Comprende las *actividades de la vida diaria* que precisan un gasto de energía. La cantidad y calidad del ejercicio físico diario y las actividades de ocio que el paciente realiza en grupo o de forma individual
Patrón sueño-reposo	Evalúa los patrones de sueño y los *períodos de reposo-relajación*. Incluye los métodos de ayuda para dormir, como medicamentos o rutinas nocturnas
Patrón cognitivo-perceptivo	Valora el nivel de *consciencia y orientación, nivel de formación académica, alteraciones cognitivas y/o perceptivas*. Recoge información sobre si la persona tiene dolor, tipo, localización, intensidad y si está o no controlado, así como su repercusión en las actividades que lleva a cabo. Es posible utilizar las escalas de test de Pfeiffer (deterioro cognitivo) y la escala analógica (intensidad de dolor)
Patrón de autopercepción-autoconcepto	Describe *actitudes sobre uno mismo*, percepciones de las propias capacidades, imagen, identidad, autoestima general y patrones emocionales generales
Patrón de rol-relación	Reconoce los *roles* más importantes de la persona, como los que se desempeñan en la familia y la sociedad. Responsabilidad en la situación actual. Satisfacción o cambio en las relaciones familiares, laborales y sociales
Patrón sexualidad-reproducción	Describe la satisfacción, el cambio y los problemas percibidos en la *sexualidad*
Patrón de afrontamiento/tolerancia del estrés	Evalúa la resistencia o capacidad de tolerar cambios en la propia integridad, formas de *afrontar el estrés*, la familia u otros sistemas de apoyo; así como la capacidad percibida para controlar y dirigir situaciones. Ayuda de la escala HADS (ansiedad y depresión)
Patrón valores y creencias	Detalla los *valores, resultados o creencias* que guían las elecciones o decisiones. También incluye cualquier conflicto en los valores, creencias o expectativas relacionados con el estado de salud

– Aprovechar el desarrollo de las actividades (sesiones de ejercicio físico, talleres y actividades estructuradas, etc.) para aclarar dudas y aspectos sobre los que el paciente tenga especial interés.

• Fase III: en esta fase de mantenimiento, hay un gran número de pacientes que pueden tener una baja adherencia al estilo de vida saludable. Para ello, se debe asegurar la continuidad de cuidados con la coordinación de aten-ción primaria, la colaboración e implicación de las asociaciones de pacientes y el compromiso de las instituciones públicas locales.

ESTRATEGIAS PARA EL CAMBIO DEL ESTILO DE VIDA

Los estilos de vida se basan en patrones de comportamiento formados en la infancia y la adolescencia. Estos modelos de comportamiento son el resultado de interacciones entre factores ambientales y genéticos, y son apoyados o alentados por el entorno social de la persona.

Los métodos cognitivos de comportamiento son efectivos para ayudar a las personas a adoptar un estilo de vida saludable (**Tabla 28-3**).

A la hora de proporcionar información, hay que tener en cuenta los factores que influyen en el autocuidado del paciente, además de adaptarse al nivel educativo de cada paciente, sus conocimientos previos sobre salud y su situación socio-familiar y psicológica. Es ideal que esta educación se realice de manera participativa; por este motivo, es interesante utilizar estilos asistenciales, como la entrevista motivacional, que ha demostrado aumentar la motivación y la autoeficacia. Para ello, es necesario mantener una interacción firme y afable con una comunicación efectiva (**Tabla 28-4**) para fomentar los cambios en los hábitos de vida. Otra ayuda importante es establecer objetivos alcanzables para aumentar la motivación y sostener el cambio a largo plazo.

La European Society of Cardiology recoge una serie de pasos para que la conducta del profesional sanitario refuerce los cambios de conducta y el estilo de vida de los pacientes:
- Desarrollar una buena alianza entre profesional y paciente.
- Asesorar a todos los individuos con riesgo o con enfermedad cardiovascular manifiesta.
- Ayudar a comprender la relación entre estilo de vida y salud.
- Explicar cómo reconocer las barreras para el cambio.
- Conseguir el compromiso de la persona con su modificación de conducta.
- Implicar al paciente en la identificación y selección de los factores de riesgo necesarios que hay que cambiar.
- Usar estrategias combinadas, incluido el refuerzo de la capacidad personal de cambio.
- Diseñar un plan de modificación del estilo de vida.
- Contar con otros profesionales sanitarios cuando sea necesario.
- Supervisar los progresos mediante contactos de seguimiento.

RECOMENDACIONES TERAPÉUTICAS PARA LA OPTIMIZACIÓN DEL ESTILO DE VIDA

La inclusión del paciente en un PRC tras un evento o intervención cardíaca favorece la adherencia al tratamiento óptimo por medio de la educación sanitaria. A pesar de que el paciente recibe información apropiada sobre los riesgos de abandonar el tratamiento, algunos estudios apuntan que hasta el 50 % decide conscientemente renunciar a la intervención propuesta. Otras veces son consecuencia de actos involuntarios, como olvidos o confusión. El cumplimiento terapéutico de la medicación tiene tanta importancia como mejorar de forma continua el estilo de vida para reducir el riesgo de eventos cardiovasculares futuros. El tratamiento en pacientes coronarios no produce curación, solo mejora; esta mejora desaparece al suspender la medicación. Por ello,

Tabla 28-3. Recomendaciones para cambiar el comportamiento

Recomendaciones	Clase	Nivel	Grado
Uso de estrategias cognitivos-conductuales (por ejemplo, entrevista motivacional) para facilitar cambios en el estilo de vida	I	A	Fuerte
Ayuda de profesionales especializados (enfermeras, psicólogos, etcétera)	IIa	A	Fuerte
En sujetos con riesgo muy alto cardiovascular, se recomienda intervenciones multimodales integrando hábitos de vida saludables, ejercicio físico, manejo del estrés y asesoramiento en factores psicosociales	I	A	Fuerte

Adaptada de Perk (2012).

Tabla 28-4. Principios de una comunicación efectiva que facilite cambiar el estilo de vida

Utilizar el tiempo suficiente para establecer la relación terapéutica.
Comprender la visión particular del paciente sobre su enfermedad.
Animar a expresar sus preocupaciones, así como su motivación para cambiar el estilo de vida
Usar un lenguaje claro para facilitar la compresión y apoyar cada mejora obtenida del cambio
Confirmar que el paciente entiende los consejos y ofrecer ayuda en todo momento
Alentar los cambios graduales y mantenidos, ya que suelen ser más permanentes frente a los rápidos
Reconocer que la relación de ayuda puede requerir largo tiempo y, en muchas ocasiones, repetir los esfuerzos
Facilitar información coincidente por todo el equipo

Adaptada de Perk (2012).

es necesario trabajar con los pacientes la adherencia terapéutica.

En 2003, la Organización Mundial de la Salud (OMS) definió el término *adherencia* como «el grado en el que la conducta de un paciente, en relación con la toma de medicación, el seguimiento de una dieta o la modificación de hábitos de vida, se corresponde con las recomendaciones acordadas con el profesional sanitario». El método para valorar la adherencia en consulta sería el test de Morisky-Green (v. **Tabla 28-2**). Es un método muy fiable cuando los pacientes informan de incumplimiento y puede ayudar a investigar las razones de este. Otros métodos que pueden ayudar son el control de la retirada de recetas/dispensaciones o la evaluación de los resultados terapéuticos esperados (presión arterial, glucemia, etcétera).

Para fomentar la adherencia de los pacientes, se debe trabajar en cada contacto con ellos durante el PRC el conocimiento que tienen sobre su enfermedad y tratamiento. Para ello, se cuenta con una serie de intervenciones:

- Si hay falta de adherencia, indagar si es intencionada.
- Estudiar sus creencias y preocupaciones sobre su medicación.
- Fomentar el registro de las tomas diarias de medicación.
- Simplificar el tratamiento y ajustar dosis.
- Recomendar el uso de pastilleros.
- Sugerir a los pacientes que lleven un registro diario de las tomas de la medicación.
- Interrogar sobre problemas de financiación del tratamiento.

> **!** El *Proyecto Recabasic* (liderado por la Asociación Española de Enfermería en Cardiología) recoge los contenidos de las intervenciones educativas en un PRC:
> - Consejo nutricional.
> - Tratamiento de los factores de riesgo modificables: lípidos, hipertensión arterial, obesidad, diabetes y tabaco.
> - Tratamiento psicosocial.
> - Consejo sobre actividad física y entrenamiento físico

El apartado siguiente se centra sobre todo en el primer punto, ya que el resto se estudian ampliamente en otros capítulos.

Consejo nutricional

Una dieta saludable es una de las mejores armas para luchar contra la enfermedad cardiovascular. Hay un grupo de alimentos que a lo largo del tiempo en todas las guías y recomendaciones alimentarias se han considerado saludables para ello. Sin embargo, en la actualidad, existen otros aceptados como saludables que antes se desaconsejaba su consumo, como el aceite de oliva, el pescado y los frutos secos. A esto se suma que, hoy en día, la preocupación por la protección del medioambiente lleva a un cambio en la alimentación de productos animales a productos vegetales.

El estudio PREDIMED (*PREvención con DIeta MEDiterránea*) mostró que seguir un patrón de alimentación mediterráneo es seguro para la prevención de la enfermedad cardiovascular. Una mayor adherencia a esta dieta se asocia con una reducción de la incidencia o la mortalidad cardiovascular del 10 %, con una reducción del 8 % de la mortalidad por cualquier causa.

Antes de iniciar la intervención educativa, hay que conocer al paciente. Con este objetivo, se realiza previamente una valoración antropométrica y nutricional:

- Calcular el índice de masa corporal (IMC) (**Tabla 28-5**) y el perímetro abdominal (**Tabla 28-6**): la ingesta calórica recomendada debe limitarse a la energía necesaria para alcanzar un IMC menor de 25. En aquellos pacientes con IMC superior a 25 se aconseja una pérdida ponderal del 5-10 % del peso basal. También se requiere intervención cuando el perímetro abdominal sea, al menos, de 102 cm en el hombre o de, como mínimo, 88 cm en la mujer.
- Valoración del cuestionario de adherencia a la dieta mediterránea (**Tabla 28-7**).

Tabla 28-5. Clasificación de obesidad y sobrepeso según la Organización Mundial de la Salud

Índice de masa corporal (kg/m²)	Clasificación índice de masa corporal	Tipo de sobrepeso u obesidad
< 18,5	Bajo peso	—
18,5-24,9	Normopeso	—
25-26,9	Sobrepeso	Grado I: preobesidad
27-29,9	Sobrepeso	Grado II: preobesidad
30-34,9	Obesidad	Tipo I: obesidad ligera
35-39,9	Obesidad	Tipo II: obesidad moderada
40-49,9	Obesidad	Tipo III: obesidad grave o mórbida
≥ 50	Obesidad	Tipo IV: obesidad extrema

Tabla 28-6. Clasificación del perímetro abdominal según la Organización Mundial de la Salud

Hombre	Mujer	Riesgo para la salud*
Menos de 94 cm	Menos de 80 cm	Ninguno
Entre 94 y 102 cm	Entre 80 y 88 cm	Riesgo alto
Más de 102 cm	Más de 88 cm	Riesgo muy alto

*Riesgo aumentado de diabetes, hipertensión, colesterol e infarto de miocardio y cerebral.

- Registrar información sobre dietas previas, actividad laboral, organización doméstica, ejercicio físico, ocio, etcétera.

Con los datos obtenidos, se trabaja en aquellos aspectos nutricionales con necesidad de cambio del paciente.

La última *Guía de práctica clínica* de la Sociedad Europea de Cardiología sobre prevención de la enfermedad cardiovascular recoge las recomendaciones sobre nutrición y consumo de alcohol (**Tabla 28-8**) y las características de una dieta saludable (**Tabla 28-9**).

Para adoptar las recomendaciones de una dieta saludable, se puede ayudar a los pacientes con el método el *plato para comer saludable* para conseguir una alimentación completa con todos los nutrientes necesarios para las comidas principales del día (mediodía y cena). Fue creado por expertos en nutrición de la Escuela de Salud Pública de Harvard. Pero no recoge las calorías, ya que lo más importante en una dieta saludable son las raciones y cantidades de cada grupo alimentario. Este método consiste en dividir un plato único en tres partes:

- Verduras y hortalizas: un mínimo del 50 % del plato.
- Alimentos ricos en proteínas: un mínimo de 25 %:
  - Legumbres.

Tabla 28-7. Cuestionario de adherencia a la dieta mediterránea (SEEDO)

1. ¿Usa usted el aceite de oliva como principal grasa para cocinar?	Sí = 1 No = 0
2. ¿Cuánto aceite de oliva consume en total al día (incluyendole usado para freír, el de las comidas fuera de casa, las ensaladas, etc.)?	Dos o más cucharadas = 1 Menos de dos cucharadas = 0
3. ¿Cuántas raciones de verdura u hortalizas consume al día? (las guarniciones o acompañamientos contabilizan como media ración)	Dos o más al día (al menos una de ellas en ensaladas o crudas) = 1 Menos de dos raciones = 0
4. ¿Cuántas piezas de fruta (incluyendo zumo natural) consume al día?	Tres o más al día = 1 Menos de tres = 0
5. ¿Cuántas raciones de carnes rojas, hamburguesas, salchichas o embutidos consume al día (una ración equivale a 100-150 gr)?	Menos de una al día = 1 Más de una ración = 0
6. ¿Cuántas raciones de mantequilla, margarina o nata consume al día (una porción individual equivales a 12 gr)?	Menos de una al día = 1 Más de una ración = 0
7. ¿Cuántas bebidas carbonatadas y/o azucaradas (refrescos, colas,tónicas, bitter) consume al día?	Menos de una al día = 1 Más de una = 0
8. ¿Bebe vino? ¿Cuánto consume a la semana?	Tres o más vasos por semana = 1 Menos de tres a la semana = 0
9. ¿Cuántas raciones de legumbres consume a la semana (una ración o plato equivale a 150 gr)?	Tres o más por semana = 1 Menos de tres a la semana = 0
10. ¿Cuántas raciones de pescado o mariscos consume a la semana (un plato, pieza o ración equivale a 100-150 gr de pescado o 4-5 piezasde marisco)?	Tres o más por semana = 1 Menos de tres a la semana = 0
11. ¿Cuántas veces consume repostería comercial (no casera) como galletas, flanes, dulces o pasteles a la semana?	Menos de tres por semana = 1 Más de tres a la semana = 0
12. ¿Cuántas veces consume frutos secos a la semana (una ración equivale a 30 gr)?	Una o más por semana = 1 Menos de una a la semana = 0
13. ¿Consume preferentemente carne de pollo, pavo o conejo en vez de ternera, cerdo, hamburguesas o salchichas (carne de pollo: una pieza o ración equivale a 100-150 gr)?	Sí = 1 No = 0
14. ¿Cuántas veces a la semana consume los vegetales cocinados, la pasta, el arroz u otros platos aderezados con una salsa de tomate, ajo, cebolla o puerro elaborada a fuego lento con aceite de oliva (sofrito)?	Dos o más por semana = 1 Menos de dos a la semana = 0
Resultado (total)	

Alto (11-14 puntos); Moderado (7-10 puntos); Bajo (0-6 puntos).

– Huevos.
– Carnes: pollo, pavo o conejo.
– Pescados: boquerones, sardinas, caballa, salmón, lubina, dorada, etcétera.
– Mariscos: mejillones, almejas, gambas, calamares, etcétera.
• Alimentos ricos en hidratos de carbono: al menos, el 25 %. Esta cantidad debe adaptarse al nivel de actividad. En personas sedentarias, la proporción es similar a una guarnición; en aquellas con mayor actividad física, se debe adaptar. Se desaconseja el consumo de hidratos de carbono procesados y refinados. Estos alimentos serían:
– Legumbres.
– Cereales integrales, de grano entero: arroz, quinoa, espelta, etcétera.
– Tubérculos: patata, boniato, etcétera.

También habla de ingredientes que se pueden utilizar, como aliños (aceite de oliva virgen) y condimentos. El uso de sal se restringe a un consumo diario menor de 5 gramos. También se recomienda evitar las bebidas azucaradas, ya que aportan calorías sin valor nutricional. Además, la última *Guía*

de práctica clínica de la Sociedad Europea de Cardiología recomienda que no se superen los 100 g de alcohol por semana tanto para mujeres y hombres. Las últimas aleatorizaciones estudiadas cuestionan la idea de que el consumo moderado de alcohol se asocie universalmente con un menor riesgo de enfermedad cardiovascular. Por tanto, se puede decir que no hay una cantidad segura de alcohol para los pacientes.

La mayoría de las guías limitan los productos lácteos enteros debido a su alto contenido de ácidos grasos. Sin embargo, en estudios actuales no apoyan este efecto perjudicial sobre la enfermedad cardiovascular. Se ha asociado su consumo con un menor riesgo de hipertensión arterial y una asociación inversa entre el consumo de lácteos bajos en grasa y el riesgo de enfermedad coronaria, mientras que en los lácteos enteros su efecto es neutro. Por lo tanto, el consumo de lácteos tiene poca influencia sobre la colesterolemia. Hay que recordar que se recomienda una ingesta diaria de, al menos, 2 raciones por su papel nutricional en el metabolismo del calcio y su alto contenido en proteínas de alta calidad biológica.

Por último, dentro del consejo nutricional, hay que destacar la última recomendación de la OMS sobre el consumo de edulcorantes. En mayo de 2023, se ha publicado una nueva

Tabla 28-8. Recomendaciones sobre nutrición y consumo de alcohol

Recomendaciones	Clase	Nivel
Dieta sana para la prevención cardiovascular	I	A
Dieta mediterránea para reducir el riesgo de enfermedad cardiovascular	I	A
Sustituir grasas saturadas por insaturadas para reducir riesgo	I	A
Disminuir consumo de sal para reducir presión arterial y riesgo cardiovascular	I	A
Adoptar patrón alimentario de origen vegetal, rico en fibra que incluya cereales integrales, frutas, legumbres y frutos secos	I	B
Restringir consumo de alcohol a un máximo de 100 g/semana	I	B
Consumir pescado, preferiblemente graso, al menos una vez a la semana y restringir consumo de carne procesada	I	B
Restringir ingesta de azúcares libres, sobre todo bebidas azucaradas, a un máximo del 10 % de la ingesta energética	I	B

Adaptada de Perk (2012).

Tabla 28-9. Características de una dieta saludable

Incrementar la ingesta de alimentos de origen vegetal
La ingesta total calórica de ácidos grasos saturados debe ser menos del 10 %
Minizar ácidos grasos insaturados evitando productos procesados
Consumo diario de sal inferior a 5 g
Priorizar ingesta diaria de 30-45 g de fibra integral
Consumir > 200 g de fruta al día (2-3 raciones)
Consumir > 200 g de verduras al día (2-3 raciones)
Reducir carne roja a menos 350-500 g a la semana, especialmente procesada
Consumir pescado una o dos veces por semana, sobre todo pescado graso
30 g diarios de frutos secos sin sal
Limitar alcohol a consumo máximo de 100 g semanales
Desaconsejar bebidas azucaradas, como refrescos y zumos
Se aconseja consumir café sin filtrar limitado a un máximo de 3-4 tazas diarias

Adaptada de Perk (2012).

directriz sobre los edulcorantes no azucarados, apoyada en una revisión sistemática que sugiere efectos indeseables a largo plazo, como mayor riesgo de diabetes tipo 2, enfermedades cardiovasculares y mortalidad en adultos. La guía persigue reducir el consumo de edulcorantes, más o menos calóricos,

para controlar el peso corporal o reducir el riesgo de enfermedades no transmisibles. Nuestra recomendación para los pacientes es la adaptación al sabor natural de los alimentos.

Tratamiento de los factores de riesgo modificables

Los factores de riesgo modificables son el nivel lipídico, presión arterial, diabetes y hábito tabáquico.

Control lipídico

Desde el punto de vista de un programa de EpS, se necesita que el paciente conozca la importancia de la adherencia al tratamiento farmacológico, llevar un estilo de vida saludable con una dieta mediterránea adecuada y realizar ejercicio físico para conseguir un control óptimo de lípidos. Además, es importante que el afectado sea informado de que necesita tomar medicación para la hipercolesterolemia, aunque antes no tuviera antecedentes personales, ya que los valores lipídicos que se desean alcanzar deben encontrarse dentro de unos rangos para reducir el riesgo cardiovascular.

Control de la presión arterial

El control de la presión arterial es importante para todos estos pacientes, ya que la presencia de enfermedades cardíacas aumenta significativamente el riesgo de eventos cardiovasculares posteriores, con independencia de los valores de presión arterial. Las intervenciones en el estilo de vida están indicadas para todo paciente con presión arterial normal, alta o hipertensión porque retrasan la necesidad del tratamiento farmacológico y/o complementan el efecto hipotensor del tratamiento.

Los valores recomendados de presión arterial en todos los pacientes, sean hipertensos o no, son: mayores de 70 años presión arterial sistólica menor de 140 mmHg y hasta 130 mmHg si se tolera en pacientes; en pacientes con 18-69 años presión arterial sistólica menor de 120-130 mmHg, y en cualquier grupo de edad se recomienda una presión arterial diastólica inferior a 80 mmHg. Los pacientes han de conocer estos valores para llevar un control óptimo y tener en cuenta que una presión arterial alta o baja puede no dar síntomas. Para ello, es necesario que sepan cómo controlarla y cuándo tienen que avisar a su médico y /o enfermera. Es recomendable la toma semanal de la presión arterial y su registro para aportar en cada consulta del PRC.

Control de diabetes

En ocasiones, el síndrome coronario agudo es la primera manifestación de la diabetes *mellitus*, por lo que el abordaje del estilo de vida es una prioridad para su tratamiento. El paciente debe saber que la alimentación es la base fundamental en el tratamiento y no es suficiente con la medicación. Las recomendaciones actuales dietéticas son las mismas que para la población general, llevar una dieta mediterránea.

Por otro lado, la suma de ejercicio aeróbico y de fuerza potencia el control glucémico y la prevención del empeoramiento de la diabetes *mellitus*. El control adecuado de la hipertensión y la reducción del colesterol reducen el riesgo de eventos cardiovasculares. Existe evidencia de que un control glucémico adecuado reduce significativamente el riesgo de complicaciones microvasculares (retinopatía, nefropatía y neuropatía).

Cese del hábito tabáquico

Un ingreso por una enfermedad cardiovascular es una de las situaciones que más propicia la voluntad de dejar de fumar. Esta vivencia provoca que el paciente se encuentre más abierto a la modificación de los hábitos de vida, entre ellos el cese del hábito tabáquico por la situación de riesgo vital experimentada.

Durante el PRC, se ha de animar a todos los fumadores a dejar dicho hábito. Además, es conveniente informar sobre el tabaquismo pasivo, por lo que se recomienda evitar la exposición al humo del tabaco. Se debe aconsejar el cese completo del tabaco, porque una restricción en el consumo no reduce el daño. El consejo firme y explícito sobre dejar de fumar totalmente es fundamental a la hora de comenzar el proceso de abandono (aumenta las probabilidades de éxito).

Para iniciar la intervención educativa, es necesario conocer su consumo diario, el grado de adicción (test de Fagerström) y el grado de motivación (test de Richmond). Con esta información, se establece la intensidad de las medidas de apoyo y ayuda farmacológica.

> **!** Intervención breve. Consejo o asesoramiento sanitario: metodología de las 5 A.
> - *Ask:* preguntar.
> - *Advise:* aconsejar el cese tabáquico.
> - *Assess:* estimar el grado de adicción y su voluntad de cese.
> - *Assist:* elaborar un plan de cese; ofrecer consejo y fármacos.
> - *Arrange:* organizar un seguimiento del cese.

El consejo sanitario debe ser firme y serio; tiene que ser lo suficientemente convincente para que el fumador reflexione sobre el abandono del consumo. Además, ha de ser breve para informar de los inconvenientes de su consumo y de las ventajas de su abandono. Tiene que ir acompañado de documentación de apoyo y estar personalizado (el paciente debe percibir que al profesional le preocupa como persona y como individuo, que se vela por su salud y se tiene interés en ayudarle). El consejo breve tiene una duración media de 2-3 minutos, aunque puede durar hasta 10 minutos.

Otros consejos de educación para la salud

En este punto se abordan: viajes, conducción y vida sexual.

Viajes y conducción

El paciente cardíaco debe evitar viajar a países con temperaturas extremas, ya que esto puede provocar una tensión cardíaca adicional. Asimismo, los países con una altura por encima de los 2.000 metros pueden producir alteraciones: a más altitud, menos oxígeno en el aire y, consecuentemente, menos oxígeno sanguíneo.

Al programar un viaje, a los pacientes les pueden servir estas pautas:

- Llevar siempre el informe médico más reciente donde indique su tratamiento actual. En caso de viajar en avión, se recomienda llevar tanto el informe médico como el tratamiento en su equipaje de mano. En caso de viajar a un lugar con idioma diferente, se ha de llevar el informe traducido al inglés o al idioma del lugar de destino.
- Organizar la medicación que debe tomar durante su viaje, asegurándose de que lleva el tratamiento para todos los días y, así, no surge la necesidad de interrumpirlo.
- Protección del sol e hidratarse de forma regular.
- Mantener los hábitos de vida saludables adquiridos e intentar adaptarlos a los días de descanso.

La conducción no es un esfuerzo físico importante, pero supone un factor de estrés. Existe una legislación para regular la conducción que es de obligado cumplimiento (**Tabla 28-10**). En ella, se distinguen dos grupos de conducción: los vehículos de baja ocupación y peso (turismos) y los de gran ocupación y peso, habitualmente de uso profesional y comercial.

Tabla 28-10. Resumen de la orden PRA/375/2018, de 11 de abril, por la que se modifica el anexo IV del Reglamento General de Conductores

Patología	Grupo 1. Conducción privada	Grupo 2. Conducción comercial
Síndrome coronario agudo	Se permite conducir a las 3 semanas del episodio	Se precisan 6 semanas, ergometría negativa y FEVI > 40 %
Angina estable	No se podrá conducir con angina de reposo o de mínimos esfuerzos	Deberán estar asintomáticos y sin isquemia grave o arritmias inducidas por el esfuerzo
Cirugía de revascularización	Se deberá esperar 6 semanas libres de síntomas	Se deberá esperar 3 meses, con ergometría negativa y FEVI > 40 %
Intervencionismo coronario programado	Se deberá esperar 1 semana sin angina de reposo o de pequeños esfuerzos	Se deberá esperar 4 semanas, con ergometría negativa y FEVI > 40 %
Cuando concurran varios problemas, prevalece la norma más restrictiva		

FEVI: Fracción de eyección del ventrículo izquierdo.

Vida sexual

Hablar sobre sexualidad después de un infarto es importante, ya que aparecen dudas y temores. No todos conocen la relación que puede tener la enfermedad con la vida sexual:

- Falta de deseo (en ambos sexos).
- Fatiga o disnea durante las relaciones.
- Disfunción eréctil.
- Disfunciones en la mujer (dificultad para llegar al orgasmo o problemas en la lubricación).

Estos cambios pueden impactar en la calidad de vida del paciente y derivar en ansiedad o depresión. El objetivo es intentar dar apoyo al paciente para que entienda la situación como una oportunidad para disfrutar de otras experiencias. No existe un comportamiento sexual para todos y no toda la sexualidad se limita al coito.

De acuerdo con los resultados de la ergometría, se puede saber si el paciente está preparado para mantener relaciones coitales: si ha alcanzado unos 3-5 MET se puede recomendar la actividad sexual de forma segura. Si aún no la ha realizado, se puede comprobar si está preparado si puede subir dos pisos de escaleras sin agotarse.

PUNTOS CLAVE

- La EpS es una pieza clave de los PRC. Se extiende no solo al paciente, sino también a su entorno. Es una intervención que se puede realizar de forma individual y colectiva.
- La entrevista motivacional es una herramienta para potenciar el cambio en el estilo de vida. Para ello, se debe desarrollar con el paciente una comunicación efectiva.

- Dentro de los contenidos educativos, el consejo nutricional y la actividad física son fundamentales para mejorar los factores de riesgo modificables.
- Trabajar la adherencia en cada contacto con el paciente es básico para el mantenimiento del estilo de vida cardiosaludable.

BIBLIOGRAFÍA

Berciano S, Ordovás JM. Nutrición y salud cardiovascular. Revista Española de Cardiología. 2014;67(9):738-47. Disponible en: https://www.revespcardiol.org/es-nutricion-salud-cardiovascular-articulo-S0300893214003091

Boyde M, Turner C, Thompson DR, Stewart S. Educational interventions for patients with heart failure: a systematic review of randomized controlled trials. Journal of Cardiovascular Nursing. 2011;26(4):27-35.

Estruch R, Ros E, Salas-Salvadó J, Covas MI, Corella D, Arós F, et al. Primary Prevention of Cardiovascular Disease with a Mediterranean Diet. New England Journal Of Medicine. 2013;368(14):1279-90.

Fernández de Bobadilla J, Sanz de Burgo V, Garrido Morales P, López de Sá E. Riesgo cardiovascular: evaluación del tabaquismo y revisión en atención primaria del tratamiento y orientación sanitaria. Estudio RETRATOS. Atención Primaria. 2011;43(11):595-603.

Hernández PMG. Proyecto RECABASIC. Posicionamiento sobre los estándares básicos en recursos humanos, perfil y competencias profesionales, materiales, actividades y categorización de los Programas de Prevención y Rehabilitación Cardíaca en España. 1st ed. Cardiología AEdEd, editor. Conesa: Ushuaia; 2017.

Levine GN, Steinke EE, Bakaeen FG, Bozkurt B, Cheitlin MD, Conti JB, et al. Sexual activity and cardiovascular disease: a scientific statement from the American Heart Association. Circulation. 2012;125(8):1058-1072.

Lledó AG, Valdés Rodríguez E, Ozcoidi Val M. Cardiopatía y conducción de vehículos: novedades en las legislaciones europea y española. Revista Española de Cardiología. 2018;71(11):892-4. Disponible en: https://www.revespcardiol.org/es-cardiopatia-conduccion-vehiculos-novedades-legislaciones-articulo-S0300893218302379

McDonagh TA, Metra M, Adamo M, Gardner RS, Baumbach A, Böhm M, et al. Guía ESC 2021 sobre el diagnóstico y tratamiento de la insuficiencia cardíaca aguda y crónica. Revista Española de Cardiología. 2022;75(6):523. e1-114. Disponible en: https://www.revespcardiol.org/es-guia-esc-2021-sobre-el-articulo-S0300893221005236

Organización Mundial de la Salud. Use of non-sugar sweeteners: WHO guideline; 2023. Disponible en: https://www.who.int/publications/i/item/9789240073616

Pascual V, Pérez Martínez P, Fernández JM, Solá R, Pallarés V, Romero Secín A, et al. Documento de consenso SEA/SEMERGEN 2019. Recomendaciones dietéticas en la prevención cardiovascular. Medicina familiar. SEMERGEN. 2019;45(5):333-48. Disponible en: https://www.elsevier.es/es-revista-medicina-familia-semergen-40-articulo-documento-consenso-sea-semergen-2019-recomendaciones-S1138359319301303

Perk J, Backer GD, Gohlke H, Graham I, Reiner Z, Verschuren M, et al. Guía europea sobre prevención de la enfermedad cardiovascular en la práctica clínica (versión 2012). Revista Española de Cardiología. 2012;65(10):937.e1-66. Disponible en: https://www.revespcardiol.org/en-pdf-S0300893212004903

Portuondo Maseda MT, Martínez Castellanos T, Delgado Pacheco J, García Hernández P, Gil Alonso D, Mora Pardo JA, et al. Manual de Enfermería en Prevención y Rehabilitación Cardíaca. 1ª ed. Madrid: AEEC Asociación Española Enfermería en Cardiología; 2009.

Rollnick S, Butler CC, Kinnersley P, Gregory J, Mash B. Motivational interviewing. BMJ. 2010;340:c1900.

School of Public Health. Harvard TH Chan. El Plato para Comer Saludable. The Nutrition Source. Disponible en: https://www.hsph.harvard.edu/nutritionsource/healthy-eating-plate/translations/spanish_spain/

Vissere FLJ, Mach F, Smulders YM, Carballo D, Koskinas KC, Bäck M, et al. Guía ESC 2021 sobre la prevención de la enfermedad cardiovascular en la práctica clínica. Revista Española de Cardiología. 2022;75(5): 429.e1-104. Disponible en: https://www.revespcardiol.org/es-guia-esc-2021-sobre-prevencion-articulo-S0300893221004620?referer=guias

Programa de ejercicio físico

29

J. Izquierdo García

OBJETIVOS

- Diseñar un programa de ejercicio físico terapéutico para los pacientes con patología cardíaca.
- Proponer diferentes tipos de ejercicio para un programa de actividades multicomponente.
- Calcular los principios básicos para la prescripción de un programa de ejercicio terapéutico adecuado.
- Valorar la progresión de un programa de ejercicio terapéutico en la patología cardíaca.

INTRODUCCIÓN

Los programas de rehabilitación cardíaca (PRC) basados en el ejercicio físico como pilar fundamental son los que mayor evidencia tienen y han conseguido mejores resultados en el aumento de la capacidad funcional y la calidad de vida, además de disminuir la morbimortalidad y los reingresos hospitalarios por reagudizaciones.

La práctica regular de ejercicio físico es una forma eficaz de prevenir múltiples patologías, no solo la enfermedad cardiovascular, sino también oncológicas, pulmonares y sistémicas crónicas, en general. Además, aumenta la autoestima, evita el consumo de sustancias nocivas y favorece las relaciones interpersonales.

Se ha demostrado la eficacia y seguridad en la práctica de un programa de ejercicio físico en pacientes con enfermedad cardíaca; por lo tanto, uno de los objetivos principales para los pacientes con enfermedad cardíaca es evitar el sedentarismo y practicar actividad física con regularidad.

Aunque el ejercicio físico que más beneficios produce es el que se hace, hay que fomentar la práctica regular de ejercicio físico con una prescripción individualizada y segura. Para ello, se han de tener en cuenta las características clínicas del paciente, la estratificación del riesgo cardiovascular realizada, otras comorbilidades que padezca y sus preferencias. Todo ello permite fomentar la adherencia al programa de ejercicio.

La finalidad de la prescripción de ejercicio físico es mejorar la salud, en general, reducir y controlar los factores de riesgo cardiovascular y optimizar la capacidad funcional con adaptaciones fisiológicas que consiguen un metabolismo energético más eficiente. Para ello, se entrenan cualidades físicas básicas del organismo, como la resistencia, la fuerza y la flexibilidad, y se mantiene la composición corporal. Todas ellas tienen que seguir unos principios básicos para su prescripción: frecuencia, intensidad, tiempo y tipo con que se realiza cada ejercicio en particular. Esto se conoce como el FITT.

No toda actividad física produce un estímulo positivo para la salud. La graduación de la dosis de ejercicio adecuada es la forma de obtener los resultados esperados.

Es importante conocer las diferencias entre actividad física, ejercicio físico y deporte:

- La *actividad física* es cualquier movimiento corporal provocado por la contracción musculoesquelética, lo cual conlleva un gasto energético asociado.
- El *ejercicio físico* es una actividad física que está planificada, estructurada y repetitiva. Se realiza con el objetivo de mantener o mejorar la forma física e incrementar la capacidad funcional del organismo. Consigue mejor manejo del entorno aumentando la autonomía en las actividades diarias.
- El *deporte* consiste en realizar un ejercicio físico sometido a unas normas de juego e implica competitividad.

El programa de ejercicio físico (repetitivo, planificado y estructurado) se tiene que realizar de forma regular, siempre adaptado a las características del paciente y evitando la competitividad con él mismo y los demás.

El ejercicio físico viene graduado, principalmente, por el principio de sobrecarga y de especifidad. El *principio de sobrecarga* del entrenamiento establece la necesidad de una intensidad mínima o umbral para que se produzca una estimulación del organismo lo suficiente para producir cambios en los parámetros fisiológicos; de esta manera, se logra como respuesta una adaptación fisiológica al estímulo realizado. Dicho estímulo tiene que ser mayor que al que se está acostumbrado para producir esas adaptaciones. El *principio de especifidad* refleja que el entrenamiento debe ser específico en cuanto al sistema energético requerido y los grupos musculares utilizados de acuerdo con la edad, la condición física previa y otras cualidades del paciente. Las adaptaciones fisiológicas al entrenamiento son altamente específicas: se debe determinar el tipo de actividad, el número de repeticiones e intensidad del ejercicio ejecutado. En función de ello, se consigue un resultado.

EFECTOS CLÍNICOS Y FISIOLÓGICOS DEL EJERCICIO FÍSICO

Realizar ejercicio físico produce una gran cantidad de beneficios en el organismo y pocos efectos secundarios y/o adversos. Asimismo, es una terapia de bajo coste, por lo que tiene que ser utilizado por los profesionales sanitarios como un fármaco universal.

Durante la realización de ejercicio físico se suministra oxígeno y nutrientes a los tejidos, lo que hace que el sistema cardiovascular funcione de manera más eficiente y produzca adaptaciones centrales y periféricas.

Además, produce mayor control sobre los factores de riesgo cardiovascular, disminuye los niveles de presión arterial sistólica y diastólica en reposo y mejora el perfil lipídico (aumento de lipoproteínas de alta densidad [HDL] y disminuye los triglicéridos y la lipoproteína de baja densidad [LDL]). A esto se suma que: ayuda a bajar el peso corporal disminuyendo la grasa corporal total y la grasa intraabdominal (obesidad androide); reduce los requerimientos de insulina y mejora la tolerancia a la glucosa; favorece la deshabituación tabáquica y el control del estrés disminuyendo la ansiedad y la depresión, y mejora la calidad y la eficiencia del sueño.

A nivel endotelial, produce estabilización del endotelio vascular haciendo que la placa de ateroma sea más resistente, lo que hace disminuir la probabilidad de rotura del endotelio. Esto, junto con el efecto antitrombótico y antiinflamatorio, hace que la probabilidad de una obstrucción arterial sea menor. Asimismo, ciertos niveles de ejercicio aumentan la acción fibrinolítica del organismo.

Por otro lado, el ejercicio físico reduce la fragilidad y la sarcopenia, lo que mejora el metabolismo óseo y, como consecuencia, el riesgo de caídas y lesiones por caídas en el adulto mayor. En el *musculoesquelético*, se produce una reorganización de fibras musculares, lo que permite una contracción muscular más efectiva. También se generan adaptaciones mitocondriales que mejoran la capacidad oxidativa muscular, lo que disminuye la fatiga muscular por acumulación de ácido láctico y otras sustancias tóxicas que dificultan el rendimiento aeróbico. El ejercicio físico además aumenta la biogénesis mitocondrial, con lo que se incrementa el número de crestas mitocondriales y la capacidad oxidativa (v. **Capítulo 4**). Esa mejora de la energética muscular es debida a que el músculo es más eficiente utilizando el oxígeno, lo que produce que ante el mismo trabajo realizado, se produzca un menor aumento de la frecuencia cardíaca y de la ventilación minuto. Por ello, se es capaz de realizar actividades de la vida diaria con menos síntomas e incapacidad funcional.

Cabe destacar que un programa de ejercicio físico adecuado provoca un incremento del consumo de oxígeno pico y del gasto cardíaco pico, además de aumentar el flujo sanguíneo a la musculatura periférica durante su práctica. De esta forma, se consigue aumentar la difusión de oxígeno y los nutrientes entre el capilar y la fibra muscular (v. **Capítulo 3**).

El músculo no solo tiene una función de sostén del aparato musculoesquelético y el organismo, sino que es un órgano endocrino altamente activo capaz de producir un gran número de hormonas endocrinas y paracrinas, más conocidas como mioquinas, que producen gran cantidad de beneficios al organismo (v. **Capítulos 3** y **4**).

En función del tipo de ejercicio, se generan mejoras en la coordinación entre el sistema nervioso simpático y parasimpático, disminuye la probabilidad de arritmias y fibrilación ventricular y aumenta el control sobre el sistema nervioso autónomo (al ser más ágil) y crece la velocidad de movimiento.

En el sistema respiratorio, disminuye la resistencia de la musculatura respiratoria, sobre todo el diafragma, y, como consecuencia, hay menor disnea y trabajo ventilatorio.

Desde una perspectiva coronaria, aumenta el flujo del árbol coronario mejorando la elasticidad y complianza en este sistema. Asimismo, favorece la angiogénesis coronaria aumentando la luz arterial del vaso y el número de capilares miocárdicos y favoreciendo la proliferación de la circulación colateral.

Para conseguir todos estos efectos tan beneficiosos para el paciente, hay que realizar un programa de ejercicio físico de forma regular, adaptado a la vida social, laboral y familiar del afectado para favorecer la adherencia a este.

Se ha de intentar que el programa de ejercicio descrito sea multicomponente y ajustar la dosificación correcta en cuanto al FITT. El modo de realizarlo influye de manera determinante en los efectos producidos por el ejercicio físico en el organismo.

PROGRAMA DE EJERCICIO FÍSICO MULTICOMPONENTE

Se define como programa de ejercicio físico multicomponente la combinación de distintos tipos de ejercicio físico: resistencia cardiorrespiratoria, fuerza muscular, coordinación y/o equilibrio tanto estático como dinámico, y flexibilidad. Es necesario diseñar un programa que combine todos estos componentes para los enfermos cardiovasculares. Esta pauta está recomendada por distintas instituciones internacionales y guías de práctica clínica y de ejercicio físico para este tipo de población. A esta propuesta de ejercicio se pueden incorporar técnicas de fisioterapia respiratoria, pliometría o ejercicios de relajación a los pacientes que así lo requieran, tanto por su beneficio a nivel fisiológico y clínico como educacional.

El ejercicio pliométrico consiste en realizar un ejercicio aplicando la máxima fuerza y potencia en el menor tiempo posible. Los músculos en extensión ejercen una contracción rápida y explosiva, lo que se conoce como ciclo de estiramiento-acortamiento. Este efecto se produce principalmente en los saltos.

Se provoca una activación excéntrica seguida de una concéntrica con una activación intermedia llamada isométrica. Conviene destacar que un músculo que se estire antes de una contracción concéntrica siempre se contrae con mayor potencia y velocidad. Los efectos fisiológicos que producen son: mayor reclutamiento de las fibras musculares y aumento de la velocidad de ejecución del ejercicio, lo que mejora la coordinación y el equilibrio.

Para que se produzcan los cambios fisiológicos y clínicos mencionados en el apartado anterior, la duración del programa de ejercicio tiene que establecerse entre 8 y 12 semanas, con dos o tres sesiones semanales, como mínimo. Los pacientes más desacondicionados, con mala capacidad funcional y peor composición corporal son los que han de ejecutar los programas de ejercicio de mayor duración, además de requerir mayor supervisión. Por otro lado, estos pacientes son los que más mejoran sus cualidades.

Ejercicio físico de resistencia cardiorrespiratoria

El ejercicio físico de resistencia cardiorrespiratoria se define como la capacidad física y psíquica del organismo para soportar el cansancio ante esfuerzos relativamente prolongados y la rapidez para la recuperación después de finalizarlos.

Una buena capacidad cardiorrespiratoria física es sinónimo de una buena condición física; es el indicador fisiológico más importante para la salud y refleja fielmente la forma física del individuo.

La resistencia cardiorrespiratoria es una cualidad fundamental de la capacidad física para el mantenimiento de la salud y la calidad de vida. Su mejoría es el objetivo primordial en la prescripción de ejercicio físico.

No hay que olvidar que todo ejercicio físico llevado a cabo durante un cierto período de tiempo implica un aumento del consumo de oxígeno, que, ligado al trabajo muscular, refleja fielmente la importancia del esfuerzo realizado. Esa cantidad de oxígeno consumido da como resultado la capacidad funcional del individuo, que es una medida global de los factores cardiorrespiratorios y metabólicos que afectan a la capacidad máxima del organismo para obtener, transportar y utilizar el oxígeno para conseguir energía por la vía aeróbica.

Para medir el consumo de oxígeno se utilizan los MET, que es la unidad de la capacidad funcional. Un MET equivale al consumo de 3,5 mL de oxígeno/kg/min, que corresponde a la cantidad de oxígeno consumido y necesario en reposo para el mantenimiento de las funciones metabólicas del organismo de un varón de 40 años, con 70 kg de peso y sentado en el intervalo de 1 minuto.

El MET es un marcador del nivel de salud de la población. El aumento de 1 MET en la capacidad funcional produce un aumento del 12 % en la esperanza de vida. De ahí la importancia de realizar este tipo de ejercicio.

Dentro de los ejercicios de resistencia cardiorrespiratoria, se utilizan actividades y ejercicios calisténicos que impliquen grandes grupos musculares, como, por ejemplo, caminar, montar en bicicleta, remar, natación, correr, baile aeróbico, elíptica, etc. En las salas de entrenamiento de rehabilitación cardíaca, se dispone de cicloergómetros convencionales, cicloergómetros recumbentes, cintas sin fin y/o elípticas para realizar este tipo de entrenamiento.

Principios básicos del entrenamiento cardiorrespiratorio

Es necesario tener en cuenta cuáles son los principios básicos para desarrollar un entrenamiento cardiorrespiratorio: frecuencia, intensidad, tiempo y tipo.

Frecuencia

Hace referencia a los días a la semana que se realiza ejercicio físico. La frecuencia es interdependiente de la duración y la intensidad del ejercicio; de este modo, pueden hacerse múltiples combinaciones y obtener los mismos resultados.

La recomendación general es realizar el entrenamiento de resistencia cardiorrespiratorio de 3 a 5 días a la semana con una intensidad de moderada a vigorosa. En individuos con poca capacidad funcional u obesos, se recomienda iniciar con sesiones de baja intensidad y establecer franjas de ejercicio de 10 minutos de duración. De esta forma, se evitan lesiones u otras complicaciones y se favorece la adherencia al programa.

La realización de menos de 2 días a la semana de ejercicio físico no aumenta la capacidad funcional. Si se realiza más de cinco sesiones intensas a la semana o de forma diaria, no solo no produce mayor incremento de la capacidad funcional, sino que aumenta el riesgo de sufrir lesiones musculoesqueléticas, como la sobrecarga muscular, al no respetar los períodos de recuperación fisiológica tras el esfuerzo.

Intensidad

Los beneficios descritos que produce el ejercicio físico vienen determinados, en gran medida, por la intensidad con la que se realiza este, lo cual depende, en gran medida, por el principio de sobrecarga y especificidad.

El control de la intensidad del ejercicio físico se puede controlar por diferentes parámetros objetivos o subjetivos. Un parámetro objetivo es la frecuencia cardíaca, que, aunque con gran variabilidad, es el más común.

La frecuencia cardíaca máxima ($FC_{máx}$) es el valor máximo que se alcanza al realizar ejercicio máximo hasta el agotamiento. Hay múltiples fórmulas teóricas que, en función del sexo y la edad, sirven para calcular de forma teórica la $FC_{máx}$. La más común es: $FC_{máx} = 220 - edad$. Es fácil de utilizar, aunque puede subestimar o sobreestimar la $FC_{máx}$ medida. Esta fórmula nos puede orientar, pero lo recomendable es realizar una prueba de esfuerzo para conocer nuestra $FC_{máx}$.

En los PRC, todos los pacientes han realizado una prueba de esfuerzo (según el protocolo de Bruce, Bruce modificado, Naughton o una ergoespirometría que es una prueba de esfuerzo con medición del consumo de oxígeno) (v. **Capítulos 5 y 6**) para realizar la estratificación del riesgo y conocer la respuesta hemodinámica al ejercicio. En ella, han alcanzado su $FC_{máx}$ real, para lo que se ha tenido en cuenta su edad, peso, sexo, grado de entrenamiento, enfermedad cardíaca, si toma de medicamentos, patologías asociadas, etc. La $FC_{máx}$ se utiliza para el cálculo de la intensidad del ejercicio cardiorrespiratorio y, por diferentes métodos, se haya la frecuencia cardíaca de entrenamiento (FCE) del paciente, parámetro que ayuda en el control de la intensidad del ejercicio.

Métodos de cálculo de la frecuencia cardíaca de entrenamiento

Hay diferentes métodos para calcular la FCE. Todos sirven para calcular la zona de entrenamiento más segura y con mayores adaptaciones cardiológicas, respiratorias, musculares y metabólicas para aumentar la capacidad funcional. Además, todos hacen referencia a las fases del ejercicio y el modelo trifásico de transición aeróbica-anaeróbica de Skinner y McLellan. Este modelo trifásico indica la respuesta global del organismo en función de la intensidad a la que se ha realizado, qué fibra muscular se utiliza, qué parte del sistema nervioso autónomo se estimula, cuál es el sistema energético empleado, qué respuesta se produce en el sistema respiratorio y cardiovascular, qué cantidad de oxígeno se consume y cuál es la percepción subjetiva del esfuerzo o nivel en la escala de Borg.

A los pacientes de los PRC se les recomiendan entrenar en la zona de transición aeróbica-anaeróbica con ejercicio de intensidad moderada, por lo que la obtención de la energía se consigue por la máxima capacidad del metabolismo de oxígeno, y es donde se producen los mayores beneficios por las adaptaciones cardiovasculares, respiratorias y metabólicas del organismo.

Esa zona de entrenamiento se calcula por diferentes métodos. Entre todos ellos existe correlación, es decir, todos calculan la misma zona de trabajo (**Tabla 29-1**).

Es necesario adaptarse al tipo de prueba de esfuerzo realizada y seguir un orden para calcular la intensidad según la fiabilidad y la exactitud de los métodos, que pueden ser directos, indirectos y subjetivos:

- Por umbrales ventilatorios de la ergoespirometría: es el método directo más exacto. La zona de entrenamiento se corresponde con los umbrales ventilatorios calculados (VT_1 y VT_2), que marcan la subida exponencial del volumen de oxígeno (VO_2)/ventilación y del volumen de dióxido de carbono/ventilación correspondiente. Al mismo tiempo que se alcanzan esos umbrales ventilatorios se está a una frecuencia cardíaca determinada y a unos vatios determinados. Esos son los valores de referencia para la zona de entrenamiento. Así, se tiene una FCE y unos vatios de entrenamiento. Estos valores, teóricamente, corresponden al 60-80 % del $VO_{2máx}$ alcanzado en la ergoespirometría, pero en muchos pacientes con insuficiencia cardíaca los porcentajes de $VO_{2máx}$ son más bajos.
- Por la fórmula de Karvonen: es un método indirecto que considera la frecuencia cardíaca de reserva alcanzada en la prueba de esfuerzo (Bruce, Naughton o similar) para el cálculo de la FCE. Así, FCE = ($FC_{máx}$ – FCb) × (% intensidad) + FCb. El porcentaje de intensidad de la zona de entrenamiento se sitúa entre el 55-60 % y el 75-80 %.
- Por el porcentaje de la frecuencia cardíaca máxima: es un método indirecto que solo tiene en cuenta la $FC_{máx}$ alcanzada en la prueba de esfuerzo (Bruce, Naughton o similar)

para el cálculo de la FCE. Se establece la zona de entrenamiento entre el 75-85 % de la $FC_{máx}$ de la prueba de esfuerzo. Aunque a partir del 70 % ya empiezan los cambios fisiológicos de adaptación.
- Por la escala de Borg: método subjetivo para el cálculo de la intensidad que tiene en cuenta la percepción del esfuerzo percibido por el paciente. La zona de entrenamiento se sitúa entre 4 y 6 de la escala modificada de Borg (**Fig. 29-1**).
- Por el test del habla: forma subjetiva del cálculo de la intensidad del ejercicio. El paciente puede hablar y mantener una conversación, pero le resulta imposible cantar o silbar (**Tabla 29-1**).

El ejercicio de resistencia cardiorrespiratoria que se recomienda a los pacientes es sobre todo el de tipo aeróbico de intensidad moderada. Es aconsejable que este ejercicio aeróbico se combine sobre todo con ejercicio de fuerza muscular y/o coordinación.

Duración

La duración o el tiempo de ejercicio se define como la cantidad de minutos que se emplea en cada sesión de ejercicio físico. Aunque cualquier cantidad de ejercicio puede ser beneficiosa para la salud, se recomienda conseguir un objetivo mínimo de 30 minutos en cada sesión a una intensidad moderada. Para favorecer a los pacientes con baja capacidad funcional o con ciertas comorbilidades, este tiempo se pueden dividir en franjas de 10 minutos en varias sesiones diarias hasta alcanzar los 30 minutos establecidos.

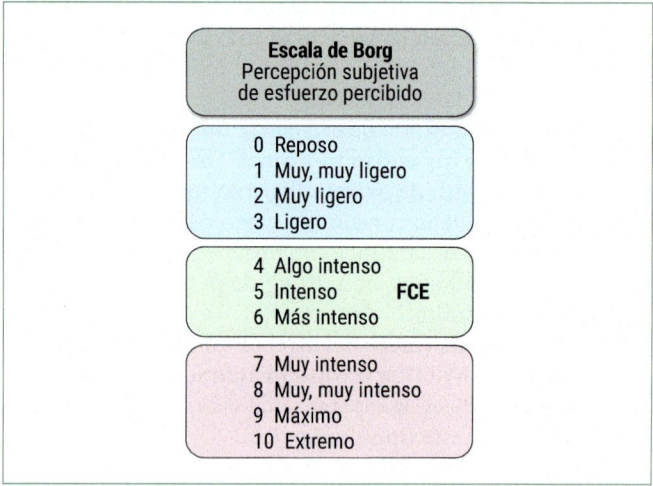

Figura 29-1. Escala de Borg. FCE: frecuencia cardíaca de entrenamiento.

Tabla 29-1. Método de cálculo de intensidad de ejercicio

Metódo utilizado	% $FC_{máx}$	FCR	Umbrales ventilatorios	% $VO_{2máx}$	Escala de Borg	Test del habla
Intensidad: zona aeróbica-anaeróbica	75-85 %	55-75 %	VT_1-VT_2	60-80 %	4-6	Hablar con dificultad

$FC_{máx}$: frecuencia cardíaca máxima; FCR: frecuencia cardíaca en reposo; VO_2: volumen de oxígeno.
Adaptada de Abellán (2014).

| Tabla 29-2. Relación de porcentaje de 1RM con número de repeticiones conseguidas ||
% 1 repetición máxima	Número máximo de repeticiones
100	1
95	2
93	3
90	4
87	5
85	6
83	7
80	8
77	9
75	10
70	11
67	12
65	15

Adaptada de Abellán (2014).

La duración ideal de una sesión varía entre los 20 y los 60 minutos. La fase de entrenamiento se localiza entre los 10 y los 30 minutos (se excluye la fase de calentamiento y de vuelta a la calma).

La duración del ejercicio es inversamente proporcional a la intensidad de este, por lo que, sesiones más largas pueden realizarse a intensidad moderada y sesiones más cortas, a intensidad vigorosa.

Modo

El modo de realizar el ejercicio físico influye de forma determinante en la aparición de complicaciones, signos o síntomas de alarma y lesiones musculoesqueléticas.

Por seguridad y eficacia, todo ejercicio físico hay que realizarlo de forma gradual en tres fases: una de calentamiento, otra de entrenamiento y una final de enfriamiento o vuelta a la calma.

Fase de calentamiento

Esta fase es el inicio de la sesión de ejercicio físico. Se recomienda que dure de 5 a 10 minutos (en la práctica clínica se recomienda que sea, aproximadamente, el 15 % del tiempo total empleado). En esta fase, se inicia el ejercicio activo y dinámico de forma suave, aumentando de forma progresiva hasta alcanzar la intensidad objetivo.

Durante esta fase se favorece el aumento del flujo sanguíneo en la musculatura periférica, aumenta la temperatura muscular y disminuye la probabilidad de lesiones por extensibilidad del tejido conectivo. Además, reduce la aparición de signos de isquemia, arritmias ventriculares y disfunciones transitorias del ventrículo izquierdo.

Fase de trabajo, acondicionamiento o entrenamiento

En esta fase es donde se realiza el esfuerzo cardiorrespiratorio propiamente dicho. Su duración puede oscilar de 20 a 30 minutos, aproximadamente (en la práctica clínica se recomienda que sea cerca del 65 % del tiempo total empleado). En esta fase se alcanza la intensidad objetivo y se llega a la FCE calculada. Se mantiene la FCE hasta completar esta fase, siempre y cuando no se produzcan signos y/o síntomas de intolerancia al ejercicio que conlleven la interrupción de la sesión de entrenamiento. Es la fase donde mayores adaptaciones musculares, cardiovasculares, respiratorias y metabólicas se producen para la mejora de la capacidad funcional del individuo.

Fase de enfriamiento, recuperación o vuelta a la calma

Es la última fase del entrenamiento cardiorrespiratorio. Su duración es de 10-15 minutos (en la práctica clínica es el 20 % del tiempo total empleado). Se inicia disminuyendo de forma progresiva la intensidad del ejercicio hasta alcanzar el reposo. Es una fase crítica en la sesión de ejercicio físico, de suma importancia para aminorar la respuesta de la presión arterial y la frecuencia cardíaca hasta alcanzar valores de reposo manteniendo niveles de retorno venoso adecuado para evitar el efecto de hipotensión postejercicio. Facilita la disipación de calor del cuerpo y la eliminación más rápida del ácido láctico, lo que facilita la recuperación muscular. Atenúa la elevación de catecolaminas en el plasma que ocurre después del ejercicio físico. En esta fase, se consigue una disminución progresiva de la frecuencia respiratoria y la sudoración producida por el esfuerzo realizado.

La omisión de esta fase incrementa la aparición de complicaciones cardiovasculares por disminución del retorno venoso y el flujo coronario. Parar el ejercicio físico de forma brusca cuando la frecuencia cardíaca y la demanda de oxígeno sigue siendo alta facilita la aparición de arritmias ventriculares e isquemia miocárdica, así como de síntomas, como el ángor típico. Además, pueden aparecer molestias musculares difusas.

Al término de la sesión de ejercicio físico, se recomienda que el paciente esté 10-15 minutos en reposo en la sala de entrenamiento antes de abandonarla, por si surgiera alguna otra complicación. El paciente tiene que abandonar la sala en las mismas condiciones que ha venido, con el cansancio y fatiga muscular que corresponda al esfuerzo realizado.

Tipo

Dentro de los tipos de ejercicio de resistencia cardiorrespiratorio, estos se pueden realizar de forma continua o interválica. Se ha de elegir una u otra opción en función de la capacidad funcional del paciente y los objetivos establecidos (**Fig. 29-2**).

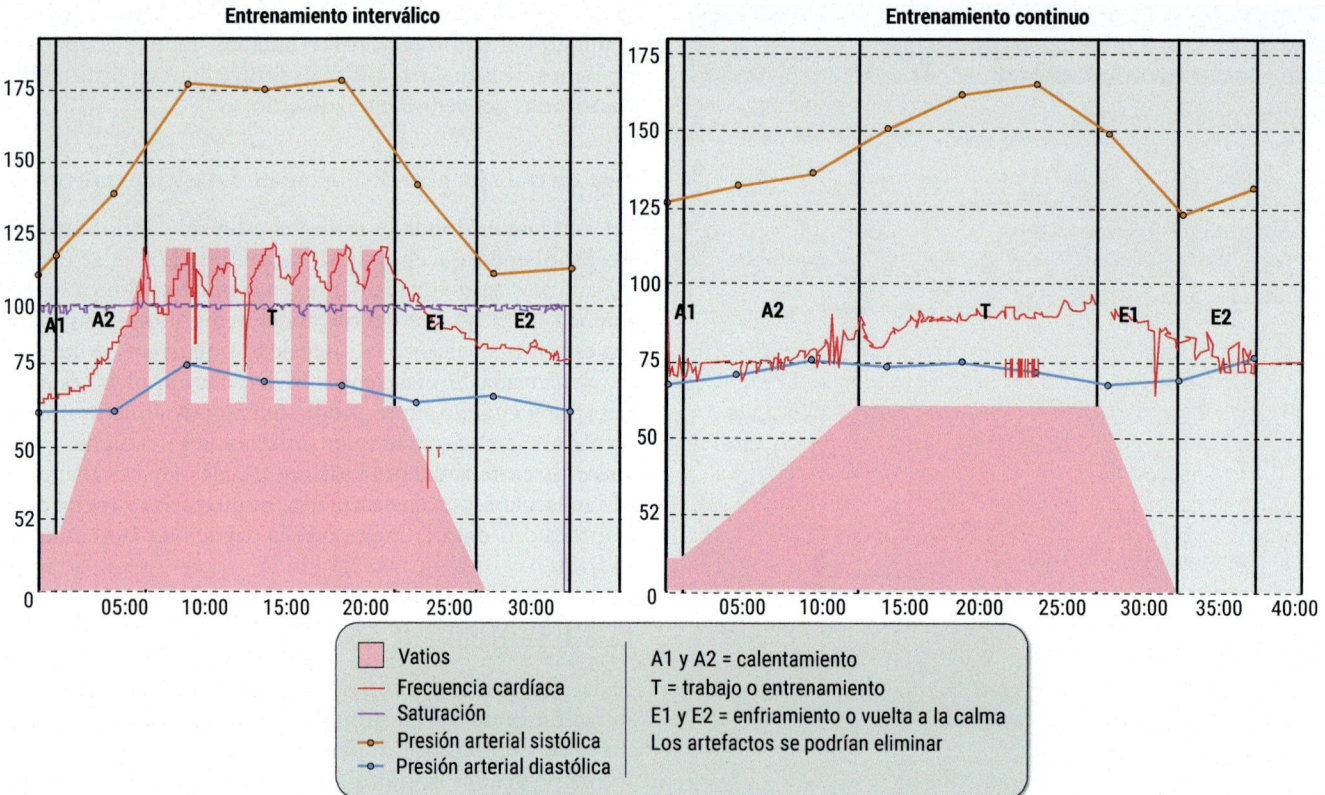

Figura 29-2. Tipo de entrenamiento aeróbico, continuo o interválico.

El ejercicio continuo es un ejercicio que se realiza a carga constante durante toda la fase de entrenamiento, mientras que el ejercicio interválico, como su propio nombre indica, se efectúa en intervalos a diferentes cargas durante dicha fase.

No hay protocolos fijos o establecidos para los pacientes con enfermedad cardiovascular. Pero en la elección del tipo de ejercicio hay que tener en cuenta varios parámetros que pueden influir en la realización del ejercicio físico: la condición física del paciente, la realización previa de ejercicio físico, la edad, el sexo, los ciclos circadianos, el doble producto alcanzado en la prueba de esfuerzo, así como el índice de recuperación conseguido en la prueba de esfuerzo. Todo ello hay que tenerlo muy presente para una prescripción del ejercicio físico segura.

Por ejemplo, si el paciente está muy desacondicionado, conviene empezar con un entrenamiento interválico de baja intensidad y, de forma gradual, ir alcanzando su FCE con un entrenamiento interválico de media intensidad. Para realizar un ejercicio continuo a moderada intensidad, se requiere mayor potencia muscular en los miembros inferiores.

La prioridad en cuanto a objetivos también es importante. Si se prioriza el aumento de consumo de oxígeno pico, se opta por un entrenamiento interválico; pero si se prioriza producir un efecto sobre los FRCV, se opta por un entrenamiento continuo de moderada a vigorosa intensidad.

Ejercicio de fuerza muscular

El acondicionamiento muscular corresponde a las características de fuerza, hipertrofia, potencia y resistencia musculares.

Hay que tener en cuenta que la capacidad funcional es la aptitud para generar tensión por la acción conjunta del sistema nervioso y muscular. Un acondicionamiento muscular adecuado es necesario para conservar habilidades funcionales y aportar calidad de vida.

La sarcopenia y la debilidad muscular pueden ser características de un estilo de vida sedentario y del envejecimiento. A este respecto, debe subrayarse que hacer ejercicio de fuerza muscular mantiene la masa muscular (esta tiende a disminuir 2-3 kg cada década de vida según se envejece) y favorece el aumento de la densidad mineral ósea en todas las edades.

El entrenamiento de fuerza muscular mejora el equilibrio, la independencia funcional, disminuye el riesgo de caídas y evita la morbimortalidad prematura. Además, libera mioquinas que hacen mejorar el funcionamiento de múltiples órganos sólidos.

Pero no solo se utiliza el acondicionamiento muscular para el sostén del organismo, sino también como un órgano endocrino y paracrino (v. **Capítulo 3**).

Entrenamiento de la fuerza en la musculatura periférica

El entrenamiento de fuerza muscular incluye utilizar pesas, lastres, máquinas, el propio peso corporal, bandas elásticas o cualquier otro objeto que ejerza fuerza contra resistencia. Es el método más efectivo para desarrollar la fuerza muscular y es imprescindible en un programa de ejercicio destinado a la salud junto con el componente aeróbico, la coordinación y la flexibilidad.

Incluso cuando no se puede realizar otro tipo de ejercicio, en general, la realización del ejercicio de fuerza es seguro y eficaz, y se recomienda para esta población.

Recomendaciones técnicas

El control del movimiento y realizar una técnica correcta en cada ejercicio es fundamental para evitar accidentes y lesiones musculoesqueléticas. El ejercicio de fuerza muscular tiene que ser seguro y cómodo. Además, se debe intentar realizarlo en todo su rango articular, completando la fase excéntrica y la concéntrica. Cabe destacar que conviene priorizar el entrenamiento de las asinergias de grandes grupos musculares en lugar de los grupos musculares pequeños.

Durante la realización del ejercicio, es necesario coordinarlo con la respiración y evitar la maniobra de Valsalva, es decir, sin realizar apnea durante el ejercicio por cierre de la glotis en el esfuerzo muscular. La realización de la maniobra de Valsalva puede provocar aumento de la presión intratorácica, hipertensión y mareo. Para realizar una técnica correcta, hay que exhalar el aire cuando se realiza la fase concéntrica, venciendo la resistencia, e inhalar el aire en la fase excéntrica cuando se vuelve a la posición de partida.

Principios básicos en la prescripción del ejercicio de fuerza. FITT de fuerza muscular

En estos principios, hay que tener presentes frecuencia, intensidad, tiempo y tipo de la fuerza muscular.

Intensidad

Para realizar una correcta prescripción del ejercicio de fuerza, lo primero que hay que hacer es evaluar la fuerza máxima del paciente por grupo muscular que haya que entrenar. La intensidad máxima del ejercicio de fuerza se obtiene calculando la resistencia máxima (1RM) de cada grupo muscular. En población especial con enfermedades metabólicas crónicas, hay más riesgo de complicaciones cardiovasculares, respiratorias y musculoesqueléticos que se evitan realizando el cálculo de 5-15RM y estimando el 1RM con tablas ya establecidas (v. **Tabla 29-2**).

Durante la valoración del Test de la resistencia máxima se recomienda un calentamiento global previo, con ejercicios de movilidad articular o estiramientos dinámicos. A continuación, se realiza un calentamiento específico con un ejercicio similar al que se va a hacer para calcular la resistencia máxima. Para ello, hay varios protocolos. Uno de ellos es una serie de 10 repeticiones con un peso ligero. Luego se efectúan dos series, una de siete repeticiones con el 70 % del peso y otra de seis repeticiones con el 80 % del peso que puede ser 5-15RM. En esta última fase, se aumenta el peso hasta encontrar el 5RM-15RM. Se deben hacer descansos de 4-5 minutos entre cada serie para recuperar. Se ha de obtener el 5-15RM en menos de cinco intentos, ya que si se llevan a cabo más intentos, aparece fatiga y el 5-15RM no es real.

Una vez obtenido el 5-15RM, se sabe que la carga utilizada en este 5RM representa, aproximadamente, el 87 % del 1RM. 10RM corresponde al 75 % de 1RM y 15RM equivale al 65 % de 1RM (v. **Tabla 29-2**).

Cuando el ejercicio se hace por encima de 25 % de la contracción voluntaria máxima, la compresión mecánica de los vasos sanguíneos reduce el flujo sanguíneo regional, lo que, finalmente, induce isquemia e hipoxia locales. Además, la vasoconstricción y el gasto cardíaco aumentan gradualmente con la duración de la contracción, lo que hace que crezca la resistencia vascular periférica y la presión arterial. Por lo tanto, para reducir el riesgo de respuestas cardiovasculares peligrosas, los pacientes no deben hacer ejercicio con un número demasiado elevado de repeticiones (inferior a 15), sobre todo cuando esto es concomitante con un fallo concéntrico.

La pauta general recomienda realizar ejercicio de fuerza del 40-60 % de 1RM. El entrenamiento con el 20-30 % de 1RM no provoca variaciones del volumen sistólico y con resistencias mayores al 60 % de 1RM hay complicaciones cardiovasculares (taquicardia y aumento de la presión arterial por disminución del volumen sistólico por oclusión de capilares y arteriolas musculares) y aumentan las resistencias periféricas. Después de 6 meses de entrenamiento a estas intensidades se podría entrenar a intensidades >80% de 1RM,

Al igual que el ejercicio de resistencia cardiorrespiratoria, la intensidad del ejercicio de fuerza se puede estimar de forma subjetiva, con una escala de esfuerzo percibido que corresponda con la intensidad, estrés y fatiga percibida al realizar el esfuerzo físico. Es similar a la Escala de Borg modificada, escala *OMNI-Resistance Exercise Scale* (OMNI-RES). Al igual que la Escala de Borg diferencia entre 0 y 10 (los valores óptimos de entrenamiento son de 4-6 de percepción del esfuerzo muscular) (**Fig. 29-3**).

Frecuencia

La frecuencia de entrenamiento debe permitir una recuperación adecuada de las sesiones anteriores para que se produzca una compensación fisiológica suficiente. Cada grupo muscular principal debe entrenarse 2 o más sesiones a la semana no consecutivas. El tiempo de recuperación tiene que ser suficiente para el descanso y evitar el sobreentrenamiento, pero no excesivo para que se produzca una pérdida de adaptaciones.

La recomendación general para pacientes con enfermedad cardiovascular es 8-12 repeticiones, en dos o cuatro series utilizando ocho o diez ejercicios de grandes grupos musculares que incluyan miembro superior (bíceps, tríceps, deltoides, dorsal ancho, etc.), miembro inferior (cuádriceps, isquiotibiales, gemelos, psoas, etc.) y tronco (abdominales, lumbares, etcétera).

Se puede entrenar la fuerza muscular con el peso corporal incorporando dos o tres ejercicios funcionales, como el empuje y la tracción en miembros superiores o la media sen-

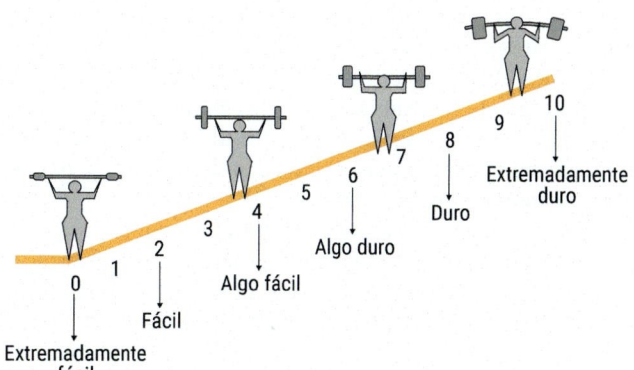

Figura 29-3. Escala OMNI-RES.

tadilla con miembros inferiores, a la intensidad y frecuencia descrita.

En personas muy desacondicionadas o al inicio del programa de fuerza muscular, se alcanzan cambios fisiológicos con una serie a la semana. A medida que los pacientes mejoran su función muscular, son preferibles los ejercicios de series múltiples.

Para la recuperación muscular, y no llegar a la fatiga muscular, se realizan descansos entre series de 2-3 minutos por grupo muscular. Esto es fácilmente alcanzable entrenando en circuito. La duración total del entrenamiento de fuerza no supera los 20-30 minutos.

Otras consideraciones

Otros parámetros que hay que tener en cuenta en el ejercicio de fuerza son los distintos tipos de ejercicio en cuanto a la forma de realización: concéntrico o excéntrico, en cadena cinética cerrada o abierta, monoarticulares o poliarticulares, y dinámicos o estáticos. No hay recomendaciones específicas al respecto, por lo que se han de tener en cuenta los gustos del paciente y los recursos de los que se dispongan para realizar el ejercicio de fuerza muscular.

En la progresión de la carga hay que considerar las percepciones individuales y la adaptación individual. La progresión hacia cargas más altas debe realizarse en 1-2 semanas cuando la percepción sea entre ligera y algo pesada (3-4 de la escala OMNI-RES); tiene que aumentar la carga un 5 %. Si el sujeto no puede levantar la carga un mínimo de ocho repeticiones, debe reducir el peso.

Se puede aplicar la regla del 2 × 2: cuando un paciente puede realizar dos repeticiones más de un ejercicio determinado en dos en sesiones consecutivas, el peso se puede aumentar entre un 2 y un 10 % para la siguiente sesión.

El paciente diabético requiere un control exhaustivo de la glucemia durante el entrenamiento con especial atención por riesgo de hipoglucemias. En personas con enfermedad renal crónica hay más riesgo de fracturas óseas y roturas tendinosas. En personas con neuropatía diabética hay que tener especial precaución debido a una mayor susceptibilidad a la hipotensión ortostática y a lesiones musculoesqueléticas por la alteración de la conciencia sensorial y la percepción atenuada del dolor. Está contraindicada en pacientes con retinopatía proliferativa activa o retinopatía diabética no proliferativa de moderada a grave porque puede desencadenar hemorragia vítrea y desprendimiento de retina.

Los signos o síntomas de isquemia miocárdica, arritmias ventriculares y respuestas hemodinámicas anormales ocurren con menos frecuencia durante el ejercicio de fuerza muscular que durante el ejercicio aeróbico. La menor frecuencia cardíaca y la mayor presión de perfusión miocárdica que, como era de esperar, acompañan al ejercicio de resistencia pueden explicar este fenómeno.

Es necesaria una ingesta adecuada de proteínas para aprovechar plenamente los beneficios del ejercicio de fuerza. La ingestión de proteínas antes o después de una sesión estimula la síntesis de proteínas musculares para desarrollar o mantener la masa muscular. Estos beneficios son importantes para ayudar a preservar la masa muscular o retrasar la pérdida muscular, en especial en ancianos frágiles.

Entrenamiento de la fuerza en la musculatura inspiratoria

La demanda sanguínea de la bomba muscular respiratoria durante la práctica de ejercicio físico, sobre todo el diafragma, puede limitar significativamente la capacidad funcional del individuo. La musculatura respiratoria llega a demandar el 7-10 % del $VO_{2máx}$, que corresponde al 15-16 % del gasto cardíaco durante la práctica de ejercicio físico, lo que limita la llegada de oxígeno a nivel periférico e influye en la capacidad funcional del individuo.

Además, la debilidad de los músculos inspiratorios se asocia con un aumento de los metarreflejos musculares. Este metarreflejo provoca una respuesta simpático-suprarrenal que eleva la presión arterial durante el ejercicio y permite la redistribución del flujo sanguíneo y el volumen muscular, que puede estar relacionado con la capacidad funcional reducida y la intolerancia al ejercicio. Por tanto, la fuerza de los músculos inspiratorios puede modular el metarreflejo, lo que podría llevar a modificar alteraciones del sistema respiratorio y síntomas sistémicos, como fatiga, capacidad funcional o calidad de vida. Por ello, es primordial el entrenamiento de la musculatura inspiratoria en pacientes que tengan muy limitada su capacidad funcional.

La fuerza máxima de la musculatura inspiratoria se calcula a través de la presión inspiratoria máxima (PIMax) en una inspiración forzada. Esta presión se mide en centímetros cúbicos de agua.

Se conoce la debilidad de la musculatura inspiratoria con las ecuaciones de referencia del estudio de Lista-Paz. Cuando el resultado de estas ecuaciones es inferior al 80 %, se traduce en debilidad de la musculatura inspiratoria, que podría mejorar con el entrenamiento de dicha musculatura.

Las ecuaciones de referencia para PImax/PEmax (presión espiratoria máxima) incluyen el índice de masa corporal y un término cuadrado de la edad como variables independientes para ambos sexos.

Otro método de cálculo de la debilidad de los músculos respiratorios es cuando el PImax es inferior a los puntos de corte establecidos en este estudio, que son: 62 y 83 cmH_2O para PImax y 81 y 109 cmH_2O para PEmax en mujeres y hombres, respectivamente (**Fig. 29-4**).

Cuando el resultado de estas fórmulas es inferior al 80 %, se traduce en debilidad de la musculatura inspiratoria, que podría mejorar con el entrenamiento.

El entrenamiento de la musculatura inspiratoria se realiza con inspiraciones a través de un dispositivo con una válvula de presión. La inspiración genera una presión suficiente para que la válvula se abra y el aire fluya a través del dispositivo. La postura adecuada para el entrenamiento de fuerza es sentado con el tronco erguido y separado del respaldo con la planta de los pies apoyado en el suelo, con una mano en el dispositivo y otra en el abdomen para controlar el volumen y una biomecánica correcta de la respiración abdominodiafragmática.

Principios básicos del entrenamiento de la musculatura inspiratoria. Frecuencia, intensidad, tiempo y tipo de fuerza inspiratoria

La intensidad a la que se debe aplicar durante el entrenamiento es del 30-60 % de la PIM alcanzada. Se inicia con una

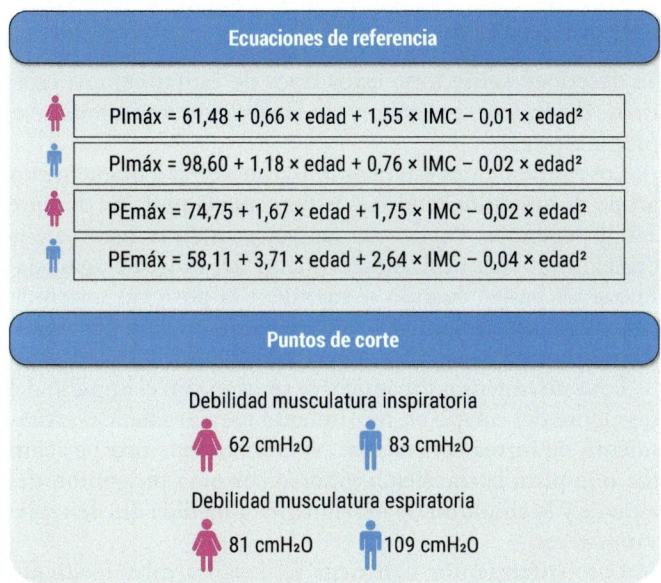

Ecuaciones de referencia

$PImáx = 61,48 + 0,66 × edad + 1,55 × IMC − 0,01 × edad^2$

$PImáx = 98,60 + 1,18 × edad + 0,76 × IMC − 0,02 × edad^2$

$PEmáx = 74,75 + 1,67 × edad + 1,75 × IMC − 0,02 × edad^2$

$PEmáx = 58,11 + 3,71 × edad + 2,64 × IMC − 0,04 × edad^2$

Puntos de corte

Debilidad musculatura inspiratoria

62 cmH$_2$O   83 cmH$_2$O

Debilidad musculatura espiratoria

81 cmH$_2$O   109 cmH$_2$O

Figura 29-4. Ecuaciones de referencia para las presiones respiratorias máximas en adultos sanos y puntos de corte que definen la debilidad muscular.
Adaptada de Lista-Paz (2023).

carga baja que permita la adaptación del paciente al dispositivo para realizar el ejercicio de forma correcta. Una vez que la técnica esté aprendida, se realiza una progresión semanal con aumento del 10 % cada semana. Cuando se llega al 60 %, se requiere una nueva valoración para actualizar los valores.

La frecuencia del entrenamiento se intenta diariamente, mañana y tarde, un mínimo de 3-5 días a la semana. La duración, una vez que la técnica está bien aprendida, no debe ser superior a 15-20 minutos. De forma general, se recomienda realizar 20 minutos dos veces al día. Si se tiene dificultad para realizar 20 minutos en una serie, se pueden hacer en dos o tres series hasta conseguir los 20 minutos.

Hay otros protocolos descritos donde se pautan 15 minutos por la mañana y otros 15 por la tarde con series de 10 repeticiones y descanso entre series de 1-2 minutos.

El modo de realizarlo es controlando los tiempos de inspiración y espiración. La postura inicial es sentado, con el tronco erguido y el tórax liberado. Se coloca el dispositivo en la boca (previamente se coloca la pinza nasal). La inspiración se hace de forma rápida y potente y la espiración de forma lenta y relajada. La velocidad de ejecución de la técnica es muy importante; la marca el tiempo dedicado a la inspiración (rápida) y espiración (lenta), que es de 1:4 para la inspiración y de 3:4 para la espiración.

Ejercicio de coordinación y equilibrio

El sistema nervioso central sincroniza cada contracción muscular para que se realice en el momento y con la intensidad adecuada. Se define coordinación como la cualidad física que permite que los movimientos se produzcan con precisión en función del orden y la intensidad de las contracciones musculares.

La coordinación es el sistema que organiza la actividad muscular para mover de manera eficaz el cuerpo, con lo que se regula la relación con el entorno y entre los distintos elementos.

Se define equilibrio como la cualidad física que permite adoptar y mantener cualquier posición en contra de la gravedad, tanto en terreno estable como inestable.

En el programa de ejercicio multicomponente se pueden incluir ejercicios de equilibrio estático y dinámico. El equilibrio estático se consigue al mantener una postura determinada sin que haya desplazamiento. El equilibrio dinámico se alcanza al conservar la postura correcta en una actividad mientras se realiza un desplazamiento o movimiento brusco.

Principios básicos en el ejercicio de coordinación y equilibrio

La frecuencia que se recomienda es de incorporar al programa de ejercicio la coordinación 2 o 3 días a la semana, sobre todo en adultos mayores frágiles con riesgo de caídas. Dentro de las actividades físicas que se basan en un trabajo de coordinación está el yoga, el taichi y el pilates, entre otros.

Este tipo de ejercicio se puede realizar de forma monopodal, con técnicas de alcance, caminando de puntillas o con los talones, con ejercicios de respuesta postural anticipatoria y/o reactivas e, incluso, con desplazamientos laterales.

Se puede realizar una progresión empezando con superficies estables e ir aumentando la inestabilidad de la superficie. También se puede hacer eliminando el sentido de la vista; se inicia con los ojos abiertos y se llega a realizar el mismo ejercicio con los ojos cerrados. Además, se pueden añadir dobles tareas motoras o dobles tareas cognitivas.

La cantidad óptima para practicar este tipo de ejercicio, tanto en repeticiones como en tiempo de realización, no está descrita para pacientes con enfermedad cardíaca, por lo que se tendrán en cuenta los gustos del paciente y los recursos disponibles.

Un ejemplo de ejercicios de equilibrio y mejora de la coordinación es el que se incluye en el *Balance Evaluation Systems Test*, que es un protocolo eficaz para evaluar y entrenar estas cualidades.

En el primer bloque se realizan los siguientes ejercicios:

- Dar pasos hacia delante y hacia atrás, y a los lados. Tres repeticiones por cada pierna.
- Caminar por bloques de diferentes alturas (cuatro bloques), ida y vuelta.
- Levantarse de una silla, sin ayuda, caminar cuatro pasos, tocar un taburete con ambas manos y regresar caminando hacia atrás.
- Levantarse de una silla, sin ayuda, caminar cuatro pasos, girar a la derecha y volver caminando de frente hacia la silla hasta sentarse otra vez. Se ha de repetir girando a la izquierda.
- Ejercicios de equilibrio anteroposterior y laterolateral en sedestación sobre una pelota de Bobath (tres desequilibrios por cada lado).

En un segundo bloque los ejercicios son:

- Mantener la bipedestación con pies juntos durante 10 segundos.

- Mantener la postura de tándem durante 10 segundos.
- Levantarse de la silla sin usar los brazos.
- Caminar hacia delante y atrás con un pie delante del otro.
- Mantenerse a la pata coja hacia delante 10 s, hacia atrás 10 s y hacia el lateral 10 s.

La progresión de la dificultad puede realizarse en el siguiente orden:

- Con los ojos abiertos y una superficie estable.
- Con los ojos cerrados y una superficie estable.
- Con los ojos abiertos y una superficie inestable.
- Con los ojos cerrados y una superficie inestable.
- Con doble tarea motora y una superficie inestable.
- Con doble tarea motora, ojos cerrados y una superficie inestable.
- Con tarea cognitiva y una superficie inestable.
- Con tarea cognitiva, ojos cerrados y una superficie inestable.

Como ejemplos de dobles tareas motoras destacan: sujetar una o dos pelotas, botar una pelota, sujetar una bandeja y pasar objetos de la mano izquierda a la mano derecha.

Como ejemplos de dobles tareas cognitivas se pueden incluir: decir letras de alfabeto de dos en dos, contar hacia atrás desde el 100 al 0, de 7 en 7 o contar hacia delante sin mencionar los múltiplos de 3 y que contengan el 3, nombrar palabras que empiecen por una letra y nombrar frutas o verduras.

Ejercicio de flexibilidad

La flexibilidad es un componente del acondicionamiento muscular y debe incluirse en la prescripción de cualquier programa de ejercicio multicomponente como mantenimiento y recuperación muscular. Según la movilidad articular, extensibilidad y elasticidad muscular, permite el máximo recorrido de las articulaciones en posiciones diversas. Hace que el individuo realice acciones efectivas y eficientes que requieran agilidad y destreza. Su desarrollo supone una protección de las estructuras articulares y musculares.

El estiramiento muscular de los principales grupos musculares parece tener efectos de flexibilidad global en el cuerpo. Se define como la variación que experimenta el músculo tras la aplicación de una fuerza deformante en tracción que genera una elongación en la musculatura y de tejidos envoltorios de músculos y articulaciones.

El *range of movement* (ROM) es la medida que determina la distancia entre dos segmentos corporales unidos por una articulación. De esta manera, se calcula el grado de flexibilidad de ese segmento. Las técnicas de estiramiento, aplicadas adecuadamente, producen incrementos significativos del ROM articular. Se puede realizar el ROM articular de grandes articulaciones de miembros superiores e inferiores, o incluyendo ROM globales, como de la columna vertebral. Se pueden establecer valores previos al programa de ejercicios y volver a valorarlos al finalizar el programa de ejercicio para ver los cambios producidos.

Los ejercicios de flexibilidad influyen favorablemente en el rendimiento del ejercicio de resistencia cardiorrespiratoria y de fuerza muscular.

Tipos de estiramiento

Se describen sobre todo estos tipos de estiramientos: estáticos, dinámicos, balístico y de facilitación neuromuscular propioceptiva.

Los estiramientos estáticos implican estirar lentamente un grupo de músculos/tendones y mantener la posición durante 10-30 segundos. Pueden ser activos cuando se mantiene la posición estirada utilizando la fuerza del músculo agonista. Puede ser pasivo cuando se mantiene la posición sostenida con otra parte del cuerpo o con ayuda de otra persona o dispositivo.

Los estiramientos dinámicos se realizan con el impulso del segmento del cuerpo en movimiento para producir el estiramiento de forma controlada. No se mantiene una posición fija e implica la transición gradual con una progresión del alcance y la amplitud de movimiento a medida que se repite varias veces.

Los estiramientos balísticos se llevan a cabo mediante movimientos rápidos y rítmicos de rebote forzando el límite muscular y utilizando la inercia, cerca de la máxima amplitud articular. Aunque la eficacia de dicho estiramiento depende de su continuidad, no se suelen incluir este tipo de ejercicios en programas de ejercicio destinados a la salud.

Los estiramientos de facilitación neuromuscular propioceptiva se basan en el reflejo miotático inverso y en el reflejo de inhibición recíproca. Consiste en la repetición de la secuencia contracción-relajación-estiramiento. Primero se realiza una contracción del músculo que hay que estirar contra resistencia durante 3-6 s. Luego se relaja el músculo 2-3 s y se hace de forma pasiva la elongación muscular con el estiramiento durante 10-20 s.

Efectos de los estiramientos

Se pueden enumerar los siguientes efectos:

- Aumento de la relajación, la circulación sanguínea y la temperatura muscular y corporal.
- Disminución de la viscosidad intramuscular e intermuscular, del dolor y de la tensión muscular.
- Mejoría de la flexibilidad y del conocimiento del cuerpo.
- Recuperación de la posición de reposo muscular, una vez finalizado el ejercicio, recuperación funcional o capacidad de elongación muscular tras un período de inmovilización.
- Lubrica la articulación y ayuda a nutrir al cartílago.
- Prepara al músculo antes del ejercicio, como prevención de lesiones músculo-tendinosas a través de efectos sensitivo-motores, mecánicos y térmicos.
- Relajación general del aparato musculoesquelético: favorece la fase de vuelta a la calma tras el ejercicio realizado.

Principios básicos del ejercicio de estiramiento

Se recomienda que la frecuencia sea de 2-3 días a la semana o mayor. Si se realiza de forma diaria, es más eficaz. La intensidad del estiramiento tiene que mantener una tensión con una sensación de incomodidad, pero no llegar a producir dolor.

El tiempo de tensión se mantiene durante 10-30 s; en personas mayores puede alcanzar 30-60 s con un beneficio mayor. Durante una sesión de estiramientos, se recomiendan entre dos y cuatro repeticiones, con lo que se acumula un total de 90 s en cada ejercicio de elasticidad.

Se recomienda centrar los ejercicios de flexibilidad en las unidades miotendinosas de las principales articulaciones: cintura escapular, cuello, tronco, caderas, rodillas y tobillos. Una rutina de estiramiento de estos grupos musculares puede realizarse en 10-15 minutos. Asimismo, se recomienda realizar una ligera rutina de estiramientos en el calentamiento, y siempre en la vuelta a la calma después del ejercicio aeróbico.

Todas las técnicas de estiramientos descritos producen incrementos significativos del ROM articular.

Técnicas de fisioterapia respiratoria

Las técnicas de fisioterapia respiratoria más utilizadas son las de ventilación dirigida y de flexibilización de la caja torácica. Los pacientes que más se benefician de estas son los que tienen una capacidad funcional más reducida, sufren episodios de disnea con frecuencia o por la propia patología cardíaca que repercute en la circulación pulmonar y dificulta la difusión y perfusión alveolar (v. **Capítulo 32**).

Tienen como objetivo realizar una reeducación de la biomecánica respiratoria o abdominodiafragmática con los objetivos de disminuir el trabajo respiratorio y mejorar la oxigenación y la capacidad vital.

Efectos de la fisioterapia respiratoria

Con las técnicas de fisioterapia respiratoria se consigue mejorar la función y la consciencia respiratoria, previene complicaciones, permeabiliza la vía aérea, mejora la distensibilidad pulmonar y asegura la llegada de aire a todas las unidades alveolares de manera homogénea gracias a la ventilación colateral.

Tipos de técnicas de ventilación dirigida y flexibilización de la caja torácica

Las técnicas más habituales de ventilación dirigida y flexibilización de la caja torácica son:

- Respiración abdominodiafragmática: consiste en la respiración diafragmática con el objetivo de ventilar las bases pulmonares con inspiraciones profundas de manera progresiva, una apnea de 3 segundos para que se produzca un aumento de la ventilación colateral y espiraciones totales con labios fruncidos.
- Expansión costal basal y apical: es la respiración costal que moviliza las diferentes zonas del tórax (costillas superiores e inferiores, hemitórax derecho o izquierdo) o una movilización general de toda la zona torácica.
- Inclinación lateral acompañada con la respiración: se hace una inspiración profunda mientras se eleva las extremidades superiores y una espiración lenta y prolongada con el descenso de las extremidades superiores.
- Flexión dorsal acompañada de una respiración: se trata de una inspiración profunda mientras se efectúa una flexión

dorsal de tronco con extremidades superiores estiradas en la horizontal introduciendo la cabeza entre las extremidades superiores; en la espiración lenta con labios fruncidos, se vuelve a la posición inicial.
- Estiramiento de la región anterior del tronco: consiste en juntar ambas manos en la región posterior del tronco y, mientras se realiza la espiración, se sube las manos en dirección vertical.
- Estiramiento de la musculatura anterior del cuello: se coloca las manos sobre las clavículas y se inspira con el mentón pegado al pecho; durante la espiración con labios fruncidos, se hace una extensión cervical a la vez que se fija las clavículas para que no se desplacen.
- Circunducción de la cintura escapular: se hacen círculos con los hombros en ambas direcciones; de esta manera, se facilita el deslizamiento de la escápula sobre la parrilla costal.

Principios básicos de la fisioterapia respiratoria

El modo de realizar la fisioterapia respiratoria es partiendo de una posición inicial, sentado, con las plantas de los pies apoyadas en el suelo, el tronco erguido y el tórax liberado de apoyo. Se coloca la mano en la región donde la ventilación dirigida tenga el objetivo de llevar el aire.

La intensidad de las ventilaciones dirigidas tiene que conseguir que sean profundas, pero que no lleguen a producir ni tos ni mareo; esto aparece con más frecuencia si se realiza a cierta velocidad o con volúmenes excesivamente elevados.

Sesiones de relajación

Una técnica de relajación es cualquier método, procedimiento o actividad que ayudan a una persona a reducir su tensión física y/o mental. La relajación muscular y emocional es el estado fisiológico que aporta, ante todo, un profundo descanso y reposo. Se recomienda al paciente que incorpore estas técnicas en su vida cotidiana con el objetivo de cambiar el comportamiento del cuerpo ante situaciones estresantes (v. **Capítulo 31**).

La relajación produce los siguientes efectos clínicos:

- Aflojar las tensiones musculares y psicológicas.
- Equilibrar la respiración, el ritmo cardíaco y el metabolismo corporal.
- Lograr una sensación de bienestar, calma y tranquilidad.
- Evitar pensamientos y emociones que perturben.
- Disminuir la actividad del sistema nervioso simpático.
- Aumentar la actividad del sistema nervioso parasimpático.

Además, genera estos efectos biológicos:

- Descender del consumo metabólico basal de oxígeno.
- Relajar el tono muscular.
- Incrementar la vasodilatación periférica.
- Aumentar la circulación sanguínea cerebral.
- Disminuir el volumen sistólico, la frecuencia cardíaca y la presión arterial.
- Aumentar la amplitud respiratoria y disminuir la frecuencia respiratoria.

- Aumentar las secreciones corporales (digestivas, saliva, lágrimas, etcétera).

Las técnicas de relajación más utilizadas (v. **Capítulo 31**) son: el control de la respiración, la relajación muscular progresiva de Jacobson, el entrenamiento autógeno de Schultz y las visualizaciones guiadas.

Control de la respiración

El objetivo es facilitar el control voluntario de la respiración y automatizar este control para que pueda ser mantenido hasta en situaciones de mayor estrés, con lo que se consigue una respiración lenta y profunda.

Se llevan a cabo una serie de ejercicios que se repiten tres o cuatro veces con intervalos de descanso de unos minutos para analizar la realización con la finalidad de mejorarla:

- Se comienza en cada inspiración dirigiendo el aire a la parte inferior de los pulmones.
- En este segundo ejercicio, el objetivo es conseguir que el aire inspirado se dirija a la parte inferior y media de los pulmones.
- El objetivo es llegar a una inspiración completa.
- Se debe lograr una espiración más completa y regular.
- El objetivo es una adecuada alternancia respiratoria.
- Se ha de generalizar la respiración completa a las condiciones habituales. Se repite el anterior ejercicio, pero en distintas posiciones y situaciones para ir habituándose a la respiración completa.

Relajación muscular progresiva de Jacobson

Esta práctica se basa en el principio fisiológico de la tensión-distensión. Sigue una secuencia ordenada de los principales grupos musculares. Este método tiene tres fases:

1. Tensión-relajación: se trata de tensionar y relajar diferentes grupos de músculos en todo el cuerpo con el fin de aprender a reconocer la diferencia que existe entre un estado de tensión y otro de relajación muscular. Esto permite un estado de relajación muscular que progresivamente se generaliza a todo su cuerpo. Se suele tensionar unos 3-5 segundos y relajar el músculo inmediatamente 10-15 segundos.
2. Se revisa mentalmente los grupos de músculos y se comprueba que se han relajado al máximo.
3. Relajación mental: se debe pensar en una escena agradable y positiva posible o en mantener la mente en blanco. Se trata de relajar la mente a la vez que continúa relajando todo el cuerpo.

Los 16 grupos musculares son: mano y antebrazo dominante, bíceps dominante, mano y antebrazo no dominante, bíceps no dominante, frente, parte superior de mejillas y nariz, parte inferior de mejillas y mandíbula, cuello y garganta, pecho, hombros y parte superior de la espalda, región abdominal y estomacal, muslo dominante, pantorrilla dominante, pie dominante, muslo no dominante, pantorrilla no dominante y pie no dominante.

Entrenamiento autógeno de Schultz

Es un método que consiste en producir una transformación del individuo mediante determinados ejercicios fisiológicos y racionales que permiten obtener resultados similares a los logrados a través de estados de auténtica sugestión. Consiste en concentrarse en las sensaciones físicas con la ejecución de seis ejercicios que se deben aprender progresivamente.

Consta de seis ejercicios de meditación psicofisiológica o concentración pasiva en la sensación de peso en brazos y piernas, en la sensación de calor en brazos y piernas, en el movimiento del corazón, en la autonomía del proceso respiratorio, en el calor abdominal interno (plexo solar) y en la diferencia de temperatura entre la frente y el aire circundante.

CONCLUSIÓN

En este tema, se ha descrito un programa de entrenamiento multicomponente completo para el paciente con enfermedad cardíaca, con la descripción de FITT en cada ejercicio (**Tabla 29-3**).

Si se intentan realizar todos los componentes en una sola sesión (resistencia, fuerza periférica y respiratoria, coordinación, flexibilidad, fisioterapia respiratoria y relajación), habría que emplear entre 2 y 3 horas, lo que supone una barrera importante para su ejecución.

En cambio, si cada día de la semana se realiza un par de componentes del programa de ejercicio, supone menos tiempo en cada sesión y mejor adaptación a la vida social, familiar y laboral del paciente. En consecuencia, es esperable optimizar la adherencia al programa de ejercicio físico, que es el gran reto de los PRC en la actualidad. En estos pacientes, el abandono del ejercicio físico es mayor al 50 % al año de haber acabado el PRC.

Por otro lado, es necesario seleccionar qué componentes aportan mayor beneficio al paciente y cuáles no suponen ninguna mejoría en sus cualidades físicas, calidad de vida, capacidad funcional, etc. La anamnesis, exploración previa y valoración de las pruebas funcionales del paciente, así como conocer sus gustos y preferencias, resulta fundamental para una selección adecuada de los ejercicios favoreciendo en mayor medida la adherencia a medio y largo plazo al programa de ejercicio físico prescrito.

Tabla 29-3. Prescripción de un programa de ejercicio físico terapéutico multicomponente

FITT	Duración	Intensidad	Frecuencia	Tipo
Resistencia cardiorrespiratoria	20-60 min sesión o tres o más sesiones diarias > 10 min	VT_1-VT_2 60-80 % $VO_{2máx}$ Karvonen 55-75 % 75-85 % $FC_{máx}$ Borg 4-6 Test habla: conversar	3-5 sesiones/semana	Aeróbico: bicicleta, cinta de andar, elíptica, remo, natación, baile de salón, etcétera
Fuerza muscular periférica	15-20 min 1-3 series 8-12 repeticiones 8-12 grandes grupos musculares	40-60% 1RM ONMI 4-6	2 o más sesiones/ semana no consecutivas	Equipo seguro y cómodo; máquinas, mancuernas, cintas elásticas, etcétera
Fuerza inspiratoria	20 minutos En 1, 2 o 3 series	30-60 % PIM	2 sesiones/día mañana y tarde	Dispositivo de entrenamiento inspiratorio
Coordinación y equilibrio	–	–	2-3 sesiones/semana (sobre todo en paciente frágil	• Desplazamiento anticipatorio, lateral • Monopodal • Superficie estable/ inestable
Flexibilidad	Mantener tensión 10-30 s > cuatro repeticiones	Tirantez o tensión molesta sin dolor	> 2-3 sesiones/semana (a diario más eficaz)	• Estiramiento estático, y/o dinámico de principales articulaciones • Técnica FNP
Fisioterapia respiratoria	10 min	Volúmenes amplios	Diario	Ventilación dirigida
Sesiones de relajación	20-60 min	–	2 sesiones/semana (mejor diario)	• Control respiratorio • Jacobson • Schultz

FITT: frecuencia, intensidad, tiempo y tipo con que se realiza cada ejercicio; FNP: facilitación neuromuscular propioceptiva.

 PUNTOS CLAVE

- El diseño de un programa de ejercicio en pacientes con enfermedad cardíaca ha de ser multicomponente e incluir, como mínimo, ejercicios de fuerza muscular y resistencia cardiorrespiratoria. Además, se pueden incluir ejercicios de coordinación, pliométrico, flexibilidad y/o de fisioterapia respiratoria.
- El ejercicio físico ha de ser fácil de realizar, agradable para el paciente y adaptarse a la vida social, familiar y laboral de este, lo cual favorece la adherencia al programa de ejercicio a medio-largo plazo.
- Un programa de ejercicio completo, con todos los tipos de ejercicio, llevaría más de 2 horas realizarlo. Esto se puede dividir en varios días; así, todos los días se hace parte del programa de ejercicio y, al finalizar la semana, se ha cumplido con el programa de ejercicio sin dificultad.
- Todos los días no se está igual por la temperatura, la humedad del ambiente, el descanso previo, el ciclo circadiano, la ingesta de alimento, etc. Todos estos son parámetros que

hay que tener en cuenta a la hora de realizar el programa de ejercicio con una la intensidad adecuada.
- Para controlar la intensidad del entrenamiento, además del pulsómetro, con el que se controla la frecuencia cardíaca de entrenamiento, es fundamental tener presente el nivel de esfuerzo percibido a través de la Escala de Borg. Ante cualquier signo o síntoma de alarma, se ha de detener el entrenamiento.
- A la hora de prescribir un programa de ejercicios hay que tener en cuenta las comorbilidades y limitaciones del paciente y hacer una adaptación de este para obtener un programa de ejercicio individualizado en cada momento.
- El ejercicio de fuerza muscular es primordial en un programa de ejercicio orientado a la salud. En su ejecución, resulta fundamental el control del ritmo respiratorio para evitar la maniobra de Valsalva. Lo ideal es realizar la espiración durante la fase concéntrica del ejercicio y/o mientras se realiza el esfuerzo muscular.

BIBLIOGRAFÍA

Abellán J, Sainz De Baranda P, Ortín EJ. Guía para la prescripción de ejercicio físico en pacientes con riesgo cardiovascular. 2ª ed. Murcia: Sociedades Autonómicas de Hipertensión; 2014.

Abeytua Jiménez M, Berenguel Senen A, Castillo Martín JI. Comprendiendo la ergometría de gases. 1ª Ed. Madrid: Alejandro Berenguel Senen; 2019.

Behm DG, Chaouachi A. A review of the acute effects of static and dynamic stretching on performance. Eur J Appl Physiol. 2011:111;2633-51.

Cramer H, Lauche R, Paul A, Langhorst J, Michalsen A, Dobos G. Mind–Body Medicine in the Secondary Prevention of Coronary Heart Disease. Dtsch Arztebl Int. 2015:112(45);759-67.

Dixhoorn JV, White A. Relaxation therapy for rehabilitation and prevention in ischaemic heart disease: a systematic review and meta-analysis. European Journal of Cardiovascular Prevention and Rehabilitation. 2005:12;93-202.

Fernandez-Rubio H, Becerro-de-Bengoa-Vallejo R, Rodríguez-Sanz D, Calvo-Lobo C, Vicente-Campos D, Chicharro JL. Inspiratory Muscle Training in Patients with Heart Failure. J Clin Med. 2020;9(6):1710.

Gómez González A, Miranda Calderín G, Pleguezuelos Cobos E, Bravo Escolar R, López Lozano A, Expósito Tirado JA, et al. Recomendaciones sobre rehabilitación cardíaca en la cardiopatía isquémica de la Sociedad de Rehabilitación Cardio-Respiratoria (SORECAR). Rehabilitación. 2015;49(2):102-24.

Grupo de Trabajo Unidad Multidisciplinar de Insuficiencia Cardíaca H12O. Programa Transversal De Insuficiencia Cardíaca. Hospital Universitario 12 de octubre; 2016 [Consultado 12 Junio 2023].

Horak FB, Wrisley DM, Frank J. The Balance Evaluation Systems Test (BES-Test) to differentiate balance deficits. Physical Therapy. 2009;89(5):484-98.

Ibanez B, James S, Agewall S, Antunes MJ, Bucciarelli-Ducci C, Bueno H, et al. 2017 ESC Guidelines for the management of acute myocardial infarction in patients presenting with ST-segment elevation: The Task Force for the management of acute myocardial infarction in patients presenting with ST-segment elevation of the European Society of Cardiology (ESC). European Heart Journal. 2018;39(2):119-77.

Izquierdo-García J, Arranz-Escudero A, Tello de Meneses R, De la Torre N, Amat-Macías IM, Castillo Martín JI, et al. Eficacia de un programa de rehabilitación cardíaca en polideportivo municipal comparado con el programa hospitalario: ensayo controlado aleatorizado eCARCEX Anales del sistema sanitario de Navarra. 2023;46(3):e1050.

Lauersen JB, Bertelsen DM, Andersen LB. The effectiveness of exercise interventions to prevent sports injuries: a systematic review and meta-analysis of randomised controlled trials. Br J Sports Med. 2014;48(11):871-7.

Liguori G, Feito Y, Fountaine C, Roy BA. Manual ACSM para la valoración y prescripción del ejercicio. 4ª Ed. Wolters Kluwer; 2022.

Lista-Paz A, Langer D, Barral-Fernándeza M, Quintela-del-Río A, Gimeno-Santos E, Arbillaga-Etxarri A, et al. Maximal Respiratory Pressure Reference Equations in Healthy Adults and Cut-off Points for Defining Respiratory Muscle Weakness. Archivos de bronconeumologia. 2023;59(12):813-20.

Organización Mundial de la Salud. Directrices de la OMS sobre actividad física y hábitos sedentarios: de un vistazo. Ginebra: Organización Mundial de la Salud; 2020.

Paluch AE, Boyer WR, Franklin BA, Laddu D, Lobelo F, Lee DC, et al Resistance Exercise Training in Individuals With and Without Cardiovascular Disease: 2023 Update: A Scientific Statement From the American Heart Association. Circulation. 2023;148e:00.

Patti A, Merlo L, Ambrosetti M, Sarto P. Exercise-Based Cardiac Rehabilitation Programs in Heart Failure Patients. Heart Failure Clin. 2021;17(2):263-71.

Peroy Badal R, Torres Castro R, Ruiz Lázarp R, Simón Rodríguez B, Vasconcello Castillo L, Izquierdo García J. Fisioterapia Respiratoria y Cardíaca. De la teoría a la práctica. 1ª Ed. Madrid: Fundación para el desarrollo de la enfermería; 2021.

Portuondo Maseda MT, Martínez Castellanos T, Delgado Pacheco J, García Hernández P, Gil Alonso D, Mora Pardo JA, et al. Manual de Enfermería en Prevención y Rehabilitación Cardíaca. 1ª Ed. Madrid: Asociación Española de Enfermería en Cardiología; 2009.

Real J, Cowles E, Wierzbicki AS, Guideline Committee. Chronic heart failure in adults: summary of updated. NICE guidance. BMJ. 2018;362:k3646.

Reese C, Spieser A, Mittag O. Psychological Interventions in the Rehabilitation of Patients with Coronary Heart Disease: Summary of Evidence and Recommendations from Systematic Reviews and Guidelines. Rehabilitation. 2012;51(6):405-14.

Siff MC, Verhoshansky Y. Super Entrenamiento. 2ª Ed. Badalona: Editorial Paidotribo; 2014.

Taylor RS, Dalal HM, Zwisler AD. Cardiac rehabilitation for heart failure: 'Cinderella' or evidence-based pillar of care? Eur Heart J. 2023;44(17):1511-8.

Van Dixhoorn J, White A. Relaxation therapy for rehabilitation and prevention in ischaemic heart disease: a systematic review and meta-analysis. European Journal of Cardiovascular Prevention & Rehabilitation. 2005;12(3):93-202.

Vazquez MI. Técnicas de relajación y respiración. 1ª ed. Editorial Síntesis; 1999.

Visseren FLJ, Mach F, Smulders YM, Carballo D, Koskinas KC, Bäck M, et al. Guía ESC 2021 sobre prevención de la enfermedad cardiovascular en la práctica clínica. Rev Esp Cardiol. 2022;75(5): 429.e1-104.

Williams MA, Haskell WL, Ades PA, Amsterdam EA, Bittner V, Franklin BA, et al. Resistance Exercise in Individuals With and Without Cardiovascular Disease: 2007 Update: a scientific statement from the American Heart Association Council on Clinical Cardiology and Council on Nutrition, Physical Activity, and Metabolism. Circulation. 2007;116(5):572-84.

Yamamoto S, Hotta K, Ota E, Mori R, Matsunaga A. Effects of resistance training on muscle strength, exercise capacity, and mobility in middle-aged and elderly patients with coronary artery disease: A meta-analysis. Journal of Cardiology. 2016:68(2):125-34.

Técnicas de conservación de energía y normas de higiene ergonómica en enfermedad cardiovascular

30

V. M. Muñoz Valverde

OBJETIVOS

- Comprender el concepto de conservación de energía en el contexto de la rehabilitación cardíaca.
- Identificar los instrumentos de valoración.
- Comprender los conceptos de diagnóstico y equilibrio ocupacional, así como su importancia en la mejora de la calidad de vida de las personas.
- Conocer las técnicas de conservación de energía y su aplicación para mejorar la eficiencia en las actividades diarias.
- Aprender a organizar el entorno, de manera que facilite el desempeño ocupacional.
- Identificar estrategias de planificación y organización de tareas para distribuir adecuadamente la energía a lo largo del día.
- Reconocer la importancia de la recomendación y el entrenamiento de productos de apoyo.

INTRODUCCIÓN

La rehabilitación cardíaca es, según la Organización Mundial de la Salud (OMS), «la suma coordinada de intervenciones requeridas para influir favorablemente sobre la enfermedad, asegurando las mejores condiciones físicas, psíquicas y sociales, para que los pacientes, por sus propios medios, puedan conservar o reanudar sus actividades en la sociedad de manera óptima». El objetivo de los programas de rehabilitación cardíaca es mejorar la participación de la persona en sus actividades cotidianas y su calidad de vida, así como ayudarlas a desarrollar las habilidades necesarias para autogestionarse con éxito.

Para facilitar el cumplimiento de este objetivo, es necesario explorar los intereses, las rutinas y las actividades más significativas de cada persona desde una perspectiva individual. Un marco de trabajo centrado en la persona es fundamental para asegurar una correcta intervención.

Tras un evento cardíaco, algunos pacientes pueden experimentar sentimientos de miedo al movimiento, que es mayor en los primeros momentos tras el accidente cardíaco, aunque se va transformando en cautela con el paso del tiempo. Además, estas personas pueden mostrar sentimientos de hipervigilancia e inseguridad sobre el tipo y la dosis de actividad física e, incluso, comportamientos de evitación ante determinadas tareas cotidianas. La fatiga está presente en un alto porcentaje de pacientes y la participación social es menor en comparación con la población general.

Las técnicas de conservación de energía y las normas de higiene ergonómica tratan de reducir la aparición de fatiga, disnea y sensación de esfuerzo mediante un programa que incluye la evaluación de la persona, el diseño y la adaptación de actividades y entorno y el asesoramiento y entrenamiento de productos de apoyo, así como la educación del paciente. Las personas en las que estas técnicas resultan más beneficiosas son aquellas con clasificación funcional Asociación del Corazón de Nueva York (NYHA) III y IV. Esta intervención es implantada, principalmente, por terapeutas ocupacionales.

El objetivo general del tratamiento es que la persona realice todas las actividades de su día a día tomando conciencia del gasto energético requerido, economizándolo y equilibrándolo a lo largo de la jornada. Todas estas técnicas se incluyen en el programa de rehabilitación, con el que se sigue la progresión del paciente, empoderándolo en la toma de decisiones, lo que permite alcanzar una mayor participación ocupacional y social.

VALORACIÓN

Toda intervención en el área de ciencias de la salud debe ser precedida de una adecuada valoración que oriente el planteamiento de objetivos y guíe la planificación del abordaje terapéutico. La evaluación incluye una revisión de la historia clínica, en la que se recojan aspectos que puedan afectar a la situación física y socioemocional del paciente, así como las valoraciones administradas por otros profesionales y que pueden ser útiles para conocer su estado.

El diagnóstico ocupacional es un proceso por el cual se pueden describir y clasificar los problemas de desempeño ocupacional de las personas y comprender su capacidad funcional y su participación en las actividades de la vida diaria. El diagnóstico ocupacional es utilizado por terapeutas ocupacionales para identificar las fortalezas y dificultades de los pacientes en relación con las ocupaciones, las actividades y los roles significativos para esa persona.

Durante el proceso de diagnóstico ocupacional, se recopila información a través de entrevistas, observaciones y pruebas estandarizadas para evaluar diferentes áreas ocupacionales, como el desempeño en el autocuidado, las habilidades de movilidad, el rendimiento laboral, el desempeño educativo y las actividades recreativas.

El objetivo del diagnóstico ocupacional es proporcionar una comprensión integral de las habilidades, limitaciones, necesidades y metas de la persona evaluada. Esta evaluación ayuda a guiar el plan de tratamiento y las intervenciones terapéuticas, lo que permite a los terapeutas ocupacionales adaptar las actividades, proporcionar estrategias y recomendar modificaciones ambientales para mejorar la participación y la calidad de vida de la persona en su entorno.

> **!** Es importante tener en cuenta que el diagnóstico ocupacional se lleva a cabo dentro de un enfoque holístico, donde se consideran factores físicos, cognitivos, emocionales, sociales y ambientales que influyen en la ocupación de una persona.

De acuerdo con la Asociación Europea de Cardiología Preventiva, en los programas de rehabilitación cardíaca, los factores que se deben evaluar para dar un asesoramiento en cuanto a la actividad deben incluir la actividad física actual y determinar las necesidades domésticas, ocupacionales y recreativas del paciente, así como evaluar actividades relevantes para su edad, género y vida diaria, además de aspectos emocionales, apoyo social y barreras que puedan influir en la intervención.

Los elementos específicos que afectan al área ocupacional de la persona y que se deben evaluar antes de comenzar la intervención se detallan a continuación.

- *Historia ocupacional del paciente y situación actual.* Se incluyen rutinas, intereses y roles. Se consigue mediante entrevistas semiestructuradas, tanto con el paciente como con los familiares, registros de actividad (**Tabla 30-1**) o test específicos. Algunas de las herramientas que valoran este aspecto y son administradas por terapeutas ocupacionales son:
  - Autoevaluación ocupacional: es una herramienta autoadministrada en la que se evalúa la percepción del paciente de su propia competencia durante las distintas ocupaciones y cómo el entorno influye en su funcionamiento. Por tanto, puede ayudar a identificar las prioridades para un cambio y orientar los objetivos de tratamiento.
  - Cuestionario ocupacional: es autoadministrado y evalúa las actividades que el paciente realiza en su día a día. La persona debe anotar todas las actividades que efectúa cada media hora desde que se levanta. A continuación, se le pide que clasifique estas en trabajo, actividades de la vida diaria u ocio. Por último, la persona debe cumplimentar sobre cada tarea su percepción de eficacia, la importancia que le da y lo que disfruta haciéndola.
  - Listado de roles: evalúa los papeles que desempeña una persona y el impacto que tienen en su bienestar. Valora los roles que ha desempeñado en el pasado, los del momento actual y los que le gustaría llevar a cabo en un futuro.
  - Listado de intereses: consta de 80 ítems, otra sección con intereses adicionales y otra donde la persona contesta sobre los intereses que corresponden al ocio y cuáles le resultan más placenteras.
  - Canadian Occupational Performance Measure: es una escala en la que se mide la autopercepción del desempeño en la vida cotidiana en términos de rendimiento y satisfacción en las áreas de autocuidado, productividad y ocio. Es un modelo centrado en la persona y está desarrollado para identificar y priorizar las dificultades cotidianas, por lo que se puede utilizar para pactar con el paciente los objetivos de intervención.
- *Valoración funcional de la situación del paciente.* En el caso de eventos agudos, la valoración de la situación previa puede dar información muy útil para el proceso. Se puede recoger de la historia clínica del paciente, de la entrevista y de los instrumentos de valoración específicos, como:
  - Índice de Barthel.
  - *Functional Independence Measure.*
  - Escala de Lawton y Brody.
  - Clasificación NYHA.
  - Escala de Borg de esfuerzo percibido.
- *Valoración del entorno.* Es necesario conocer si el entorno físico del paciente actúa como barrera para el desempeño ocupacional. Para ello, se puede utilizar la evaluación del hogar de terapia ocupacional de Dulce Romero. Esta requiere una visita al domicilio del paciente, aunque la primera parte consiste en que la persona haga un plano del

Tabla 30-1. Ejemplo de registro de actividad

Horario	Actividad	Nivel de energía al comenzar la actividad	Nivel de energía al finalizar la actividad

Anote cada actividad que realice un día normal de su vida en la siguiente tabla: hora de comienzo y nivel de energía que sienta antes de realizarla y después (10 es la mayor energía y 0 el mayor grado de fatiga).

domicilio y responda a un cuestionario sobre el entorno. Si no es posible realizar esta visita, se puede pedir al afectado que detalle su hogar, haga fotos de su domicilio, etcétera.

Esta evaluación centrada en el paciente orienta al profesional para la intervención y da herramientas para planificar el tratamiento junto con él, para lo que tiene en cuenta su historia ocupacional pasada, presente y futura, así como sus intereses y prioridades.

 La valoración debe recoger la información relevante de la situación clínica, física, social, emocional y ocupacional del paciente, además de recoger sus intereses, roles, rutinas, actividades significativas y prioridades de intervención.

INTERVENCIÓN A LO LARGO DEL PROCESO REHABILITADOR

Esta intervención se lleva a cabo en dos fases.

Intervención en fase I

La intervención hospitalaria, en la fase I de la rehabilitación, comienza en procesos agudos, tras la estabilización clínica del paciente. En los casos en los que la cirugía es programada, se puede iniciar la evaluación y el entrenamiento en técnicas de conservación de energía antes de la intervención quirúrgica.

Durante este período, se debe hacer una evaluación funcional, ocupacional y de entorno detallada, tras la cual se pactan los objetivos y se enfoca la intervención a las necesidades del paciente, demandas y preferencias.

! En esta fase es importante que se promueva la participación de la persona en las actividades de la vida diaria (AVD), comenzando por aquellas que requieren bajo gasto cardíaco, como comer o utilizar una botella o cuña en la cama. Se debe aumentar la complejidad de estas actividades cuando la situación clínica y personal del paciente lo permita.

También está indicado empezar con la educación en técnicas de conservación de energía, adaptación de actividades, recomendación y entrenamiento en productos de apoyo, así como la evaluación y adecuación del entorno con vistas al alta domiciliaria. El objetivo final de esta fase es que la persona gane independencia para las actividades de autocuidado.

Durante la fase I de la rehabilitación, algunos productos de apoyo que pueden facilitar la ejecución de las AVD y contribuir a la participación de la persona en su autocuidado pueden ser:

• Productos de apoyo para la comida y la alimentación:
  – Cubiertos con mango adaptados (**Fig. 30-1**).
  – Platos con antideslizantes.
  – Antideslizantes.
  – Vasos con escotadura.
  – Engrosadores.
• Productos de apoyo para el aseo y cuidado personal:

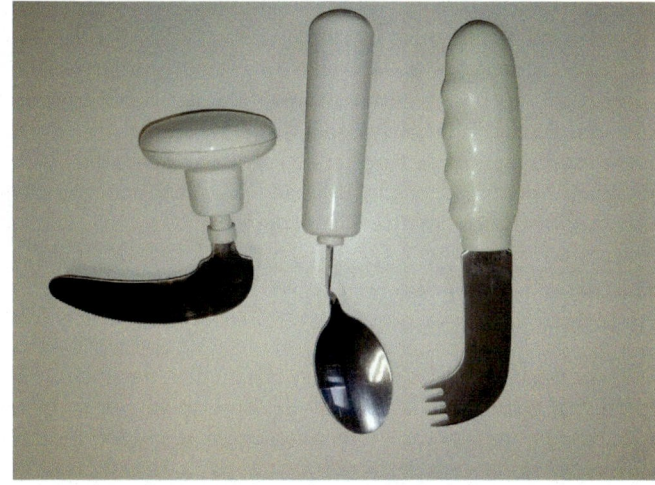

Figura 30-1. Cubiertos con mango adaptado.

  – Engrosadores de mango.
  – Esponjas de mango largo.
• Productos para la micción, defecación e higiene íntima: elevadores de inodoro.

Intervención en fase II

En la fase II de la rehabilitación cardíaca, el objetivo principal es que la persona pueda retomar sus actividades de la vida diaria de la mejor manera posible mediante la optimización de la capacidad funcional del paciente y el control de los factores de riesgo cardiovascular, para lo cual se promueven cambios que le permitan adoptar un estilo de vida cardiosaludable. Durante esta etapa también se sientan las bases para la transición a la siguiente fase, donde el paciente comienza a reintegrarse en sus actividades laborales y recreativas. En la fase II, el enfoque se centra en la recuperación funcional y la mejora de la calidad de vida del paciente. Por ello, se le dan las herramientas necesarias para que pueda participar de forma activa en sus actividades diarias y, posteriormente, en su vida laboral y ocio.

En esta fase, es fundamental ayudar al afectado a desarrollar estrategias para planificar y administrar sus actividades diarias de manera eficiente. Esto puede incluir la organización de horarios, la priorización de tareas y el establecimiento de límites para evitar la fatiga y el estrés excesivo. Por otro lado, se le puede instruir en maniobras de manejo del estrés para adaptarse a la situación actual y reducir la ansiedad.

En cuanto a la intervención sobre las AVD, paulatinamente se debe ampliar el número y tipo de actividades que el paciente va realizando de forma autónoma, de manera que incremente su participación y nivel de actividad. Al mismo tiempo, se procura asegurar el equilibrio ocupacional de acuerdo con los resultados de la evaluación y asesorando al paciente y su entorno familiar sobre la planificación y priorización de actividades.

! El equilibrio ocupacional se entiende como la percepción subjetiva que tiene la persona acerca de sus ocupaciones, la cantidad de ellas, la variedad y el grado de satisfacción con el tiempo que dedica a cada una.

En un contexto de enfermedad es frecuente que se priorice, en un primer momento, la independencia de la persona en las actividades básicas de la vida diaria (aseo, comida, higiene íntima, etc.) y, en un segundo momento, la actividad productiva, donde se deja las actividades de ocio y esparcimiento en un segundo plano. Las técnicas de conservación de energía y una planificación adecuada de las actividades deben asegurar un equilibrio entre las áreas ocupacionales.

TÉCNICAS DE CONSERVACIÓN DE ENERGÍA Y NORMAS DE HIGIENE ERGONÓMICA

Una vez establecidos los objetivos y el plan de intervención, se instruye al paciente en las técnicas de conservación de energía. Muchas de estas técnicas y recomendaciones se pueden indicar de manera genérica, aunque se hace necesaria una adaptación a las características individuales de cada paciente.

A continuación, se detallan las técnicas más utilizadas, empezando por aquellas que son comunes a la realización de todas las actividades y se continúa con las que se pueden utilizar durante la ejecución de algunas de las actividades de la vida diaria.

Técnicas generales

Dentro de estas técnicas, cabe destacar el uso de la respiración, planificación y organización de actividades, la inclusión de períodos de descanso, la simplificación de tareas, la adecuación del entorno, la postura corporal y los desplazamientos.

Utilización de la respiración

Adaptar la respiración al esfuerzo físico es un elemento clave en las técnicas de conservación de energía. Hay que instruir al paciente para que coordine el ciclo respiratorio con la actividad, de manera que durante la fase de mayor esfuerzo exhale el aire y durante la relajación realice la inhalación.

Planificación y organización de actividades

De acuerdo con la evaluación inicial y el registro de actividades, se realiza una planificación de todas las actividades a lo largo del día y la semana, de manera que se intercalen tareas que requieren mayor gasto energético con otras más relajadas. En esta organización, se deben tener en cuenta factores como el clima o el momento del día; además, hay que evitar actividades más pesadas en momentos de mucho calor o frío durante la digestión y hacerlas en un momento en el que la persona se note con más energía (por la mañana o tras una siesta). No obstante, lo ideal es organizar la rutina para que haya un equilibrio a lo largo del día en lugar de hacer un gasto excesivo por la mañana y tener que reposar toda la tarde.

Durante esta planificación, hay que reforzar la incorporación de actividades de ocio y esparcimiento, así como aquellas que sean más significativas para el paciente. Asimismo, se ha de fortalecer el equilibrio ocupacional, para lo que se deben tener en cuenta las prioridades de la persona y su entorno.

En un primer momento, la planificación puede ser organizada por profesionales de terapia ocupacional, pero, de forma progresiva, es el paciente el que se debe hacer responsable de su cumplimentación. Durante todo el proceso, es fundamental empoderar al afectado para que gestione su propia vida y hacerle menos dependiente de los profesionales sanitarios.

Inclusión de períodos de descanso

Tomar conciencia del momento en el que comienzan a aparecer los signos de fatiga y disnea es imprescindible para conseguir que el paciente sea capaz de decidir cuándo tiene que incluir un descanso durante la actividad. Pero, a veces, estas personas no son conscientes hasta que la fatiga y/o la disnea les impide continuar con su rutina. Por este motivo, la familia debe ser instruida para que adviertan de estos signos a su familiar, ya que, en ocasiones, van a ser los primeros en darse cuenta.

Simplificación de tareas

Prácticamente todas las actividades son susceptibles de simplificar eliminando pasos innecesarios, realizándolas a un ritmo más lento y con movimientos tranquilos y fluidos. También se aconseja hacer en posición de sedestación todas aquellas tareas que sean posibles.

Por último, limitar los movimientos corporales repetitivos y las actividades contra la gravedad son condicionantes que se pueden controlar a la hora de adaptar tareas diarias.

Adecuación del entorno

Conseguir un entorno facilitador es un factor clave para conseguir hacer actividades con mínimo esfuerzo. Además, proporciona elementos para mejorar la ergonomía y la postura corporal adecuada en la ejecución de las AVD.

La organización y el orden en el hogar permiten que los objetos de más uso estén cercanos y accesibles. Mantener los armarios organizados hace que se encuentren los objetos con facilidad, con lo que se reducen movimientos innecesarios, estrés y esfuerzo físico.

Los objetos pesados deben colocarse a una altura no inferior a la cintura y no superior a los hombros, ya que los movimientos a esta altura son los que menos energía requieren.

También es recomendable colocar un taburete o silla en los espacios de actividad, como la cocina o el baño, para que el paciente realice las actividades en sedestación. Si no es posible tener estos elementos de manera fija, se deben colocar con antelación a la ejecución de las actividades.

Postura corporal

La principal recomendación en cuanto a postura corporal es que el paciente realice todas las actividades que pueda en sedestación. El control muscular necesario para mantener la postura en bipedestación requiere más gasto energético que el que se necesita para mantener la sedestación.

En cuanto a las actividades que tienen que ver con llevar o mover objetos, se puede indicar que el paciente los empuje o deslice. Si no es posible, la manera óptima de llevar un peso es a la altura de la cintura y cerca del cuerpo, lo más próximo posible al centro de gravedad de la persona.

Asimismo, se recomienda utilizar elementos como carros o mesitas con ruedas para transportar objetos de un lugar a otro.

Lo ideal es no tener que coger objetos situados encima de los hombros o debajo de la cintura. Si el paciente tiene que agacharse para coger un peso, debe hacerlo manteniendo los pies levemente separados, a la altura de los hombros, doblando las rodillas y utilizando los músculos de las piernas para levantarse. Debe tenerse especial cuidado en controlar la espalda recta y evitar la torsión y los movimientos bruscos. En cuanto a la carga, se ha de repartir en ambos brazos, lo cual ayuda a equilibrarla en el cuerpo y reduce la implicación del sistema cardiovascular.

Desplazamientos

El principal objetivo es hacer el mínimo número de desplazamientos necesarios para realizar las actividades. Para ello, es fundamental planificar las actividades y colocar el entorno como se ha indicado antes.

Durante los desplazamientos es importante que el paciente regule el ritmo de deambulación y que descanse antes de que aparezcan signos de fatiga y disnea.

> La utilización correcta de la respiración, la planificación y organización de actividades, la simplificación de tareas, la adecuación del entorno, adoptar una correcta postura corporal y los desplazamientos son factores que hay que tener en cuenta durante la ejecución de las actividades de los pacientes para mejorar la eficiencia en su desempeño ocupacional

Actividades básicas de la vida diaria

Son actividades rutinarias orientadas al cuidado del propio cuerpo. Dentro de cada actividad, se analiza la planificación, la adecuación del entorno, los productos de apoyo que se pueden utilizar y la adaptación específica de la actividad.

Bañarse, ducharse

Para llevar a cabo estas actividades, se han analizar los aspectos que se detallan aquí.

- *Planificación.* La ducha o baño es una actividad que genera fatiga y disnea, por lo que se hace necesario un descanso previo y otro posterior a la actividad, así como planificar un momento del día en que el paciente tenga mayor nivel de energía.
- *Adecuación del entorno.* Los elementos esenciales para la ducha, como el jabón, el champú o la crema, deben estar al alcance y fácilmente accesibles. Esto evita la necesidad de agacharse o estirarse repetidamente durante el proceso. También se debe dejar preparada con antelación la ropa que se va a utilizar. A la hora de la ducha, es aconsejable dejar la puerta o ventana entreabierta con el fin de que no se acumule vapor de agua en el baño, ya que este da mayor sensación de disnea.
- *Productos de apoyo.* Algunos productos de apoyo que se pueden utilizar para facilitar la actividad son:

  – Asientos de ducha.
  – Tablas de bañera.
  – Esponjas de mango largo.
  – Asideros.
  – Dispensadores de gel y champú.
- *Adaptación de la actividad.* Utilizar un asiento de ducha o tabla de bañera adecuado es fundamental para que haya un menor gasto energético y que la actividad sea más segura. Es recomendable evitar cambios bruscos de temperatura durante la ducha y utilizar una temperatura agradable (el agua caliente o fría puede requiere mayor gasto energético para regular la temperatura del cuerpo). Para secarse se puede recomendar la utilización de una toalla o un albornoz, en función del paciente. Las toallas suelen ser más ligeras y fáciles de manipular, pero el albornoz, aunque suele ser más pesado, también es más absorbente, lo que ayuda a secar la piel sin necesidad de esfuerzo. La persona puede descansar mientras se seca. No obstante, si la persona tiene limitaciones en la fuerza de los brazos o le resulta muy pesado, una toalla más ligera podría ser más adecuada.

Vestirse

A la hora de vestirse, es necesario valorar los puntos que se comentan a continuación.

- *Planificación.* Antes de vestirse, se le indica al paciente que prepare la ropa con antelación. La selección de esta es importante, pues debe cumplir dos criterios: por un lado, mantener la estética preferida por el paciente y, al mismo tiempo, que las prendas sean sueltas, cómodas, ligeras y fáciles de poner (es preferible el uso de cierres de velcro y broches magnéticos). La ropa ajustada puede restringir el movimiento o dificultar la respiración.
- *Adecuación del entorno.* La organización del armario debe hacerse de manera que se agrupe la ropa por tipo y ocasión. Además, se han de colocar las prendas más utilizadas a una altura accesible. Este método ayuda a reducir la fatiga y el esfuerzo requerido al elegir la vestimenta.
- *Productos de apoyo.* Es conveniente el uso de:
  – Ganchos de ropa de largo alcance.
  – Calzadores de zapatos largos.
  – Abrochabotones.
  – Calzamedias (**Fig. 30-2**).
- *Adaptación de la actividad.* Algunas recomendaciones que se pueden dar son: realizar la actividad en posición sentada, vestirse la parte superior del cuerpo y luego la inferior, descansar entre los distintos pasos de la tarea y evitar agacharse para calzarse (utilizar un banco pequeño y productos de apoyo).

Comer y alimentación

Para llevar a cabo estas actividades, deben tenerse en cuenta los aspectos que se mencionan a continuación.

- *Planificación.* Los pacientes deben seguir una dieta equilibrada, según las pautas nutricionales indicadas por los espe-

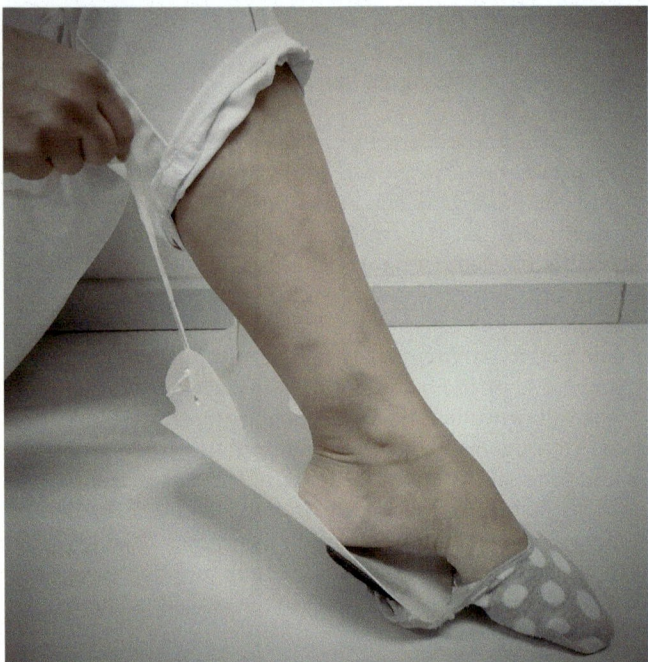

Figura 30-2. Calzador de medias y calcetines.

cialistas. Por lo tanto, hay que instar a pacientes y familiares a planificar el menú diario y semanal. Por otro lado, no es aconsejable hacer actividades que demanden esfuerzo físico antes ni después de las comidas, con lo que se evita una sobrecarga del sistema cardiovascular. De hecho, practicar técnicas de relajación, como la respiración profunda o la meditación, puede ayudar a reducir el estrés y preparar el cuerpo para la comida.

- *Adecuación del entorno.* La comida no cumple funciones meramente nutricionales, sino que, además, es una actividad social que juega un papel muy importante en nuestra sociedad y que, en ocasiones, se puede descuidar. Compartir esta actividad con personas allegadas puede ayudar a fortalecer vínculos sociales y familiares.
- *Productos de apoyo.* Algunos productos de apoyo que pueden ayudar, en caso de ser necesario, en esta tarea son: Platos con antideslizantes (**Fig. 30-3**).
  - Cubiertos con mangos gruesos.
  - Cubiertos curvados.
  - Soportes para vasos.
- *Adaptación de la actividad.* Se recomienda comer despacio y masticar de forma correcta con el fin de mejorar la digestión.

Movilidad funcional

Para la movilidad funcional, se han de tener presentes los aspectos que se destacan aquí.

- *Planificación.* La planificación de los paseos es imprescindible. Han de hacerse en un momento del día en el que la persona se encuentre con energía suficiente y adecuar la distancia a dicha energía. También hay que planear la ruta de acuerdo con los bancos y las zonas de descanso.

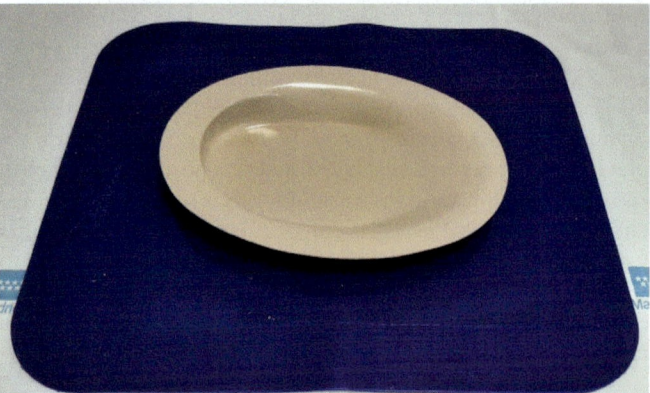

Figura 30-3. Plato y bandeja o mantel antideslizante.

- *Adecuación del entorno.* No está indicado hacer ningún tipo de actividad en condiciones climáticas extremas, calor excesivo, bajas temperaturas o lluvia intensa. En cuanto a las transferencias del propio cuerpo, se ha de utilizar mobiliario alto (sillas o camas), ya que facilita la adopción de la bipedestación.
- *Productos de apoyo.* Entre estos destacan los utilizados para la deambulación (muletas y bastones), tablas de transferencia (**Fig. 30-4**), elevador del váter y conos de elevación para muebles («patas de elefante»).
- *Adaptación de la actividad.* Durante las actividades que impliquen desplazamientos, es aconsejable limitar la conversación. Hablar mientras se camina supone perder la coordinación de la respiración, lo que puede incrementar la sensación de disnea y fatiga.

Higiene personal y aseo

Para el caso de la higiene personal y el aseo, se han de tener en cuenta los ítems que explican a continuación.

- *Planificación.* En el caso de que en la valoración se haya detectado que la fatiga o la disnea interfiere en las actividades de higiene personal y aseo, estas se pueden distribuir a lo largo del día, priorizando aquellas que son más esenciales para el paciente.
- *Adecuación del entorno.* Tener un taburete para realizar la actividad en sedestación y organizar todos los elementos necesarios para la actividad cerca de la persona facilita terminar la rutina de manera eficiente.
- *Productos de apoyo.* Entre estos, conviene destacar:
  - Engrosadores de mango.
  - Tijeras para cortar uñas de los pies.
  - Peine y cepillo de mango largo.
  - Afeitadoras eléctricas.
- *Adaptación de la actividad.* Se pueden simplificar las rutinas con utensilios fáciles de utilizar y que requieran menos pasos, como productos sin enjuague, dispositivos eléctricos, etcétera.

Actividad sexual

Para la actividad sexual, los pacientes han de tener en cuenta los puntos que se subrayan aquí.

- *Planificación.* La actividad sexual desempeña un papel importante en el bienestar y la calidad de vida de los pacientes con afecciones cardíacas. Por lo tanto, es fundamental que los profesionales de la salud incluyan el asesoramiento sobre la actividad sexual como parte de sus intervenciones. La evidencia indica que participar en un programa de rehabilitación cardíaca puede conducir a una mejora en el funcionamiento sexual. El reinicio de la actividad sexual después de un evento cardíaco debe considerarse de acuerdo con los diversos factores clínicos y una vez que la situación clínica lo permita. Para ello, se recomienda planificar los encuentros sexuales en momentos del día en los que el paciente tenga mayor capacidad, como por la mañana o después de una siesta.
- *Adecuación del entorno.* Es esencial una buena comunicación con la pareja, donde se expongan los miedos y las necesidades de cada uno. Tras un evento cardíaco, es habitual que aparezca el miedo y la ansiedad a retomar la vida sexual. Un entorno cómodo y familiar con una temperatura agradable disminuye la ansiedad y puede beneficiar cualquier estrés cardíaco asociado a la actividad sexual.
- *Productos de apoyo.* En este caso, pueden usarse:
  - Cojines y almohadas de apoyo.
  - Lubricantes y geles.
  - Vibradores y dispositivos de masajes para actividades sexuales.
- *Adaptación de la actividad.* No hay consenso sobre la posición que debe asumir el paciente durante el coito, ya que parece que la alteración de la frecuencia cardíaca máxima y la presión arterial durante el orgasmo es independiente de la posición, aunque ambos parámetros aumentan al adoptar posiciones desconocidas para el paciente. De acuerdo con todo esto, las recomendaciones generales para la actividad sexual son: conocer y comunicarse con la pareja, crear un clima de confianza y seguridad, explorar formas de estimulación alternativas al coito y adoptar posturas cómodas y conocidas.

 Aunque se han descrito algunas de las técnicas más frecuentemente utilizadas para la conservación de energía, cada paciente es único, por lo que se hace necesario una correcta valoración y adaptación de estas técnicas a cada caso individual.

Actividades instrumentales de la vida diaria

Las actividades instrumentales de la vida diaria son aquellas que apoyan el día a día en el hogar y la comunidad. Incluyen el cuidado de otras personas, la crianza, el cuidado de mascotas, la gestión de la comunicación, la movilidad en la comunidad, la gestión financiera y del hogar, la preparación de la comida, la limpieza, la expresión religiosa y la espiritualidad, el mantenimiento de la seguridad y las compras.

Son actividades más complejas que requieren mayor gasto energético; además, se tienen que sumar a las actividades básicas de la vida diaria. Por tanto, una planificación adecuada y la priorización de las más significativas para el paciente es imprescindible, pero hay que delegar las demás en familiares

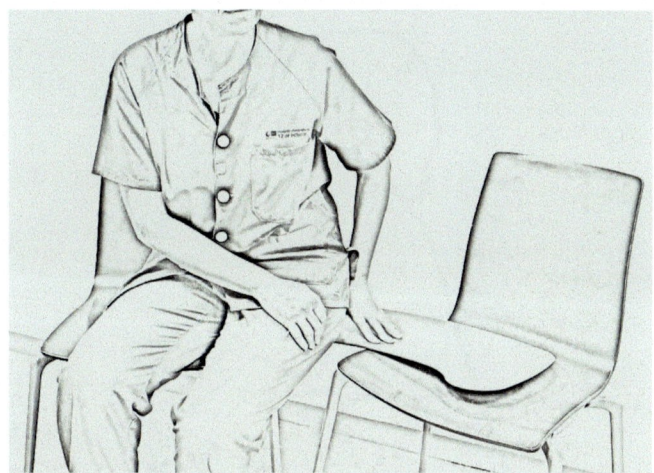

Figura 30-4. Tabla de transferencia.

o cuidadores, o postergarlas para otros momentos. Muchas de estas actividades se pueden simplificar utilizando tecnología, como altavoces inteligentes, electrodomésticos, robots de cocina y compras y gestiones telemáticas.

En cuanto a las tareas del hogar, a continuación, se detallan algunas recomendaciones para conservar energía, además de las ya mencionadas sobre respiración, ergonomía, adecuación del entorno y planificación:

- Para minimizar los desplazamientos se pueden agrupar las tareas domésticas por zonas del hogar.
- Al seleccionar los productos de limpieza, se debe dar prioridad a aquellos que no contengan productos químicos fuertes y evitar los pulverizadores que generan aerosoles. En cualquier caso, es preciso mantener una correcta ventilación del hogar.
- Algunas actividades, como hacer la cama, se pueden simplificar colocando toda la ropa de cama de un lado (sabana bajera, cubre cama y colcha) para luego completarla por el otro lado. También se puede hacer esta actividad adoptando la posición del caballero (**Fig. 30-5**) o elevando la cama mediante «patas de elefante». Esta posición se puede usar como alternativa al tener que inclinarse en todas aquellas actividades que lo requieran.
- En cuanto a la cocina, se debe prestar atención a que no haya acúmulo de humos o vapores. Por tanto, se ha de asegurar la ventilación adecuada y la utilización de campanas extractoras.

Trabajo y empleo

El retorno laboral después de un evento cardíaco es uno de los objetivos de los programas de rehabilitación. Pero puede variar según la gravedad del proceso y las características individuales del paciente. No siempre es factible.

Para posibilitar este acceso laboral, además de todas las recomendaciones anteriores, una valoración de las demandas de la actividad productiva y del entorno de trabajo puede poner de manifiesto la necesidad de efectuar adaptaciones del ambiente y/o implementar modificaciones en las tareas, así como una reorientación vocacional en el caso de que estas

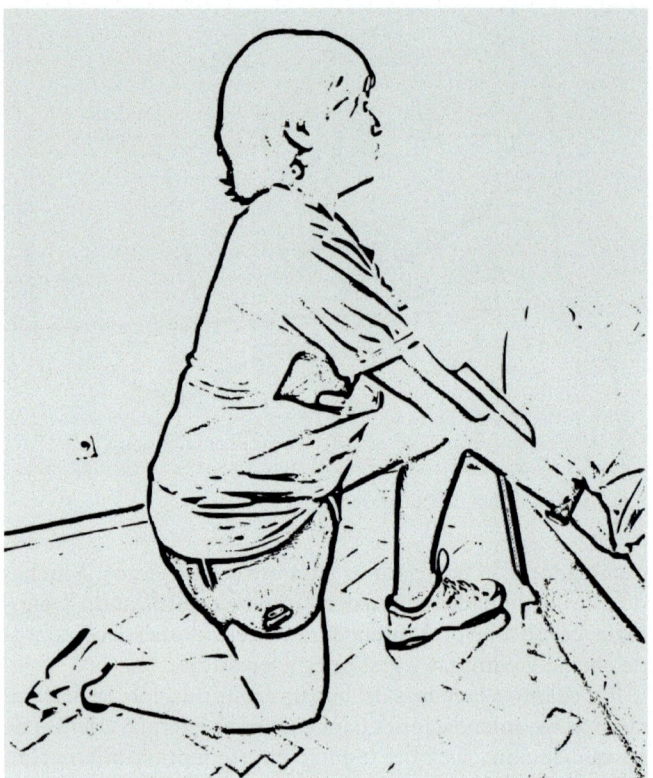

Figura 30-5. Posición del caballero.

demandas superen la capacidad funcional del paciente incluso con el uso de adaptaciones y, por tanto, no sea posible retomar el trabajo anterior.

En las sesiones de terapia ocupacional, además de incluir en el plan de intervención individualizado la adaptación del entorno, las técnicas específicas de conservación de energía y ergonomía laboral, se puede entrenar al paciente en estrategias para manejar las demandas del trabajo y el manejo del estrés.

Tiempo libre, ocio y participación social

Las actividades de ocio son fundamentales para conseguir una calidad de vida óptima y deben ser tenidas en cuenta en la planificación de actividades diarias y semanales con el fin de asegurar un adecuado equilibrio ocupacional.

De la evaluación inicial se extraen todos los intereses de la persona. A partir de ellos, se puede establecer un plan de intervención dirigido a adaptar y mantener las actividades de ocio previas, así como explorar nuevos intereses que se adecúen al estado funcional del paciente. El objetivo fundamental es proveer a la persona de herramientas para poder participar en un ocio satisfactorio y significativo. Además, el ocio refuerza la participación social y contrarresta el aislamiento que puede provocar cualquier situación de enfermedad, en general, y la patología cardíaca, en particular.

Los síntomas como la fatiga o la disnea, las limitaciones físicas y las preocupaciones sobre la salud pueden impactar negativamente en la dimensión social de las personas y producir efectos negativos en su bienestar emocional y calidad de vida. Por tanto, se hace necesario una intervención específica en este campo.

Una vez más, la valoración inicial da las indicaciones necesarias para implementar un plan de tratamiento que implique la planificación y adaptación de actividades sociales a la situación del paciente. Se puede incluir el fomento de las redes de apoyo y el asesoramiento sobre conexión y pertenencia a grupos y asociaciones locales que generen mayores oportunidades de participación en actividades sociales.

PUNTOS CLAVE

- La valoración debe incluir rutinas, roles, intereses y prioridades de pacientes y familiares.
- El diagnóstico ocupacional es utilizado por terapeutas ocupacionales para identificar las fortalezas y dificultades de los pacientes en relación con las ocupaciones, las actividades y los roles significativos para esa persona.
- La utilización correcta de la respiración, la planificación y organización de actividades, la simplificación de tareas, la adecuación del entorno, la adopción de una correcta postura corporal y los desplazamientos son factores que hay que tener en cuenta durante la ejecución de las actividades

- de los pacientes para mejorar la eficiencia en su desempeño ocupacional.
- Al instruir al paciente en la planificación de las actividades, se debe transmitir la importancia de lograr un equilibrio ocupacional e incluir, necesariamente, actividades de ocio y esparcimiento.
- Cada paciente es único, por lo que se hace fundamental una correcta valoración y adaptación de las técnicas descritas a cada caso de forma individual.
- Los productos de apoyo pueden ayudar a disminuir los requerimientos energéticos de las actividades.

BIBLIOGRAFÍA

Ambrosetti M, Abreu A, Corrà U, Davos CH, Hansen D, Frederix I, *et al.* Secondary prevention through comprehensive cardiovascular rehabilitation: From knowledge to implementation. 2020 update. A position paper from the Secondary Prevention and Rehabilitation Section of the European Association of Preventive Cardiology. Eur J Prev Cardiol. 14 de mayo de 2021;28(5):460-95.

Araújo CGS de, Stein R, Sardinha A. Sexual Counselling in Cardiac Rehabilitation: An Urgent Need for More Consideration and Study. Can J Cardiol. diciembre de 2018;34(12):1546-8.

Bäck M, Caldenius V, Svensson L, Lundberg M. Perceptions of Kinesiophobia in Relation to Physical Activity and Exercise After Myocardial Infarction: A Qualitative Study. Phys Ther. 2020;100(12):2110-9.

Backman CL. Occupational balance: exploring the relationships among daily occupations and their influence on well-being. Can J Occup Ther Rev Can Ergother. octubre de 2004;71(4):202-9.

Balady GJ, Williams MA, Ades PA, Bittner V, Comoss P, Foody JM, *et al.* Core components of cardiac rehabilitation/secondary prevention programs: 2007 update: a scientific statement from the American Heart Association Exercise, Cardiac Rehabilitation, and Prevention Committee, the Council on Clinical Cardiology; the Councils on Cardiovascular Nursing, Epidemiology and Prevention, and Nutrition, Physical Activity, and Metabolism; and the American Association of Cardiovascular and Pulmonary Rehabilitation. Circulation. 22 de mayo de 2007;115(20):2675-82.

Boothby CA, Dada BR, Rabi DM, Campbell TS, Tang KL. The Effect of Cardiac Rehabilitation Attendance on Sexual Activity Outcomes in Cardiovascular Disease Patients: A Systematic Review. Can J Cardiol. diciembre de 2018;34(12):1590-9.

Bozkurt B, Fonarow GC, Goldberg LR, Guglin M, Josephson RA, Forman DE, et al. Cardiac Rehabilitation for Patients With Heart Failure: JACC Expert Panel. J Am Coll Cardiol. 23 de marzo de 2021;77(11):1454-69.

Burkhalter N. Evaluación de la escala Borg de esfuerzo percibido aplicada a la rehabilitación cardíacacardíaca. Rev Lat Am Enfermagem. diciembre de 1996;4(3):65-73.

Dhas BN, Wagman P. Occupational balance from a clinical perspective. Scand J Occup Ther. julio de 2022;29(5):373-9.

Goytia Prat A. Ocio y calidad de vida. Agathos: Atención sociosanitaria y bienestar. 2008;8(2):4-13.

Grabovac S. Occupational Therapy with People Affected by Cardiovascular Disease. Cardiol Croat. 11 de octubre de 2011;6:303-8.

Grau Sánchez JG, González Román L, Zango Martín I. Instrumentos de valoración en terapia ocupacional. G: guía para la práctica profesional e investigación. Terrassa: Escola Universitària d'Infermeria i Teràpia Ocupacional (UAB). Fundació per a la Docència Sant Llàtzer; 2022.

Martínez Piédrola RM, Pérez De Heredia Torres M, Miangolarra Page JC. Terapia ocupacional en los programas de rehabilitación cardíaca. Rehabilitación. 1 de enero de 2002;36(4):227-34.

Mc Sharry J, Murphy PJ, Byrne M. Implementing international sexual counselling guidelines in hospital cardiac rehabilitation: development of the CHARMS intervention using the Behaviour Change Wheel. Implement Sci. diciembre de 2016;11(1):1-1341.

Occupational Therapy Practice Framework: Domain and Process-Fourth Edition. Am J Occup Ther Off Publ Am Occup Ther Assoc. 1 de agosto de 2020;74(Supplement_Supplement_2):7412410010p1-87.

Paz AV, de Rosendo Celeiro I de R. Contribución de la Terapia Ocupacional en la rehabilitación cardíaca: intervención, desafíos y reflexiones/Contribution of Occupational Therapy in cardiac rehabilitation: intervention, challenges and reflections. Cad Bras Ter Ocupacional. 19 de diciembre de 2016;24(4):791-800.

Pinilla JMG, Arrarte V. Coordinación de unidades de rehabilitación cardíacacardíaca y de insuficiencia cardíacacardíaca. Continuidad asistencial en la insuficiencia cardíacacardíaca. Rev Esp Cardiol. 1 de junio de 2020;20:1-2.

Samkange-Zeeb F, Altenhöner T, Berg G, Schott T. Predicting non-return to work in patients attending cardiac rehabilitation. Int J Rehabil Res Int Z Rehabil Rev Int Rech Readaptation. marzo de 2006;29(1):43-9.

Sociedad Europea de Cardiología (ESC). Guía de práctica clínica de la Sociedad Europea de Cardiología (ESC) para el diagnóstico y tratamiento de la insuficiencia cardíacacardíaca aguda y crónica (2008). Rev Esp Cardiol. diciembre de 2008;61(12):1329.e1-1329.e70.

Tuniz D, Petri E, Carone M, Bernardi G, Fioretti PM. [Cardiac rehabilitation and resuming sexual activity]. Monaldi Arch Chest Dis Arch Monaldi Mal Torace. septiembre de 2004;62(3):162-8.

Wachelder EM, Moulaert VRMP, van Heugten C, Verbunt JA, Bekkers SCA a. M, Wade DT. Life after survival: long-term daily functioning and quality of life after an out-of-hospital cardiac arrest. Resuscitation. mayo de 2009;80(5):517-22.

Tratamiento psicológico y orientación social al paciente cardiópata

31

G. Moreno Muñoz

OBJETIVOS

- Conocer los principales factores de riesgo psicosocial y su impacto en la salud cardiovascular.
- Adquirir conciencia de la relevancia de la adherencia a las medidas de prevención secundaria, determinantes y necesidad de abordaje en el contexto de la rehabilitación cardíaca.
- Entender la importancia de la participación en el programa de rehabilitación cardíaca y la adherencia a este, así como sus determinantes.
- Conocer la estructura y procesos de la evaluación psicosocial, además de los instrumentos adecuados para llevarla a cabo.
- Conocer el efecto de las intervenciones psicosociales en el bienestar del paciente y adquirir conocimientos básicos en algunas técnicas de intervención psicológicas.

INTRODUCCIÓN

Enfrentarse a una enfermedad cardiovascular puede ser una experiencia desafiante y traumática, no solo para el cuerpo, sino también para la mente. La rehabilitación cardíaca se ha convertido en un pilar fundamental para ayudar a los pacientes a recuperarse físicamente. Pero ¿qué sucede con su bienestar emocional y mental? ¿Cómo se abordan los aspectos psicológicos y cómo pueden influir en la rehabilitación y el bienestar general del paciente?

En este tema, se explora la evaluación e intervención psicológica en la rehabilitación cardíaca y su importancia para lograr una recuperación integral. La salud cardiovascular no solo se trata de la función física del corazón, sino también de la salud mental y emocional del individuo. La intervención psicológica se presenta como una herramienta esencial para abordar los desafíos emocionales y cognitivos asociados con la enfermedad cardíaca y para promover una mejor calidad de vida en el camino hacia la recuperación.

A lo largo de estas páginas, se examinan las diversas estrategias y enfoques utilizados por los profesionales de la salud mental en la rehabilitación cardíaca. Desde la terapia cognitivo-conductual hasta las terapias de tercera generación, como el *mindfulness*, permiten descubrir cómo las intervenciones psicológicas pueden ayudar a los pacientes a lidiar con el estrés, la ansiedad, la depresión y el miedo que, a menudo, acompañan a los pacientes con enfermedades cardiovasculares.

Además, se expone en este tema cómo la intervención psicológica puede mejorar la adherencia al tratamiento, fomentar cambios positivos en el estilo de vida y promover una actitud mental positiva que contribuya a una recuperación exitosa.

Para ello, se analizan los beneficios de la educación en salud, el entrenamiento en habilidades de afrontamiento y la promoción de la autoeficacia en los pacientes, con lo que se brindan las herramientas necesarias para enfrentar los desafíos diarios y mantener una mentalidad resiliente.

Con ello, se muestra cómo el trabajo conjunto de los profesionales de la salud física y mental pueden marcar una diferencia significativa en la calidad de vida de los pacientes, empoderándolos y ofreciéndoles el apoyo necesario para sanar tanto su corazón como su mente.

En definitiva, este tema invita a reflexionar sobre la integración de la intervención psicológica en la rehabilitación cardíaca y cómo esta atención holística puede marcar una diferencia duradera en la vida de aquellos que han enfrentado una enfermedad cardiovascular. A medida que se avanza en este viaje hacia la comprensión de la conexión entre el corazón y la mente, se descubre cómo sanar ambos puede llevar a una recuperación verdaderamente transformadora.

FACTORES DE RIESGO PSICOSOCIALES

Existe una extensa evidencia sobre el papel de los factores de riesgo psicosocial, como la ansiedad, la depresión, el estrés o el patrón de personalidad tipo A, entre otros, en el pronóstico de la enfermedad cardiovascular. Psicopatologías como la ansiedad y la depresión (trastornos del ánimo) contribuyen como factores de riesgo independientes de mortalidad y morbilidad cardíaca. La combinación de factores de riesgo psicosociales (depresión, estrés, baja percepción de control o locus de control y la presencia de eventos vitales) incrementa 2,5 veces el riesgo de padecer un infarto agudo de miocardio (IAM). A su vez, los factores psicosociales pueden actuar sobre los hábitos saludables. Los pacientes que experimentan depresión realizan menos actividad física. Rozansky *et al.* identificaron tres vías que explican cómo los factores psicosociales pueden influir en la enfermedad coronaria y producir problemas cardiovasculares:

- Pueden contribuir al mantenimiento de comportamientos de riesgo, como el consumo de tabaco o el sedentarismo.
- Pueden influir directamente en el desarrollo de arterioesclerosis.
- Pueden incrementar el riesgo de recurrencia de problemas cardiovasculares a través de sus efectos fisiopatológicos agudos o crónicos.

Sin embargo, se desconoce con exactitud cuáles son los mecanismos causales que explican los peores resultados clínicos de los trastornos de ánimo o el estrés crónico sobre la enfermedad cardiovascular. En ese sentido, queda por esclarecer qué subgrupos de pacientes pueden tener un riesgo de morbimortalidad particularmente alto y quiénes se beneficiarían más de estas intervenciones psicológicas.

Por otro lado, existen multitud de terapias psicológicas, algunas incluso con nuevas orientaciones, más modernas, llamadas terapias de tercera generación, como la terapia metacognitiva, el *mindfulness*, la terapia de aceptación y compromiso o la terapia dialéctico-conductual, entre muchas otras, que, aunque tienen un prometedor potencial terapéutico, no cuentan todavía con la suficiente evidencia empírica y no se conoce qué personas podrían beneficiarse más de ellas en el contexto de la rehabilitación.

> **!** Por este motivo, y dado que no existe un solo mecanismo que explique completamente la relación entre enfermedad cardiovascular, emociones y estrés, la mayor parte de las intervenciones psicológicas publicadas en rehabilitación cardíaca incluyen programas multifactoriales (o multicomponentes) que abordan diferentes aspectos de la conducta, la motivación, las emociones y la cognición.

Depresión

La prevalencia de depresión en pacientes con enfermedad cardiovascular es mayor que en la población general. Uno de cada cinco pacientes diagnosticados de enfermedad coronaria presenta trastorno de depresión mayor. La presencia de síntomas de depresión incrementa el riesgo de morbimortalidad (se estima que el riesgo de mortalidad en personas con infarto y depresión es cuatro veces mayor en los 6 primeros meses tras el infarto y continúa incrementando hasta los 2 años después del infarto). La depresión disminuye la adherencia del paciente al tratamiento e incrementa la posibilidad de realizar conductas de riesgo cardiovascular, como el tabaquismo. Desde un punto de vista fisiopatológico, la depresión incrementa los niveles de cortisol, lo que afecta al funcionamiento del sistema inmune, altera la activación plaquetaria y puede producir una disminución en la variabilidad de la frecuencia cardíaca. Estos mecanismos impactan de forma negativa en el pronóstico del paciente.

Ansiedad

Cerca de un 18-26 % de pacientes con enfermedad cardiovascular presentan trastornos de ansiedad (incluye trastorno de pánico y de ansiedad generalizada). La presencia de estos incrementa el riesgo de muerte súbita cardíaca y de aparición de procesos isquémicos cardíacos.

Factores de personalidad

La mayoría de los manuales que han hecho referencia al papel que juegan los patrones de personalidad en el riesgo cardiovascular se han centrado en describir el impacto del patrón tipo A, pero dejan de lado subdimensiones que están específicamente relacionadas con la enfermedad cardiovascular u otros patrones relacionados como el tipo D.

Dentro del patrón de personalidad tipo A, los elementos que más influyen en el riesgo de padecer enfermedad coronaria son la ira y la hostilidad. La hostilidad se ha asociado a mayor riesgo de desarrollo de enfermedad coronaria, incremento de la incidencia de infarto y mayor mortalidad. Las intervenciones dirigidas a manejar la hostilidad, el patrón de personalidad tipo A, junto con el manejo del estrés, han demostrado reducir el riesgo de recurrencia de infarto.

Los individuos que presentan un patrón de personalidad tipo D (caracterizado por la presencia de dos rasgos típicos, la inhibición social y el afecto negativo) suelen presentar síntomas de depresión, estrés crónico, ira, pesimismo, percepción de escaso apoyo social y bajos niveles de bienestar. En pacientes con enfermedad coronaria y rasgos de personalidad tipo D se ha observado un riesgo entre cuatro y ocho veces mayor de mortalidad, recurrencia de infarto y muerte súbita cardíaca.

Estrés

El estrés crónico afecta al funcionamiento cardiovascular y produce incrementos de la frecuencia cardíaca y la presión arterial. Dicho aumento de reactividad cardiovascular se ha asociado al progreso de la arterioesclerosis. Además, los estresores diarios aceleran el progreso de la enfermedad cardiovascular, especialmente en mujeres. El efecto del estrés en la salud cardiovascular ha convertido las intervenciones para su adecuada gestión en un *must have* de los programas de rehabilitación cardíaca. Hay dos estrategias terapéuticas que pueden ser útiles. Por un lado, el uso de técnicas que tienen como fin reducir la activación fisiológica (*arousal*) mediante técnicas de relajación (entrenamiento en relajación autógena y muscular progresiva y técnicas de respiración) o el uso de terapias de afrontamiento, como las técnicas de habilidades de afrontamiento y solución de problemas (dentro de ellas está el entrenamiento en autoinstrucciones y en inoculación de estrés o la terapia de solución de problemas). Esta última entrena las habilidades de solución de problemas del individuo para afrontar experiencias estresantes de la vida y conseguir identificar y poner en marcha las opciones de afrontamiento más eficaces. El uso de esta técnica requiere una aproximación más individual al paciente, con múltiples componentes, pero con mayor efecto sobre la salud cardiovascular a través de una mayor reducción de la presión arterial que el uso de las técnicas de relajación.

Bajo apoyo social

El apoyo social es un elemento que puede jugar un papel crucial en la salud mental y cardiovascular. La falta de este apoyo se ha asociado a un peor pronóstico en pacientes con enfermedad cardiovascular establecida y más eventos cardiovasculares secundarios. Los pacientes con bajo apoyo social e infarto puede tener hasta tres veces más riesgo de experimentar recurrencia de eventos isquémicos. Por el contrario, la presencia de un adecuado apoyo social puede amortiguar el efecto de otros factores de riesgo cardiovascular como la depresión. En ese sentido, no es tan relevante el tamaño de la red social, sino la percepción subjetiva de la persona de sentirse apoyado. En los últimos años, la evidencia ha puesto el foco en los beneficios que la intervención psicológica procura al educar al paciente en la búsqueda de apoyo social y en la oferta de este a otras personas.

CAMBIOS DE ESTILO DE VIDA Y MEJORA DE LA ADHERENCIA TERAPÉUTICA

No es solo importante considerar la influencia que los factores psicosociales pueden tener en el pronóstico de la enfermedad cardiovascular. También hay que considerar que estos pueden influir en la adherencia a las recomendaciones farmacológicas y no farmacológicas que se dan en el alta tras la hospitalización y, en el caso de las recomendaciones no farmacológicas (dieta, actividad física, etc.), a lo largo del programa de rehabilita-

ción cardíaca. Estos factores pueden, además, determinar la adherencia a los propios programas de rehabilitación cardíaca.

Los factores que se han asociado a una menor adherencia a las recomendaciones no farmacológicas se resumen en la **tabla 31-1**. Dentro de la esfera psicológica del paciente se pueden considerar: la presencia de déficits de atención y memoria (los pueden experimentar con más probabilidad las personas más mayores), las creencias negativas del paciente sobre el tratamiento (falsas creencias sobre toxicidad de los fármacos o uso abusivo de ellos por parte de los profesionales), el locus de control externo (la percepción de que su salud no depende de los cambios que pueda hacer sobre su vida, sino que está determinada por variables externas, fuera de su propio control), la presencia de patología mental comórbida o la falta de refuerzo y/o motivación para cambiar los estilos de vida (estos dos últimos factores pueden hacer que los pacientes recaigan en conductas que son perjudiciales para la salud, como hábitos de alimentación poco saludables o sedentarismo). Entre los factores sociales (aquí se incluyen económicos y culturales) que pueden influir como determinantes de la adherencia terapéutica se encuentran: el aislamiento social del paciente y/o la falta de apoyo social, la dificultad de acceso a los servicios de salud (por barreras físicas, como la distancia al hospital, y económicas, como el coste del transporte público/privado o el precio de los aparcamientos hospitalarios) o los hábitos de vida culturales (los patrones de alimentación o la frecuencia de reuniones sociales).

> ! La rehabilitación cardíaca es el nicho ideal para intervenir desde una perspectiva psicosocial en el paciente cardiópata con el objetivo de mejorar la adherencia a las recomendaciones farmacológicas y no farmacológicas.

Tabla 31-1. Factores psicosociales de no adherencia al tratamiento en pacientes con enfermedad cardiovascular

Factores relacionados con la enfermedad	• Tratamientos a largo plazo • Gravedad de la enfermedad • Intensidad de los síntomas • Pérdida de autonomía	
Factores relacionados con el tratamiento	• Complejidad del tratamiento: número de pastillas, tomas, uso de inyectables • Complejidad de las recomendaciones terapéuticas	
Factores relacionados con el paciente	Generales	• Falta de información • Fatiga (física o mental)
	Psicológicos	• Déficits de atención y/o memoria • Creencias • Comorbilidad (mental, estrés físico y psicológico) • Disonancia cognitiva • Refuerzo negativo • Locus de control externo
Factores socioeconómicos y culturales	Económicos	Dificultad de acceso a servicios: costes de transporte
	Culturales	• Patrones de alimentación con consumo alto de grasas y calorías • Alta frecuencia de encuentros sociales
	Sociales	• Bajo apoyo social • Aislamiento social
Factores relacionados con el sistema de salud	• Largas esperas hospitalarias • Relación paciente-profesional impersonal • Confianza en el sistema de salud	

A través de la psicoeducación en el programa se puede incrementar la conciencia del paciente sobre la enfermedad y mejorar su comprensión de los factores que afectan a la salud y la enfermedad, lo que ayuda a que se adhiera a las recomendaciones pautadas. Este conocimiento se relaciona con una reducción de la ansiedad y una mejor sensación de control. En ese sentido, establecer una buena relación terapéutica permite incrementar la confianza del paciente en el terapeuta, lo que, a su vez, aumenta las probabilidades de que el afectado incorpore más hábitos de vida saludables y aumente su adherencia a estos.

Las intervenciones conductuales mejoran la adherencia al tratamiento y permiten instaurar hábitos de vida saludables. La terapia conductual utiliza mecanismos de refuerzo positivo (*feedback* positivo) mediante el uso de estímulos agradables, como frases o expresiones que empleen fórmulas de felicitación al paciente y resalten sus avances, así como mecanismos de extinción de conductas no saludables (dejar de reforzar esas conductas). Muchas de las conductas que se buscan extinguir se han mantenido con mecanismos de refuerzo o *feedback* negativo (obtención de sensaciones agradables al retirar estímulos aversivos). Un ejemplo de conducta mantenida por refuerzo negativo es el consumo de tabaco para evitar síntomas de abstinencia. El paciente elimina esa sensación aversiva consumiendo, obteniendo consecuencias agradables, lo que refuerza repetir ese patrón de consumo. La extinción de esa conducta consiste en motivar al paciente a usar otras estrategias para enfrentarse a los síntomas de abstinencia sin recurrir al consumo de tabaco. Estas técnicas permiten mejorar la motivación (que es clave para el éxito terapéutico) y son especialmente beneficiosas en las personas resistentes al tratamiento, con antecedentes de abandonos terapéuticos, depresión, baja motivación al cambio y múltiples hábitos no saludables. El éxito de estas terapias, sin embargo, requiere tiempo y trabajo con el paciente constante para mejorar su empoderamiento.

Los profesionales deben considerar que aquellos que creen que las conductas que adoptan pueden influenciar su estado de salud tienen más probabilidad de cambiar sus estilos de vida que los que consideran que su salud está determinada por factores externos e impredecibles. Los sanitarios deben evaluar las creencias y actitudes de las personas que tratan respecto a su capacidad para generar cambios en su estado de salud y actuar modificando falsas creencias reemplazándolas por creencias racionales y adaptadas que permitan tomar la responsabilidad de su propia salud.

Las intervenciones psicológicas basadas en la regulación emocional, el uso de incentivos para motivar conductas saludables (usando, por ejemplo, motivos personales como la familia, el trabajo o la autonomía del paciente) y establecer objetivos terapéuticos realistas pueden influir positivamente en la salud mental y física de los pacientes. La percepción de autoeficacia es un predictor potente de adherencia en los cardiópatas y las intervenciones que la mejoran se han asociado a una optimización de comportamientos de autocuidado por parte del afectado. Por otro lado, los pacientes con enfermedad cardiovascular suelen experimentar una amplia variedad de miedos que influyen en su pronóstico y en el desarrollo de trastornos afectivos. La detección e intervención de estos juega un papel clave en su bienestar. Los profesionales sanitarios pueden ayudarles a enfrentarse a miedos, ansiedad y otros obstáculos a lo largo del programa de rehabilitación. En ese ámbito, son especialmente útiles las técnicas de relajación que se emplean para la reducción del estrés (o la activación fisiológica) y la ansiedad. Niveles elevados de estrés pueden llevar a mantener conductas no saludables y poco adaptativas, que se emplean como medios para reducir este (atracones de comida, consumo de tabaco, alcohol, drogas o actividades sedentarias). Por el contrario, reducir el estrés puede contribuir a la prevención secundaria y a la mejora de la adherencia. La evidencia a favor de la eficacia de las técnicas de relajación en el control de los trastornos de ansiedad y estrés es muy robusta y su aplicación sencilla. Por ese motivo, al final de este tema se describen con detalle tres técnicas: la relajación progresiva de Jacobson, la relajación autógena y las técnicas de respiración.

Por último, es fundamental el trabajo con la familia o el entorno más cercano del paciente. Involucrar a amigos y familiares en el proceso de rehabilitación puede mejorar la perspectiva del afectado y motivarle a llevar a cabo cambios en sus hábitos, como la actividad física. Los sanitarios pueden animar a amigos y familiares a adoptar hábitos de vida saludables para motivar al paciente a incorporar y mantener estos.

Factores predictores de participación en el programa de rehabilitación cardíaca

Las tasas de participación en la mayoría de los programas de rehabilitación son bajas: en torno a un 24-31 % de hombres y un 11-20 % de mujeres. Además, en el primer año, alrededor de un 40-50 % de los pacientes abandonan el proceso. Factores interpersonales, como la percepción de autoeficacia, el apoyo social, altos niveles socioeconómicos y niveles de educación superior predicen la participación en el programa. La actitud del paciente ante la rehabilitación, así como el grado de implicación de los profesionales, también se ha asociado a una mayor adherencia al programa. Se ha encontrado una relación entre menor percepción de locus de control y un menor grado de participación. Incluso, algunos estudios han identificado variables críticas para la adherencia relacionadas de forma específica con el tipo de enfermedad, el tratamiento y características del sistema sanitario. Por el contrario, ser mujer es un factor que se ha asociado típicamente a una menor participación, debido, con probabilidad, a sesgos de género en los que han influido factores culturales (elevada carga de cuidados familiares y domésticos asumidos por el rol de la mujer), biológicos (mayor edad media, comorbilidad, obesidad y gravedad de la enfermedad) y psicológicos (menor participación en mujeres con depresión, colectivo donde además existe mayor riesgo de desarrollo de esta patología). Estos elementos han provocado, entre otras cosas, una menor derivación de las mujeres a los programas de rehabilitación cardíaca, lo cual les penaliza.

EVALUACIÓN PSICOLÓGICA

Los pacientes que acuden a rehabilitación cardíaca a menudo presentan múltiples necesidades desde un punto de vista psicológico (ansiedad, depresión, abuso de sustancias, problemas de sueño, estrés psicosocial y deterioro cognitivo) que están ligadas a la propia enfermedad cardíaca y sus consecuencias o a la historia previa del paciente. El perfil psicológico de este junto con la naturaleza de la rehabilitación, que busca modificar comportamientos de los sujetos (adopción de hábitos de vida saludables, cambios en los estilos de vida, participación en el propio programa de rehabilitación, adherencia al tratamiento, etc.), invitan a reflexionar sobre la necesidad de evaluar psicológicamente a los afectados antes del inicio del programa para maximizar los efectos del programa de recuperación. La intervención psicosocial de los pacientes en el programa requiere cuatro fases: evaluación, intervención, seguimiento de los objetivos y coordinación con otros profesionales sanitarios (cardiólogos, enfermeras, trabajadores sociales, psicólogos, psiquiatras, médicos rehabilitadoras, fisioterapeutas, etc.) (**Tabla 31-2**).

La evaluación psicosocial requiere el análisis del funcionamiento mental y emocional del paciente (ambos se relacionan con la rehabilitación cardíaca). También se deben considerar aspectos relativos al funcionamiento familiar que pueden afectar a la rehabilitación, así como las respuestas psicosociales del enfermo al programa y su progreso durante este. A lo largo de la evaluación es posible que se identifiquen emociones (síntomas de depresión, ansiedad, ira, hostilidad, miedo, etc.) que surgen en el afectado como respuesta a una amplia variedad de estresores (pérdida de autonomía, miedo a experimentar otros eventos cardiovasculares, necesidad de incorporar cambios en la vida, pensamientos negativos o catastrofistas respecto a su pronóstico, etc.) que son indicadores de un elevado estrés psicosocial.

La evaluación debe empezar por el uso de cuestionarios de cribado para identificar signos y síntomas de ansiedad o depresión, como el cuestionario de 14 ítems escala hospitalaria de ansiedad y depresión (*Hospital Anxiety and Depression Scale*, HADS) o el cuestionario de calidad de vida 12/36 *Item Short Form Health Survey* (SF-12/36). El HADS es un instrumento de autoevaluación diseñado de manera específica para detectar el nivel ansiedad y depresión en personas que presentan un problema crónico de salud y/o se encuentran en el hospital. Se compone de dos subescalas, una de ansiedad (HADS-A) y otra de depresión (HADS-D) de siete ítems cada una con una escala de tipo Likert de 4 puntos (de 0 a 3). Para el cálculo de las puntuaciones totales de cada una de las subescalas se debe sumar todos los ítems impares (subescala de ansiedad) o todos los ítems pares (subescala de depresión). Como instrumento de cribado establece una serie de puntos de corte a partir de 11 (rango de 0 a 21) en cada subescala; puntuaciones por encima de ese corte indican un posible caso de trastorno de ansiedad o depresión. Resultados de 8-10 permiten clasificar al paciente como sospechoso de presentar de sintomatología ansiosa o depresiva. Por debajo de 8 (de 0 a 7) se considera que hay ausencia de sintomatología. Ambas escalas han obtenido adecuados índices de calidad de la medida; su consistencia interna estimada a través del coeficiente alfa de Cronbach es de 0,77 para la subescala de ansiedad y 0,74 para la de depresión (**Tabla 31-3**).

Existen múltiples cuestionarios para el cribado de problemas psicosociales, la mayoría de uso público, en el caso de HADS, ampliamente extendidos en la investigación y la práctica clínica diaria. Las guías de rehabilitación cardíaca

Tabla 31-2. Manejo psicosocial del paciente en rehabilitación cardíaca

Evaluación	Intervención	Resultados esperados
Identificar niveles clínicamente significativos de depresión, ansiedad, ira u hostilidad, aislamiento social, conflicto conyugal/familiar, disfunción/desadaptación sexual y abuso de sustancias (alcohol u otros agentes psicotrópicos), utilizando entrevistas y/o herramientas de medición estandarizadas	Ofrecer educación y asesoramiento individual y/o en grupos pequeños sobre la adaptación a la enfermedad cardíaca, el manejo del estrés y el cambio de estilo de vida relacionado con la salud. Cuando sea posible, incluir a miembros de la familia, parejas de hecho y/o personas relevantes para el paciente en dichas sesiones	El bienestar emocional está indicado por la ausencia de problemas psicosociales clínicamente significativos, aislamiento social o dependencia de drogas
Identificar el uso de medicamentos psicotrópicos	Desarrollar un entorno de rehabilitación que brinde apoyo y recursos para mejorar el nivel de apoyo social del paciente y la familia	El paciente demuestra responsabilidad para modificar hábitos de salud y habilidades para el manejo del estrés; demuestra capacidad para obtener apoyo social efectivo; cumple con los medicamentos prescritos (incluido la terapia con psicofármacos, si es necesario, para los problemas identificados); reduce o elimina el consumo de alcohol, tabaco, cafeína u otras drogas psicoactivas sin receta
–	Enseñar y apoyar estrategias de autoayuda	Evaluar de manera continua y al final del programa si hay problemas psicosociales importantes
–	Referir a los pacientes que experimentan problemas psicosociales clínicamente significativos a los especialistas de salud mental apropiados para una evaluación y tratamiento adicionales	–

Tabla 31-3. Escala Hospitalaria de Ansiedad y Depresión (*Hospital Anxiety and Depression Scale*, HADS) de Zigmond y Snaith, 1983.

A.1. Me siento tenso/-a o nervioso/-a:
3. Casi todo el día
2. Gran parte del día
1. De vez en cuando
0. Nunca

D.1. Sigo disfrutando de las cosas como siempre:
0. Ciertamente, igual que antes
1. No tanto como antes
2. Solamente un poco
3. Ya no disfruto con nada

A.2. Siento una especie de temor como si algo malo fuera a suceder:
3. Sí, y muy intenso
2. Sí, pero no muy intenso
1. Sí, pero no me preocupa
0. No siento nada de eso

D.2. Soy capaz de reírme y ver el lado gracioso de las cosas:
0. Igual que siempre
1. Actualmente, algo menos
2. Actualmente, mucho menos
3. Actualmente, en absoluto

A.3. Tengo la cabeza llena de preocupaciones:
3. Casi todo el día
2. Gran parte del día
1. De vez en cuando
0. Nunca

D.3. Me siento alegre:
3. Nunca
2. Muy pocas veces
1. En algunas ocasiones
0. Gran parte del día

A.4. Soy capaz de permanecer sentado/-a tranquilo-/a y relajado/-a:
0. Siempre
1. A menudo
2. Raras veces
3. Nunca

D.4. Me siento lento/-a y torpe:
3. Gran parte del día
2. A menudo
1. A veces
0. Nunca

A.5. Experimento una desagradable sensación de nervios y hormigueos en el estómago:
0. Nunca
1. Solo en algunas ocasiones
2. A menudo
3. Muy a menudo

D.5. He perdido el interés por mi aspecto personal:
3. Completamente
2. No me cuido como debería hacerlo
1. Es posible que no me cuide como debiera
0. Me cuido como siempre lo he hecho

A.6. Me siento inquieto/-a como si no pudiera parar de moverme:
3. Realmente mucho
2. Bastante
1. No mucho
0. En absoluto

D.6. Espero las cosas con ilusión:
0. Como siempre
1. Algo menos que antes
2. Mucho menos que antes
3. En absoluto

A.7. Experimento de repente sensaciones de gran angustia o temor:
3. Muy a menudo
2. Con cierta frecuencia
1. Raramente
0. Nunca

D.7. Soy capaz de disfrutar con un buen libro o con un buen programa de radio o televisión:
0. A menudo
1. Algunas veces
2. Pocas veces
3. Casi nunca

no recomiendan el uso específico de uno u otro cuestionario para el cribado (es decir, no hay un test de referencia comúnmente aceptado). Esto permite a los profesionales sanitarios la flexibilidad de individualizar el uso del cuestionario y hacer más personalizada la evaluación. Es importante recordar que estas pruebas sirven para complementar una de las técnicas fundamentales en la evaluación psicológica del paciente: la observación que se realiza a lo largo de la entrevista clínica. No hay que olvidar que los test psicológicos no diagnostican, son herramientas de cribado. Por tanto, permiten identificar síntomas o posibles trastornos, pero su uso es insuficiente sin un adecuado proceso de observación clínica que lleve a la recogida de más información. Durante la entrevista clínica el profesional sanitario debe ahondar en aspectos psicosociales que haya identificado en estas pruebas, y sobre los que debe profundizar, o evaluar aquellos que no hayan sido recogidos por los test. Es importante preguntar al paciente por sus preocupaciones, miedos y situaciones familiares, lo que permite identificar elementos de estrés psicosocial, como aislamiento social, depresión, ansiedad, problemas de gestión de la ira, falsas creencias, pensamientos distorsionados, atribuciones

externas, etc. La evaluación también debe recoger la indicación y el uso previo de psicofármacos, así como una evaluación del efecto de estos a lo largo del programa. Un último punto poco comentado, pero fundamental, es la necesidad de evaluar a lo largo de todo el programa de rehabilitación la presencia de síntomas de estrés postraumático que los pacientes pueden experimentar tras la enfermedad. Los resultados de la evaluación, donde se incluyen los resultados de las pruebas, deben recogerse en la historia clínica electrónica.

Es posible que no toda la información pueda obtenerse en la primera entrevista, al inicio del programa de rehabilitación. Por ese motivo, el resto de los profesionales que participan en el programa deben estar pendientes de los aspectos psicosociales, evaluarlos en cualquier momento y comunicarlos al resto del equipo.

Si en este proceso de evaluación se identifica a un paciente con altas necesidades psicosociales, se debe remitir a algún especialista en salud mental, idealmente que esté integrado en el equipo multidisciplinar, o, en su defecto, derivarlo al servicio de psicología y psiquiatría del hospital para ser evaluado por un psicólogo, neuropsicólogo o un psiquiatra. Estos profesionales se encargan de continuar con la evaluación y establecer un diagnóstico y tratamiento adecuados.

Lo adecuado es que la evaluación psicológica se repita al final del programa de rehabilitación para evaluar qué efecto ha tenido este y las intervenciones psicológicas sobre los problemas psicosociales del paciente o ayudar a identificar nuevos problemas. También debe hacer una evaluación del uso de fármacos psicoactivos o la necesidad de estos.

INTERVENCIÓN PSICOLÓGICA

Las terapias de manejo del estrés han demostrado ser eficaces en la reducción de eventos clínicos. Por ello, es habitual que algunos programas de rehabilitación incorporen sesiones educativas en formato grupal con elementos de estas terapias, como herramientas para la gestión del estrés, afrontar la depresión y la ansiedad, gestión de la ira y aprovechamiento del apoyo social cercano. La mayor parte de estos programas se centran en el uso de la terapia de manejo del estrés que se imparte en pequeños o grandes grupos. Algunos de los componentes de la psicoeducación en manejo del estrés se centran en: la modificación de pensamientos estresantes, aprender técnicas de relajación para el control de la activación psicofisiológica (relajación autógena, técnicas de relajación muscular progresiva o de respiración) o el uso de la meditación a través del *mindfulness*.

Es importante tener en cuenta que los problemas psicosociales suelen solaparse: existe una alta comorbilidad entre la ansiedad y la depresión; los pacientes con personalidad tipo D suelen presentar una percepción habitual de bajo apoyo social y alta carga emocional negativa (incluyen síntomas de depresión). Por tanto, las intervenciones psicosociales deben actuar sobre varios problemas, con múltiples componentes o técnicas. Algunos autores han propuesto modelos con los siguientes elementos para regular de forma efectiva el estado de ánimo y ayudar a estructurar intervenciones psicosociales en ámbitos clínicos:

- Educar al paciente para que aprenda a gestionar las consecuencias fisiológicas y psicológicas del estrés y se familiarice con este: psicoeducación para conocer los efectos del estrés en su salud y cómo operan los mecanismos de afrontamiento.
- Aprender a usar un método efectivo de relajación: respiración diafragmática, relajación muscular progresiva, *biofeedback*, etcétera.
- Entrenar el afrontamiento: el paciente puede aprender a identificar problemas que están asociados a su forma de afrontar la enfermedad o sus relaciones familiares (problemas de ira, hostilidad, agresividad o negación) y cómo pueden influir en el proceso de rehabilitación.
- Manejo de problemas de pareja y familiares: involucrar a la familia en el proceso terapéutico para favorecer la gestión emocional e identificar comportamientos favorables y desfavorables al proceso de rehabilitación.
- Terapia cognitiva: educar al paciente en la influencia de sus pensamientos en sus comportamientos y sentimientos. Esto permite identificar aquellos que no son adaptativos y racionales y sustituirlos por otros más positivos, adaptativos y realistas.

Estos elementos se deben articular en un proceso de educación y combinarlos con otras estrategias educativas orientadas a determinados comportamientos, como el abandono del tabaco, la realización de actividad física, el conocimiento de la enfermedad o la educación sexual.

> **!** Junto a técnicas psicológicas específicas para el manejo del estrés, la ansiedad o la depresión, se debe tener en cuenta que el ejercicio también puede ser empleado como una técnica para el manejo de problemas psicosociales.

La evidencia es robusta en cuanto al beneficio clínico del ejercicio en la reducción de la ansiedad y la depresión; incluso contribuye a mejorar la percepción de la calidad de vida del paciente. Los efectos del ejercicio pueden deberse al aumento de la percepción de actividad y energía, sobre todo en la realización de actividades cotidianas (tareas de casa) o en la movilización (caminar) o la exposición a estímulos temidos (presencia de dolores musculares, palpitaciones o disnea que puedan recordar a síntomas experimentados por los pacientes asociados a la patología cardiovascular).

El incremento en la tolerancia al ejercicio puede motivar a realizar actividades físicas o de ocio, que, debido al miedo a las consecuencias de la enfermedad, pueden haberse reducido. Es importante que los pacientes hagan actividades para aprender que realizar determinados esfuerzos leves o moderados no vienen acompañados de consecuencias catastróficas (no va a sucederle algo terrible), aunque estas se deben hacer siempre y cuando se sigan las recomendaciones del equipo sanitario. Pueden aprender a diferenciar los signos de alerta de posibles problemas cardiovasculares (disnea en reposo o intenso dolor torácico irradiado) de aquellos síntomas que son comunes en la actividad física (leve disnea, leves palpitaciones o leve cansancio). Esto permite sustituir las creencias irracionales que se pudieran tener respecto a las consecuencias negativas de realizar actividades y construir pensamientos más adecuados, lo que disminuye la ansiedad que el paciente puede experimentar ante la idea de realizar alguna actividad cuyos síntomas físicos, en muchos casos, les recuerda a los de la enfermedad.

La ventaja de intervenir desde un punto de vista psicológico a nivel grupal con un programa de apoyo psicoeducativo en pacientes con cardiopatías es que los profesionales sanitarios pueden crear un entorno altamente positivo y reforzante para el individuo. Un entorno que, además, ofrece apoyo al paciente y que es muy útil en aquellos que carecen de apoyos psicosociales para motivar su cambio de estilo de vida. Los enfermos pueden recibir apoyo de otros iguales con los que se identifican por edad, porque han tenido experiencias patológicas similares o porque se encuentren realizando el mismo programa de rehabilitación. En este sentido, la relación terapéutica juega un papel fundamental, ya que el paciente, a través del profesional, recibe apoyo, refuerzo, guía, educación y motivación. Los profesionales son capaces de fomentar un entorno positivo que comunica al paciente la posibilidad de mejorar su calidad de vida, lo que puede contribuir a generar expectativas de cambio y motivarles. Esta relación terapéutica constructiva crea una cultura que promueve la acción del paciente y la adherencia a las recomendaciones del equipo. Para establecer una buena relación es necesario cultivar una actitud empática y sincera donde el profesional se muestra comprensivo con el paciente y le trasmite sus propias expectativas realistas de mejora.

El proceso de evaluación e intervención psicosocial debe terminar con la evaluación de los objetivos planteados al principio del programa, los cuales están relacionados con los problemas detectados: ansiedad, depresión, baja calidad de vida, ira, miedos, etc. Los instrumentos que se han utilizado al inicio del proceso se pueden volver a usar en este punto para valorar la evolución, junto con la observación de los profesionales, documentando los resultados finales en la historia clínica.

Un ejemplo del proceso de atención psicosocial a un paciente con cardiopatía en el contexto de un programa de intervención psicoeducativo puede observarse en la **tabla 31-4**.

Recomendaciones para la práctica clínica

Como resumen, la evidencia científica apoya la incorporación de un abordaje psicosocial al programa de rehabilitación cardíaca debido a la elevada prevalencia de estrés emocional en los pacientes con enfermedad cardiovascular. Los estudios sugieren que las intervenciones multicomponentes (combinación de diferentes técnicas) y a largo plazo son más efectivas que las breves de un solo componente (técnicas de relajación). Los programas de intervención deben focalizarse en eliminar las posibles barreras que bloqueen la participación de los pacientes y facilitar la adherencia a las recomendaciones terapéuticas (médicas y psicológicas). Para ello, es importante que la práctica de los profesionales sanitarios tenga un impacto positivo en el paciente mejorando su percepción de autoeficacia y de apoyo social percibido. También es fundamental abordar las barreras que afecten de forma específica a aspectos de género, sobre todo en mujeres, tratando de adaptar los programas a sus necesidades específicas.

Técnicas de intervención psicológicas

Como último punto de este tema, se ofrecen aquí algunas nociones sencillas sobre técnicas para reducir la activación fisiológica y el estrés, también conocidas como técnicas de relajación. Son muy efectivas y su uso es sencillo, lo que las convierte en herramientas idóneas para intervenir a nivel psicológico en el paciente cardiópata en la práctica clínica diaria de los programas de rehabilitación cardíaca. Lo ideal es complementarlo con otras técnicas cognitivas que actúen sobre las cogniciones de los pacientes mejorando la eficacia de la intervención psicológica y prolongando sus efectos beneficiosos. Por último, el *mindfulness* es una técnica considerada parte de las terapias de tercera generación que se focaliza en el concepto de aceptación.

Entrenamiento en relajación muscular progresiva

Las condiciones necesarias para un procedimiento de relajación incluyen ropa y lugar adecuados, instrucciones claras del terapeuta, tono de voz suave, motivación y comprensión. Algunos pacientes pueden tener dificultades para afrontar el contexto de relajación y las sensaciones corporales intensas, por lo que el profesional debe saber manejarlas. Durante el entrenamiento es común que aparezcan respuestas físicas molestas, pero se ha de informar al paciente que son reacciones normales.

Esta técnica parte de la comprobación de que tensando y distendiendo una serie de músculos y percibiendo las sensaciones corporales se produce un estado de relajación profunda. Su creador fue Edmund Jacobson (entrenamiento en relaja-

Tabla 31-4. Ejemplo del proceso de atención a un paciente cardiópata

Paso 1. Realizar la evaluación psicosocial al inicio del programa	• Combinar medidas estandarizadas (cuestionarios tipo test) y una entrevista para evaluar y documentar adecuadamente los problemas psicosociales, los psicofármacos y la atención psicosocial que los pacientes ya reciben • Documentar las acciones tomadas en respuesta a la evaluación psicosocial
Paso 2. Determinar si se justifica una evaluación psicosocial más enfocada o exhaustiva	La evaluación adicional podría incluir cuestionarios para evaluar aspectos formales del funcionamiento cognitivo, entrevistas para la detección de problemas psicosociales, test o cuestionarios adicionales, consulta del caso con el resto del equipo de rehabilitación y recomendaciones de tratamiento
Paso 3. Derivar al paciente para que lo vean especialistas en salud mental	Algunos programas pueden tener un especialista en salud mental integrado que puede proporcionar una evaluación psicosocial como parte del programa de rehabilitación
Paso 4. Considerar los resultados de la evaluación psicosocial en el contexto del tratamiento del paciente en rehabilitación	Algunos pacientes tienen problemas psicosociales clínicamente significativos. Dentro de ellos, en algunos casos, después de una evaluación adicional, se puede determinar que no necesitan un seguimiento exhaustivo por parte de un especialista en salud mental y continuar en el programa. La participación en rehabilitación mejora la depresión, la ansiedad y la calidad de vida. Otros pacientes pueden estar previamente en seguimiento por un especialista en salud mental y participar en el programa sin necesidad de tratamiento psicosocial adicional. El resto de los casos se deben considerar con los especialistas
Paso 5. Referir al paciente a un especialista en salud mental para recibir tratamiento adicional	En aquellos pacientes con necesidad de atención por un especialista que recibirán terapia adaptada a sus necesidades psicosociales
Paso 6. Realizar una evaluación psicosocial al finalizar el programa	Combinar medidas estandarizadas y una entrevista para evaluar y documentar adecuadamente la mejora en el dominio psicosocial. Organizar un plan de atención continua con servicios de atención primaria/ambulatoria si no se resuelven problemas psicosociales importantes

ción muscular progresiva de Jacobson), aunque actualmente existen muchas adaptaciones; una de las más utilizadas es la de Bernstein y Borkovec (2000), que consiste en contraer y relajar 16 grupos musculares durante 30-40 minutos. Conforme se adquiere destreza, se puede reducir la duración y la frecuencia de ejercicios, así como el número de grupos musculares. Una parte importante de la técnica es tomar conciencia de las sensaciones que se producen a medida que se van tensando y destensando los grupos musculares. Prestar atención a la sensación asociada a la tensión puede ayudar a discriminar la respuesta de relajación subsiguiente. La técnica se describe con detalle en la **tabla 31-5**.

A continuación, se muestran indicaciones generales para la práctica de la relajación progresiva:

- Durante el proceso de relajación, es recomendable seguir una secuencia ordenada y consistente, comenzando por las manos y terminando en los pies (o viceversa). Si se olvida algún músculo, se aconseja continuar con el siguiente y hacer un repaso mental antes de comenzar para evitar omisiones.
- Cuando se tensa un músculo, se sugiere mantener la tensión durante, aproximadamente, 4 segundos y luego relajarlo. Después de la tensión, el músculo debe mantenerse relajado durante unos 15 segundos antes de volver a tensarlo.

- El objetivo al tensar un músculo es facilitar la distensión posterior. Al relajar, es importante soltar el músculo de manera repentina, ya que una relajación lenta requeriría un mayor control de los músculos antagonistas. Visualizar los músculos que se están tensando y relajando, prestando atención a su forma, especialmente cuando están relajados, y observar cómo continúan distendiéndose por sí mismos después de soltarlos puede ser útil.
- Se aconseja concentrarse en la agradable sensación de relajar cada músculo durante un tiempo determinado. Una vez que todos los músculos se han relajado, se sugiere hacer un repaso mental en sentido inverso para facilitar la autoexploración de las partes que no se han logrado relajar adecuadamente.
- Estos consejos ayudan a seguir una técnica de relajación efectiva y completa, asegurando una tensión y relajación adecuadas de los músculos y facilitando una experiencia relajante y satisfactoria.

Relajación autógena

Esta terapia desarrollada por Heinrich Schultz se centra en la adquisición de un estado de relajación profunda a través del uso de ejercicios de entrenamiento en imaginación. Se basa en el uso de tres tipos de técnicas:

Tabla 31-5. Técnica de relación muscular progresiva de Jacobson (Bernstein y Borkovec, 2000)

La secuencia de tensión y relajación de los músculos durante el proceso de relajación:

1. Apretar el puño de la mano dominante
2. Apretar el codo del brazo dominante contra el brazo del sillón
3. Apretar el puño de la mano no dominante
4. Apretar el codo del brazo no dominante contra el brazo del sillón
5. Levantar las cejas y arrugar la frente
6. Apretar los párpados y arrugar la nariz
7. Apretar las mandíbulas, sacar la barbilla hacia fuera y presionar el paladar con la lengua
8. Empujar la barbilla contra el pecho, pero haciendo fuerza para que no lo toque
9. Arquear la espalda como si se fueran a unir los omóplatos
10. Poner el estómago duro y tenso
11. Apretar el muslo dominante contra el sillón
12. Doblar los dedos del pie dominante hacia arriba
13. Doblar los dedos del pie dominante hacia adentro sin levantar el pie del suelo
14. Apretar el muslo no dominante contra el sillón
15. Doblar los dedos del pie no dominante hacia arriba
16. Doblar los dedos del pie no dominante hacia adentro sin levantar el pie del suelo

Esta secuencia específica de tensión y relajación de los diferentes músculos ayuda a inducir un estado de relajación profunda y completa en el cuerpo

El procedimiento de relajación con los cuatro grupos musculares se realiza tensando secuencialmente las siguientes zonas:

- Brazos y manos dominantes y no dominantes: tensar los músculos de los brazos y manos apretando los puños de ambas manos al mismo tiempo
- Tronco: tensar los músculos del tronco contrayendo los músculos abdominales y apretando los músculos de la espalda y los hombros al mismo tiempo
- Cara y cuello: tensar los músculos de la cara y el cuello frunciendo las cejas, apretando los párpados, apretando los músculos de la mandíbula y del cuello al mismo tiempo
- Piernas y pies dominantes y no dominantes: tensar los músculos de las piernas y los pies apretando los músculos de los muslos, las pantorrillas y los pies al mismo tiempo

Este procedimiento implica tensar los grupos musculares secuencialmente en un solo movimiento, es decir, se tensan las zonas mencionadas de manera simultánea. Luego se procede a relajar cada grupo muscular de forma gradual liberando la tensión y permitiendo que los músculos se relajen por completo
Este enfoque secuencial de tensión y relajación de los cuatro grupos musculares ayuda a inducir una relajación profunda en todo el cuerpo liberando la tensión acumulada y fomentando un estado de calma y tranquilidad

- Repetición mental de fórmulas verbales: se utilizan frases o afirmaciones que describen las respuestas psicofisiológicas deseadas («Estoy tranquilo y relajado»; «Mi cuerpo se siente ligero y tranquilo»). Estas fórmulas verbales se repiten mentalmente en breves períodos de tiempo para reforzar el estado de relajación.
- Concentración pasiva: concentrarse en dejar pasar los pensamientos y preocupaciones sin involucrarse en ellos. Se fomenta una actitud de observador neutral permitiendo que los pensamientos vengan y se vayan sin generar apego o reacción emocional.
- Reducción de la estimulación: se busca disminuir la influencia de los estímulos externos (exteroceptivos) y la percepción del propio cuerpo (propioceptiva). Esto se puede lograr mediante la creación de un entorno tranquilo y silencioso, apagando dispositivos electrónicos o usando técnicas de visualización para imaginar un lugar pacífico y relajante.

Estas técnicas contribuyen a disminuir la activación mental y física, lo que permite que el paciente se sumerja en un estado de relajación profunda. Al practicar la repetición mental de fórmulas verbales, la concentración pasiva y la reducción de la estimulación, se crea un ambiente propicio para el descanso, la relajación y la restauración de la calma interna.

Esta terapia emplea dos tipos de ejercicios donde se aplican técnicas de grado inferior y superior:

- Grado inferior: se comienza con estos ejercicios de concentración pasiva en sensaciones corporales que tienen como fin inducir la relajación. En total se realizan siete tipos diferentes de ejercicios relacionados con la experiencia de sensaciones de reposo, pesadez, calor en las extremidades, descenso del ritmo cardíaco y respiratorio, calor en el plexo solar y frescor en la mente. Se recomienda que duren 3-5 minutos. Las indicaciones se recogen en la **tabla 31-6**.
- Grado superior: una vez dominados los ejercicios de relajación, se pueden practicar estos, los cuales se centran en el uso de representaciones mentales que autosugestionan al individuo generando un estado de calma y relajación. Requieren que el individuo entre en un estado de meditación profunda (después la realización de los ejercicios de relajación), tras la cual va a desarrollar en su mente diferentes representaciones o visiones. Se recomienda empezar imaginando un color. Las indicaciones se recogen en la **tabla 31-6**.

Durante la práctica de la autosugestión y el entrenamiento en técnicas de relajación se deben tener en cuenta ciertas pautas:

Tabla 31-6. Ejercicios de grado inferior y superior de la relajación autógena	
Ejercicios de grado inferior	**Ejercicios de grado superior**
Durante el proceso de relajación, se utilizan diferentes ejercicios que ayudan a inducir un estado de calma tanto en el cuerpo como en la mente. Algunos de estos ejercicios son: • Ejercicio de reposo: lleva al cuerpo y la mente a un estado de calma. Se repite mentalmente la afirmación «Estoy tranquilo, Mi cuerpo y mi mente están tranquilos» • Ejercicio de peso: se provoca la sensación de peso en las extremidades. Se enfoca la atención en las extremidades y se repite mentalmente la afirmación «Mis brazos y piernas están pesados» • Ejercicio de calor: se genera una sensación de aumento de temperatura en las extremidades. Se concentra la atención en las extremidades y se repite mentalmente la afirmación «Mis brazos y piernas están calientes» • Ejercicio de respiración: se realiza una respiración tranquila y regular. Se enfoca la atención en la respiración y se repite mentalmente la afirmación «Mi respiración es tranquila y regular» • Ejercicio para el corazón: se dirige la concentración a los latidos del corazón. Se fija la atención en el corazón y se repite mentalmente la afirmación «Mi corazón late regularmente» • Ejercicio abdominal: se enfoca la atención en el plexo solar, ubicado en el abdomen. Se repite mentalmente la afirmación «Mi abdomen es una corriente de calor» • Ejercicio de la cabeza: se dirige la concentración a la cabeza. Se repite mentalmente la afirmación «Mi mente está clara»	Durante la práctica de técnicas de relajación, se pueden emplear diferentes ejercicios de visualización para facilitar la relajación y promover una sensación de bienestar. Algunas experiencias que se pueden explorar son: • Experiencia con colores: dirigir la vista al centro de la frente y visualizar un color que surge en la imaginación. Puede ser cualquierra que inspire calma y serenidad, como el azul suave o el verde • Imaginar objetos concretos: visualizar en la mente objetos específicos, como una vela encendida o una rosa. Se puede explorar la forma, el color y los detalles de estos objetos para generar una sensación de tranquilidad • Dar forma a valores abstractos: imaginar y visualizar valores, como la esperanza, el amor o el coraje. Se pueden crear imágenes que los representen y permitir que se manifiesten en la mente, generando una sensación de fortaleza y positividad • Imaginar estar en el fondo del mar: visualizar la experiencia de sumergirse en las profundidades del mar, observando la tranquilidad y la calma que se encuentran en ese entorno. Se puede imaginar la sensación de flotar y la paz que acompaña a esta experiencia • Imaginar subir a la cima de una montaña: visualizar el ascenso a una montaña sintiendo la conexión con la naturaleza y la sensación de logro al llegar a la cima. Se puede explorar la belleza del paisaje y la sensación de expansión y libertad que se experimenta • Imaginarse a uno mismo con determinados propósitos: visualizar y verse a uno mismo enfrentando exitosamente una situación o logrando un objetivo. Se puede imaginar con claridad la determinación y la confianza necesarias para superar cualquier desafío
Estos ejercicios verbales y de concentración ayudan a relajar tanto el cuerpo como la mente, lo que permite alcanzar un estado de calma y tranquilidad. Al repetir estas afirmaciones y enfocar la atención en las sensaciones corporales, se fomenta la relajación profunda y el bienestar general.	Estas prácticas de visualización y autosugestión pueden ayudar a relajar la mente, mejorar el estado de ánimo y fomentar un sentido de bienestar. Al utilizar la imaginación de manera consciente, se puede potenciar la capacidad de generar emociones positivas y promover un estado de relajación profunda

- Mantener una imagen representativa: el paciente debe mantener en su mente una imagen que represente la autosugestión que se está indicando. Al mismo tiempo, se debe adoptar una actitud de observación pasiva de los cambios que puedan surgir.
- Progresión gradual: cada ejercicio se practica cada día y se avanza al siguiente solo cuando se ha dominado el anterior. Es importante repasar y practicar los ejercicios anteriores antes de introducir uno nuevo. No se deben entrenar los ejercicios de un grado superior hasta que se haya dominado completamente el grado inferior.
- Girar los globos oculares: al iniciar el grado superior del entrenamiento, se indica al paciente que gire los globos oculares hacia arriba y hacia adentro, como si intentara mirar el centro de la frente. Esta técnica ayuda a enfocar la atención y facilita la práctica de los ejercicios.
- Adaptar las fórmulas: si durante el programa surgen sensaciones físicas molestas, como hormigueo o una excesiva sensación de calor, se pueden debilitar las fórmulas modificándolas. Por ejemplo, cambiando «muy caliente» por «caliente». El objetivo es adaptar las instrucciones para que sean más cómodas para el paciente.
- Manejo de pensamientos intrusivos: si aparecen pensamientos intrusivos durante la práctica, se indica al paciente que complete el pensamiento y luego se concentre de nuevo en la fórmula. Esto ayuda a desviar la atención de los pensamientos no deseados y volver al enfoque deseado.

> ❗ Estas pautas son importantes para garantizar una práctica efectiva y segura de la autosugestión y el entrenamiento en relajación. Siguiendo estas recomendaciones, se promueve un progreso gradual y se manejan adecuadamente las sensaciones y los pensamientos que puedan surgir durante el proceso.

Técnicas de respiración

Las técnicas de control respiratorio son prácticas ancestrales que tienen como objetivo reducir los niveles de activación fisiológica. Su origen se remonta a Oriente, en especial a la India, donde las técnicas de meditación incluyen pautas respiratorias reguladas llamadas *pranayamas*. En Occidente, a partir de los años 70, se desarrollaron estrategias respiratorias específicas para controlar la activación. Estas técnicas buscan mejorar la capacidad pulmonar y regular el ritmo natural de la respiración permitiendo controlar voluntariamente el proceso respiratorio. Al practicar una respiración diafragmática y un ritmo respiratorio lento, se logra reducir la activación psicofisiológica generando una sensación general de tranquilidad y bienestar. Estas prácticas tienen como objetivo brindar herramientas para manejar situaciones de estrés.

El ejercicio de respiración profunda es una técnica de respiración útil para reducir el nivel general de activación (**Tabla 31-7**).

A continuación se detallan las indicaciones generales que se han de tener en cuenta para las técnicas de respiración:

- Establecer un patrón de respiración diafragmático llenando de aire la parte inferior, media y superior de los pulmones.

Tabla 31-7. Procedimiento de respiración

Descripción del procedimiento de la respiración:

1. Sentarse cómodamente en una posición relajada. Colocar la mano izquierda sobre el abdomen y la mano derecha encima
2. Imaginar una bolsa vacía justo debajo de donde se apoyan las manos
3. Comenzar a respirar de manera lenta y profunda; dirigir el aire hacia el abdomen. Notar cómo la bolsa imaginaria se va llenando de aire a medida que se inhala y cómo la sensación de expansión se va moviendo hacia arriba hasta los hombros. Inhalando, contar mentalmente de 3 a 5 segundos
4. Hacer una breve pausa, sostener la respiración y repetir interiormente una sugestión de relajación, por ejemplo, «Mi cuerpo está relajado»
5. Exhalar lentamente el aire y, al mismo tiempo, darse indicaciones o sugestiones de relajación. Poder decirse a uno mismo frases como «Mi cuerpo está suelto», «Mi cuerpo está relajado» o «Mi cuerpo está tranquilo»
6. Continuar respirando de esta manera, inhalar profundamente, sostener de forma breve la respiración y exhalar con lentitud mientras se repite interiormente las sugerencias de relajación

Este ejercicio de respiración profunda puede realizarse durante unos minutos o el tiempo que se considere necesario para reducir la activación general y promover la relajación. Hay que recordar que practicar regularmente este ejercicio puede ayudar a desarrollar una mayor capacidad para relajarse y manejar el estrés de manera más efectiva

---

- Flujo de aire: inspirar primero en la parte inferior (abdominal), luego en la zona costal media y, finalmente, en la zona costal superior. Espirar en el mismo orden en que se inspiró.
- Seguir la secuencia característica: inspiración, pausa, espiración, pausa.
- Mantener una respiración fluida, constante y natural, sin forzarla.
- Combinar la práctica de ejercicios de respiración con movimientos de brazos y hombros para facilitar la inhalación y exhalación de una cantidad considerable de aire al mismo tiempo que se ejercita la musculatura respiratoria involucrada.

Mindfulness

El *mindfulness*, o atención plena, es una práctica basada en la conciencia plena del momento presente, sin juzgar y con aceptación. Consiste en dirigir de forma intencionada la atención hacia la experiencia presente observando pensamientos, emociones, sensaciones corporales y entorno sin aferrarse ni rechazar nada de lo que surge. Su aplicación en la psicoterapia ha ganado reconocimiento y se ha convertido en un enfoque eficaz para el tratamiento de diversos problemas psicosociales. Dentro de los programas más destacados que se basan en la práctica formal de *mindfulness* se encuentran el Programa de Reducción de Estrés Basado en *Mindfulness* (MBSR), el Programa de Terapia Cognitiva Basado en *Mindfulness* y el Programa Basado en *Mindfulness* para la Prevención de Recaídas.

El MBSR, desarrollado por Jon Kabat-Zinn en 1979, se centra en el uso de *mindfulness* para reducir el estrés y promover el bienestar general. Ha sido aplicado exitosamente en una amplia gama de trastornos, incluyendo ansiedad, depresión, dolor crónico y trastornos relacionados con el estrés. El programa consta de 8 semanas con 2 horas y media de sesión al día, en las que se integran la meditación *mindfulness* y prácticas de yoga. Se utiliza un enfoque psicoeducativo y se fomenta la práctica diaria de meditación y conciencia en la vida cotidiana.

Las técnicas principales del MBSR incluyen la autoexploración corporal (*body scan*), la meditación *mindfulness*, los estiramientos y posturas de *hatha* yoga y la atención plena en la vida cotidiana. Durante las primeras 4 semanas del programa, se realiza la autoexploración corporal, que consiste en recorrer mentalmente las distintas partes del cuerpo, combinada con ejercicios de yoga.

La meditación *mindfulness* se practica sentado, enfocándose en la respiración y dirigiendo la atención hacia ella cada vez que la mente se distrae. También se realiza la práctica de caminar con atención plena, concentrándose en las sensaciones de los pies y el movimiento del cuerpo al caminar. Los estiramientos y posturas de *hatha* yoga se llevan a cabo de forma lenta, prestando atención a la respiración y las sensaciones

corporales. Por último, se fomenta la atención plena en la vida cotidiana, con atención plena a las actividades diarias y tomando conciencia de los pensamientos, emociones y sentimientos sin juzgarlos.

El programa MBSR sigue un procedimiento en el cual cada participante es recibido de forma individual para discutir su pasado, preocupaciones actuales y objetivos. Se les informa sobre la naturaleza del programa y se enfatiza el alto grado de compromiso requerido, incluyendo las tareas para realizar en casa. A lo largo de las sesiones, se introducen de forma gradual diferentes prácticas de *mindfulness* y se combinan con diálogos, ejercicios de conciencia y elementos creativos, como poesía e historias. La última sesión se enfoca en adoptar *mindfulness* como un estilo de vida y se destaca la importancia de mantener prácticas formales e informales de manera continua y vivir conscientemente.

Para pacientes en rehabilitación cardíaca, el *mindfulness* puede ser beneficioso para reducir el estrés, la ansiedad y la depresión, mejorar la calidad de vida y promover un estilo de vida saludable. En la **tabla 31-8** se propone un programa de entrenamiento en *mindfulness* adaptado a pacientes en rehabilitación cardíaca.

Tabla 31-8. Programa de intervención psicosocial con *mindfulness* en pacientes cardiópatas en rehabilitación cardíaca

Propuesta de programa de entrenamiento en *mindfulness* adaptado a pacientes en rehabilitación cardíaca	
1. Sesiones de introducción	• Explicar los fundamentos del *mindfulness* y sus beneficios • Presentar ejemplos de prácticas de atención plena • Realizar una práctica guiada de meditación de respiración consciente
2. Conciencia corporal	• Guía de exploración de sensaciones corporales • Prácticas de escaneo corporal para aumentar la conciencia de las señales del cuerpo • Movimientos conscientes y estiramientos suaves
3. Atención plena en la respiración	• Prácticas de respiración consciente, prestando atención a la inhalación y exhalación • Observación de los cambios en la respiración durante diferentes actividades físicas
4. Gestión del estrés y las emociones	• Prácticas de atención plena para reconocer y responder a las emociones de manera saludable • Técnicas de respiración para la relajación y el equilibrio emocional
5. Alimentación consciente	• Conciencia plena al comer, prestando atención a los sabores, texturas y señales de saciedad • Exploración de la relación entre las emociones y la alimentación
6. Comunicación consciente	• Prácticas de escucha atenta y comunicación consciente en las relaciones interpersonales • Expresión consciente de las necesidades y emociones
7. Movimiento consciente	• Prácticas de yoga suave o ejercicios físicos enfocados en la conciencia del cuerpo y la respiración • Conexión mente-cuerpo durante la actividad física
8. Integración en la vida diaria	• Aplicación de *mindfulness* en situaciones cotidianas, como caminar, conducir o realizar tareas domésticas • Fomento de la autocompasión y el autocuidado

Es importante adaptar el programa según las necesidades y capacidades individuales de los pacientes en rehabilitación cardíaca. Se recomienda contar con un instructor o profesional capacitado en *mindfulness* para guiar las sesiones y proporcionar apoyo durante el proceso de entrenamiento

PUNTOS CLAVE

• Las terapias de manejo del estrés, que incluyen herramientas para gestionar el estrés, la depresión y la ansiedad, así como técnicas de relajación y *mindfulness*, pueden ser efectivas en los programas de rehabilitación cardíaca para reducir eventos y mejorar la calidad de vida. Estas intervenciones

psicosociales abordan varios problemas simultáneamente, como la comorbilidad entre ansiedad y depresión, la percepción de bajo apoyo social y la carga emocional negativa.

• Es recomendable que las intervenciones psicosociales se realicen en formato grupal, ya que esto crea un entorno

(Continúa)

PUNTOS CLAVE *(Cont.)*

positivo y de apoyo para los pacientes. La relación terapéutica entre el profesional y el paciente juega un papel fundamental en el éxito de la intervención, brindando apoyo, educación, motivación y refuerzo positivo.

- Es importante evaluar los objetivos psicosociales al inicio del programa y realizar un seguimiento para evaluar la evolución del paciente, así como repetir la evaluación al final de este.
- Las recomendaciones para la práctica clínica incluyen la incorporación de un abordaje psicosocial en los progra-

mas de rehabilitación cardíaca, sobre todo a largo plazo y utilizando intervenciones multicomponentes. También se debe prestar atención a las barreras específicas de género y adaptar los programas a las necesidades de las mujeres.

- La intervención psicológica, junto con el uso del ejercicio físico, puede ser una parte integral y efectiva en el manejo de pacientes con cardiopatías, mejorando su bienestar psicológico y su calidad de vida.

BIBLIOGRAFÍA

American Association of Cardiovascular & Pulmonary Rehabilitation. Guidelines for cardiac rehabilitation and secondary prevention programs. 6th ed. Human Kinetics; 2020.

Salas CE. Reflections on the evolution of the therapeutic milieu concept Ben-Yishay Y. Neuropsychol Rehabil 1996;6(4):327-43.

Berkman LF, Leo-Summers L, Horwitz RI. Emotional support and survival after myocardial infarction. A prospective, population-based study of the elderly. Ann Intern Med. 1992;117(12):1003-9.

Berstein DA, Borkovec TD, Hazlett-Stevens H. New directions in progressive relaxation training: a guidebook for helping professionals. EU: Praeger Publishing; 2000.

Blumenthal JA, Sherwood A, Smith PJ, Watkins L, Mabe S, Kraus WE, *et al.* Enhancing cardiac rehabilitation with stress management training: a randomized, clinical efficacy trial. Circulation. 2016;133(14):1341-50.

Chaput LA, Adams SH, Simon JA, Blumenthal RS, Vittinghoff E, Lin F, *et al.* Hostility predicts recurrent events among postmenopausal women with coronary heart disease. Am J Epidemiol. 2002;156(12):1092-9.

Denollet J, Sys SU, Stroobant N, Rombouts H, Gillebert TC, Brutsaert DL. Personality as independent predictor of long-term mortality in patients with coronary heart disease. Lancet. 1996;347(8999):417-21.

Diaz MI, Ruiz MA, Villalobos C. Manual de Técnicas y Terapias Cognitivo Conductuales. España: Desclée De Brouwner; 2017.

Glassman AH, Shapiro PA. Depression and the course of coronary artery disease. Am J Psychiatry. 1998;155(1):4-11.

Hogan BE, Linden W, Najarian B. Social support interventions: do they work? Clin Psychol Rev. 2002;22(3):383-442.

Hughes JW, Serber ER, Kuhn T. Psychosocial management in cardiac rehabilitation: Current practices, recommendations, and opportunities. Prog Cardiovasc Dis. 2022;73:76-83.

Kabat-Zinn J. Full catastrophe living. How to cope with stress, pain and illness using mindfulness meditation. NY: Piadkus; 1990.

Kawachi I, Sparrow D, Vokonas PS, Weiss ST. Symptoms of anxiety and risk of coronary heart disease. The Normative Aging Study. Circulation. 1994;90(5):2225-9.

Lichtman JH, Froelicher ES, Blumenthal JA, Carney RM, Doering LV, Frasure-Smith N, *et al.* Depression as a risk factor for poor prognosis among patients with acute coronary syndrome: systematic review and recommendations: a scientific statement from the American Heart Association. Circulation. 2014;129:1350-69.

Linden W, Moseley JV. The efficacy of behavioral treatments for hypertension. Appl Psychophysiol Biofeedback. 2006;31(1):51-63.

Linden W, Ellis AT. The Psychological Treatment of Cardiac Patients. En: Waldstein SR, Kop WJ, Suarez EC, Lovallo WR, Katzel LI. Handbook of Cardiovascular Behavioral Medicine. New York: Springer; 2000.

Oldridge NB, Guyatt GH, Fischer ME, Rimm AA. Cardiac rehabilitation after myocardial infarction. Combined experience of randomized clinical trials. JAMA.1988;260(7):945-50.

Pizga A, Karatzanos E, Tsikrika S, Gioni V, Vasileiadis I, Nanas S, *et al.* Psychosocial Interventions to Enhance Treatment Adherence to Lifestyle Changes in Cardiovascular Disease: A Review of the Literature 2011-2021. Eur J Env Public Hlt. 2022;6(1):em0102.

Poole Gary, Neil Cox D, Hunt Matheson D. The Psychology of Health and Health Care: A Canadian Perspective. 6th ed. Pearson; 2022.

Roest AM, de Jonge P, Lim CWW, Stein DJ, Al-Hamzawi A, Alonso J, *et al.* Fear and distress disorders as predictors of heart disease: A temporal perspective. J Psychosom Res. 2017;96:67-75.

Roest AM, Heideveld A, Martens EJ, de Jonge P, Denollet J. Symptom dimensions of anxiety following myocardial infarction: associations with depressive symptoms and prognosis. Health Psychology. 2014;33:1468-76.

Rozanski A, Blumenthal JA, Kaplan J. Impact of psychological factors on the pathogenesis of cardiovascular disease and implications for therapy. Circulation. 1999;99(16):2192–217.

Sotile WM. Psychosocial interventions for cardiopulmonary patients: a guide for health professionals. Champaign: Human Kinetics; 1996.

Steptoe A, Kivimäki M. Stress and cardiovascular disease. Nature Reviews Cardiology. 2012;9(6):360-70.

Strawbridge WJ, Deleger S, Roberts RE, Kaplan GA. Physical activity reduces the risk of subsequent depression for older adults. Am J Epidemiol. 2002;156:328-34.

Wang HX, Leineweber C, Kirkeeide R, Svane B, Schenck-Gustafsson K, Theorell T, *et al.* Psychosocial stress and atherosclerosis: family and work stress accelerate progression of coronary disease in women. The Stockholm Female Coronary Angiography Study. J Intern Med. 2007;261(3):245-54.

Yohannes AM, Doherty P, Bundy C, Yalfani A. The long-term benefits of cardiac rehabilitation on depression, anxiety, physical activity and quality of life. Journal of clinical nursing. 2010;19(19-20):2806-13.

Yusuf S, Hawken S, Ôunpuu S, Dans T, Avezum A, Lanas F, *et al.* Effect of potentially modifiable risk factors associated with myocardial infarction in 52 countries (the INTERHEART study): case-control study. Lancet. 2004;364(9438):937-52.

Zheng X, Zheng Y, Ma J, Zhang M, Zhang Y, Liu X, *et al.* Effect of exercise-based cardiac rehabilitation on anxiety and depression in patients with myocardial infarction: a systematic review and meta-analysis. Heart & Lung. 2019;48(1):1-7.

Rehabilitación en cuidados críticos cardíacos

32

M. D. Hungría Rodríguez y M. C. Pérez Muñoz

 OBJETIVOS

- Comprender la patología cardíaca en los cuidados críticos.
- Saber cuándo, por qué y con qué objetivo se utilizan las asistencias ventriculares.
- Identificar las diferentes fases por las que pasa un paciente intubado.
- Conocer las técnicas fisioterápicas de abordaje en el paciente crítico.
- Saber qué técnica utilizar según la situación y la patología del paciente.
- Reconocer los diferentes modos ventilatorios de la ventilación mecánica.
- Interpretar los parámetros del ventilador.

INTRODUCCIÓN

Los programas de fisioterapia se implementan para minimizar el desacondicionamiento físico del paciente asociado al reposo en cama, la sedación y la inmovilidad, que son comunes en la unidad de cuidados intensivos (UCI).

La *debilidad adquirida en la UCI* (DAUCI), que se define como debilidad muscular clínicamente detectada sin explicación plausible, excepto por la propia enfermedad crítica, ocurre en alrededor del 40 % de los pacientes con ventilación mecánica. Se asocia con un mayor riesgo de muerte, una hospitalización más prolongada y una recuperación más difícil. Entre los pacientes en la UCI que se han sometido a ventilación mecánica durante más de 48 horas, el deterioro muscular ocurre con gran rapidez.

Aunque la mayoría de las personas con ventilación mecánica son extubadas en menos de 3 días, cerca del 20 % requiere un soporte ventilatorio más prolongado. Esta situación, además, es un estado extremadamente incómodo para un enfermo, lo que se suma al ambiente hostil de la propia unidad, lo cual puede conducir a desarrollar delirio. El desarrollo de neuropatía o miopatía también contribuye al fracaso del destete.

Pese a que la inmovilización puede contribuir al DAUCI, esta debilidad parece ser parte de la fisiopatología de la enfermedad crítica y no se debe solo al desuso. Se asocia con: interrupción de la organización de los miofilamentos, daño en el retículo sarcoplásmico, disminución de la excitabilidad eléctrica y disfunción mitocondrial.

El *shock cardiogénico* y el *síndrome de dificultad respiratoria aguda* (SDRA) son las principales causas de morbilidad y mortalidad en todo el mundo. Asimismo, requieren cuidados intensivos y representan una inmensa carga social y de salud a largo plazo.

Los supervivientes de la UCI, con frecuencia, experimentan una mala recuperación con deficiencias multifactoriales de salud física, cognitiva y mental. Se recomienda la rehabilitación temprana y la movilización precoz en personas críticamente enfermas para atenuar estas complicaciones. Su seguridad ha sido confirmada en un gran metaanálisis con más de 22.000 sesiones de rehabilitación. Con ello aumentan la movilidad funcional y la fuerza muscular y se reducen los días con ventilación mecánica y delirio.

JUSTIFICACIÓN

La fisioterapia en la UCI es segura y está asociada con mejores resultados de salud para los pacientes, ya que reduce la DAUCI, aumenta la fuerza muscular, favorece la movilidad y disminuye las tasas de trombosis venosa profunda, la neumonía asociada al ventilador, las úlceras por presión, el delirio, el estreñimiento, las tasas de rehospitalización y los costes de la atención.

La rehabilitación tiene más éxito con un equipo multidisciplinar que prioriza y valora la intervención. Para ello los fisioterapeutas tienen que tener la capacidad de comunicar, educar, coordinar y promover la movilización del paciente. Hay muchas estrategias para superar las barreras de manera efectiva, entre las que se encuentran: protocolos de movilidad, pautas de seguridad, comunicación interprofesional, formación y educación.

PRINCIPALES PATOLOGÍAS EN LA UNIDAD DE CRÍTICOS CARDÍACOS

Las principales patologías tratadas en la unidad de críticos cardíacos y que se exponen en este apartado son: síndromes coronarios agudos, insuficiencia cardíaca, *shock* cardiogénico, asistencias ventriculares y cirugía cardíaca.

Síndrome coronario agudo

Los síndromes coronarios agudos constituyen un conjunto de entidades clínicas con un común denominador: la obstrucción parcial o total de una arteria por un trombo provocado por la rotura o erosión de una placa vulnerable, lo cual se traduce en complicaciones clínicas secundarias a isquemia o necrosis miocárdica.

Insuficiencia cardíaca

La insuficiencia cardíaca es la vía común de muchas enfermedades cardíacas. El envejecimiento de la población, el aumento de los factores de riesgo cardiovascular, así como las mejoras terapéuticas en enfermedades agudas hacen que esté aumentando la prevalencia de insuficiencia cardíaca, por lo que se establece como un problema de salud pública prioritario en todo el mundo, puesto que está alcanzando magnitudes epidémicas. Sin embargo, a pesar de los avances en el manejo de los pacientes con insuficiencia cardíaca, en ocasiones, el tratamiento es insuficiente para controlar los síntomas y evitar la progresión de la enfermedad hacia un estado terminal o avanzado.

Los datos clínicos que orientan a la presencia de una insuficiencia cardíaca son: disnea con mínimos esfuerzos y/o fatiga en reposo (clase funcional III y IV de la Asociación del corazón de Nueva York), episodios de congestión persistente o hipoperfusión que requieren dosis elevadas de diurético y/o tratamiento inotrópico y múltiples ingresos hospitalarios por descompensación.

Los pacientes con insuficiencia cardíaca avanzada representan un 5-10 % de la población con insuficiencia cardíaca. Se caracterizan por el marcado deterioro clínico y el mal pronóstico a corto plazo. En esta situación es necesario plantear intervenciones especializadas (como el trasplante cardíaco o el soporte circulatorio mecánico) que mejoren el pronóstico vital.

Shock cardiogénico

El *shock* cardiogénico es la forma más grave de manifestación de cualquier cardiopatía y la principal causa de mortalidad intrahospitalaria de pacientes con síndrome coronario agudo. Se define como la presencia de signos clínicos de hipoperfusión tisular debido a una disfunción miocárdica que impide mantener un gasto cardíaco adecuado a pesar de una precarga normal y/o elevada. Clínicamente requiere de la presencia de:

- Hipotensión persistente: presión arterial sistólica menor de 90 mmHg durante 30 minutos o necesidad de soporte vasoactivo para mantener una presión arterial sistólica mayor de 90 mmHg.
- Índice cardíaco menor de 1,8 L/min/m² o 2,2 L/min/m² con soporte inotrópico y presión de enclavamiento pulmonar (PCP) mayor de 18 mmHg.
- Al menos, uno de los siguientes signos de alteración de perfusión orgánica: alteración del estado mental, frialdad

periférica, oliguria con débito urinario menor de 30 mL/h, lactato sérico mayor de 2 mmol/L.

 A pesar de los avances en materia farmacológica y las terapias intervencionistas, tiene un pronóstico sombrío, con tasas de mortalidad que rondan el 40-60 %.

Asistencias ventriculares

La clasificación *Interagency Registry for Mechanically Assisted Circulatory Support* (INTERMACS), describe la situación funcional de los pacientes en insuficiencia cardíaca avanzada. Surge para ordenar y describir de forma más precisa la gravedad de los pacientes, orientar la toma de decisiones y facilitar el desarrollo de terapias de asistencia circulatoria. Existen siete perfiles clínicos con gravedad decreciente. El 1 el más dramático (corresponde a un paciente con inestabilidad hemodinámica pese a dosis creciente de inotrópicos y/o asistencia mecánica circulatoria) frente al perfil 7 (enfermos con marcada limitación funcional pero que se encuentran estables clínicamente en régimen ambulatorio). Además de describir la situación clínica, sugiere la actitud terapéutica más adecuada a las necesidades vitales del paciente:

- *Shock* cardiogénico crítico: dispositivo de asistencia ventricular (DAV) de corta duración u oxigenación por membrana extracorpórea-venoarterial (ECMO-VA).
- Deterioro progresivo a pesar de fármacos inotrópicos: DAV de corta o larga duración (DAVLD).
- Estable, pero depende de inotrópicos: DAVLD.
- Síntomas en reposo con tratamiento médico óptimo (reingresador frecuente): DAVLD.
- No tolera el ejercicio (confinado en casa): se podría plantear el implante de DAVLD.
- Capacidad de ejercicio limitada: se podría plantear el implante de DAVLD.
- Clase funcional III de la Asociación del corazón de Nueva York avanzada: no es planteable el implante de DAVLD.

Asistencias mecánicas de corta duración.

Los objetivos en los que se fundamenta el uso de estos dispositivos son:

- Garantizar el suficiente soporte circulatorio para el adecuado funcionamiento del organismo.
- Protección miocárdica para revertir el daño, permitir el descanso y facilitar la recuperación de la función miocárdica.
- Prevenir y/o tratar la aparición de fallo multiorgánico: principal factor que ensombrece el pronóstico:
  - ECMO: asistencia mecánica de soporte circulatorio y pulmonar con posibilidad de implante percutáneo o quirúrgico.
  - Balón de contrapulsación intraaórtico: no es una asistencia mecánica porque no aporta soporte circulatorio de forma activa, sino que favorece la eficiencia del trabajo ventricular.

– Impella®: asistencia de soporte circulatorio parcial, de implante percutáneo o intracardíaco y flujo continuo. Aprobado para su uso en pacientes con *shock* cardiogénico y en intervencionismo percutáneo de alto riesgo.
– CentriMag®: asistencia de soporte circulatorio temporal de implante quirúrgico y versátil, que puede ser configurado para cualquier tipo de soporte (derecho, izquierdo y biventricular). Utiliza una bomba centrífuga de flujo continuo paracorpórea, que funciona por levitación magnética.

Asistencias mecánicas de larga duración

Las asistencias ventriculares de larga duración (AVLD) son dispositivos de asistencia circulatoria mecánica que funcionan con una bomba implantable que es capaz de dar soporte univentricular o biventricular al corazón disfuncionante.

La más utiliza actualmente es el HeartMate 3®, una AVLD de implante intracardíaco que emplea una bomba de flujo continuo centrífuga suspendida mediante levitación magnética. Consta de un cable percutáneo (*driveline*) que conecta la bomba a un controlador externo con una fuente de energía. Por otro lado, se ha presentado hace poco Leviticus FiVAD® (Leviticus Cardio Ltd.), el primer dispositivo completamente intracorpóreo.

La selección del dispositivo depende de diferentes factores:

- El paciente: edad, comorbilidades, datos antropométricos y accesos vasculares.
- Situación clínica del *shock*: gravedad del *shock*, situación hemodinámica, función del ventrículo derecho, daño orgánico, tiempo de soporte circulatorio estimado y necesidad de oxigenación.
- Estrategia final: puente al trasplante o la recuperación y terapia destino.
- Según el centro: estrategias de soporte hemodinámico disponibles, resultados del centro y experiencia del grupo.

Cirugía cardíaca

La cirugía cardíaca es la encargada de solventar las patologías cardíacas y ha experimentado una importante evolución a lo largo de los años gracias a los avances en esta área, a la evidencia científica y, sobre todo, a los profesionales sanitarios y no sanitarios que aúnan esfuerzos para beneficiar a los pacientes antes, durante y después de la intervención quirúrgica. No hay que olvidar que la cirugía cardíaca es de gran importancia, ya que las cardiopatías son la principal causa de muerte en los países desarrollados.

En los casos de insuficiencia valvular, debe implementarse la reparación de la válvula o colocar una prótesis transcatéter con un abordaje mínimamente invasivo. La elección de la prótesis debe ser consensuada con el paciente, que debe estar bien informado. Asimismo, se ha de tener en cuenta su estilo de vida y sus preferencias.

En las técnicas de abordaje quirúrgico cardíaco se utilizan prótesis mecánicas y biológicas. Las mecánicas son de carbón pirolítico, con un anillo en el que encajan dos hemidiscos móviles (presenta un deterioro estructural prácticamente

anecdótico), y precisan un grado de anticoagulación oral más ajustado. Las biológicas no necesitan anticoagulación oral.

Las principales cirugías son las siguientes:

- Cirugía valvular aórtica: sustitución de la válvula (biológica o mecánica), reemplazo de la raíz aórtica y reparación de la válvula.
- Cirugía valvular mitral: sustitución, menos frecuente, y reparación, que es el tratamiento de elección en la insuficiencia mitral degenerativa grave.
- Cirugía valvular tricuspídea: la insuficiencia tricuspídea más habitual es la asociada con la patología de la válvula mitral, normalmente funcional. Se utiliza la reparación valvular o sustitución.
- Cirugía valvular pulmonar: suele ser biológica.
- Cirugía de la aorta torácica ascendente y del cayado: incluye aneurismas y síndrome aórtico agudo (disección aortica tipos A y B, úlceras y hematoma intramural).
- Cirugía coronaria: revascularización, en lo posible completa, de las zonas afectadas por falta de perfusión como consecuencia de lesiones coronarias (estenosis mayor del 75 %). Para los puentes son necesarios unos injertos, habitualmente y como primera elección debe ser la arteria mamaria izquierda como indicador de buena calidad en la revascularización, aunque también la vena safena es muy utilizada.
- Trasplante cardíaco: incluye técnicas biauricular y bicava. La segunda se relaciona con una menor incidencia de arritmias supraventriculares e insuficiencia de las válvulas auriculoventriculares.
- Cirugía mínimamente invasiva: evita la incidencia de complicaciones de la esternotomía media que es del 2-5 % (desde la dehiscencia de la sutura aséptica hasta la mediastinitis). Elimina la circulación extracorpórea, evita la manipulación de la aorta y reduce las incisiones. La vía trasfemoral es la preferida para la colocación de una válvula transcatéter, aunque se pueden emplear otros abordajes si fuera necesario. Son utilizadas con éxito y en la actualidad se está trabajando en el desarrollo de varias prótesis, no solo aórticas, sino también mitrales y tricuspídeas. Además de las prótesis, existen en el mercado dispositivos para la reparación mitral *edge to edge*, cuerdas y anuloplastia directa o indirecta.
- Hipertensión pulmonar tromboembólica crónica: extirpar trombos que se encuentran en las arterias pulmonares.

ABORDAJE DE REHABILITACIÓN

El primer contacto del paciente con el servicio de rehabilitación es la consulta de prehabilitación (concepción multimodal con tres pilares fundamentales: mejora de la condición física, optimización nutricional e intervención cognitiva del paciente).

Para ello, se instruye al enfermo en diferentes aspectos que ha de tener en cuenta: hábitos de vida saludables, capacidad aeróbica, buena mecánica y fuerza de la musculatura respiratoria. La prehabilitación antes de la cirugía implica cambios preoperatorios, como la práctica de ejercicio físico (tanto muscular como respiratorio), la reducción del estrés y la ansiedad, la corrección de la anemia y el abandono del hábito tabáquico.

La prehabilitación es un concepto novedoso distinto a la optimización preoperatoria, ya que requiere cambios en el estilo de vida del paciente. Así, un mejor estado físico mejora la capacidad funcional y permite estar mejor preparado para resistir las consecuencias del estrés físico de la cirugía. Los estudios previos concluyen que la fisioterapia preoperatoria previene algunas complicaciones postoperatorias, incluidas la atelectasia, la neumonía y la duración de la estancia hospitalaria. Cabe destacar que el paciente se encuentra ante una situación nueva y muy estresante, por lo que es fundamental informarle, sobre todo del proceso de su cirugía cardíaca.

Es imprescindible dedicarle suficiente tiempo a esta etapa y asegurar que la nueva información sea comprendida, puesto que el enfermo tiene derecho a ser informado. Por ello, se le ha de informar sobre su futuro tratamiento y practicar cómo debe manejar las nuevas circunstancias.

Durante este período, el fisioterapeuta enseña al paciente las técnicas de ventilación dirigida y drenaje de secreciones que se llevarán a cabo en el postoperatorio inmediato, así como el cuidado de la esternotomía/incisión y el uso del inspirómetro incentivador. En el postoperatorio inmediato, para proteger la esternotomía, el afectado ha de mover los miembros superiores en tubo, sin abrirlos en abducción. Ante cualquier esfuerzo y tos, debe proteger la herida quirúrgica con sus brazos o el chaleco. Además, no puede tumbarse en decúbito lateral.

Por otro lado, se aconseja la ejecución de ejercicio tanto aeróbico como de fuerza, sin sobrepasar el valor 3-4 de la escala de esfuerzo percibido.

Cuando el paciente ingresa en la UCI tras la cirugía cardíaca, el *shock* cardiogénico, el implante de una asistencia ventricular, etc., está con intubación orotraqueal (IOT) y conectado a un ventilador mecánico. Una vez en dicha unidad, no se realiza intervención fisioterápica hasta que el enfermo no se encuentra hemodinámicamente estable. En algunas de las cirugías, valvulares sobre todo, el primer contacto del fisioterapeuta es en el momento de la extubación. Se hará una valoración para ver si está preparado para desconectar de la ventilación mecánica y la fisioterapia respiratoria postextubación.

Si el proceso se complica o por protocolo no se puede extubar en las primeras horas, se inicia el tratamiento en las primeras 24-48 horas, si las condiciones del paciente lo permiten. El tratamiento consiste en una movilización precoz y fisioterapia respiratoria, que es pasiva si el paciente está sedado y según la tolerancia la retirada de la sedación es asistida y activa.

Antes del inicio de la sesión, el fisioterapeuta consensúa su actuación con el médico/enfermero responsable del paciente. Durante su ejecución se valora en todo momento posibles cambios en el monitor que puedan hacer suspender el tratamiento.

Parámetros que indican suspensión del tratamiento

Los parámetros que hay que tener en cuenta son los que se detallan a continuación:

- Ámbito cardiovascular: presión arterial media inferior a 65 mmHg o superior a 120 mmHg, presión arterial sistólica menor de 50 mmHg o mayor a 200 mmHg, frecuencia cardíaca menor de 50 lpm o mayor de 130 lpm y/o la aparición de una arritmia aguda.
- Ámbito respiratorio: saturación de oxígeno menor del 90 %, salvo pacientes con enfermedad pulmonar obstructiva crónica, frecuencia respiratoria mayor de 35 rpm, signos clínicos de SDRA y/o deterioro gasométrico durante la técnica.
- Mientras tenga fiebre por encima de 38,5 °C.
- Ámbito neurológico: presión intracraneal mayor de 20 mmHg, estado de agitación y/o dolor intenso.

Objetivos de la fisioterapia en unidad de cuidados intensivos

Los objetivos que deben tener en cuenta los sanitarios en la UCI son:

- Contribuir a la pronta extubación.
- Frenar el síndrome de inmovilidad.
- Prevención y tratamiento de posibles complicaciones respiratorias.
- Reeducar la mecánica ventilatoria y favorecer la expansión torácica para prevenir atelectasias.
- Conseguir una adecuada higiene bronquial con el fin de evitar la aparición de infecciones.
- Disminuir el dolor que pueda tener el paciente.
- Incorporación progresiva a las actividades de la vida diaria que hacía el paciente antes de la cirugía.
- Reducir los días de ventilación mecánica, con lo que se evita una estancia prolongada en la UCI, así como los costes económicos que esto conlleva.

Weaning o destete

El destete o *weaning* es el proceso que abarca la desconexión del paciente del ventilador mecánico y el tubo endotraqueal. Según el tiempo de duración, se definen dos conceptos. Por un lado, en la *desconexión* se desconecta al paciente del ventilador y se retira el tubo endotraqueal o tubo de traqueostomía. Por otro, en el *weaning* o destete se retira la ventilación mecánica en un proceso gradual.

Se realiza lo antes posible, una vez resuelta la causa de la intubación orotraqueal, puesto que pasar mucho tiempo conectado a la ventilación mecánica aumenta la posibilidad de complicaciones (neumonía asociada a ventilación mecánica [NAVM], traumatismo vía aérea, lesión pulmonar, atrofia musculatura inspiratoria [DAUCI]). Una extubación temprana hace que el paciente se fatigue y vuelva a tener fallo en el intercambio gaseoso con posible reintubación, lo cual debe evitarse, ya que aumenta el riesgo de NAVM, mayor estancia hospitalaria y mayor mortalidad.

La edad del paciente, la debilidad muscular, la desnutrición, la enfermedad cardíaca y respiratoria crónica, la depresión, la ansiedad y el delirio previo son algunas de las causas que contribuyen a un destete difícil.

Una vez retirada la sedación, se cambia de una modalidad controlada a asistida en la ventilación mecánica. Si es bien tolerado por el paciente y la causa que justificó la IOT está resuelta, se valoran los siguientes parámetros para su posible extubación:

- Oxigenación: PAFI (relación entre la presión arterial de oxígeno y la fracción inspirada de oxígeno [PaO_2 mmHg/ FiO_2]) 150-200, con PaO_2 mayor que 60 mmHg, FiO_2 menor del 40 %, saturación de oxígeno por encima del 90 % y presión espiratoria positiva al final de la espiración (PEEP) inferior a 8 cm H_2O.
- Ventilación: pH por encima de 7,25, presión de dióxido de carbono por debajo de 50 mmHg.
- Mecánica respiratoria: frecuencia respiratoria 12-25 rpm, complianza (Cst) mayor que 25 mL/cm H_2O.
- Temperatura corporal: por debajo de 38 ºC.
- Cardiovascular: estabilidad hemodinámica (sin vasopresores o a dosis baja), Hb 12-15 mg/dL, frecuencia cardíaca 60-100 lpm.
- Glasgow por encima de 8 puntos o buena ventana neurológica.
- Frecuencia de aspiración de las vías respiratorias.
- Reflejo de tos y capacidad para expectorar, con la medición del pico flujo espiratorio: es el método objetivo para predecir una extubación exitosa. Puede realizarse de forma voluntaria o involuntaria. La primera tiene mayor capacidad para predecir el fracaso de la extubación. La mayoría de los estudios evalúan una tos voluntaria que depende de la motivación, coordinación y actividad neuromuscular respiratoria. Puede evaluarse con espirómetro externo o con el ventilador. Diferentes estudios marcan el corte de aproximadamente 60 L/min (curva flujo/tiempo) para asegurar una tos efectiva postextubación.

Predictores de éxito en el destete

Se valoran las siguientes pruebas que predicen el posible éxito o fracaso de la extubación. Tras su valoración, si se considera factible, se hace una prueba de ventilación espontánea.

Patrón respiratorio

Índice de respiraciones rápidas superficiales o índice de Tobin Yang. Relaciona la frecuencia respiratoria (FR) y el volumen tidal (Vt).

SBI = FR/Vt > 100 fracaso destete < 60 éxito franco

Valoración musculatura inspiratoria

La valoración de la musculatura inspiratoria se lleva a cabo del siguiente modo:

- Presión inspiratoria máxima: medición a través de cánula o tubo endotraqueal. Valores inferiores a 30 cm H_2O indican riesgo de destete prolongado.
- Medir fuerza inspiratoria negativa (NIF) con el ventilador: cerrar la válvula inspiratoria para que el paciente succione durante unos 20 segundos generando una fuerza inspiratoria:
  – NIF > -20, (-18, -15…): fracaso.
  – NIF < -30, (-31, -35…): éxito.

Ecografía

Cada vez se está haciendo más valoración diafragmática con ecografía. Se pueden hacer dos mediciones:

- Excursión diafragmática: mide la movilidad diafragmática. Un valor menos o igual a 1 cm sin soporte ventilatorio (PVE) indica disfunción diafragmática. La ventilación mecánica puede falsear esta excursión.
- Fracción de engrosamiento: se calcula el aumento fraccionado del grosor del diafragma durante la inspiración. Un engrosamiento menor del 30-36 % indica disfunción diafragmática. Es el mejor índice predictivo de éxito en la extubación.

Impulso central respiratorio

La presión de oclusión de la vía aérea o P0,1 es una medición realizada con el ventilador mecánico al hacer una pausa espiratoria. Calcula la presión en la vía aérea (VA) en los primeros 100 milisegundos manteniendo ocluida la válvula inspiratoria. Indica la activación neuromuscular del sistema respiratorio, con lo que ofrece información sobre la intensidad en que el centro respiratorio manda el estímulo al diafragma. Su valor es independiente de la resistencia de la vía aérea y la mecánica pulmonar. El valor de P0,1 se considera normal entre 1,5 y 3,5. Es un parámetro que también informa si el ventilador está dando al paciente una subasistencia o sobreasistencia, lo que puede conllevar a una disfunción o un miotrauma diafragmático.

Test de fuga (*cuff leak test*)

Valora la permeabilidad de la VA en relación con el edema laríngeo. Hace referencia al paso de aire entre la laringe y el tubo endotraqueal al desinflar el neumotaponamiento (*cuff*).

El test es positivo cuando la fuga de aire es casi inexistente por edema laríngeo. Indica riesgo tras la extubación. El test es negativo cuando la fuga de aire es alrededor del 15 % del volumen tidal o mayor de 110 mL después de desinflar el neumotaponamiento. refleja que hay suficiente espacio entre el tubo traqueal y la VA para que no haya estridor postextubación. No hay edema laríngeo permitiendo la extubación.

Prueba de ventilación espontánea

Una vez considerado que el paciente está preparado para la extubación, se hace una prueba de ventilación espontánea (PVE) que confirme si se va a tolerar la extubación. Hasta el 80 % de los enfermos en la UCI pueden desconectarse de la ventilación mecánica con éxito. Una proporción más pequeña falla en el primer intento y un 15 % requiere una retirada gradual de la ventilación mecánica.

Antes de esta prueba, interviene el fisioterapeuta con técnicas de drenaje de secreciones para que, así, la PVE sea mejor tolerada por el paciente. Es suficiente realizarla durante 30 minutos, ya que diferentes estudios confirman que en las personas en las que falla la PVE lo hacen antes de los 20 minutos. Se puede llevar a cabo mediante tres modalidades:

- Espontánea continua controlada por presión soporte: con una presión soporte de +7, +8 cm H_2O, se compensa esa resistencia que ofrece el tubo. Es como si el paciente hace una respiración fisiológica.
- Tubo en T: el tubo es una resistencia extra que tiene que vencer el paciente (a más estrecho el tubo, más resistencia).
- Ventilación obligatoria intermitente sincronizada (SIMV): alterna ventilaciones espontáneas con obligatorias. Es la menos utilizada, según algunos estudios alarga el tiempo de destete.

Es necesario hacer una evaluación pre y post PVE. En la evaluación clínica, se ha de tener en cuenta la agitación, la ansiedad, la somnolencia, el deterioro del estado mental, la diaforesis, la cianosis, el aumento del trabajo respiratorio y el uso de musculatura accesoria de la respiración. En la evaluación objetiva se valora la gasometría, la mecánica respiratoria y los datos hemodinámicos descritos en la **tabla 32-1**.

Ante una extubación dudosa no se extuba al paciente. Si este no tolera la prueba, se le vuelve a conectar a la ventilación mecánica con modalidad presión soporte, sin sedarlo, dándole confort. Si es posible, se repite en 16-24 horas. Si no puede hacerse, la extubación se efectúa con un destete gradual; incluso se puede llegar a hacer una traqueostomía. Se habla de fracaso en la extubación cuando hay una PVE fallida o necesidad de reintubación a las 48-72 horas postextubación.

Si tolera la PVE, se procede a la extubación, momento en el que actúa el fisioterapeuta para reeducar la mecánica respiratoria y el drenaje de secreciones incentivando la tos para su expectoración. Una causa de reintubación es el mal manejo de secreciones por tos no efectiva.

Traqueostomía

Es una intervención cada vez más común en la UCI. Es raro persistir con la IOT en pacientes percibidos como difíciles de extubar y sin contraindicación para realizar una traqueostomía.

Hay que diferenciar entre una traqueotomía y una traqueostomía. En la primera se hace un corte o incisión en la tráquea. Su indicación es extraer un cuerpo extraño o permitir el paso de aire por una obstrucción mecánica o inflamatoria; siempre es temporal. En la traqueostomía se hace una apertura de estoma en el cuello, para lo cual se precisa la inserción de una cánula para permitir la respiración mediante inspiración espontánea o por ventilación mecánica. Puede ser temporal o definitiva y puede realizarse de forma percutánea, quirúrgica o de urgencia.

La traqueostomía se hace en aquellos pacientes que se prevé un destete largo. No hay acuerdo en el mejor momento para hacerla, pero los pacientes quieren comer y hablar, por lo que se debería apostar por una actuación temprana. La IOT causa desensibilización y desacondicionamiento en la vía aérea superior (VAS), además de dificultades para la fonación y deglutir. Sin ese flujo de aire por esta vía el paciente no reconoce la presencia y cantidad de saliva, lo cual afecta a la deglución. Cuanto antes se evalúe la VAS y se empiece el tratamiento con un logopeda, mejores resultados se obtendrán.

Por otro lado, con la traqueostomía desaparece parte del espacio muerto de la VAS, con lo que entra más aire a los pulmones para realizar el intercambio gaseoso. La función de la VAS es calentar y humidificar el aire; al perder esta parte, el aire entra seco y frío provocando sequedad en la mucosa y las secreciones y afectando al movimiento ciliar. Por ello, hay más secreciones, más espesas y más difíciles de movilizar, además de mayor riesgo de infección. También desaparece la resistencia al paso del aire, ya que donde más hay es en la VAS. Con la traqueostomía encuentra resistencia en la cánula (a más estrecha, mayor resistencia).

Algunas de las ventajas que presenta la traqueostomía es el manejo más fácil de la vía aérea, la mayor comodidad y la mejor comunicación del paciente, además de la reducción de sedantes, el destete más temprano de la asistencia respiratoria con mejor mecánica respiratoria y un trauma orofaríngeo reducido, entre otras. La traqueostomía es más segura que el tubo endotraqueal, con menos extubaciones accidentales y mejoras en la mecánica pulmonar.

Las complicaciones inmediatas de la traqueostomía son, entre otras: hemorragia, fisura esofágica, daño de nervios laríngeos, etc. Las complicaciones tardías pueden ser: neumonía, disfagia, decanulación accidental, granuloma traqueal, traqueomalacia, etcétera.

Tabla 32-1. Datos de evaluación en la prueba de ventilación espontánea				
Oxigenación	**Ventilación**	**Mecánica respiratoria**	**Cardiovascular**	**Otros**
Presión parcial de oxígeno < 80 o 20 % previo	Presión parcial de dióxido de carbono > 45 o 20 % previo	Frecuencia respiratoria ≥ 35 rpm	Frecuencia cardíaca ≥ 120-140 lpm o 20 % previo	Ansiedad
Saturación de oxígeno < 90 %	pH < 7,30	Disnea	• Presión arterial sistólica > 180 mmHg o 20 % previo • Presión arterial diastólica < 60 mmHg o 20 % previo	Agitación
-	-	Respiración paradójica	Descenso gasto cardíaco	Somnolencia
-	-	-	Aparición de nueva arritmia	Glasgow < 8

Partes de la traqueostomía

Las partes que hay que tener presentes en una traqueostomía son las que se detallan a continuación.

- Cánula madre. La cánula madre conecta la vía externa con la vía aérea evitando que se cierre el estoma. Dentro está la cánula interna (camisa), que es más estrecha; se debe tener en cuenta su tamaño para la aspiración. Esta cánula interna asegura la permeabilidad de la vía aérea. Conviene recordar que hay secreciones que impactan en la camisa impidiendo la entrada del aire y no son fáciles de aspirar; con solo quitar la camisa sería suficiente. Es interesante recordar que existen cánulas de diferente material:
  - Polivilino: son las más comunes.
  - Plata: no se colonizan ni requieren tanto cambio y se usan principalmente en laringectomizados.
  - Silicona: un ejemplo es la bibona, que se utiliza para traqueostomías dañadas. Son más blandas.
  Algunos tipos de cánula, como la fenestrada, tienen orificios para permitir que el aire se fugue hacia la laringe. En este caso, la camisa también tiene que ser fenestrada y permitir la fonación y el tratamiento de la disfagia. Otro tipo es la cánula con aspiración subglótica, que facilita la aspiración del contenido subglótico, sobre todo secreciones en la vía aérea y saliva, lo que minimiza el riesgo de broncoaspiración.
- Fiador. Sirve para introducir la cánula madre. Es más larga que esta y termina en una punta roma para no dañar.
- Conector. Es el acople que se coloca en la cánula madre para conectar la ventilación mecánica, la válvula fonatoria, el filtro, etc. Es transparente y universal.
- Neumotaponamiento o *cuff*. Es el globo o balón alrededor de la cánula. Sirve para sellar asegurando que entra y sale el aire por la tráquea. La presión óptima debe ser de 20-30 cm H_2O. Una presión elevada puede crear una fístula entre la tráquea y el esófago produciendo daños ciliares en la tráquea e isquemia. En cambio, una presión inferior predispone a microaspiraciones pulmonares, que es el principal factor de riesgo para la NAVM. El neumotaponamiento sirve en un primer momento para evitar hemostasis y para que la sangre emigre a la vía aérea. Asimismo, aporta mayor asistencia ventilatoria y evita la broncoaspiración. Las cuerdas vocales se encuentran por encima del neumotaponamiento (si está hinchado, no pasa el aire y no hay vibración de estas). Tampoco permite llevar secreciones a boca.

Durante el periodo de la traqueostomía se hacen desconexiones de la ventilación mecánica cada vez más largas, según la tolerancia del paciente. Además, se respeta el tiempo de descanso para no fatigarle. El momento último de desconexión es la noche.

La decanulación o retiro de la cánula tiene lugar cuando el paciente tiene un Glasgow mayor o igual a 12 puntos, con estabilidad hemodinámica y funcionalidad de la vía aérea superior. Además, el paciente debe tener un buen manejo de secreciones y ser capaz de mantener la oclusión de la cánula más de 24 horas seguidas. Es importante evaluar posibles alteraciones orgánicas en la vía aérea. Tras la decanulación, es necesario el monitoreo estrecho del paciente durante 24-48 horas.

Técnicas de fisioterapia

Las técnicas de fisioterapia incluyen la movilización temprana y la fisioterapia respiratoria.

Movilización temprana

Se trata de una serie de movimientos planificados de manera secuencial. Las definiciones de *movilización temprana* incluyen distintas actividades del paciente, como sentarse al borde de la cama, pasar de la cama a la silla, ponerse de pie, marchar en el mismo lugar, movilizaciones activas y pasivas, girar activamente, bicicleta en una cama o una silla y deambular.

Esta movilización debe estar, en lo posible, adaptada a las preferencias del paciente. La experiencia de los enfermos de la UCI con la rehabilitación es variable. Puede ser agotador, incómodo y difícil, mientras que en otros momentos puede ser motivador y gratificante. Con la mejora del estado cognitivo, los afectados pueden sorprenderse por la gravedad de su debilidad muscular. En las primeras etapas de la enfermedad crítica, pueden preferir concentrarse en objetivos a corto plazo (sentarse en una silla). A medida que progresan, pueden involucrarse más en el establecimiento de otros objetivos y la planificación de la rehabilitación a más largo plazo (caminar distancias más largas).

Se debe evaluar el momento, el tipo y la dosis óptima de la intervención. Hay alguna evidencia que sugiere que comenzar la rehabilitación dentro de los 2-3 días posteriores a la entrada en la UCI puede ser superior a un inicio posterior. Además, la intensidad, la duración y la frecuencia de cada tipo de intervención son consideraciones importantes. A esto hay que sumar que el juicio clínico debe adaptarse a los pacientes individuales y a la naturaleza dinámica de la enfermedad crítica.

El enfoque de intervención temprana es, aunque no sea fácil, solo en pacientes que necesitan dispositivos de apoyo (ventilación mecánica o asistencia ventricular) o que no pueden ponerse de pie sin el apoyo de personal o ayudas externas para estar de pie (una experiencia que vale la pena para el paciente). La diferencia en la mentalidad del enfoque del equipo interdisciplinar hacia la movilización temprana ha mejorado en los últimos años aumentando tres veces el número de enfermos que deambulan en comparación con las tasas previas. El fisioterapeuta debe ser responsable de implementar los planes de movilización, la prescripción de ejercicios y hacer recomendaciones para la progresión de estos problemas junto con el personal médico y de enfermería.

A la hora de movilizar al paciente, es de máxima importancia observar la colocación de vías (femoral, yugular, radial, etc.), así como posibles catéteres (Shaldon, Swanz-Ganz, etc.) o cánulas de ECMO, Impella®, etc. que pueda portar el paciente y no provocar sangrado, variar el posicionamiento o compresión del dispositivo. Esto no significa que esté contraindicada su movilización, ya que, incluso en estas condiciones, se puede llegar a la puesta en pie del paciente.

Movilización pasiva

Como debut del protocolo, es la modalidad que se utiliza para pacientes que no cooperan, están sedados o no tienen motricidad voluntaria. Incluye ejercicios en el rango de movimiento pasivo de proximal a distal desplazando un segmento articular por medio de una fuerza externa: estiramiento muscular, posicionamiento del cuerpo, cicloergómetro pasivo con un ciclo de cama o estimulación muscular eléctrica que no necesita la cooperación del paciente y supone un estrés mínimo en el sistema cardiorrespiratorio.

Mejora el trofismo tisular, la modulación del dolor y la inflamación, mantiene rangos articulares y evita rigideces, por ejemplo, el pie equino.

Movilización activa

Cuando el paciente es colaborador con una situación estable, más allá de la fase aguda de la enfermedad, aun necesitando ventilación mecánica, puede ser movilizado en el borde de la cama, transferirse a una silla, realizar entrenamiento muscular asistido, libre o de resistencia (contracción isométrica, concéntrica y excéntrica), ciclismo activo con bicicleta de cama o de silla, bipedestación, marcha estática y caminar con o sin ayuda.

El enfermo debe llevar a cabo actividad física suficiente para provocar efectos fisiológicos que mejoren la ventilación, la perfusión central y periférica, la circulación sanguínea, el metabolismo muscular y el estado de alerta.

El entrenamiento aeróbico y el fortalecimiento muscular, además de la movilización rutinaria, mejora más que la movilización sola en el paciente crítico.

Es interesante subrayar que se pueden programar diariamente conjuntos de repeticiones de ejercicios dentro de la tolerancia del paciente, acordes con sus objetivos. El entrenamiento muscular resistido puede incluir el uso de bandas elásticas y pesas. Asimismo, la intensidad del cicloergómetro se puede ajustar a la capacidad individual del afectado, desde pasivo pasando por asistido hasta el cicloergómetro contra una resistencia creciente. Además, se puede utilizar tanto en la modalidad de brazos como de piernas.

También se puede incluir dentro de esta modalidad de intervención el trabajo propioceptivo y vestibular, con trabajo en superficies inestables, desestabilizaciones de tronco, fomento de las reacciones de apoyo y equilibrio, ojos cerrados, trabajo de coordinación y de doble tarea motora y mental.

Al inicio de la movilización activa, y con cierta periodicidad, se hace una valoración musculoesquelética al paciente para ver su progresión y realizar los ajustes adecuados en el tratamiento.

Las pruebas y escalas que hay que utilizar son, entre otras:

- Escala *Medical Research Council* (MRC): mide la fuerza muscular. Se valora la fuerza que puede ejercer el paciente en tres movimientos de miembros superiores (abducción de hombro, flexión de codo y flexión dorsal de muñeca) y tres de miembros inferiores (flexión de cadera, extensión de rodilla y dorsiflexión de tobillo). La máxima puntuación de esta escala es 60. Un valor inferior a 45 es un indicador de problemas en el destete (**Tabla 32-2**).

Tabla 32-2. Escala MRC

Grado	Descripción
0	Ausencia movimiento/contracción
1	Contracción visible sin movimiento
2	Movimiento completo sin gravedad
3	Movimiento completo contra gravedad
4	Movimiento completo contra gravedad y pequeña resistencia
5	Movimiento completo contra resistencia máxima

- Escala de Movilidad en la UCI (IMS): valora la movilidad en pacientes críticos. Estandariza la valoración del grado de actividad de los enfermos, lo que permite el desarrollo y la implementación de programas de actividad individualizados para prevenir el síndrome de debilidad adquirida en la UCI (**Tabla 32-3**).
- *Hand-grip*: mide la fuerza del tren superior valorando la contracción de la musculatura intrínseca y extrínseca de la mano. En pacientes hospitalizados es un buen indicador del estado funcional, nutricional y de la masa muscular.
- PIM-PEM: las mediciones de la presión inspiratoria máxima (PIM) y la presión espiratoria máxima (PEM) pueden ayudar a evaluar la debilidad de los músculos respiratorios. Se miden a través de una boquilla conectada a un medidor de presión. La PIM es la presión generada durante el esfuerzo inspiratorio máximo contra un sistema cerrado. Suele medirse con el volumen residual, porque la fuerza muscular inspiratoria está inversamente relacionada con el volumen pulmonar (de una manera curvilínea). La PEM se mide durante una maniobra similar con la capacidad pulmonar total, ya que la fuerza de los músculos espiratorios está relacionada de forma directa con el volumen pulmonar (de nuevo, de manera curvilínea).

Electroterapia

La técnica más usada es la electroestimulación muscular, que consiste en la estimulación de un músculo, grupo muscular o nervio a través de la aplicación de corrientes eléctricas. Los músculos principales sobre los que se aplica son cuádriceps, tibial anterior y peroneos. Los programas utilizados son los de amiotrofia y reforzamiento con una duración aproximada de 30 min, así como de rampa de subida, mantenimiento de contracción y recuperación. Siempre que sea posible y el paciente esté despierto y colaborador, se aconseja acompañar con contracciones musculares activas del paciente. Su aplicación en cuádriceps en personas con enfermedad crítica prolongada, además de la movilización activa de las extremidades, contribuye a acelerar la transferencia independiente de la cama a la silla.

En enfermos incapaces de realizar contracciones musculares voluntarias, se ha utilizado la estimulación muscular eléctrica para prevenir la atrofia muscular por desuso, con

Tabla 32-3. Escala funcional IMS

Clasificación	Definición
0. Inmóvil (acostado en la cama)	El personal moviliza o gira al paciente en la cama, pero este no realiza movimientos de forma activa
1. Ejercicios en la cama (tumbado o semiincorporado)	Cualquier actividad en la cama incluyendo lateralizaciones, elevación de cadera, ejercicios activos, cicloergómetro y ejercicios activo-asistidos, pero no sale de la cama ni se sienta en el borde
2. Movilización pasiva a la silla (sin bipedestación)	Transferencia pasiva a la silla (grúa, elevación pasiva y deslizamiento) sin bipedestación o sedestación en el borde de la cama
3. Sentado en el borde de la cama	Sedestación activa en el borde de la cama con cierto control de tronco, con o sin ayuda del personal
4. Bipedestación	Soporta su peso en bipedestación (con o sin ayuda del personal, bipedestador o tabla de verticalización)
5. Transferencia de la cama a la silla	Capaz de realizar transferencia a la silla dando algún paso o arrastrando los pies. Esto implica la transferencia activa de peso de una pierna a la otra para llegar a la silla. Si el paciente se ha puesto de pie con la ayuda del personal o de un dispositivo médico, este debe llegar caminando a la silla sin ayuda (no incluye el desplazamiento con bipedestador)
6. Caminar en el mismo lugar (junto a la cama)	Capaz de caminar en el mismo sitio levantando los pies de manera alternada (tiene que ser capaz de realizar cuatro pasos, dos con cada pie), con o sin ayuda
7. Caminar con ayuda de dos o más personas	Se aleja de la cama/silla caminando al menos 5 metros con ayuda de dos o más personas
8. Caminar con ayuda de una persona	Se aleja de la cama/silla caminando al menos 5 metros con ayuda de una persona
9. Caminar autónomamente con ayuda de un andador	Se aleja de la cama/silla caminando con ayuda de un andador, pero sin ayuda de otra persona. En personas en silla de ruedas este nivel de actividad incluye desplazarse al menos a 5 metros de la cama/silla de forma autónoma
10. Caminar de forma autónoma sin ayuda de andador	Se aleja de la cama/silla caminando al menos 5 metros sin la ayuda de un andador u otra persona

lo que se observa una reducción de la atrofia muscular y la neuropatía por enfermedad crítica.

Otra técnica de electroterapia es la aplicación de estimulación nerviosa eléctrica transcutánea (TENS), que son corrientes analgésicas para el control del dolor.

Fisioterapia respiratoria

Es fundamental el conocimiento de la anatomía y fisiología bronquial para la aplicación de técnicas de fisioterapia respiratoria. Anatómicamente, el árbol bronquial presenta en su interior una *zona de conducción* que se corresponde con la vía aérea proximal: está comprendida desde la primera a la séptima generación bronquial. Su diámetro es de más de 2 mm, su soporte es cartilaginoso y tiene mayor producción de moco. La vía aérea media o vía periférica va desde la octava hasta la decimosexta generación bronquial. Tiene un diámetro menor de 2 milímetros, su soporte no es cartilaginoso y tiene escasa producción de moco.

La *zona respiratoria* o pulmón profundo incluye los bronquiolos terminales y los bronquiolos respiratorios, que son los alvéolos y los conductos alveolares. En esta zona también existe una ventilación colateral que está formada por los poros de Kohn (comunican los alvéolos entre sí), los canales de Martin (comunican los bronquiolos terminales) y los canales de Lambert (comunican los bronquiolos con los alvéolos).

Las resistencias aumentan hasta la séptima generación bronquial, que es el lugar de máxima resistencia, punto en el que hay que hacer referencia a un bronquiolo de mediano tamaño que cae a lo largo del árbol bronquial por un aumento importante en el número de vías aéreas.

El flujo aéreo debe vencer, por un lado, la resistencia de la vía aérea que se estrecha y, por otro, la tendencia al cierre de la vía aérea provocado por la presión intratorácica espiratoria. Esto puede provocar una compresión dinámica de la vía aérea.

Existe un punto de igual presión (*equal pressure point*) que ocurre en la espiración. Al comienzo de la espiración, la presión en el alvéolo es máxima, mientras que la presión en la boca o la nariz es cero. Hay un punto durante la espiración en el que la presión interna (endobronquial) es igual a la presión externa (la que tiende a comprimir la vía aérea). En los pulmones sanos, el soporte cartilaginoso no está alterado, así que no existe repercusión funcional, pero sí rigidez. Si el soporte cartilaginoso en la vía aérea del segmento distal está alterado (por ejemplo, en un paciente con enfermedad pulmonar obstructiva crónica), se produce compresión y cierre precoz de la vía aérea, con lo que el aire queda atrapado. Para conseguir desplazar el punto de igual presión a una vía aérea más proximal se utilizan labios fruncidos para sumar una resistencia bucal.

Valoración fisioterápica respiratoria del paciente en unidades de críticos

En la inspección inicial, es necesario fijarse en: la forma y simetría del tórax, abombamientos que pueden significar neumotórax o derrame pleural ipsilateral, la rigidez que se puede observar en una atelectasia masiva o el uso de músculos accesorios, como el esternocleidomastoideo y los escalenos, si hay compromiso inspiratorio; o los músculos abdominales, si hay compromiso espiratorio, además de un aumento del tiempo espiratorio con una espiración lenta y prolongada.

También hay que fijarse en el funcionamiento del patrón ventilatorio, el tipo de respiración (diafragmática frente a torácica), la frecuencia respiratoria (bradipnea frente a taquipnea) y patrones anormales, como la respiración paradójica en la que el diafragma sube en inspiración.

Asimismo, se ha de valorar si la tos es eficaz, se respeta y controla para conseguir la expectoración. Para ello, se analiza las causas de la disminución de su eficacia (debilidad musculatura espiratoria o colapso espiratorio)

Por otro lado, la auscultación, la radiografía de tórax, la pulsioximetría y la gasometría también dan mucha información del estado respiratorio del paciente. Por último, la valoración ecográfica de excursión diafragmática (25 mm, si es menor de 10 mm problemas para ventilar, fallo) y grosor diafragmático (1,8-3 mm), son dos parámetros importantes que se pueden medir mediante ecografía.

Por este motivo, es necesario verificar cuál es el patrón respiratorio predominante en el paciente:

- Obstructivo: la mayoría de los pacientes están hiperinsuflados, por lo que atrapan aire dentro del pulmón sin oxígeno y no son capaces de sacarlo para que entre nuevo aire que permita la ventilación adecuada del pulmón. El secuestro de aire puede conllevar secuestro de secreciones. En estos casos, es conveniente trabajar la relación inspiración:espiración en 1:3.
- Restrictivo: pacientes que han perdido capacidad inspiratoria y no son capaces de mover suficiente volumen de aire que entra al pulmón. En estos casos, hay que trabajar la relación inspiración:espiración en 1:1 o, incluso, 2:1.

Abordaje del tratamiento

La fisioterapia respiratoria juega un papel importante en la eliminación de secreciones, ya que mejora los volúmenes pulmonares y el intercambio de gases, lo que lleva a reducir el trabajo respiratorio. Es una intervención de primera línea constituida por varias técnicas que incluyen técnicas manuales y mecánicas, como la respiración profunda, la limpieza de las vías respiratorias, el entrenamiento de los músculos respiratorios, la tos asistida, la ventilación no invasiva y la aceleración del flujo espiratorio. Este último se puede utilizar para promover la eliminación de secreciones utilizando diferentes técnicas.

Estas técnicas se pueden dividir en dos grandes grupos: manuales e instrumentales.

Técnicas manuales

Para la aplicación de las diferentes técnicas de fisioterapia respiratoria se ha de tener en cuenta la ecuación de Röhrer (**Fig. 32-1**), una ecuación fundamental del sistema respiratorio que dice que la presión pleural es la que determina los cambios en el volumen y el flujo de aire.

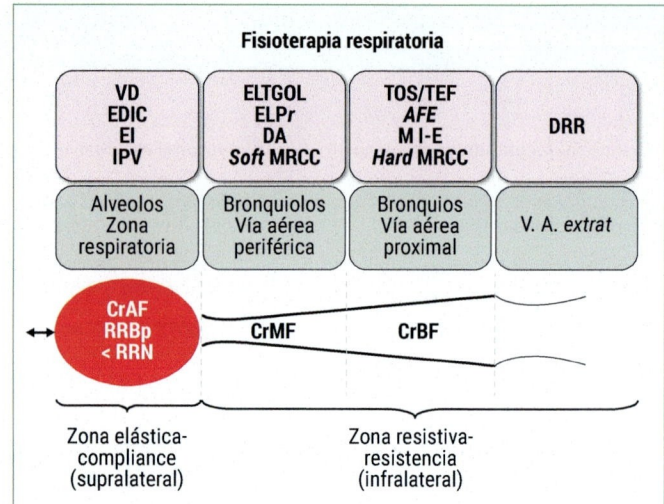

Figura 32-1. Ecuación de Rohrër. Ecuación fundamental del sistema respiratorio. MRCC: *manual rib cage compresion*; TEF: técnica de espiración forzada.

$$\Delta \text{ Presión pleural (Ppl)} = \Delta \text{volumen (V)} \times \text{elasticidad (E)} +$$
$$\Delta \text{flujo (v')} \times \text{resistencia (R)}$$
$$\Delta \text{Ppl} = \Delta V \times E + \Delta v' \times R$$

La ventilación es el desplazamiento de un volumen de aire sometido a una elasticidad que circula a una velocidad determinada por la resistencia que ofrecen los conductos de las vías respiratorias. El volumen de aire en los alvéolos depende de la elastancia (elasticidad y compliancia); el flujo de aire en los conductos de las vías respiratorias depende de la resistencia. Estos dos factores, el flujo y el volumen, son la clave para la elección de una técnica de fisioterapia respiratoria adecuada.

Cuando hay una alteración de la distensibilidad, las técnicas incrementan el volumen pulmonar y aseguran la entrada de aire en todas las unidades alveolares gracias a la ventilación colateral. Esta expansión alveolar también se provoca en los conductos respiratorios, con lo que disminuye la resistencia (a un volumen pulmonar alto, menor resistencia ofrece).

La velocidad por la que circula el aire en el conducto respiratorio depende de la resistencia. Por ello, hay que tener en cuenta que las vías de pequeño calibre ofrecen mayor resistencia, pero al sumar el área transversal de todas las vías de pequeño calibre, el resultado final es un diámetro superior a las de mayor calibre, con lo que existe menor resistencia en las vías de pequeño calibre.

El flujo turbulento aumenta la resistencia que se da en las vías de gran calibre, donde la velocidad de flujo es más alta. El flujo es laminar en las vías aéreas periféricas, donde la velocidad es baja y hay menor resistencia. El flujo mixto tiene lugar en las ramificaciones de los conductos respiratorios. Esto explica qué técnicas de fisioterapia respiratorias son las más apropiadas según la zona del pulmón que hay que tratar.

En el pulmón profundo, en la región alveolar, las técnicas tienen como objetivo aumentar la presión pleural con técnicas inspiratorias. Se necesita un alto volumen para vencer la elasticidad y poder expandir el alvéolo pulmonar. Con ese objetivo, se utiliza un flujo bajo, para crear un flujo laminar con menor resistencia.

En la vía aérea periférica, la más distal, las técnicas de fisioterapia respiratoria tienen como objetivo el arrastre del moco, por lo que se hacen técnicas espiratorias. Interesa un flujo laminar para movilizar las secreciones, a bajo flujo para evitar el colapso de la vía aérea y a alto volumen para que el moco esté el mayor tiempo posible en contacto con el aire arrastrándolo. La técnica se efectúa con labios fruncidos con el fin de desplazar el punto de igual presión hacia la vía aérea proximal.

En la vía proximal, el objetivo de las técnicas es expulsar las secreciones. Son técnicas a alto flujo, porque interesa flujo turbulento que aumente la fricción, y a bajo volumen, porque el moco ya está cerca de la boca.

En la vía aérea superior (cavidad nasal) el objetivo es movilizar el moco hacia la vía aérea. Aquí los cilios se dirigen hacia adentro, por lo que se llevan a cabo técnicas inspiratorias a alto flujo y bajo volumen.

Ventilación dirigida

Se trata de diferenciar la respiración diafragmática de la costal inferior y la torácica alta. Hay que notar el movimiento debajo de las manos y dirigir el aire internamente hacia ellas. En la respiración diafragmática, se deben realizar inspiraciones profundas con aumento del volumen tidal y estimulando el diafragma de manera correcta. Con ello, se consigue un adecuado control respiratorio. Se realiza en decúbito supino, preferiblemente con el cabecero elevado 30° y las caderas flexionadas, o en sedestación. De forma progresiva, hay un aumento del volumen tidal que ralentiza la frecuencia respiratoria. Se debe comenzar siempre con un tiempo espiratorio suave con la mano en la parte anterior del tórax-vientre e intentar relajar hombros y tórax. Tras la espiración, se indica al paciente que realice una inspiración lenta y suave. Con ella, se optimiza la ventilación de las bases pulmonares, porque en la respiración superficial las bases no se llenarán. La respiración se vuelve más eficaz, con disminución del gasto energético. Además, se produce un aumento de la ventilación colateral.

La espiración con labios fruncidos constituye el método más sencillo de ventilación espiratoria contra resistencia. Consiste en oponer un freno labial más o menos importante, entre 6-10 mmHg, al débito espirado para hacerlo más lento. La sobrepresión bucal retrolabial se transmite por el tubo axial broncopulmonar hasta la periferia del aparato respiratorio y, así, se consigue desplazar el punto de igual presión hacia el exterior, donde las vías aéreas son menos colapsables, lo cual evita el colapso precoz de la vía aérea.

Ejercicio de débito inspiratorio controlado

El ejercicio de débito inspiratorio controlado (EDIC), se realiza con el paciente en decúbito lateral con el pulmón que se va a tratar supralateral. Su objetivo es reexpandir el pulmón. Se hace una inspiración máxima seguida de una apnea teleinspiratoria de, al menos, 4 segundos para conseguir la apertura de la ventilación colateral seguida de una espiración. La apnea inspiratoria debe ser sin Valsalva, ya que esta aumenta la presión abdominal. Se puede combinar esta técnica utilizando un inspirómetro de incentivo. Resulta conveniente la adopción de una posición precisa según la localización de la afección:

- Afección posterobasal: decúbito lateral con el cuerpo ligeramente inclinado hacia delante y la pelvis perpendicular al plano de apoyo.
- Afección anterobasal: cuerpo ligeramente girado hacia atrás y la pelvis perpendicular con relación al plano de apoyo.

Espiración lenta total con glotis abierta en decúbito lateral

La espiración lenta total con glotis abierta en decúbito lateral (ELTGOL), se realiza con el paciente en decúbito lateral, con el pulmón que se va a trabajar en el lado infralateral. En caso de esternotomía, la técnica está contraindicada hasta que el paciente se pueda poner en decúbito lateral. Esta técnica se origina tras objetivar en diversos estudios la movilización contragravitatoria de secreciones en las vías medias y periféricas, de tal forma que el volumen del pulmón en declive es menor; está desinsuflado. Así es más fácil de insuflar y está mejor perfundido y ventilado.

La técnica de ejecución es con la glotis abiertas. Para ello, hay que utilizar el diafragma, para usar poca energía y que no haya fatiga. Se hace presión por parte del fisioterapeuta en el tórax y el abdomen. No se debe hacer con labios fruncidos, a no ser que la vía aérea colapse rápido. Si colapsa, primero se ha de probar respiración solo nasal y, como último, recurso con labios fruncidos.

Su objetivo es mejorar la ventilación y favorecer el drenaje de secreciones de la vía aérea media. Si no es posible el decúbito lateral, se hace ELTGOL en decúbito supino con ayuda de la *manual rib cage compresion* (MRCC) *hard and soft*.

Drenaje autógeno

El drenaje autógeno, es una técnica similar a ELTGOL. Se trabaja en un primer tiempo en volumen de reserva espiratorio para la movilización de las secreciones ubicadas en los bronquios medios y distales; después se evoluciona de forma progresiva hacia el volumen de reserva inspiratorio para la evacuación de las secreciones proximales.

La técnica de ejecución comienza con una inspiración-espiración profunda nasal hasta el nivel espiratorio deseado; a continuación, se realiza una espiración larga, lenta y con la glotis abierta seguida de una inspiración corta. De esta forma, se crean flujos laminares ideales para el drenaje de las vías distales.

Se realizan series de cinco ciclos respiratorios con pausas inspiratorias de 4 segundos. Hay que enseñar al paciente a notar cómo sube su moco a la vía aérea proximal. No se deben nunca hacer pausas durante la técnica ni tos, en la medida de lo posible.

Técnica de espiración forzada

La técnica de espiración forzada (TEF) se utiliza para expulsar moco que ya está en la vía aérea alta, una vía de gran calibre. La espiración forzada crea un flujo turbulento que comprime la vía aérea proximal, lo que ayuda a despegar el moco. La imagen de empañar un cristal puede ayudar al paciente.

La técnica de ejecución consiste en una inspiración profunda seguida de una espiración forzada con la glotis abierta. Genera menos gasto energético para el paciente que la tos y es la primera técnica que se debe utilizar para expulsar secreciones que ya están en la vía aérea proximal.

Tos dirigida o tos provocada

En primer lugar, es necesario entender el mecanismo de la tos. Este consta de:

- Fase inspiratoria: inspiración profunda que incita el retroceso elástico máximo del pulmón con el fin de producir mayores flujos espiratorios posibles. Se debe realizar con la glotis muy abierta así se asegura una rápida entrada de aire.
- Fase compresiva: cierre de la glotis y contracción de la musculatura espiratoria. En esta fase, se produce un aumento importante de la presión intratorácica.
- Fase espiratoria: apertura repentina de la glotis que permite la expulsión a gran velocidad del volumen de aire pulmonar que estaba contenido a gran presión. Contracción muscular continua después de apertura de la glotis (la máxima presión intratorácica se alcanza después de la apertura de la glotis).

En las fases 2 y 3, el diafragma se relaja para transmitir el aumento de presión intraabdominal a la vía aérea.

Cuando el paciente colabora, se realiza la tos en ciclos de no más de tres repeticiones y procurando que sea una tos doble. Si no es eficaz, hay que añadir 5 segundos en apnea y repetir tres ciclos. Se puede proporcionar ayuda del fisioterapeuta por medio de una compresión manual abdominal de contención y asistir así la tos. La posición del paciente debe ser en sedestación, si es posible, o en decúbito supino semiincorporado. Antes de la tos, se ha de indicar siempre al enfermo que primero inspire profundamente.

Cuando el afectado no colabora, se hace un bombeo traqueal espiratorio con presión por encima de la horquilla esternal. Con ello se consigue una estimulación de los receptores mecánicos situados en la pared de la tráquea extratorácica.

Ciclo activo respiratorio

La TEF, junto con el control respiratorio y la expansión torácica, forma parte de una combinación de técnicas denominada ciclo activo respiratorio. Cada fase del ciclo activo respiratorio tiene sus objetivos y funciones concretas:

- Control respiratorio: previene el broncoespasmo y disminuye el riesgo de desaturación.
- Expansión torácica: el aumento de volumen pulmonar en cada inspiración aumenta el flujo a través de las vías aéreas de menor diámetro, con lo que mejora la ventilación colateral y favorece el movimiento de las secreciones. Asimismo, aumenta la presión de retracción elástica del pulmón y previene los efectos no deseados de la espiración forzada.
- TEF: aumenta el transporte mucociliar en vías aéreas centrales y medias (realizar como máximo tres TEF, siempre precedidas de inspiración profunda)

Compresiones manuales torácicas (manual RIB Cage compresión)

Estas técnicas consiguen aumentar en un 30 % la fase espiratoria y se utilizan en pacientes no colaboradores. También facilitan la activación de la inspiración de tal manera que realizar la aspiración de secreciones con compresiones torácicas previas durante 5 minutos mejora los parámetros del paciente durante los 25 minutos posteriores a la aspiración respecto a la aspiración sola.

Proponen una definición para los distintos modos de compresiones manuales del tórax:

- Fuertes compresiones prolongadas: equivale a una tos asistida manual.
- Breves y fuertes compresiones manuales sincronizadas con el inicio de la fase espiratoria (*hard* MRCC)
- Lentas y fuertes compresiones manuales prolongadas durante toda la fase espiratoria (*soft* MRCC) (v. **Fig. 32-1**).

Técnicas instrumentales

Entre las técnicas instrumentales se encuentran: inspirómetro incentivador, hiperinsuflaciones, *cough assist*, Percussionaire, chaleco percutor, sistemas de presión de enclavamiento pulmonar oscilantes y dispositivos de entrenamiento de la musculatura inspiratoria

Inspirómetro incentivador

Permite realizar inspiraciones profundas, lentas y máximas con el fin de reclutar los alvéolos colapsados. Estimula la reexpansión pulmonar y promueve la activación de la ventilación colateral. Para ello, se hace una apnea teleinspiratoria al final de la inspiración y ofrece una referencia visual-*biofeedback* del trabajo llevado a cabo. Se efectúan series de cinco o diez repeticiones, cinco o seis veces al día. Es importante que sea de volumen e interesa el tiempo inspiratorio. Se trata de un ejercicio de resistencia, no de velocidad, de tal forma que cuanto más tiempo esté el paciente manteniendo la inspiración a volumen óptimo, más va a conseguir vencer las resistencias pulmonares y el aire va a llegar más lejos para la reexpansión, es decir, el aire llegará mejor a las bases pulmonares.

Hiperinsuflaciones

La hiperinsuflación tiene efectos a corto plazo y mejora la distensibilidad y oxigenación pulmonar, pero no hay estudios que verifiquen su efecto a largo plazo. Se consideran en igualdad de beneficios la hiperinsuflación con ventilador o manual con la bolsa resucitadora en cuanto a la mejora de la mecánica respiratoria, el intercambio gaseoso y el drenaje de secreciones. La ventaja de su ejecución con el ventilador mecánico es que no hay pérdida de PEEP, hipoxemia ni cizallamiento de la vía aérea pequeña; además, el paciente está monitorizado.

Las dos maneras de llevar a cabo esta hiperinsuflación son las que se detallan aquí.

- **Hiperinsuflaciones con bolsa resucitadora.** Se realizan tres insuflaciones con volumen superior a los 1.500 mL. Hay dos formas de hacerlo: mediante tres respiraciones completas (inspiración-espiración, inspiración-espiración, inspiración-espiración) o con tres inspiraciones seguidas de una espiración y tos por parte del paciente (hiperinsuflación en apnea). Durante la espiracion, el fisioterapeuta realizará una presión abdominotoracica asistiendo la tos. A menudo, si la maniobra de hiperinsuflación es correcta, la tos se provoca de forma refleja. Esta técnica se emplea en patología restrictiva (problemas neuromusculares o atelectasias).

- **Hiperinsuflaciones con el ventilador mecánico.** Para trabajar el pulmón profundo colapsado se buscan inspiraciones a volumen alto, con flujo lento y apnea. Esta hiperinsuflación se puede llevar a cabo con el ventilador de dos maneras:
  - Aumentando el volumen tidal: lo ideal es que el paciente esté en modalidad controlada por volumen. Se aumenta el volumen tidal un 50 % del prefijado (se puede llegar hasta el 130 %); hay estudios que hablan de aumentar hasta 15 mL/kg. Se realiza con inspiraciones a volumen, con un tiempo inspiratorio 3-5 segundos y un flujo de 20 L/minuto seguida de una pausa inspiratoria de 2 segundos sin sobrepasar una presión inspiratoria máxima de 40 cm H_2O. Se efectúa una secuencia de diez respiraciones seguidas y un descanso. Además, se debe estar pendiente de la frecuencia respiratoria del paciente para que no hiperventile. Se finaliza dejando programado el mismo volumen tidal que tenía al inicio.
  - Aumentando la presión soporte: en este caso, el paciente está en modalidad de presión soporte. Se mantienen las inspiraciones asistidas por el ventilador y el paciente decide cuándo inicia y finaliza la inspiración. Se trabaja subiendo la presión soporte y haciendo que el paciente haga volúmenes mayores con ciclos del 10 o 25 % de la presión soporte. Se puede llegar a una presión inspiratoria máxima de 30 cm H_2O. Hay que recordar que se hace una secuencia de diez respiraciones y un descanso con la presión de soporte inicial. Asimismo, se debe evitar la hiperventilación. Este modo ventilatorio puede provocar asincronía del paciente con el ventilador durante la hiperinsuflación.

Cough Assist

Es un dispositivo asistente de la tos no invasivo que sirve para eliminar secreciones en pacientes con capacidad tusígena ineficaz o ausente (PEM inferior a 270 L/min). Se utiliza con máscara facial o boquilla. La presión inspiratoria provoca un aumento de volumen inspiratorio seguido de una fuerte y rápida presión espiratoria negativa que aumenta el flujo espiratorio.

Hay que tener cuidado en los pacientes obstructivos y bajar la presión porque se puede colapsar las vías aéreas. Las presiones óptimas son alrededor de 40 cm H_2O; se empieza con 15-20 y gradualmente se aumenta según la tolerancia del paciente.

No hay que olvidar que se puede trabajar solo con insuflaciones buscando reexpansión pulmonar y utilizando flujos lentos.

Por otro lado, siempre se empieza y se termina en tiempo inspiratorio para dejar el pulmón insuflado. En pacientes con traqueostomía se conecta a la cánula o al tubo endotraqueal en caso de paciente con IOT. El neumotaponamiento se deja hinchado.

En pacientes conectados a ventilación mecánica está indicado cuando el pico de flujo espiratorio es menor de 60 L/min para facilitar el destete o reducir riesgo de reintubación orotraqueal. En estos casos, se aconseja provocar diferencias altas entre el pico de flujo inspiratorio y el pico de flujo espiratorio. Se debe tener precaución en pacientes con riesgo de colapso alveolar o hipoxemia grave por la necesidad de desconectarle del ventilador.

Percussionaire

Es un dispositivo usado frecuentemente para movilizar las secreciones. El Percussionaire durante la inspiración, con la alta frecuencia del pulso de gas, expande los pulmones, vibra y amplía las vías respiratorias. La presión dilata la vía aérea y la percusión atraviesa el moco metiendo aire detrás de la secreción. Sus efectos son que disminuye la viscosidad de las secreciones, promueve el reclutamiento pulmonar, mejora el intercambio de gases, realiza un masaje vascular y protege la vía aérea contra barotrauma.

Los parámetros más usados son con frecuencias elevadas (250-400 c/m) que generan efecto vibratorio, lo que provoca una disminución de la fuerza adhesión de secreciones. Con frecuencias reducidas (75-250 c/m) producen efecto ventilatorio y mejoran la eliminación de secreciones.

En el tratamiento habitual se incluyen dos períodos de alta frecuencia para movilizar, un período de baja frecuencia para migrar las secreciones y, a continuación, se realizan técnicas de expectoración; hay que tener en cuenta que la eliminación de secreciones puede durar hasta varias horas después de la técnica.

Chaleco percutor

Se trata de un chaleco que se coloca en el tórax del paciente para proporcionar frecuencias de 5-20 Hz. Su vibración produce una modificación de las propiedades reológicas del moco.

Sistemas de presión de enclavamiento pulmonar oscilantes

En este apartado se exponen dos sistemas: *flutter* y acapella®.

- ***Flutter.*** Es un dispositivo que impone una presión positiva espiratoria de 20 cm H_2O, además de una vibración rítmica por medio de una bola oscilante que se mueve dentro de un cono a una frecuencia de 2-32 Hz a partir del aire espirado. Se trata de una regulación automática de dos parámetros, la presión y la frecuencia de oscilación, que el paciente varía cambiando la inclinación del dispositivo para lograr un efecto subjetivo óptimo. En espiración permite obtener frecuencias de oscilación de 8-16 Hz. La frecuencia de resonancia depende de varios factores individuales (volumen pulmonar, elasticidad de tejidos, grado de obstrucción, conductancia, homogeneidad en la distribución, etc.). Cuando se encuentra la frecuencia de resonancia adecuada los efectos terapéuticos son óptimos.

- Acapella®. Es un dispositivo que impone una PEEP a través de un sistema complejo que genera una oscilación endobronquial provocada por interrupciones en el flujo de salida del aire. Tiene las mismas indicaciones que el *flutter*. Además, posee la ventaja que permite la modulación de la resistencia.

Dispositivos de entrenamiento de la musculatura inspiratoria

El diafragma, como músculo que es, también se debilita y, por lo tanto, se debe entrenar. Se trabaja en el umbral de presión ofreciendo un flujo resistido para mejorar la fuerza. En pacientes críticos se emplean ciclos de seis o siete repeticiones, cuatro o cinco veces a lo largo del día. Es necesario reevaluar al paciente para aumentar las resistencias y, así, mejorar los umbrales de presión. Existen dispositivos que no necesitan que se valore el PIM. Para ello, se realizan las dos primeras inspiraciones sin carga; el aparato mide el flujo, estima la fuerza y programa la carga. Cuenta con una evidencia 1a.

Otras técnicas específicas para paciente con ventilación mecánica

En este punto se muestran otras técnicas específicas para paciente con ventilación mecánica: compresión de caja torácica espiratoria y PEEP–ZEEP (presión espiratoria final cero).

Compresión de caja torácica espiratoria

Es una de las técnicas de limpieza de las vías respiratorias más utilizada en pacientes con ventilación mecánica. El objetivo es desplazar las secreciones desde el pulmón profundo a la periferia y, posteriormente, eliminarlas, a la boca o tráquea.

Se dividen en compresión blanda/larga, que se realizan en la zona distal del pulmón. Para conseguir un mayor efecto, se aconseja hacerlas asociadas con una compresión abdominal y, así, eliminar más secreciones y mejorar la distensibilidad pulmonar estática. Por otro lado, en las compresiones torácicas dura/breve es donde se provoca un aumento significativo de la presión flujo espiratorio. La maniobra se debe sincronizar con el inicio de la espiración evitando soltar las manos de forma rápida, ya que provocaría un aumento de la presión flujo inspiratorio del siguiente ciclo. Para que la técnica sea efectiva, se debe observar en el monitor del ventilador un aumento de presión flujo espiratorio. Asimismo, se ha de hacer aspiración inmediatamente después para mejorar la oxigenación y la resistencia en la vía aérea. Si es posible, se aconseja aumentar la PEEP durante la maniobra para estabilizar las vías respiratorias pequeñas. Tras ello, se tiene que hacer una maniobra de hiperinsuflación para expandir posibles zonas colapsadas durante su ejecución. Esta técnica está indicada para eliminar secreciones en vías respiratorias grandes/centrales.

Presión espiratoria positiva al final de la espiración-ZEEP

Es una técnica similar a la compresión torácica dura/breve más una hiperinsuflación con el objetivo de eliminar secreciones y mejorar la distensibilidad pulmonar.

La maniobra consiste en aumentar la PEEP a 15 cm H_2O durante cinco ciclos con presión inspiratoria máxima limitada a 40 cm H_2O, seguida de una reducción brusca de la PEEP a 0 cm H_2O. Con ello, se provoca un aumento de presión de flujo espiratorio y, por tanto, del sesgo de flujo espiratorio.

Está contraindicada en pacientes con alta elasticidad pulmonar y alvéolos inestables.

VENTILACIÓN MECÁNICA

A continuación, se exponen unas pinceladas de los diferentes modos ventilatorios existentes y el significado de los parámetros del ventilador mecánico, así como del daño pulmonar a consecuencia de la ventilación mecánica.

El ventilador es un aparato mecánico que se utiliza para sustituir o ayudar a la musculatura inspiratoria y/o mejorar la oxigenación. Actúa como una bomba que aporta oxígeno al paciente mientras este es incapaz de establecer por sí solo un adecuado equilibrio entre el aporte y la demanda de oxígeno manteniendo las funciones vitales hasta la recuperación, sea cual sea su afectación. El tubo endotraqueal sirve de conexión entre el paciente y el ventilador.

La ventilación mecánica no se considera una terapia; es una prótesis externa temporal hasta solucionar la causa de esa hipoxemia o debilidad muscular. Se trata de un soporte vital.

Los objetivos fisiológicos de la ventilación mecánica son mantener y normalizar el intercambio gaseoso, la apertura de los alveolos colapsados mediante PEEP, aumentar la capacidad residual funcional, reducir el trabajo de la musculatura respiratoria y disminuir el consumo de oxígeno.

Se decide implementar la ventilación mecánica por gasometría y clínica del paciente. Cuando la presión de oxígeno es menor a 60 mmHg, desde un punto de vista clínico el paciente se encuentra alterado y agitado. Cuando la presión de dióxido de carbono es superior a 50 mmHg (permisiva 46-48 mmHg), el paciente está adormecido, somnoliento y con dolor de cabeza. Cuando la frecuencia respiratoria es mayor que 35 rpm, el paciente se puede encontrar con fatiga respiratoria, tiraje muscular y/o una respiración paradójica. Cuando el pH es menor de 7,25, se encuentra en acidosis. Si el paciente tiene una fuerza inspiratoria y una capacidad vital reducida.

Las zonas de mayor ventilación y perfusión varían según si el paciente hace una respiración espontánea o está sometido a ventilación mecánica.

En la respiración espontánea, la inspiración tiene lugar por cambios de presión (de más a menos presión). La contracción diafragmática genera una presión negativa creando un gradiente de presión que hace que el aire del exterior entre a los pulmones. Las presiones pleurales y alveolares son negativas. La inspiración es activa con presión negativa y la espiración es pasiva. Hay que tener presente que el pulmón independiente (el más superior) tiene más volumen y el dependiente (el más inferior) tiene mayor ventilación y perfusión.

La respiración con ventilación mecánica es diferente porque la inspiración es por presión positiva. El ventilador empuja el aire haciendo que el pulmón se distienda. La espiración también es pasiva, quedando una presión remanente (PEEP) que permite mayor cantidad de alvéolos disponibles. La inspiración es pasiva con presión positiva. La espiración también es pasiva. En este caso, el pulmón independiente tiene mayor ventilación y volumen; en el dependiente tiene lugar la perfusión.

En la ventilación mecánica, el aire va donde menos resistencia encuentra, que son las zonas superiores, según la posición del paciente. En cambio, la perfusión sigue estando abajo, como en la respiración fisiológica. Hay perfusión donde no hay ventilación y ventilación donde no hay perfusión. Para compensar este desequilibrio están los quimiorreceptores de los capilares que detectan una falta de oxígeno donde no hay ventilación; se responde con una vasoconstricción, llamada vasoconstricción pulmonar hipóxica, que hace que haya perfusión donde hay ventilación. Así, los pacientes con ventilación mecánica tienen ventilación y perfusión en las zonas independientes del pulmón (**Fig. 32-2**).

Los efectos secundarios de la ventilación mecánica son:

- Menor distensibilidad del ventrículo izquierdo debido a una presión intratorácica superior. El corazón bombea menos sangre con un incremento del gasto cardíaco.
- Disminución del retorno venoso.
- Desde un punto de vista renal, hay retención de líquidos con disminución de la diuresis.
- Aumento de la presión intracraneal.
- Distensión gástrica con disminución de la motilidad.

Modos ventilatorios

Los modos ventilatorios son los programados en el ventilador para obtener una ventilación artificial con presión positiva. Define unos parámetros para crear el ciclo respiratorio que el ventilador entrega al paciente. Se comienza con una ventilación controlada y según mejora el estado del paciente, se disminuye la ayuda que le aporta pasando a asistida, hasta la desconexión del ventilador.

En la práctica diaria se pueden ver más de 140 modos ventilatorios diferentes según la marca y el modelo de ventilador, pero todos se resumen en cinco diferentes.

Lo importante es definir la interacción del paciente con el ventilador. La variable de control se utiliza en dos modalidades: por presión o por volumen. Según el tipo de respiración se divide en espontánea u obligatoria, de acuerdo con quién inicia y termina la inspiración. Según la secuencia de respiración hay modalidad obligatoria continua, obligatoria intermitente y espontánea continua.

Variable de control

Dentro de esta variable se efectúa un control por volumen y por presión. En este apartado, se abordan las ventajas y desventajas de estas variables, las causas que aumentan la resistencia en la vía aérea y las que disminuyen la compliancia pulmonar.

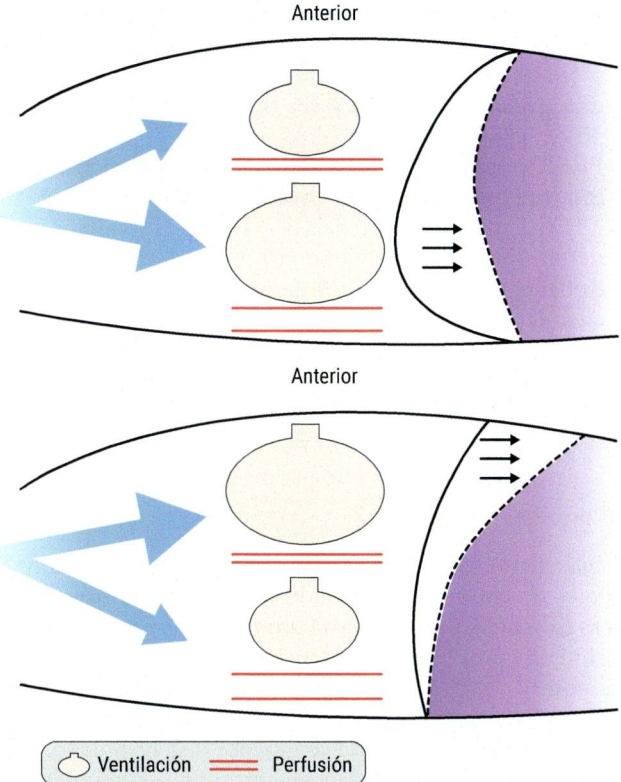

Anterior

Anterior

◯ Ventilación ═══ Perfusión

Figura 32-2. Diferencia ventilación/perfusión en paciente con respiración espontánea y en ventilación mecánica.

Por volumen

El objetivo es conseguir un volumen al final de la inspiración. El ventilador genera un flujo con el que el pulmón se infla durante un tiempo hasta un volumen prefijado. El ciclado (paso a la espiración) se da cuando llegue a ese volumen. Si el sistema respiratorio encuentra una resistencia, aumenta la presión de la vía aérea para empujar ese volumen. La presión generada en el sistema es consecuencia de su impedancia, que son las cargas resistidas más las cargas elásticas.

Las *alarmas* en este modo ventilatorio son:

- Alta presión: 10-15 cm H_2O por encima del valor máximo prefijado. La causa es la resistencia a la entrada del aire, por ejemplo, secreciones o broncoespasmo. El ventilador abre la válvula exhalatoria para finalizar la inspiración.
- Baja presión: hay fuga por desconexión, fuga en tubuladura o toma de oxígeno desconectado.

La variable independiente es el volumen y la variable dependiente es la presión.

En la curva presión/tiempo del monitor se pueden observar los siguientes parámetros:

- Presión pico: presión máxima necesaria para suministrar el volumen tidal al paciente. Es el valor de la presión obtenido al final de la inspiración. Es una medida de resistencia o presencia de obstrucción. Debe ser menor de 30-35 cm H_2O.

- Presión meseta o *plateau* (Ppl): presión necesaria para distender el pulmón; redistribuye el aire dentro del pulmón. Es el valor obtenido al final de la inspiración; hace una pausa inspiratoria y sin flujo. Debe ser menor de 35 cm H_2O.
- PEEP: presión espiratoria al final de la espiración. Se utiliza para evitar el colapso alveolar.
- *Driving presion* (Dp): refleja el grado de estiramiento pulmonar (presión transpulmonar). Es un indicador directo de daño pulmonar y sobredistensión. No hay estudios suficientes para recomendar un valor concreto; el rango estimado se encuentra en 13-15 cm H_2O. Si la *driving presion* es superior, puede considerarse un marcador asociado con la mortalidad. Se calcula restando la PEEP a la Ppl (Dp = Ppl − PEEP).

Por presión

Se fija en el ventilador la presión al final de la inspiración. El flujo es no controlado, depende de las características mecánicas del sistema respiratorio (compliancia) y es decelerado, porque la compliancia es menor a medida que se llena el pulmón.

En este modo ventilatorio, cuando encuentra una resistencia, por moco o tórax rígido con menor distensibilidad, llega antes a esa presión prefijada y no entra todo el volumen. No se debe superar una presión de 35 cm H_2O. Si se produce, el paciente necesita ser ventilado por una modalidad controlada por volumen.

En esta modalidad, se puede calcular la presión *plateau* haciendo una pausa inspiratoria y calculando la *driving presion*. La variable independiente es la presión y la dependiente, el volumen.

La alarma más relevante en esta modalidad es el volumen/minuto. Los cambios en la elasticidad y resistencia pueden impactar en el volumen obtenido, lo que puede generar hipoventilación, sin modificar la presión programada.

En el ventilador se observan las gráficas de presión/tiempo y flujo/tiempo de cada una de las dos modalidades que se han descrito (**Fig. 32-3**).

Ventajas y desventajas de las variables de control

Las ventajas del volumen control son que el ventilador ofrece un volumen constante a pesar de los cambios mecánicos del pulmón, existe un menor riesgo de producir atelectasias, HAY una ventilación minuto asegurada y permite el reposo de la musculatura.

La ventaja de la presión control es que el ventilador ofrece un flujo decelerado que genera mejor distribución del gas y evita volutrauma, con menos trabajo respiratorio y menor riesgo de presiones elevadas, lo cual impide barotrauma.

La desventaja del volumen control es que las presiones en la vía aérea son variables dependientes de las características mecánicas del sistema respiratorio y del esfuerzo del paciente. El flujo fijo no consigue la demanda del paciente, favorece la atrofia diafragmática y ofrece presiones mayores que otros modos, lo cual provoca un mayor compromiso hemodinámico.

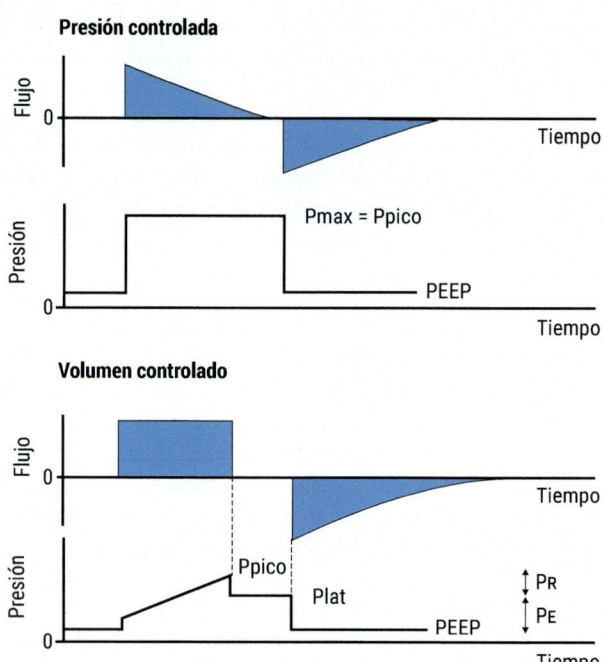

Figura 32-3. Curva flujo/tiempo y presión/flujo en modalidad controlada por volumen y por presión.

La desventaja de la presión control es que el volumen puede variar según los cambios mecánicos respiratorios y la actividad del paciente, lo que no garantiza un volumen/minuto constante.

Causas que aumentan la resistencia en la vía aérea

La resistencia es igual a la presión pico o presión *plateau*/flujo (debe ser mayor a 15 cm H_2O).

Las causas que aumentan la resistencia pueden ser: obstrucción o acodamiento del tubo endotraqueal, acúmulo de secreciones en la vía aérea, broncoespasmo y/o flujo demasiado elevado. El flujo de la vía aérea se ve modificado por la velocidad del flujo, el diámetro de la vía aérea, la densidad del gas (aire + oxígeno mayor densidad que aire atmósfera) y su viscosidad. Así, se obtiene un flujo turbulento con mayor resistencia (vía aérea de gran diámetro y bifurcación) y flujo laminar con poca resistencia (vía aérea terminal).

Causas de disminución de la compliancia pulmonar

La compliancia pulmonar es igual al volumen tidal/presión *plateau* − PEEP total. Los valores normales están en 45-60 mL/cm H_2O. Los pacientes con compliancia menor a 25 mL/cm H_2O presentan gravedad; necesitan presiones altas para movilizar volúmenes bajos.

Las causas que disminuyen la compliancia pulmonar son: aparición de atelectasias, neumonía, edema agudo de pulmón, neumotórax, aumento presión intraabdominal (abdomen timpánico o íleo paralítico), deformidades torácicas y derrame pleural.

La disminución de la compliancia se monitoriza en la modalidad controlada por volumen, observando en la gráfica de presión un aumento paulatino de la presión *plateau*.

En la modalidad por presión control es necesario hacer una pausa inspiratoria de 2-3 segundos.

Tipo respiración

En este punto se abordan los tipos de respiración (espontánea, obligatoria o controlada) y la secuencia de respiración.

Respiración espontánea

En este tipo, la respiración la inicia y finaliza el paciente. Hay que diferenciar entre respiración espontánea y asistida. En esta última el ventilador hace algún trabajo para ayudar al paciente en el ciclo respiratorio.

En la modalidad presión soporte, cada respiración es asistida por la presión en la vía aérea, que se incrementa según el valor de la presión soporte por encima de la PEEP, aunque cada respiración también es espontánea porque el paciente determina el inicio y final de cada inspiración. Es una modalidad muy utilizada durante la fase de destete del ventilador, cuando el paciente es capaz de mantener una ventilación espontánea pero con dificultad para mantener ese trabajo respiratorio por debilidad muscular, demanda ventilatoria aumentada y/o cargas respiratorias incrementadas.

Un beneficio importante de la modalidad presión soporte es la disminución de la necesidad de sedantes y la prevención de la atrofia diafragmática.

En la modalidad de respiración con presión constante, cada respiración es espontánea sin ayuda. El paciente determina el momento y la duración del ciclo respiratorio y no recibe una presión inspiratoria suplementaria. El ventilador mantiene una presión positiva durante todo el ciclo respiratorio. Puede aplicarse en personas intubadas o con interfase no invasiva.

Los beneficios de la modalidad de respiración con presión constante son, entre otros: aumento de la capacidad residual funcional, prevención del colapso alveolar, reducción del *shunt* intrapulmonar, aumento de la distensibilidad pulmonar y mejora del intercambio gaseoso.

Respiración mandatoria o controlada

Se trata de toda respiración que no cumple con los criterios de la espontánea. El ventilador controla toda la inspiración, el inicio o el final (puede haber en algún momento participación por parte del paciente).

Dentro de esta modalidad, se encuentra la ventilación mandatoria intermitente sincronizada (SIMV), en la que se permiten ventilaciones espontáneas entre mandatorias, por lo general con una frecuencia respiratoria baja. Cuando el ventilador no percibe esfuerzo por parte del paciente, actúa el ciclo mandatorio, al cumplirse el tiempo según la frecuencia respiratoria programada. Las respiraciones espontáneas pueden tener o no una presión soporte adicional. Las ventilaciones mandatorias pueden ser por volumen o presión.

Está indicada en pacientes poco colaboradores. Se utiliza en la prueba de ventilación espontánea (PVE) y su desventaja principal es que al utilizar frecuencias respiratorias bajas el centro respiratorio no diferencia entre ventilación espontánea y mandatoria, por lo que el diafragma no descansa, motivo por lo que apenas se utiliza en la práctica clínica.

Secuencia de respiración

En la secuencia de respiración, se encuentran los siguientes modos:

- Obligatoria continua: el ventilador realiza la totalidad del trabajo respiratorio sin participación activa del paciente.
- Obligatoria intermitente: el ventilador hace unos ciclos respiratorios y el paciente otros. Se emplea cuando el paciente no es capaz de realizarlos de forma constante.
- Espontánea continua: el paciente hace todos los ciclos respiratorios, pero necesita ayuda por parte del ventilador para completar el ciclo por debilidad.

Si se unen estas variables, se pueden encontrar los cinco modos de ventilar a un paciente: obligatoria continua volumen control, obligatoria continua presión control, obligatoria intermitente volumen control, obligatoria intermitente presión control y espontánea continua presión control.

Fases del ciclo ventilatorio

Son aquellas fases que se describen en la ventilación mecánica desde el inicio de una inspiración hasta la siguiente. Dichas fases son:

- Disparo o *trigger* (inicio de la inspiración): es el esfuerzo del paciente o programado en el ventilador hasta alcanzar un umbral específico. Si es obligatoria el inicio de la inspiración viene determinado por el tiempo. Si es asistida o espontánea el inicio es por el esfuerzo del paciente, que provoca una variación del flujo o la presión a través de la contracción de la musculatura respiratoria.
- Mantenimiento inspiración: es la etapa en la que la variable de control desarrolla su acción por volumen o presión. Se desarrolla en un tiempo que puede o no ser programado.
- Ciclado: es el cambio de la fase inspiratoria a espiratoria al llegar a un valor predeterminado que puede ser el tiempo inspiratorio en modalidad controlada por presión, el umbral de descenso de flujo inspiratorio en ventilación espontánea con presión soporte o el volumen en modalidad controlada por volumen.
- Base o espiración: es la presión que durante la espiración puede ser controlada hasta el ciclo inspiratorio siguiente, lo que permite la selección de la PEEP. La duración es determinada por la programación de las otras variables y/o características del sistema respiratorio.

Parámetro ventilador

En el monitor del ventilador hay una serie de parámetros, unos prefijados y otros que indican la participación del paciente en el ciclo respiratorio. En la mayoría de los ventiladores, los parámetros que están representados en la parte baja del monitor son los prefijados; el resto indican la participación del paciente en cada momento.

Volumen corriente o tidal

Es el volumen de aire que insufla el paciente en cada inspiración. Es la variable independiente en la modalidad de volumen control. En un pulmón sano, con compliancia disminuida, por ejemplo, en enfermedad neuromuscular, para evitar las atelectasias se pueden llegar a utilizar volúmenes más altos, de 8-10 mL/kg. En el paciente con enfermedad pulmonar obstructiva crónica, asma y SDRA se debe utilizar un volumen tidal bajo, de hasta 5-8 mL/kg, que es la ventilación protectora. Utilizar volumen tidal bajo y PEEP alta previene el colapso alveolar.

Se calcula el volumen según la talla del paciente con la siguiente fórmula: en hombres el Vt = (talla – 152,4) × 0,91 + 50; en mujeres el Vt = (talla – 152,4) × 0,91 + 45.

Presión positiva al final de la espiración

Sirve para mantener los alvéolos abiertos y evitar el colapso alveolar. Aumenta la capacidad residual funcional haciendo que la ventilación sea más homogénea.

Es la mejor arma contra la hipoxia en la ventilación mecánica, ya que aumenta la oxigenación al abrir los alvéolos cerrados, amplía la superficie y el tiempo de intercambio gaseoso y disminuye la resistencia a la entrada de aire.

Una PEEP de +5 cm H_2O es un valor preventivo. Un valor de +8 cm H_2O equivale a una espiración con labios fruncidos y una PEEP mayor de +8 cm H_2O provoca una distensión alveolar. A PEEP altas, mayores de +10 cm H_2O, no se consigue un flujo espiratorio largo. Con esta PEEP, la aplicación de técnicas de drenaje de secreciones dejan de ser efectivas (quieren llegar a volumen residual). Se debería bajar la PEEP, siempre que se pueda, para realizar dichas técnicas. En la respiración espontánea la PEEP es 0.

Frecuencia respiratoria (FR)

Es importante fijar un número de respiraciones que permita hacer la espiración evitando un atrapamiento aéreo, es decir, auto-PEEP. Lo ideal es realizar de 8 a 15 respiraciones por minuto. Se ajusta buscando una adecuada presión de dióxido de carbono.

Volumen minuto

Se calcula con la siguiente fórmula: volumen minuto = Vt × frecuencia respiratoria (lpm).

Volumen espirado

Es el volumen de aire eliminado por la rama exhalatoria. Si la diferencia entre volumen tidal inspirado y volumen tidal espirado es superior a 50 mL, indica que hay una fuga en el sistema.

Fracción inspirada de oxígeno

La fracción inspirada de oxígeno (FiO_2) es la proporción de oxígeno en el aire inspirado. El aire atmosférico tiene un 21 % de oxígeno, lo que equivale a 0,21 de FiO_2. Por lo tanto, en la ventilación mecánica se utilizan valores superiores a 0,21. El contacto prolongado de altas concentraciones de oxígeno daña el epitelio pulmonar e inactivan el surfactante, lo que produce fibrosis y atelectasias. La FiO_2 se ajusta para alcanzar una presión de oxígeno superior a 60 mmHg o saturación de oxígeno mayor al 90 %. Se ajusta una FiO_2 de 1 o del 100 % de oxígeno solo en situaciones graves, hasta estabilizar al paciente. La PEEP es un parámetro que permite descenso de la FiO_2.

Relación inspiración: espiración o tiempo inspiratorio

Se fija la relación inspiración:espiración (I:E) o el tiempo inspiratorio. El tiempo inspiratorio es el llenado del pulmón mediante generación de presión o flujo. Si se fija este tiempo con la frecuencia respiratoria, se calcula el tiempo espiratorio.

La relación I:E normal es 1:2; por cada tiempo de inspiración es dos veces mayor el tiempo espiratorio. En un paciente obstructivo, se programa una I:E de 1:3, 1:4, etc., para alargar el tiempo espiratorio y evitar atrapamiento aéreo. En un paciente restrictivo con poca compliancia, se tiende a programar una I:E de 1:1, 2:1, 3:1, etc., para evitar colapso alveolar y permitir su insuflación. Si el tiempo espiratorio es muy corto, se puede generar auto-PEEP.

Posibles causas de auto-PEEP son una frecuencia respiratoria elevada, obstrucción de flujo aéreo o relación I:E inversa. Se puede calcular la auto-PEEP como la diferencia entre la PEEP total y la PEEP programada.

Sensibilidad o trigger

Mediante su ajuste se consigue un disparo de aire desde el ventilador al paciente cuando este intenta iniciar una inspiración. Controla la cantidad de esfuerzo necesario para que el enfermo inicie una inspiración. Se puede programar por presión cuando el afectado vence una resistencia umbral, que es la sensibilidad para que el ventilador entregue el flujo de aire programado. También se puede programar por flujo; cuando el respirador detecta un cambio de flujo, se activa la inspiración.

La presencia de *trigger* no inactiva que salte el ventilador; pasado cierto tiempo (programado previamente) sin esfuerzo por parte del paciente, el ventilador lo detecta e inicia un nuevo ciclo respiratorio.

Este parámetro se puede utilizar para el entrenamiento de la musculatura inspiratoria. Al aumentar el *trigger* o sensibilidad, el paciente tiene que hacer mayor esfuerzo para comenzar la inspiración.

Presión soporte

Es una ayuda por parte del ventilador mediante una presión para que el paciente inicie la inspiración. Es el parámetro utilizado en modalidad presión control.

El fisioterapeuta puede trabajar el entrenamiento de la musculatura inspiratoria cambiando este parámetro. A mayor presión soporte el paciente tiene más ayuda por parte del ventilador.

Complicaciones como consecuencia de la ventilación mecánica

Las complicaciones más frecuentes como consecuencia de la ventilación mecánica son la NAVM y las atelectasias.

La NAVM es la infección más habitual en los pacientes intubados y con ventilación mecánica. Es la que se desarrolla en personas sometidas a ventilación mecánica después de 48 horas de intubación. La aspiración orofaríngea o la fuga de agentes patógenos alrededor del tubo endotraqueal es la principal vía de entrada de bacterias en la tráquea.

La atelectasia es una de las complicaciones más comunes en pacientes con cirugía cardíaca. Se produce un colapso alveolar con pérdida de unidades alveolares que realizan el intercambio gaseoso, lo que disminuye la capacidad residual funcional. Las causas son el decúbito obligado con hipoventilación, la pérdida de fuerza diafragmática, el mal manejo de las secreciones por el dolor de la herida quirúrgica, el uso de volumen tidal bajo durante la ventilación mecánica con una ventilación protectora y el uso de FiO_2 elevadas, entre otras causas. Los tipos de atelectasia son:

- Obstructiva: se produce cuando hay una obstrucción en un bronquio que ventila un grupo de alvéolos. Es habitual en pacientes hipersecretores o con mal manejo de secreciones. Están indicadas técnicas de fisioterapia respiratoria o la realización de una fibrobroncoscopia.

- Compresiva: se produce cuando hay colapso secundario a una compresión extrínseca por neumotórax o derrame pleural. Requiere tratamiento quirúrgico.

- Adhesiva: es secundaria a la pérdida de tensoactivo. Es común en pacientes críticos por pérdida de la expansión pulmonar. En la ventilación mecánica se previene con la PEEP, maniobras de reclutamiento alveolar y aplicando técnicas de fisioterapia respiratoria. En respiración fisiológica se previene con presión positiva o maniobras de reexpansión pulmonar.

- Cicatrizal: es el colapso por fenómenos de cicatrización o alteraciones fibróticas del parénquima pulmonar o de la pleura. En este caso, las maniobras de fisioterapia respiratoria tienen una utilidad limitada.

En el examen clínico de la atelectasia, se observa un estrechamiento de los espacios intercostales, matices a la percusión y con sonidos respiratorios ausentes a la auscultación. La certeza diagnóstica se hace con radiografía o tomografía axial computarizada.

El paciente con ventilación mecánica no realiza inspiraciones profundas perdiendo la compliancia pulmonar. Esa no hiperinsuflación hace más rígido el pulmón con peligro de formación de atelectasias. El uso de suspiros durante la ventilación mecánica se asocia a una disminución en la aparición de atelectasias y el reclutamiento alveolar agudo.

Injuria pulmonar inducida por el ventilador

Es el daño pulmonar asociado a la ventilación mecánica, conocido por sus siglas en inglés VILI (*ventilator-induced lung injury*).

Barotrauma

Con volumen tidal alto hay una sobredistensión que aumenta el peligro de barotrauma por incremento de la presión pico.

También puede darse en situaciones con volumen tidal bajo en la que se presenta alguna circunstancia que aumenta la resistencia en la vía aérea y, por tanto, la presión. Está relacionado con el aumento de presión pico y, sobre todo, de la presión *plateau*.

Si se observa presión pico alta, superior a 28 cm H_2O, con *plateau* normal, se deben descartar eventos que aumenten la resistencia en la vía aérea, como las secreciones, el broncoespasmo o un excesivo volumen tidal. El aumento de la presión pico en este caso es abrupta. En la gráfica flujo/tiempo se observa que la curva espiratoria se hace menos convexa y que inicia la inspiración antes de terminar la espiración con atrapamiento aéreo (**Fig. 32-4**).

Si aumenta la presión pico y la presión *plateau* por encima de 30-35 cm H_2O, es un problema de parénquima pulmonar. La causa es una disminución de la distensibilidad con mayor resistencia elástica y riesgo de barotrauma. Este aumento de presión es más paulatino. En este caso, no se observan cambios en la curva flujo/tiempo.

La diferencia presión pico y *plateau* se considera normal cuando está entre 5 y 10 cm H_2O.

El causante real de este peligro es el aumento de la presión *plateau*, que debe tener valores por debajo de 30-35 cm H_2O, aunque el aumento de la presión pico no exime de peligro.

Causas de ese aumento de presión *plateau* son empeoramiento por SDRA, aparición de edema agudo de pulmón o sobrecarga hídrica.

Una estrategia para evitar el barotrauma es ventilar al paciente con una modalidad de presión control (v. **Fig. 32-4**).

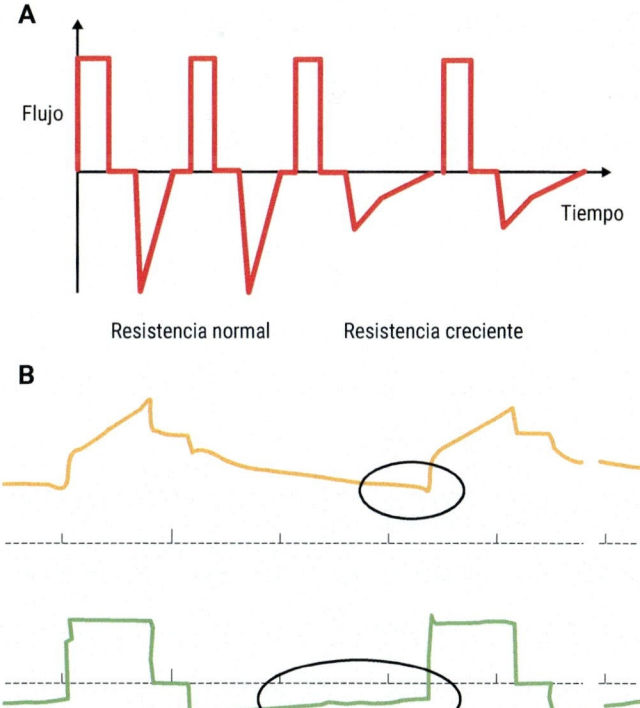

Figura 32-4. Gráficas del monitor. **A)** Flujo/tiempo que muestra cómo la curva espiratoria es menos convexa con resistencia en vía aérea (VA). **B)** En la parte superior, es de presión/tiempo y muestra contracción del diafragma. La parte inferior, es de flujo/tiempo e indica atrapamiento aéreo y presencia de secreciones en VA.

Volutrauma

Está asociado a la utilización de volumen tidal alto. Emplear volumen tidal alto tiene beneficios, como evitar atelectasia, pero tiene esta complicación altamente deletérea asociada a su uso.

Los motivos de volutrauma son:

- Sobredistensión alveolar: una sobredistensión constante en una estructura elástica genera modificaciones titulares, lesiones alveolares y formación de membranas hialinas. Ese volumen tidal alto altera también el surfactante y la tensión superficial.
- Utilización de altos flujos: el choque de altos caudales en las paredes alveolares puede ocasionar lesión pulmonar aguda.
- Aumento presión pico y *plateau* secundario a volumen tidal alto: si este aumento de presiones es debido a un incremento de presiones, la complicación en el pulmón es un barotrauma; pero si es asociado a utilización de volumen tidal alto, es volutrauma.

La primera medida preventiva para evitar el volutrauma es utilizar ventilación protectora con volumen tidal bajo, permitiendo una hipercapnia permisiva si es necesario y no está contraindicada. Otras medidas preventivas son: aumentar el tiempo inspiratorio para disminuir el flujo y/o considerar ventilación mecánica con modalidad de presión control.

Atelectrauma

Está producido por dos motivos, principalmente:

- Un movimiento alveolar entre dos posiciones extremas, desde una posición de colapso hasta una de máxima ventilación.
- El alvéolo colapsado favorece el llenado de líquido inhibiendo la síntesis de surfactante por ventilación a bajo volumen y el estrés regional por la reexpansión de regiones colapsadas adyacentes a regiones totalmente expandidas.

La prevención de la atelectrauma es mediante la PEEP, que protege el alvéolo de este evento.

Biotrauma

Es una complicación ocasionada por el estrés mecánico producido por el reclutamiento/desreclutamiento alveolar que genera la liberación de mediadores inflamatorios (citoquinas) dentro del pulmón. Esto puede explicar la disfunción orgánica múltiple.

Miotrauma

Son las interacciones adversas entre ventilador y paciente que conducen a la atrofia y lesión del diafragma. Existen cuatro mecanismos que conducen al miotrauma del diafragma en la persona sometida a ventilación mecánica:

- Sobreasistencia: tiene lugar cuando el esfuerzo inspiratorio es insuficiente. Cae la actividad diafragmática por debajo de la respiración en reposo produciendo una rápida atrofia miofibrilar y disfunción contráctil. Es una atrofia que se desarrolla tanto en ventilación controlada como en asistida o parcialmente asistida.
- Subasistencia: el esfuerzo inspiratorio es excesivo por insuficiente asistencia ventilatoria. Se asocia a una inflamación muscular. La inflamación sistémica aumenta la fragilidad del sarcolema, lo que aumenta la posibilidad de lesiones inducidas por la carga muscular.
- Excéntrica: se produce cuando hay un aumento de carga con el músculo alargado. Tiene lugar en ciertas asincronías con contracción diafragmática durante la espiración del ventilador.
- Espiratoria: se produce cuando la aplicación de PEEP en la ventilación mecánica durante más de 48 horas provoca el aplanamiento diafragmático con caída del sarcómero y causa el depósito del colágeno y la fibrosis del diafragma.

PUNTOS CLAVE

- La intervención del fisioterapeuta en los pacientes críticos cardíacos incluye el tratamiento de las cirugías cardíacas, el síndrome coronario agudo, el *shock* cardiogénico y la insuficiencia cardíaca.
- La fisioterapia en la unidad de cuidados intensivos cardiológica es segura y tiene mayor éxito cuando el fisioterapeuta forma parte del equipo multidisciplinar.
- El primer contacto del paciente candidato a cirugía cardíaca con la unidad de rehabilitación cardíaca es la prehabilitación.
- El inicio del tratamiento fisioterápico es adecuado que sea lo antes posible, siempre y cuando las condiciones

del paciente lo permitan. Son muchos los beneficios de la movilización temprana y las técnicas de fisioterapia respiratoria en estos pacientes.
- El fisioterapeuta valora su intervención teniendo en cuenta el criterio médico, la situación hemodinámica y respiratoria del paciente y las posibles contraindicaciones.
- La modalidad de presión soporte en ventilación mecánica es el momento en el que el fisioterapeuta mejor puede trabajar con el paciente intubado/traqueostomizado.

BIBLIOGRAFÍA

Bissett B, Leditschke IA, Green M, Marzano V, Collins S, Van Haren F. Inspiratory muscle training for intensive care patients: A multidisciplinary practical guide for clinicians. Aust Crit Care. 2019;32(3):249-55.

Borup M, Hesby A, Poulsen K, Hoyer A, Holten MK, Poulsen K, *et al.* Endurance training of the respiratory muscles in critical ill patients on mechanical ventilation. Int J Physiother. 2019;6(6):240-4.

Brower RG, Matthay MA, Morris A, Schoenfeld D, Thompson BT, Wheeler A. Ventilation with lower tidal volumes as compared with traditional tidal volumes for acute lung injury and the acute respiratory distress syndrome. N Engl J Med. 2000;342(18):1301-8.

Caravaca PJ, Delgado JF. ECMO y otras asistencias circulatorias en el tratamiento de pacientes con insuficiencia cardíaca avanzada-shock cardiogénico. En: Pérez Vela JL, Renes E. Principios básico de la ECMO en adultos. Santander: Ediciones Tantín; 2020. p. 131-47.

Chow JWY, Al-Bassam W, Yanase F, O'Brien Z, Bassam A, Hadzakis S, *et al.* P0.1 During Pressure Support Ventilation. Am J Respir Crit Care Med. 2023.

Cristancho W. Fisioterapia en la UCI. Bogotá: El Manual Moderno; 2012.

Dres M, Goligher EC, Heunks LMA, Brochard LJ. Critical illness-associated diaphragm weakness. Intensive Care Med. 2017;43(10):1441-52.

Eggmann S, Irincheeva I, Luder G, Verra ML, Moser A, Bastiaenen CHG, *et al.* Cardiorespiratory response to early rehabilitation in critically ill adults: A secondary analysis of a randomised controlled trial. PLoS One. 2022;17(2):e0262779.

Fossat G, Desmalles E, Courtes L, Fossat C, Boulain T. Cough Peak Flow Assessment Without Disconnection From the ICU Ventilator in Mechanically Ventilated Patients. Respir Care. 2023;68(4):470-7.

Goligher EC. Myotrauma in mechanically ventilated patients. Intensive Care Med. 2019;45(6):881-4.

Hodgson CL, Schaller SJ, Nydahl P, Timenetsky KT, Needham DM. Ten strategies to optimize early mobilization and rehabilitation in intensive care. Crit Care. 2021;25(1):324.

Igeño-Cano JC. Benefits of walks in the outdoor gardens of the hospital in critically ill patients, relatives and professionals. #healingwalks. Med Intensiva (Engl Ed). 2020;44(7):446-8.

Lindolz M, Schellenberg CM, Grunow JJ, Kagerbauer S, Milnik A, Zicler D, *et al.* Mobilisation of critically ill patients receiving norepinephrine:a retrospective cohort study. Critical Care. 2022;26(1):362.

Mills CS, Cuthbertson BH, Michou E. What's new in reducing the impact of tracheostomy on communication and swallowing in the ICU. Intensive Care Med. 2023;49(7):860-3.

Polastri M, Eden A, Loforte A, Dell'Amore A, Antonini MV, Riera J, *et al.* Physiotherapy for patients on extracorporeal membrane oxygenation support: How, When, and Who. An international EuroELSO survey. Perfusion. 2022;39(1):162-73.

Santana PV, Cardenas LZ, Albuquerque ALP, Carvalho CRR, Caruso P. Diaphragmatic ultrasound: a review of its methodological aspects and clinical uses. J Bras Pneumol. 2020;46(6):e20200064.

Setten M, Tiribelli N, Rodrigues La Moglie R. Modos ventilatorios. En: Sociedad Argentina de Terapia Intensiva. Ventilación mecánica. 3ª ed. Buenos Aires: Editorial Panamericana; 2018. p. 99-118.

Sweity EM, Alkaissi AA, Othman W, Salahat A. Preoperative incentive spirometry for preventing postoperative pulmonary complications in patients undergoing coronary artery bypass graft surgery: a prospective, randomized controlled trial. J Cardiothorac Surg. 2021;16(1):241.

Volpe MS, Guimarães FS, Morais CC. Airway Clearance Techniques for Mechanically Ventilated Patients: Insights for Optimization. Respir Care. 2020;65(8):1174-88.

Vorona S, Sabatini U, Al-Maqbali S, Bertoni M, Dres M, Bissett B, *et al.* Inspiratory Muscle Rehabilitation in Critically Ill Adults. A Systematic Review and Meta-Analysis. Ann Am Thorac Soc. 2018;15(6):735-44.

Worraphan S, Thammata A, Chittawatanarat K, Saokaew S, Kengkla K, Prasannarong M. Effects of Inspiratory Muscle Training and Early Mobilization on Weaning of Mechanical Ventilation: A Systematic Review and Network Meta-analysis. Arch Phys Med Rehabil. 2020;101(11):2002-14.

Transición hospitalaria a la atención primaria, polideportivos y/o gimnasios especializados

33

J. Izquierdo García

OBJETIVOS

- Conocer los diferentes niveles asistenciales.
- Disponer de herramientas y estrategias para mantener hábitos de vida saludables por parte de los pacientes que han sufrido una patología cardíaca.
- Saber cómo se estructura la comunicación entre diferentes niveles asistenciales.
- Dominar cómo y dónde seguir realizando el programa de ejercicio físico propuesto en las unidades de rehabilitación cardíaca.
- Conocer la función de las asociaciones de pacientes.
- Aprender a fomentar el conocimiento del paciente experto.

INTRODUCCIÓN

Las cardiopatías son enfermedades crónicas con alta tasa de mortalidad y morbilidad. La rehabilitación cardíaca se describe como un proceso continuo a largo plazo cuya finalidad es aliviar los síntomas, mejorar la función cardiovascular y la calidad de vida en esta población. Por ello, tiene que durar toda la vida del paciente y hay que buscar estrategias de continuidad entre las unidades hospitalarias y las de atención primaria. Además, se han de apoyar en las actividades de las asociaciones de pacientes y en otros recursos que haya en la comunidad, como polideportivos, centros sociosanitarios, centros culturales y/o rutas cardiosaludables.

En este capítulo, se desgranan las diferentes fórmulas que facilitan al paciente la continuidad de las medidas de prevención secundaria sobre la enfermedad cardiovascular al terminar su vínculo con el hospital. Se trata de una fase de mantenimiento donde el afectado tiene que seguir con todo lo aprendido en el medio hospitalario durante toda su vida y el centro de atención primaria es el eje de apoyo.

Esta fase comprende toda la vida del paciente y tiene como objetivo principal que este continúe con los hábitos cardiosaludables desarrollados durante la fase II, sobre todo en la adherencia al ejercicio físico y en el control de los factores de riesgo cardiovascular (FRCV). Una vez que el enfermo termina la fase ambulatoria u hospitalaria, se produce la reinserción social y laboral, en la medida de lo posible, punto de inflexión que puede dificultar la continuidad de los hábitos cardiosaludables adquiridos.

La rehabilitación cardíaca basada en el ejercicio físico es la que mayor evidencia tiene, disminuye los ingresos hospitalarios, mejora la calidad de vida en comparación con la atención habitual y reduce la mortalidad a largo plazo por enfermedad cardiovascular y por cualquier causa. Por ello, la continuidad del programa de ejercicio resulta imprescindible. Para dar esa continuidad, los pacientes tienen varias opciones para realizar el ejercicio:

- En los clubs coronarios o en las asociaciones de pacientes.
- En las salas de fisioterapia de los centros de salud de atención primaria.
- En los polideportivos municipales o en los gimnasios particulares.
- Hacerlo de forma domiciliaria.

Cualquiera de estas tres últimas opciones son las que se realizan en España más frecuentemente. La mayoría de los municipios tienen un centro deportivo público donde se dispone de los recursos materiales y humanos necesarios para realizar un programa de ejercicio similar al propuesto en la unidad de rehabilitación cardíaca.

Hay que tener en cuenta que, al igual que las administraciones públicas están potenciando la creación de nuevas unidades de rehabilitación cardíaca en fase II, se están abriendo unidades de rehabilitación cardíaca privadas que, aunque en un principio van destinadas a la fase II, pueden tener relevancia en la fase III. Del mismo modo, se dispone de gimnasios especializados, centros médicos privados o clínicas de fisioterapia particulares que tienen recursos humanos y materiales adecuados para realizar un ejercicio físico de calidad y seguro donde realizar el programa de ejercicio de por vida. No obstante, en la actualidad, la opción real que se puede ofrecer a los pacientes es el polideportivo público.

En esta fase III, la realización de un programa de ejercicio de forma regular es incuestionable. Pero si se quiere que perdure en el tiempo, hay que tener en cuenta los gustos de paciente y qué tipo ejercicio físico está dispuesto a llevar a cabo de forma regular, además de asegurarse de que incluya ejercicio de fuerza muscular y de resistencia cardiorrespiratoria tipo aeróbico. No se le puede imponer el tipo de ejercicio que tiene que hacer (ahí surge fácilmente el abandono), pero sí orientar qué ejercicio físico le conviene según su capacidad funcional, sus gustos y el tiempo del que disponga. Se puede facilitar desde la unidad de rehabilitación cardíaca (URC) donde pueda ir a realizarlo. Asimismo, es importante subrayar qué ejercicios están contraindicados. Tienen que ser actividades placenteras, que se acomoden a su vida social, familiar y laboral, marcándose objetivos realizables. El abandono es muy frecuente en esta fase. Al año solo el 50-60 % de los pacientes que han realizado rehabilitación cardíaca siguen practicándolo. A los 3 años solo el 30-50 % mantiene la adherencia de los hábitos de vida cardiosaludables.

El registro *European Action on Secondary and Primary Prevention by Intervention to Reduce Events* (EUROASPIRE V), publicado en 2019, recoge datos de 131 centros de 27 países sobre la adherencia a los FRCV en pacientes que han sufrido un evento coronario hace más de 6 meses con el siguiente resultado:

- El 53 % persiste en el hábito tabáquico.
- El 37 % padece obesidad.
- El 57 % mantiene las cifras de tensión arterial por debajo del objetivo de 140/90 mmHg.
- El 29 % mantiene el colesterol-LDL por debajo de 70 mg/dL.
- El 57 % de los diabéticos tienen control adecuado con cifras de HbA1c inferiores a 7 %.
- El 34 % realiza ejercicio físico al menos 30 minutos 5 días a la semana.

Los pacientes que abandonan suelen ser los que continúan con el hábito tabáquico, tienen un trabajo manual, personas con obesidad, siguen con algún tipo de sintomatología (disnea, mareo o ahogo), presentan falta de motivación o poco apoyo por parte de su familia y tenían escasos hábitos de actividad física previa. En estos últimos casos, son los profesionales sanitarios, vinculados a su proceso asistencial, los que tienen que reforzar la importancia de realizar un programa de ejercicio y control de los FRCV en el cuidado de su enfermedad y destacar cómo la falta de adherencia a estos repercute de forma directa en su calidad de vida y morbilidad.

Por otro lado, hay ciertos factores que no dependen del paciente, como la distancia desde el domicilio al centro donde tiene que realizar la rehabilitación cardíaca. Otra dificultad relevante es la incompatibilidad laboral con los horarios ofrecidos por las unidades de rehabilitación para adherirse al programa. En este caso, las unidades de rehabilitación tienen que disponer de programas domiciliarios o híbridos que faciliten el acceso a este tipo de pacientes y adaptarse a sus posibilidades. Los polideportivos municipales suelen ofrecen horarios muy amplios que facilitan la compatibilidad.

Por último, la falta de realización de evaluaciones clínicas o ergometrías periódicas hace que el enfermo no encuentre una finalidad al ejercicio que está realizando. Algún tipo de seguimiento, cuestionario o prueba física periódica resulta primordial para entrenar esa finalidad. Incluso efectuar de forma ocasional una actividad lúdica, como el senderismo o una actividad física solidaria pueden ser suficientes para mantener un hábito de ejercicio físico. Si son las URC y/o atención primaria quienes las organizan, la adherencia también aumenta.

También la falta de comunicación entre pacientes y profesionales sanitarios, la poca formación de los profesionales en este campo y la ausencia de programas individuales o grupales son causas que provocan el abandono.

> El éxito en la adherencia a un estilo de vida cardiosaludable requiere una intervención educativa directa, estable y continuada en el tiempo.

Muchos estudios han demostrado que la adherencia a un estilo de vida cardiosaludable con niveles adecuados de presión arterial, peso corporal, diabetes *mellitus*, control lipídico y realización de ejercicio reducen la posibilidad de recaída en el paciente cardiovascular. Así los demuestran, por ejemplo, el estudio PREvención con DIeta MEDiterránea (PREDIMED) sobre dieta mediterránea, o el estudio DA VINCI, sobre prevención primaria y secundaria. Por ello, la implicación y motivación del paciente es muy importante. Si entiende la enfermedad, la acepta y percibe los riesgos, mejora su adherencia a hábitos de vida cardiosaludables.

Los programas de rehabilitación cardíaca a largo plazo son un reto difícil de conseguir. Resulta imprescindible la creación de redes asistenciales donde se realicen actividades conjuntas entre las unidades de rehabilitación cardíaca, los centros de salud, los centros sociosanitarios, los polideportivos municipales, las asociaciones de pacientes y otros recursos de los que disponga la comunidad (rutas cardiosaludables o programas municipales para el abandono del tabaco, control del estrés o alimentación saludable). Además, han de establecerse estrategias conjuntas y conseguir que los programas de rehabilitación cardíaca se prolonguen de forma mantenida en el tiempo (**Fig. 33-1**).

> Para ello, todos los centros que participen en esta red asistencial tienen que conocer la existencia de otros centros, saber cómo funcionan y dar a conocer públicamente cuáles son las actividades que dispone cada uno para ofrecérselas a los pacientes.

FINALIZACIÓN DE LA FASE HOSPITALARIA

Al finalizar la fase II, lo más común es llevar a cabo una ergometría fin de programa de rehabilitación cardíaca fase II y una serie de controles que determinen el estado de los FRCV (analítica sanguínea para marcar objetivos de seguimiento de estos FRCV y adherencia a los hábitos de vida cardiosaludable) (**Tabla 33-1**). Con estos datos, juntos con la evolución durante el programa de rehabilitación cardíaca, la URC emite un informe conjunto de los diferentes especialistas que la componen con las recomendaciones para el paciente con el fin de seguir con su autocuidado.

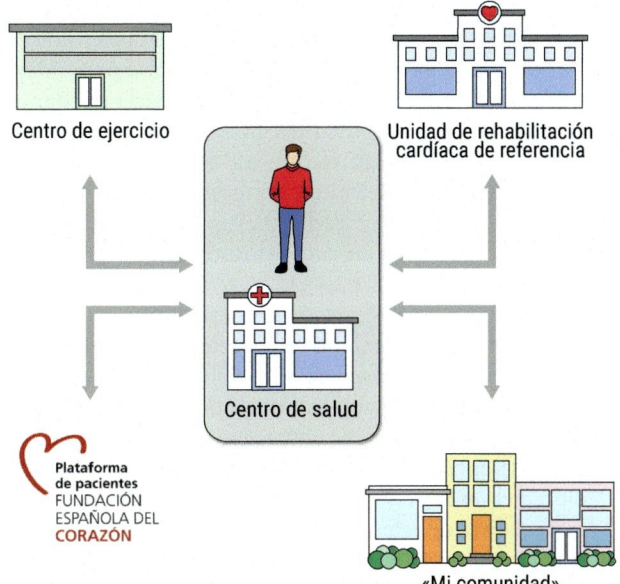

Centro de ejercicio

Unidad de rehabilitación cardíaca de referencia

Centro de salud

Plataforma de pacientes
FUNDACIÓN ESPAÑOLA DEL **CORAZÓN**

«Mi comunidad»

Figura 33-1. Relación de todas las instituciones en la rehabilitación cardíaca a largo plazo.

El enfermo es el encargado de facilitar ese informe a los profesionales sanitarios de su centro de salud para asegurar la continuidad del proceso asistencial. En ocasiones, este medio de trasmisión de información se dilata en el tiempo o, simplemente, no se produce.

Una vez que el paciente termina el vínculo hospitalario al finalizar la fase II del programa de rehabilitación cardíaca, la principal continuidad de los cuidados pasa a cargo de atención primaria. Aquí se promueve una relación estable y fluida de los profesionales de atención primaria (médico, enfermero, fisioterapeuta, psicólogo y trabajador social) y de la unidad de rehabilitación cardíaca de referencia (cardiólogo, enfermero, rehabilitador, fisioterapeuta, psicólogo, trabajador social y demás profesionales que participen en la unidad), además de mandos intermedios de gestión que facilitan la conexión entre los distintos ámbitos.

En este sentido, se promueve el uso de un documento de continuidad de cuidados, teléfono, fax, internet, reuniones conjuntas, programas de formación, etc. Además, se utilizan todos los recursos comunitarios, soporte social, conexión con trabajo social, páginas webs, programas de ayuntamientos, polideportivos, asociaciones de pacientes, etc., con el objetivo de promocionar y prevenir.

Importancia en la continuidad de cuidados en el paciente cardiópata

La enfermedad cardiovascular es una enfermedad crónica que requiere una continuidad de cuidados entre niveles asistenciales. Esa comunicación entre niveles la realiza la unidad de continuidad asistencial.

En los últimos años, se han transformado los sistemas sanitarios pasando de un modelo tradicional, que era curativo y donde el paciente era un paciente pasivo, a uno más proactivo donde se ha puesto al enfermo en el centro (está más informado y tiene mayor autonomía y protagonismo en su autocuidado, lo que conlleva una mayor participación en su proceso asistencial).

La continuidad asistencial es muy importante en personas con cardiopatías. Y si han realizado el programa de rehabilitación cardíaca, la necesidad es doble. Los objetivos en el autocuidado, la educación para la salud en el control de FRCV, la adherencia a la medicación, la práctica regular de un programa de ejercicio, etc., deben ser comunes entre ambos niveles asistenciales.

El equipo de atención primaria es el principal coordinador de cuidados del paciente cardiovascular en la fase crónica. Por ello, debe asegurar una comunicación bidireccional, ágil y fluida en todo el proceso cardiológico entre la atención hospitalaria y primaria. Con este fin, deben asegurarse elementos de conexión durante todo el proceso asistencial y tras la rehabilitación cardíaca, aunque hay momentos de especial relevancia en que esos puntos de cohesión deben quedar establecidos.

Un proceso asistencial es una herramienta que permite identificar y ordenar el conjunto de actuaciones del ámbito sanitario (estrategias preventivas, pruebas diagnósticas y actividades terapéuticas) a través de las cuales se define la corresponsabilidad de todos los profesionales con el paciente en el seguimiento asistencial. Tiene como finalidad incrementar el nivel de salud y el grado de satisfacción de la población que recibe los servicios, entendidos en un sentido amplio (aspectos organizativos, asistenciales, etcétera).

Tabla 33-1. Objetivos a largo plazo en el paciente con cardiopatía isquémica	
Control de factores de riesgo cardiovascular	**Hábitos de vida saludable**
Presión arterial < 130/80 mmHg	Abstinencia del tabaco
Lípidos cLDL < 55 mg/dL y TG < 150 mg/dL	Adherencia al ejercicio
Obesidad con IMC < 25 y perímetro abdominal: hombres < 102 cm; mujeres < 88 cm	Adherencia a una dieta mediterránea
Diabetes con HbA1c < 7 %	Adherencia a la medicación
Control de signos, síntomas o comorbilidades	Vacunación antigripal

cLDL: colesterol de las lipoproteínas de baja densidad; HbA1c: hemoglobina glucosilada; IMC: índice de masa muscular; TG: triglicéridos.

> ❗ La gestión por procesos implica la ordenación de los diferentes flujos de trabajo según los criterios de cada servicio, institución y área sanitaria o profesional, de forma que aporten valor añadido dirigido a aumentar la satisfacción del paciente y facilitar las tareas de los profesionales.

Cabe destacar que la formalización de procesos:

- Contribuye a mejorar la eficiencia y calidad de los servicios prestados a través de su homogeneización.
- Disminuye la variabilidad en la práctica clínica (cada vez más compleja y especializada).
- Garantiza la articulación y coordinación entre los interlocutores involucrados en el proceso.
- Avala la continuidad de la asistencia sanitaria entre diferentes dispositivos asistenciales.

En 2012, nació la estrategia para el abordaje de la cronicidad del Sistema Nacional de Salud. En 2021, se actualizó con el informe de evaluación y las líneas prioritarias de actuación. Posteriormente, se han producido adaptaciones en las diferentes autonomías y cada comunidad autónoma ha desarrollado la estrategia de abordaje a la cronicidad de forma propia.

Aunque el sistema sanitario parte de una buena situación con una cobertura básica que está garantizada, todavía sigue habiendo una fragmentación importante entre los niveles asistenciales (existen compartimentos estancos en atención hospitalaria y primaria y en centros sociosanitarios). Por ello, han ido creándose nuevos documentos marco de referencia sobre el contenido de los cuidados de continuidad asistencial, los cuales están muy relacionados con la estrategia de atención a pacientes crónicos. En ellos, se pretende introducir y desarrollar una cultura de continuidad asistencial de tal manera que entre todos se desarrolle un trabajo coordinado en el que participen los dos ámbitos asistenciales y haya comunicación e integración de los procesos asistenciales. Entre todos se ha de establecer cuál es la atención de un paciente, no solo en el hospital, sino en todo su proceso asistencial.

De ahí la importancia de disponer de director, supervisor y enfermero de continuidad asistencial en cada centro hospitalario. Ellos tratan de impulsar dicha cultura de continuidad asistencial en hospitales y centros de atención primaria. Esta cultura está enfocada a las necesidades de los enfermos con su entorno para resolver todos los problemas de salud de manera coordinada, segura y eficiente, de forma que tampoco haya duplicidades en los dos ámbitos. Para favorecerlo, se han creado planes de cuidado estandarizados y personalizados, con programas de educación para la salud estructurados y una planificación de las altas. En pacientes muy complejos y vulnerables está demostrado que cuando se facilita información a atención primaria se coordina y mejora la comunicación, se disminuye la mortalidad e, incluso, los ingresos y las reagudizaciones del enfermo. De ahí que en las últimas décadas hayan surgido nuevas herramientas de enlace.

De acuerdo con este enfoque, se está trabajando con *historias clínicas electrónicas*. Sin embargo, a veces hay historias clínicas diferentes entre hospitales que son distintos a, su vez, con atención primaria. Para solventarlo, han aparecido *visores* que son el enlace para acceder a determinados documentos de otras historias clínicas que permiten mejorar la comunicación.

Por otro lado, la *e-consulta* y la *telemedicina* pretenden que el médico y el enfermero de atención primaria puedan hacer una consulta con el médico del hospital sin que el paciente esté delante. Esto permite que en determinados procesos mejore la atención y se eviten reingresos.

Al igual que se han creado nuevas herramientas también aparecen nuevos roles en la continuidad asistencial:

- Enfermero gestor de casos: figura referente en un proceso asistencial o principal guía del paciente. Tras la valoración inicial e individualizada del enfermo, detecta cuáles son sus necesidades y los recursos humanos y materiales disponibles para su atención. Se encarga de garantizar su continuidad asistencial y tiene un papel integrador y de coordinación de la atención sociosanitaria que reciben los pacientes.
- Especialista de referencia: médico especialista del hospital que, junto con el médico y el enfermero de atención primaria, diseña el proceso asistencial para cada paciente.
- Especialista consultor: médico del hospital de cada especialidad al que pueden consultar el médico y el enfermero de atención primaria, a través del correo electrónico las dudas o cuestiones de un paciente determinado.
- Enfermero educador o entrenador de autocuidado: su principal labor es potenciar el autocuidado del paciente.
- Médicos y enfermeros de atención primaria: referentes en cada centro de salud por especialidad, en este caso cardiología.

Por otro lado, los objetivos de la continuidad de cuidados son los siguientes:

- Aumentar la seguridad y confianza entre pacientes y profesionales.
- Mejorar la calidad de atención del enfermo, su cuidador principal y la familia.
- Asegurar una comunicación bidireccional entre los profesionales de los diferentes ámbitos asistenciales.
- Mejorar el conocimiento mutuo del trabajo para colaborar de forma activa entre los profesionales de los diferentes entornos.
- Potenciar la coordinación con otros ámbitos asistenciales como elemento de garantía de la continuidad asistencial.
- Establecer sistemas de comunicación rápida y efectiva entre profesionales para mejorar la continuidad asistencial.
- Normalizar la práctica clínica y disminuir la variabilidad en la praxis.

PAPEL RELEVANTE DE LA ATENCIÓN PRIMARIA

La atención primaria resulta primordial en la prevención secundaria del riesgo cardiovascular a largo plazo. En la actualidad, va en aumento el número de enfermos cardiovasculares que acuden a los centros de salud y que han sobrevivido a síndromes coronarios, insuficiencia cardíaca y otros eventos cardiovasculares. El seguimiento en el día a día se realiza en el centro de salud.

El conocimiento del entorno familiar, social, laboral, etc., que posee la atención primaria le sitúa en un lugar privilegiado para lograr cambios perdurables en el tiempo. No hay que olvidar que la atención primaria conecta y conoce programas comunitarios de los ayuntamientos, las asistencias sociales disponibles, los polideportivos municipales cercanos, el funcionamiento de las asociaciones de pacientes y otros recursos de la comunidad que pueden ayudar al afectado con enfermedad cardiovascular.

Por otro lado, hay que tener en cuenta que la atención primaria en el paciente con ECV también ocurre entre las fases I y II del programa de rehabilitación cardíaca. La estancia media hospitalaria de algunos procesos asistenciales cardiológicos es muy corta (de días), junto con la demora en el inicio del programa de rehabilitación cardíaca que hay en algunas unidades (semanas o meses), hace que los pacientes acudan a su centro de salud para recibir las primeras informaciones sobre conocimiento de su enfermedad y qué cambios en el estilo de vida tiene que hacer tras el evento cardiovascular.

Se ha de efectuar un seguimiento estructurado por parte de atención primaria para comprobar la adherencia a hábitos y fármacos y derivar a actividades de refuerzo si es necesario. Esto hace que una comunicación fluida entre ambos niveles sea de vital importancia. Además, es básico que ambos tengan objetivos comunes en el control FRCV y en la información que se le ofrece al paciente. Para ello, realizar un registro estructurado es fundamental, según el Real Decreto 1093/2010, de 3 de septiembre, por el que se aprueba el conjunto mínimo de datos de los informes clínicos en el Sistema Nacional de Salud. Estos informes han de ser conocidos en todos los niveles asistenciales, con una metodología basada en la evidencia, con información básica y suficiente, con canales que lo puedan visualizar en los otros niveles asistenciales, donde se creen alertas de tareas pendientes al nivel que vaya el paciente.

También se proponen reuniones periódicas entre todos los profesionales implicados en el cuidado del paciente. Establecer objetivos y estructurar el contenido de las reuniones favorece la relación entre la URC y atención primaria (**Tabla 33-2**).

Durante el primer año de fase III, se propone que el seguimiento por parte de enfermería debe realizarse, aproximadamente, cada 2 meses y que el médico de atención primaria realice consultas presenciales a los 6 y 12 meses, aunque todo puede variar en función de la demanda del paciente. La descripción de las tareas que hay que realizar aparece en la **tabla 33-3**.

Se recomienda este seguimiento durante el primer año después del alta de la fase II, es decir, primer año de fase III. Tras el primer año, la planificación de este seguimiento es variable en función de la disponibilidad del centro y las capacidades de cada área de salud. En caso de dudas sobre el estado del paciente durante la fase III, se recomienda una consulta por parte del cardiólogo hospitalario en la URC o en cardiología general para comprobar la adherencia al tratamiento, las medidas higiénico-dietéticas, reforzar áreas de mejora y revisar la medicación (por ejemplo, valorar la finalización o prolongación de la doble antiagregación). Esta última consulta podría ser no presencial, según el perfil del paciente (sobre todo de riesgo bajo/medio).

Tabla 33-2. Elementos que hay que incluir en la comunicación entre unidad de rehabilitación cardíaca de referencia y atención primaria

Conocimiento del trabajo de los otros ámbitos asistenciales

Registros de datos compartidos y acordados entre ambos niveles, hospital y atención primaria. Diagnósticos e intervenciones

Favorecer la rotación de profesionales de atención primaria por la unidad de rehabilitación cardíaca y conocimiento de las charlas de educación para la salud que recibe el paciente

Creación de talleres en atención primaria para mantenimiento de los objetivos de FRCV marcados

Comunicación automática posible de todos los momentos del proceso asistencial (alta y antes y después de la rehabilitación cardíaca)

Contenido del informe de alta de rehabilitación cardíaca que incluya situación cardiológica, psicosocial y funcional del paciente, así como descripción de los valores objetivos de los FRCV y la prescripción del programa de ejercicio. Muy importante describir las recomendaciones del área laboral que deberá seguir el paciente

En la medida de lo posible, se facilita interconsulta no presencial por correo electrónico, e-consulta o teléfono

Obtener una captación activa por parte de enfermería de atención primaria para iniciar el programa educativo y control de FRCV. Mejor si se realiza a través del enfermero enlace de continuidad asistencial

Conseguir una visita presencial por MAP y enfermero en el centro de salud (máximo 1 semana tras el alta)

Fijar revisiones periódicas cada 3-6 meses en su centro de salud en función de los objetivos alcanzados en el autocuidado y las necesidades del paciente

Establecer referentes en cada centro de salud, con médicos, enfermeros y fisioterapeutas de atención primaria con especial dedicación a la cardiología

Ofrecer reuniones periódicas y programas de formación bidireccional entre ambos niveles

Facilitar recursos municipales, asociaciones de pacientes y de pacientes expertos en ambos niveles

FRCV: factores de riesgo cardiovascular; MAP: médico de atención primaria.

Por otro lado, los centros de atención primaria que cuenten con dotación física y humana pueden realizar sesiones de entrenamiento *IN SITU* que complementen la actividad individual diaria del paciente (dos o tres veces por semana o, al menos, un mínimo de 150 minutos semanales de ejercicio). Estas sesiones deben ser controladas, a ser posible, por enfermería y fisioterapia.

Es también recomendable realizar charlas informativas anuales de recuerdo (por ejemplo, sobre dieta, tabaquismo, ejercicio, fármacos cardiovasculares o relajación). Estas charlas informativas pueden ser impartidas por enfermería en el centro de salud o apoyarse en la formación hospitalaria, en su defecto. Como se ha comentado anteriormente, no es una opción real realizar sesiones presenciales de ejercicio en los centros de salud. Pero pueden realizarse evaluaciones periódicas con test submáximos o cuestionarios de valoración del estado físico del paciente por parte del fisioterapeuta de atención primaria. Esto puede ser una intervención favorable para la adherencia al ejercicio de los pacientes.

Tabla 33-3. Controles a realizar por parte de enfermería y médico de atención primaria durante el primer año

Objetivo	Parámetros a controlar
Medición de parámetros basales	Presión arterial, frecuencia cardíaca, peso, índice de masa muscular
Valoración del ejercicio físico	Tipo, duración, frecuencia, intensidad, modo y lugar de realización
Control de síntomas	Disnea, dolor, mareo, ahogo, mipatía, astenia, ansiedad, etcétera
Fase de abandono del hábito tabáquico	Precontemplación, contemplación, preparación, acción, mantenimiento
Revisión de datos analíticos	LDL, HDL, TG, glucemia, creatinina y HbA1c, entre otros
Consejos de alimentación	Dietas específicas
Cumplimiento periodicidad de la vacunación	Gripe, neumococo, COVID, etcétera
Tratamiento farmacológico	Cuestionarios de adherencia y preguntas directas de efectos adversos secundarios
Ámbito social	Relaciones y roles. Nivel de discapacidad (si corresponde)
Reincorporación laboral	Activo, desempleado, diferentes tipos de incapacidades

HbA1c: hemoglobina glucosilada; HDL: lipoproteínas de alta densidad; LDL: lipoproteína de baja densidad; TG: triglicéridos.

Existe, la figura del *paciente experto*, fundamental para la trasmisión de información a otros enfermos y que ya participa en actividades comunitarias. Son pacientes debidamente formados por profesionales sanitarios que han destacado por un mayor nivel de autocuidado, empatía y voluntariedad y que actúan de nexo con el resto de los enfermos. Participan también de manera activa impartiendo charlas a sus compañeros y promueven el autocuidado en los ámbitos en que se les necesite. Pueden participar tanto en la fase II como en la fase III. Su participación también es interesante en asociaciones de pacientes.

POLIDEPORTIVOS MUNICIPALES U OTROS CENTROS DONDE SEGUIR REALIZANDO EL PROGRAMA DE EJERCICIO

Uno de los principales obstáculos que tienen los pacientes que terminan el programa de rehabilitación cardíaca en el hospital es dónde poder continuar realizando el programa de ejercicio prescrito.

> ! La integración de recursos municipales (polideportivos) en las redes asistenciales es fundamental para que los pacientes mantengan la práctica del ejercicio de forma grupal o individual, a ser posible, con bajo coste. Además, es de suma importancia la coordinación de estos centros con las URC.

Desde la URC se establecen unos objetivos con el paciente. Además, los profesionales sanitarios han de respetar los gustos del paciente en cuanto al tipo de ejercicio que va a realizar. Esto fomenta la adherencia a una actividad física placentera que se adapte a su vida sociolaboral. Por ello, se tiene que fijar con el afectado qué tipo de ejercicio va a poder hacer de forma regular.

El ejercicio físico tiene que cumplir unos componentes básicos del programa de ejercicio que ha hecho en el hospital. Así, es imprescindible la inclusión del componente de fuerza muscular y de resistencia cardiorrespiratoria. Además, tiene que interpretar perfectamente la percepción de esfuerzo a través de la escala de Borg (escala subjetiva de esfuerzo percibido por el paciente al realizar el ejercicio físico). A esto hay que sumar el control de la intensidad del ejercicio con la frecuencia cardíaca de entrenamiento con la ayuda de un pulsómetro. Las pulseras de actividad física pueden ser útiles, pero a ciertos niveles de intensidad pueden dar datos erróneos.

Como se ha indicado más arriba, un lugar donde continuar con la progresión del programa de ejercicio y consolidar los beneficios del ejercicio en la recuperación tras un evento cardíaco en un entorno seguro, con calidad y garantías, es en los polideportivos municipales de la localidad donde viva el paciente.

Es importante señalar también que la accesibilidad para el paciente se incrementa de forma sustancial si la rehabilitación cardíaca se hace en un entorno cercano, sin necesidad de desplazamientos, de tal forma que lo integre como una parte más de su vida, lo cual contribuye a disminuir, en la medida de lo posible, su morbimortalidad.

Algunos centros deportivos municipales tienen médicos especialistas en medicina del deporte que pueden realizar una valoración funcional previa, ofreciendo a los pacientes actividades supervisadas o no supervisadas en función de los recursos y las actividades que dispongan en cada centro.

Además, los polideportivos municipales disponen de monitores físicos y licenciados en ciencias de la actividad física y el deporte que pueden guiar al paciente a mantener el programa de ejercicio establecido, resolver dudas y consultar un plan de rutina alternativo de ejercicio físico para evitar caer en la monotonía, realizándolo con seguridad y a la intensidad adecuada. Asimismo, los polideportivos públicos disponen de multitud de recursos materiales para realizar un programa de ejercicio atractivo y variado.

Por su lado, las URC deben recomendar a los pacientes acudir a algún centro deportivo con el que tengan relación dentro de su área de influencia. Para ello, tienen que conocer cuáles hay en su entorno (para facilitar la continuidad en el programa de ejercicio). Acuerdos entre la URC de referencia con estos centros, polideportivos municipales, gimnasios privados especializados o clínicas de fisioterapia que tengan capacidad de atender a estos pacientes facilitan la adherencia a largo plazo. Ambos centros han de mantener una comunicación bidireccional y estar dentro de las redes asistenciales que se han comentado durante el capítulo.

Un hábito saludable que se debe fomentar es mantenerse activo físicamente, para ello *caminar por rutas cardiosaludables* puede ser una buena opción para los pacientes. Estas tienen como objetivo promover la actividad física de la población y ayudar a mantener los hábitos de vida saludables mencionados. Se puede ir en grupo, con lo que se genera un entorno adecuado y sencillo para caminar por la ciudad. Se suele caminar por un lugar agradable, en una zona arbolada, sin ruidos, lo que libera de estresores ambientales del entorno urbano. Las rutas cardiosaludables conectan parques y zonas verdes urbanas, así como unen unas rutas con otras y se confecciona un recorrido más amplio.

Se trata de una recomendación que se puede dar a los pacientes para que realicen actividad física diaria y desconecten del día a día con una actividad placentera disfrutando de la naturaleza. En las descripciones de las rutas, suele aparecer cómo llegar, un punto de salida y otro de llegada, el grado de dificultad, la distancia, el desnivel, el tiempo estimado de realización y si es accesible para carros o sillas de ruedas.

APORTACIÓN DE LAS ASOCIACIONES DE PACIENTES

El diagnóstico de una enfermedad cardiovascular suele tener dificultades de afrontamiento por parte de los pacientes que la sufren. En un primer momento, es normal que aparezcan sentimientos como el miedo, la incertidumbre o la ira. En muchas ocasiones, se necesitan profesionales sanitarios especialistas en salud mental, psicólogos o psiquiatras para sobreponerse a ellos. Una vez aceptada la enfermedad, hay que aprender a convivir con ella.

> **!** Las asociaciones de pacientes son un buen compañero de viaje cuando se convive con una enfermedad cardiovascular, tanto para el paciente como para el cuidador y su familia. Estas asociaciones tienen la finalidad de promover la salud cardiovascular y ayudar a los pacientes que han sufrido un evento cardiovascular (son un lugar de encuentro donde relacionarse con otras personas en la misma situación).

Este tipo de instituciones fomentan la prevención y la promoción del autocuidado de las enfermedades cardiovasculares entre sus asociados, sus familiares y en la sociedad en general. Además, realizan campañas de visibilización con un mensaje cardiosaludable, con lo que se transmite la importancia de llevar una alimentación saludable y realizar ejercicio físico moderado. También organizan actividades formativas de prevención sobre las enfermedades cardiovasculares o talleres para saber actuar en caso de parada cardiorrespiratoria y de cómo utilizar un desfibrilador semiautomático.

Las unidades de rehabilitación cardíaca deben dirigirse y apoyarse en este tipo de asociaciones para que los pacientes con ECV mejoren su concienciación y se adhieran a un estilo de vida cardiosaludable llevando una vida satisfactoria y plena.

Las principales funciones de las asociaciones de pacientes son:

- Promocionar hábitos de vida saludable en toda la población.
- Ayudar a los pacientes cardíacos en su rehabilitación con una mejora en la calidad de vida y ayudando a adaptarse de nuevo a la sociedad.
- Formar a pacientes y población general en cursos de reanimación cardiopulmonar, uso del desfibrilador externo semiautomático, primeros auxilios, atragantamiento, etcétera.
- Colaborar con entidades públicas y privadas en la lucha contra las enfermedades cardiovasculares.

Los beneficios que aportan estas asociaciones a los pacientes que han sufrido recientemente una ECV son los que se detallan a continuación:

- Comprensión. Son un lugar de encuentro donde los pacientes que están pasando o han experimentado una misma situación de enfermedad pueden ser comprendidos y escuchados.
- Aprendizaje. Se comparte tiempo, actividades y dudas con otros pacientes. Se genera una corriente de conocimiento basado en la experiencia. Muchas veces, el enfermo confía y se siente más cercano a otro que ha tenido una vivencia similar que con su entorno cercano. Cada vez más, la presencia de figuras como el paciente experto (empoderado y activo) ayudan al resto de personas de la asociación a través de programas de capacitación.
- Visibilidad. Las actividades que se desarrollan consiguen dar visibilidad a la enfermedad. Muchas veces, el hecho de que otras personas del entorno conozcan con más detalle una patología y estén sensibilizadas con ella ayuda a sentirse comprendido.
- Apoyo. La mayoría de las asociaciones de pacientes cuentan con un grupo profesional multidisciplinar que ayuda a los pacientes y sus familiares en distintos ámbitos en los que pueden necesitar algo a lo largo de la enfermedad (apoyo psicológico, fisioterapia adaptada o asesoramiento legal y administrativo a través de trabajadores sociales).

- Vida activa. Uno de los aspectos que más ayudan a las personas que están atravesando una enfermedad es recuperar o mantener una vida activa. Esto implica la participación en actividades sociales. Desde las asociaciones de pacientes se desarrollan un gran número de actividades culturales, excursiones o celebraciones (comidas o cenas) que animan al paciente introduciéndole en un estilo de vida social activo. Este tipo de actividades aporta grandes beneficios emocionales para el paciente y su familia.
- Cambio. El poder de interlocución de las asociaciones de pacientes con hospitales, instituciones sanitarias o instituciones públicas en general ayuda a promover cambios que benefician al colectivo. Es un grupo activo que puede conseguir apoyo a la investigación sobre la enfermedad, modificaciones en el mobiliario urbano, mejoras públicas de accesibilidad, etcétera.

> **!** Las asociaciones de pacientes ayudan a una recuperación integral después de una enfermedad cardiovascular, que es esencial para lograr una vida saludable y satisfactoria. Las actividades físicas controladas y las relaciones sociales sólidas son dos pilares clave en este proceso. La inversión en el bienestar emocional y físico es un regalo que se hará sentir en cada latido de su corazón.

La profesionalización de las asociaciones de pacientes es un hecho en el siglo XXI. Muchas de estas asociaciones se han profesionalizado de tal forma que disponen de profesionales de diferentes ámbitos para cubrir las necesidades de sus asociados y cuentan con trabajador social, psicólogo, abogado, fisioterapeuta u otros profesionales en los que apoyarse para cubrir las demandas de los pacientes asociados.

 PUNTOS CLAVE

- El éxito en la adherencia a un estilo de vida cardiosaludable en un programa de rehabilitación cardíaca requiere una intervención educativa directa, estable y continuada en el tiempo. De ahí la importancia de la coordinación entre ambos niveles asistenciales.
- La atención primaria resulta primordial en la prevención secundaria del riesgo cardiovascular a largo plazo. Es el primer medio de contacto del paciente.
- Fomentar desde el alta hospitalaria, y con continuidad en la fase III, las medidas de capacitación y formación de los pacientes para los cambios de hábitos de vida, control dietético y ejercicio, así como control de sus factores de riesgo cardiovascular, todos ellos elementos fundamentales para la adherencia a un estilo de vida cardiosaludable.
- Generar un alta hospitalaria completa que sirva de documento de inicio y continuidad asistencial en el proceso de la rehabilitación cardíaca, tanto en el ámbito hospitalario como en el centro de salud facilita la comunicación entre los centros sanitarios.
- Un lugar donde continuar la progresión del programa de ejercicio en un entorno seguro, con calidad y garantías es en los polideportivos municipales.

BIBLIOGRAFÍA

Arrarte V, Campuzano R, de Tiedra C, Manjón T, Alarcón JA, Fernández R, *et al.* Consenso de expertos en la coordinación de la rehabilitación cardíaca entre cardiología y atención primaria. Proyecto RehaCtivAP. Rev Esp Cardiol. 2020;20(C):15-21.

Asociación de Cardiología Preventiva de la Sociedad Española de Cardiología. Aula Abierta. Rehabilitación cardíaca; 2023. Disponible en: https://aularc.es/

Asociación de pacientes cardíacos de Granada y provincia. Rehabilitación fase iii. Disponible en: https://www.vivirconcorazon.com/rehabilitacion-fase-iii/

Ayuntamiento de Madrid. Distrito de Chamartín. Proyecto Walking People. Disponible en https://www.madrid.es/portales/munimadrid/es/Inicio/El-Ayuntamiento/Chamartin/Contenido-del-proyecto-Walking-People/?vgnextfmt=default&vgnextoid=c7e8da3911888410VgnVCM2000000c205a0aRCRD&vgnextchannel=19e2ca5d5fb96010VgnVCM100000dc0ca8c0RCRD

de Pablo-Zarzosa C, Maroto-Montero JM, Arribas JM. Prevención y rehabilitación de la enfermedad cardiovascular: papel de la asistencia primaria. Rev Esp Cardiol Supl. 2011;11(E):23-9.

Fundación Española del corazón. Asociaciones de pacientes. Disponible en: https://fundaciondelcorazon.com/informacion-para-pacientes/plataforma/asociaciones.html

García Hernández PM, Martínez Castellanos T, Mora Pardo JA, Portuondo Maseda MT, Ramón Carbonell M, Santillán García A. Posicionamiento sobre los estándares básicos en recursos humanos, perfil y competencias profesionales, materiales, actividades y categorización de los Programas de Prevención y Rehabilitación Cardíaca en España. Proyecto RECABASIC. Asociación Española de Enfermería en Cardiología. Ushuaia Ediciones; 2017.

Instituto valenciano del corazón. Rehabilitación fase iii https://www.insvacor.es/rehabilitaci%C3%B3n-fase-iii/

Khadanga S, Savage P, Keteyian S, Yant B, Gaalema D, Ades P. Cardiac rehabilitation: the gateway for secondary prevention. Heart. 2024:heart-jnl-2023-323152.

Ministerio de Sanidad. Estrategia en Salud Cardiovascular del Sistema Nacional de Salud (ESCAV). Ministerio de Sanidad; 2022.

Ministerio de Sanidad. Estrategia para el Abordaje de la Cronicidad en el Sistema Nacional de Salud; 2012.

Ministerio de Sanidad. Estrategia para el Abordaje de la Cronicidad en el Sistema Nacional de Salud. Informe de evaluación y líneas prioritarias de actuación; 2021 Disponible en: efaidnbmnnnibpcajpcglclefindmkaj/https://www.sanidad.gob.es/areas/calidadAsistencial/estrategias/abordajeCronicidad/docs/Estrategia_de_Abordaje_a_la_Cronicidad_en_el_SNS_2021.pdf

Portuondo Maseda MT, Martínez Castellanos T, Delgado Pacheco J, García Hernández P, Gil Alonso D, Mora Pardo JA, *et al.* Manual de Enfermería en Prevención y Rehabilitación Cardíaca. 1ª Ed. Madrid: Asociación Española de Enfermería en Cardiología; 2009.

Real J, Cowles E, Wierzbicki AS, Guideline Committee. Chronic heart failure in adults: summary of updated NICE guidance. BMJ. 2018:362:k3646.

Roche Pacientes. Aula Pacientes de Roche pacientes. ¿Por qué pertenecer a una asociación de pacientes? Disponible en: https://rochepacientes.es/aulapaciente/por-que-pertenecer-asociacion.html

Servicios Sociales y Salud. Ayuntamiento de Madrid. Programa. Alimentación, actividad física y salud. Disponible en: https://www.madrid.es/portales/munimadrid/es/Inicio/Servicios-sociales-y-salud/Direcciones-y-telefonos/Programa-Alimentacion-actividad-fisica-y-salud/?vgnextfmt=default&vgnextoid=2cc096ecf637c210VgnVCM1000000b205a0aRCRD&vgnextchannel=2bc2c8eb248fe410VgnVCM1000000b205a0aRCRD

Sociedad Andaluza de Cardiología. Grupo de trabajo de Prevencion y Rehabilitacion Cardíaca de la Sociedad Andaluza de Cardiología. Seguimiento del paciente con Cardiopatía isquémica en FASE III de Rehabilitación Cardíaca. Disponible en: efaidnbmnnnibpcajpcglclefindmkaj/https://www.sacardiologia.com/docs/seguimientoPaciente.pdf

Valle A, Arrarte V, García Pinilla JM, Campuzano R, de Pablo C, Beltrán P, *et al.* Consenso de expertos en la asistencia multidisciplinaria y el abordaje integral de la insuficiencia cardíaca. Desde el alta hospitalaria hasta la continuidad asistencial con primaria. Rev Esp Cardiol Supl. 2020;20(C):3-12.

Telerrehabilitación cardíaca: programas domiciliarios, híbridos y supervisados

34

P. Launois Obregón

OBJETIVOS

- Comprender la historia y la evolución de la telemedicina y telerrehabilitación cardíaca.
- Conocer el concepto de telemedicina, telerrehabilitación cardíaca y los diferentes modelos existentes.
- Aplicar los conocimientos en telerrehabilitación cardíaca para establecer el modelo más apropiado para cada paciente.
- Planificar la valoración, el modelo y las herramientas que hay que utilizar al prescribir telerrehabilitación cardíaca de forma individualizada.
- Integrar el conocimiento en rehabilitación cardíaca sumado a las nuevas herramientas tecnológicas para aplicarlos a la creación de programas de telerrehabilitación que favorezcan la inclusión de una mayor cantidad de pacientes y la adhesión a las pautas de ejercicio físico de forma más prolongada.

INTRODUCCIÓN

La rehabilitación cardíaca es una de las modalidades de la medicina actual que puede y se está beneficiando en gran medida de la inclusión de herramientas de salud digital. Su uso se ha ampliado en los últimos años entre los pacientes gracias a la extensión y modernización de los teléfonos inteligentes, las aplicaciones móviles y los dispositivos portables que permiten un registro y seguimiento de variables clínicas que están aportando un valor añadido al seguimiento y telemonitorización de los afectados. A pesar de que su uso requiere un entrenamiento o familiarización con estas herramientas, cada día son más las personas que los utilizan de forma habitual en sus vidas, situación que facilita su incorporación en los centros asistenciales y en los programas de rehabilitación cardíaca.

La telemedicina dentro de los procesos de rehabilitación cardíaca lleva a implementar un modelo de atención moderno que incluye las diferentes áreas de atención del paciente que inicia su proceso de valoración, seguimiento y tratamiento en la prevención secundaria de la enfermedad cardiovascular. Con ello, se abarca el seguimiento del control tensional y del peso corporal, el manejo de la diabetes, el cese del hábito tabáquico y la adherencia a la medicación. En lo relacionado con la actividad física, la telerrehabilitación cardíaca brinda un enfoque innovador que utiliza la tecnología de la información y la comunicación para acercar el proceso rehabilitador cardíaco basado en el ejercicio a pacientes en su hogar o comunidad. Así, está resultando una alternativa efectiva a los programas tradicionales apoyados en tratamientos exclusivamente en centros asistenciales hospitalarios, en especial en aquellos casos donde el acceso del enfermo puede ser limitado.

La telerrehabilitación cardíaca como modalidad de seguimiento está demostrando ser igualmente efectiva en comparación con los programas de rehabilitación cardíaca tradicionales en términos de mejora de la función cardiovascular, reducción de riesgos cardiovasculares y mejoría de la calidad de vida. Además, ofrece ventajas, como mayor accesibilidad, conveniencia y posibilidad de seguimiento más cercano y personalizado. Asimismo, es una alternativa flexible y efectiva para los pacientes que buscan recuperarse de enfermedades cardíacas, ya que permite que la rehabilitación se realice en el hogar o en su entorno más cercano, con el apoyo de profesionales de la salud a través de tecnología remota, mediante el uso de diferentes herramientas, como aplicaciones en el móvil, dispositivos de control de la frecuencia cardíaca o contadores de pasos, entre otros.

CONCEPTO Y EVOLUCIÓN DE LA TELEMEDICINA

La telemedicina es un concepto que engloba tanto el modelo de atención asistencial no presencial como el aspecto educativo de los pacientes y de los profesionales de la salud. Se utiliza desde hace años en diferentes áreas de la salud. En 1998, la Organización Mundial de la Salud lo definía como «la prestación de servicios de salud, en los que la distancia es un factor determinante, por profesionales sanitarios a través de la utilización de tecnologías de la información y la comunicación para el intercambio de información válida para el diagnóstico, el tratamiento, la prevención de enfermedades, la investigación y la evaluación y para la formación continuada de profesionales sanitarios, todo ello con el objetivo final de mejorar la salud de la población y de las comunidades». Pero no ha sido hasta los últimos años, sobre todo tras la pandemia por el COVID-19, que este concepto se ha convertido en una realidad en la asistencia sanitaria habitual.

Al imponerse las medidas de restricción y distanciamiento social para disminuir el riesgo de contagio en aquellos pacientes vulnerables en los que se incluyen los afectos de enfermedades cardiovasculares, los recursos tecnológicos que se encontraban a disposición del personal sanitario dieron pie a una reorganización de la actividad asistencial ambulatoria con el objetivo de evitar desplazamientos innecesarios a los centros asistenciales. En la transición pospandémica, con el retorno a la normalidad asistencial sanitaria, aquellas herramientas tecnológicas que fueron implementadas de forma provisional durante este período se han mantenido y, poco a poco, han ido evolucionando a sistemas sostenibles y seguros que preserven la privacidad de los datos del paciente. Además, se han impulsado cada vez más estudios que buscan analizar y demostrar la eficacia y seguridad de este método con relación a la atención sanitaria presencial. En la actualidad, la asistencia sanitaria ha sufrido un incremento en su coste y la carga laboral sobre su personal sanitario, por lo que la integración de nuevas modalidades de atención sanitaria que mantengan la calidad de esta pueden ayudar a mejorar la eficacia de la gestión y los recursos humanos, así como el control de los costes asistenciales.

> **!** Los avances en la telemedicina están brindando apoyo en la disminución de la carga asistencial presencial, lo cual se suma a los avances tecnológicos y la mayor accesibilidad de los pacientes a los equipos de telemonitorización, que permite ayudar al control de los enfermos y sus síntomas para mejorar la adherencia a los tratamientos y empoderar e involucrar a los afectados en su autocuidado.

Dentro de los pilares de la prevención secundaria de las enfermedades cardiovasculares se encuentran el tratamiento farmacológico, los cambios a un estilo de vida saludable y la educación sanitaria de los pacientes. A continuación se detallan en qué áreas es factible realizar el seguimiento mediante herramientas de telemedicina.

Presión arterial

En el pasado, el control de la presión arterial se realizaba de forma casi exclusiva en centros de salud. Con el paso del tiempo, la evolución de los esfigmomanómetros digitales acercó la posibilidad del control tensional a domicilio. En la actualidad, nuevas formas de medición que prescindan del uso del manguito inflable están en fase de investigación y validación.

La telemonitorización de la presión arterial permite realizar un seguimiento más exhaustivo de la variación de esta en diferentes situaciones. Estos datos pueden enviarse de forma telemática a los profesionales sanitarios por teléfono, correo electrónico, mensaje de texto o aplicaciones móviles de salud, lo que permite al profesional seguir la evolución de forma remota, dar consejos o sugerir cambios de tratamiento y favorecer el autocontrol del paciente. La evidencia actual está demostrando que es una intervención eficaz y que existe una mayor adhesión al tratamiento farmacológico antihipertensivo gracias a su uso.

Consejo dietético y manejo del peso corporal

Según las directrices actuales sobre prevención cardiovascular, se recomienda una pérdida de peso en pacientes con índice de masa corporal superior a 25 kg/m² mediante cambios en el estilo de vida (dieta saludable, actividad física y modificación de la conducta alimentaria). Si no es suficiente, es necesario el uso de tratamiento farmacológico o cirugía bariátrica para los casos más avanzados con índice de masa corporal superior a 40 kg/m².

En esta área, en educación nutricional y registro de la dieta, se utilizan ampliamente herramientas de tecnología digital, aunque la entrada manual de los datos es su principal desventaja, a pesar de que la modernización de estas incluye funciones como el escaneo de códigos de barras, recordar entradas recientes de alimentos, guardar fotografías, autocompletado de texto o, incluso, reconocer alimentos en las fotos cargadas. Todo ello ha demostrado ser eficaz en la mejora de la adhesión a las pautas nutricionales y el autocontrol de los pacientes. Como herramientas adicionales en este campo, destaca la integración de básculas inteligentes que miden la impedancia bioeléctrica, que transmiten los datos a aplicaciones móviles y permiten al usuario un seguimiento en el control y la pérdida del peso corporal, entre otras valoraciones. Conviene señalar que, a pesar de uso extendido, sus determinaciones no son del todo fiables. La integración de la inteligencia artificial a dichas herramientas se está desarrollando en la actualidad (por ejemplo, herramientas conversacionales o *coach motivacional* sobre dieta y actividad física), aunque se necesitan más estudios para demostrar su eficacia a largo plazo.

Manejo de la diabetes

La diabetes *mellitus* tipo 2 es una enfermedad que se asocia con un mayor riesgo de enfermedad cardiovascular, por lo que el manejo y control de la glucemia genera un impacto positivo en el control del riesgo de sufrir enfermedades cardiovasculares secundarias. En los últimos años, con el avance en la monitorización continua de la glucosa mediante el uso de sensores de glucosa subcutáneos o bombas automáticas ha evolucionado su control y manejo en tiempo real, lo cual ayuda de forma directa a disminuir el riesgo añadido que su mal control suponía en el riesgo cardiovascular.

Por otro lado, diferentes estudios en el área sugieren que, mediante el uso de telemedicina, el uso de teléfonos inteligentes y aplicaciones móviles se está ayudando a facilitar la gestión remota e interactiva con el paciente, la cual está orientada a promover el autocuidado proporcionando a los pacientes contenido educativo, entrevistas motivacionales o gestión de los casos. En el futuro, la integración del control glucémico con los dispositivos actuales, el uso de la tecnología y la inteligencia artificial puede favorecer aún más que este control se convierta en una terapia completamente automatizada sin precisar la interferencia del paciente o su cuidador.

Cese del hábito tabáquico

El cese del hábito tabáquico es uno de los factores de riesgo modificables que es imperativo abordar tanto en prevención primaria como secundaria en la enfermedad cardiovascular. Se recomienda el asesoramiento profesional para su cese permanente. En consulta, se utilizan de forma habitual las terapias cognitivo-conductuales, así como la terapia farmacológica. Las herramientas de telemedicina que se emplean en la actualidad incluyen asesoramiento telefónico, videoconsultas, mensajería de texto o aplicaciones móviles que fomentan su cese y que, mediante mensajes motivacionales, fomentan la abstinencia.

Como en otras áreas de la telemedicina, se están desarrollando estrategias que incluyan el uso de la inteligencia artificial con programas para teléfonos inteligentes que ayuden a generar ese cambio del comportamiento. Pero hacen falta más estudios para que puedan ser consideradas efectivas, aunque los resultados preliminares aparentan ser prometedores.

Adherencia a la medicación

El tratamiento farmacológico y la adherencia a este son fundamentales en la prevención y el control de las enfermedades cardiovasculares. Mediante la salud digital existen herramientas como pastilleros inteligentes o aplicaciones móviles que generan recordatorios para favorecer la adherencia (**Fig. 34-1**).

MODELOS DE ATENCIÓN NO PRESENCIAL EN TELEMEDICINA

Dentro de los diferentes modelos de atención no presencial existen los que se explican a continuación.

Modelo e-consulta

Se basa en el uso de tecnologías de la información y la historia clínica compartida como medida de comunicación entre dos especialistas sanitarios con la utilización de plataformas o aplicaciones que garanticen la privacidad de la información clínica de los pacientes. Supone una mayor fluidez en los procesos asistenciales y está orientado a mejorar la atención de los enfermos y reducir los desplazamientos y tiempos de espera. La metodología consiste en generar una consulta a un especialista y que este pueda acceder a la información clínica del paciente. Tras su revisión detallada, puede dar una respuesta por la misma vía de comunicación y proponer, si es el caso, recomendaciones en la actuación clínica o generar una visita presencial si se precisara. Como ventaja, supone rapidez en el acceso y la respuesta por parte de otros especialistas, con registro de la información generada en la historia clínica del paciente.

Consulta telefónica y/o videollamada

Representa la modalidad más básica de la consulta a distancia. Como requerimientos, precisa el teléfono y el ordenador. Puede ser solicitada por el paciente y ser planificada por el personal sanitario. Está orientada en muchos casos a la información de los resultados y el seguimiento en enfermedades crónicas. Para que resulte eficaz y válida, es obligatorio que cumpla con unos requisitos básicos:

- Comunicación previa al paciente de que la consulta se realizará mediante esta vía. Se recomienda la preparación de esta con la información clínica y las dudas o incidencias que quiera plantear.

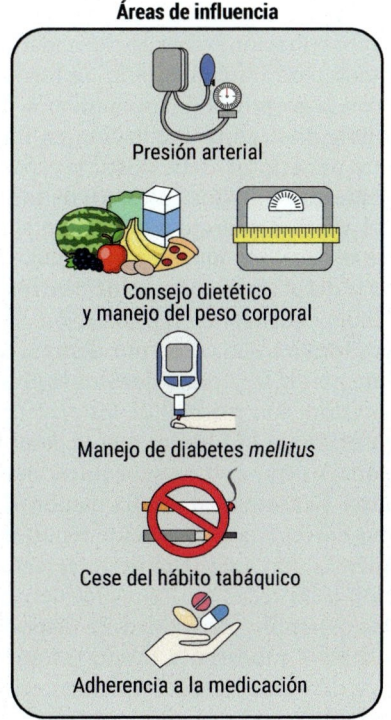
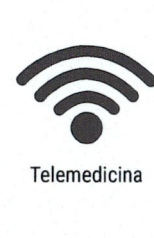
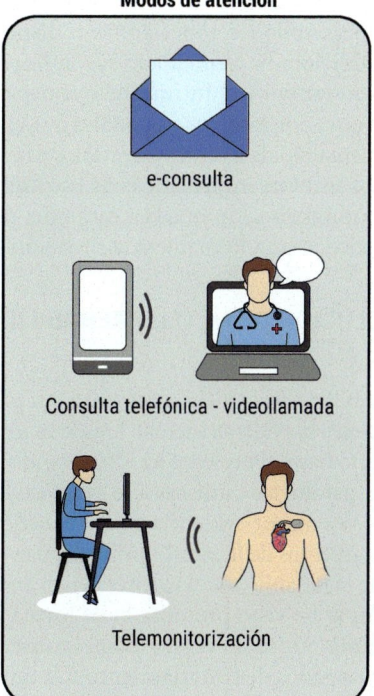

Áreas de influencia

Presión arterial

Consejo dietético y manejo del peso corporal

Manejo de diabetes *mellitus*

Cese del hábito tabáquico

Adherencia a la medicación

Telemedicina

Modos de atención

e-consulta

Consulta telefónica - videollamada

Telemonitorización

Figura 34-1. Telemedicina. Áreas de influencia y modelos de atención.

- Revisión detallada de la historia clínica por el personal sanitario antes de la llamada.
- Identificación del personal sanitario y del paciente o tutor legal, si es el caso, así como el registro de esta información en la historia clínica.
- Disponer de una *checklist* de los principales temas que hay que tratar durante la llamada.
- Elaboración de un informe o curso clínico que quede registrado en la historia clínica del paciente con la información detallada de la consulta realizada.
- Generar, en el caso que lo requiera, una futura consulta, de forma presencial o telemática, según lo que necesite la atención del paciente en cuestión.

En los casos en los que el centro disponga de las facilidades para una consulta mediante videollamada, se deben cumplir los mismos requisitos mencionados previamente. En esas circunstancias, como ventaja hay que enfatizar que permite visualizar signos de la exploración clínica y utilizar la comunicación no verbal.

Telemonitorización

Dentro de las consultas de cardiología, resulta habitual la telemonitorización en el seguimiento a distancia de dispositivos o del control de pacientes con insuficiencia cardíaca o que estén incluidos en programas de rehabilitación cardíaca. La técnica consiste en la comunicación de dispositivos implantados en el enfermo con el equipo médico mediante herramientas telemáticas.

Entre los dispositivos que suelen emplearse se encuentran marcapasos, desfibriladores implantables y resincronizadores cardíacos, que tienen la capacidad de recolectar parámetros de forma continuada, lo cual añade valor a la atención de estos pacientes y representa un complemento en el seguimiento de estos. El continuo desarrollo de aplicaciones o dispositivos, así como su modernización, ha aumentado sus indicaciones y utilización. El reto que supone el futuro incluye expandir su uso a más pacientes que, por motivos personales o sociales, no puedan acceder de forma rápida a centros sanitarios y la integración automática a los sistemas informáticos de uso asistencial. La revisión de esta monitorización queda a cargo del personal de enfermería o médico, según lo requiera la situación clínica.

CONCEPTO Y EVOLUCIÓN DE LA TELERREHABILITACIÓN O *HOME-BASED*

Los inicios de la rehabilitación cardíaca no fueron tan prometedores como lo demuestra la evidencia actual. Desde su implantación como tratamiento hasta el presente ha ido ganando terreno dentro de diferentes patologías cardíacas a lo largo de los años y ha adquirido cada vez mayor evidencia de los beneficios que aporta en diferentes aspectos de la salud cardiovascular.

La integración de la rehabilitación cardíaca en el ámbito de la telerrehabilitación se ha visto propulsada de forma importante tras la pandemia por COVID-19 como consecuencia de los períodos prolongados de confinamiento y la limitación del acceso a la atención sanitaria presencial. Así, la telemedicina tuvo que dar un salto al futuro e integrar rápidamente

el seguimiento de los enfermos a distancia, donde se incluye en esta línea la telerrehabilitación y la implementación de herramientas tecnológicas para la telemonitorización de los pacientes durante el ejercicio en domicilio.

La telerrehabilitación o *home-based* se define como el uso de innovaciones tecnológicas de comunicación para el control y monitorización del ejercicio físico en pacientes que precisen rehabilitación cardíaca, lo cual disminuye las barreras para el acceso a los centros de rehabilitación, la dificultad en el transporte o la incompatibilidad horaria en la programación del tratamiento. Presenta similar efectividad en la mejoría de la calidad de vida y la capacidad física de los afectados. En relación con los programas de tratamiento de rehabilitación cardíaca basados en centros sanitarios, estos deben seguir los estándares de recomendación en términos de duración del entrenamiento (mínimo 16-18 sesiones), número de días de ejercicio a la semana y prescripción de diferentes modalidades de ejercicio físico que incluya ejercicio aeróbico, de potenciación muscular, entrenamiento respiratorio y estiramientos.

 La ejecución de un modelo de telerrehabilitación cardíaca precisa que el personal prescriptor y que realiza el seguimiento esté bien entrenado en el uso de los equipos y *software* que utilizará el paciente en su domicilio.

Dentro de las indicaciones clínicas para optar por la derivación a un programa de telerrehabilitación cardíaca, inicialmente son las mismas que las que se toman en cuenta para la derivación a un programa de rehabilitación cardíaca convencional o realizado en centros asistenciales, como la estabilidad clínica sostenida de la patología cardíaca. Sumado a esto, de forma específica se debe tener en cuenta que el paciente tiene que consentir su participación en un modelo de telerrehabilitación, tener la capacidad y el conocimiento tecnológico para implementarlo de forma independiente o contar con la asistencia de un familiar o persona que le permita conseguir su implementación en domicilio. Por parte del centro prescriptor, debe existir la capacidad de brindar el soporte adecuado a estos enfermos de forma remota.

Como ventaja respecto a los tratamientos presenciales, el paciente disfruta de mayor privacidad, menor número de barreras y desplazamientos a los centros de tratamiento y mayor independencia en la realización de la actividad física tanto por localización como por tiempo. Se recomienda que para aumentar la seguridad de estos la prescripción se realice tras una valoración integral de los pacientes con pruebas de esfuerzo máximo; lo ideal es que se combine con telemonitorización. A pesar de que se requiere mayor gasto en equipamientos, su coste final resulta menor.

Como desventajas, el paciente requiere destreza tecnológica. Además, hay una falta de integración de la telemonitorización a las redes sanitarias locales, menor interacción social y una amplia diversidad de dispositivos, entre otras. La **tabla 34-1** muestra, a modo resumen, las principales ventajas y desventajas de la implementación de modalidades de telerrehabilitación en el tratamiento de los pacientes. Es importante destacar que a medida que su uso vaya normali-

Tabla 34-1. Ventajas y desventajas de la telerrehabilitación

Ventajas	Desventajas
Disminución de barreras para el acceso a los centros de rehabilitación	Mayor limitación para el acceso a pacientes mayores o con problemas cognitivos
Mejora la accesibilidad y privacidad del paciente	Escepticismo del paciente por falta de interacción con el personal sanitario
Mayor adherencia al programa por mayor independencia de horarios	Necesidad de tener conocimientos tecnológicos o soporte por tercera persona para su utilización
Se puede realizar con telemonitorización para mayor seguridad	Requiere conexión segura a internet y redes de telecomunicación
Posibilidad de continuar el proceso de rehabilitación en situaciones de aislamiento	Falta de financiación en los materiales que se deben implementar para seguir el programa
Reducción de costes sanitarios y disminución de carga asistencial ya sobrecargada	Falta de integración de la información recolectada por los dispositivos de telemonitorización en el sistema de salud

zándose y expandiéndose estas irán variando y que el modelo de atención a distancia irá evolucionando en relación también con la evolución de las herramientas tecnológicas. La telerrehabilitación se plantea como una herramienta sobre todo en las dos últimas fases del proceso de rehabilitación cardíaca (II y III). Proporciona al paciente un instrumento más para el acceso y seguimiento de las pautas de ejercicio físico de forma supervisada, segura y continuada en el tiempo.

Se está ante la necesidad de buscar alternativas al programa de rehabilitación cardíaca (PRC) convencional supervisado en centros asistenciales. Esto es posible gracias a la explosión de las nuevas tecnologías y al avance de la telemedicina y a supervisión/monitorización remota vía Mobile Health, que ha permitido crear un ambiente seguro y efectivo para los PRC a domicilio exclusivamente, con o sin supervisión o modalidad híbrida, lo que proporciona mayor facilidad de atención y seguimiento para pacientes en zonas rurales o con dificultades para al acceso a los centros sanitarios. Sumado al aumento de las habilidades tecnológicas en pacientes de todas las edades, estas herramientas han ganado terreno en los programas de rehabilitación.

Para la vigilancia del enfermo de forma no presencial, se puede recurrir al uso de la telesupervisión del ejercicio físico, así como al seguimiento de constantes detectadas o registradas en dispositivos móviles mediante el uso de herramientas digitales.

MODALIDADES DE TELERREHABILITACIÓN CARDÍACA

En la actualidad, no existe consenso ni protocolo sobre cómo deben implantarse y durante cuánto tiempo se debe llevar a cabo cada modalidad de tratamiento. Lo que sí se recomienda es que los profesionales implicados en la telerrehabilitación cardíaca incluyan los mismos criterios que se contemplan en los programas de rehabilitación cardíaca convencionales, conformados por cardiólogos, médicos rehabilitadores, enfermería y fisioterapeutas, todos especializados en esta área de tratamiento y con habilidades en el manejo de herramientas informáticas. El desarrollo de una modalidad u otra se verá influenciada por las habilidades de los profesionales implicados, así como por las herramientas tecnológicas de las que disponga cada centro asistencial.

Existen tres modalidades principales en los programas de telerrehabilitación cardíaca (**Fig. 34-2**).

Domiciliarios

Los programas domiciliarios se basan en la utilización de tecnologías como aplicaciones móviles, monitores de frecuencia cardíaca y sistemas de telemonitorización. Estas herramientas permiten a los pacientes realizar ejercicio físico, monitorear su estado de salud y recibir educación sobre el manejo de la enfermedad cardíaca desde la comodidad del domicilio. Los profesionales de la salud pueden supervisar de forma remota el progreso de los enfermos y brindar retroalimentación y apoyo a través de consultas virtuales y videollamadas.

Híbridos

Los programas híbridos combinan elementos de telerrehabilitación y sesiones presenciales. Los pacientes realizan parte de su rehabilitación en el hogar con tecnologías remotas, como aplicaciones móviles o conexión con el centro prescriptor mediante plataformas de conexión remota. Para el control de la intensidad de esfuerzo se suelen utilizar herramientas de telemonitorización, como podómetros, monitores de frecuencia cardíaca, pulsioxímetros y tensiómetros. A su vez, también asisten a sesiones programadas en un centro asistencial para realizar sesiones instructivas de ejercicio físico o progresión de este de forma personalizada, además de pruebas adicionales o participar en actividades grupales.

Supervisados

Los programas supervisados son similares a los tradicionales basados en instalaciones, pero se llevan a cabo a través de videoconferencias en tiempo real mediante plataformas de conexión remota. Los pacientes participan en sesiones estructuradas de ejercicio supervisado por un profesional de la salud, habitualmente enfermero y/o fisioterapeuta especializado en el área, quienes pueden monitorear y ajustar la intensidad de los ejercicios según sea necesario. Como herramientas de

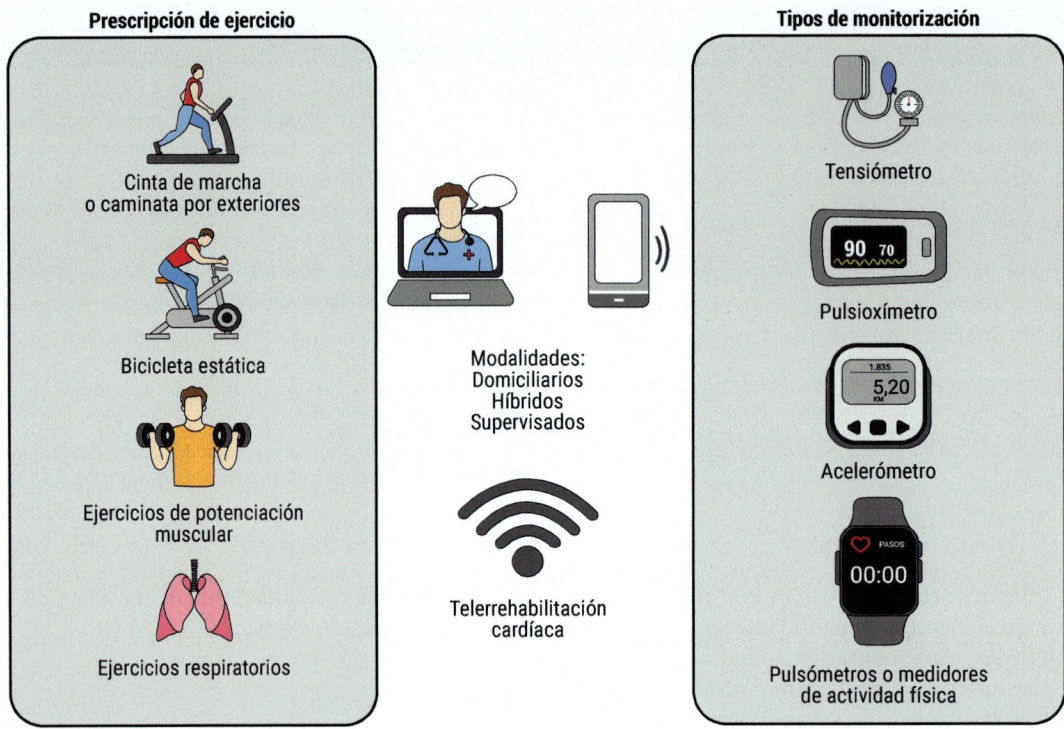

Figura 34-2. Modalidades de telerrehabilitación cardíaca.

ejercicio suelen utilizarse bicicletas estáticas o cintas de marcha y para la telemonitorización, monitores de frecuencia cardíaca, pulsioxímetros y tensiómetros. Además, se puede brindar educación y asesoramiento sobre la dieta, el control del estrés y otros aspectos relacionados con la salud cardíaca también de forma remota.

PRESCRIPCIÓN DEL EJERCICIO FÍSICO EN TELERREHABILITACIÓN CARDÍACA

La prescripción del ejercicio físico en los programas de telerrehabilitación cardíaca debe ser planificada tras una evaluación individualizada que incluya pruebas de valoración de la capacidad física y de la respuesta al esfuerzo. En ella se deben incorporar las metas y los objetivos que el paciente puede y quiere alcanzar, así como los del equipo de tratamiento y la valoración de las capacidades para poder seguir dicho programa desde un punto de vista tecnológico. Desde una perspectiva médica, es fundamental planificar cada área de la salud física que se quiera trabajar con el paciente siguiendo un formato de prescripción tipo FITT (frecuencia, intensidad, tiempo y tipo) que incluya, tipo de ejercicio, frecuencia de realización, repeticiones y duración, así como la forma de telemonitorización que se implementará para cada uno. La progresión de la intensidad del esfuerzo debe ser gradual y según la capacidad física inicial del paciente y la tolerancia al ejercicio durante las sesiones.

Se recomienda para la valoración inicial una prueba de esfuerzo máxima como la prueba de esfuerzo cardiopulmonar (PECP) o pruebas submáximas, como puede ser la prueba de marcha de 6 minutos o el test de sentarse y ponerse de pie (*sit to stand test*), con el objetivo de determinar la intensidad del esfuerzo que se le aconseja al paciente y calcular la frecuencia cardíaca de entrenamiento, los vatios efectuados en el caso de que se haya utilizado un cicloergómetro o la escala de esfuerzo percibido durante el esfuerzo.

> Los programas de rehabilitación cardíaca, tanto en centros asistenciales como de forma remota, siempre deben ser prescritos tras una valoración clínica y con pruebas que objetiven la respuesta al esfuerzo.

Los pacientes candidatos a un programa de rehabilitación cardíaca, sobre todo aquellos con insuficiencia cardíaca, pueden presentar un mayor riesgo de complicación cardíaca relacionado con los esfuerzos. Se ha estimado, gracias a diversos estudios, que la aparición de efectos adversos cardiovasculares graves durante el ejercicio es de 1 por cada 50.000 pacientes en la rehabilitación cardíaca convencional en centros asistenciales. Sin embargo, la incidencia de estos en los programas de telerrehabilitación no se ha determinado todavía, aunque se estima que sea similar a los presentados en los programas en centros asistenciales. No hay que olvidar que para mantener la seguridad del paciente es fundamental garantizar la detección de estos mediante la asistencia remota, con dispositivos de telemonitorización o con el seguimiento estrecho del paciente a pesar de la distancia. En el caso de que exista sospecha clínica, incidencias en el registro de los signos vitales, cambios bruscos del peso corporal o empeoramiento de la tolerancia al esfuerzo, es de vital importancia suspender el tratamiento y redirigir al enfermo a una valoración presencial en el centro de atención médica de referencia o en el más cercano al domicilio.

TIPOS DE MONITORIZACIÓN EMPLEADOS EN TELERREHABILITACIÓN

La prescripción del ejercicio físico para los programas de telerrehabilitación recomienda que se realicen de forma conservadora, titulados y monitorizados a través de herramientas como monitores o sensores de frecuencia cardíaca portátiles o la estimación de la escala de esfuerzo percibido (escala de Borg) tras la realización preferiblemente de una PECP.

> **!** Ser cautelosos en la prescripción de la intensidad de esfuerzo es la mejor alternativa para garantizar la seguridad del paciente durante la realización del esfuerzo dentro de un programa de telerrehabilitación cardíaca.

Los programas de ejercicio de intensidad moderada guiados por frecuencia cardíaca habitualmente se prescriben siguiendo la fórmula de Karvonen o según la sensación de esfuerzo percibido por el paciente, donde la capacidad de mantener una conversación a pesar de haber aumentado la frecuencia respiratoria tiene una estrecha relación con las respuestas fisiológicas durante el esfuerzo, como el aumento del umbral láctico, incluso en pacientes afectos de cardiopatía isquémica. También es importante tener en cuenta para la prescripción la respuesta tensional con el esfuerzo, donde valores de presión arterial sistólica superiores a 200 mmHg o de presión arterial diastólica por encima de 100 mmHg, como también una disminución de menos de 10 mmHg con respecto a la última determinación, son indicadores relativos para la suspensión del esfuerzo y la derivación a valoración médica antes de continuar con el programa de ejercicio. Por otro lado, los niveles de glucosa en sangre en pacientes diabéticos deben ser monitorizados antes y después de las primeras sesiones de ejercicio. Valores inferiores a 70 mg/dL precisan aplicación de medidas dietéticas previas al entrenamiento para garantizar un correcto nivel de glucemia durante el ejercicio.

Las herramientas tecnológicas recomendadas para la telemonitorización incluyen dispositivos como pulsioxímetros, podómetros, pulsómetros, tensiómetros, actígrafos, sensores para registro de electrocardiograma y plataformas digitales (videoconferencia o aplicaciones móviles). La utilización de cada una de ellas depende del programa elegido para cada paciente, así como de la disposición de estos por parte del enfermo o la capacidad para facilitarlos desde el centro prescriptor. Es interesante que para que exista una correcta retroalimentación de la información registrada durante el ejercicio físico dichos dispositivos se encuentren conectados con el sistema sanitario correspondiente para poder analizar la respuesta al ejercicio de cada paciente y detectar la presencia de complicaciones que pueden ocurrir durante el programa (**Fig. 34-3**).

EVIDENCIA ACTUAL DE LA TELERREHABILITACIÓN CARDÍACA

En un metaanálisis realizado por Schacksen *et al.*, que buscaba evaluar los efectos de la telerrehabilitación en los pacientes con insuficiencia cardíaca, se observó que esta tipología de programas presentaba una alta tendencia de mejoría en la calidad de vida y la capacidad física en los pacientes, con resultados en depresión, ansiedad y adherencia positivos.

El estudio multicéntrico *Telerehab III*, coordinado por Frederix *et al.*, demostró, mediante el seguimiento y la continuación de un PRC, a través del uso de diferentes recursos y estrategias tecnológicas, una mejoría en la capacidad aeróbica (p < 0,001) y en los resultados en el cuestionario internacional de actividad física (IPAQ) y *Health-related quality of life* (HRQL) (p = 0,01) a favor del grupo de intervención y resultaba rentable tras 2 años de finalizar la intervención presencial, lo que inducía beneficios persistentes en la salud.

Un estudio de coste-utilidad, realizado por Hwang *et al.*, reveló que el coste total por pacientes que participaron en el grupo de intervención de telerrehabilitación fue significativamente más bajo durante los 6 meses que duró la intervención comparado con el grupo que realizó un programa de rehabilitación cardíaca convencional.

Por otro lado, diferentes estudios en telerrehabilitación se han enfocado en el análisis de la seguridad de estos programas en pacientes con insuficiencia cardíaca. El ensayo clínico multicéntrico TELEREH-HF analizó el registro del electrocardiograma a distancia a través de una red móvil durante las sesiones de entrenamiento en un PRC híbrido y demostró

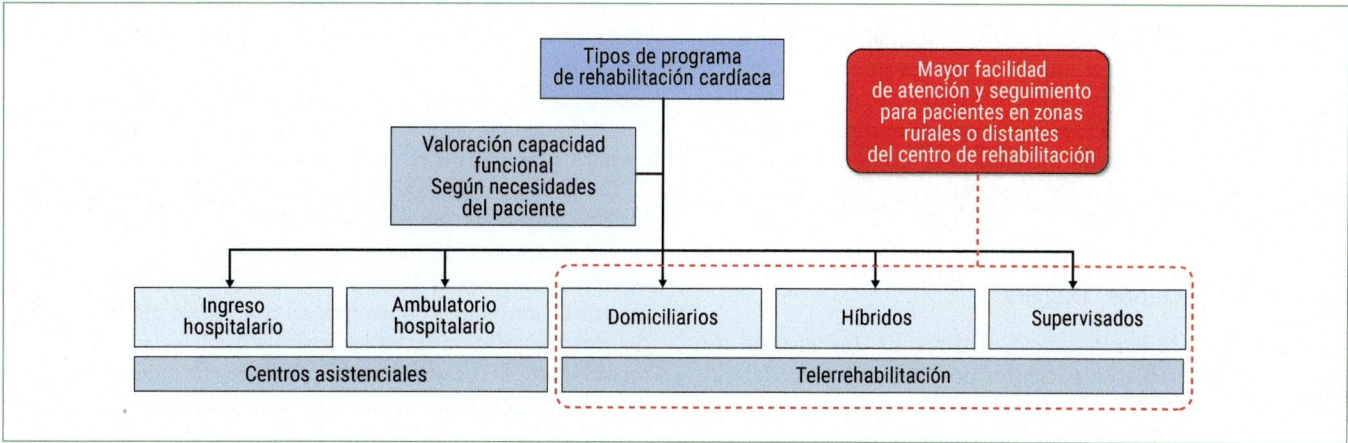

Figura 34-3. Telerrehabilitación cardíaca: prescripción de ejercicio y modalidades de monitorización.

que las arritmias más frecuentes evidenciadas durante el ejercicio fueron asintomáticas y no supusieron la interrupción del tratamiento. En otro estudio, realizado por Koike *et al.* a pacientes portadores de *cardiac resynchronization therapy* (CRT), la monitorización remota durante el ejercicio en su comunidad también demostró ser una herramienta viable y segura, ya que aporta datos fisiológicos y de función del dispositivo. No evidenció complicaciones que precisaran atención sanitaria durante el esfuerzo. No obstante, a pesar de estos, deben llevarse a cabo estudios con poblaciones mayores.

 Los programas de telerrehabilitación cardíaca han demostrado hasta la fecha ser seguros, útiles y coste-eficientes.

TELERREHABILITACIÓN CARDÍACA EN POBLACIONES ESPECIALES

La telerrehabilitación se estudia en casos con insuficiencia cardíaca con fracción de eyección preservada, ancianos y pacientes frágiles, portadores de dispositivos electrónicos implantables cardíacos y portadores de asistente ventricular izquierdo.

Insuficiencia cardíaca con fracción de eyección preservada

Los pacientes que representan a esta población son comúnmente personas mayores, mujeres y pacientes con hipertensión. De momento, no hay tratamientos eficaces para mejorar el resultado clínico.

Como síntomas principales se incluyen la intolerancia al esfuerzo y la disnea. Estos pacientes suelen presentar una alteración de la función diastólica del ventrículo izquierdo, aparición frecuente de fibrilación auricular e incompetencia cronotrópica, que pueden coexistir con alteración de la circulación periférica y deterioro funcional del sistema musculoesquelético, que contribuyen al deterioro de la capacidad aeróbica. Los programas basados en ejercicio físico pueden ayudar a mejorar la capacidad física y la tolerancia al esfuerzo.

Los protocolos de entrenamiento de los pocos estudios realizados en esta población de pacientes mediante telerrehabilitación cardíaca han incluido pautas de ejercicio aeróbico, entrenamiento de fuerza y resistencia muscular. Los resultados obtenidos hasta la fecha han demostrado que los pacientes mejoran la capacidad física, el consumo de oxígeno pico, los metros caminados en el test de marcha de 6 minutos y la calidad de vida, sin demostrar mejoría en la función o estructura cardíaca, por lo que estas mejorías son secundarias a cambios adaptativos periféricos.

Ancianos y pacientes frágiles

La incidencia de insuficiencia cardíaca ha aumentado de manera considerable en pacientes de edad avanzada debido al aumento global de la expectativa de vida, por lo que se espera un aumento aún mayor en los próximos años. En esta población en particular, los enfermos, por múltiples causas, van disminuyendo la actividad física producto del envejecimiento, asociado a múltiples comorbilidades, como musculoesqueléticas, pulmonares, neurológicas, cognitivas, sociales, la presencia de sarcopenia, patologías que pueden agravar aún más su estado físico. Con ello, los pacientes mayores se vuelven más vulnerables y con mayor riesgo de volverse frágiles.

Existen diversos estudios que han incluido pacientes mayores en programas de rehabilitación cardíaca con los que se ha demostrado un efecto positivo del entrenamiento físico en relación con la capacidad aeróbica y una reducción de la fragilidad. Dentro de dichos programas se han trabajado diversos dominios de la salud física, como el equilibrio, la movilidad, la fuerza muscular y la resistencia al esfuerzo. El seguimiento de la evolución de los pacientes mediante herramientas de evaluación clínica como el *Short Physical Performance Battery* brinda una idea global sobre la valoración de la fragilidad en estos pacientes y la evolución tras los programas de rehabilitación cardíaca.

La detección de la fragilidad y la intervención temprana en estos pacientes, así como la adaptación de los programas de rehabilitación en esta población, puede mejorar la función física, la calidad de vida y los trastornos del estado de ánimo, así como contribuir a mejorar la integración social y familiar de estos pacientes.

La dificultad para el acceso y seguimiento de estos pacientes mediante las plataformas de telerrehabilitación y el uso de dispositivos de telemonitorización suponen una desventaja para la inclusión de esta población en este tipo de programas, pero hay que tener en cuenta que cada vez más personas mayores serán más hábiles en el uso de este tipo de herramientas y que la participación en este tipo de programas podrá ser más sencilla en el futuro.

Portadores de dispositivos electrónicos implantables cardíacos

Los dispositivos implantables, como el desfibrilador cardioversor implantable y las terapias de resincronización cardíaca, son terapias habituales en pacientes con insuficiencia cardíaca, por lo que es común que portadores de este tipo de dispositivos se incluyan en programas de rehabilitación cardíaca basados en ejercicio físico, ya que ofrece ventajas particulares en esta población, donde se puede tener la oportunidad de evaluar la respuesta del dispositivo durante el esfuerzo, optimizar la configuración de su estimulación y mejorar el aspecto psicosocial, dado que vivir con este tipo de dispositivos puede generar ansiedad y depresión en algunos pacientes. Existe evidencia demostrada de que el ejercicio físico mejora la capacidad funcional sin aumentar el riesgo de descarga del desfibrilador.

De forma particular, se recomienda que la prescripción de los programas de rehabilitación cardíaca se realice tras una PECP, que sean adaptados los ejercicios para que se evite el daño traumático del dispositivo y que la pauta de ejercicio se efectúe en ambientes controlados y con uso de monitorización del electrocardiograma en las sesiones iniciales. Con el avance tecnológico, la integración de la información de estos dispositivos a las plataformas de telerrehabilitación puede ofrecer información valiosa de la respuesta al ejercicio físico en programas a distancia sin disminuir la seguridad de los pacientes.

Portadores de asistente ventricular izquierdo

El uso de asistentes ventriculares permanentes se ha ido incrementando en los últimos años como consecuencia de la larga lista de espera para el trasplante cardíaco y la muerte secundaria a la insuficiencia cardíaca avanzada. Este dispositivo es un asistente mecánico utilizado para mantener la circulación de la sangre. Es implantado en el ventrículo izquierdo y, mediante una línea de conducción percutánea, se conecta la bomba a un controlador externo y dos baterías que controlan la función de este. En los últimos años, se ha avanzado tanto en la función del dispositivo como en la duración y la incidencia de complicaciones secundarias a la implantación.

Dentro de las recomendaciones aceptadas para la inclusión de los receptores de asistentes ventriculares permanentes en los programas de rehabilitación cardíaca está que estos puedan volver a realizar una vida normal e independiente, por lo que los programas basados en ejercicio físico pueden ayudar a mejorar la capacidad de esfuerzo y la respuesta periférica. En aquellos que hayan sufrido una complicación neurológica tras la implantación, es importante que los programas incluyan el trabajo combinado de rehabilitación neurológica y cardíaca para ofrecer un tratamiento adaptado a sus necesidades. El tratamiento rehabilitador debe estar incluido desde que la estabilización hemodinámica lo permita tras la implantación, para evitar el deterioro aún mayor durante el ingreso hospitalario, y estar orientado a las necesidades del enfermo en cada fase de la hospitalización, además de irse adaptando en cada fase del ingreso. En la fase ambulatoria solo hay evidencia limitada en relación con la intensidad del ejercicio físico, que debe ser ligero y accesible para el paciente, sobre todo en cicloergómetro para mejorar la seguridad y evitar el riesgo de caídas; ha de estar guiado por la intensidad del esfuerzo percibido para la adaptación de las cargas de trabajo. Se deben evitar ejercicios como correr, remo, elíptica, abdominales, ejercicios de brazos con peso por encima de la cabeza o de abducción y natación.

Los estudios, aunque escasos hasta la fecha, han demostrado que los pacientes portadores de asistentes ventriculares que han sido incluidos en programas de rehabilitación cardíaca supervisados en centros asistenciales han presentado una menor tasa de hospitalización dentro del primer año tras la implantación. De momento, no hay evidencia de la realización de estos programas a distancia, pero el avance de la telemonitorización puede abrir la posibilidad en el futuro.

FUTURO DE LA TELERREHABILITACIÓN CARDÍACA

La telerrehabilitación cardíaca es una estrategia de tratamiento que iba ganando terreno dentro de los programas de rehabilitación cardíaca basados en el ejercicio antes de la pandemia por COVID-19. Pero tras ella, y gracias al avance de la tecnología, esta herramienta ha podido crecer y volverse una realidad en muchos centros asistenciales, con lo que se ha transformado en una solución factible para proporcionar tratamientos a pacientes que, por múltiples motivos, no pudiesen acceder de forma presencial, así como mejorar la adhesión a ellos gracias a la flexibilidad e independencia que le proporciona al paciente realizar el tratamiento dentro de su entorno y situación personal. A pesar de esto, existen poblaciones especiales en las que el acceso a la tecnología o la habilidad para su uso supone una desventaja en la implementación de programas a distancia, por lo que uno de los desafíos puede ser mejorar el acceso a las plataformas digitales mediante aplicaciones más intuitivas y la posibilidad de facilitar la aportación de los materiales necesarios para que no suponga un coste mayor para el enfermo.

La seguridad de los pacientes con patología cardíaca siempre tiene que primar a la hora de la aplicación de este tipo de programas, por lo que conseguir la integración de la información que aportan los dispositivos de telemonitorización a los sistemas informáticos asistenciales quizás sea uno de los grandes retos en el futuro para garantizar una respuesta rápida y eficaz en el caso de que surgiesen complicaciones o empeoramientos clínicos que precisen valoración sanitaria.

Es posible que la integración de la inteligencia artificial pueda proporcionar una ayuda tanto para el manejo como para la integración y el análisis del *big data* aportado por las herramientas de telemonitorización de forma efectiva, pero las cuestiones éticas con respecto a la inteligencia artificial son complicadas en la actualidad, hecho que requiere ser abordado en el futuro para asegurar la privacidad de estos.

 PUNTOS CLAVE

- La telemedicina en los programas de rehabilitación cardíaca permite ayudar a controlar los factores de riesgo cardiovascular de una manera moderna y próxima al paciente.
- Tras la pandemia por COVID-19, el proceso de implementación de la telemedicina y los programas de telerrehabilitación cardíaca se han acelerado, además de producirse una evolución de las tecnologías de monitorización.
- La telerrehabilitación cardíaca ha permitido disminuir las barreras para el acceso de los pacientes a los PRC.

- Existe, de momento, falta de consenso sobre cómo debe procederse con la implementación y protocolización de los programas de telerrehabilitación cardíaca. La telerrehabilitación ha demostrado ser segura, coste-eficiente y útil a medio plazo.
- A medida que progresen los avances tecnológicos, se podrán poner en marcha más programas de telerrehabilitación y de forma más segura en las unidades de rehabilitación cardíaca, con herramientas de telemonitorización más sofisticadas y que permitan integrar la información a los sistemas informáticos asistenciales.

BIBLIOGRAFÍA

Aragaki D, Luo J, Weiner E, Zhang G, Darvish B. Cardiopulmonary Telerehabilitation. Phys Med Rehabil Clin N Am. 2021;32(2):263-76.

Barrios V, Cosín-Sales J, Bravo M, Escobar C, Gámez JM, Huelmos A, *et al.* La consulta telemática para el cardiólogo clínico en tiempos de la COVID-19: presente y futuro. Documento de consenso de la Sociedad Española de Cardiología. Rev Esp Cardiol. 2020;73(11):910-8.

Bozkurt B, Fonarow GC, Goldberg LR, Guglin M, Josephson RA, Forman DE, *et al* Cardiac Rehabilitation for Patients With Heart Failure: JACC Expert Panel. J Am Coll Cardiol. 2021;77(11):1454-69.

Cleland JG, Louis AA, Rigby AS, Janssens U, Balk AH; TEN-HMS Investigators. Noninvasive home telemonitoring for patients with heart failure at high risk of recurrent admission and death: the Trans-European Network-Home-Care Management System (TEN-HMS) study. J Am Coll Cardiol. 2005;45(10):1654-64.

Committee SECG. Comments on the 2020 ESC guidelines on sports cardiology and exercise in patients with cardiovascular disease. Rev Esp Cardiol (Engl Ed). 2021;74(6):488-93.

Falter M, Scherrenberg M, Dendale P. Digital health in cardiac rehabilitation and secondary prevention: A search for the ideal tool. Sensors (Basel). 2020;21(1):12.

Frederix I, Hansen D, Coninx K, Vandervoort P, Vandijck D, Hens N, *et al.* Medium-term effectiveness of a comprehensive internet-based and patient-specific telerehabilitation program with text messaging support for cardiac patients: Randomized controlled trial. J Med Internet Res. 2015;17(7):e-185.

Frederix I, Solmi F, Piepoli MF, Dendale P. Cardiac telerehabilitation: A novel cost-efficient care delivery strategy that can induce long-term health benefits. Eur J Prev Cardiol. 2017;24(16):1708-17.

Hwang R, Morris NR, Mandrusiak A, Bruning J, Peters R, Korczyk D, *et al.* Cost-Utility Analysis of Home-based Telerehabilitation Compared with Centre-based Rehabilitation in Patients with Heart Failure. Hear Lung Circ. 2019;28(12):1795-803.

Koike A, Sobue Y, Kawai M, Yamamoto M, Banno Y, Harada M, *et al.* Safety and feasibility of a telemonitoring-guided exercise program in patients receiving cardiac resynchronization therapy. Ann Noninvasive Electrocardiol. 2021;27(2): e12926.

Mazón Ramos P, Virgós Lamela A, González-Juanatey JR. Reorganización de la actividad asistencial ambulatoria en la era de la COVID-19. La hora de la e-consulta. Revista Española de Cardiología Suplementos. 2020;20:21-6.

McDonagh TA, Metra M, Adamo M, Gardner RS, Baumbach A, Böhm M, *et al.* 2021 ESC Guidelines for the diagnosis and treatment of acute and chronic heart failure. Eur Heart J. 2021;42(36):3599-726.

Milewski K, Balsam P, Kachel M, Sitek B, Kolarczyk-Haczyk A, Skoczyński S, *et al.* Actual status and future directions of cardiac telerehabilitation. Cardiol J. 2023;30(1):12-23.

Orzechowski P, Piotrowicz R, Zaręba W, Główczyńska R, Szalewska D, Pluta S, *et al.* Assessment of ECG during hybrid comprehensive telerehabilitation in heart failure patients—Subanalysis of the Telerehabilitation in Heart Failure Patients (TELEREH-HF) randomized clinical trial. Ann Noninvasive Electrocardiol. 2021;26(6):e12887.

Passantino A, Dalla Vecchia LA, Corrà U, Scalvini S, Pistono M, Bussotti M, *et al.* The Future of Exercise-Based Cardiac Rehabilitation for Patients With Heart Failure. Front Cardiovasc Med. 2021;8: 709898.

Piotrowicz E. The management of patients with chronic heart failure: the growing role of e-Health. Expert Rev Med Devices. 2017;14(4):2717-7. Disponible en: http://dx.doi.org/10.1080/17434440.2017.1314181

Schacksen CS, Henneberg NC, Muthulingam JA, Morimoto Y, Sawa R, Saitoh M, *et al.* Effects of telerehabilitation interventions on heart failure management (2015-2020): Scoping review. JMIR Rehabil Assist Technol. 2021;8(4): e29714.

Scherrenberg M, Wilhelm M, Hansen D, Völler H, Cornelissen V, Frederix I, *et al.* The future is now: A call for action for cardiac telerehabilitation in the COVID-19 pandemic from the secondary prevention and rehabilitation section of the European Association of Preventive Cardiology. Eur J Prev Cardiol. 2021;28(5):524-40.

Su J, Zhang Y, Ke QQ, Su JK, Yang QH. Mobilizing artificial intelligence to cardiac telerehabilitation. Rev Cardiovasc Med. 2022;23(2):45.

Tersalvi G, Winterton D, Cioffi GM, Ghidini S, Roberto M, Biasco L, *et al.* Telemedicine in Heart Failure During COVID-19: A Step Into the Future. Front Cardiovasc Med. 2020;7:612818.

Wu C, Li Y, Chen J. Hybrid versus traditional cardiac rehabilitation models: A systematic review and meta-analysis. Kardiol Pol. 2018;76(12):1717-24.

Nutrición en el paciente cardiópata

35

C. Cruces Vega

OBJETIVOS

- Definir la desnutrición relacionada con la enfermedad.
- Conocer las diferentes herramientas de cribado y valoración nutricional.
- Aprender a calcular los requerimientos nutricionales.
- Realizar una correcta intervención nutricional.

INTRODUCCIÓN

Para que la nutrición clínica tenga calado en las instituciones y la sociedad es imprescindible la implicación y el esfuerzo, tanto teórico como práctico, de los profesionales sanitarios. Esto supone un beneficio para los pacientes en la prevención y una evolución más óptima de la enfermedad.

La malnutrición es un importante factor de mal pronóstico en las enfermedades cardiovasculares, pero lo verdaderamente importante es que es evitable y modificable.

La falta de detección, diagnóstico y registro en la historia clínica dificulta la codificación de la desnutrición en los informes de alta. «Lo que no se registra no existe» y «lo que no se mide no se puede mejorar».

DESNUTRICIÓN

Aunque pueda parecer sencillo, a lo largo de la historia han sido necesarias muchas décadas hasta que múltiples sociedades científicas se han puesto de acuerdo para llegar a una definición común de *malnutrición*. En 1992, la Clasificación Internacional de Enfermedades-9 emplea para definirla los conceptos de marasmo y *kwashiorkor*. En 2008, la Sociedad Española de Nutrición Clínica y Metabolismo publica un documento que la dividía en desnutrición calórica, proteica y mixta. En 2010, se introduce el concepto de inflamación y en 2015 el de masa libre de grasa.

En 2015, la *European Society for Clinical Nutrition and Metabolism* (ESPEN) publica un documento que unifica todos los criterios de nutrición publicados hasta el momento. En él se introducen múltiples conceptos, como desórdenes nutricionales, sarcopenia y fragilidad. Además, se emplean los términos malnutrición y desnutrición de forma indiferente y se lleva a cabo una clasificación de desnutrición que se emplea hasta el momento actual.

Hasta ese momento existían numerosas herramientas para identificar a pacientes con riesgo de desnutrición, pero no un consenso generalizado sobre los criterios diagnósticos de desnutrición y es así el modo en el que nace la necesidad de compartir unos criterios clave y consensuados de desnutrición. Estos son los criterios GLIM (*Global Leadership Initiative on Malnutrition*), cuyos objetivos son: unificar el lenguaje, definir criterios diagnósticos de desnutrición independientemente de la etiología o del ámbito asistencial y facilitar la comparación entre países, hospitales, atención primaria, etcétera.

DESNUTRICIÓN RELACIONADA CON LA ENFERMEDAD

De acuerdo con la ESPEN, se define la desnutrición relacionada con la enfermedad (DRE) como «deficiencia nutricional causada por la enfermedad o su tratamiento, incluida la hospitalización y las complicaciones». Se puede clasificar como:

- Desnutrición sin relación con enfermedad: ayuno, problemas socioeconómicos o psiquiátricos.
- Malnutrición relacionada con enfermedad sin inflamación: disfagia, enfermedades neurológicas, como Parkinson, esclerosis lateral amiotrófica o Alzheimer, anorexia nerviosa, depresión o anorexia del envejecimiento.
- Malnutrición relacionada con enfermedad con inflamación: se relaciona con enfermedades agudas (pacientes críticos con infección grave, quemaduras, traumas o traumatismo craneoencefálico) o crónicas (caquexia, enfermedad pulmonar obstructiva crónica, enfermedad renal crónica, insuficiencia cardíaca, enfermedad inflamatoria intestinal, cáncer, artritis reumatoide u obesidad sarcopénica). La caquexia se define como síndrome caracterizado por una pérdida de peso, bajo índice de masa corporal y reducción de la masa y función muscular, acompañado de una enfermedad con aumento de parámetros bioquímicos que se traducen en un aumento de la respuesta inflamatoria, por lo que sin inflamación no se puede hablar de caquexia. Dicha clasificación se puede ver en la **figura 35-1**.

CONSECUENCIAS DE LA DESNUTRICIÓN RELACIONADA CON LA ENFERMEDAD

De forma global, la DRE se asocia con una afectación de todos los órganos y sistemas (en composición corporal, músculo, sistema respiratorio, sistema cardiovascular, función renal, sistema inmunitario, piel, sistema endocrino y aparato digestivo). Las alteraciones en la función de los órganos comienzan con la pérdida de peso del 10 % y se agravan a partir de una pérdida del 20 %. Cuando alcanza una pérdida de peso de más del 35 %, aumentan las probabilidades de muerte.

No solo tiene consecuencias desde un punto de vista clínico, también aumenta la estancia media hospitalaria, disminuye el tiempo de reingreso y la calidad de vida y supone un gran coste adicional por paciente. En el estudio PREDyCES (predicción y diagnóstico del estado nutricional en pacientes críticos en Unidades de Cuidados Intensivos), la desnutrición hospitalaria se asocia a un incremento de la estancia hospitalaria, en especial en aquellos pacientes que ingresan sin desnutrición y que presentan desnutrición al alta (15,2 frente a 8 días; p < 0,001), con un coste adicional asociado de 5.829 € por paciente. Con ello se demuestra que invertir en nutrición supondría una gran disminución de los gastos hospitalarios.

> **!** A pesar de que la evidencia actual sobre el impacto pronóstico de la malnutrición en las enfermedades cardiovasculares se centra en los pacientes con insuficiencia cardíaca, valvulopatía cardíaca o fibrilación auricular, recientemente han sido publicados datos de prevalencia, asociaciones clínicas y consecuencias pronósticas de la desnutrición en una cohorte española contemporánea de pacientes con síndrome coronario agudo donde se ha encontrado una fuerte asociación entre la malnutrición y la mortalidad, así como los eventos cardiovasculares.

CRIBADO NUTRICIONAL

El cribado nutricional es el primer paso ineludible en el abordaje de la DRE. El objetivo es identificar de forma precoz a los sujetos malnutridos o que se encuentran en riesgo de desnutrición para derivarles a una valoración nutricional más específica.

> En la patología cardíaca, la distribución corporal de nutrientes se ve afectada y puede aparecer caquexia cardíaca, pérdida generalizada de masa muscular y tejido graso. Además, la desnutrición produce alteraciones estructurales y funcionales en el músculo cardíaco a largo plazo, por lo que las herramientas de cribado son claves para un diagnóstico precoz de la DRE. Este diagnóstico es fundamental para una correcta intervención nutricional específica.

Para asegurar que todos los individuos puedan beneficiarse del soporte nutricional, es imprescindible que sean fácilmente identificados, lo cual debe realizarse en las primeras 24-48 horas del ingreso hospitalario.

No hay una herramienta de referencia. Cada centro debe utilizar el método de cribado que considere factible, este debe ser válido, fiable, reproducible, práctico y conectado con protocolos específicos de actuación. No obstante, hay publicados más de 70 cuestionarios estructurados que se dividen en:

- Métodos clínicos: datos subjetivos y objetivos, como variables antropométricas, cambios en ingesta oral, comorbilidades, etcétera.
- Métodos automatizados: parámetros analíticos, edad, diagnóstico, etcétera.
- Métodos mixtos: clínicos y analíticos.

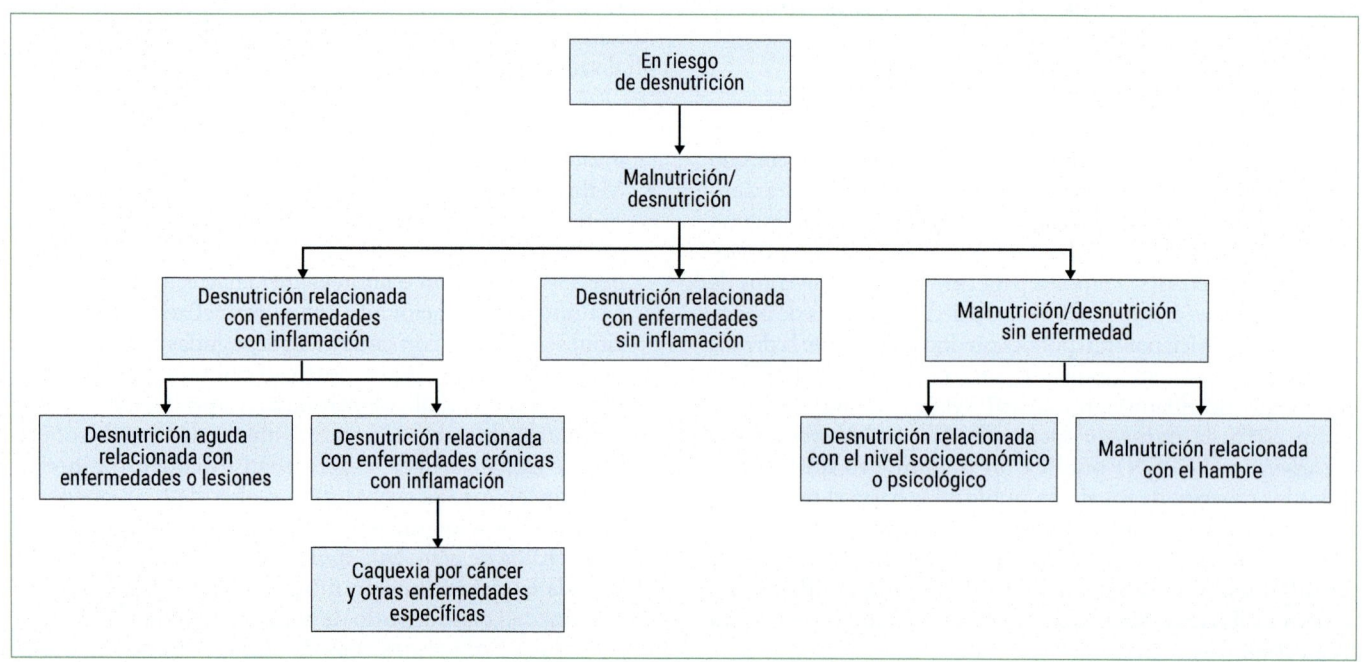

Figura 35-1. Algoritmo diagnóstico de desnutrición. Adaptado de: Cederholm T, Barazzoni R, Austin P, Ballmer P, Biolo G, Bischoff SC, *et al.* ESPEN guidelines on definitions and terminology of clinical nutrition. Clin Nutr. 2017;36(1):49-64.

En 2002, la ESPEN definió los cuestionarios estructurados que recomendaba para cada escenario asistencial:

- *Malnutrition Universal Screening Tool* (MUST): para el paciente adulto ambulatorio.
- *Nutrition Risk Screening* (NRS-2002): para el paciente hospitalizado.
- *Mini Nutritional Assessment Short* (MNA-SF): para el paciente anciano.

En 2011, la Sociedad Americana de Nutrición Enteral y Parenteral recomendaba métodos diferentes de cribado para el paciente hospitalizado, como el MUST, el MNA-SF, el *Malnutrition Screening Tool* (MST), el *Short Nutritional Assessment Questionnaire* (SNAQ) o la valoración global subjetiva, la cual también se utiliza como herramienta de valoración nutricional.

> **!** La Sociedad Española de Endocrinología y Nutrición y la Sociedad Española de Cardiología en su *Documento de consenso sobre consideraciones endocrino-nutricionales para el paciente evaluado en una unidad avanzada de rehabilitación cardíaca* recomiendan como herramientas de cribado de desnutrición relacionado con la enfermedad las herramientas MNA-SF, MST y criterios GLIM.

Los criterios GLIM (*Global Leadership Initiative on Malnutrition*) son de dos tipos: fenotípicos y etiológicos. Para poder decir que una persona tiene malnutrición es preciso que cumpla un criterio etiológico y uno fenotípico. No se explica necesariamente la malnutrición en términos absolutos, sino que se tiene en cuenta la asociación a enfermedad (**Tabla 35-1**).

> Los criterios GLIM no pretenden sustituir a las herramientas de cribado nutricional ni se pueden comparar con una valoración nutricional completa realizada por un profesional experto.

VALORACIÓN NUTRICIONAL

La valoración del estado nutricional es una técnica que se realiza en pacientes seleccionados antes por el cribado nutricional. Consiste en el conjunto de datos útiles y necesarios para conocer sobre todo las posibles carencias energéticas y proteicas, así como cualquier déficit que pueda existir de otro nutriente. Posibilita el diagnóstico preciso de malnutrición (incluye desnutrición, obesidad y sobrepeso) además de la valoración de sus repercusiones.

Esta valoración es multidimensional, no se dispone de un único índice que refleje de modo exacto el estado nutricional. Asimismo, se realiza con diferentes datos cualitativos y cuantitativos que permitan obtener una impresión global:

- Situación fisiopatológica: historia clínica y exploración física.
- Valoración morfofuncional.
- Historia ponderal.
- Datos de laboratorio (metabolismo de las proteínas, de los hidratos de carbono, grasas, vitaminas, minerales, valoración de la respuesta inmunológica, etcétera).
- Informe psicosocial: educación y hábitos. El estilo de vida, la situación económica, el ambiente cultural y los factores étnicos también tienen gran influencia sobre los patrones nutritivos.
- Historia dietética completa: cuestionarios selectivos, frecuencia de consumo, recuerdo de 24 horas (Re24h), registro de ingesta 4-7 días, estudio medida ración, etcétera.

Tabla 35-1. Criterios GLIM (*Global Leadership Initiative on Malnutrition*)

Diagnóstico de desnutrición relacionada con la enfermedad (un criterio fenotípico y un criterio etiológico)					
Criterios fenotípicos			**Criterios etiológicos**		
	Pérdida de peso involuntaria	Índice de masa coporal bajo (kg/m²)	Reducción de la masa muscular	Disminución de la ingesta o la asimilación de alimentos	Carga inflamatoria
Desnutrición moderada	5 % en los últimos 6 meses o bien > 10 % en más de 6 meses	< 20 en < 70 años o bien < 22 en > 70 años	Déficit leve o moderado (determinado según puntos de corte de DEXA y BIA como técnicas validadas de composición corporal)	• ≤ 50 % en > 1 semana, ≤ 100 % en > 2 semana o bien cualquier condición gastrointestinal que altere la asimilación de los alimentos • Lesión inflamatoria aguda • Patología crónica inflamatoria	–
Desnutrición grave	> 10 % en los últimos 6 meses o bien > 20 % en más de 6 meses	< 18,5 en < 70 años o bien < 20 en ≥ 70 años	Déficit severo (determinado según puntos de corte de DEXA y BIA como técnicas validadas de composición corporal)	–	–

BIA: bioimpedianciometría; DEXA: densitometría de energía dual.

Los objetivos de la valoración del estado nutricional son:

- Identificar a los pacientes con desnutrición o con riesgo aumentado de desarrollarla.
- Cuantificar el riesgo relacionándolo con las complicaciones
- Planificar una intervención nutricional personalizada y eficaz durante todo el proceso de la enfermedad monitorizando la evolución y respuesta del paciente con el objetivo de optimizar su estado nutricional y su calidad de vida.

VALORACIÓN MORFOFUNCIONAL

La valoración morfofuncional integra herramientas clásicas y emergentes para evaluar el estado nutricional mediante el análisis de la composición y función corporal. Dentro de las herramientas clásicas se encuentra el estudio antropométrico del paciente, donde se utilizan diferentes medidas, como peso, talla, pliegues y perímetros. Son métodos no invasivos y fáciles de obtener, pero presentan inconvenientes que no dependen del estado nutricional, como, por ejemplo, peso no real por presencia de descompensación hidrópica o talla alterada por osteoporosis. En la actualidad, se utilizan otras técnicas más avanzadas para la evaluación de la composición corporal para calcular los compartimentos magro y graso (técnicas de coste y accesibilidad variable), como la impedancia bioeléctrica, la absorciometría dual de rayos X, la tomografía computarizada y la resonancia magnética.

Un elevado porcentaje de grasa corporal es un factor de riesgo de enfermedades crónicas no transmisibles con riesgo de muerte, sobre todo por enfermedad aguda o crónica (enfermedad coronaria, hipertensión arterial, diabetes *mellitus*, etc.). La clasificación, según el porcentaje de grasa corporal por género, es la siguiente:
- Delgado: hombres menos del 8 %; mujeres menos del 15 %.
- Óptimo: hombres 8,1-15,9 %; mujeres 15,1-20,9 %.
- Ligero sobrepeso: hombres 16-20,9 %; mujeres 21-25,9 %.
- Sobrepeso: hombres 21-24,9 %; mujeres 26-31,9 %.
- Obeso: hombres igual o mayor que 25 %; mujeres igual o mayor que 32 %.

HISTORIA PONDERAL

La historia ponderal informa del peso habitual y del actual. Dentro de la valoración nutricional es imprescindible reflejar las modificaciones de peso que ha presentado el paciente especificando si han sido de forma voluntaria o involuntaria.

Es muy importante conocer la pérdida de peso involuntaria respecto del peso habitual en relación con un período de tiempo determinado para el cribado de riesgo de desnutrición, así como para su diagnóstico y estimación de requerimientos calórico-proteicos.

Cálculo de porcentaje de peso:
Pérdida de peso (%)= peso habitual (kg) − peso actual (kg)/peso habitual (kg)) × 100

La ESPEN considera como uno de los criterios para diagnosticar desnutrición la pérdida de más del 10 % en un período indefinido de tiempo y más del 5 % en 3 meses (**Tabla 35-2**).

DATOS DE LABORATORIO

El uso de parámetros bioquímicos en la valoración nutricional aporta información complementaria a la obtenida por otros métodos de valoración. Su interpretación es útil en cualquier fase de la valoración nutricional:

- Ayuda a conocer el estado de algunos compartimentos corporales.
- Orienta sobre el nivel de ingesta, absorción o pérdida de ciertos nutrientes.
- Permite calcular el balance nitrogenado.

Es importante tener en cuenta diversos factores no nutricionales que pueden tener influencia sobre los valores analíticos.

El nivel plasmático de algunas proteínas sintetizadas en el hígado es reflejo del compartimento de proteína visceral y se utiliza como parte de la valoración nutricional. Su disminución puede reflejar una disminución proteica visceral por bajada de los precursores y de la masa hepática, pero no son específicos de malnutrición.

La albúmina es la proteína más abundante en el plasma humano; históricamente, se ha utilizado junto a la prealbúmina como marcador de desnutrición. Ambas difieren en su capacidad para demostrar presencia de desnutrición y en evaluar la respuesta a una adecuada intervención nutricional.

La albúmina tiene utilidad especialmente como marcador pronóstico. Tiene una vida media larga (18-20 días), lo que le resta utilidad como respuesta al tratamiento nutricional a corto plazo. Su descenso no es específico de malnutrición y puede disminuir por insuficiencia hepática, ascitis, insuficiencia cardíaca congestiva, síndrome nefrótico, pérdidas gastrointestinales, poscirugía, patología inflamatoria o quemaduras, sin indicar alteración visceral proteica. Sin embargo, la prealbúmina tiene una vida media de 2-3 días, por lo que se emplea habitualmente como marcador de renutrición, ya que se modifica rápidamente tras la instauración de un soporte nutricional adecuado.

La proteína C reactiva (PCR) es otra proteína plasmática sintetizada en el hígado. Forma parte de la inmunidad innata y su síntesis es inducida como respuesta al daño tisular por infecciones, inflamación o neoplasia. Está regulada por citoquinas, pero, a diferencia de estas, se mantiene estable durante 24 horas. Se correlaciona inversamente con las proteínas viscerales (**Tabla 35-3**)

Ningún parámetro nutricional aislado permite una valoración precisa del estado nutricional, es decir, no existe un factor determinante único para el diagnóstico de desnutrición y, normalmente, hay que apoyarse en una serie de parámetros clínicos, analíticos e instrumentales para su diagnóstico.

Tabla 35-2. Clasificación de pérdida de peso según ESPEN

Malnutrición	Enfermedad aguda				Enfermedad crónica				Contexto social			
	Moderada		Severa		Moderada		Severa		Moderada		Severa	
	%	T	%	T	%	T	%	T	%	T	%	T
% de pérdida de peso en el tiempo (T)	1-2	1 s	> 2	1 s	5	1 m	> 5	1 m	5	1 m	> 5	1 m
	5	1 m	> 5	1 m	7,5	3 m	> 7,5	3 m	7,5	3 m	> 7,5	3 m
	7,5	3 m	> 7,5	3 m	10	6 m	> 10	6 m	10	6 m	> 10	6 m
					20	1 a	> 20	1 a	20	1 a	> 20	1 a

a: año; m: mes; s: semana.

CÁLCULO DE REQUERIMIENTOS

Los requerimientos nutricionales son un conjunto de valores de referencia de ingesta de energía y de los diferentes nutrientes considerados como óptimos para mantener un buen estado de salud y prevenir la aparición de enfermedades.

Requerimientos energéticos

Existen numerosas fórmulas de predicción del gasto energético. Las más utilizadas son la fórmula de Harris-Benedict y multiplicar por un factor de enfermedad y/o calcular el gasto energético total de forma empírica.

Harris-Benedict

La fórmula de Harris-Benedict se basa en los siguientes pasos:

- Paso 1: estimar el gasto energético basal:
  - Hombres: tasa metabólica basal (TMB) = 66,47 + (13,75 × peso en kilos) + (5 × altura en cm) – (6,76 × edad en años)
  - Mujeres: TMB = 655,1 + (9,6 × peso en kilos) + (1,85 × altura en cm) – (4,68 × edad en años).
- Paso 2: multiplicar por el factor de enfermedad:
  - Desnutridos: 1.
  - Cirugía no complicada: 1,1-1,2.
  - Cirugía complicada: 1,25-1,4.
  - Trasplante no complicado: 1,2.
  - Sepsis: 1,3-1,35.
  - Infecciones: 1,25-1,45.
  - Quemados: 1,6.
  - Tumores sólidos: 1,1-1,34.
  - Leucemia/linfoma:1,1-1,34.
  - Enfermedad inflamatoria intestinal: 1,1-1,2.
  - Pancreatitis: 1,1-1,3.
  - Enfermedad hepática: 1-1,2.

Forma empírica

El gasto energético se calcula teniendo en cuenta los siguientes elementos:

- 20-22 kcal × kg de peso al día en pacientes muy poco estresados, como desnutridos, al inicio de la nutrición artificial en pacientes graves en fase inicial de la agresión o en pacientes en coma.
- 25-27 kcal × kg de peso al día en enfermos moderadamente estresados, como cáncer en tratamiento, sepsis, hepatopatías, pancreatitis, cirugías y trasplantes no complicados, etcétera.
- 27-30 kcal × kg de peso al día en pacientes muy estresados, como cirugía y pancreatitis complicada.
- 30-35 kcal × kg de peso al día en pacientes muy estresados con requerimientos muy elevados, como en grandes quemados.

Para calcular los requerimientos, el peso que se debe utilizar es:

- En normonutridos: peso habitual.
- En desnutridos: peso real para evitar sobreestimar los requerimientos.
- En pacientes edematosos: peso estimado «en seco».
- En obesos: peso ajustado al 40 %.

Peso ajustado = (peso real – peso adecuado (índice de masa corporal 24) × 0,4) + peso adecuado

Requerimientos proteicos

Para alcanzar el objetivo de mantener un buen estado funcional es imprescindible preservar y fortalecer el músculo esquelético. La síntesis de sus proteínas se estimula, en gran medida, mediante la ingesta proteica a través de la dieta.

Asegurar un correcto aporte proteico que logre cubrir los requerimientos a través de una distribución óptima de proteínas es fundamental para prevenir la desnutrición y la pérdida de la capacidad funcional.

En la población adulta general, la ingesta proteica recomendada es de 0,8 g de proteínas/kg de peso corporal/día, aproximadamente.

Existen otros escenarios en los que los requerimientos proteicos están incrementados, como el caso de inflamación e hipercatabolismo.

Tabla 35-3. Parámetros analíticos empleados en la valoración del riesgo de malnutrición y desnutrición

	Características: vida media y alteraciones	Valor normal	Desnutrición leve	Desnutrición moderada	Desnutrición grave
Albúmina (g/dL)	• 18-20 días • Hepatopatía • Insuficiencia renal	3,5-4,5	3-3,49	2,5-2,99	< 2,5
Transferrina (mg/dL)	• 8-10 días • Met. hierro	250-350	150-200	100-150	< 100
Prealbúmina (mg/dL)	• 2 días • Inflamación • Insuficiencia renal	18-28	15-18	10-15	< 10
RBP (mg/dL)	• 12 horas • Inflamación	2,6-7	2-2,6	1,5-2	< 1,5
Balance nitrogenado	• En insuficiencia renal • Normalidad > 30	+2 a +4	+2 a 0	0 a -5	> -5
Linfocitos (células/mm³)	• Infecciones • Corticoides	> 1.600	1.200-1.600	800-1.200	< 800
Colesterol (mg/dL)	Dislipemias y su tratamiento	180	140-179	100-139	< 100
			Inflamación leve	Inflamación moderada	Inflamación grave
PCR (md/dL)	Marcador de inflamación	N < 6	6-75	75-125	> 125

ESPEN: *European Society for Clinical Nutrition and Metabolism*. PCR: proteína C reactiva; RBP: proteína ligadora del retinol.

La ESPEN recomienda una ingesta:

- Superior a 1 g/kg/día en pacientes pluripatológicos ingresados.
- 1,2-1,5 g/kg/día en pacientes con enfermedades crónicas o agudas; se pueden recomendar de 2 g/kg/día en el caso de lesión o enfermedad grave con desnutrición grave.

> ! Además de lograr cubrir requerimientos a través de proteínas de alta calidad y alto valor biológico y distribuir de forma óptima estas durante las principales comidas del día, parece ser una estrategia efectiva para contrarrestar la atrofia muscular.

Se estima que en la población adulta la ingesta proteica de 0,4 g/kg estimula al máximo las tasas posprandiales de síntesis de masa muscular. Una vez superada esa cifra, no se consigue un beneficio adicional, motivo por el que se recomienda distribuir la ingesta proteica en todas las comidas principales del día, para lograr estimular posprandiales de síntesis de masa muscular en diferentes momentos. Según esto, se recomienda una ingesta mínima de 30 g de proteína en cada una de las tres comidas principales del día.

No solo es importante cubrir los requerimientos y distribuir el aporte a lo largo del día, las proteínas también tienen que ser de calidad alta. La puntuación PDCAAS (*protein digestibility-corrected amino acid score*) mide la calidad proteica según la composición de los aminoácidos y la digestibilidad de las proteínas. Las proteínas de alta calidad proporcionan el espectro completo de aminoácidos esenciales y aminoácidos de cadena ramificada para una síntesis óptima de proteínas musculares. Se recomienda asegurar fuentes proteicas de alta calidad que además combinen proteínas de acción rápida y lenta, con lo que se proporcionan dos velocidades diferentes de digestión y se favorece una aminoacidemia prolongada con una exposición más continuada al espectro completo de aminoácidos esenciales y aminoácidos de cadena ramificada. Así, se beneficia una síntesis y retención óptimas de proteínas musculares, es decir, un rápido aumento en la concentración plasmática de aminoácidos que promueve la síntesis muscular y un incremento prolongado en la concentración plasmática de aminoácidos, que contribuye a una reducción de la degradación muscular (**Tablas 35-4** y **35-5**).

SUPLEMENTACIÓN NUTRICIONAL

El tipo de soporte nutricional más fisiológico y que menos efectos colaterales presenta es la dietoterapia. Debe ser la primera opción de tratamiento nutricional que hay que considerar, siempre que el paciente mantenga la deglución.

Tabla 35-4. Clasificación de las proteínas según valor biológico/calidad

Proteínas de AVB	Proteínas de MVB	Proteínas de BVB
• Carne • Pescado • Huevo • Leche y derivados	• Legumbres • Cereales • Frutos secos	• Verduras • Hortalizas y tubérculos • Frutas

AVB: alto valor biológico; BVB: bajo valor biológico y MVB: medio valor biológico.

Tabla 35-5. Clasificación de los aminoácidos

Esenciales	No esenciales	Condicionalmente esenciales	Precursores de los condicionalmente esenciales	De cadena ramificada (BCAA)
Histidina	Alanina	Arginina	Glutamato/glutamato, aspartato	Isoleucina
Isoleucina	Ácido aspártico	Cisteína	Metionina, serina	Leucina
Leucina	Asparagina	Glutamina	Ácido glutámico/amoníaco	Valina
Lisina	Ácido glutámico	Glicina	Serina, colina	–
Metionina	Serina	Prolina	Glutamato	–
Fenilalanina	–	Tirosina	Fenilalanina	–
Treonina	–	–	–	–
Triptófano	–	–	–	–
Valina	–	–	–	–

> ! Se presenta la necesidad de pautar suplementos nutricionales en los pacientes malnutridos o en riesgo de malnutrición que no cubren sus necesidades nutricionales mediante la ingesta oral, a pesar de haberse realizado modificaciones dietéticas.

La suplementación nutricional oral se define como toda aquella fórmula con una composición definida de nutrientes elaborada para ser administrada por vía oral y que tiene como objetivo completar una dieta insuficiente.

> Los suplementos nutricionales complementan la ingesta dietética y no deben interferir en ella.

El objetivo principal a la hora de prescribir cualquier modalidad de soporte es mejorar el estado nutricional (**Fig. 35-2**). El uso de suplementación nutricional es un tratamiento médico nutricional y debe equipararse a cualquier otro tipo de prescripción farmacológica. Por lo tanto, es necesario consumir la dosis prescrita para obtener el beneficio deseado.

A la hora de seleccionar una suplementación nutricional oral se deben considerar las características de la fórmula y el paciente. En relación con la fórmula, hay que valorar las características organolépticas y la composición que más se adapte a las necesidades. Respecto al paciente, se ha de considerar la edad y la enfermedad de base. Cabe destacar que no existen suplementos diseñados para las diferentes etapas de la vida. Sin embargo, durante la infancia las necesidades calóricas, de micronutrientes y macronutrientes son diferentes a las del adulto (**Tabla 35-6**).

Los módulos de proteínas y aminoácidos se utilizan en la práctica clínica con el objetivo de cubrir requerimientos, tratar la desnutrición, mejorar la fuerza muscular y la función física en situaciones de desnutrición o fragilidad y optimizar los resultados en diversas situaciones agudas de hipercatabolismo y enfermedades crónicas hepáticas y renales.

Las ventajas de los módulos de proteínas en polvo, cuando solo es necesario cubrir requerimientos proteicos sobre los suplementos nutricionales orales, son:

- Mejor cumplimiento terapéutico.
- Más flexibilidad en la individualización de la dosis.
- Se pueden mezclar con los alimentos sin alterar su sabor.
- Mantienen el aspecto social de la comida.
- Permiten mayor restricción hídrica.
- No producen sensación de plenitud.
- Menor coste.

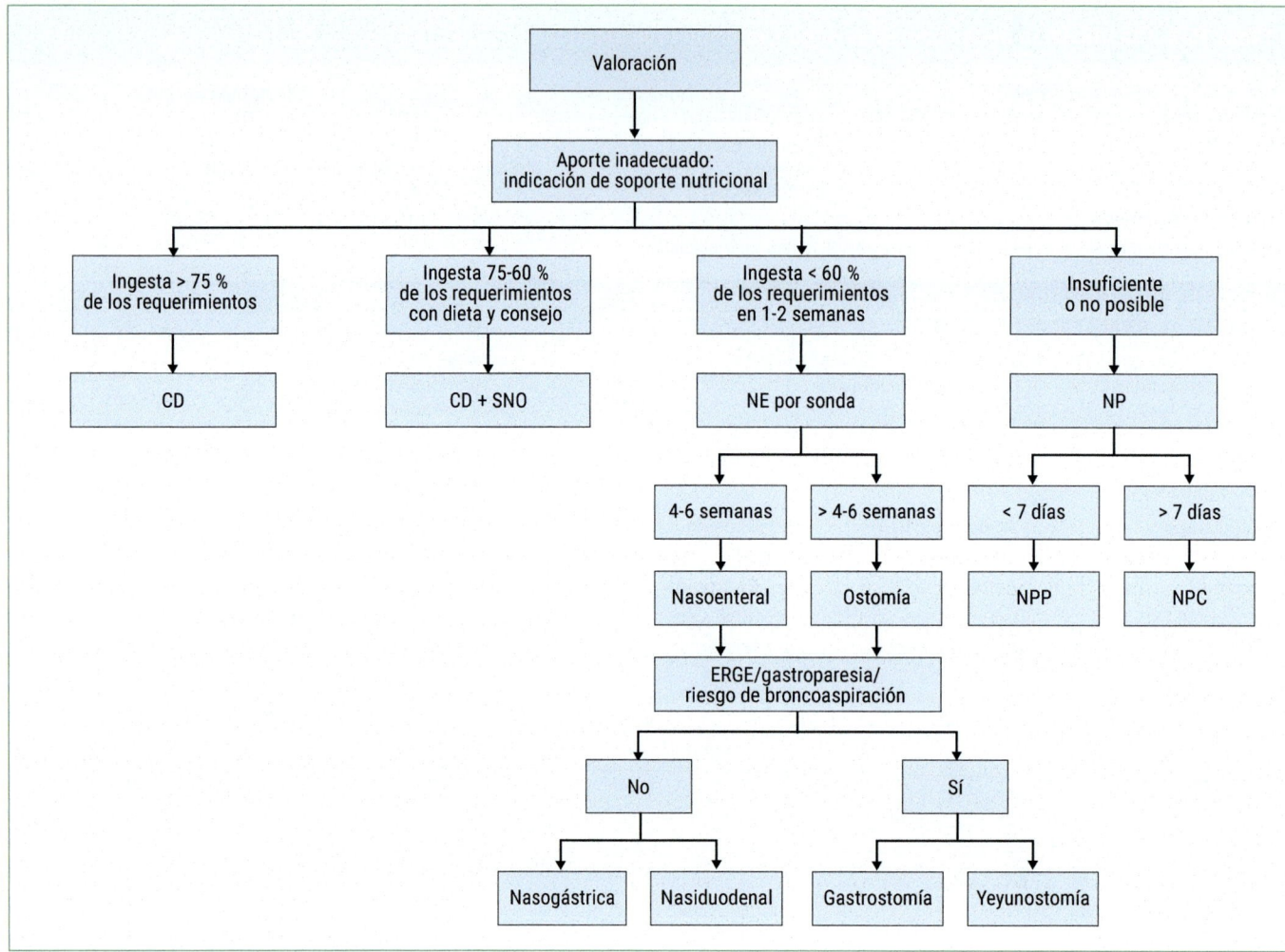

Figura 35-2. Algoritmo de selección soporte nutricional.
CD: cirugía digestiva; ERGE: enfermedad por reflujo gastroesofágico; NE: nutrición enteral; NP: nutrición parenteral; NPC: nutrición parenteral central; NPP: nutrición parenteral periférica; SNO: soporte nutricional oral.

CALIDAD DE LA DIETA

En 2021, se publicaron las nuevas Guías europeas de prevención de la enfermedad cardiovascular en la práctica clínica. Estas proponen la adopción de intervenciones más costo-efectivas en la población que modifiquen factores de riesgo como la alimentación no saludable. Para ello, citan el plan de alimentación saludable como pilar fundamental de la prevención cardiovascular. También recomiendan seguir una dieta basada en un patrón mediterráneo, con alimentos frescos, de proximidad y de temporada; incluyen comer, al menos, cinco raciones de fruta y verdura al día, cereales integrales, priorizar la proteína de alta calidad (yogur, huevo y leche), la de origen vegetal (legumbres y frutos secos) y el pescado, preferentemente azul. En cuanto a la carne, incorporar sobre todo pollo y conejo, limitar las carnes rojas y evitar las procesadas, así como los alimentos precocinados, la bollería industrial y las bebidas azucaradas.

En la actualidad, la ingesta dietética de los españoles presenta importantes desequilibrios nutricionales debido a un aumento excesivo en el consumo de alimentos de origen animal e industrial (derivados y procesados cárnicos, precoci-

nados, bollería, zumos, refrescos, *snacks*, etc.) en detrimento de los de origen vegetal. Esto conlleva un exceso de ingesta energética, azúcares simples, grasas saturadas, grasas trans y sodio, mientras que hay una baja ingesta de vitaminas, minerales y fibra.

Lípidos

De todos los nutrientes, los lípidos son los compuestos más energéticos. Se encuentran tanto en alimentos vegetales como animales. Químicamente, se clasifican en tres grandes grupos que se detallan a continuación.

• Ácidos grasos saturados. Su estructura les confiere una gran estabilidad y la característica de ser sólidos a temperatura ambiente. Predominan en los alimentos de origen animal (tocino, sebo, carnes grasas, mantequilla, nata y quesos curados), aunque también se encuentran en grandes cantidades en algunos alimentos vegetales, como los aceites de coco, palma y palmiste, también llamados aceites tropicales. Los ácidos grasos saturados son más difíciles de utilizar por el organismo, ya que sus posibilidades de combinarse

Tabla 35-6. Clasificación de fórmulas de nutrición según composición			
Densidad calórica (kcal/mL)	Hipocalóricas 0,5-0,75 kcal/mL	Normocalóricas 1-1,2 kcal/mL	Hipercalóricas > 1,2 kcal/mL
Contenido protéico (% VCT)	Hipoproteicas < 12 % VCT	Normoproteicas 12-18 % del VCT	Hiperproteicas > 18 % del VCT
Osmolaridad (mOsm/L)	Isotónicas < 300 mOsm/L	Moderadamente hipertónicas 300-470 mOsm/L	Hipertónicas > 470 mOsm/L
Complejidad del aporte proteico	Elementales o monoméricas: aminoácidos librea	Oligoméricas: pe´petidos de cadena corta	Poliméricas: proteínas complejas
Contenido en grasas (% VCT)	Libre < 5 % del VCT	Baja 5-20 % del VCT	Estándar > 20 % del VCT
Fibra	Sin fibra	Con fibra: fermentable (soluble), no fermentable (insoluble) o mezcla	

VCT: valor calórico total.

con otras moléculas están limitadas por estar todos sus posibles puntos de enlace ya utilizados o saturados. Esta dificultad para combinarse con otros compuestos hace que sea difícil romper sus moléculas en otras más pequeñas que atraviesen las paredes de los capilares sanguíneos y las membranas celulares. Por eso, en determinadas condiciones pueden acumularse y dar lugar a arteriosclerosis. Sus fuentes alimentarias son carne y derivados lácteos, como mantequilla, quesos y leches sin desnatar.

- Ácidos grasos trans (AGT). Se asocian con diversas patologías, sobre todo enfermedades cardiovasculares. Asimismo, se ha descrito que ejercen efectos adversos sobre el metabolismo de los ácidos grasos, la función endotelial y el perfil lipídico. Los AGT son ácidos grasos insaturados (monoinsaturados o poliinsaturados) con uno o más dobles enlaces en configuración trans. Se forman en los alimentos a partir de tres fuentes principales:
  - Hidrogenación parcial industrial (utilizada para producir grasas semisólidas y sólidas empleadas para la producción de alimentos, como ciertas mantecas, galletas y otros productos de repostería o, antiguamente, las margarinas) y desodorización (un paso necesario en la refinación) de aceites vegetales u, ocasionalmente, aceites de pescado con un alto contenido en ácidos grasos poliinsaturados (AGP).
  - Transformación bacteriana de ácidos grasos insaturados en el rumen de los rumiantes.
  - Calentamiento y fritura de aceites a altas temperaturas. El proceso de formación de AGT se inicia a 150 ºC y se incrementa significativamente a temperaturas superiores a 220 ºC.

  Sus fuentes alimentarias son productos lácteos, carnes de rumiantes, productos de repostería, bollería infantil y frituras.

- Ácidos grasos monoinsaturados. El ácido oleico (C18:1 n-9) es el más representativo y se encuentra en gran cantidad en muchos alimentos, especialmente, en el aceite de oliva. Las fuentes alimentarias de estos ácidos son frutos secos, aceite de oliva (ácido oleico) y aceites de semillas.

- Ácidos grasos poliinsaturados. Presentan dos o más enlaces dobles que pueden reaccionar con el oxígeno del aire, con lo que aumenta la posibilidad de enranciamiento de la grasa. Los pescados y algunos alimentos de origen vegetal, como los aceites vegetales, líquidos a temperatura ambiente, son ricos en AGP. Son de relevancia nutricional:
  - AGP omega-6 (n-6): ácido linoleico (esencial, C18:2 n-6), en aceites de semillas (girasol, maíz y soja), principalmente, y ácido araquidónico (C20:4 n-6), sintetizado a partir del ácido linoleico (en alimentos de origen animal). El ácido araquidónico es el precursor de las prostaglandinas, entre otras moléculas (aumentan los procesos inflamatorios y favorecen la coagulación sanguínea). Estos ácidos grasos no son perjudiciales en sí mismos, puesto que cumplen funciones necesarias en el organismo, pero no hay que excederse en su consumo. Sus fuentes alimentarias son aceites, como girasol, maíz o sésamo, frutos secos, como nueces, pecanas y piñones, cereales integrales y margarinas.
  - AGP omega-3 (n-3): ácido alfa-linolénico (ALA) (esencial, C18:3 n-3) (aceite de soja, canola, lino, frutos secos, nueces, etc. y semillas de lino) y ácido eicosapentaenoico (EPA) (C20:5 n-3) y docosahexaenoico (DHA) (C22:6 n-3), sintetizados a partir del ALA y presentes sobre todo en los pescados grasos. Estos ácidos grasos tienen efectos cardioprotectores más allá de la mejora del perfil lipoproteico. Sus fuentes alimentarias son pescado azul, como atún, salmón, sardina, caballa, jurel, anguila, anchoa o boquerón, y marisco.

El cociente recomendado n-6/n-3 no está bien definido, pero la mayoría recomiendan 5/1. El contenido de la dieta en ácido icosapentaenoico (epa) y DHA debe ser de, al menos, 500 mg diarios.

 El contenido de los ácidos grasos de la dieta afecta principalmente a las lipoproteínas. Es más importante el tipo de ácido graso que la cantidad consumida en lo que a prevención cardiovascular se refiere.

A pesar de que la ingesta recomendada de colesterol debe ser inferior a 300 mg/día, el impacto del colesterol dietético sobre el colesterol plasmático es débil en comparación con la composición de ácidos grasos de la dieta.

Los efectos de los ácidos grasos más comunes de la dieta sobre los lípidos plasmáticos son:

- Ácidos grasos saturados: elevan el colesterol-LDL (lipoproteina de baja densidad). Tipos:
  - Butírico: leche de rumiantes.
  - Laúrico: aceites de coco y palma.
  - Esteárico: grasas animales y cacao.
  - Palmítico: abundante en todas las grasas.
- Ácidos grasos monoinsaturados: elevan el colesterol-HDL y disminuyen el colesterol-LDL. Destaca el ácido oleico (aceite de oliva y otros aceites vegetales, como girasol y canola).
- Ácidos grasos poliinsaturados: disminuyen el colesterol-LDL. Tipos
  - Eicosapentanoico: aceites de pescado, como anchoa, arenque, salmón, atún, etcétera.
  - Linoleico: aceites vegetales, como girasol, maíz y soja.
  - Linolénico: soja y canola, entre otros.
  - Docosahexanoico: aceites de pescado, como arenque, anchoa, salmón, sardinas, etcétera.

Hidratos de carbono

También conocidos como carbohidratos, glúcidos o azúcares, representan la fuente de energía mayoritaria para el ser humano, aunque con un rendimiento 2,5 veces menor que el de los lípidos. Son digeridos y absorbidos en el intestino delgado y, en menor medida, algunos de ellos son fermentados parcialmente en el intestino grueso. Son los componentes orgánicos más abundantes de la mayor parte de los cereales, las frutas, las verduras, las legumbres y los tubérculos y contribuyen a la textura y el sabor de estos alimentos. Según la complejidad de las moléculas que componen su estructura, los carbohidratos se pueden clasificar en:

- Monosacáridos.
- Disacáridos.
- Polisacáridos: almidón, glicógeno (almidón animal) y celulosa.

La unidad básica son los *monosacáridos o azúcares simples*, de los que la glucosa, la fructosa y la galactosa son nutricionalmente los más relevantes.

Entre los *disacáridos*, destacan la sacarosa, conocida como azúcar de mesa (glucosa + fructosa), la lactosa (azúcar de la leche: glucosa + galactosa) y maltosa (glucosa + glucosa).

Los *polisacáridos o hidratos de carbono complejos* son moléculas largas de unidades de glucosa unidas entre sí. Nutricionalmente, hay que distinguir dos grandes grupos:

- Digeribles: pueden ser hidrolizados por enzimas del aparato digestivo humano:
  - Almidón: sintetizado por vegetales. Durante la digestión es hidrolizado y libera las moléculas de la glucosa.
  - Glucógeno: se almacena en pequeñas cantidades en el músculo y el hígado, como reserva energética. No es un componente significativo en la dieta, puesto que, tras la muerte del animal, se degrada nuevamente a glucosa.
- No digeribles o fibra dietética: en este grupo se incluyen otros polisacáridos con una característica común, que es que el aparato digestivo humano no dispone de enzimas para su hidrólisis, por lo que llegan sin digerir al colon.

Índice glucémico

El término de índice glucémico apareció por primera vez en la bibliografía especializada en 1981 como método de clasificación de los alimentos en función de su influencia sobre la elevación de la glucemia después de la ingesta.

> **!** Los alimentos y su índice glucémico se clasifican según cómo elevan la glucosa cuando se comparan con un hidrato de carbono de referencia: la glucosa (índice glucémico 100).

Un alimento con un índice glucémico alto eleva la glucosa en la sangre más rápidamente que los alimentos con un índice glucémico medio o bajo. Si el índice glucémico es alto (como el del arroz), la tasa de absorción del hidrato de carbono genera una respuesta glucémica alta. Al contrario, si el índice glucémico es bajo (como el de los garbanzos), la tasa de absorción del hidrato de carbono genera una respuesta glucémica baja.

Hay otros factores que tienen una gran influencia sobre la velocidad de absorción y, por lo tanto, sobre el índice glucémico. Los alimentos ricos en grasas o en fibra se digieren con mayor lentitud, por lo que también producen un incremento de la glucemia más lento. Por ejemplo, un alimento muy rico en azúcares, como el helado cremoso, tiene un índice glucémico bajo, ya que contiene una gran cantidad de grasa. Sucede lo mismo con los alimentos ricos en fibra. Así, los cereales integrales poseen un índice glucémico más bajo que los refinados.

Es importante saber que la cocción y el tipo de cocinado de los alimentos también cambian su velocidad de absorción. Por ejemplo, un plato de pasta cocida al dente se absorbe de forma más lenta que cuando está muy cocida. También se absorben con mayor rapidez los alimentos líquidos, triturados o muy troceados (un zumo de naranja tiene un índice glucémico mucho mayor que una naranja a trozos). Otros condicionantes del índice glucémico son la temperatura y la maduración. Así, cuando el almidón se ha cocido y se vuelve a enfriar, su índice glucémico baja. En el caso de la fruta, cuanto más madura, mayor índice glucémico posee.

Los rangos de índice glucémico son:

- Bajo: menos de 45.
- Medio: 45-70.
- Alto: más de 70.

Se debe valorar el índice glucémico en relación con la cantidad de alimento consumida, lo que se conoce como carga glucémica. Esta se calcula multiplicando el índice glucémico del alimento por la cantidad de hidratos de carbono en gramos que tiene esa porción y dividiéndolo entre 100. De este modo, se obtiene un dato más real sobre la forma en que una determinada cantidad de alimento influye en los niveles de glucosa.

Por otro lado, los rangos de carga glucémica son:

- Bajo: menos de 10.
- Medio: 10-20.
- Alto: más de 20.

La fibra es un elemento importante dentro de una alimentación equilibrada. Se clasifica en soluble e insoluble, con propiedades fisiológicas distintas, pero ambas necesarias. Entre las sustancias más destacadas se encuentran: lignina, celulosa, hemicelulosa, pectinas, mucílagos y gomas. Se encuentran repartidos en todos los alimentos vegetales, a menudo conteniendo ambos tipos en distintas proporciones.

Por sus características fisiológicas y múltiples efectos en el tránsito digestivo, se considera que tiene un papel importante en la fisiopatología, prevención y tratamiento de múltiples enfermedades. Un consumo adecuado de fibra dietética se ha relacionado con: la regulación del tránsito intestinal, una mayor salud de la microbiota intestinal, contribución a regular los niveles de colesterol en sangre, prevenir algunos cánceres, como el de colon, mejores niveles de glucemia (prevención de diabetes *mellitus* tipo II), aumento de la saciedad y mejor control de un peso adecuado.

Las legumbres son fuente de hidratos de carbono, así como de proteínas, vitaminas, minerales, fibra y compuestos bioactivos, como isoflavonas, saponinas, ácidos fenólicos, ácido fítico, etc. Su consumo ayuda a prevenir la obesidad, la diabetes tipo II y las enfermedades cardiovasculares, entre otras.

Los cereales son una de las principales fuentes de hidratos de carbono. Para que sean beneficiosos para la salud es imprescindible consumirlos integrales o en grano completo; de este modo, son fuente importante de fibra, como beta-glucano y almidón, resistente y con efecto prebiótico, lo cual contribuye a la disminución del colesterol sérico y al control de la glucosa plasmática, entre otros. Cabe destacar que los cereales integrales también permiten una actividad antiinflamatoria, antioxidante y vasodilatadora gracias a los compuestos fenólicos, como los ácidos vanílico, cafeico, ferúlico, flavonoides y lignanos.

Las frutas y hortalizas, además de hidratos de carbono, aportan fibra, vitaminas, minerales, compuestos azufrados (glucosinolatos y alicina) y fitoquímicos, como carotenoides (β-caroteno, licopeno, luteína y zeaxantina), flavonoides y otros polifenoles. Los flavonoides como la quercetina y las catequinas participan en la prevención cardiovascular, con lo que contribuyen, por un lado, a disminuir las cifras de colesterol-LDL y a aumentar, por otro, las de colesterol-HDL.

El ajo y la cebolla (ingredientes comunes en la dieta mediterránea), hortalizas del género *Allium,* también participan en la prevención cardiovascular gracias a compuestos presentes en su composición como aliína, alicina y flavonoides (antocianinas y quercetina), que se han asociado a la regulación de la presión arterial, los niveles de glucosa y lípidos plasmáticos, la disminución de la agregación plaquetaria y la peroxidación lipídica.

PATRONES DIETÉTICOS ESPECÍFICOS EN PREVENCIÓN CARDIOVASCULAR

En la actualidad, la investigación se centra en cómo se ingieren los alimentos y cómo se combinan unos con otros más que en los alimentos aislados y sus nutrientes específicos. Es lo que se conoce como patrones dietéticos.

DIETA DASH

La *Dietary Approaches to Stop Hypertension* (DASH) es un patrón dietético creado por el US National Institute of Health a finales de los años 90 para regular la hipertensión a través de la dieta. Esta prioriza los alimentos ricos en calcio, potasio, magnesio y fibra que, al combinarse, ayudan a disminuir la presión arterial. Basa su recomendación en la disminución de productos procesados o precocinados y aconseja el consumo de frutas y verduras frescas, cereales integrales, frutos secos, pescados y carnes bajas en grasa, además del consumo de un alto contenido de lácteos desnatados. Por la selección de alimentos que implica, conlleva una restricción calórica, lo cual supone una pérdida de peso.

Cada año, la revista estadounidense, US News, evalúa cuáles son las mejores dietas de forma global. En la clasificación de 2019, la dieta DASH se situó la segunda, solo después de la dieta mediterránea.

 No se puede prescribir la dieta DASH en pacientes hipertensos con insuficiencia renal, dado que en estos enfermos puede ser necesario, en ocasiones, realizar una restricción de fósforo, potasio y del contenido proteico, componentes que están aumentados en este patrón dietético.

LA DIETA MEDITERRÁNEA

La Unesco ha recogido la dieta mediterránea como uno de los elementos de la Lista Representativa del Patrimonio Cultural Inmaterial de la Humanidad. Es una filosofía de vida, ejemplo de dieta sostenible, prudente, saludable, nutritiva y agradable al paladar; una forma de alimentación basada en las cocinas tradicionales de los países de la cuenca del Mediterráneo.

La composición nutricional de los alimentos de esta dieta, unida a la forma de combinarse todos ellos, proporciona abundantes propiedades y características que hacen que sean numerosos los beneficios que aporta a la salud.

Los alimentos de origen vegetal, como cereales integrales, verduras, legumbres, frutas, frutos secos, semillas, hierbas y especias, son la base de la dieta. El aceite de oliva es la principal fuente de grasa agregada. Se incluyen, con moderación, el pescado, los mariscos, los lácteos, los huevos y la carne de aves. Por el contrario, la carne roja y los dulces solo se comen ocasionalmente.

Por la selección de alimentos que implica, también conlleva una restricción calórica, lo cual supone la pérdida de peso.

> **!** Hoy en día se cuenta con la evidencia científica suficiente que permite afirmar que adherirse al patrón de dieta mediterránea reduce el riesgo cardiovascular. Se han publicado muchos estudios al respecto entre los que destaca PREDIMED.

La nueva pirámide de la dieta mediterránea sigue la pauta de la anterior. Esta sitúa en la base los alimentos que deben sustentar la dieta y relega a los estratos superiores, de menor tamaño, aquellos que se deben consumir con moderación. Se añaden indicaciones de orden cultural y social íntimamente ligados al estilo de vida mediterráneo, desde un concepto de la dieta entendida en un sentido amplio. Como ya se ha comentado anteriormente, no se trata solo de dar prioridad a un determinado tipo de alimentos, sino a la manera de seleccionarlos, cocinarlos y consumirlos. También refleja la composición y número de raciones de las comidas principales (**Fig. 35-3**).

Otros patrones dietéticos, como la dieta vegana, no han demostrado ningún beneficio hasta la actualidad en la prevención cardiovascular.

Recomendaciones específicas

Las recomendaciones específicas hacen referencia a las patologías que se indican a continuación.

- Cardiopatía isquémica. Se recomienda una intervención nutricional individualizada para adaptar el patrón de ingesta a la dieta mediterránea y perseguir el objetivo de un porcentaje de masa grasa óptimo.

- Insuficiencia cardíaca. Diferentes estudios prospectivos muestran una menor incidencia de insuficiencia cardíaca en pacientes con una alta adherencia a la dieta mediterránea o a la dieta DASH. Los suplementos de EPA y DHA (igual o superior a 850 mg/g) han demostrado ejercer un efecto beneficioso sobre la muerte por causa cardiovascular. Por otro lado, es necesario revisar con atención en la valoración nutricional la suplementación de hierro, vitamina D y aminoácidos esenciales, ya que se han descrito déficits de estos nutrientes.
- Caquexia cardíaca. Conlleva DRE. La intervención nutricional en estos pacientes va encaminada a recuperar un correcto estado nutricional, con lo que se logra alcanzar la ingesta diaria de los requerimientos de cada paciente.

Adherencia

La Organización Mundial de la Salud define el concepto de *cumplimiento terapéutico* como «el grado en que el comportamiento de una persona al tomar un medicamento, seguir un régimen alimentario y realizar cambios en su estilo de vida se corresponda con las recomendaciones acordadas con su asistente sanitario».

> **!** Es fundamental establecer planes de educación y concienciación dirigidos tanto a pacientes como a familiares y cuidadores. El conocimiento acerca del impacto de la nutrición en la evolución de la enfermedad impacta de forma positiva en la adherencia a unos nuevos hábitos dietéticos.

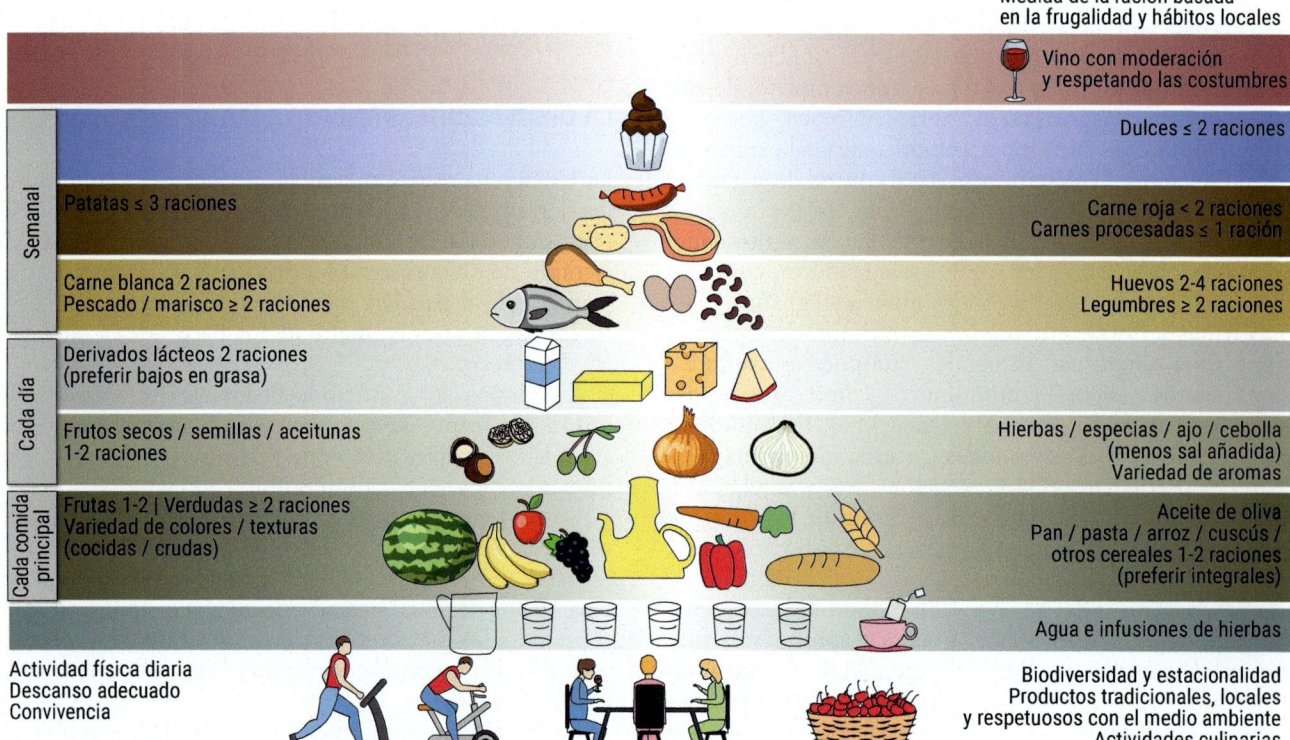

Figura 35-3. Nueva pirámide dieta mediterránea.

PUNTOS CLAVE

- La malnutrición es un importante factor de mal pronóstico en las enfermedades cardiovasculares, pero lo verdaderamente importante es que es evitable y modificable.
- El cribado nutricional es el primer paso ineludible en el abordaje de la malnutrición. Es imprescindible para asegurar que todos los individuos que puedan beneficiarse del soporte nutricional sean fácilmente identificados. Se debe llevar a cabo en las primeras 24-48 horas del ingreso hospitalario.
- La valoración nutricional es el conjunto de medios empleados para describir el estado nutricional de un individuo y valorar sus requerimientos nutricionales. No existe un factor determinante único para el diagnóstico de desnutrición y, normalmente, hay que apoyarse en una serie de parámetros clínicos, analíticos e instrumentales para su diagnóstico
- Es imprescindible adaptar el aporte proteico a los requerimientos individualizados de los pacientes a través de proteínas de alto valor biológico distribuidas de forma óptima durante las principales comidas del día para contrarrestar la atrofia muscular.

- Un adecuado control de la glucemia y de los factores de riesgo cardiovascular es fundamental en los pacientes con diabetes *mellitus* tipo II. Potenciar la ingesta de alimentos con baja carga glucémica es imprescindible para un buen control glucémico.
- El contenido de los ácidos grasos de la dieta afecta principalmente a las lipoproteínas. Es más importante el tipo de ácido graso que la cantidad consumida, en lo que a prevención cardiovascular se refiere.
- Los suplementos de EPA y DHA (igual o superior a 850 mg/g) han demostrado ejercer un efecto beneficioso sobre la muerte por causa cardiovascular.
- La dieta DASH es un patrón de ingesta diseñado para regular la hipertensión arterial. Se caracteriza por un aporte bajo de sodio (por debajo de 2,3 g e incluso inferior a 1,5 g) y aumenta el aporte de potasio, calcio, magnesio y fibra.
- La dieta mediterránea previene la enfermedad cardiovascular y favorece el control de sus principales factores de riesgo.
- La educación nutricional facilita la adopción voluntaria de elecciones alimentarias que conducen a un estado óptimo de salud y bienestar.

BIBLIOGRAFÍA

Álvarez J, del Río JD, Planas M, García Peris P, García de Lorenzo A, Calvo V, *et al.* Documento SENPE-SEDOM sobre la codificación de la desnutrición hospitalaria. Nutr Hosp. 2008;23(6):536-40. Disponible en:

Arrarte V, Campuzano R, Tiedra C de, Manjón T, Alarcón JA, Fernández R, *et al.* Consenso de expertos en la coordinación de la rehabilitación cardíaca entre cardiología y atención primaria. Proyecto RehaCtivAP. Rev Esp Cardiol. 2020;20(C):15–21. Disponible en: http://dx.doi.org/10.1016/s1131-3587(20)30020-0

Arribas Hortigüela L. ¿Por qué los pacientes no toman los suplementos nutricionales? Nutr Hosp. 2018;35(2):39-43. Disponible en: http://dx.doi.org/10.20960/nh.1959

Ballesteros-Pomar MD, Blay Cortés G, Botella Romero F, Fernández García JM, Pita Gutiérrez F, Ramírez Arroyo V, *et al.* Continuidad asistencial en desnutrición relacionada con la enfermedad y tratamiento médico nutricional. Endocrinol Diabetes Nutr. 2022;69(10):897-909. Disponible en: http://dx.doi.org/10.1016/j.endinu.2021.09.015

Fundación Iberoamericana de Nutrición. Evaluación de la calidad de la proteína de la dietaen nutrición humana. Finut.org; 2017. Disponible en: https://www.finut.org/wp-content/uploads/2017/11/Estudio-FAO-92-y-documentos-adicionales-al-23112017-1.pdf

León Sanz M, Cribado D, Criterios G. Nutrición Hospitalaria. Disponible en: https://pdfs.semanticscholar.org/4601/75cf1abcb3fab8f7a-7beb34468c7f541797c.pdf

Ministerio de Sanidad. Guía de Práctica Clínica sobre el manejo de los lípidos como factor de riesgo cardiovascular. Guiasalud.es. Disponible en: https://portal.guiasalud.es/wp-content/uploads/2018/12/GPC_567_Lipidos_Osteba_compl.pdf

National Institute for Health and Care Excellence. Type 2 diabetes in adults: management. Disponible en: https://www.nice.org.uk/guidance/ng28/chapter/Recommendations

Raposeiras Roubín S, Abu Assi E, Cespón Fernández M, Barreiro Pardal C, Lizancos Castro A, Parada JA, *et al.* Prevalence and prognostic significance of malnutrition in patients with acute coronary syndrome. J Am Coll Cardiol. 2020;76(7):828-40. Disponible en: http://dx.doi.org/10.1016/j.jacc.2020.06.058

Salas-Salvadó J, Mena-Sánchez G. El gran ensayo de campo nutricional PREDIMED. Nutr Clin Med. 2017;XI(1):1-8. Disponible en: https://nutricionclinicaenmedicina.com/wp-content/uploads/2022/05/Abril-2017.pdf

Stati S, Amine Baba M, Kharbach A, Achbani A, Fougnar M, Khallouk A. Adicción a las pantallas entre los estudiantes de enfermería durante el confinamiento en Marruecos. Researchgate.net. 2023.

Vest AR, Chan M, Deswal A, Givertz MM, Lekavich C, Lennie T, *et al.* Nutrition, obesity, and cachexia in patients with heart failure: A consensus statement from the heart failure society of America scientific statements committee. J Card Fail. 2019;25(5):380-400.

Visseren FLJ, Mach F, Smulders YM, Carballo D, Koskinas KC, Bäck M, *et al.* 2021 ESC Guidelines on cardiovascular disease prevention in clinical practice. Eur Heart J. 2021;42(34):3227-337. Disponible en: http://dx.doi.org/10.1093/eurheartj/ehab484

Williams B, Mancia G, Spiering W, Agabiti Rosei E, Azizi M, *et al.* Guía ESC/ESH 2018 sobre el diagnóstico y tratamiento de la hipertensión arterial. 2019;72(2):160.e1-78. Disponible en: http://dx.doi.org/10.1016/j.recesp.2018.12.005

Zugasti Murillo A, Bretón Lesmes I, Ballesteros Pomar M, Botella Romero F. En Valoración de la desnutrición relacionada con la enfermedad y de sarcopenia en el paciente con insuficiencia cardíaca. Sociedad Española de Endocrinología y Nutrición. Sociedad Española de Cardiología. Asociación de Riesgo Vascular y Rehabilitación Cardíaca.

Zugasti Murillo A, Chinchetru MJ, Burgos Peláez R, García Almeida JM, Matía Martín P, Palma Milla S, *et al.* Malnutrition management of hospitalized patients with diabetes/hyperglycemia and heart failure. Nutr Hosp. 2022;39(Spec No4):23-30.

Generalidades en actividad física, ejercicio y deporte en el paciente cardiópata

36

F. de la Guía Galipienso

 OBJETIVOS

- Proporcionar información al paciente sobre las ventajas de la actividad física en su situación cardiovascular.
- Aportar argumentos sobre la necesidad de prescribir ejercicio en los pacientes cardiópatas y abandonar conductas sedentarias.
- Enseñar al paciente cardiópata a ejercitarse adecuadamente en distintas modalidades para obtener el máximo beneficio posible.
- Conocer el tipo de entrenamiento que se debe realizar según las condiciones físicas del paciente, así como las características del ejercicio.
- Resaltar la importancia de la combinación del entrenamiento aeróbico, fortalecimiento muscular y elasticidad-flexibilidad como base de la actividad física.

INTRODUCCIÓN

Las enfermedades cardiovasculares (ECV) están manifiestamente relacionadas con un estilo de vida inadecuado, malos hábitos dietéticos y una deficitaria actividad física (AF). Se calcula que solo el 50 % de los adultos realiza suficiente actividad física para reducir el riesgo de muchas enfermedades. En todo el mundo, alrededor de 3,9 millones de muertes prematuras al año podrían evitarse con una actividad física apropiada y el 10 % de la mortalidad prematura estaría asociada a una actividad física inadecuada, lo que supone unos costes desorbitados (117.000 millones de dólares anuales en gastos sanitarios en Estados Unidos), por lo que se trata de un problema sociosanitario muy importante.

Numerosos estudios han demostrado los beneficios de la actividad física sobre la ECV, tanto en prevención primaria como secundaria. Una actividad física regular y un nivel elevado de forma física se correlacionan con una disminución de los riesgos de infarto de miocardio, ictus, muerte relacionada con ECV y mortalidad por todas las causas. El ejercicio físico es un evidente protector coronario porque reduce diversos factores de riesgo cardiovascular (FRCV), como la tensión arterial, la obesidad, la hiperlipidemia y la resistencia a la insulina, entre otros.

Uno de los problemas más habituales en la práctica médica es indicar al paciente que debe hacer ejercicio. Tras un ingreso hospitalario por un evento coronario, una insuficiencia cardíaca descompensada o un episodio arrítmico mal tolerado, se explican muchos conceptos (pruebas diagnósticas, instauración de nuevos tratamientos, etc.). Pero ¿dónde se introduce la prescripción de ejercicio: en el informe de alta hospitalaria,

en un anexo adjunto o no se aporta? Es un tema interesante porque los profesionales sanitarios que están involucrados en la ECV conocen el valor de la actividad física en la mejoría objetiva y subjetiva de los pacientes, pero ¿realmente saben prescribirles ejercicio?

CONCEPTOS Y DEFINICIONES RELEVANTES EN LA ACTIVIDAD FÍSICA

La *actividad física* se utiliza como un término amplio que incluye tanto formas estructuradas como no estructuradas de ocio, deporte, transporte y actividades domésticas y laborales. Implica el movimiento del cuerpo con un mayor gasto energético en relación con el reposo y puede clasificarse, en términos de intensidad, como leve, moderada o alta.

El *ejercicio físico* se define como un subconjunto de actividades estructuradas destinadas a mejorar la aptitud cardiorrespiratoria, el equilibrio, la flexibilidad, la fuerza y/o la función cognitiva; es especialmente importante en las personas mayores. Así pues, actividad física, ejercicio físico y deporte son términos relacionados pero distintos (**Tabla 36-1**).

La actividad física es cualquier movimiento corporal producido por los músculos esqueléticos que requiere un gasto energético. Su intensidad se define en términos de unidades metabólicas equivalentes (MET). 1 MET es el oxígeno consumido estando sentado o en reposo y equivale a 3,5 mL de oxígeno por kilo de peso corporal por minutos. La actividad ligera (caminar despacio) equivale a 1,6-2,9 MET, la actividad de intensidad moderada (caminar a velocidad moderada) a 3-5,9 MET y la actividad vigorosa (correr moderadamente) a, al menos, 6 MET. El comportamiento sedentario se refiere

Tabla 36-1. Principales términos y conceptos

Sedentarismo	Condición en la que no hay ejercicio regular o actividad física frecuente que implique un gasto energético dos o tres veces mayor que en reposo (trabajo, transporte personal u ocio)
Actividad física	Cualquier movimiento corporal producido por los músculos esqueléticos que da lugar a un gasto energético con respecto a estar en reposo
Ejercicio físico	Actividad física estructurada, planificada y repetitiva con el fin de mantener u optimizar la forma física, la estética corporal y la salud Características: tipo, modo, intensidad, frecuencia con la que se practica y tiempo por sesión
Deporte	Ejercicios físicos con demanda variable de energía que implican reglas o normas concretas y competiciones, Precisa un entrenamiento o programa de ejercicio físico específico con el objetivo de obtener la victoria individual o colectiva Puede ser recreacional o de competición

a cualquier actividad con un bajo nivel de gasto energético (sentado o tumbado) (1-1,5 MET).

La *prescripción de ejercicio* hace referencia a la dosis y el modo óptimo de actividad física, así como a la duración e intensidad adecuada de ejercicio para reducir el riesgo de ECV y mejorar los resultados tanto en la prevención primaria como en la secundaria. Para ello, es esencial que cuando al paciente se le indique que debe hacer ejercicio, se le detalle una actividad física planificada y estructurada con el objetivo principal de reducir los factores de riesgo cardiovascular y el riesgo de enfermedades cardiovasculares y mejorar los resultados clínicos.

PRINCIPALES EFECTOS AGUDOS Y CRÓNICOS DEL EJERCICIO FÍSICO

Los efectos del ejercicio pueden dividirse en agudos y crónicos. El agudo es el que se disipa rápidamente y puede ser inmediato, tras una sola sesión, o durar hasta 24 horas (efecto subagudo o agudo tardío). Se trata de la mejora de la respuesta mediada por el flujo con respecto a la función endotelial.

El efecto crónico se consigue mediante repetidos efectos agudos o subagudos. Puede evaluarse en reposo, incluso mucho después de la última sesión de ejercicio. La bradicardia en reposo observada en practicantes de modalidades predominantemente aeróbicas es un ejemplo de efecto crónico. La repetición de respuestas puede producir un efecto crónico, como en el caso de la disminución de la presión arterial. El aumento de la actividad física y la práctica de un ejercicio físico rutinario puede beneficiar al sistema cardiovascular a través de: una mejora de la función muscular miocárdica y endotelial; una reducción de la inflamación; mayor utilización del oxígeno miocárdico con efecto cardioprotector frente a la isquemia, y promoción de la regeneración miocárdica. Además, puede facilitar la capacidad de dilatación de los vasos sanguíneos, mejorar la fibrinólisis y el equilibrio autónomo, disminuir el tono simpático y reducir el riesgo de arritmias. En la **tabla 36-2** se remarcan los principales efectos del ejercicio.

RECOMENDACIONES PARA EL EJERCICIO Y LA ACTIVIDAD FÍSICA

Los mayores beneficios del ejercicio físico pueden atribuirse a la mejora de la capacidad o aptitud cardiorrespiratoria (*cardio-respiratory fitness*, CRF). Tener una CRF baja es un factor de riesgo independiente de la ECV y la mortalidad por cualquier causa. La evaluación objetiva de referencia de esta capacidad es la medición del consumo máximo de oxígeno durante una ergoespirometría o prueba de esfuerzo cardiopulmonar (*cardiopulmonary exercise test*, CPET). Cada mejora de 1 MET en la CRF se asocia con una reducción del 13 % y el 15 % en la mortalidad por cualquier causa y en eventos de ECV, respectivamente.

> **!** Las directrices más recientes de la Organización Mundial de la Salud (OMS) sobre la actividad física en beneficio de la salud recomiendan que todos los adultos mayores con afecciones crónicas deben realizar, al menos, 150-300 minutos de actividad física aeróbica de intensidad moderada, al menos, 75-150 minutos de actividad física aeróbica de intensidad vigorosa o una combinación equivalente de actividad de intensidad moderada y vigorosa a lo largo de la semana para obtener beneficios sustanciales para la salud.
> Asimismo, la OMS aconseja llevar a cabo actividades de fortalecimiento muscular de intensidad moderada o superior que impliquen todos los grupos musculares principales, 2 o más días a la semana, ya que aportan beneficios adicionales.

Como parte de su actividad semanal, los pacientes cardiópatas deben hacer una actividad física variada y multicomponente, que enfatice el equilibrio funcional y el entrenamiento de fuerza a intensidad moderada o mayor, 3 o más días a la semana, para mejorar la capacidad funcional y prevenir caídas.

Cuando no esté contraindicado, pueden aumentar la actividad física aeróbica de intensidad moderada a más de 300 minutos o hacer más de 150 minutos de actividad física aeróbica de intensidad moderada y vigorosa a lo largo de la semana.

Asimismo, la OMS recalca que cuando no puedan cumplir las recomendaciones anteriores, deberían intentar realizar una actividad física acorde con sus capacidades (deben comenzar con pequeñas cantidades y aumentar gradualmente frecuencia, intensidad y duración). Del mismo modo, subraya que pueden consultar a un especialista en actividad física o a un profesional de la salud para que les aconseje sobre los tipos y las cantidades de actividad adecuados a sus necesidades individuales, capacidades, limitaciones funcionales o complicaciones, medicación y plan de tratamiento general. También

Tabla 36-2. Principales efectos agudos y crónicos del ejercicio

Agudos	Crónicos
Mejora función endotelial	
Mejora gasto cardíaco	Aumenta el consumo máximo de oxígeno
Aumenta flujo sanguíneo muscular y coronario	Aumenta la longitud de los telómeros
Mejora protección de enzimas antioxidantes	
Aumenta la sensibilidad a la insulina	
Mejora la sensibilidad barorreceptora	
Aumenta la lipólisis	Mejora la flexibilidad y movilidad articular
Aumenta la tasa metabólica en reposo	Aumenta masa, fuerza y potencia muscular
Aumenta sustancias vasoactivas (bradicinina y óxido nítrico)	Mejora control del peso
Aumenta hormona del crecimiento	Aumenta la masa ósea
Aumenta la síntesis proteica	Aumenta la estructura ósea trabecular
Disminuye glucosa en sangre	Disminuye hemoglobina glucosilada
Disminuye tensión arterial	Disminuye la frecuencia cardíaca en ejercicio
Reducción de marcadores inflamatorios	Disminuye la presión del pulso durante el ejercicio
Disminuye hiperlipemia posprandial	Disminuye la rigidez arterial
Reduce reguladores del apetito (hormona grelina y péptido YY)	Disminuye el riesgo de enfermedades cognitivas, ansiedad, depresión y riesgo de caídas en ancianos

destaca que, por lo general, no es necesario que las personas sin contraindicaciones reciban una autorización médica previa al ejercicio antes de iniciar una actividad física de intensidad ligera o moderada que no supere las exigencias de caminar a paso ligero o actividades de la vida cotidiana.

Se ha comprobado que transcurridos 12 meses desde la prescripción de actividad física uno de cada 12 adultos sedentarios puede alcanzar los niveles internacionales recomendados de actividad física.

Tipo e intensidad óptimos de ejercicio para reducir el riesgo de mortalidad

Se debe aplicar la regla de las 3 P. Un ejercicio físico en pacientes cardiópatas ha de ser *p*rescrito, *p*autado y *p*rogramado e incluir tres tipos de ejercicio: aeróbico, de fortalecimiento muscular y de flexibilidad. El ejercicio puede diferenciarse en varios tipos.

- Aeróbico: relacionado con la actividad cardiorrespiratoria o de resistencia.
- Anaeróbico: los niveles más altos de actividad física superan las vías metabólicas de oxígeno habituales.
- Fortalecimiento muscular: entrenamiento de resistencia que requiere la activación muscular contra un objeto externo o el peso del cuerpo.

- Fortalecimiento óseo: actividades de soporte de peso que producen una fuerza contra el cuerpo.
- Ejercicios de equilibrio: resistir activamente las fuerzas que causan caídas.

 En la práctica diaria, la mayoría de las actividad física implican alguna combinación de los distintos tipos de ejercicio. Intensidad, dosis, duración y frecuencia son componentes clave. La intensidad del ejercicio suele cuantificarse en términos de coste metabólico de una actividad concreta y representarse en MET (equivalente metabólico de la tarea). Un esquema común diferencia las actividades en: vigorosas (≥ 6 MET), moderadas (de 3 a < 6 MET), ligeras (de 1,6 a < 3 MET) y sedentarias (< 1,5 MET).

La intensidad depende del estado o la condición funcional del paciente, según su forma física, edad y comorbilidades. Así, la misma intensidad absoluta (por ejemplo, 4 MET) puede representar un esfuerzo máximo para una persona con una ECV, pero ser relativamente baja para alguien con buena salud (**Fig. 36-1**).

La duración y la frecuencia son conceptos interrelacionados de la cuantificación del ejercicio. La duración se refiere al tiempo total acumulado en una sola sesión de ejercicio. La frecuencia refleja el número de sesiones de ejercicio durante un

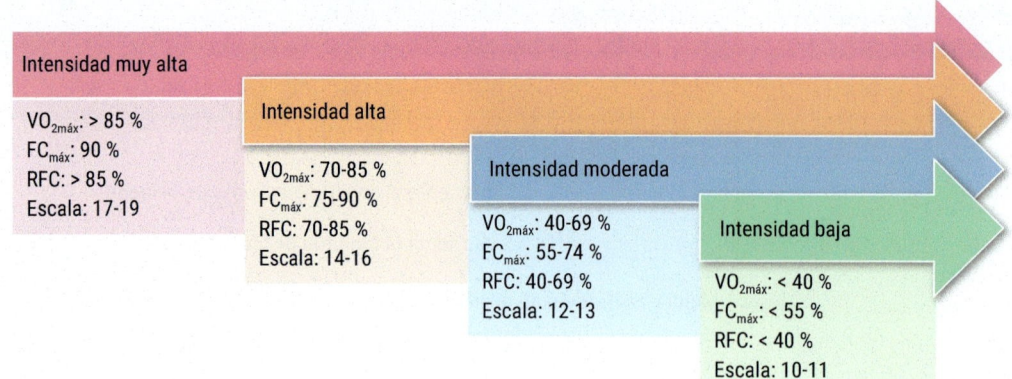

Figura 36-1. Zonas o índices de intensidad de ejercicio para deportes de resistencia. $FC_{máx}$: frecuencia cardíaca máxima; RFC: recuperación de la frecuencia cardíaca; $VO_{2máx}$: volumen máximo de oxígeno.

período de tiempo definido, como semanas o meses. Ambas, tomadas conjuntamente, se cuantifican como horas/semana.

Por su parte, la dosis (que incorpora frecuencia, duración e intensidad, así como el tipo de actividad) y el volumen (dosis durante un período de tiempo más largo) son importantes a la hora de hablar de actividad física. Cuando se mide la intensidad absoluta del ejercicio, la dosis total es la combinación de MET, duración y frecuencia y se expresa como MET-hora/semana o MET-minuto/semana.

PRESCRIPCIÓN DE EJERCICIO EN PACIENTES CON CARDIOPATÍA

El principal problema al que se enfrentan los profesionales del campo de la medicina deportiva en diferentes aspectos (cardiólogos, rehabilitadores, internistas, médicos del deporte, traumatólogos, médicos de familia, etc.) es la dificultad de abordar este tema debidamente. Las consultas son de pocos minutos y se ha de tener en cuenta que hay alta presión asistencial, insuficientes medios para desarrollar las ideas, muchos y distintos pacientes que no siempre están relacionados con la actividad física, falta de conocimientos del tema (ejercicio, fisiología del deporte, dieta y nutrición), diferentes respuestas del paciente y/o familia a las propuestas de prescripción de ejercicio, etc. Son muchos interrogantes que pueden condicionar cierta claudicación por parte de los profesionales.

A pesar de ello, se deben superar estas barreras y comenzar con una correcta evaluación inicial, que consta de:

- Anamnesis, exploración física y electrocardiograma de 12 derivaciones en reposo.
- Evaluación básica antropométrica (peso, talla e índice masa corporal), valoración de fuerza/potencia muscular, balance articular y flexibilidad. En pacientes con insuficiencia cardíaca, valorar fuerza de la musculatura respiratoria.
- Valorar el déficit funcional, la calidad de vida y el grado de fragilidad.
- Adecuado asesoramiento sobre la actividad sexual (aspecto obviado pero importante para el paciente).
- Establecer objetivos que hay que alcanzar y valorar el compromiso y la adherencia del paciente y su entorno.
- Plantear una reevaluación para medir evolución y beneficios obtenidos.

- Individualizar protocolo. Está recomendada la realización de una ergoespirometría.

Ergoespirometría en la prescripción de ejercicio en el paciente con cardiopatía

La ergoespirometría o CPET permite estudiar simultáneamente las respuestas de los sistemas cardiovascular, ventilatorio y neuromuscular ante un esfuerzo conocido, es decir, la CRF. El intercambio de gases en las vías respiratorias es una consecuencia del gasto cardíaco y el flujo de sangre en los pulmones, así como de la extracción de oxígeno que se produce en los músculos que están trabajando en el esfuerzo. Hay dos gases implicados (oxígeno y dióxido de carbono) en lo que se conoce como intercambio gaseoso. Así, a la CPET también se le conoce popularmente como la prueba de esfuerzo de análisis de gases. En una CPET, las mediciones del intercambio de gases se asocian con las mediciones del electrocardiograma, la frecuencia cardíaca y la presión arterial. Se mide la energía real gastada durante el ejercicio, según estimaciones directas. Es lo más cercano a un esfuerzo real y, a diferencia de otras pruebas, la CPET las evalúa simultáneamente. Con ello, no solo se determina el consumo máximo de oxígeno y el nivel de capacidad, sino que se añade una valiosa información sobre otros aspectos (**Fig. 36-2**). Las pruebas de esfuerzo convencionales no pueden analizar la capacidad de estos sistemas implicados en el ejercicio y la información obtenida no es adecuada para valorar de manera integral al paciente que desea realizar una actividad física de forma programada.

La CPET, además de información de rendimiento, aporta mayor precisión diagnóstica y predictiva que la ergometría convencional para detectar o excluir isquemia miocárdica. Asimismo, las alteraciones en el consumo y pulso de oxígeno aparecen antes que los defectos de perfusión, las alteraciones electrocardiográficas (descenso segmento ST) o la angina. Una situación habitual es la valoración de individuos que han padecido un evento coronario que ha precisado de revascularización (percutánea o quirúrgica) y que solicitan valoración para conocer si pueden continuar con sus actividades deportivas previas al episodio. La CPET tiene un gran valor en estos casos, ya que tiene una sensibilidad y especificidad muy superior a la ergometría convencional (88 % frente a 46 % y 98 % frente a 66 %, respectivamente), con un alto valor predictivo negativo (99 % frente a 35 %).

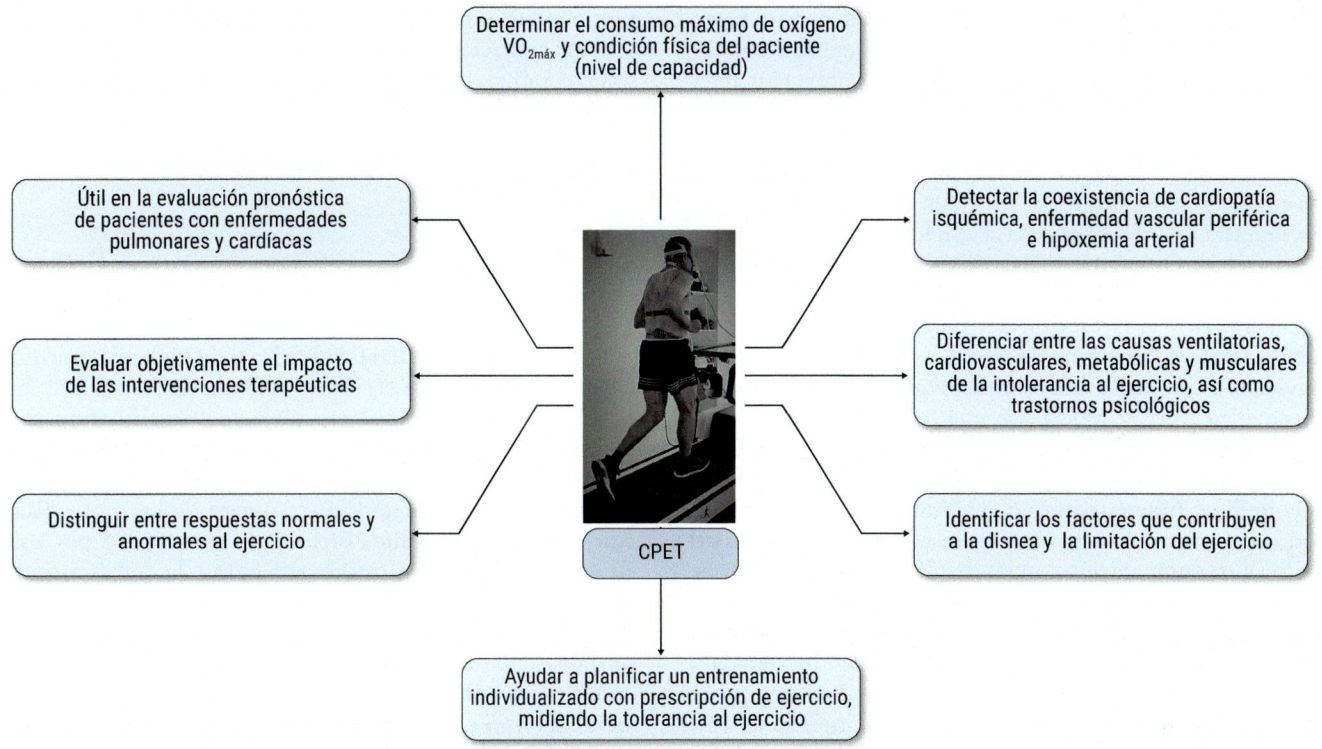

Figura 36-2. Papel de ergoespirometría en prescripción de actividad física. CPET: prueba de esfuerzo cardiopulmonar; $VO_{2máx}$: volumen máximo de oxígeno.

Los valores que se deben revisar en una CPET en caso de sospecha isquémica son:

- Aplanamiento o descenso de la curva del pulso de oxígeno.
- *Slope* o pendiente (VO_2/WR): rápida meseta y descenso a partir del segundo umbral ventilatorio o VT_2.
- Porcentaje del volumen de oxígeno (VO_2) pico predicho inferior a 50 %.
- Retraso en la recuperación (*recovery delay*) de la frecuencia cardíaca tras la finalización de la ergoespirometría.

 La ergoespirometría tiene un papel estelar en estos pacientes porque ayuda a planificar un entrenamiento individualizado con prescripción de ejercicio midiendo la tolerancia a este. Permite distinguir entre respuestas normales y anormales al ejercicio, así como evaluar objetivamente el impacto de las intervenciones terapéuticas.

Lo recomendable es la repetición de una nueva CPET después de 3 meses de una primera evaluación. Así, se pueden valorar y visualizar las mejoras del ejercicio pautado y actualizar las prescripciones de actividad física en relación con la intensidad de ejercicio y las zonas de frecuencia cardíaca correspondientes a los umbrales ventilatorios (VT_1 y VT_2) obtenidos.

Implementación de actividades físicas sencillas

No siempre se puede prescribir actividad física moderada o intensa a los pacientes. De ahí que, en ocasiones, hay que empezar con otro tipo de ejercicios que también pueden ser beneficiosos.

Termogénesis de la actividad sin ejercicio

Con el desarrollo tecnológico y nuevos dispositivos digitales, la sociedad está abocada a una marcada reducción de la actividad física y, en consecuencia, a una disminución del gasto de energía en muchos entornos domésticos y laborales. El término sedentario se refiere etimológicamente a «permanecer en un lugar». Incluye un grupo específico de actividades que contienen bajos niveles de gasto de energía en el rango de 1-1,5 MET, es decir, permanecer sentado durante traslados (por ejemplo, en tren o automóvil) y en tareas realizadas mientras se trabaja, por ocio o en el lugar doméstico.

Levine definió la termogénesis de la actividad sin ejercicio (*non exercise activity thermogenesis,* NEAT) como aquellas acciones de la vida diaria (moverse inquieto, estar de pie, caminar o subir escaleras) que pueden representar el porcentaje más alto del gasto energético diario. En un trabajo sedentario, NEAT podría alcanzar a un máximo de 700 kcal·día^{-1}. Esto puede ayudar a explicar la variación del peso corporal entre individuos con una ingesta calórica similar. Junto con el gasto energético en reposo, la termogénesis posprandial y la termogénesis de la actividad física, NEAT compone el gasto energético diario total y se diferencia de la actividad física porque se define como «cualquier movimiento corporal producido por los músculos esqueléticos que resulta en gasto energético por encima del nivel de reposo», generalmente por encima de 1,6 MET.

Caminar

Se suelen emplear los términos andar, caminar y pasear de forma indistinta. *Andar* es la capacidad de moverse de pie.

Caminar es el acto de andar teniendo como referencia un lugar, un objetivo, un tiempo o una distancia concreta. *Pasear* se emplea al andar por ocio, sin un objetivo ni tiempo concreto.

Se ha demostrado que si se camina de forma habitual y regular, otorga muchos beneficios para la salud física, mental y social. Se trata de una actividad física usual entre los pacientes con enfermedades cardiovasculares y, en ocasiones, la única, lo que muestra una relación inversa con los resultados adversos para la salud. Diferentes metaanálisis de estudios de cohortes han tratado de cuantificar la asociación entre caminar regularmente y la reducción del riesgo de mortalidad por todas las causas. Se estima que después del ajuste para otras actividades, caminar a un volumen equivalente a las pautas de actividad física se asocia con una reducción del 11 % en el riesgo de mortalidad por todas las causas en comparación con no caminar. Un gran análisis con más de 250.000 adultos en el Reino Unido encontró que ir caminando al trabajo se asocia con una reducción del 36 % en el riesgo de mortalidad por ECV en comparación con los desplazamientos no activos. Por su lado, un análisis del Copenhagen City Heart Study destaca una reducción del riesgo de insuficiencia cardíaca para aquellas personas que caminan a una velocidad moderada y alta en comparación con una velocidad lenta. Subraya que el ritmo de caminata puede tener una asociación más fuerte con la insuficiencia cardíaca que la duración total de la caminata.

Asimismo, Stamatakis *et al.* examinaron las asociaciones entre el ritmo de marcha autoinformado con mortalidad por todas las causas, ECV y mortalidad por cáncer en una muestra adulta de 11 cohortes británicas. Demostró que caminar a un ritmo rápido (4 mph, 6,5 km/h) se asocia con un menor riesgo de mortalidad por todas las causas y ECV en comparación con caminar a ritmo lento, sin evidencia de una relación similar con la mortalidad por cáncer. Estos son hallazgos concordantes con estudios previos que indican que un mayor ritmo de caminata se asocia con una reducción del 19-42 % del riesgo de mortalidad por cualquier causa.

En los últimos años, se investiga sobre los posibles efectos positivos de la realización de actividades breves pero intensas, dado que muchos de los pacientes pueden tener limitaciones físicas y funcionales que les reducen sus posibles intentos de efectuar programas más específicos de ejercicio.

> **!** Estudios realizados sobre más de 700.00 adultos (Biobanco del Reino Unido) concluyen que apenas 20 minutos de actividad física vigorosa a la semana pueden reducir la mortalidad por todas las causas y el riesgo de enfermedades cardíacas en un 40 %. Al examinar registros de los acelerómetros de personas adultas (con una edad promedio de 60 años) que no hacían ejercicio con regularidad y hacer un seguimiento de más de 7 años, se concluyó que pequeñas ráfagas de apenas 1 minuto de ejercicio intenso durante la realización de rutinas diarias (cargar la compra del supermercado a casa, caminar a un ritmo más acelerado al trabajo o subir escaleras) podrían tener un gran impacto positivo en personas más sedentarias.

A esta actividad se le conoce como actividad física vigorosa de estilo de vida intermitente (*Vigorous Intermittent Lifestyle Physical Activity*, VILPA), es decir, actividad física desarrollada durante las rutinas diarias, que puede tener ventajas prácticas sobre el ejercicio estructurado. Así pues, incluso aquellas personas con mala condición física y FRCV que realizan ejercicio vigoroso (más de 6 MET) en fases cortas de tiempo, de hasta 2 minutos y cuatro veces al día, pueden reducir su riesgo de mortalidad en, aproximadamente, un 30 %.

Pasos diarios

Otro concepto que hay que definir es el de los pasos diarios, ya que es habitual evaluar pacientes que preguntan si caminar puede ser una buena actividad física y si pueden adquirir dispositivos móviles para el cálculo de pasos diarios. Los últimos estudios vienen a demostrar que esta cuantificación es un método fácilmente accesible para supervisar, monitorizar y establecer objetivos de actividad física. Además, hay evidencia de una relación inversa dosis-respuesta de los pasos diarios con resultados de salud, incluida la mortalidad por todas las causas, los eventos cardiovasculares y la diabetes tipo 2. Se ha demostrado que cada incremento de 2.000 pasos por día, hasta 10.000 pasos, se asocia con una tasa de eventos cardiovasculares de un 10 % menor. Por cada aumento de 2.000 pasos por día sobre la línea de base hay una reducción anual del 8 % en la tasa de eventos cardiovasculares en individuos con intolerancia a la glucosa.

> **!** En muchos estudios dirigidos a la reducción de factores de riesgo se ha empleado un objetivo de 10.000 pasos/día, pero la investigación que respalda esta pauta de pasos es limitada. Un informe de 2018 del Physical Activity Guidelines Advisory Committee de Estados Unidos, indicó que se pueden lograr beneficios para la salud con la acumulación de tan solo 7.000 pasos/día.

De forma general, se considera sedentario contabilizar menos de 5.000 pasos al día y activo sumar más de 10.000 pasos diarios. No obstante, aunque esta cifra de más de 10.000 pasos/día puede ser lo óptimo, cualquier cantidad de actividad física por encima del valor basal tiene beneficios para la ECV. Caminar a paso ligero es una actividad de intensidad moderada que la mayoría de los pacientes pueden realizar para alcanzar el objetivo marcado por la OMS de 150 minutos/semana. Además, se ha demostrado que confiere beneficios para la ECV similares a otros tipos de actividades de moderadas a vigorosas. Mientras que algunos consideran que caminar es un componente del NEAT, la Obesity Medicine Association considera que superar los 5.000 pasos diarios es el objetivo mínimo de actividad física para los pacientes con preobesidad u obesidad y/o 150-300 minutos o más de actividad aeróbica de intensidad moderada a la semana o 75-150 minutos o más de actividad aeróbica de intensidad vigorosa a la semana. En la **figura 36-3** queda reflejado el índice de sedentarismo para adultos definido por pasos diarios en pacientes con cardiopatía.

Indudablemente, este recuento puede ser una herramienta útil, aunque no única, para abordar problemas de salud y actividad física. Los pasos pueden ser con intensidad ligera, moderada y vigorosa, lo que proporciona una gama de opciones de esfuerzo para promover la acción de caminar en todas

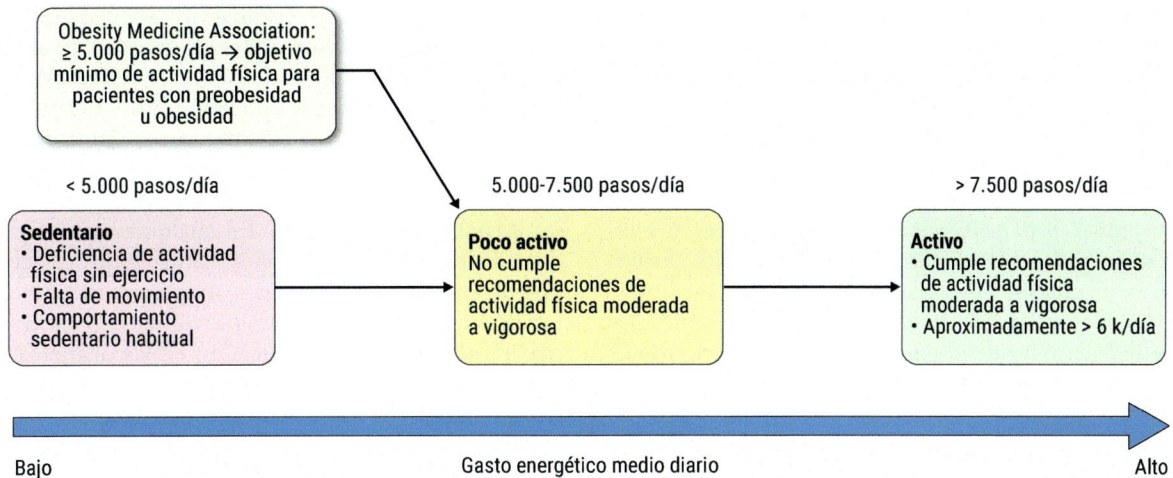

Figura 36-3. Índice de sedentarismo para adultos definido por pasos diarios.

las edades y con todos los niveles de condición física. Las aplicaciones actuales para teléfonos y relojes son instrumentos que comienzan a ser empleados fácilmente entre los pacientes cardiovasculares y se ha comprobado que provocan un cambio de comportamiento para aumentar la actividad física (con incrementos de hasta 1.850 pasos/día). Son resultados inicialmente positivos, pese a que se requiere más evidencia antes de que estas observaciones puedan traducirse en pautas de salud pública.

PRESCRIPCIÓN DE EJERCICIO AERÓBICO

El entrenamiento con ejercicio aeróbico provoca adaptaciones cardíacas, vasculares y del músculo esquelético (aumento del volumen telediastólico, la masa ventricular y la distensibilidad del ventrículo izquierdo) que aumentan la CRF secundaria gracias a un mayor aporte de oxígeno, impulsado principalmente por un mayor gasto cardíaco y una mayor captación y utilización de oxígeno (diferencia de oxígeno arteriovenosa) por los músculos que se ejercitan.

Este tipo de entrenamiento ha sido siempre la base fundamental de la actividad física en sujetos con ECV. Los pacientes que antes eran sedentarios pueden empezar a hacer ejercicio en el rango más inferior de prescripción y progresar, según su mejoría, a intensidades más altas en las semanas siguientes. En principio, el ascenso debe realizarse en la duración de la sesión y, con posterioridad, en la intensidad de los ejercicios. Aquellas personas que consideren que ya están físicamente activos, según la evaluación inicial, pueden ejecutar ejercicios a niveles más intensos, con un mínimo de 75 minutos (lo ideal es que estén divididos en dos o más sesiones semanales). Las recomendaciones actuales incluyen la realización de una actividad física aeróbica de, al menos, 150 minutos de actividad física de intensidad moderada a la semana o un mínimo de 75 minutos de actividad física de intensidad vigorosa a la semana. En la **tabla 36-3** quedan descritos distintos métodos para la prescripción de ejercicio aeróbico de intensidad moderada.

Si tras evaluación inicial se considera que no van a alcanzar dichos objetivos, se ha de reafirmar que un poco de actividad física de moderada a intensa, incluso menos que las cantidades recomendadas, puede ayudar a reducir el riesgo de ECV. El objetivo es que desaparezca el comportamiento sedentario, porque incluso con períodos cortos e intensidad ligera de

Tabla 36-3. Métodos prescritos para el ejercicio aeróbico de intensidad moderada ejercicio

Método	Prescripción
Escala de Borg	Ejercicios con esfuerzo autopercibido como moderado, medio o intenso, que oscila entre 2 y 4 en la escala Borg 0-10 y de 10 a 13 en la escala 6-20 escala
Prueba de habla (*speech test*)	Ejercicios intensos con una respiración fuerte pero controlada para decir una frase completa sin pausas
Porcentajes máximos de frecuencia cardíaca	Ejercicios a una intensidad del 70-90 % de la frecuencia cardíaca máxima* FC objetivo = FC máxima* × porcentaje
Reserva de FC (Karvonen)	Ejercicios a una intensidad del 50-80 % de la frecuencia cardíaca de reserva (FC máxima* – FC en reposo). Objetivo FC = FC en reposo + (FC máxima* – FC en reposo) × porcentaje
CPET: VT$_1$, VT$_2$	Ejercicios a una intensidad comprendida entre los umbrales ventilatorios 1 y 2 (umbral anaeróbico y punto de compensación respiratoria)

CPET: ergoespirometría o prueba cardiopulmonar; FC: frecuencia cardíaca; VT$_1$: primer umbral ventilatorio; VT$_2$: segundo umbral ventilatorio. * Se prefiere la FC máxima obtenida en una prueba de ejercicio máximo, ya que existen variaciones individuales que provocan errores en la predicción de la FC por edad, sobre todo en pacientes que utilizan medicamentos con efectos cronotrópicos negativos.

ejercicio diario se puede obtener una reducción del riesgo de mortalidad.

Se debe prescribir una frecuencia de realización de ejercicio aeróbico moderado de, al menos, 5 días a la semana y en el caso de ser vigoroso, de 3 días a la semana. En cuanto a la intensidad, se recomienda que sea de 5-6 puntos (de los 10 puntos de la escala de Borg modificada) para ejercicio moderado y de 7-8 para ejercicio vigoroso. Respecto a la duración, se prescriben 30 minutos diarios de ejercicio físico moderado o, al menos, 20 minutos de ejercicio continuo. En las **tablas 36-4** y **36-5** se destacan diferentes ejemplos de actividad física aeróbica de intensidad moderada y vigorosa, según las recomendaciones de la OMS.

Entrenamiento interválico de alta intensidad en pacientes cardiópatas

Una forma de ejercicio intenso o vigoroso que se está extendiendo entre la población cardiópata es el entrenamiento en intervalos de alta intensidad (*high-intensity interval training*, HIIT), que consiste en breves ráfagas intermitentes de actividad intensa (normalmente caminar, correr o montar en bicicleta) intercaladas con períodos de recuperación activa, que puede producir mayores mejoras de la CRF en comparación con el entrenamiento de intensidad moderada. El HIIT es la modalidad de entrenamiento más eficaz para mejorar el VO_2 pico o máximo, que de forma global es un excelente marcador del estado de salud. Cabe destacar que, de acuerdo con muchos artículos publicados en relación con el entrenamiento

HIIT en cardiópatas, en realidad se debe hablar de *moderate intensity interval training* (MIIT), ya que casi nunca están por encima del 95-100 % de VO_2 pico o frecuencia cardíaca máxima (como sí sucede con población sana) y que suelen trabajar con intensidades no superiores al 80 % del VO_2 pico.

No todo el entrenamiento interválico es HIIT. Se puede realizar ejercicios interválicos en cardiópatas sin necesidad que sea estrictamente un HIIT. En cualquier caso, siempre hay que adaptarse a las condiciones y situación física del paciente. Por otra parte, los cambios y adaptaciones obtenidos con los entrenamientos HIIT en individuos con cardiopatía son más rápidos en las fases iniciales, en las primeras semanas. Sin embargo, a las 12 semanas estos beneficios son similares a los conseguidos con otros tipos de ejercicios, como MIIT o aeróbicos.

El HIIT empieza a ser empleado en programas de entrenamiento de pacientes con ECV. Plantea dudas y ciertos temores por el tipo de actividad de alta intensidad que supone, pero cada vez se publican nuevos estudios donde se aplica el HIIT en este grupo de pacientes, con lo que se comprueba que puede proporcionar en fase II de rehabilitación cardíaca algunas ventajas sobre los que participan en el entrenamiento continuo de intensidad moderada (*moderate intensity continuous training*, MICT) considerado como el más tradicional. De este modo, se han reflejado mejoras tanto en el pico de VO_2 como en los parámetros de rendimiento del ejercicio submáximo, así como reducciones en el tiempo y la duración de los entrenamientos, lo que aumenta la adherencia. No obstante, en este momento es prematuro concluir que el

Tabla 36-4. Ejemplos de actividades aeróbicas de intensidad moderada

Actividad física. Directrices de la OMS para el ejercicio aeróbico (2020)	Actividad	Duración (min/sem)
150-300 min de ejercicio moderado aeróbico a la semana	Caminar (4 km/h, ritmo moderado)	150-300 (20-40 min/día)
	Bailes de salón (ritmo lento)	150-300 (20-40 min/día)
	Jardinería	113-225 (16-32 min/día)
	Ciclismo (ligero, < 16 km/h)	113-225 (16-32 min/día)
	Marcha rápida (5,6 km/h, ritmo rápido)	105-209 (15-30 min/día)

OMS: Organización Mundial de la Salud.

Tabla 36-5. Ejemplos de actividades aeróbicas de intensidad intensa o vigorosa

Actividad física. Directrices de la OMS para el ejercicio aeróbico (2020)	Actividad	Duración (min/sem)
75-150 min de ejercicio intenso aeróbico a la semana	Caminar rápido o trotar (6,4 km/h)	75-150 (11-21 min/día)
	Natación (ocio)	75-150
	Senderismo	75-150
	Ciclismo (moderado, 19-22,5 km/h)	56-113 (8-16 min/día)
	Correr (9,7 km/h)	46-92 (7-13 min/día)

OMS: Organización Mundial de la Salud.

HIIT es una intervención de rehabilitación cardíaca segura y superior en comparación con el MICT, que sigue siendo la modalidad de ejercicio físico preferido.

Los protocolos de entrenamiento HIIT implementados en estudios sobre pacientes con ECV son bastante homogéneos. Se emplean 3-4 intervalos de ejercicio con duraciones cortas (2-4 minutos) con una intensidad asignada del 90-100 % de la capacidad aeróbica. Se cuantifica en relación con la frecuencia cardíaca pico, la frecuencia cardíaca de reserva (*heart rate reserve,* HRR: diferencia entre la frecuencia cardíaca máxima y la frecuencia cardíaca de reposo), la frecuencia cardíaca máxima o la potencia máxima *(peak power output)*. Los intervalos de recuperación HIIT son de 2-3 minutos de recuperación activa y se realizan, aproximadamente, al 40 % de la HRR. Se ha de insistir en la realización correcta de las tres fases de HIIT para que el ejercicio físico sea eficiente (**Fig. 36-4**). Algunos ensayos controlados aleatorizados han informado que el HIIT mejora la capacidad aeróbica en 0,5 MET adicionales en comparación con los pacientes asignados a MICT, lo que condiciona disminuciones estadísticamente significativas del 8 % y 5 % en la mortalidad por todas las causas y la mortalidad cardiovascular, respectivamente.

La principal barrera que existe para la prescripción de entrenamiento HIIT en pacientes con ECV es el posible riesgo de provocar un evento cardíaco fatal relacionado en el esfuerzo. En este sentido, cabe resaltar el trabajo de Rognmo *et al.*, que reflejó que se necesitan 23.182 horas de entrenamiento con ejercicio de alta intensidad en esta población para provocar un episodio cardíaco adverso. Por ello, se está ante un tipo de entrenamiento muy interesante, con cada vez más trabajos publicados, donde se aplica el HIIT en diferentes subgrupos de personas con ECV (coronariopatía, insuficiencia cardíaca con fracción de eyección preservada o reducida o fibrilación auricular) y se evalúan los beneficios del HIIT con resultados seguros y prometedores.

PRESCRIPCIÓN DE EJERCICIO DE FUERZA O RESISTENCIA

En cuanto al entrenamiento de fuerza, se incluyen ejercicios estáticos, también denominados ejercicios isométricos o entrenamiento de resistencia, tiene efectos beneficiosos sobre diferentes FRCV, además de proporcionar una mejor funcionalidad y calidad de vida para las personas mayores y frágiles. Este entrenamiento aumenta la activación muscular, mejora la coordinación intermuscular, tiene efectos beneficiosos en el sistema cardiorrespiratorio y previene la disminución de masa muscular y la sarcopenia. Además, puede aumentar tanto la función física como cognitiva y mejorar la supervivencia en enfermos de cáncer.

Asimismo, el entrenamiento puede aumentar el almacenamiento muscular de fosfato de alta energía y otras moléculas energéticas (por ejemplo, grasas y carbohidratos). También hace que crezca la actividad enzimática glucolítica y la tasa de resíntesis de fosfato de alta energía. Sin embargo, este entrenamiento no parece modificar claramente la producción de lactato, aunque sí mejora su eliminación, lo que sugiere un aumento del transportador de monocarboxilato. Además, puede promover un aumento de la superficie de las fibras (es decir, hipertrofia) y un cambio en el tipo de fibras. Las adaptaciones enzimáticas, histológicas y estructurales del músculo solo se producen al cabo de 4 semanas.

La intensidad se debe prescribir en términos de una repetición máxima (1 RM), que se define como la cantidad máxima de peso que una persona puede levantar mediante un movimiento de cierta amplitud con una repetición (se recomienda realizar múltiples RM, en concreto 5 RM, que refleja adecuadamente la fuerza máxima). Es evidente que hay que extremar las precauciones por el riesgo de lesiones, lo cual puede reducirse al levantar cargas relativas más ligeras o moderadas (al menos 30 %, pero menos del 70 % de 1 RM), utilizando solo el peso corporal como resistencia. Este

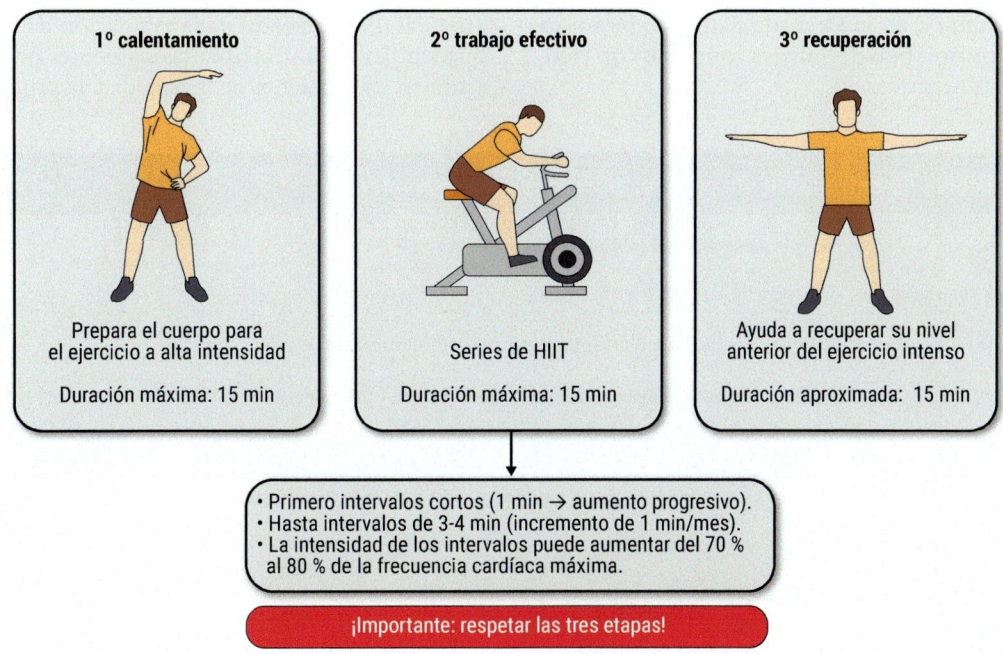

1° calentamiento
Prepara el cuerpo para el ejercicio a alta intensidad
Duración máxima: 15 min

2° trabajo efectivo
Series de HIIT
Duración máxima: 15 min

3° recuperación
Ayuda a recuperar su nivel anterior del ejercicio intenso
Duración aproximada: 15 min

• Primero intervalos cortos (1 min → aumento progresivo).
• Hasta intervalos de 3-4 min (incremento de 1 min/mes).
• La intensidad de los intervalos puede aumentar del 70 % al 80 % de la frecuencia cardíaca máxima.

¡Importante: respetar las tres etapas!

Figura 36-4. Protocolo de entrenamiento interválico de alta intensidad. HIIT: entrenamiento en intervalos de alta intensidad (*high-intensity interval training*).

entrenamiento es básico en los programas de actividad física prescritos y pautados.

Cada vez hay más pruebas que demuestran que el entrenamiento de resistencia por sí solo o combinado con el entrenamiento aeróbico es igual o superior al aeróbico por sí solo para maximizar la salud. Hay que olvidar la idea popular de que el entrenamiento de resistencia es únicamente levantar pesas y aumentar el volumen de los músculos. Por ello, se deben trabajar y fortalecer las fibras musculares rápidas o blancas (tipo IIB), básicas en el equilibrio y realización de acciones de mayor fuerza y elasticidad, que son las que se van perdiendo progresivamente con la edad. La velocidad de contracción de estas fibras es muy elevada (de tres a cinco veces mayor que las de tipo I), propia de actividades anaeróbicas intensas, por lo que se fatigan rápidamente con un metabolismo más glucolítico. El entrenamiento de fuerza es capaz de transformar una fibra muscular IIA (intermedia: lenta-rápida) en una fibra IIB con entrenamientos que se caracterizan por una velocidad de ejecución media/baja, un alto número de repeticiones y un elevado esfuerzo.

Dentro de las actividades de fortalecimiento muscular que se puede prescribir a los pacientes cardiovasculares están: llevar o transportar cargas pesadas, subir y bajar escaleras, saltar, bailar, programa de pilates o yoga, ejercicios que empleen el peso corporal como resistencia (por ejemplo, flexiones de codo o abdominales), jardinería que implique cavar o usar palas y levantamiento de pesas. El paciente debe trabajar los grandes grupos musculares de las extremidades superiores, inferiores y tronco. Estas actividades pueden hacerse empleando la resistencia del propio cuerpo o utilizando accesorios, como pesos libres, espinilleras, bandas elásticas y máquinas de pesas. La carga o peso para cada ejercicio o movimiento debe ajustarse de forma individual, con especial cuidado en la ejecución de los movimientos para que la técnica y la postura sean correctas y evitar posibles lesiones osteomusculares que pueden retrasar o suspender los programas de entrenamiento. Además, una mala técnica junto a un inadecuado patrón respiratorio puede condicionar maniobras de Valsalva continuas con efectos hemodinámicos negativos.

Para reconocer la importancia que tiene la realización de estos ejercicios, Momma *et al.* hallaron que la reducción máxima del riesgo de mortalidad por todas las causas, cardiovascular y por cáncer total se producía con, aproximadamente, 30-60 minutos/semana de entrenamiento de resistencia, mientras que el riesgo de mortalidad por diabetes tipo 2 disminuye bruscamente con hasta 60 minutos/semana. Está por determinar la dosis óptima de entrenamiento para el fortalecimiento muscular y para reducir la mortalidad por todas las causas y enfermedades específicas. En la **tabla 36-6** se detallan protocolos de entrenamiento de ejercicios de fuerza.

PRESCRIPCIÓN DE EJERCICIOS DE FLEXIBILIDAD

Al hablar, de flexibilidad se hace referencia a la capacidad de una articulación o grupo de articulaciones para realizar movimientos con la máxima amplitud posible sin brusquedad y sin provocar ningún daño. La flexibilidad con el paso de los años se va perdiendo, sobre todo en varones, de ahí la importancia de incluir esta actividad en los programas de prescripción de pacientes cardiópatas (se deben tener en cuenta los grandes grupos musculares de tronco, espalda, cintura escapular, cadera y piernas). Este tipo de entrenamiento tiene múltiples beneficios (**Fig. 36-5**), ya que se ha comprobado que se reducen molestias articulares y dolores habituales en esto pacientes con una rectificación y mejora de la posición del raquis. Además, aumenta el rango de movilidad de las articulaciones, lo cual mejora la coordinación muscular. Todo ello conlleva que los ejercicios de flexibilidad sean ideales para mejorar el rendimiento físico y reducir el riesgo de lesiones y caídas en los enfermos. Es especialmente útil en personas mayores o con complicaciones microvasculares derivadas de la diabetes.

Para mantener la flexibilidad debe realizarse un programa de entrenamiento planificado, continuo, específico y sistemático para poder ir desarrollando la amplitud del movimiento articular. Para una adecuada evaluación de la flexibilidad, se pueden llevar en principio las siguientes pruebas: sentarse y estirarse, estiramiento de la espalda y la prueba de movilidad

Tabla 36-6. Protocolos de entrenamiento para fortalecer grupos musculares

Número de ejercicios por sesión	De 1 a 3 series para cada ejercicio
	Número de RM: de 6 a 15
	Cuando se realiza a diario: trabajar un grupo muscular en días alternos
Velocidad de ejecución	Lo más rápida posible en la fase concéntrica del movimiento (contracción muscular)
	Importante: solo 6-8 repeticiones por ejercicio (intervalo de 20-30 segundos entre cada serie)
	Reduce tiempo dedicado a ejercicios de resistencia (menos abandonos)
Frecuencia	2-3 sesiones por semana
Técnica de respiración	En fase de contracción muscular: realizar espiración
	En fase de relajación: realizar inspiración

RM: repetición máxima.

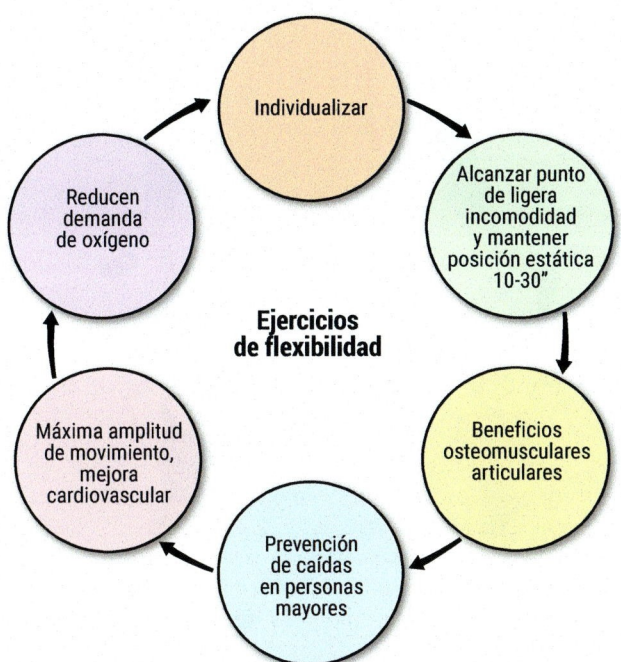

Figura 36-5. Ejercicios de elasticidad y flexibilidad en pacientes cardiópatas.

lateral del tronco. Una vez evaluado el paciente, se recomiendan ejercicios de estiramientos básicos para activar musculatura y articulaciones y evitar lesiones (al menos, dos veces a la semana).

No se debe olvidar la realización rutinaria de ejercicios de estiramiento, que deben estar presentes en cualquier programa de ejercicio, sobre todo si se está valorando a personas mayores, porque no solo contribuyen en la mejora de la fuerza, sino que también tienen un efecto preventivo de lesiones al ampliar la actividad, la movilidad y la funcionalidad articular, que es uno de los problemas típicos del envejecimiento. En la **figura 36-6** se destacan algunos ejercicios básicos de flexibilidad.

 La actividad física en sus diferentes modalidades es esencial y necesaria en los pacientes con cardiopatía. Los profesionales sanitarios no deben olvidar el positivo papel que desempeña en la mejora de muchos parámetros, por encima de algunas terapias que habitualmente se implementan. Se podría resumir que la actividad física es la mejor medicina para los pacientes cardiópatas.

EJERCICIO EN DIFERENTES CONTEXTOS CLÍNICOS

En este apartado, se resumen las recomendaciones de entrenamiento en las principales ECV, en concreto, en el paciente con enfermedad coronaria estable, insuficiencia cardíaca y fibrilación auricular.

Síndrome coronario crónico estable

Hace referencia a pacientes con coronariopatía de larga duración, angina estable, asintomáticos y sintomáticos estabilizados de menos de 1 año tras el síndrome coronario agudo, pacientes con revascularización reciente y sujetos asintomáticos y sintomáticos tras más de 1 año del diagnóstico inicial o revascularización. Según las recomendaciones de las guías europeas de cardiología del deporte, si estos pacientes no presentan alteraciones en las pruebas de detección de isquemia, pueden considerarse de bajo riesgo en eventos adversos inducidos por el ejercicio y pueden participar en todos los deportes de competición individual y de habilidad (por ejemplo, el golf), aunque hay que aplicar algunas restricciones a los deportes de alta intensidad, alta potencia o mixtos y para deportes de resistencia para adultos con más de 60 años.

En caso de demostración de isquemia inducible en las pruebas funcionales, a pesar de un tratamiento adecuado, se ha de plantear la realización de coronariografía, suspender la actividad física y, tras ella y con confirmación de nuevas pruebas funcionales o una ergometría máxima normal, reincorporarse a la práctica deportiva a los 3-6 meses. Si a pesar de la terapia, incluida la revascularización, persisten los síntomas, se les debe prohibir participar en deportes de competición, aunque, según capacidad y tolerancia, pueden realizar ejercicio recreativo de intensidad baja y media bajo control médico. Es importante que dicha actividad esté por debajo del umbral isquémico y arrítmico (aproximadamente 10 latidos). Además, es altamente recomendable la realización de una CPET para la prescripción de estas actividades.

Insuficiencia cardíaca crónica

Nadie duda de la implementación de programas de entrenamiento de ejercicio físico en pacientes estables con insuficiencia cardíaca con un tratamiento médico óptimo, con sesiones individualizadas según síntomas y hallazgos obtenidos en la CPET, con revisiones para valorar progresos y modificaciones de planes de ejercicio físico al menos cada 3-6 meses. Para ello, la valoración de la fuerza de la musculatura respiratoria a través de la presión inspiratoria máxima es básica para prescribir entrenamiento de la fuerza inspiratoria (se debe comenzar por encima del 30 % de dicha presión).

Dentro de la insuficiencia cardíaca con fracción de eyección se distingue entre la preservada (ICFEp) y la reducida (ICFEr).

Prescripción de ejercicio en pacientes con insuficiencia cardíaca con fracción de eyección preservada

Es necesario, como en todos los pacientes con ECV, ajustar de forma óptima los diferentes FRCV e individualizar el modo y la intensidad del entrenamiento para mejorar la adherencia. El entrenamiento debe comenzar con fases cortas de 10 minutos de resistencia y 10 minutos de fuerza. Así, es ideal una combinación de MICT aeróbico (3-4 sesiones/semana, al 50-60 % de la HRR, que puede ser seguido de un entrenamiento HIIT al cabo de 6 semanas (3 sesiones/semana) con tres fases: 10 minutos de calentamiento al 40-50 % de la frecuencia cardíaca, cuatro intervalos de 1 minuto al 80-90 % de la frecuencia cardíaca, repetidas tres veces al día, y finalizando con 3 minutos de recuperación activa.

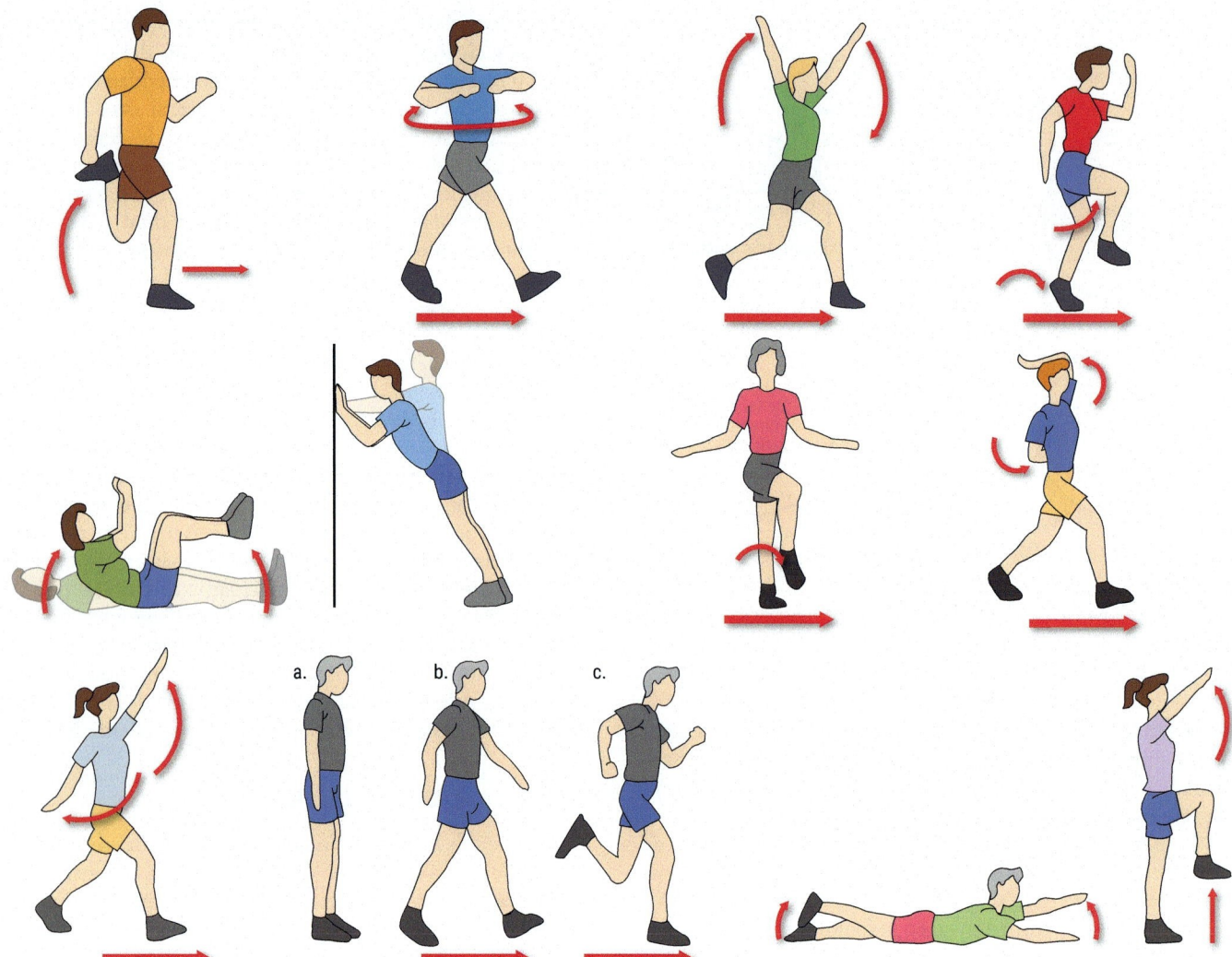

Figura 36-6. Ejercicios básicos de flexibilidad.

Los pacientes con insuficiencia cardíaca con fracción de eyección preservada en clase funcional NYHA III deben mantener una intensidad de ejercicio baja (menos del 40 % del VO_2 pico), en función de síntomas y tolerancia durante las primeras 2 semanas. Se puede aumentar progresivamente en intensidad hasta un 50-70 % del VO_2 pico y, si se tolera, hasta el 85 % como objetivo principal. Lo recomendable es poder realizar un mínimo de 30-45 minutos de ejercicio diarios, 3 días a la semana. Las guías europeas recomiendan los programas HIIT en un inicio en pacientes con bajo riesgo e insuficiencia cardíaca estable que quieran reemprender el ejercicio aeróbico de alta intensidad y deportes de resistencia mixtos. El entrenamiento HIIT mejora el consumo de oxígeno, la fracción de eyección y la calidad de vida en pacientes con insuficiencia cardíaca en mayor cuantía que en los resultados obtenidos con el entrenamiento continuo moderado y la atención habitual. No obstante, se ha de recordar lo mencionado anteriormente respecto a que muchos de los estudios en realidad programan entrenamientos MIIT, ya que casi nunca están por encima del 95-100 % de VO_2 pico o frecuencia cardíaca máxima. El ejercicio aeróbico de alta intensidad no siempre es ventajoso frente a la intensidad

moderada en la mejora del VO_2 pico en personas de edad avanzada y con insuficiencia cardíaca. Por ello, siempre se deben realizar programas individualizados y con estricto seguimiento.

El entrenamiento con ejercicios de fuerza se debe asociar al aeróbico (2-3 días a la semana). Su intensidad depende del nivel de resistencia con que el paciente pueda realizar 10-15 repeticiones en al menos una tanda de 8-10 ejercicios diferentes que incluyan musculatura de tronco superior e inferior del cuerpo, con sensación subjetiva de esfuerzo de la escala de Borg de menos de 15 puntos (40-60 % de 1 RM).

En pacientes con mal estado físico, sedentarios, obesos y de edad avanzada, estos intervalos de 4 minutos de intensidad submáxima parecen ser demasiado largos, por lo que es más recomendable pautar intervalos más cortos (por ejemplo, 1 minuto con una intensidad más baja de 75-85 % de la HRR. Como en todos los pacientes con ECV, la ergoespirometría es el método preferido que debe aplicarse para prescribir la intensidad del ejercicio, pero si no se dispone de ella, puede aplicarse la HRR. Hay que recordar que los valores porcentuales de la frecuencia cardíaca máxima no son apropiados en casos de incompetencia cronotrópica.

Prescripción de ejercicio en pacientes con insuficiencia cardíaca con fracción de eyección reducida

En pacientes estables con ICFEr, se recomienda el entrenamiento físico además del tratamiento médico óptimo y con dispositivos (terapia resincronización cardíaca, desfibrilador), según el ensayo HF-ACTION *(Heart Failure: A Controlled Trial Investigating Outcomes of Exercise Training)*. El MICT es el tipo de entrenamiento recomendado en estos pacientes, aunque el HIIT también se puede prescribir de forma adicional en casos estables. Se debe insistir a los pacientes que empiecen a aumentar su actividad física con actividades básicas, como caminar. Posteriormente, al evaluar la situación física y disponibilidad, se pueden prescribir varias sesiones de ejercicio divididas al día (por ejemplo, tres sesiones de 5-10 minutos cada una, con el objetivo de cubrir 20 minutos de ejercicio al día). La intensidad del ejercicio de resistencia debe comenzar con entrenamiento MICT, pero más adelante se pueden añadir sesiones cortas de 30-60 segundos de HIIT al 70-80 % de la HRR, que pueden aumentarse según la tolerancia y capacidad del paciente. Es necesario pautar un entrenamiento de resistencia y equilibrio en los pacientes frágiles y ancianos con insuficiencia cardíaca, por ser más proclives a padecer caídas.

A los pacientes asintomáticos, con ICFE moderada (fracción de eyección del ventrículo izquierdo 40-49 %), con buena capacidad funcional, sin arritmias o hipotensión inducidas por la actividad física se les puede recomendar deportes recreacionales de alta intensidad. Aquellos con ICFEr en idéntica situación pueden participar en deportes recreativos de habilidad de intensidad baja a moderada y, de forma selectiva, en deportes de resistencia de baja intensidad.

En este grupo de pacientes se debe añadir ejercicio respiratorio para fortalecer los músculos inspiratorios y mejorar la respuesta ventilatoria al ejercicio y la sensación subjetiva de disnea. Para ello, se pueden emplear entrenadores respiratorios de la musculatura inspiratoria (IMT) y realizar varias sesiones a la semana con intensidades variables (30-60 % de la presión inspiratoria máxima) en series de 15-30 minutos diarios durante una media de 10-12 semanas. Muchos estudios han demostrado mejorías evidentes de la capacidad funcional, la calidad de vida y la respuesta ventilatoria al esfuerzo.

Fibrilación auricular permanente

Antes de introducirles en planes de entrenamiento físico, es importante descartar la presencia de cardiopatía estructural importante o de vía accesoria de preexcitación. Además, son pacientes que suelen estar anticoagulados y deben evitar actividades de contacto físico o con mayor riesgo de sufrir traumatismos. Aquellos con tendencia a una fibrilación auricular con respuesta ventricular rápida pueden ser proclives a presentar de forma inmediata sensación de fatigabilidad, cansancio, disnea y situaciones presincopales. Por este motivo hay que mejorar el control de su frecuencia cardíaca. De nuevo, es muy aconsejable la realización de una CPET para marcar umbrales ventilatorios con vistas a un programa personalizado de entrenamiento. El empleo de fármacos frenadores del nodo auriculoventricular (beta-bloqueantes, calcioantagonistas o digitálicos), en ocasiones, puede ser complicado por un probable efecto bradicardizante en reposo o una incompetencia cronotrópica con el esfuerzo. En aquellos en los que se pueda valorar la realización de ablación con catéter, puede ser una alternativa adecuada para mejorar su funcionalidad.

En pacientes con fibrilación auricular, el entrenamiento MICT sigue siendo la modalidad de ejercicio preferida, máxime en pacientes sedentarios y obesos. Se debe incorporar ejercicio de resistencia, ya que se ha objetivado que mejora la función vascular, la percepción corporal y refuerza los programas de reducción de peso al aumentar el gasto energético básico. Tras un período de 4-6 semanas y según el ritmo de mejora y capacidad funcional del paciente, se puede ir incorporando el entrenamiento HIIT, iniciando con intervalos cortos (por ejemplo, de 1 minuto y aumentando de forma constante hasta intervalos de 3-4 minutos, por ejemplo, 1 minuto al mes). Se aconseja que la intensidad de los intervalos pueda aumentarse del 70 % al 80 % de la frecuencia cardíaca máxima e ir aumentando en caso de buena adaptabilidad al ejercicio.

En este sentido, cabe destacar el trabajo de Reed *et al.*, donde compararon entrenamientos HIIT que constaban de 23 minutos, con dos bloques de entrenamiento interválico de 8 minutos con períodos de trabajo de 30 segundos al 80-100 % de la potencia máxima intercalados con 30 segundos de recuperación frente a entrenamientos MICT (60 minutos dentro del 67-95 % de la frecuencia cardíaca máxima y 12-16 de esfuerzo percibido en una escala de 6 a 20 en el índice de esfuerzo percibido). Ambos entrenamientos se realizan dos veces por semana durante 12 semanas. Se concluye que el HIIT programado y prescrito es tan eficaz como el MICT para mejorar la capacidad funcional, los parámetros de calidad de vida evaluados, la frecuencia cardíaca en reposo y los niveles de actividad física en pacientes con fibrilación auricular persistente y permanente.

Por otra parte, el ejercicio después de la ablación con catéter para la fibrilación auricular puede iniciarse ya a las 2 semanas tras la intervención. Se aconseja posponer el HIIT durante un período de espera de 12 semanas tras la ablación, aunque sin datos actualmente que lo respalden.

PUNTOS CLAVE

- Las recomendaciones de actividad física para pacientes con ECV son más específicas que en personas sanas.
- Hay que definir la prescripción de ejercicio respecto al tipo, modo, duración, frecuencia e intensidad óptima para cada paciente.
- El ejercicio debe ser prescrito, pautado y programado, es decir, individualizado. No hay que olvidar que poco es mejor que nada y que calidad es mejor que cantidad.
- Cuando se prescribe ejercicio en pacientes cardiópatas no se ha de olvidar que se trata de trabajo multidisciplinar, de equipo (médicos, enfermería, fisioterapeutas, licenciados en ciencias del deporte y actividad física, podólogos, etc.). Entre todos hay que convencer y «enamorar» al paciente con el ejercicio, que lo aprecie como la mejor medicina posible.

- Se debe comenzar con entrenamiento aeróbico moderado, no despreciando el conocido como power-walking, el seguimiento de los pasos diarios, asociado a un entrenamiento de resistencia de intensidad creciente.
- El ejercicio de fortalecimiento muscular es seguro e indispensable porque los pacientes padecen pérdida de masa, fuerza y funcionalidad muscular. Pueden ser realizados de forma rutinaria, por ejemplo, cargando bolsas de la compra o subiendo escaleras. Se ha de insistir a los pacientes que el músculo es vida; hay que ejercitarlo para evitar sarcopenia en el futuro.
- Los ejercicios de flexibilidad y equilibrio son parte esencial de un programa de prescripción de ejercicio, sobre todo en personas mayores frágiles proclives a caídas con disfunciones marcadas.

BIBLIOGRAFÍA

Abou Sawan S, Nunes E, Lim C, McKendry J, Phillips SM. The Health Benefits of Resistance Exercise: Beyond Hypertrophy and Big Weights. Exercise, Sport, and Movement. 2023;1(1):e00001.

Ahmadi MN, Clare PJ, Katzmarzyk PT, Del Pozo Cruz B, Lee IM, Stamakis E. Vigorous physical activity, incident heart disease, and cancer: how little is enough? Eur Heart J. 2022;43(46):4801-14.

Arnett DK, Blumenthal RS, Albert MA, Buroker AB, Goldberger ZD, Hahn EJ, et al. 2019 ACC/AHA Guideline on the Primary Prevention of Cardiovascular Disease: A Report of the American College of Cardiology/American Heart Association Task Force on Clinical Practice Guidelines. J Am Coll Cardiol. 2019;74(10):e177-232.

Bays HE, Kulkarni A, German C, Satish P, Iluyomade A, Dudum R, et al. Ten things to know about ten cardiovascular disease risk factors-2022. Am J Prev Cardiol. 2022;10:100342.

Celis-Morales CA, Lyall DM, Welsh P, Anderson J, Steell L, Guo Y, et al. Association between active commuting and incident cardiovascular disease, cancer, and mortality: prospective cohort study. BMJ. 2017;357:j1456.

Dempsey PC, Rowlands AV, Strain T, Zaccardi F, Dawkins N, Razieh C, et al. Physical activity volume, intensity, and incident cardiovascular disease. Eur Heart J. 2022;43(46):4789-800.

ERS Task Force, Palange P, Ward SA, Carlsen KH, Casaburi R, Gallagher CG, et al. Recommendations on the use of exercise testing in clinical practice. Eur Respir J. 2007;29(1):185-209.

Ghorayeb N, Stein R, Daher DJ, da Silveira AD, Ritt LEF, Dos Santos DFP, et al. The Brazilian Society of Cardiology and Brazilian Society of Exercise and Sports Medicine's Updated Guidelines for Sports and Exercise Cardiology - 2019. Arq Bras Cardiol. 2019;112(3):326-68.

Hung RK, Al-Mallah MH, McEvoy JW, Whelton SP, Blumenthal RS, Nasir K, et al. Prognostic value of exercise capacity in patients with coronary artery disease: the FIT (Henry Ford Exercise Testing) project. Mayo Clin Proc. 2014;89(12):1644-54.

Jayedi A, Gohari A, Shab-Bidar S. Daily step count and all-cause mortality: a dose-response meta-analysis of prospective cohort studies. Sports Med. 2022;52(1):89-99.

Kelly P, Kahlmeier S, Götschi T, Orsini N, Richards J, Roberts N, et al. Systematic review and meta-analysis of reduction in all-cause mortality from walking and cycling and shape of dose response relationship. Int J Behav Nutr Phys Act. 2014;11:132.

Kraus WE, Janz KF, Powell KE, Campbell WW, Jakici JM, Troiano RP, et al. Daily Step Counts for Measuring Physical Activity Exposure and Its Relation to Health. Med Sci Sports Exerc. 2019;51(6):1206-12.

Laranjo L, Ding D, Heleno B, Kocaballi B, Quiroz JC, Tong HL, et al. Do smartphone applications and activity trackers increase physical activity in adults? Systematic review, meta-analysis and metaregression. Br J Sports Med. 2021;55(8):422-32.

Levine JA, Eberhardt NL, Jensen MD. Role of nonexercise activity thermogenesis in resistance to fat gain in humans. Science. 1999;283(5399):212-4.

Malmo V, Nes BM, Amundsen BH, Tjonna AE, Stoylen A, Rossvoll O, et al. Aerobic interval training reduces the burden of atrial fibrillation in the short term: a randomized trial. Circulation. 2016;133(5):466-73.

Martin BJ, Arena R, Haykowsky M, Hauer T, Austford LD, Knudtson M, et al. Cardiovascular fitness and mortality after contemporary cardiac rehabilitation. Mayo Clin Proc. 2013;88(5): 455-63.

Momma H, Kawakami R, Honda T, Sawada SS. Muscle-strengthening activities are associated with lower risk and mortality in major non-communicable diseases: a systematic review and meta-analysis of cohort studies. Br J Sports Med. 2022;56(13):755-63.

Nystoriak MA. Bhatnagar A. Cardiovascular effects and benefits of exercise. Front Cardiovasc Med. 2018;5:135.

O'Connor CM, Whellan DJ, Lee KL, Keteyian SJ, Cooper LS, Ellis SJ, et al. Efficacy and safety of exercise training in patients with chronic heart failure: HF-ACTION randomized controlled trial. JAMA. 2009;301(14):1439-50.

Paluch AE, Bajpai S, Bassett DR, Carnethon MR, Ekelund U, Evenson KR, et al. Daily steps and all-cause mortality: a meta-analysis of 15 international cohorts. Lancet Public Health. 2022;7(3):e219-28.

Pelliccia A, Sharma S, Gati S, Bäck M, Börjesson M, Caselli S, et al. 2020 ESC Guidelines on sports cardiology and exercise in patients with cardiovascular disease. Eur Heart J. 2021;42(1):17-96.

Quindry JC, Franklin BA, Chapman M, Humphrey R, Mathis S. Benefits and risks of high-intensity interval training in patients with coronary artery disease. Am J Cardiol. 2019;123(8):1370-7.

Reed JL, Terada T, Vidal-Almela S, Tulloch HE, Mistura M, Birnie DH, et al. Effect of High-Intensity Interval Training in Patients With Atrial Fibrillation: A Randomized Clinical Trial. JAMA Netw Open. 2022;5(10):e2239380.

Rognmo O, Moholdt T, Bakken H, Hole T, Mølstad P, Myhr NE, et al. Cardiovascular risk of high- versus moderate-intensity aerobic exercise in coronary heart disease patients. Circulation. 2012;126(12):1436-40.

Saevereid HA, Schnohr P, Prescott E. Speed and duration of walking and other leisure time physical activity and the risk of heart failure: a prospective cohort study from the Copenhagen City Heart Study. PLoS One. 2014;9(3):e89909.

Stamatakis E, Kelly P, Strain T, Murtagh EM, Ding D, Murphy MH. Self-rated walking pace and all-cause, cardiovascular disease and cancer mortality: individual participant pooled analysis of 50 225 walkers from 11 population British cohorts. Br J Sports Med. 2018;52(12):761-68.

Stamatakis E, Ahmadi MN, Gill JMR, Thøgersen-Ntoumani C, Gibala MJ, Doherty A, et al. Association of wearable device-measured vigorous intermittent lifestyle physical activity with mortality. Nat Med. 2022;28(12):2521-9.

US Department of Health and Human Services. 2018 Physical Activity Guidelines Advisory Committee Scientific Report. Disponible en: https://health.gov/sites/default/files/2019-09/PAG_Advisory_Committee_Report.pdf

US Department of Health and Human Services. CDC Centers for Disease Control and Prevention. Physical Activity. Disponible en: https://www.cdc.gov/physicalactivity/index.html

Programas de ejercicio en poblaciones especiales

V

Rehabilitación del paciente con cardiopatía y obesidad

37

M. Supervía Pola

OBJETIVOS

- Conocer la epidemiología de la obesidad y su importancia.
- Ser capaz de diagnosticar la obesidad.
- Percibir la importancia de la obesidad en la patología cardiovascular y en los programas de rehabilitación cardíaca.
- Prescribir el programa de rehabilitación cardíaca más adecuado según el grado de obesidad.

INTRODUCCIÓN, DEFINICIÓN, EPIDEMIOLOGÍA DE LA OBESIDAD Y FISIOPATOLOGÍA

El sobrepeso y la obesidad se definen como una acumulación anormal o excesiva de grasa que suponen un riesgo para la salud. Estas condiciones son enfermedades crónicas de origen multifactorial que se han convertido en un creciente desafío sanitario global.

La adiposidad excesiva está vinculada a una mayor mortalidad. Así, las personas con obesidad tienen una expectativa de vida 5 años menor que aquellos con un estado de peso saludable (índice de masa corporal [IMC] 18,5-24,9). Se estima que el sobrepeso y la obesidad causan más de 1,2 millones de muertes al año en la región europea de la Organización Mundial de la Salud (OMS), lo que representa más del 13 % del total de muertes. Además, se ubica en el cuarto lugar de factores de riesgo para enfermedades no transmisibles por detrás de la presión arterial alta, la alimentación inadecuada y el uso de tabaco. El sobrepeso y la obesidad son el principal factor de riesgo para la discapacidad; representa el 7 % del total de años de vida ajustados por discapacidad en la mencionada región. Sin embargo, se han identificado dificultades para evaluar las consecuencias en la salud de la obesidad, lo cual sugiere que las muertes relacionadas con la obesidad podrían estar sustancialmente subestimadas.

Además, las prevalencias de sobrepeso y obesidad han experimentado una trayectoria ascendente tanto en poblaciones adultas como infantiles. Desde 1975 hasta 2016, la proporción de niños y adolescentes (de 5 a 19 años) con sobrepeso u obesidad se cuadriplicó (aumento del 4 al 18 % en todo el mundo). En España, se estima una prevalencia del 21,6 %.

Esta problemática representa una faceta del complejo escenario de la malnutrición global. En la actualidad, en todas las regiones del mundo, con excepción de África subsahariana y Asia, existe un mayor número de individuos con obesidad que con desnutrición. Aunque en el pasado el sobrepeso y la obesidad eran asumidos como problemas primordialmente de naciones desarrolladas, hoy en día se observa una acelerada proliferación en países de ingresos bajos y medianos, en especial en zonas urbanizadas, debido a los cambios en la alimentación (mayor consumo de ultraprocesados) y menor actividad física. Es importante destacar que la vasta mayoría de menores con sobrepeso u obesidad reside en naciones en vías de desarrollo, donde la tasa de incremento ha superado en un 30 % a la de países avanzados.

La obesidad, además de constituir una enfermedad, es un factor de riesgo establecido de enfermedad cardiovascular (ECV) y contribuye a la diabetes, la dislipidemia y la hipertensión, entre otras patologías.

En la obesidad, se producen una serie de cambios cardiovasculares fisiopatológicos en respuesta al exceso de masa grasa corporal. La remodelación cardíaca que se genera es multifactorial e implica una combinación de cambios en la hemodinámica, la señalización neurohormonal y/o el metabolismo miocárdico.

Metabólicamente, la obesidad promueve mecanismos celulares miocárdicos destacados por el depósito ectópico de lípidos en el corazón, la concentración de metabolitos lipídicos perjudiciales, perturbaciones en la función mitocondrial y procesos inflamatorios, lo que conduce a desajustes metabólicos significativos.

Desde una perspectiva hemodinámica, la carga metabólica inherente a la obesidad se traduce en un incremento del volumen sanguíneo intravascular y del rendimiento cardíaco, mediado por un aumento en el volumen sistólico y la frecuencia cardíaca. Esta elevada demanda funcional predispone al corazón a experimentar transformaciones estructurales, como hipertrofia ventricular izquierda de naturaleza tanto concéntrica como excéntrica.

Es importante resaltar que los sujetos clasificados bajo el término *obesidad metabólicamente sana* (definida por un IMC superior a 30 kg/m² y la ausencia de criterios metabólicos, a excepción de un perímetro de cintura ampliado) presentan una propensión elevada a desarrollar síndrome metabólico. Además, ostentan un riesgo amplificado de padecer enfermedad arterial coronaria, insuficiencia cardíaca y un incremento en la mortalidad global en contraste con individuos metabólicamente sanos y no obesos.

Por lo tanto, las alteraciones metabólicas y hemodinámicas originadas en el marco de la obesidad, aun en ausencia de factores de riesgo metabólico tradicional, potencian el riesgo de afecciones como la enfermedad arterial coronaria y la insuficiencia cardíaca. También se vinculan con arritmias, donde destaca la fibrilación auricular, entre otras patologías cardiovasculares.

Causas de sobrepeso/obesidad

Las causas de la obesidad son diversas y pueden variar de una persona a otra. Algunos factores de riesgo y causas comunes incluyen:

- Hábitos alimentarios poco saludables: consumir alimentos ricos en calorías, grasas saturadas, azúcares y alimentos procesados puede contribuir a un exceso de ingesta calórica.
- Déficit de actividad física y ejercicio: la falta de ejercicio y un estilo de vida sedentario pueden llevar a un desequilibrio en el balance energético.
- Factores genéticos: la predisposición genética puede influir en la propensión de una persona a ganar peso. Algunos genes afectan el metabolismo, el apetito y la capacidad del cuerpo para convertir los alimentos en energía.
- Metabolismo lento: algunas personas tienen un metabolismo intrínsecamente más lento, lo que significa que queman calorías a un ritmo reducido. Esto puede facilitar la acumulación de peso con el tiempo.
- Factores hormonales: desequilibrios hormonales, como el síndrome de ovario poliquístico, exceso de cortisol durante períodos prolongados, resistencia a la insulina, etc., pueden contribuir al aumento de peso.
- Medicamentos: algunos medicamentos, incluidos ciertos antidepresivos, antipsicóticos y corticosteroides, pueden inducir ganancia de peso como efecto secundario.
- Factores psicológicos: la comida emocional, la falta de control de las porciones y la tendencia a comer en exceso en respuesta al estrés, la ansiedad o la depresión pueden contribuir a la obesidad.
- Factores socioeconómicos: la limitada disponibilidad y el alto costo de alimentos saludables, junto con la falta de espacios seguros para la actividad física en algunas comunidades, pueden predisponer a las personas a patrones de vida que favorezcan la obesidad.
- Desórdenes del sueño: la falta de sueño o trastornos como el síndrome de la apnea del sueño pueden alterar las hormonas del apetito y llevar a una mayor ingesta calórica.
- Microbioma intestinal: la composición de bacterias en el intestino puede influir en la forma en que el cuerpo procesa los alimentos y almacena grasa.
- Entorno obesogénico: el entorno moderno, con su fácil acceso a alimentos altamente calóricos y la promoción de estilos de vida sedentarios, favorece la obesidad.

- Factores ambientales: la exposición a ciertas sustancias químicas y endocrinas presentes en el ambiente, como los disruptores endocrinos, puede jugar un papel en la predisposición al aumento de peso.

La obesidad es una condición multifactorial y compleja que surge de la interacción de diversos factores. Un enfoque holístico que considere todas estas causas ofrece un panorama más completo y estrategias más efectivas para su prevención y tratamiento.

DIAGNÓSTICO DE LA OBESIDAD

La identificación y evaluación adecuada de la obesidad y del sobrepeso no solo atañen a la determinación de la masa grasa, sino que son fundamentales para prevenir y tratar las potenciales comorbilidades asociadas. A pesar de la relevancia clínica del diagnóstico de obesidad, en muchas ocasiones no se le otorga la prioridad necesaria dentro del proceso clínico.

> **!** El IMC es, sin duda, una herramienta ampliamente reconocida en la detección del sobrepeso y la obesidad. Sin embargo, posee ciertas limitaciones que deben ser consideradas:
> - Ambigüedad en la composición corporal: el IMC no diferencia entre masa grasa y masa muscular. Esto implica que un individuo con una considerable masa muscular puede presentar un IMC elevado sin necesariamente tener una acumulación excesiva de grasa corporal.
> - Omisión de la distribución grasa: el riesgo asociado a las enfermedades cardiovasculares y metabólicas no solo depende de la cantidad de grasa, sino de su distribución. El IMC no proporciona información sobre la localización de esta grasa, especialmente si es visceral o subcutánea.
> - Generalización: el IMC no contempla variables individuales, como edad, género o etnia, entre otros, las cuales tienen un impacto significativo en la composición corporal y el metabolismo.

Dada la importancia de un diagnóstico preciso, es esencial emplear, además del IMC, otras herramientas diagnósticas complementarias que ofrezcan una visión más completa e individualizada del estado de obesidad de un paciente.

En resumen, el IMC es una herramienta obsoleta para diagnosticar el sobrepreso y la obesidad, por lo que para efectuar un diagnóstico preciso de la obesidad y el sobrepeso es imperativo recurrir a otras técnicas y metodologías, las cuales se detallan a continuación.

Medición del perímetro abdominal

El perímetro abdominal o circunferencia de la cintura es una medida clave en la evaluación del riesgo asociado con la obesidad abdominal. Sin embargo, existen algunas diferencias entre los protocolos de la OMS y el Instituto Nacional de Salud (NIH) de los Estados Unidos para medir el perímetro abdominal.

Diferencias entre los protocolos de la OMS y el NIH:
- Procedimiento de medición de la OMS:
  - La medición se realiza en el punto medio entre la parte inferior de la última costilla y el borde superior del ilíaco (cresta ilíaca), con el paciente de pie y tras una espiración normal.
  - El sujeto debe estar de pie, relajado, con los pies juntos y los brazos a los lados. Se debe asegurar que la cinta esté nivelada y que no comprima la piel; se toma después de espirar.
  - La cinta métrica debe ser horizontal y no comprimir la piel.
- Procedimiento de medición del NIH:
  - La medición se realiza justo por encima del borde superior de la cresta ilíaca (cadera) en un plano horizontal.
  - Similar a la OMS, el individuo debe estar de pie, pero el énfasis está en asegurar que la cinta esté nivelada y que no comprima la piel; se toma tras espirar.
- Puntos de corte: ambas organizaciones definen puntos de corte para identificar el aumento del riesgo asociado con la obesidad abdominal.
  - Puntos de corte de la OMS:
    - Hombres: más de 94 cm indica riesgo aumentado y por encima de 102 cm, riesgo sustancialmente aumentado.
    - Mujeres: más de 80 cm indica señala aumentado y por encima de 88 cm, riesgo sustancialmente aumentado.
  - Puntos de corte de NIH:
    - Hombres: más de 102 cm.
    - Mujeres: más de 88 cm.

La OMS establece estos criterios como parte de una perspectiva global. Con ello, busca ofrecer directrices para una amplia variedad de poblaciones y contextos. El NIH establece sus criterios sobre todo de acuerdo con la población de Estados Unidos, por lo que considera las especificidades y riesgos asociados con la demografía y morbilidad de esta comunidad.

Aunque ambos protocolos tienen similitudes y buscan evaluar el mismo parámetro, las diferencias entre ellos subrayan la importancia de elegir el protocolo adecuado según el contexto y la población que se esté evaluando. Es fundamental estar al tanto de las directrices específicas y aplicarlas de manera consistente en la práctica clínica.

Índice cintura-cadera

El índice cintura-cadera (ICC) es una herramienta de evaluación que compara la circunferencia de la cintura con la de la cadera. Este índice se ha convertido en una referencia crucial en la medicina cardiovascular debido a su capacidad para proporcionar información sobre la distribución de la grasa corporal, en particular, la obesidad abdominal o central. La relación entre el índice cintura-cadera y el riesgo cardiovascular se ha consolidado por múltiples estudios y razones:

- Indicador de grasa visceral: el ICC se asocia con la cantidad de grasa visceral, la cual está ubicada alrededor de los órganos internos del abdomen. Esta grasa es metabólica-

mente más activa que la grasa subcutánea y se asocia con un mayor riesgo de resistencia a la insulina, dislipidemia y enfermedad cardiovascular.
- Superioridad sobre el IMC en algunos estudios: mientras que el IMC evalúa el peso general en relación con la altura, no diferencia de forma adecuada la distribución de la grasa ni el tipo de tejido (grasa frente a músculo). En varios estudios, el ICC ha demostrado ser un predictor más fuerte de eventos cardiovasculares que el IMC solo.
- Riesgo cardiovascular: un ICC elevado se asocia con una mayor prevalencia de factores de riesgo cardiovascular, como hipertensión, dislipidemia, diabetes tipo 2 y síndrome metabólico. Además, un ICC elevado se vincula a enfermedad arterial coronaria, accidente cerebrovascular y muerte cardiovascular.
- Fácil aplicación: la medición del ICC es sencilla, no invasiva y fácil de realizar en la práctica clínica, lo que la convierte en una herramienta accesible para la evaluación de riesgo en la mayoría de los entornos.

Para calcular el ICC, se divide la circunferencia de la cintura entre la circunferencia de la cadera. A continuación, se describe el procedimiento para medir de un modo adecuado ambos parámetros:
- Circunferencia de la cintura:
  - El paciente debe estar de pie, con los pies juntos y los brazos a los lados de forma relajada.
  - Se mide a mitad de camino entre la parte inferior de la última costilla palpable y la parte superior del hueso de la cadera (cresta ilíaca).
  - Se utiliza una cinta métrica flexible, asegurándose de que esté horizontal alrededor del abdomen. El paciente debe espirar y luego se toma la medida sin apretar la cinta.
- Circunferencia de la cadera:
  - El paciente debe estar de pie, con los pies juntos y los brazos a los lados.
  - Se toma la medida a la altura de los trocánteres.
  - La cinta métrica debe permanecer horizontal.

Cálculo del índice cintura-cadera = circunferencia de la cintura (cm)/circunferencia de la cadera (cm)

Es importante que las mediciones se realicen correctamente y de manera consistente para garantizar la precisión de los resultados. Asimismo, el uso de ropa ajustada o el momento del día pueden afectar, por lo que se recomienda tomarlas en condiciones similares si se realizan seguimientos.

Los valores de referencia para el índice cintura-cadera varían según la población y la región, pero para Europa, por lo general, se adoptan los siguientes valores como indicadores de riesgo cardiovascular:

- Hombres:
  - Bajo riesgo: ICC < 0,90.
  - Riesgo moderado: ICC de 0,90 a 0,99.
  - Alto riesgo: ICC ≥ 1,00.
- Mujeres:
  - Bajo riesgo: ICC < 0,80.
  - Riesgo moderado: ICC de 0,80 a 0,84.
  - Alto riesgo: ICC ≥ 0,85.

Es importante notar que estos valores son referenciales y que pueden variar según la fuente y los grupos de población específicos estudiados.

Perímetro de cuello

El perímetro cervical se ha asociado directamente con el síndrome de apnea-hipopnea obstructiva del sueño. Un perímetro mayor a 43 cm en hombres y a 41 cm en mujeres debería alertar sobre la posible presencia de este síndrome en enfermos que no informan de antecedentes médicos relacionados con este trastorno del sueño.

Para medir la circunferencia del cuello:

- El paciente debe estar de pie con los pies juntos y los brazos a los lados.
- Se toma la medida con el paciente con la cabeza en posición neutra.
- Se coloca la cinta métrica a la altura del borde superior de la membrana cricotiroidea.
- La cinta métrica debe permanecer horizontal.

Análisis de la composición corporal

El análisis de la composición corporal utiliza diversas técnicas avanzadas para ofrecer una visión detallada de la distribución y cantidad de grasa corporal. Entre los métodos destacados se encuentran: el uso de plicómetro, que mide el grosor de pliegues cutáneos para estimar la grasa corporal; la absorciometría de rayos X de energía dual, que proporciona una imagen detallada de la composición ósea y la grasa; la ecografía, que puede ayudar a medir el espesor del tejido adiposo subcutáneo, evaluar la cantidad de grasa visceral y analizar la masa muscular; la impedancia bioeléctrica, que evalúa la resistencia eléctrica del cuerpo para estimar la grasa corporal, y la tomografía computarizada y la resonancia magnética, que ofrecen imágenes precisas de la distribución de la grasa en el cuerpo. Estos métodos permiten un diagnóstico y tratamiento personalizado, aunque pueden ser más costosos y requerir más tiempo.

Tipos de obesidad

La obesidad puede clasificarse en diferentes categorías basadas en varios criterios, como la distribución de la grasa corporal (obesidad central o abdominal y periférica), el origen (obesidad primaria por balance energético y secundaria a condiciones médicas o medicamentos) y la composición del tejido adiposo (hipertrófica e hiperplásica). Además, se considera la obesidad mórbida cuando el IMC supera cierto umbral crítico. Cada tipo tiene implicaciones específicas para la salud y requiere estrategias de diagnóstico y tratamiento adaptados.

Clasificación de la obesidad según la distribución de la masa grasa

La obesidad central o androide, conocida también como «en forma de manzana», se asocia con la acumulación de grasa en la región abdominal, lo cual aumenta significativamente el riesgo de desarrollar enfermedades cardiovasculares, diabetes tipo 2 y síndrome metabólico. Esta forma es más prevalente en hombres. Por el contrario, la obesidad periférica o ginoide, descrita como «en forma de pera», implica acumulación de grasa en caderas, muslos y glúteos; es más común en mujeres y conlleva un menor riesgo de enfermedades metabólicas en comparación con su contraparte central.

Clasificación de la obesidad según la composición del tejido graso

Se diferencian dos tipos de obesidad: hipertrófica e hiperplásica. El diagnóstico diferencial se puede realizar con técnicas de imagen que identifican número y tamaño de células adiposas.

La obesidad hipertrófica implica un aumento en el tamaño de las células adiposas, lo que conlleva un mayor riesgo de resistencia a la insulina, diabetes tipo 2 y enfermedades cardiovasculares. La obesidad hiperplásica se caracteriza por un aumento en el número de células adiposas, lo que puede comenzar desde una edad temprana y está asociado con una mayor dificultad para perder peso.

Ambos tipos requieren un enfoque multidisciplinario para su manejo e incluir apoyo psicológico y modificación del estilo de vida.

Clasificación de la obesidad según el origen

Se clasifica en primaria y secundaria según su origen. La primaria, la forma más común, resulta sobre todo de un desequilibrio energético entre las calorías consumidas y las gastadas. Factores como la dieta, la inactividad física y la genética juegan roles importantes. La obesidad secundaria, menos frecuente, se debe a condiciones médicas (hipotiroidismo o síndrome de Cushing) o al uso de ciertos medicamentos que afectan el peso corporal, lo cuales alteran el metabolismo o el apetito.

VALORACIÓN DEL PACIENTE CON OBESIDAD EN CONSULTA DE REHABILITACIÓN CARDÍACA

La valoración del paciente con obesidad en rehabilitación cardíaca debe incluir la historia médica de este, un examen físico integral y la valoración de indicadores de riesgo, como presión arterial, niveles de glucosa y perfil lipídico, así como otras comorbilidades habituales en enfermos con obesidad, además de pruebas complementarias.

Valorar la funcionalidad y discapacidad en un paciente con obesidad es esencial para determinar el impacto de la obesidad en la calidad de vida, el rendimiento diario y la capacidad para llevar a cabo actividades cotidianas.

A continuación, se presentan los pasos y las herramientas que pueden utilizarse para esta valoración de rehabilitación cardíaca del paciente con especial enfoque en la obesidad:

1. Entrevista clínica detallada:
   - Detectar todas las patologías que pueden estar relacionadas con la obesidad (**Tabla 37-1**).
   - Preguntar al paciente sobre las dificultades que enfrenta en su vida cotidiana debido a la obesidad.

Tabla 37-1. Enfermedades asociadas al sobrepreso y/u obesidad

Categoría	Enfermedades asociadas
Cardiovasculares	Hipertensión arterial, cardiopatía, enfermedad coronaria, insuficiencia cardíaca, esteatosis miocárdica, fibrilación auricular, accidente cerebrovascular (ictus), trombosis venosa, etcétera
Endocrinometabólicas	Diabetes *mellitus*, hiperuricemia, dislipemia, hipertrigliceridemia, déficit de vitamina D, etcétera
Oncológicas	Cáncer de endometrio, renal, gástrico, de colon y recto, hepático y de vía biliar, de páncreas, de mama, de esófago, de ovario, etcétera
Pulmonares	Enfermedad pulmonar obstructiva crónica y síndrome de apnea-hipopnea del sueño
Psicológicas	Depresión, ansiedad y estigma de la obesidad
Musculoesqueléticas	Osteoartritis, artrosis y gota
Digestivas	Enfermedad hepatobiliar, esteatosis hepática (hígado graso), reflujo gastroesofágico
Genitourinarias	Efectos reproductivos negativos, disfunción eréctil, ovulación irregular, cálculos renales e incontinencia urinaria
Neurológicas	Demencia o deterioro cognitivo (atención, memoria, etcétera)
Inmunitarias	Mayor riesgo de infecciones
Dermatológicas	Estrías cutáneas, acantosis *nigricans* (manchas oscuras)

- Identificar actividades que el paciente haya dejado de realizar o limitado debido a la obesidad.
- Explorar problemas relacionados con el movimiento, la resistencia, el dolor y las actividades de la vida diaria.

2. Cuestionarios y escalas:
   - Índice de Barthel: evalúa la capacidad del paciente para llevar a cabo actividades básicas de la vida diaria, como alimentarse, bañarse, vestirse, etcétera.
   - Lawton y Brody: evalúa actividades instrumentales de la vida diaria, como hacer compras, gestionar medicamentos y manejar dinero.
   - Cuestionario de impacto de peso (IWQOL): específico para pacientes con obesidad, evalúa cómo el peso afecta a la calidad de vida en diferentes dominios.
   - Escala de Edmonton (*Edmonton obesity staging system*, EOSS): es una herramienta diseñada para clasificar la obesidad no solo en términos de IMC, sino también según la gravedad de las enfermedades asociadas y la calidad de vida del paciente. Esta escala surge como respuesta a la necesidad de tener un sistema que vaya más allá del simple IMC, que, aunque útil, no ofrece una imagen completa de las implicaciones clínicas y funcionales de la obesidad en un individuo específico. La EOSS clasifica la obesidad en cinco etapas (de 0 a 4), según la presencia y gravedad de comorbilidades físicas, mentales y funcionales:
     - Etapa 0: el individuo tiene obesidad (según su IMC), pero no presenta problemas de salud aparentemente relacionados con la obesidad, como hipertensión, dislipidemia o diabetes, entre otros.
     - Etapa 1: la persona con obesidad muestra signos subclínicos de problemas de salud relacionados con la obesidad, como prediabetes, hipertensión límite y otros problemas leves.
     - Etapa 2: se manifiestan enfermedades establecidas que pueden estar relacionadas con la obesidad, como hipertensión diagnosticada, diabetes tipo 2, apnea del sueño o enfermedad cardiovascular, entre otras.
     - Etapa 3: se observan complicaciones endocrinas más avanzadas, problemas cardiovasculares, daño en órganos específicos y deterioro significativo en la calidad de vida.
     - Etapa 4: en esta etapa, enfermedades graves, potencialmente mortales, se asocian con la obesidad, como insuficiencia cardíaca grave, enfermedad pulmonar grave o cirrosis hepática avanzada, entre otras.

   La EOSS tiene gran valor, ya que tiene en cuenta comorbilidades y calidad de vida, lo cual ayuda a identificar pacientes que pueden presentar un mayor riesgo de complicaciones derivadas de la obesidad y que pueden beneficiarse de intervenciones más intensivas.

3. Pruebas funcionales: puede haber casos de obesidad grave donde no pueda realizarse un test de esfuerzo, prueba de la cual se dispone de forma habitual en rehabilitación cardíaca. En esos casos, se consideran otros test funcionales como:
   - Test 6 minutos marcha.
   - Test levantarse de una silla: evalúa la fuerza y la capacidad del paciente para moverse desde una posición sentada a una de pie.

4. Exploración neuroortopédica integral:
   - Observar la capacidad del paciente para moverse, subir y bajar escaleras, así como determinar si utiliza ayuda para caminar.
   - Valorar la presencia de dolor articular, que puede ser común en pacientes con obesidad y afectar la movilidad, u otras patologías osteoarticulares donde la obesidad es un factor de riesgo (artrosis de cadera, rodilla, etcétera).

- Realizar pruebas de fuerza muscular, en especial en grupos musculares principales a través del Medical Research Council (MRC): sistema ampliamente utilizado para evaluar y documentar la fuerza muscular en pacientes. Califica la fuerza muscular en una escala de 0 a 5, basada en la capacidad del enfermo para hacer contracciones musculares contra resistencia:
  - 0: no hay contracción muscular (parálisis).
  - 1: contracción muscular palpable, pero sin movimiento.
  - 2: movimiento posible, pero no contra gravedad (el paciente puede mover el miembro en un plano horizontal).
  - 3: movimiento posible contra gravedad, pero no contra resistencia adicional.
  - 4: movimiento posible contra cierta resistencia, pero menos fuerte que el lado opuesto o comparado con la norma.
  - 5: fuerza muscular normal contra resistencia completa.
- Valoración de equilibrio mediante pruebas específicas, como el test de Romberg, el apoyo unipodal y las pruebas de marcha en tándem y semitándem. Estas evaluaciones son cruciales para diseñar ejercicios personalizados y efectivos, así como para la prevención de caídas, lo que mejora la seguridad y la calidad de vida de los individuos.
- Valoración de presión inspiratoria máxima y presión espiratoria máxima, ya que permiten identificar disfunciones respiratorias, evaluar el riesgo de complicaciones, como la apnea del sueño, monitorear la eficacia del tratamiento y personalizar programas de ejercicio adaptados a las capacidades respiratorias del paciente.
5. Evaluación psicosocial:
- Identificar barreras psicológicas o emocionales que puedan afectar la funcionalidad, como depresión, ansiedad o baja autoestima.
- Explorar el impacto social de la obesidad, como el estigma o la discriminación.
- Revisión de tratamiento farmacológico: identificar medicamentos que puedan afectar la funcionalidad, como aquellos que causan sedación, afectan al equilibrio o provocan aumento de masa grasa.
6. Evaluar dificultades para la práctica de ejercicio en relación con la motivación:
- Identificar si el paciente presenta baja autoestima o inseguridad.
- Analizar si tiene un ambiente sedentario; preguntar sobre ritmo de vida y entorno.
- Investigar si existen barreras en relación con problemas de conciliación de tiempo o falta de recursos económicos.

La evaluación de la funcionalidad y discapacidad en pacientes con obesidad no debe limitarse a una única herramienta o prueba. Es esencial adoptar un enfoque integral que considere tanto los aspectos físicos como los psicosociales y utilizar esta información para diseñar planes de tratamiento y rehabilitación adaptados a las necesidades individuales del paciente.

OBESIDAD EN DIFERENTES PATOLOGÍAS CARDÍACAS

En este apartado se aborda la obesidad en relación con la enfermedad aguda coronaria, la insuficiencia cardíaca y otras enfermedades cardiovasculares.

Obesidad y enfermedad aguda coronaria

La obesidad no solo actúa como un factor de riesgo independiente para la enfermedad arterial coronaria, sino que también contribuye a otros factores de riesgo cardiovasculares, como la resistencia a la insulina, la hipertensión y la dislipidemia. Este trastorno metabólico está estrechamente relacionado con la inflamación, lo que acelera la formación de placas ateroscleróticas y puede iniciarse desde la infancia. La inflamación resultante promueve la oxidación de las lipoproteínas de baja densidad (LDL), un proceso crucial en la aterogénesis. Además, la inflamación y el estrés oxidativo afectan la disponibilidad de óxido nítrico, con lo que se contribuye a la disfunción endotelial. La disfunción del tejido adiposo en la obesidad provoca un aumento de las adipocinas proinflamatorias, lo que favorece la progresión de la aterosclerosis al inducir resistencia a la insulina, disfunción endotelial, hipercoagulabilidad e inflamación sistémica.

Obesidad e insuficiencia cardíaca

La obesidad emerge como un factor crítico en el desarrollo de la insuficiencia cardíaca, con fracción de eyección reducida o preservada. Este trastorno metabólico incide en cambios hemodinámicos y metabólicos que impactan directamente en la función cardíaca. Asimismo, la activación del sistema renina-angiotensina-aldosterona y el sistema nervioso simpático se agudiza con la obesidad, mientras que los cambios metabólicos, hormonales e inflamatorios impulsan la remodelación miocárdica, con lo que aumenta el riesgo de insuficiencia cardíaca. El entorno inflamatorio asociado a la obesidad facilita la aterosclerosis, vinculada, a su vez, con la disfunción sistólica y la manifestación clínica de insuficiencia cardíaca. Además, la acumulación de grasa epicárdica, liberadora de adipoquinas, contribuye a la disfunción cardíaca mediante procesos metabólicos, lipotóxicos y fibrosis miocárdica. En conclusión, la fisiopatología de la obesidad en la insuficiencia cardíaca es compleja y abarca múltiples mecanismos, tanto directos como indirectos, que desencadenan una remodelación metabólica y, en última instancia, insuficiencia cardíaca sistólica o diastólica, por lo que destaca su importancia como factor de riesgo en ambos tipos de insuficiencia cardíaca, con particular énfasis en la preservada.

Obesidad y otras enfermedades cardiovasculares

En este punto se muestra la relación de la obesidad con otras enfermedades cardiovasculares:

- Arritmias cardíacas: la obesidad se asocia con un mayor riesgo de arritmias cardíacas, como fibrilación auricular. El tejido adiposo extra puede interferir con la función eléctrica del corazón y aumentar la probabilidad de arritmias.

- Enfermedades valvulares: la obesidad puede ejercer presión sobre las válvulas cardíacas, lo que puede contribuir al desarrollo de enfermedades valvulares, como la regurgitación mitral. El exceso de masa grasa también puede agravar los síntomas de las enfermedades valvulares preexistentes.
- Accidente cerebrovascular: la presencia de factores de riesgo asociados a la obesidad, como la hipertensión arterial y la diabetes, pueden desempeñar un papel crucial en la génesis de este evento.
- Enfermedad arterial periférica: este fenómeno ocurre como resultado de la acumulación de placa aterosclerótica en las arterias periféricas, lo que limita el suministro de oxígeno y nutrientes a los tejidos musculares de las extremidades inferiores. En consecuencia, los enfermos pueden experimentar claudicación intermitente, dolor muscular durante la actividad física y, en casos graves, la presencia de necrosis tisular, que requiere considerar la amputación.

TRATAMIENTO DEL PACIENTE CARDIÓPATA CON OBESIDAD EN REHABILITACIÓN CARDÍACA

La rehabilitación cardíaca y la actividad física han demostrado mejorar los factores de riesgo cardiovascular en pacientes con riesgo de ECV, incluida la obesidad. La relación entre la actividad física, los mencionados factores, la obesidad y la ECV es compleja. Sin embargo, está bien documentado que llevar a cabo actividad física aumenta el nivel máximo posible de capacidad cardiorrespiratoria, lo que, a su vez, atenúa los factores de riesgo de ECV y mejora el pronóstico global de las enfermedades cardíacas. Tras una evaluación integral inicial y un diagnóstico de sobrepeso y obesidad en los pacientes de rehabilitación cardíaca, se debe:

- Establecer objetivos a corto y medio plazo factibles: se ha de trabajar en colaboración con el paciente para establecer metas claras y alcanzables. Estas pueden incluir la mejora de la salud cardiovascular, la reducción de masa grasa, la gestión del estrés y la mejora de la calidad de vida, entre otros.
- Planificación del programa de rehabilitación cardíaca en paciente con obesidad: se debe diseñar un programa de rehabilitación cardíaca que sea específico para el paciente con obesidad considerando su cardiopatía y otras comorbilidades. Dicho programa debe incluir cambios en el estilo de vida y, en ocasiones, tratamiento farmacológico.

Cambios en el estilo de vida

Estos cambios incluyen adquisición de hábitos cardiosaludables e incluyen:

- Dieta: el enfoque principal es una dieta equilibrada con restricción calórica, con reducción del consumo de grasas saturadas, azúcares añadidos y carbohidratos refinados. Se promueve el consumo de frutas, verduras, granos enteros y proteínas magras.
- Cambios conductuales: técnicas que ayudan a identificar y modificar comportamientos no saludables, como la terapia cognitivo-conductual.

- Actividad física y ejercicio: los pacientes deben incrementar progresivamente su actividad física regular, además de realizar ejercicio.

El ejercicio desempeña un papel crucial en la mejora de la salud cardiovascular y la reducción del peso. Sin embargo, para los enfermos con obesidad y enfermedades cardíacas es fundamental adaptar el programa de ejercicios para garantizar su seguridad. Además de considerar la condición cardíaca subyacente como prioridad, si es factible y compatible con dicha patología, se recomienda que el paciente siga el programa de ejercicio para abordar la obesidad que se presenta a continuación.

Ejercicio aeróbico

Las recomendaciones generales en este ámbito son:

- Modalidad: actividades como caminar, nadar y ciclismo, entre otros.
- Duración: iniciar con intervalos de 10-15 minutos diarios con el objetivo de acumular entre 150-300 minutos semanalmente. Diversas investigaciones han evidenciado que dentro de las modalidades aeróbicas, el ejercicio interválico de alta intensidad ha demostrado ser superior al ejercicio continuo, en términos de pérdida de grasa. El ejercicio interválico de alta intensidad combina períodos cortos de actividad intensa con períodos de descanso o actividad de baja intensidad, lo que genera un consumo calórico elevado.
- Intensidad: se recomienda comenzar con una intensidad de leve a moderada, según el grado de obesidad, y escalar progresivamente. La percepción del esfuerzo puede servir como indicador.
- Frecuencia: un mínimo de 5 sesiones semanales es ideal.
- En este tipo de entrenamiento, se debe revisar el límite superior de peso que soportan los aparatos de los que se disponga en rehabilitación cardíaca.

Ejercicio de fuerza

Las recomendaciones generales que se han de tener presentes son:

- Modalidad: utilización de pesas, máquinas especializadas, bandas elásticas o resistencia corporal.
- Series y repeticiones: comenzar con 2-3 series de 8-12 repeticiones; incrementar conforme a la adaptación del paciente.
- Intensidad: se basa en la condición cardíaca subyacente del enfermo. Dada la alta prevalencia de hipertensión arterial y cardiopatía en este grupo poblacional, se aconseja calcular la intensidad según 10 RM (repeticiones máximas). La repetición máxima (RM) se refiere al máximo número de repeticiones que una persona puede realizar con una carga determinada hasta el punto de fatiga muscular. Por ejemplo, si puede hacer un máximo de 10 repeticiones con un peso específico antes de que los músculos fallen, ese peso se considera su 10 RM. Se recomienda comenzar con una intensidad del 60-75 % de la 10 RM máxima del indi-

viduo (si el paciente en un determinado ejercicio puede hacer 10 repeticiones con 10 kg, es aconsejable empezar a entrenar con 6-7,5 kg).

- Frecuencia: 2-3 sesiones semanales intercalando días de descanso para recuperación muscular.

 La combinación de ejercicio aeróbico y fuerza ofrece el mejor resultado en términos de composición corporal, ya que equilibra la reducción de grasa con el aumento o conservación de masa muscular.

Entrenamiento musculatura inspiratoria

Al igual que se recomienda medir la presión inspiratoria máxima en pacientes que se remiten a rehabilitación cardíaca, resulta incluso de mayor interés en enfermos con obesidad y enfermedades cardíacas. El entrenamiento específico de la musculatura inspiratoria ha demostrado ser eficaz para reducir la sensación de disnea y mejorar la tolerancia al esfuerzo en este grupo de pacientes.

 Algunos estudios han evidenciado la importancia del entrenamiento de la musculatura inspiratoria en pacientes con síndrome de apnea del sueño para mejorar la función respiratoria y la calidad de vida.

El programa de ejercicio siempre se debe supervisar periódicamente y realizar los ajustes a medida que sean necesarios con el fin de garantizar seguridad y efectividad.

Tratamiento farmacológico

Las indicaciones para el tratamiento farmacológico de la obesidad suelen estar reservadas para pacientes con un IMC igual o superior a 30 kg/m² o igual o superior a 27 kg/m² en presencia de comorbilidades como la diabetes tipo 2 o la hipertensión cuando las intervenciones no farmacológicas no han sido efectivas.

Entre las opciones farmacológicas disponibles se encuentran:

- Inhibidores del apetito: actúan en el sistema nervioso central para reducir el apetito y aumentar la sensación de saciedad (fentermina y dietilpropión).
- Inhibidores de la absorción de grasas: bloquean la absorción de grasas en el intestino, con lo que reducen la ingesta calórica (orlistat es un ejemplo común de este tipo de fármacos).
- Agonistas de receptores de melanocortina: actúan en el cerebro para modular las señales relacionadas con el apetito y el metabolismo (setmelanotida).
- Análogos de GLP-1: imitan la acción de la hormona increatina GLP-1, que regula el apetito y el metabolismo. Estos medicamentos, como la liraglutida y la semaglutida, ayudan a reducir el apetito y promueven la pérdida de peso.
- Terapias combinadas: algunos medicamentos para la obesidad combinan múltiples mecanismos de acción, como la naltrexona y el bupropión, que actúan en el sistema de recompensa cerebral y en la regulación del apetito.

 El tratamiento farmacológico de la obesidad debe ser parte de un enfoque integral que incluya cambios en el estilo de vida, como dieta saludable y ejercicio regular. Los medicamentos para la obesidad suelen estar indicados como parte de un programa de gestión del peso supervisado por un médico o un equipo multidisciplinar de atención médica. Cada paciente debe ser evaluado individualmente para determinar la mejor opción terapéutica y monitorear de cerca la eficacia y seguridad del tratamiento a lo largo del tiempo.

Cirugía bariátrica

Indicada para personas con obesidad grave o para aquellos que no han obtenido resultados con otros tratamientos. Existen diferentes procedimientos, como el *bypass* gástrico o la manga gástrica, que reducen el tamaño del estómago o alteran la digestión.

 PUNTOS CLAVE

- La rehabilitación cardíaca representa una ventana de oportunidad única para abordar la obesidad de manera integral. Ignorar la obesidad o relegarla a un segundo plano en este proceso no solo es ineficiente, sino que también compromete el pronóstico y la calidad de vida de los pacientes. Como profesionales se es responsable de reconocer, diagnosticar y tratar adecuadamente la obesidad en el contexto de la rehabilitación cardíaca con el fin de optimizar los resultados en salud y garantizar un cuidado integral y de calidad.
- La obesidad es una condición crónica, multifactorial, que representa un desafío sanitario global; está vinculada a una mayor mortalidad y reducción de la expectativa de vida.
- Las causas son multifactoriales: hábitos de alimentación poco saludables, sedentarismo, factores genéticos, hor-

monales, psicológicos y socioeconómicos, entre otros, lo cual implica que es una patología de manejo complicado.
- El IMC como herramienta diagnóstica de obesidad es limitado, por lo que se deben usar métodos complementarios, como la medición del perímetro abdominal y el índice cintura-cadera para una evaluación más precisa.
- La obesidad está relacionada con cambios fisiopatológicos, lo cual implica un mayor riesgo de enfermedades cardiovasculares, metabólicas, oncológicas, neurológicas, etcétera.
- La rehabilitación cardíaca en este tipo de pacientes debe ser personalizada e integrar cambios en el estilo de vida, adaptar la actividad física y tener en cuenta el tratamiento farmacológico cuando esté indicado y, en determinados y seleccionados casos, la cirugía bariátrica.

BIBLIOGRAFÍA

Bray GA, Kim KK, Wilding JPH, World Besity Federation. Obesity: a chronic relapsing progressive disease process. A position statement of the World Obesity Federation. Obes Rev. 2017;18(7):715-23.

Giusti EM, Spatola CA, Brunani A, Kumbhare D, Oral A, Ilieva E, *et al.* ISPRM/ESPRM guidelines on Physical and Rehabilitation Medicine professional practice for adults with obesity and related comorbidities. Eur J Phys Rehabil Med. 2020;56(4):496-507.

Haidar A, Horwich T. Obesity, Cardiorespiratory Fitness, and Cardiovascular Disease. Curr Cardiol Rep. 2023;25(11):1565-71.

Medina-Inojosa JR, Somers VK, Thomas RJ, Jean N, Jenkins SM, Gomez-Ibarra MA, *et al.* Association Between Adiposity and Lean Mass With Long-Term Cardiovascular Events in Patients With Coronary Artery Disease: No Paradox. J Am Heart Assoc. 2018;7(10):e007505.

O'Donoghue G, Blake C, Cunningham C, Lennon O, Perrotta C. What exercise prescription is optimal to improve body composition and cardiorespiratory fitness in adults living with obesity? A network meta-analysis. Obes Rev. 2021;22(2):e13137.

Ryan DH. Drugs for Treating Obesity. Handb Exp Pharmacol. 2022;274:387-414.

Sainz de Murieta E, Supervia M, de Miguel C. Rehabilitation needs in overweight and obese patients. Rehabilitacion (Madr). 2023;57(1):100757.

Smith JR, Taylor BJ. Inspiratory muscle weakness in cardiovascular diseases: Implications for cardíac rehabilitation. Prog Cardiovasc Dis. 2022;70:49-57.

Wang YH, Hua Y, Zhang HZ, Liang S, Cao ZZ, Chen LL, *et al.* Ratio of waist circumference to body mass index: A novel predictor of clinical outcome in hypertension patients. J Clin Hypertens (Greenwich). 2023;26(1):24-35.

Rehabilitación del paciente con cardiopatía y diabetes *mellitus*

38

B. Villamayor Blanco

OBJETIVOS

- Conocer la elevada prevalencia de la asociación de cardiopatía y diabetes *mellitus* tipo 2.
- Comprender la importancia del cribado de diabetes *mellitus* tipo 2 en todo paciente cardiópata.
- Valorar la importancia de implementar programas de rehabilitación cardíaca teniendo en cuenta las características propias del paciente diabético.
- Diseñar un programa de ejercicio físico para una persona diabética.
- Aprender las características propias del enfermo diabético y su repercusión en la práctica de ejercicio físico.
- Identificar las posibles complicaciones sistémicas relacionadas con la diabetes *mellitus* y su implicación al realizar ejercicio físico.

INTRODUCCIÓN

La diabetes *mellitus* tipo 2 es una enfermedad metabólica cuya característica común principal es la presencia de concentraciones elevadas de glucosa en la sangre de manera persistente o crónica. Se debe a un defecto en la producción de insulina, una resistencia a la acción de ella para utilizar la glucosa, un aumento en la producción de glucosa o una combinación de estas causas.

La diabetes *mellitus* tipo 1 es una enfermedad metabólica que condiciona la hiperglucemia secundaria a un déficit absoluto de insulina, acompañado de alteraciones en el metabolismo de lípidos y proteínas. Se produce por la destrucción de las células beta del páncreas, que deriva en una deficiencia total de insulina.

En la actualidad, la diabetes *mellitus* constituye un grave problema de salud por ser causa de discapacidad y condicionar un incremento del riesgo de mortalidad por enfermedad cardiovascular. Además, se objetiva un aumento de la prevalencia en todo el mundo.

Los datos europeos muestran que más del 25 % de las personas con cardiopatía coronaria establecida tienen antecedentes de diabetes y más del 90 % tienen diabetes tipo 2. Debido a esta elevada prevalencia, el desarrollo de este capítulo se centra de forma más detenida en la diabetes *mellitus* tipo 2.

En España, la prevalencia total de diabetes *mellitus* tipo 2 se encuentra en torno al 12 % (8 % diagnosticada y alrededor del 4 % no conocida). Resulta interesante incidir en este dato, ya que un alto porcentaje de pacientes desconoce tener la enfermedad. Por este motivo, es importante la identificación de dichos enfermos mediante un correcto cribado de esta patología antes de comenzar los programas de rehabilitación cardíaca.

Debido a la gran prevalencia de la asociación de cardiopatía y diabetes *mellitus* tipo 2 y al porcentaje elevado de pacientes sin diagnosticar, el cribado de esta enfermedad debe estar siempre presente en personas cardiópatas.

El término diabetes *mellitus* define alteraciones metabólicas de múltiples etiologías. El efecto de la diabetes no controlada es la hiperglucemia y conlleva trastornos en el metabolismo de los hidratos de carbono, las grasas y las proteínas. Aparecen cuando el páncreas no produce insulina suficiente o cuando el organismo no utiliza de forma eficaz la insulina que produce. Todo ello da lugar a trastornos pacientes como poliuria, polidipsia, polifagia, pérdida de peso y de energía, glucosa en orina y trastornos lipídicos o proteicos, entre otros.

Con el tiempo, daña gravemente muchos órganos y sistemas, en especial los nervios y los vasos sanguíneos. Las complicaciones macrovasculares, como la enfermedad coronaria, cerebrovascular y la enfermedad arterial periférica, aparecen antes que las microvasculares y están presentes en hasta un 22 % de las personas con diabetes *mellitus* tipo 2 de reciente diagnóstico. En este sentido, la diabetes *mellitus* tipo 1 tiene un mayor impacto a nivel microvascular. La retinopatía diabética es una de sus principales complicaciones. Por su lado, la nefropatía diabética es la primera causa de insuficiencia renal en países desarrollados. La neuropatía diabética (afectación de nervios periféricos) también puede estar presente. En personas de larga evolución de la enfermedad, la macroangiopatía está también presente, (se objetiva un mayor riesgo global de enfermedad cardiovascular).

> **!** Los niveles de glucemia determinan la repercusión clínica de la diabetes tipo 1 y 2. Por tanto, un adecuado control glucémico es uno de los objetivos prioritarios de los programas de rehabilitación cardíaca.

La diabetes *mellitus* tipo 2 conlleva un importante riesgo de enfermedad cardiovascular (ECV) tanto por sí misma como por su asociación con otros factores de riesgo cardiovascular, como hipertensión arterial, dislipemia, obesidad, sedentarismo y tabaquismo, entre otros. Por tanto, es muy importante tratar el riesgo cardiovascular y no solamente la diabetes tipo 2. No hay que limitarse al control de la hiperglucemia, sino que se ha de realizar una intervención enérgica sobre todos los factores de riesgo asociados. Esta intervención, enmarcada dentro de los programas de rehabilitación cardíaca, supone reducir el número de complicaciones y la mortalidad en estos pacientes.

> **!** Los programas de rehabilitación cardíaca en pacientes con diabetes *mellitus* tipo 2 se caracterizan por una enérgica intervención sobre todos los factores de riesgo asociados.

El síndrome metabólico es frecuente en la diabetes *mellitus* tipo 2. Según los criterios de la National Cholesterol Education Program/Adult Treatment Panel III, se define por la presencia de tres de los siguientes cinco componentes: obesidad abdominal (circunferencia abdominal mayor de 100 cm en hombres y de 88 cm en mujeres), triglicéridos elevados (al menos de 150 mg/dL), colesterol asociado a lipoproteínas de alta densidad (HDLc) (en hombres ‹40 mg/dL y ‹50 mg/dL en mujeres), presencia de hipertensión arterial (cifras mayores o iguales a 130/85 mmHg) o tratamiento antihipertensivo previo e hiperglucemia basal mayor de 100 mg/dL.

En los estudios publicados, se refleja una prevalencia del 58 % de este síndrome en pacientes diagnosticados de diabetes *mellitus* tipo 2. Sus componentes más prevalentes son hipertensión arterial seguida de obesidad central, niveles bajos de HDLc e hipertrigliceridemia.

La diabetes *mellitus* tipo 2 supone un factor de mal pronóstico en pacientes con enfermedades cardiovasculares. Presentan mayor tasa de mortalidad durante el primer año de seguimiento que los no diabéticos, sobre todo las mujeres. La supervivencia a los 5 y a 10 años después de una cirugía de revascularización miocárdica es mayor en los no diabéticos que en los diabéticos. La diabetes tipo 2 es un factor de riesgo individual para la aparición de reestenosis de un *stent* intracoronario, lo que incrementa la necesidad de revascularización. En pacientes con enfermedad multivaso, se considera preferible la revascularización quirúrgica antes que la revascularización mediante angioplastia por la obtención de mejores resultados a largo plazo. Incluso en enfermedad de tronco coronario izquierdo, como la lesión única, la presencia de diabetes *mellitus* es un factor que hay que tener en cuenta para la indicación de revascularización quirúrgica frente a la percutánea.

La presencia de diabetes *mellitus* tipo 2 se considera un factor de riesgo mayor para el desarrollo de enfermedades cardiovasculares, incluso aunque los pacientes tengan los niveles de glucemia controlados o en valores óptimos.

DIABETES *MELLITUS* Y CARDIOPATÍA

En la población española se objetiva una alta prevalencia de diabetes *mellitus* tipo 2 en pacientes con cardiopatías (**Fig. 38-1**):

- 34 % en insuficiencia cardíaca.
- 33,9 % en síndrome coronario agudo con elevación de ST (SCACEST), 33,5 % en cardiopatía isquémica crónica y 22,3 % en síndrome coronario agudo sin elevación de ST (SCASEST).
- 24,5 % en fibrilación auricular.

Asimismo, desde la American Heart Association, la American College of Cardiology y el US Departament of Health and Human Services se han publicado datos sobre la prevalencia en Estados Unidos de las 10 comorbilidades más comunes en personas mayores de 65 años para cuatro procesos cardiovasculares: cardiopatía isquémica, insuficiencia cardíaca, fibrilación auricular e ictus. En todos ellos, se encuentra en una posición destacada la diabetes *mellitus*.

La ECV cada vez se asocia más a otras comorbilidades de tipo crónico, que hacen más complejo el adecuado manejo del paciente. El envejecimiento progresivo de la población conlleva un espectacular incremento de dichas enfermedades crónicas. Además, los cambios de estilo de vida, caracterizados por menor actividad física e inadecuados hábitos dietéticos, favorecen la aparición de otras afecciones como la obesidad.

El 75 % de los pacientes diabéticos tipo 2 fallecen por ECV, en especial por enfermedad coronaria. La población con diabetes presenta mayor riesgo que la no diabética de padecer cardiopatía isquémica (angina, isquemia silente, infarto agudo de miocardio o muerte súbita).

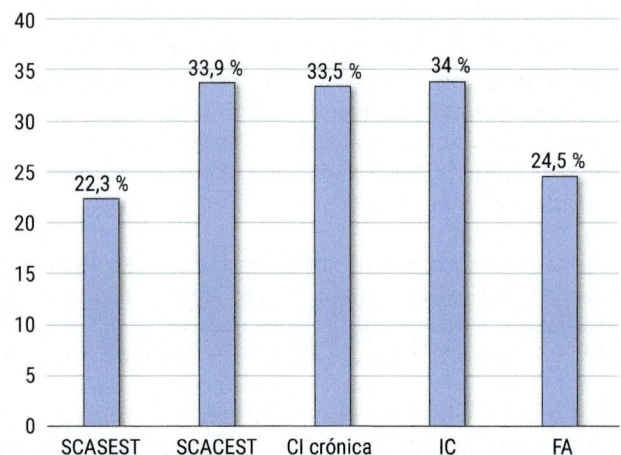

Figura 38-1. Elevada prevalencia de diabetes en cardiopatías en la población española. CI: cardiopatía isquémica; FA: fibrilación auricular; IC: insuficiencia cardíaca; SCACEST: síndrome coronario agudo con elevación de ST; SCASEST: síndrome coronario agudo sin elevación de ST.

Estimación del riesgo cardiovascular en personas con diabetes *mellitus* tipo 2

La diabetes *mellitus*, se considera un factor de riesgo importante para el desarrollo y la progresión de la enfermedad coronaria. Además, suele coexistir con otros factores de riesgo, como la hipertensión arterial, la dislipemia o la obesidad.

Una de las principales razones de mal pronóstico de pacientes con diabetes *mellitus* con cardiopatía isquémica es la mayor prevalencia de disfunción ventricular e insuficiencia cardíaca.

> ! Las guías europeas de prevención de la enfermedad cardiovascular indican que los pacientes con diabetes *mellitus* entran directamente a considerarse con un riesgo cardiovascular moderado.

La presencia de factores de riesgo cardiovascular asociados, la lesión de órgano diana, el tiempo de evolución de su diabetes *mellitus* o la presencia de enfermedad renal crónica o ECV determinan un riesgo cardiovascular alto o muy alto.

La diabetes *mellitus* tipo 2 duplica el riesgo de ECV y reduce la expectativa de vida en unos 4-6 años, con los mayores riesgos absolutos en los pacientes con cualquier daño de órgano diana. Asimismo, aumenta el riesgo de eventos cardiorrenales, en especial insuficiencia cardíaca e insuficiencia renal crónica. Los riesgos relativos de ECV en la diabetes *mellitus* tipo 2 son mayores en edades más jóvenes al inicio de la enfermedad; en mujeres, son moderadamente mayores que en varones.

Por otra parte, existe un abanico muy amplio de riesgo individual de eventos cardiovasculares en los pacientes con diabetes *mellitus* tipo 2. La implementación de un estilo de vida saludable, donde se incluye la deshabituación tabáquica y el tratamiento de los factores de riesgo cardiovascular, es imprescindible para reducir la morbimortalidad de los pacientes.

La mayoría de los adultos con diabetes *mellitus* tipo 2 tienen un riesgo alto o muy alto de futura ECV, sobre todo a partir de la mediana edad. Posiblemente, pueda relacionarse a que un porcentaje alto de pacientes desconoce tener la enfermedad. Este retraso en el diagnóstico conlleva la aparición a largo plazo de complicaciones tanto macrovasculares como microvasculares. Sin embargo, se puede hacer una excepción para los pacientes con diabetes *mellitus* bien controlada, de corta duración (menos de 10 años), sin evidencia de lesión de órgano diana y sin otros factores de riesgo de enfermedad ateroesclerótica, que sería moderado.

PROGRAMAS DE REHABILITACIÓN CARDÍACA

La rehabilitación cardíaca es una intervención integral y multidisciplinaria que no solo incluye entrenamiento con ejercicio y asesoramiento para la actividad física, sino también educación en salud, modificación de los factores de riesgo, asesoramiento nutricional/dietético y consejo laboral y psicosocial. Los programas de prevención y rehabilitación tras eventos de enfermedad ateroesclerótica o revascularización disminuyen las hospitalizaciones, los infartos de miocardio, la mortalidad cardiovascular y, en algunos programas, la mortalidad por cualquier causa.

Las recomendaciones sobre rehabilitación cardíaca publicadas en las guías europeas de prevención de la ECV se muestran en la **tabla 38-1**.

Intervenciones en el estilo de vida

El abordaje del estilo de vida es una prioridad para la prevención de la enfermedad ateroesclerótica y el tratamiento de la diabetes *mellitus*. Por ello, se han de tener en cuenta los aspectos que se detallan a continuación.

- Consejo nutricional. Es una parte esencial de los programas de rehabilitación cardíaca para evitar el sobrepeso, así como la malnutrición y sarcopenia, sobre todo en pacientes de edad avanzada. Se estima que el 80 % de las personas con diabetes *mellitus* tipo 2 son obesas, por lo que el control del peso es crucial. Este alto porcentaje se ve influenciado por los cambios en el estilo de vida de la población, con menor actividad física e inadecuados hábitos dietéticos que favorecen la aparición del sedentarismo y la obesidad. Es posible adoptar diversos patrones dietéticos en los que el predominio de frutas, verduras, cereales integrales y fuentes proteicas poco grasas son más importantes que las proporciones de energía que aporta cada nutriente. Además, se debe restringir el consumo de sal. Las recomendaciones específicas son limitar las grasas saturadas y trans y el consumo de alcohol, moderar el consumo de carbohidratos y aumentar el consumo de fibra dietética. Una dieta de estilo mediterráneo, en la que las fuentes de grasa se derivan principalmente de aceites monoinsaturados, protege contra la enfermedad ateroesclerótica.
- Deshabituación tabáquica. La prevalencia del tabaquismo en diabéticos es la misma que en la población general. Este factor de riesgo incrementa la posibilidad de padecer

Tabla 38-1. Recomendaciones sobre rehabilitación cardíaca

Recomendaciones	Clase[a]	Nivel[b]
Se recomienda la participación en un programa de rehabilitación cardíaca supervisado médicamente, estructurado, integral y multidisciplinar de todos los pacientes que han sufrido un evento cardiovascular o revascularización coronaria y aquellos con insuficiencia cardíaca	I	A
Se deben considerar métodos para incrementar la derivación a rehabilitación cardíaca y prevención (recordatorios electrónicos, seguimiento estructurado por profesionales de enfermería o sanitarios e inicio temprano del programa tras el alta)	IIa	B
La rehabilitación cardíaca con programas domiciliarios, la telemedicina y las intervenciones con dispositivos móviles de salud pueden incrementar la participación de los pacientes y la adherencia a largo plazo a los hábitos saludables	IIb	B

[a]Clase de recomendación.
[b]Nivel de evidencia.

diabetes *mellitus* tipo 2 porque aumenta la resistencia a la insulina, acelera la aparición de complicaciones microvasculares, de la enfermedad ateroesclerótica y la incidencia de muerte prematura. El objetivo es la abstinencia del hábito de fumar y evitar el tabaquismo pasivo.

- Valoración psicosocial. Existe evidencia de una menor sensación de bienestar en personas con diabetes, que se relaciona con sus complicaciones, hipoglucemia y tratamiento crónico. Por otro lado, se observa una tasa mayor de depresión y ansiedad que en la población general.
- Actividad física diaria. Consigue mejorar la condición física, la fuerza muscular y el control glucémico. Muchos pacientes con diabetes son sedentarios y tienen una menor capacidad de ejercicio, lo que se asocia a un peor pronóstico. Por ello, se debe realizar una prescripción individualizada de ejercicio. En relación con nivel de intensidad, debe hacerse con una intensidad suficiente como para que la persona tenga dificultad para mantener una conversación (*talking test*). Se recomiendan también ejercicios de fuerza por sus beneficios en el tono muscular. En relación con la frecuencia, es recomendable llevarlos a cabo al menos 5 días a la semana. Su duración debe ser de 30 minutos al día de ejercicio aeróbico moderado, al menos 5 días a la semana, o 90 minutos a la semana de ejercicio de alta intensidad.
- Control de la hipertensión arterial. Es tres veces más frecuente en personas con diabetes y es un factor de riesgo cardiovascular independiente. Su prevalencia oscila en la población diabética entre el 40 y el 60 %. Su asociación potencia el riesgo cardiovascular de forma notable, ya que se comporta como un factor de riesgo aditivo, y multiplica el riesgo cardiovascular del paciente por cuatro. Por este motivo, el tratamiento antihipertensivo tiene mayor impacto preventivo en los diabéticos. Un control riguroso y continuo de la presión arterial puede ser tan beneficioso como el control glucémico estricto.
- Control de la dislipemia. La resistencia a la insulina caracteriza a la diabetes *mellitus* tipo 2 y ha demostrado que, por sí misma, independientemente de la hiperglucemia, incrementa la incidencia y prevalencia de la ECV porque interviene en el desarrollo de dislipemia. Los pacientes presentan con frecuencia hipertrigliceridemia y disminución de HDLc. La insulina controla la producción de apolipoproteínas en el hígado, la regulación de la lipasa de las lipoproteínas y la acción de la proteína transportadora de los ésteres de colesterol.

> ! La terapia nutricional es uno de los pilares en el abordaje de la diabetes *mellitus* tipo 2 y debe incluirse como parte fundamental dentro de los programas de educación diabetológica.

Es posible conseguir reducciones de hemoglobina glicosilada (HbA1c) del 0,5-2 % de forma consistente. Además, se trata de una intervención coste-efectiva.

Las intervenciones en el estilo de vida reducen el futuro riesgo microvascular y macrovascular, así como la mortalidad a largo plazo. Asimismo, los cambios intensivos en el estilo de vida con dietas hipocalóricas y pérdidas de peso medias de 10 kg conllevan la remisión de la diabetes *mellitus* tipo 2 en el 46 % de los casos al año y en el 36 % a los 2 años.

En la **tabla 38-2** se recogen las recomendaciones de las guías europeas de prevención de la enfermedad cardiovascular en pacientes con *diabetes mellitus* y los objetivos terapéuticos recomendados (**Tabla 38-3**).

Diseño de los programas de ejercicio

El diseño de los programas de ejercicio del paciente con ECV que sufre diabetes *mellitus* no es muy diferente del convencional. La duración del ejercicio aeróbico debe ser mayor y se recomienda también complementar con entrenamiento de fuerza. La contracción muscular durante el manejo de cargas aumenta la captación de glucosa y el desarrollo de la masa muscular mejora la sensibilidad a la insulina y el almacenamiento del glucógeno.

> ! Se recomienda la combinación de ejercicio aeróbico moderado-vigoroso (al menos 30 minutos, 5-7 días/semana) y de fuerza (un mínimo de tres veces/semana) para mejorar la sensibilidad a la insulina y el riesgo cardiovascular (grado de recomendación I y nivel de evidencia A).

Dicha combinación de ejercicios puede complementarse con ejercicios de flexibilización y equilibrio, sobre todo en ancianos o pacientes con complicaciones microvasculares secundarias a la diabetes. Resulta efectivo para prevenir la progresión de la enfermedad y para el control glucémico.

Los pacientes cardiópatas con diabetes *mellitus* presentan una menor tolerancia al ejercicio. Se objetiva un origen multifactorial, posiblemente relacionado con el metabolismo energético. La insulina ejerce una función muy variada: introducción de la glucosa y aminoácidos en el interior de la célula, impedir la liberación de la glucosa hepática, convertir glucosa en glucógeno en hígado o músculos y sintetizar proteínas, entre otros. Los pacientes diabéticos tienen gran cantidad de glucosa en sangre, pero los tejidos no son capaces de obtener energía porque no la introducen en el interior de la célula. Ante esto, el hígado aumenta la producción de glucosa, lo que agrava el problema. Por ello, las proteínas son utilizadas para crear energía a partir de aminoácidos, con lo que se destruye el tejido muscular.

Siempre que la funcionalidad cardíaca lo permita, la intensidad de ejecución es de moderada a alta (lo ideal es con base en el dato de la zona de transición aeróbica-anaeróbica, obtenido en la ergoespirometría). Respecto al método de entrenamiento aeróbico continuo, la intensidad de ejercicio aumenta desde el 50-60 % al 80 % de la capacidad aeróbica máxima alcanzada ($VO_{2\,máx}$ o pico) o 70-85 % de la frecuencia cardíaca máxima alcanzada durante la prueba de esfuerzo, siempre que dicha prueba sea negativa para isquemia. También se pueden utilizar escalas de sensación subjetiva de esfuerzo (puntuación 10-14 de la escala de Borg).

La clasificación de la intensidad de la actividad física se muestra con distintos ejemplos en la **tabla 38-4**.

Tabla 38-2. Recomendaciones en pacientes con diabetes *mellitus* recogidas en las guías europeas de prevención cardiovascular

Recomendaciones	Clase[a]	Nivel[b]
Cribado		
Se debe considerar la determinación de HbA1c (no necesariamente en ayunas) o la glucosa en ayunas en el cribado de diabetes *mellitus* en pacientes con o sin enfermedad ateroesclerótica	IIa	A
Estilo de vida		
Se recomiendan cambios en el estilo de vida que incluyan la deshabituación tabáquica, dieta baja en grasas saturadas y alta en fibras, actividad física aeróbica y entrenamiento de fuerza	I	A
Se recomienda reducir la ingesta energética para contribuir a la pérdida de peso o prevenir la ganancia de peso lenta	I	B
En pacientes motivados, se deben considerar las dietas hipocalóricas con reintroducción de alimentos para las fases de mantenimiento justo tras el diagnóstico, ya que pueden llevar a la remisión de la diabetes *mellitus*	IIa	A
Objetivos de glucemia		
Se recomienda HbA1$_c$ < 7 % para la reducción de riesgo de ECV y complicaciones microvasculares	I	A
Para pacientes con diabetes *mellitus* de larga duración o adultos frágiles, se debe considerar objetivos de HbA1$_c$ menos estrictos	IIa	B
Para diabéticos que no sean frágiles y que no tengan enfermedad ateroesclerótica, se debe considerar un objetivo de HbA1$_c$ ≤ 6,5 en el momento del diagnóstico o en el curso de la diabetes *mellitus* 2	IIa	B
Tratamiento		
Para la mayoría de los pacientes sin enfermedad ateroesclerótica, ERC o insuficiencia cardíaca, se recomienda la metformina como tratamiento de primera línea tras evaluar la función renal	I	B
Para los pacientes con diabetes *mellitus* 2 y enfermedad ateroesclerótica, se debe considerar la metformina, a no ser que haya contraindicaciones	IIa	B
Se debe considerar evitar las hipoglucemias y la ganancia de peso excesiva	IIa	B
Para los pacientes con diabetes *mellitus* 2 y enfermedad ateroesclerótica, se recomienda el tratamiento con un aGLP-1 o un iSGLT2 con resultados probados para reducir el riesgo cardiovascular o los eventos cardiorrenales	I	A
Para los pacientes con diabetes *mellitus* 2 y daño de órgano diana, se puede considerar el tratamiento con un iSGLT2 o un aGLP-1 con beneficios probados para reducir la mortalidad cardiovascular y total	IIb	B
Para los pacientes con diabetes *mellitus* 2 y ERC, se recomienda el tratamiento con un iSGLT2 para mejorar la enfermedad ateroesclerótica y el pronóstico cardiorrenal	I	A
Para los pacientes con diabetes *mellitus* 2, se recomienda el tratamiento con un iSGLT2 que han demostrado beneficio en la reducción de las hospitalizaciones por insuficiencia cardíaca y las muertes cardiovasculares	I	A
Para los pacientes con diabetes *mellitus* 2 sin enfermedad ateroesclerótica, insuficiencia cardíaca o ERC, se debe considerar el tratamiento con un iSGLT2 o un aGLP-1 según el riesgo estimado de eventos cardiovasculares adversos o eventos cardiorrenales por el perfil de riesgo	IIa	B

aGLP-1: agonistas del péptido similar al glucagón tipo 1; ERC: enfermedad renal crónica; HbA1c: hemoglobina glucosilada; iSGLT2: inhibidores del cotransportador 2 de sodio y glucosa. [a]Clase de recomendación. [b]Nivel de evidencia.

 El ejercicio físico desencadena una serie de adaptaciones que llevan a una mejora de la sensibilidad a la insulina, lo que favorece el control glucémico. Se cree que el tipo de sesiones de entrenamiento que más favorecen dicho control glucémico son las de duración prolongada a una intensidad moderada-alta.

En los pacientes con diabetes *mellitus*, durante las primeras 2 horas de ejercicio aeróbico descienden los niveles de glucemia por ser el sustrato presente en exceso (favorecido por una mayor sensibilidad a la insulina por parte del músculo esquelético en contracción). Todos estos efectos y adaptaciones beneficiosas mejoran cuando el ejercicio se realiza de forma regular, con implicación también del metabolismo hepático y lipídico, siempre en correlación con una mayor respuesta a la insulina.

El Colegio Americano de Medicina del Deporte y la Asociación Americana de Diabetes publicaron en 2022 un documento de consenso sobre ejercicio y actividad física en personas con diabetes. En él señalaban los principales beneficios del ejercicio físico en estos pacientes:

- El entrenamiento con ejercicios cardiorrespiratorios regulares aumenta la sensibilidad a la insulina, disminuye el tiempo con niveles hiperglucémicos y produce reducciones entre un 0,5 y un 0,7 % en la HbA1c.
- El ejercicio cardiorrespiratorio de intensidades altas produce más beneficios que el de baja intensidad en el control glucémico del paciente diabético.
- El ejercicio de fuerza vigoroso parece producir efectos clínicos similares al del ejercicio cardiorrespiratorio en diabéticos.

Tabla 38-3. Objetivos terapéuticos recomendados

Pacientes con diabetes *mellitus*

Buen control de la diabetes *mellitus* de inicio reciente, sin evidencia de DOD ni otros factores de riesgo de enfermedad ateroesclerótica	Deshabituación tabáquica y optimización del estilo de vida
Sin enfermedad ateroesclerótica establecida o DOD grave	Deshabituación tabáquica y optimización del estilo de vida, presión arterial sistólica < 140 o < 130 mmHg si se tolera, cLDL < 100 mg/dL, HbA1$_c$ < 7%
Con enfermedad ateroesclerótica establecida o DOD grave	Deshabituación tabáquica y optimización del estilo de vida, presión arterial sistólica < 140 o < 130 mmHg si se tolera, cLDL < 70 mg/dL, HbA1$_c$ < 8%, iSGLT2 o un aGLP-1; para ECV, tratamiento antiagregante plaquetario

cLDL: colesterol unido a lipoproteínas de baja densidad; DM: diabetes *mellitus*; DOD: daño de órgano diana; EA: enfermedad ateroesclerótica; ECV: enfermedad cardiovascular; HbA1$_c$: hemoglobina glucosilada; PAS: presión arterial sistólica.

Tabla 38-4. Clasificación de la intensidad de la actividad física

Intensidad	MET	Ejemplos	% FC$_{máx}$	Escala de Borg	Prueba de habla
Ligero	1,1-2,9	Caminar < 4,7 km/h, tareas domésticas ligeras	57-63	10-11	–
Moderado	3-5,9	Caminar a ritmo moderado o rápido (4,1-6,5 km/h), ciclismo lento (15 km/h)	64-76	12-13	Respiración acelerada pero compatible con la emisión de oraciones completas
Vigoroso	≥ 6	Marcha atlética, correr, ciclismo a más de 15 km/h	77-95	14-17	Respiración forzada, incompatible con mantener con comodidad una conversación

FC$_{máx}$: porcentaje de la frecuencia cardíaca máxima. MET: equivalente metabólico. VO$_2$: consumo de oxígeno.
MET es la estimación del coste energético de una actividad en concreto dividida por el gasto energético en reposo. (1 MET = VO$_2$ 3,5 mL/kg/min).

- El ejercicio de fuerza aumenta la masa magra que, a su vez, se relaciona con la sensibilidad a la insulina. Por esta razón, es más importante este tipo de ejercicio en los diabéticos con presarcopenia.
- Para las reducciones en la grasa visceral en individuos con diabetes, se necesita un volumen moderadamente alto de ejercicio (alrededor de 500 kcal) realizado entre cuatro y cinco veces por semana.

Asimismo, la Asociación Americana de Diabetes también establece las siguientes recomendaciones de ejercicio y actividad física para las personas con diabetes *mellitus* tipo 2:

- Al menos 150 minutos semanales de ejercicio físico aeróbico moderado-intenso repartidos, al menos, en tres sesiones (evitar 2 días consecutivos sin hacer ejercicio). En personas más jóvenes y con mayor grado de entrenamiento, al menos 75 minutos semanales de ejercicio físico intenso o trabajo interválico puede ser suficiente.
- Trabajo de fuerza o resistencia distribuido a lo largo de dos o tres sesiones semanales, intentando desarrollarlas en días no consecutivos.
- Disminuir el tiempo dedicado a actividades sedentarias. Levantarse cada 30 minutos durante el transcurso de la actividad sedentaria puede mejorar el control glucémico.
- En ancianos o personas frágiles, debe trabajarse la flexibilidad y el equilibrio al menos dos o tres veces por semana. Actividades como el yoga o el taichí pueden mejorar la flexibilidad, la fuerza y el equilibrio.
- Promover el desarrollo de actividad no sedentaria como caminar, yoga, tareas del hogar, baile, etcétera.

El uso de aplicaciones y *wearables* pueden ayudar a reforzar pautas y, así, aumentar la adherencia al ejercicio.

Cabe destacar que en todo programa de ejercicio, se diferencian tres fases: la inicial, de calentamiento, la segunda fase, de entrenamiento propiamente dicha, y una tercera fase, de relajación con estiramientos. La progresión en el ejercicio debe realizarse de forma gradual: comenzar con baja intensidad y sesiones cortas, aumentando primero la frecuencia (número de sesiones semanales), después el volumen del ejercicio y el tiempo dedicado a cada sesión y, finalmente, la intensidad.

Efectos sobre el control glucémico de los diferentes tipos de ejercicio

El ejercicio incrementa la captación muscular de glucosa, tanto mejorando la sensibilidad a la insulina como de una manera independiente a esta. El tipo de ejercicio, la intensidad, el volumen y la persistencia en el tiempo son factores que influyen en el mantenimiento a medio y largo plazo de los beneficios en el control glucémico.

En la *Guía RECORD. Recomendaciones clínicas para la práctica del deporte en personas con diabetes mellitus*), publicada por la Sociedad Española de Endocrinología y Nutrición, realizan las siguientes recomendaciones:

- Tanto el ejercicio aeróbico como el de resistencia mejoran de forma aguda la sensibilidad a la insulina en torno a un 20 %. Este efecto desaparece a las 48-72 horas.
- Cualquiera de los dos regímenes de entrenamiento realizados de forma regular aumentan la sensibilidad a la insulina (más del 40 %) mejorando los niveles de HbA1c en un 0,4-0,5 %.
- La combinación de ambos tipos de ejercicio, aeróbico y de resistencia, mejora estos resultados con un incremento de la sensibilidad a la insulina cercano al 70 % y una reducción de los niveles de HbA1c de un 0,9 %.
- La mejoría de la sensibilidad a la insulina y el descenso de la HbA1c dependen de la intensidad del ejercicio. A mayor intensidad, mayor beneficio.
- Un plan de entrenamiento basado en *High Intensity Interval Training* provoca beneficios similares al ejercicio aeróbico continuo de intensidad moderada con una reducción del 40 % del tiempo invertido (1,5 h frente a 2,5 horas/semana) y menor volumen de trabajo.

> **!** Tanto el ejercicio aeróbico como el de resistencia mejoran de forma aguda la sensibilidad a la insulina y la HbA1c. Estos beneficios se potencian con la combinación de ambos, así como por una mayor intensidad y regularidad en la práctica del ejercicio.

Un plan de entrenamiento basado en *High Intensity Interval Training* consigue beneficios similares con una reducción significativa del tiempo invertido.

Consideraciones al prescribir ejercicio físico en el paciente diabético

En este apartado, se describen elementos que hay que tener en cuenta durante el ejercicio físico con personas con diabetes *mellitus* tipo 1 y 2 y aspectos como la hidratación y evitar hipoglucemias o hiperglucemias.

Evitar hipoglucemias o hiperglucemias durante la práctica de ejercicio físico

La respuesta de la glucemia al ejercicio depende del tipo e intensidad de este. También depende de la situación del enfermo antes de iniciar la sesión de entrenamiento, por lo que hay que tener en cuenta: estado nutricional, nivel de glucemia y toma de antidiabéticos.

> **!** Es importante monitorizar la glucemia antes y después de la sesión de ejercicio para evitar estas complicaciones.

Como se ha mencionado anteriormente, un alto porcentaje de pacientes desconoce tener la enfermedad. Resulta importante su identificación mediante un correcto cribado de la enfermedad antes de comenzar a los programas de rehabilitación cardíaca. Por este motivo, a todos los pacientes con enfermedad cardiovascular incluidos en un programa de rehabilitación cardíaca se les hace un control glucémico preejercicio, al menos en las sesiones iniciales.

Los valores de glucemia de referencia en ayunas son los siguientes: normal (70-110 mg/dL), hiperglucemia (›110 mg/dL) e hipoglucemia (‹55-65 mg/dL).

Paciente con diabetes mellitus *tipo 1*

El ejercicio puede aumentar la sensibilidad a la insulina. Para conseguirlo a largo plazo, los pacientes deben desarrollar una actividad física diaria teniendo en cuenta los siguientes factores: momento del día en que se realiza, duración e intensidad, niveles de glucemia antes del ejercicio y tipo y dosis de insulina utilizada.

Existen una serie de normas básicas que se han de tener presentes antes de iniciar una sesión de ejercicio:

- Inyectar la insulina en grupos musculares que no se movilicen durante la práctica de ejercicio.
- Planificar el ejercicio para realizarlo de forma regular y a la misma hora cada día (preferiblemente durante las primeras horas de la mañana).
- Adaptarlo al horario de las comidas y de la acción de la insulina.
- Administrar una cantidad extra de hidratos de carbono antes o durante el ejercicio o reducir la dosis de insulina.
- Evitar los ejercicios en condiciones de calor o frío extremos.

Paciente con diabetes mellitus *tipo 2*

Se deben contemplar las siguientes consideraciones:

- El ejercicio debe realizarse en estado posprandial, no en ayunas.
- Verificar la glucemia antes de la práctica de ejercicio:
  - Si es menor de 100 mg/dL, tomar un suplemento (fruta, galletas o bebidas energéticas) antes de hacer ejercicio.
  - Si está entre 100 y 150 mg/dL, puede realizar ejercicio sin riesgo.
  - Si es mayor de 250 mg/dL, no debe realizar ejercicio. Controlar la glucemia durante y después del ejercicio.
- Tomar un suplemento de hidratos de carbono durante ejercicios prolongados.
- Consumir líquidos, sobre todo agua, desde 2 horas antes de empezar la sesión de entrenamiento y durante la práctica de ejercicio.
- Controlar el grado de deshidratación y la temperatura ambiente.
- Siempre que un paciente diabético siga un programa regular de ejercicio (que favorece la tolerancia a la glucosa), se deben readaptar los tratamientos con fármacos, según sus características individuales, y prever ciertas medidas dietéticas para evitar que durante su práctica surja algún episodio de hipoglucemia.

- Evitar realizar ejercicio si la glucemia capilar es superior a 250 mg/dL. Si la glucemia es superior a 300 mg/dL, está indicada la medición de cuerpos cetónicos con tiras reactivas en sangre u orina por riesgo de cetoacidosis diabética (emergencia médica que precisa que el paciente sea remitido al servicio de urgencias). Es imprescindible esperar a que la situación de descompensación haya desaparecido para empezar a realizar ejercicio.
- Evitar hacer ejercicio si la glucemia es inferior a 70 mg/dL o si presenta hipoglucemia grave en las 24 horas previas.
- Si aparece algún síntoma de hipoglucemia antes, durante y después del ejercicio, debe tomarse una cantidad adicional de hidratos de carbono de absorción rápida (como zumos, por ejemplo).

Hidratación

Las personas con diabetes *mellitus* tienen mayor predisposición a la deshidratación durante el ejercicio. La bebida de elección es el agua. En ejercicios superiores a 1 hora de duración, las bebidas isotónicas pueden prevenir la hipoglucemia y contribuyen a la reposición de iones. Se aconseja asegurar una ingesta hídrica de 1 L/h, aunque puede ser mayor según las circunstancias.

Complicaciones sistémicas relacionadas con la diabetes *mellitus* y su implicación en el ejercicio

Las complicaciones sistémicas que deben tenerse presentes son:

- Neuropatía diabética: debe priorizarse la atención en el cuidado de los pies para prevenir ulceraciones y adaptar el ejercicio en caso de alteraciones de la marcha por afectación de la sensibilidad.
- Retinopatía proliferativa: han de evitarse ejercicios intensos o el manejo de cargas por el riesgo de sangrado.
- Neuropatía autonómica cardíaca: puede producir taquicardia sinusal en reposo, situaciones de hipotensión y frecuencias cardíacas máximas más bajas. Para evitarlo, se recomienda una hidratación adecuada, no ejercitarse de forma inmediata tras las comidas, usar medias de compresión durante las sesiones y ajustar la medicación.
- Claudicación intermitente por presentar clínica de arteriopatía periférica: esta interfiere tanto en la realización de la prueba de esfuerzo como en la sesión de entrenamiento.

La presencia de comorbilidades puede condicionar el tipo de ejercicio que se puede realizar, así como la necesidad de adoptar algún tipo de medida especial (**Tabla 38-5**).

Tabla 38-5. Complicaciones sistémicas relacionadas con la diabetes y su implicación en el ejercicio

Complicación	Recomendaciones	Contraindicaciones	Precauciones
Enfermedad cardiovascular	Actividades aeróbicas de bajo impacto: caminar, bicicleta, natación, cinta.	Actividades hipertensivas: levantar pesos importantes, elevada intensidad	Incrementar la frecuencia cardíaca gradualmente
Neuropatía autonómica	Ejercicios poco intensos y que no modifiquen la presión arterial: actividades acuáticas, bicicleta estática y ejercicios sentado.	Elevada intensidad. Cambios bruscos de la posición corporal	Controlar la presión arterial para evitar ortostatismo. Evitar hacer ejercicio en ambientes muy fríos o muy calurosos y mantener hidratación adecuada. Monitorizar la glucemia.
Neuropatía periférica	Natación, ciclismo, ejercicios con extremidades superiores y aquellos que no requieran la utilización de los pies.	Caminatas prolongadas de alta intensidad, correr, actividades con salto. No realizar ejercicio si existen úlceras o pie de Charcot activo.	Evaluación de la sensibilidad preejercicio, calzado adecuado y revisión de higiene diaria de los pies
Retinopatía diabética	Ejercicios aeróbicos de baja intensidad: bicicleta estática, caminar, natación y cinta rodante	No realizar actividad física en presencia de retinopatía proliferativa activa (hemorragia vítrea, tracción fibrosa) y tras fotocoagulación o cirugía reciente. Evitar ejercicios que aumenten la presión arterial bruscamente (actividades físicas violentas, Valsalva, pesos), aquellos que conlleven movimientos bruscos o de hiperflexión cervical (gimnasio, yoga) y de contacto (boxeo, artes marciales, etcétera)	Aumento gradual en la intensidad. Evitar durante el ejercicio presión arterial sistólica > 170 mmHg
Nefropatía diabética	Actividades aeróbicas de baja intensidad	Evitar ejercicios que aumenten la presión arterial bruscamente: actividades físicas violentas, Valsalva, levantar pesos	Adecuada hidratación y control de la presión arterial

IAM: infarto agudo de miocardio.

PUNTOS CLAVE

- La diabetes *mellitus* se considera un factor de riesgo importante para el desarrollo y progresión de la enfermedad coronaria. Además, suele coexistir con otros factores de riesgo, como la hipertensión arterial, la dislipemia o la obesidad.
- Los niveles de glucemia determinan la repercusión clínica de la diabetes. Un adecuado control glucémico es uno de los objetivos prioritarios de los programas de rehabilitación cardíaca.

- El abordaje del estilo de vida es una prioridad para la prevención de la enfermedad ateroesclerótica y el tratamiento de la diabetes *mellitus*.
- La combinación de ejercicio aeróbico moderado-vigoroso (al menos 30 minutos, 5-7 días/semana) y de fuerza (al menos tres veces/semana) se recomienda para mejorar la sensibilidad a la insulina y el riesgo cardiovascular (grado de recomendación I y nivel de evidencia A).

BIBLIOGRAFÍA

American Diabetes Association. Facilitating behavior change and well-being to improve health outcomes: standards of medical care in diabetes-2021. Diabetes Care. 2021;44(1):S53-72.

Arnett DK, Goodman RA, Halperin JL, Anderson JL, Parekh AK, Zoghbi WA. AHA/ACC/HHS strategies to enhance application of clinical practice guidelines in patients with cardiovascular disease and comorbid conditions: from the American Heart Association, American College of Cardiology, and US Department of Health and Human Services. J Am Coll Cardiol. 2014;64(17):1851-6.

Borror A, Zieff G, Battaglini C, Stoner L. The effects of postprandial exercise on glucose control in individuals with type 2 diabetes: a systematic review. Sports Med. 2018;48:1479-91.

Colberg SR, Sigal RJ, Yardley JE, Riddell MC, Dunstan DW, Dempsey PC, et al. Physical activity/exercise and diabetes: a position statement of the American Diabetes Association. Diabetes Care. 2016; 39(11):2065-79.

Consentino F, Grant P, Aboyans V, Bailey CJ, Ceriello A, Delgado V, et al. Guía ESC 2019 sobre diabetes, prediabetes y enfermedad cardiovascular, en colaboración con la European Association for the Study of Diabetes (EASD). Rev Esp Cardiol. 2020;73(5):404.e1-404.e59.

Draznin B, Aroda VR, Bakris G, Benson G, Brown FM, Freeman R, et al. Facilitating Behavior Change and Well-being to Improve Health Outcomes: Standards of Medical Care in Diabetes-2022. Diabetes Care. 2022;45(1):S60-82.

Expert Panel of Detection, Evaluation, and Treatment of High Blood Cholesterol in Adults. Executive Summary of The Third Report of The National Cholesterol Education Program (NCEP). Expert Panel on Detection, Evaluation, And Treatment of High Blood Cholesterol In Adults (Adult Treatment Panel III). JAMA. 2001;285(19):2486-97.

Gargallo M, Escalada J, Chico A, Lecumberri E, Tejera C, Fernández JC, et al. Resumen ejecutivo del documento de consenso sobre: recomendaciones clínicas para la práctica del deporte en personas con diabetes *mellitus* (Guía RECORD). Actualización 2021. Área de Conocimiento de Diabetes *Mellitus* de la Sociedad Española de Endocrinología y Nutrición (SEEN). Endocrinol, Diabetes y Nutr. 2022;69(9):732-43.

Grace A, Chan E, Giallauria F, Graham PL, Smart NA. Clinical outcomes and glycaemic responses to different aerobic exercise training intensities in type II diabetes: a systematic review and meta-analysis. Cardiovasc Diabetol. 2017;16(1): 1-10.

Howley ET. Type of activity: resistance, aerobic and leisure versus occupational physical activity. Med Sci Sports Exerc. 2001;33(6 Suppl):S364-9.

Kanaley JA, Colberg SR, Corcoran MH, Malin SK, Rodriguez NR, Crespo CJ, et al. Exercise/physical activity in individuals with type 2 diabetes: a consensus statement from the American College of Sports Medicine. Med Sci Sports Exerc. 2022;54(2):353-68.

Kosinski C, Besson C, Amati F. Exercise testing in individuals with diabetes, practical considerations for exercise physiologists. Frontiers in physiology. 2019;10: 1257-63.

Mach F, Baigent C, Catapano AL, Koskinas KC, Casula M, Badimon L, et al. 2019 ESC/EAS Guidelines for the management of dyslipidaemias: lipid modification to reduce cardiovascular risk. Eur Heart J. 2020;41(1):111-88.

Moser O, Riddell MC, Eckstein ML, Adolfsson P, Rabasa-Lhoret R, van den Boom L, et al. Glucose management for exercise using continuous glucose monitoring (CGM) and intermittently scanned CGM (isCGM) systems in type 1 diabetes: position statement of the European Association for the Study of Diabetes (EASD) and of the International Society for Pediatric and Adolescent Diabetes (ISPAD) endorsed by JDRF and supported by the American Diabetes Association (ADA). Diabetologia. 2020;63(12):2501-20.

Pelliccia A, Sharma S, Gati S, Bäck M, Börjesson M, Caselli S, et al. 2020 ESC Guidelines on sports cardiology and exercise in patients with cardiovascular disease. Eur Heart J. 2021;42(1):17-96.

Savikj M, Zierath JR (2020). Train like an athlete: applying exercise interventions to manage type 2 diabetes. Diabetologia. 2020;63(8):1491-9.

Diabetes Canada Clinical Practice Guidelines Expert Committee, Sigal RJ, Armstrong MJ, Bacon SL, Boule NG, Dasgupta K, et al. Physical activity and diabetes. Can J Diabetes. 2018;42Supple 1: S54-63.

Smith AD, Crippa A, Woodcock J, Brage S. Physical activity and incident type 2 diabetes *mellitus*: a systematic review and dose–response meta-analysis of prospective cohort studies. Diabetologia. 2016;59(12): 2527-45.

Umpierre D, Ribeiro PA, Kramer CK, Leitao CB, Zucatti AT, Azevedo MJ, et al. Physical activity advice only or structured exercise training and association with HbA1c levels in type 2 diabetes: a systematic review and meta-analysis. Jama. 2011;305(17): 1790-9.

Viecelli C, Aguayo D. May the force and mass Be with you—evidence-based contribution of mechano-biological descriptors of resistance exercise. Front Physiol. 2022;12:686119.

Visseren FL, Mach F, Smulders YM, Carballo D, Koskinas KC, Bäck M, et al. 2021 ESC Guidelines on cardiovascular disease prevention in clinical practice: Developed by the Task Force for cardiovascular disease prevention in clinical practice with representatives of the European Society of Cardiology and 12 medical societies With the special contribution of the European Association of Preventive Cardiology (EAPC). Eur J Prev Cardiol. 2022;29(1):5-115.

Yang Z, Scott CA, Mao C, Tang J, Farmer AJ. Resistance exercise versus aerobic exercise for type 2 diabetes: a systematic review and meta-analysis. Sports Med. 2014;44(4):487-99.

Rehabilitación del paciente con cardiopatía y enfermedad pulmonar obstructiva crónica

39

A. Gómez Garrido

OBJETIVOS

- Conocer la prevalencia de que en los pacientes con enfermedades cardiovasculares (ECV) coexista una enfermedad pulmonar obstructiva crónica (EPOC).
- Describir los factores de riesgo y la sintomatología común entre ambas patologías.
- Repasar el manejo y el diagnóstico de la EPOC.
- Conocer las nuevas actualizaciones en la estratificación del riesgo, los fenotipos de la EPOC y su manejo terapéutico.
- Analizar los vínculos fisiopatológicos entre ambas patologías.
- Comprender cómo interactúan ambas patologías en los programas de rehabilitación cardíaca.
- Aprender las particularidades del programa de rehabilitación cardíaca en la EPOC.

INTRODUCCIÓN

Los pacientes con enfermedades cardiovasculares se benefician de participar en los programas de rehabilitación cardíaca. Muchos pacientes con cardiopatía presentan de forma concomitante una enfermedad pulmonar. La enfermedad pulmonar obstructiva crónica (trastorno complejo caracterizado por limitación del flujo aéreo y un aumento de la respuesta inflamatoria del pulmón) es la más prevalente. Las ECV y la EPOC comparten muchos factores de riesgo, como el envejecimiento, el antecedente de hábito tabáquico y un estilo de vida sedentario, por lo que es frecuente que ambas enfermedades coexistan.

La prevalencia de coexistir ECV y EPOC es alta; se estima que la comorbilidad de EPOC en adultos con ECV se encuentra en un 9-41 % en cohortes europeas y un 11-52 % en norteamericanas. En un metaanálisis, Chen *et al.* sugieren que la prevalencia de la ECV en pacientes con EPOC se encuentra en un 5-41 %. Además, como ya se ha comentado, ambas patologías comparten mucha sintomatología (disnea, fatiga e intolerancia al esfuerzo) y pérdida de calidad de vida.

Por ello, es importante que en el paciente cardiópata incluido en un programa de rehabilitación cardíaca y con síntomas respiratorios o factores de riesgo se realice una valoración integral en donde se evalúe el riesgo de presentar de forma concomitante una EPOC. Además, las personas con ECV y EPOC presentan altas ratios de morbilidad, peor calidad de vida, mayor percepción de disnea e intolerancia al ejercicio, así como ratios más altas de hospitalización en ambas patologías. Por otro lado, la presencia de ECV del tipo insuficiencia cardíaca, la cardiopatía isquémica y la fibrilación auricular aumentan el riesgo de que el enfermo presente de

forma habitual exacerbaciones y de mortalidad. Incluso, las exacerbaciones del EPOC y la disminución de la función pulmonar se asocian a un mayor riesgo cardiovascular y mortalidad. Por todo ello es necesario manejar de forma efectiva e integral a los pacientes con ECV y EPOC. No hay que olvidar que algunas de las terapias para el EPOC podrían tener efectos beneficiosos o adversos para la ECV y viceversa. En estos pacientes está indicado realizar un programa integral de rehabilitación cardiorrespiratoria.

 Los pacientes con ECV y EPOC presentan factores de riesgo comunes y sintomatología similar, por lo que es habitual que coexistan ambas patologías en la misma persona. Si en el programa de rehabilitación cardíaca se detecta un cardiópata con síntomas respiratorios o con factores de riesgo, se debe descartar la presencia concomitante de EPOC.

VALORACIÓN INTEGRAL DEL PACIENTE CON ENFERMEDAD CARDIOVASCULAR Y SOSPECHA DE COMORBILIDAD RESPIRATORIA

Cuando un paciente con una ECV es derivado a un programa de rehabilitación cardíaca, en primer lugar, se debe hacer una valoración integral que incluya evaluación de las comorbilidades más frecuentes, entre ellas las pulmonares (EPOC). Durante la realización de la historia clínica es importante preguntar sobre antecedentes personales y familiares, así como de tabaquismo o exposición a otros tóxicos. También se ha de interrogar sobre los síntomas más habituales que se encuentran en la patología pulmonar (disnea, intolerancia al ejercicio, dolor torácico o fatiga).

Por su lado, la exploración física se centra en el sistema cardiovascular, el sistema pulmonar y el aparato locomotor. Si durante esta exploración física aparece alguno de los signos resumidos en la **tabla 39-1**, hay que sospechar la posibilidad de que el paciente sufra una comorbilidad pulmonar.

Existen múltiples pruebas diagnósticas para evaluar la comorbilidad pulmonar, pero la que primero se debe llevar a cabo es una espirometría simple. Para acabar de confirmar el diagnóstico se puede completar el estudio con una prueba broncodilatadora o pruebas funcionales respiratorias completas (volúmenes pulmonares y estudio de la difusión), ya que pueden ayudar a diferenciar entre procesos obstructivos, restrictivos y vasculares. Las pruebas de imagen torácicas contribuyen a perfilar el diagnóstico de la comorbilidad pulmonar.

 En un paciente con ECV en un programa de rehabilitación cardíaca, ante la sospecha de una comorbilidad pulmonar la primera prueba que se debe realizar es una espirometría simple.

ACTUALIZACIÓN EN EL DIAGNÓSTICO Y MANEJO DEL PACIENTE CON ENFERMEDAD PULMONAR OBSTRUCTIVA CRÓNICA

La EPOC es un síndrome heterogéneo y complejo caracterizado por limitación crónica al flujo aéreo y un incremento en la respuesta inflamatoria del pulmón, por lo que se trata de una afectación tanto pulmonar como extrapulmonar. Además, se asocia a múltiples comorbilidades, entre ellas las enfermedades cardiovasculares.

Es una enfermedad frecuente, prevenible y tratable, pero que, por desgracia, está infradiagnosticada y, en muchos casos, cuando se realiza el diagnóstico ya es en etapas avanzadas. Por suerte, la prevalencia de la EPOC ha disminuido en los últimos años debido al impacto de las políticas sanitarias en prevención primaria (manejo del hábito del tabaco y la ley antitabaco).

Al ser una enfermedad prevalente, está indicado un cribado a cualquier persona adulta que presente síntomas característicos de la enfermedad y antecedentes de exposición a factores de riesgo. El factor de riesgo de EPOC más importante es el tabaquismo. Los síntomas que más refieren los pacientes con esta enfermedad son la disnea, la tos y la expectoración; pero hay que tener en cuenta que suelen indicar menos sintomatología de la que en realidad sufren.

Los objetivos de evaluar a los pacientes con EPOC son determinar el grado de limitación del flujo aéreo, su impacto en el estado de salud y el riesgo de presentar futuras agudizaciones (exacerbaciones respiratorias, ingresos hospitalarios o, incluso, fallecimiento) con el fin de orientar el tratamiento. La gravedad de la limitación del flujo aéreo sirve para optimizar el manejo de la enfermedad y establecer su gravedad.

En el proceso de atención del paciente con EPOC, la *Guía española de EPOC*, con una primera versión en 2012 y actualizaciones periódicas (última en 2021) (GesEPOC), propone hacer la evaluación en cuatro pasos (para la comprensión del capítulo aquí se añade un paso más, que es el análisis de las comorbilidades):

1. Diagnóstico de la EPOC y medidas generales.
2. Estratificación del riesgo.
3. Selección del tratamiento farmacológico según los síntomas y el fenotipo clínico.
4. Identificación y abordaje de los rasgos tratables.
5. Estudio de comorbilidades.

Es importante remarcar que existen distintos fenotipos en las personas con EPOC. Clásicamente, estos fenotipos eran EPOC bronquítico crónico y EPOC enfisematoso. En la creación de GesEPOC, en 2012, cuando se hablaba de fenotipos, se diferenciaba entre el paciente agudizador bronquítico crónico o enfisematoso o no agudizador, así como un fenotipo mixto-asma. Esta clasificación fue modificada en 2021 con la actualización de la guía de GesEPOC, como se verá a continuación.

 Cuando se habla de fenotipos se hace referencia a las características de la enfermedad que se diferencian en individuos con EPOC en términos de síntomas respiratorios, exacerbaciones, respuesta al tratamiento, progresión de la enfermedad e, incluso, mortalidad.

Diagnóstico de la enfermedad pulmonar obstructiva crónica y medidas generales

En la práctica clínica, cuando hay un paciente adulto con síntomas respiratorios y factores de riesgo (fumador o exfumador de más de 10 paquetes/año o una exposición crónica a tóxicos inhalados), se sospecha que podría presentar una EPOC.

Para llegar a confirmar el diagnóstico es imprescindible realizar una espirometría en situación clínica de estabilidad para ver si existe o no una limitación al flujo aéreo. En la **figura 39-1** se resume el algoritmo diagnóstico de la EPOC.

Se confirma el diagnóstico de EPOC cuando el cociente entre el volumen espiratorio máximo en el primer segundo (FEV1) y la capacidad vital forzada (FVC) tras la prueba broncodilatadora es inferior a 0,7. Se debe tener en cuenta

Tabla 39-1. Signos más frecuentes en la exploración física que orientan hacia una posible comorbilidad pulmonar
Aumento de la frecuencia respiratoria
Sibilancias en la auscultación respiratoria
Uso de la musculatura respiratoria accesoria
Saturación de oxígeno baja
Capacidad inspiratoria reducida
Fase espiratoria prolongada
Edema periférico
Debilidad de la musculatura periférica

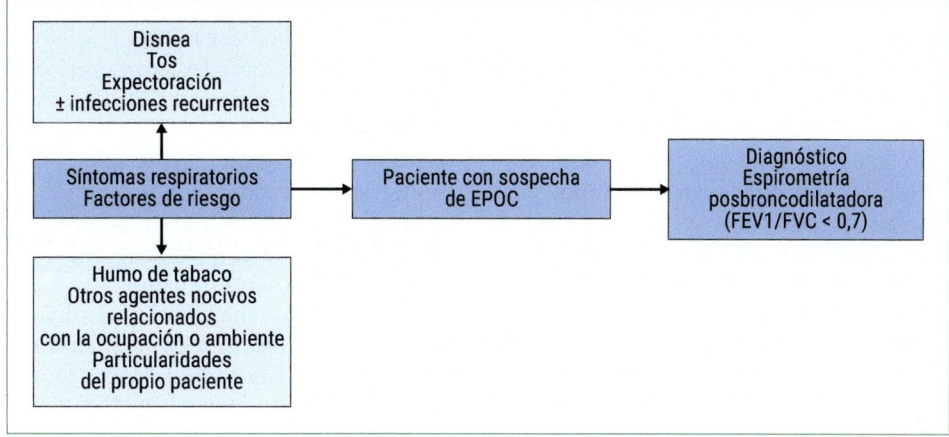

Figura 39-1. Algoritmo diagnóstico de la enfermedad pulmonar obstructiva crónica. EPOC: enfermedad pulmonar obstructiva crónica; FEV: volumen espiratorio máximo en el primer segundo; FVC: capacidad vital forzada.

que este cociente puede infradiagnosticar a personas jóvenes y sobrediagnosticar a ancianos, ya que disminuye con la edad.

Una vez se ha diagnosticado al paciente de EPOC, existen una serie de medidas generales, como el abandono del tabaco, alimentación adecuada, actividad física regular y adaptada tanto a la edad como a las condiciones físicas del paciente y el tratamiento de las comorbilidades.

> **!** Para establecer un diagnóstico de EPOC, se deben cumplir tres criterios:
> • Exposición a factores de riesgo.
> • Síntomas respiratorios.
> • Alteración ventilatoria obstructiva tras la prueba broncodilatadora en la espirometría.

Estratificación del riesgo

Una vez realizado el diagnóstico, se debe evaluar el riesgo de que el paciente pueda presentar una agudización, una progresión de la enfermedad, posibles complicaciones futuras, una mayor utilización de recursos sanitarios o, incluso, mayor mortalidad.

La GesEPOC propone una clasificación en dos niveles de riesgo (bajo y alto): a mayor riesgo, mayor necesidad de intervenciones terapéuticas. Para evaluar este riesgo, los factores incluidos son (relacionados con la mortalidad):

• Grado de obstrucción: medido por el porcentaje de FEV1 posbroncodilatador.
• Nivel de disnea: medido por la escala modificada de la Medical Research Council (mMRC).
• Historia de agudizaciones en el último año.

Para considerar al paciente de bajo riesgo, debe cumplir los siguientes criterios (todos): FEV1 superior o igual al 50 %, mMRC 0-1 y 0-1 exacerbaciones en el último año sin ningún ingreso hospitalario. Para considerar al paciente de alto riesgo solo es necesario cumplir un criterio de los siguientes: FEV1 inferior al 50 %, mMRC 2-4 y 2 o más exacerbaciones o un ingreso hospitalario en el último año.

Selección del tratamiento farmacológico según los síntomas y el fenotipo clínico

Los objetivos del tratamiento de la EPOC son los siguientes:

• Reducir los síntomas de la enfermedad.
• Disminuir la frecuencia y la gravedad de las agudizaciones.
• Optimizar la calidad de vida.
• Mejorar la supervivencia.

En este caso, la GesEPOC propone que, el tratamiento farmacológico inicial, sean fármacos inhalados según los síntomas en el bajo riesgo y por fenotipo clínico en alto riesgo.

En cualquier caso, se han de tener en cuenta ciertas consideraciones del tratamiento farmacológico de la EPOC:

• Pacientes de bajo riesgo:
  – El tratamiento farmacológico de elección es un broncodilatador de larga duración. Estos fármacos consiguen mayor control de los síntomas, mejoran la función pulmonar, la capacidad de ejercicio y la calidad de vida y reducen el número de exacerbaciones.
  – En el caso de que el paciente apenas tenga síntomas y la obstrucción sea leve, se podría dar un broncodilatador de corta duración, ya que ayuda a reducir síntomas y a mejorar la tolerancia al esfuerzo.
  – Los broncodilatadores de corta duración pueden utilizarse a demanda en el paciente sintomático de cualquier nivel de gravedad.
  – Si el paciente sigue con síntomas o limitación al ejercicio, debe revisarse el cumplimiento y cómo realiza la técnica inhalatoria. En estos casos, se puede cambiar el tipo de broncodilatador de larga duración que tiene prescrito.
  – Si persiste con la manifestación clínica, se debe dar doble terapia broncodilatadora, puesto que ayuda a disminuir la necesidad de medicación de rescate y mejora los síntomas y la calidad de vida.
• Pacientes de alto riesgo: según la última actualización de la GesEPOC de 2021, se reconocen tres fenotipos en el esquema terapéutico:

– Fenotipo no agudizador: el tratamiento de elección es la doble broncodilatación porque se ha observado una mejoría de la disnea, la calidad de vida y una reducción de la utilización de la medicación de rescate.

– Fenotipo agudizador eosinofílico:

  ▪ Se define como aquel paciente con EPOC que presenta en el último año dos o más exacerbaciones respiratorias o uno o más ingresos hospitalarios.

  ▪ Los pacientes eosinofílicos son los que tienen eosinofilia periférica (más de 300 eosinófilos/mm^3 en sangre periférica) en fase estable.

  ▪ El tratamiento indicado en estos casos es el uso de la broncodilatación tipo B2-adrenérgico junto corticoides inhalados.

  ▪ El siguiente escalón terapéutico es la triple terapia: dos broncodilatadores (B2-adrenérgico + anticolinérgico) junto los corticoides inhalados.

– Fenotipo agudizador no eosinofílico:

  ▪ Es aquel paciente que cumple criterios de agudizador, pero sin presentar la eosinofilia periférica.

  ▪ El tratamiento de primera elección es la doble broncodilatación (B2-adrenérgico + anticolinérgico).

  ▪ En el caso de que el paciente sufra eosinofilia periférica cercana al valor límite o muchas agudizaciones, se puede usar la broncodilatación tipo B2-adrenérgico junto corticoides inhalados.

  ▪ Si persisten muchas agudizaciones, se podría pasar a triple terapia: la doble broncodilatación (B2-adrenérgico + anticolinérgico) con el corticoide inhalado.

  ▪ Pero si el paciente tiene menos de 100 eosinófilos/mm^3 en sangre periférica, no se aconseja la triple terapia por los efectos adversos de los corticoides inhalados.

Identificación y abordaje de los rasgos tratables

Es importante que tras el diagnóstico se aborden una serie de medidas generales, como la deshabituación tabáquica, la adecuada nutrición (para evitar tanto la malnutrición como la obesidad) y la realización de actividad física regular adaptada tanto a la edad como a la condición física del paciente. También se deben estudiar ciertos rasgos tratables, como la deficiencia de alfa-1-antitripsina, la disnea, la bronquitis crónica, el enfisema grave, la hiperinsuflación pulmonar, la infección bronquial crónica, la bronquiectasia, la hipertensión pulmonar precapilar, la insuficiencia respiratoria crónica, la hipercapnia y la caquexia.

En cuanto a la actividad física, se sabe que la EPOC presenta unos niveles reducidos y que estos se encuentran relacionados con un mayor riesgo de mortalidad, hospitalización y reingreso en el año siguiente por exacerbación respiratoria. Por ello, es importante identificar a aquellos pacientes que presentan una conducta sedentaria, ya que esto se asocia a un mayor riesgo de mortalidad y enfermedad cardiometabólica. Recientemente, se ha elaborado un nuevo cuestionario de actividad física para pacientes con EPOC (Spanish Physical Activity Questionnaire in COPD [EPOC]), el cual es sencillo y fácil de cumplimentar, además de ser específico para EPOC de cualquier intensidad, indaga sobre las causas de por qué los pacientes realizan poca actividad física y cómo puede impactar esta inactividad en el paciente.

La rehabilitación respiratoria mejora la tolerancia al ejercicio en los pacientes con EPOC, pero no se traduce en un aumento de los niveles de actividad física diarios. Esto es debido a que no existe una relación lineal entre la capacidad de ejercicio y la actividad física, por lo que en los programas de rehabilitación se deba trabajar de forma combinada el entrenamiento físico y las intervenciones de cambio de conducta en diferentes momentos.

En cuanto a la rehabilitación respiratoria, se debería derivar a programas a todos los pacientes con EPOC, puesto que forma parte del algoritmo terapéutico; pero estaría sobre todo indicado en pacientes con EPOC de alto riesgo (antiguamente clasificados como moderado-grave), dado que ayuda a mejorar la disnea, la capacidad de ejercicio y la calidad de vida.

La oxigenoterapia continua domiciliaria está indicada en pacientes con EPOC estable en reposo con presión arterial de oxígeno inferior a 55 mmHg (respirando aire del ambiente a nivel del mar) o presión arterial de oxígeno de 50-60 mmHg con repercusión por hipoxemia (hipertensión arterial pulmonar/*cor pulmonale* o insuficiencia cardíaca congestiva, arritmias o hematocrito por encima del 55 %).

Sin embargo, existen controversias en el uso de oxigenoterapia durante el ejercicio. El análisis de la evidencia muestra que podría tener un efecto favorable en la reducción de la disnea, pero no en términos de mortalidad o reducción de exacerbaciones u hospitalizaciones, ni en la calidad de vida. En pacientes con EPOC con hipoxemia moderada y desaturación al ejercicio, definida como desaturaciones inferiores al 88 % en la prueba de marcha, la oxigenoterapia provoca durante el ejercicio mejoría de la disnea, así como después del ejercicio y en los dominios de disnea y fatiga de los cuestionarios de calidad de vida, pero no mejora ni la mortalidad ni la capacidad de ejercicio.

 La GesEPOC recomienda actividad física moderada un mínimo de 30 minutos al día 5 días a la semana. Además, se debería derivar a programas de rehabilitación respiratoria a todos los pacientes con EPOC, en especial a los de alto riesgo. Se recomienda prescribir la oxigenoterapia para caminar en pacientes con EPOC e hipoxemia moderada con desaturación al ejercicio y disnea durante o tras el esfuerzo.

Estudio de comorbilidades

En la revisión sobre comorbilidades de la EPOC de Arnaud Cavaille's *et al.*, publicada en 2013, se habla de la asociación que tiene esta enfermedad con otras de tipo crónico, lo cual está muy relacionado con la propia fisiopatología de la EPOC (inflamación). Las afecciones crónicas más prevalentes que se observan como comorbilidades del paciente con EPOC se recogen en la **tabla 39-2**. Además, la coexistencia de esta enfermedad con estas comorbilidades impacta de forma negativa en términos de calidad de vida, exacerbaciones respiratorias y mortalidad. Así pues, el diagnóstico y el manejo de las comorbilidades son un importante desafío en estas personas. Las guías recomiendan para estos casos evaluar estas

Tabla 39-2. Comorbilidades más frecuentes en el paciente con enfermedad pulmonar obstructiva crónica
Insuficiencia cardíaca
Enfermedad hepática crónica
Asma
Arterioesclerosis
Osteoporosis
Cardiopatía isquémica
Ansiedad
Depresión
Arritmias cardíacas
Obesidad

enfermedades asociadas y tratarlas según las pautas habituales. Sin embargo, a veces, muchas de ellas son asintomáticas o los síntomas pueden no ser específicos de la EPOC, lo cual complica el manejo.

Por todo ello, en estos pacientes es importante realizar una valoración integral y un cribado de las comorbilidades que pueden coexistir.

> **!** La valoración de todo paciente con EPOC debe incluir índice de masa corporal, escala de ansiedad y depresión, electrocardiograma y radiografía de tórax. En los casos en los que se asocien otros factores de riesgo o que exista sospecha, se puede completar con densitometría ósea, ecocardiograma y tomografía computarizada de tórax.

VÍNCULOS FISIOPATOLÓGICOS ENTRE ENFERMEDAD PULMONAR OBSTRUCTIVA CRÓNICA Y ENFERMEDADES CARDIOVASCULARES

Las enfermedades cardiovasculares son las comorbilidades que de forma más habitual se asocian en pacientes con EPOC, lo cual tiene un impacto directo con la mortalidad.

Los mecanismos que subyacen en la asociación entre la EPOC y la ECV no son bien conocidos, pero se cree que existen varios procesos relevantes que interactúan entre sí. Entre ellos se encuentra la hiperinsuflación pulmonar, la hipoxemia, la hipertensión pulmonar, la inflamación sistémica, el estrés oxidativo de tipo muscular, las exacerbaciones, factores de riesgo y alteraciones genéticas compartidas, así como el fenotipo de la EPOC.

La hiperinsuflación se caracteriza por una persistencia de aire residual dentro de los pulmones tras una espiración espontánea. Desde un punto de vista fisiopatológico, queda afectada la mecánica ventilatoria tanto estática (resultado de la destrucción del parénquima pulmonar y la posterior pérdida del retroceso elástico pulmonar) como dinámica (ocurre

cuando un paciente inspirar antes de acabar de espirar por completo atrapando aire con cada ventilación adicional). La principal consecuencia de la hiperinsuflación es el mayor trabajo respiratorio y la pérdida de eficiencia de los músculos respiratorios. Por lo tanto, es importante evaluar la gravedad de la hiperinsuflación y el impacto de las diferentes intervenciones terapéuticas sobre los síntomas respiratorios, la tolerancia al esfuerzo y la calidad de vida relacionada con la salud. La hiperinsuflación dinámica es la que se relaciona con la disnea y la intolerancia al ejercicio. No solo afecta al sistema respiratorio, sino que también tiene efectos adversos sobre el sistema cardiovascular.

La alteración de la función pulmonar puede llegar a comprometer la función cardíaca a través de varios mecanismos. Por un lado, la limitación del flujo aéreo, provocada por la hiperinsuflación, genera aumento de la presión del sistema cardiopulmonar, disfunción del ventrículo derecho, alteración del llenado ventricular izquierdo y disminución del gasto cardíaco. En la EPOC, esta alteración del flujo aéreo, junto al patrón de enfisema, pueden llegar a provocar una alteración de la ventilación y perfusión y contribuir al desarrollo de la hipoxemia, la cual puede empeorar cuando el paciente hace ejercicio. Por otro lado, esta hipoxemia puede llegar a desembocar en una vasoconstricción pulmonar y remodelación vascular, lo que conlleva una disfunción diastólica del ventrículo derecho. Además, en el paciente con EPOC e hipoxemia suele haber alteraciones de la repolarización cardíaca, lo que aumenta el riesgo de arritmias ventriculares y llega a desencadenar la muerte.

> **!** Tanto en las personas con EPOC como en las que presentan ECV o en las que coexisten ambas es imprescindible monitorizar estrechamente el tratamiento farmacológico, ya que pueden aparecer efectos adversos.

La hipoxia crónica o intermitente provoca un aumento de la inflamación. Esta desempeña un papel relevante en la patogenia de las ECV (se ha relacionado con la rigidez arterial y el desarrollo de episodios cardiovasculares). Asimismo, los pacientes con EPOC estable tienen aumentados los marcadores inflamatorios pulmonares (por ejemplo, la proteína D del surfactante) y los sistémicos (por ejemplo, la proteína C reactiva), mientras que las personas con EPOC y ECV presentan concentraciones sanguíneas más elevadas de marcadores inflamatorios, como el fibrinógeno, la interleucina 6 y 8. Estos marcadores inflamatorios también se relacionan con el riesgo de desarrollar arteriosclerosis coronaria. Por tanto, se puede afirmar que todo el proceso inflamatorio que presentan los pacientes con EPOC ayuda a desarrollar ECV.

Cabe destacar que las exacerbaciones respiratorias aumentan el riesgo de presentar ECV. Las infecciones respiratorias hacen que crezcan los marcadores inflamatorios (como el fibrinógeno y la interleucina 6), lo que provoca que puedan aparecer eventos trombóticos y cardiovasculares. Además, al respirar de forma más rápida y superficial, provoca menor vaciado pulmonar y mayor presencia de hiperinsuflación dinámica.

Los mecanismos fisiopatológicos que subyacen en las alteraciones vasculares observadas en pacientes con EPOC están mediados sobre todo por la disfunción endotelial y la coagulopatía. Tampoco hay que olvidar que la inflamación sistémica también produce disfunción endotelial pulmonar y periférica.

 Los pacientes con fenotipo enfisematoso presentan hiperinsuflación estática, por lo que son el tipo de personas con EPOC que mayor riesgo tienen de sufrir complicaciones cardiovasculares. Además, en el paciente con EPOC es habitual la hipertensión arterial pulmonar, la cual puede llegar a provocar insuficiencia cardíaca derecha e incluso insuficiencia cardíaca izquierda.

En cuanto a las ECV, se sabe que la inflamación sistémica también es una característica, por lo que podría provocar un empeoramiento de la función pulmonar. Muchos de los síntomas que presentan los pacientes con ECV son similares a los que sufren EPOC (como la disnea y la intolerancia al ejercicio), pero con mecanismos fisiopatológicos diferentes. Por ello, es habitual encontrar que personas con insuficiencia cardíaca y EPOC tengan mayor sintomatología que las que padecen solo una de las dos enfermedades.

En cuanto al tratamiento farmacológico de la EPOC en pacientes con ECV, se debe monitorizar estrechamente al enfermo, ya que la literatura especializada dice que podrían aumentar el riesgo de efectos adversos cardiovasculares. Asimismo, se deben evitar los broncodilatadores de acción corta, dado que suelen provocar taquicardia, ajustar las dosis de los de acción prolongada (esquivar las dosis altas) y eludir los corticoides a altas dosis. En los pacientes con ECV y EPOC existen controversias en cuanto al tratamiento farmacológico con los β-bloqueadores, ya que de forma tradicional se ha considerado que provocaban broncoespasmo. Si hubiera que utilizarlos, se recomiendan los β-bloqueantes cardioselectivos. Los fármacos inhibidores de la enzima convertidora de la angiotensina provocan tos, por lo que también podrían ser un problema en los pacientes con EPOC. Por ello, el fármaco más recomendado en estos enfermos son los bloqueadores del receptor de la angiotensina. No obstante, en líneas generales, se recomienda, además, una monitorización estrecha para asegurar que no se producen efectos adversos con el uso de la diferente farmacoterapia del paciente con ECV y EPOC.

PARTICULARIDADES DEL PROGRAMA DE REHABILITACIÓN CARDÍACA EN EL PACIENTE CON ENFERMEDAD PULMONAR OBSTRUCTIVA CRÓNICA

Las enfermedades crónicas como la ECV y la EPOC son causadas por malas conductas de salud, incluido un estilo de vida sedentario y el hábito tabáquico. Inducir a los pacientes a que realicen un programa integral de rehabilitación cardíaca y pulmonar es una estrategia efectiva basada en la evidencia, ya que se trabaja directamente sobre los factores de riesgo conductuales que conducen a ambas patologías. Con ello, se consigue mejorar los resultados de la salud cardiovascular y respiratoria, la calidad de vida, las exacerbaciones, el riesgo de ingreso hospitalario y la mortalidad. Por este motivo, se recomienda la realización de un programa de rehabilitación centrado en ejercicio en los pacientes con ECV que además presenten EPOC como comorbilidad.

En la **tabla 39-3** se revisan las definiciones de rehabilitación respiratoria y cardíaca. La rehabilitación respiratoria es un tratamiento multidisciplinar que busca mejorar la condición física y psicológica, promover la adherencia a hábitos saludables y reducir la discapacidad de las personas con enfermedades pulmonares. Los beneficios incluyen mejor calidad de vida, mayor tolerancia al ejercicio y optimización de la capacidad funcional en pacientes con EPOC. Por su parte, la rehabilitación cardíaca basada en ejercicios influye de un modo favorable en las causas subyacentes de la enfermedad cardiovascular y mejora las condiciones físicas, mentales y sociales del paciente. En concreto, dentro de la población con insuficiencia cardíaca crónica, la rehabilitación reduce el riesgo de ingresos hospitalarios por todas las causas y específicos de insuficiencia cardíaca crónica a corto plazo (hasta 12 meses). Además, puede conducir a mejoras clínicamente importantes en la calidad de vida relacionada con la salud en comparación con una dieta sin ejercicio.

En la actualidad, no existe ninguna guía de consenso en rehabilitación cardíaca o respiratoria que maneje el paciente con multimorbilidad, por lo que sería interesante que las sociedades científicas se reunieran para consensuar las estrategias terapéuticas para el tratamiento de estos pacientes desde el punto de vista de la rehabilitación.

Dado que estos pacientes tienen una progresión similar y fluctuante, marcada por las exacerbaciones usuales y caracterizadas por el ciclo vicioso de la disnea, la disminución de la actividad, la nueva exacerbación, depresión y, finalmente, aislamiento social, el programa de rehabilitación debería ser uno de los tratamientos de elección. Sin embargo, el perfil de la persona que suma ambas enfermedades (frágil y con alto riesgo de empeoramiento clínico con necesidad de hospitalización) podría provocar una menor participación en los programas de rehabilitación por falta de adherencia.

Los objetivos de los programas integrales de rehabilitación cardiorrespiratoria son mejorar la fuerza muscular periférica y respiratoria, la capacidad de ejercicio, la percepción de disnea y fatiga, incrementar los niveles de actividad física y en

---

Tabla 39-3. Definiciones de rehabilitación respiratoria y cardíaca

Rehabilitación respiratoria: es una intervención integral basada en una minuciosa evaluación de la paciente seguida de terapias diseñadas a medida del paciente que incluyen, pero no se limitan, al ejercicio, la educación y los cambios en los hábitos de vida con el fin de mejorar la condición física, psicológica y promover la adherencia a largo plazo de conductas saludables en personas con enfermedades pulmonares crónicas. ATS (American Thoracic Society) y ERS (European Respiratory Society).

Rehabilitación cardíaca: suma coordinada de intervenciones requeridas para influir favorablemente sobre la enfermedad asegurando las mejores condiciones físicas, psíquicas y sociales para que los pacientes, por sus propios medios, puedan conservar o reanudar sus actividades en la sociedad de manera óptima. La rehabilitación no debe considerarse como una terapia aislada, sino que ha de ser integrada en el tratamiento global de la cardiopatía. OMS (Organización Mundial de la Salud).

definitiva la calidad de vida del paciente. En la **tabla 39-4** se resumen los beneficios que se espera encontrar con los programas integrales de rehabilitación cardiorrespiratoria en los pacientes con ambas comorbilidades.

Cabe destacar que es fundamental evaluar la capacidad de ejercicio para realizar una prescripción individualizada de ejercicio y, así, maximizar las ganancias con el programa. Como en todos los programas de rehabilitación cardíaca, la prueba de referencia para esta prescripción es de esfuerzo cardiopulmonar. Pero, en la práctica clínica, a veces hay pacientes con una tolerancia muy baja al esfuerzo o centros que no disponen de esta prueba, por lo que se ha de optar por una prueba de marcha de 6 minutos. Además de valorar la capacidad de ejercicio se debe evaluar la fuerza de la musculatura periférica y las presiones respiratorias máximas, así como el nivel de actividad física que efectúa el paciente junto con cuestionarios de calidad de vida, de ansiedad y depresión.

En cuanto a las intervenciones de ejercicio que se incluyen en estos programas integrales de multimorbilidad, estas son similares a los de programas de rehabilitación cardíaca o respiratoria, e incluyen intervenciones de ambos programas (**Fig. 39-2**). Conviene destacar que se ha de llevar a cabo entrenamiento aeróbico y de la musculatura periférica y respiratoria, además de incluir técnicas ventilatorias para optimizar la mecánica ventilatoria y valorar la necesidad de oxigenoterapia durante el programa de ejercicio si el paciente presenta desaturación con el esfuerzo. Asimismo, se debe tener en cuenta la optimización del uso de fármacos, la deshabituación tabáquica, la educación para corregir el estilo de vida, soporte psicológico y consejo nutricional.

En el paciente con EPOC es muy importante valorar el estado nutricional, dado que existen estudios recientes que han encontrado una prevalencia de bajo peso, del 25-40 %. Además, han referenciado que un 35 % tienen un índice *fat free mass index* (FFMI) muy bajo. Este índice se relaciona con la masa muscular y tiene un impacto negativo en la capacidad de ejercicio y la función muscular. A esto se suma que la malnutrición se asocia a mayor tasa de exacerbaciones, lo que conlleva mayor necesidad de ingreso hospitalario y, en definitiva, mayores costes sanitarios. La malnutrición también incrementa el riesgo de mortalidad en los pacientes con EPOC. Así pues, dado que la incidencia de malnutrición en

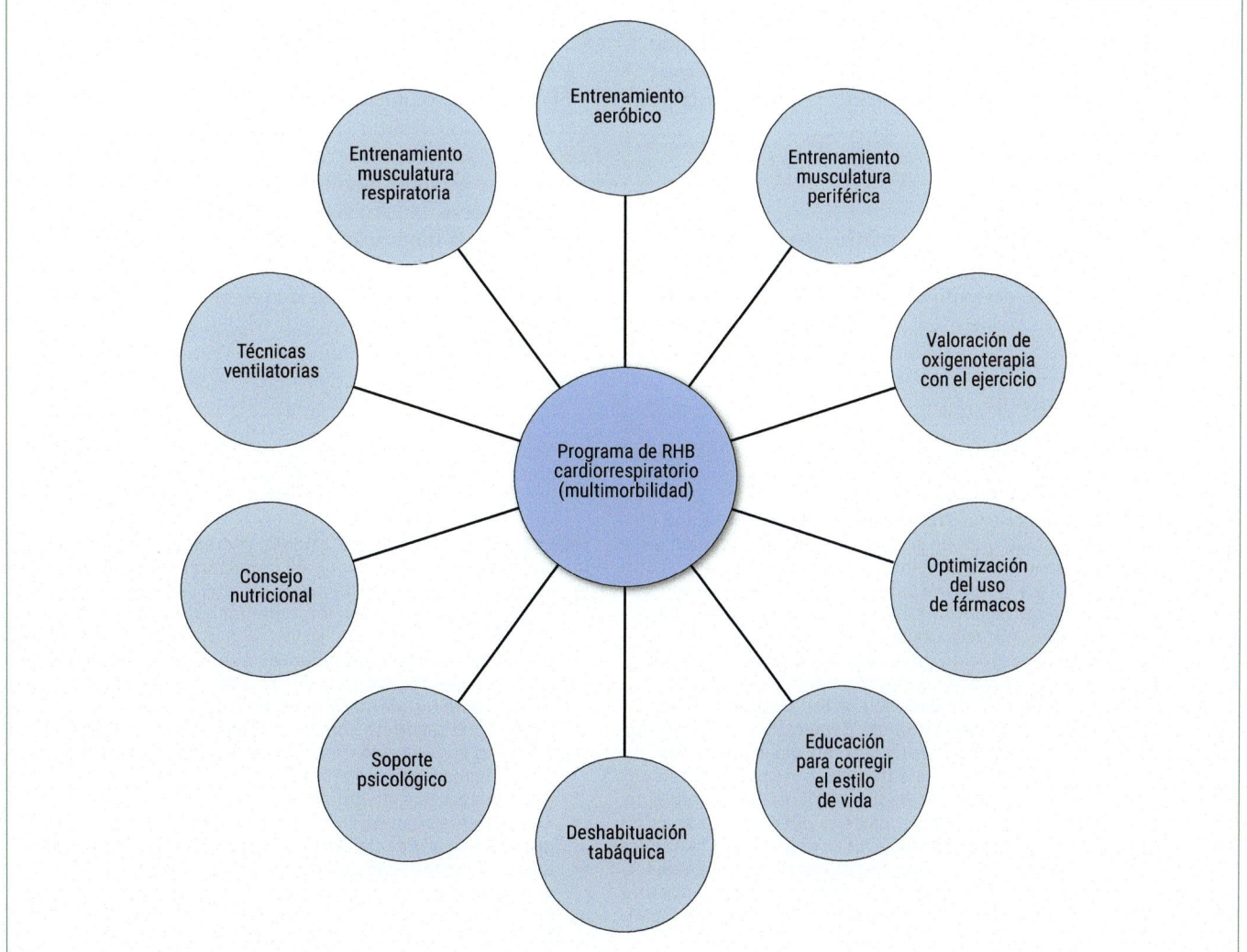

Figura 39-2. Resumen de las intervenciones terapéuticas indicadas en los programas integrales de rehabilitación cardiorrespiratoria (multimorbilidad). RHB: rehabilitación.

Tabla 39-4. Beneficios comunes entre los pacientes con enfermedades cardiovasculares y enfermedad pulmonar obstructiva crónica tras realizar un programa integral de rehabilitación cardiorrespiratoria

Mejorar la capacidad funcional e incrementar la capacidad de ejercicio

Disminuir la sintomatología (disnea y fatiga muscular)

Mejorar la activación del sistema autónomo

Incrementar el flujo sanguíneo en el sistema muscular y mejorar la función endotelial

Incrementar la capacidad oxidativa y metabólica en el músculo atrófico

Optimizar o corregir la atrofia muscular

Mejorar la calidad de vida

Prolongar la duración del tiempo que realiza ejercicio

Disminuir las demandas cardiovasculares y los requerimientos ventilatorios

esta población es elevada, se recomienda realizar una valoración nutricional. Es importante que se detecten los casos que se encuentran malnutridos y, así, ofrecer soporte nutricional para optimizar la condición del paciente en el programa de rehabilitación.

Valoración de malnutrición

El consenso de la Global Leadership Initiative on Malnutrition (GLIM) incluye dos pasos para la valoración de malnutrición. Primero, se determina el riesgo con un resultado inferior a 11 puntos en el cuestionario *Mini Nutritional Assessment-Short Form*. Segundo, se establecen criterios fenotípicos y etiológicos:

- Fenotípicos (al menos uno): pérdida de peso involuntaria definida como pérdida de peso superior al 5 % en los últimos 6 meses o por encima del 10 % después de 6 meses. Índice de masa corporal bajo (kg/m^2), definido como inferior a 20 kg/m^2 o menos de 22 kg/m^2 en participantes menores y mayores de 70 años, respectivamente. Los umbrales para la masa muscular reducida recomendados por la Global Leadership Initiative on Malnutrition son FFMI por debajo de 17 kg/m^2 en hombres e inferior a 15 kg/m^2 en mujeres.
- Etiológicos (al menos uno): reducción de la ingesta de alimentos definida como cualquier condición gastrointestinal que afecte a la absorción o asimilación de alimentos. Reducción de un máximo del 50 % del requerimiento energético o cualquier reducción mantenida durante más de 2 semanas. Presencia de inflamación o enfermedad crónica inflamatoria.

 Para poder decir que una persona tiene malnutrición es preciso que cumpla un criterio etiológico y un criterio fenotípico.

No existe una recomendación del tiempo que el paciente debe estar acudiendo a realizar el programa, pero cada vez se aboga más por períodos largos de más de 12 semanas, sobre todo en los casos que se quiere modificar la conducta. Por este motivo, es conveniente en las últimas semanas del programa trabajar de forma directa la motivación del paciente para continuar realizando ejercicio una vez finalice el entrenamiento y, así, conseguir incrementar los niveles de actividad física el resto de su vida.

 PUNTOS CLAVE

- Es habitual que los pacientes con ECV presenten de forma concomitante EPOC, ya que ambas enfermedades comparten factores de riesgo y sintomatología.
- A todo paciente con EVC y sospecha de comorbilidad respiratoria incluido en un programa de rehabilitación se le debe realizar una valoración integral (síntomas respiratorios, exploración sistema pulmonar y espirometría simple).
- La EPOC es un síndrome heterogéneo y complejo caracterizado por limitación crónica del flujo aéreo y un incremento de la respuesta inflamatoria. Además, existe afectación tanto pulmonar como extrapulmonar, y múltiples comorbilidades (la cardiovascular es la más frecuente).
- Los objetivos de evaluar a los pacientes con EPOC son determinar el grado de limitación del flujo aéreo, su impacto en el estado de salud y el riesgo de presentar futuras agudizaciones con el fin de orientar el tratamiento.
- Para establecer el diagnóstico de la EPOC se deben cumplir tres criterios: exposición a factores de riesgo (el tabaco es el más importante), síntomas respiratorios (disnea, tos, expectoración e infecciones recurrentes) y alteración ventilatoria obstructiva tras la prueba broncodilatadora (FEV1/FVC inferior a 0,7).

- Los objetivos del tratamiento de la EPOC son reducir los síntomas de la enfermedad, disminuir la frecuencia y la gravedad de las exacerbaciones y mejorar la calidad de vida y la supervivencia.
- Los pacientes con EPOC tienen reducidos los niveles de actividad física, por lo que es importante incluirlos en los programas de rehabilitación respiratoria y seguir estrategias conductuales para incrementar los niveles de actividad física.
- Los procesos más importantes que interactúan entre sí para la coexistencia de la EPOC y las ECV son la hiperinsuflación, la hipoxemia y la inflamación.
- Tanto en el paciente con EPOC como en el que presenta ECV o en el que coexisten ambas es imprescindible monitorizar estrechamente el tratamiento farmacológico, ya que pueden aparecer efectos adversos.
- Los pacientes con ECV y EPOC se deben incluir en los programas integrales de rehabilitación cardíaca y pulmonar.
- Los componentes de estos programas son: entrenamiento aeróbico y de musculatura periférica y respiratoria, técnicas ventilatorias para optimizar la mecánica ventilatoria (valorar la necesidad de oxigenoterapia durante el pro-

(Continúa)

PUNTOS CLAVE (*cont.*)

grama de ejercicio si el paciente presenta desaturación con el esfuerzo), optimización del uso de fármacos, deshabituación tabáquica, educación para corregir el estilo de vida, soporte psicológico y consejo nutricional.

- La prevalencia de la malnutrición es elevada en los pacientes con EPOC, por lo que se recomienda realizar una valoración nutricional y ofrecer soporte en los programas de rehabilitación.

BIBLIOGRAFÍA

André S, Conde B, Fragoso E, Boléo-Tomé JP, Areias V, Cardoso J, *et al*. COPD and Cardiovascular Disease. Pulmonology. 2019;25(3):168-76.

Bauldoff GS, Carlin BW. Pulmonary comorbidities in cardiac rehabilitation. Progress Cardiovascular Diseases. 2022(70):190-4.

Braun LT, Wenger NK, Rosenson RS. Cardiac rehabilitation programs. Uptpdate. 2017.

Campo G, Pavasini R, Malagù M, Mascetti S, Biscaglia S, Ceconi C, *et al*. Chronic Obstructive Pulmonary Disease and Ischemic Heart Disease Comorbidity: Overview of Mechanisms and Clinical Management. Cardiovasc Drugs Ther. 2015;29(2):147-57.

Cavaillès A, Brinchault-Rabin G, Dixmier A, Goupil F, Gut-Gobert C, Marchand-Adam S, *et al*. Comorbidities of COPD. European Respiratory Review. 2013;22(130):454-75.

Cederholm T, Jensen GL, Correia MITD, Gonzalez MC, Fukushima R, Higashiguchi T, *et al*. GLIM criteria for the diagnosis of malnutrition—A consensus report from the global clinical nutrition community. Clin. Nutr. 2019;38(1):1-9.

Cosío BG, Hernández C, Chiner E, Gimeno-Santos E, Pleguezuelos E, Seijas N, *et al*. Actualización 2021 de la Guía Española de la EPOC (GesEPOC). Tratamiento no farmacológico. Arch Bronconeumol. 2022;58(4):345-51.

Cruthirds CL, van der Meij BS, Wierzchowska-McNew A, Deutz NEP, Engelen MPKJ. Presence or Absence of Skeletal Muscle Dysfunction in Chronic Obstructive Pulmonary Disease is Associated With Distinct Phenotypes. Arch Bronconeumol. 2021;57(4):264-72.

Dávalos-Yerovi V, Marco E, Sánchez-Rodríguez D, Duran X, Meza-Valderrama D, Rodríguez DA, *et al*. Malnutrition According to GLIM Criteria Is Associated with Mortality and Hospitalizations in Rehabilitation Patients with Stable Chronic Obstructive Pulmonary Disease. Nutrients. 2021;13(2):369.

Güder G, Störk S. COPD and heart failure: differential diagnosis and comorbidity. Herz. 2019;44(6):502-8.

Izquierdo JL, Miravitlles M, Esquinas C, Pérez M, Calle M, López Campos JL, *et al*. Characteristics of COPD Patients Managed in Respiratory Medicine Departments in Spain, According to GOLD Groups and GesEPOC Clinical Phenotypes. Arch Bronconeumol. 2018;54(11):559-67.

Jones AV, Evans RA, Harrison AS, Sherar LB, Steiner MC, Doherty P, *et al*. Exercise rehabilitation in COPD and heart failure: comparison of two national audits. ERJ Open Res. 2022;8(4):00131-2022.

Lopez-Campos JL, Almagro P, Gómez JT, Chiner E, Palacios L, Hernández C, *et al*. Actualización de la Guía Española de la EPOC (GesEPOC): comorbilidades, automanejo y cuidados paliativos. Arch Bronconeumol. 2022;58(4):334-44.

Miravitlles M, Calle M, Molina J, Almagro P, Gómez JT, Trigueros JA, *et al*. Spanish COPD Guidelines (GesEPOC) 2021: Updated Pharmacological treatment of stable COPD. Arch Bronconeumol. 2022;58(1):69-81.

Negewo NA, Gibson PG, McDonald VM. COPD and its comorbidities: Impact, measurement and mechanisms. Respirology. 2015;20(80):1160-71.

Noth I, Schmidt G. Management of the patient with COPD and cardiovascular disease - UpToDate. 2023

Rabe KF, Hurst JR, Suissa S. Cardiovascular disease and COPD: Dangerous liaisons? European Respiratory Review. 2018;27(149):180057.

Richardson CR, Franklin B, Moy ML, Jackson EA. Advances in rehabilitation for chronic diseases: Improving health outcomes and function. BM. 2019;365:l2191.

Triest FJJ, Singh SJ, Vanfleteren LEGW. Cardiovascular risk, chronic obstructive pulmonary disease and pulmonary rehabilitation. Chron Respir Dis. 2016;13(3):286-94.

Vestbo J. COPD: Definition and phenotypes. Clinics in Chest Medicine. 2014;35(1):1-6.

Wenger NK, Rosenson RS, Braun LT. Cardiac rehabilitation: Indications, efficacy, and safety in patients with coronary heart disease. Uptodate; 2022.

Rehabilitación del paciente anciano frágil con cardiopatía

40

A. M. Gómez González

 OBJETIVOS

- Conocer qué es la fragilidad y cuáles son los métodos diagnósticos.
- Describir las herramientas más validadas en un paciente cardiópata y frágil.
- Aprender a valorar y tratar la fragilidad en rehabilitación cardíaca.
- Revisar cuáles son los programas de rehabilitación cardíaca más adecuados en un paciente frágil.
- Exponer un protocolo de valoración y rehabilitación cardíaca en el paciente anciano frágil.

FRAGILIDAD Y SARCOPENIA

La *fragilidad* se define como un estado clínico asociado a la edad, con una disminución de la reserva fisiológica y la función en múltiples órganos y sistemas, lo que confiere una disminución en la capacidad para hacer frente a factores estresantes crónicos o agudos y una mayor vulnerabilidad ante ellos. Por este motivo, se asocia con un mayor riesgo de resultados adversos de salud (caídas, peor recuperación o secuelas tras procesos clínicos coincidentes: infección, cirugía o efectos de medicamentos), hospitalización, institucionalización y/o muerte. Es especialmente relevante la asociación entre fragilidad y progresión hacia discapacidad o dependencia. Tiene las particularidades de síndrome geriátrico por cuanto tiene múltiples factores etiopatogénicos. Asimismo, se caracteriza y diagnostica por determinadas peculiaridades clínicas y comparte una línea general de tratamiento multicomponente. Todo ello conlleva, además, que sea un importante factor de incremento de gastos sanitarios globales.

La prevalencia de la fragilidad en la enfermedad cardiovascular refleja el aumento observado en la población general, con un 20 % de pacientes de edad por encima de los 65 años que han recibido una intervención percutánea, un reemplazo de válvula aórtica o con insuficiencia cardíaca.

Los pacientes frágiles con enfermedad cardiovascular, que incluye enfermedad coronaria, accidente cerebrovascular e insuficiencia cardíaca, tienen el doble de morbilidad y mortalidad en comparación con personas no frágiles. A esto se suma que la fragilidad en pacientes con enfermedad cardiovascular se asocia con mayores tasas de discapacidad y hospitalización.

Hay muchos datos que respaldan una asociación entre el aumento de la fragilidad y el del riesgo de mortalidad. El *Estudio Canadiense de Salud y Envejecimiento* reportó un cociente de probabilidades ajustado de muerte a los 5 años de 4,82 entre personas levemente frágiles y de 7,34 (IC del 95 %:

4,73-11,38) entre gravemente frágiles. La fragilidad fue el predictor más importante de muerte e institucionalización con una *odds ratio* de 7,28 (IC 95 %: 5,01-10,58) entre personas levemente frágiles y de 8,64 (IC 95 %: 4,92-15,17) entre las gravemente frágiles. En el *Estudio de Salud y Envejecimiento de Mujeres*, las mujeres frágiles tenían seis veces más riesgo de muerte y un riesgo 10 veces mayor de discapacidad y entrada a la residencia de ancianos. Para las personas con enfermedades cardiovasculares, el *Cardiovascular Health Study* encontró una asociación predictiva similar entre estado de fragilidad y prefragilidad y caídas, reducción de la independencia funcional, hospitalización y muerte durante 3-7 años de seguimiento.

Por otro lado, la *sarcopenia* es la pérdida de masa, fuerza y calidad muscular relacionada con la edad, lo cual se considera el sustrato biológico de la fragilidad. La sarcopenia es un trastorno progresivo y generalizado del músculo esquelético que se asocia con una mayor probabilidad de resultados adversos que incluyen caídas, fracturas, discapacidad física y mortalidad. Existe un debate sobre si la sarcopenia es la causa raíz de la fragilidad o uno de sus muchos determinantes. Sin embargo, hay acuerdo sobre la prevalencia de gran alcance y el impacto pronóstico de la sarcopenia en las poblaciones que envejecen.

Los criterios diagnósticos para esta dolencia han sido esbozados por el Grupo de Trabajo Europeo de Sarcopenia en Personas Mayores (EWGSOP2); se utiliza la baja fuerza muscular como parámetro principal de la sarcopenia. La fuerza muscular es en la actualidad la medida más confiable de la función muscular. Específicamente, la sarcopenia es probable cuando se detecta baja fuerza muscular. Su diagnóstico se confirma por la presencia de baja cantidad o calidad muscular. Cuando se detecta baja fuerza muscular, baja cantidad/calidad muscular y bajo rendimiento físico, la sarcopenia se considera grave (**Tabla 40-1**).

Las herramientas diagnósticas de sarcopenia y los puntos de valores de corte se describen en las **tablas 40-2** y **40-3**.

Tabla 40-1. Definición de sarcopenia (2018)

La sarcopenia probable se identifica por el criterio 1
El diagnóstico se confirma con la documentación adicional del criterio 2
Si se cumplen todos los criterios 1, 2 y 3, la sarcopenia se considera grave
1. Poca fuerza muscular 2. Baja cantidad o calidad musucular 3. Bajo rendimiento físico

Adaptada de Cruz-Jentoft (2019).

El uso del ultrasonido se ha ampliado recientemente en la práctica clínica para apoyar el diagnóstico de sarcopenia en adultos mayores. En relación con ello, el grupo de sarcopenia de la Sociedad Europea de Medicina Geriátrica propuso recientemente un protocolo de consenso para el uso de ultrasonido en la evaluación muscular, donde se incluye la medición del grosor muscular, el área de la sección transversal, la longitud del fascículo, el ángulo de peneación y la ecogenicidad. Por lo tanto, el ultrasonido tiene la ventaja de poder evaluar tanto la cantidad muscular como la calidad. Si bien hay datos disponibles para los adultos mayores, se necesita más investigación para validar las ecuaciones de predicción para aquellos con diferentes condiciones de salud y estado funcional.

HERRAMIENTAS PARA DETECCIÓN DE LA FRAGILIDAD

Centrándose en las estrategias actuales, existen cinco herramientas principales para detectar la fragilidad (**Tabla 40-4**). Conceptualmente, las dos primeras definen los dos modelos de fragilidad (modelo físico o fenotipo y modelo acumulativo o multidimensional).

Modelo físico o fenotipo de Fried

Los autores diseñaron la escala para determinar de forma objetiva qué pacientes eran frágiles de acuerdo con cinco ítems: pérdida de peso, debilidad muscular, agotamiento, lentitud de la marcha y baja actividad física. Aunque los puntos de corte para la fuerza de prensión en el fenotipo de Fried se basan en el *Cardiovascular Health Study*, se deben seguir los datos normalizados y ajustados por sexo e índice de masa corporal establecidos para las diferentes comunidades. Se considera, en general, la mejor forma de diagnosticar la fragilidad por la conceptualización que conlleva.

Tabla 40-2. Herramientas diagnósticas de sarcopenia

Prueba	Puntos de corte para hombres	Puntos de corte para mujeres	Referencias
Puntos de corte de sarcopenia EWGSOP2 para fuerza baja por soporte de silla y fuerza de agarre			
La fuerza de presión	< 27 kg	< 16 kg	Dodds (2014)
Soporte de silla	> 15 s para cinco subidas		Cesari (2009)
Puntos de corte de sarcopenia EWGSOP2 para baja cantidad de músculo			
MAPE	< 20 kg	< 15 lg	Studenski (2014)
ASM/altura²	< 7,0 kg/m²	< 5,5 kg/m²	Gould (2014)

Adaptada de Cruz-Jentoft (2019).

Tabla 40-3. Puntos de corte diagnósticos

Puntos de corte EWGSOP2 de sarcopenia para bajo rendimiento		
Velocidad de marcha	≤ 0,8 m/s	Cruz-Jentoft (2010)
SPPB	Puntuación ≤ 8 puntos	Pavasini (2016)
		Guralnik (1995)
Up and go test	≥ 20 s	Bischoff (2003)
Prueba de caminata de 400 m	Falta de finalización o ≥ 6 minutos para completar	Newman (2006)

Adaptada de Cruz-Jentoft (2019).

Tabla 40-4. Principales herramientas empleadas en la detección de fragilidad

Herramientas	Fundamento y composición	Características
Modelo físico de fragilidad		
Fenotipo de Fried	• Define el modelo físico de fragilidad y su conceptualización inicial (algunos lo consideran método de referencia) • Cinco criterios: pérdida de peso no intencionada, debilidad muscular (disminución de fuerza de prensión con dinamómetro), baja energía o agotamiento, baja velocidad de la marcha y nivel de actividad física reducido • Robusto 0 criterios, prefrágil 1-2 y frágil 3	• Uso en diagnóstico de fragilidad • Requiere dinamómetro para valorar la fuerza de prensión, lo que limita su uso en atención primaria • Breve, < 10 minutos en cumplimentarse. • Buena fiabilidad y validez pronóstica
Modelo multidimensional		
Índice de fragilidad	• Define la fragilidad en el modelo multidimensional o acumulativo de déficits. Se basa en déficits de salud en diferentes dominios (físico, enfermedades, signos o síntomas, hallazgos de laboratorio, funcional, mental y social). Puntuación acumulativa, de 0 (ningún déficit) a 1 (todos los déficits posibles); n déficits/total de déficits posibles (generalmente se consideran 30) • Corte de fragilidad generalmente en 0,25	• Uso en diagnóstico de fragilidad. Permite graduar el riesgo y hacer su seguimiento en el tiempo • Aunque no requiere equipamiento (dinamómetro), es más complejo de deducir que el fenotipo. Se tarda unos 20-30 min en cumplimentar si se recaba la información de forma directa a través de una valoración multidimensional; unos 3 min si se recoge la información previa existente en la historia clínica • Factibilidad de aplicación
Índice electrónico de fragilidad	Versión electrónica del índice de fragilidad, basado en registros de la historia clínica electrónica	• Uso en cribado de fragilidad. Apenas requiere tiempo (< 1 min) • Muy condicionado por la calidad de información contenida en la historia clínica electrónica • Ha demostrado buena validez predictiva para la hospitalización, institucionalización, e incremento de costes del cuidado
Mixtas (modelo físico y multidimensional)		
Escala FRAIL	Cinco criterios, cuatro contenidos en el modelo físico de Fried (debilidad-cansancio, deambulación-marcha-incapaz de subir un piso de escaleras o de caminar una manzana y pérdida de peso) y uno del multidimensional (> 5 enfermedades)	• Uso habitual en cribado de fragilidad. No requiere material complementario, entrenamiento de los profesionales, ni espacio para realizarlo (es factible utilizarla en el medio comunitario no asistencial). Se cumplimenta en unos 30-90 s • Predice mortalidad y discapacidad. Es probablemente la escala con mayor factibilidad de aplicación
Pruebas de ejecución		
Prueba corta de desempeño físico (*Short Physical Performance Battery*)	• Tres dimensiones: equilibrio (posición de pies juntos, semitándem y tándem), marcha a 4 metros y levantarse y sentarse de una silla • Puntuación de 0 a 12 puntos. Corte de fragilidad más establecido en < 10 puntos	• Uso en cribado (recomendada en la estrategia del Sistema Nacional de Salud español) • No requiere equipamiento • < 10 minutos • Validada en España, con buena fiabilidad y validez predictiva y convergente con otras medidas físicas y de funcionalidad y con los criterios de Fried • Con corte en < 6 puntos sensibilidad 88 % (76-95) y especificidad 88 % (83-91)
Velocidad de la marcha	• Caminar 3, 4 o 6 metros a su ritmo de marcha habitual • Corte de fragilidad habitual en 1 m/s o 0,8 m/s	• Uso en cribado • Rápida realización y factible en la mayoría de las consultas • Buena fiabilidad y correlación con los criterios de Fried • Con punto de corte en < 0,8 m/s sensibilidad 99 % (92-100) y especificidad 64 % (58-70)
Levántese y ande	• Tiempo en levantarse de la silla, caminar 3 metros y sentarse de nuevo • Corte para fragilidad generalmente en > 20-18 s	• Empleo en cribado • Ampliamente recomendada también en atención primaria por su factibilidad y rapidez de realización en las consultas • Con punto de corte en 18 s sensibilidad 93 % (82-98) y especificidad 98 % (95-99)

(Continúa)

Tabla 40-4. Principales herramientas empleadas en la detección de fragilidad *(cont.)*		
Herramientas	**Fundamento y composición**	**Características**
Escalas de actividades instrumentales de la vida diaria (AIVD)		
Cuestionario VIDA	• Valora 10 ítems-actividades: tomar medicación, usar teléfono, tareas domésticas, asuntos económicos, desplazamiento, control de riesgos, compras, abrir puertas, usar transportes y relación social • Puntuación sumativa de 10 a 38 puntos • Corte de fragilidad habitual en < 31 puntos	• Cribado de fragilidad según la monitorización y seguimiento de AIVD-funcionalidad • Sencilla de aplicación, unos 3-4 min • Válida y fiable, con amplio rango y discriminación, originado en nuestro medio y sin sesgo de género • Con punto de corte en < 35 puntos, empleada en población > 65 años sin alteración funcional inicial • Sensibilidad 78 % (64-87) y especificidad 73,1 % (67-78)
Índice Lawton-Brody	Valora ocho ítems de AIVD: uso del teléfono, hacer compras, usar medios de transporte, responsabilizarse de medicación, llevar asuntos económicos, preparar comida, tareas domésticas y lavar ropa. En varones algunas versiones solo evalúan los cuatro primeros ítems	• Apenas validada a pesar de su amplio uso y poco discriminante • Sesgo de género • Con punto de corte en 3 puntos sensibilidad 86 % (74-94) y especificidad 93 % (89-95)

AIVD: actividades independientes de la vida diaria; FRAIL: fatigue, resistance, ambulation, illnesses, loss of weight; VIDA: vida diaria del anciano.
Adaptada de Acosta-Benito (2022).

Modelo acumulativo de déficits o multidimensional

Basado en déficits de salud en dominios de valoración multidimensional. Puede deducirse de una valoración geriátrica integral, con área clínico-física, funcional, mental y sociofamiliar. El *índice de fragilidad* se obtiene considerando el número de déficits obtenidos respecto del total de considerados. El *índice electrónico de fragilidad* permite calcularlo según la información y registros de la historia clínica electrónica, lo que facilita su aplicación y compatibilidad en la manifestación clínica.

Modelo mixto

La escala FRAIL (*fatigue, resistance, ambulation, illnesses, loss of weight*) es un modelo mixto que comparte criterios del modelo físico y multidimensional (tener más de cinco enfermedades).

Pruebas de ejecución o desempeño

En ellas se le pide a la persona que ejecute determinadas acciones de marcha, movilidad o equilibrio. Evalúan también, por tanto, el aspecto físico de la fragilidad. Las tres más empleadas son la prueba corta de desempeño físico (*Short Physical Performance Battery*, SPPB), la velocidad de la marcha y la prueba de «levántese y ande». Son las recomendadas en atención primaria para la detección inicial-cribado de la fragilidad.

Valoración y monitorización de las actividades independientes de la vida diaria

La valoración y monitorización de actividades independientes de la vida diaria (AIVD) tiene escalas validadas, como vida diaria del anciano (VIDA): https://iakimar.wixsite.com/website o el índice de Lawton-Brody. Detecta los primeros estadios en las actividades más avanzadas y, por tanto, de

menoscabo funcional. Su empleo rutinario y sistemático en las consultas de atención primaria facilita detectar este declinar funcional de forma reciente e íntimamente relacionado con el diagnóstico de fragilidad.

La limitación, en general, de todas estas pruebas, en cuanto a valor diagnóstico, es el bajo valor predictivo, que hace que se clasifique como frágiles (falsos positivos) a un porcentaje variable (hasta de un 30-40 %) de personas que en realidad no lo son.

Otras herramientas

La escala clínica de fragilidad (*Clinical Frailty Scale*) explica y describe gráficamente distintos grados de fragilidad y discapacidad de acuerdo con su nivel de vulnerabilidad. Así, varía desde la robustez y plena salud (estadio 1) hasta la situación de terminalmente enfermo (estadio 9), según el juicio clínico. Los tres primeros ítems consideran la persona no frágil, el cuarto valora la vulnerabilidad y del quinto al octavo tienen en cuenta la discapacidad-dependencia. Es de muy rápida aplicación (menos de 30 segundos), tiene buena correlación con el índice de fragilidad y predice la mortalidad.

La escala *PRISMA-7* (*Program of Research on Integration of Services for the Maintenance of Autonomy*) ha sido también ampliamente utilizada en el cribado de fragilidad, aunque no tanto en el sistema sanitario español, por su elevada factibilidad y aceptabilidad y requerir un mínimo espacio y equipamiento.

Por su lado, el instrumento *Integrated Care for Older People* (ICOPE) de la Organización Mundial de la Salud se desarrolló para cribar la pérdida de capacidad intrínseca, definida como la combinación de capacidades física y mental de una persona. Incluye seis áreas: estado cognitivo, movilidad, malnutrición, alteración visual o auditiva o depresión. Además, hay una versión electrónica que facilita su aplicación.

! Estrategias para diagnosticar la fragilidad en la manifestación clínica
El Consenso del Sistema Nacional de Salud español sobre prevención de fragilidad y caídas en las personas mayores recomienda la detección de fragilidad a personas de más de 70 años no dependientes (Barthel igual o mayor 90 puntos) en atención primaria. Se aconseja la selección de fragilidad según las pruebas de ejecución (idealmente a través del SPPB o la velocidad de la marcha) y la alta probabilidad de fragilidad sobre la que ya actuar. Esta continúa con una valoración multidimensional en forma de evaluación geriátrica integral y de una intervención centrada en la actividad física. Asimismo, se introduce la escala FRAIL como instrumento en el medio comunitario y servicios no asistenciales; se deriva a los servicios sanitarios a los que la tienen alterada para confirmación de fragilidad.

REHABILITACIÓN CARDÍACA EN EL PACIENTE FRÁGIL

La rehabilitación cardíaca beneficia a diversas poblaciones de pacientes con insuficiencia cardíaca, enfermedad de las arterias coronarias, cirugía de *by-pass* y válvulas cardíacas. Los programas de rehabilitación cardíaca también trascienden la edad, proporcionan mejoras a octogenarios y nonagenarios bien seleccionados, con reducciones de riesgo relativo similares, aunque con mayores reducciones de riesgo absoluto observado para la mortalidad por todas las causas en adultos mayores. Por lo tanto, los beneficios de la rehabilitación cardíaca son diametralmente opuestos a los peligros de la fragilidad.

Los programas de rehabilitación cardíaca pueden considerarse como uno de los únicos antídotos integrales disponibles en la práctica clínica con el potencial de contrarrestar la fragilidad y sus consecuencias posteriores. Debido a que la fragilidad prevalece en el 20-60 % de los adultos mayores con enfermedades cardíacas, un gran número de pacientes se pueden beneficiar de ello.

A pesar de esta sólida justificación, es menos probable que los adultos mayores frágiles participen en rehabilitación cardíaca y la fragilidad rara vez se mide en este entorno. En este capítulo, se revisa la fragilidad en rehabilitación cardíaca, con sugerencias prácticas de valoración y tratamiento para guiar a los médicos e investigadores en el abordaje de la fragilidad usando herramientas objetivas que han sido validadas en enfermedades cardiovasculares.

La fragilidad es un síndrome multidimensional caracterizado por una combinación variable de debilidad muscular, deterioro de la movilidad, inactividad física, aislamiento social, alteración del estado de ánimo y fatiga.

Después de un evento o procedimiento cardíaco agudo, la fragilidad tiene efectos negativos en la autoeficacia, la calidad de vida de los adultos mayores y el riesgo de eventos adversos fatales y no fatales.

! La rehabilitación cardíaca es una terapia multidimensional con efectos beneficiosos comprobados sobre la masa y la fuerza muscular, la movilidad, la actividad física habitual, la interacción social, el rendimiento cognitivo, el estado de ánimo y la vitalidad. Se ha demostrado que la rehabilitación cardíaca fortalece el autocuidado de los adultos mayores, evita hospitalizaciones innecesarias y mejora significativamente la calidad de vida.

VALORACIÓN DE LA FRAGILIDAD EN REHABILITACIÓN CARDÍACA

Se pueden definir varios momentos para la valoración de la fragilidad en pacientes cardiópatas:

1. Antes de comenzar los programas de rehabilitación cardíaca.
2. Durante el programa de rehabilitación cardíaca.
3. Tras el programa de rehabilitación cardíaca.

Antes de comenzar el programa de rehabilitación cardíaca

Hay que considerar el hecho de detectar a los pacientes frágiles para realizar una derivación precoz a los programas de rehabilitación cardíaca.

La fragilidad debe evaluarse durante la hospitalización (después de la estabilización médica) para identificar a los pacientes frágiles y priorizar su derivación a rehabilitación cardíaca. Los pacientes mayores frágiles, debido a sus deficiencias físicas y no físicas, tienen más necesidades de rehabilitación cardíaca en comparación con los más jóvenes y fuertes. Las deficiencias no físicas incluyen reducciones en el bienestar psicológico, apoyo externo, alfabetización en salud y una mayor carga de comorbilidades y polifarmacia. Los impedimentos físicos incluyen disminuciones en la masa muscular, la fuerza, la movilidad, el equilibrio, la capacidad de ejercicio y la energía, lo cual puede disminuir aún más, y de manera dramática, después de una hospitalización aguda.

El estrés fisiológico provocado por un evento cardíaco agudo o una cirugía cardíaca desencadena una respuesta catabólica enérgica y descompone la proteína en el músculo para movilizar los aminoácidos para las células inmunitarias y la cicatrización de heridas. Esta respuesta catabólica se ve agravada por el reposo en cama y la desnutrición, lo que lleva a un círculo vicioso de pérdida de forma física. Kortebein *et al.*, en un ensayo con adultos mayores sanos, observaron que 10 días de reposo en cama causó una pérdida de –8 % en la masa muscular apendicular, –13 % en la fuerza extensora de la rodilla y –12 % en el $VO_{2máx}$. Estas pérdidas pueden persistir o progresar mucho después de la aparente estabilización médica y el alta hospitalaria, lo que contribuye al estado vulnerable que se conoce como *síndrome posthospitalario*. Por este motivo, se deben aplicar de manera más asertiva intervenciones dirigidas a reducir las interrupciones del sueño, minimizar el dolor y el estrés, promover una buena alimentación, abordar las deficiencias nutricionales, optimizar el uso de sedantes, promover prácticas que reduzcan el riesgo de delirio y confusión, enfatizar la actividad física y el mantenimiento o mejora de la fuerza y la función cognitiva y física.

El inicio temprano de la rehabilitación cardíaca puede romper el ciclo de desacondicionamiento y mitigar el síndrome posthospitalario. El énfasis en el inicio temprano es contrario a la práctica tradicional de esperar, al menos, 2-4 semanas después de una hospitalización aguda para comenzar la rehabilitación cardíaca. Esta práctica se basa en la creencia anticuada de que el ejercicio es peligroso y debe evitarse poco después de un evento cardiovascular y, en ciertos países, en las restricciones impuestas por los pagadores de atención médica. Más allá de las razones fisiológicas para el inicio temprano de la rehabilitación cardíaca, un ensayo aleatorizado, controlado y realizado por Pack *et al.* mostró que programar la rehabilitación cardíaca 10 días después del alta(en lugar de los 35 días habituales) mejoró las tasas de asistencia en un 18 %.

Antes del inicio de la rehabilitación cardíaca extrahospitalaria, los pacientes frágiles deben ser seleccionados en el hospital para una movilización temprana junto con terapia física y nutricional para minimizar la pérdida de masa muscular y fuerza. Un ensayo clínico aleatorizado (ECA) de Martínez-Velilla *et al.* en 370 adultos mayores hospitalizados mostró que los ejercicios simples de fuerza y movilidad realizados dos veces al día mejoran el rendimiento físico y la capacidad para realizar actividades de la vida diaria (AVD) en el momento del alta. Por su lado, un estudio de Goldfarb *et al.* mostró que la movilización temprana en la unidad de cuidados intensivos cardíacos fue factible y eficaz, con independencia del nivel de fragilidad del paciente. Cuando se movilizan temprano y con frecuencia en el hospital, los pacientes frágiles se involucran más y se preparan físicamente para comenzar la rehabilitación cardíaca poco después del alta.

Asimismo, una revisión sistemática realizada por Doyle *et al.* identificó 18 ECA y estudios prospectivos que probaron el inicio más temprano de la rehabilitación cardíaca después de la cirugía cardíaca, es decir, comenzar dentro de las 2 semanas posteriores a la cirugía cardíaca. En particular, el ejercicio aeróbico iniciado temprano después de la cirugía cardíaca fue seguro y se asoció con una mejora del tiempo de caminata de 6 minutos (6MWT) en el momento del alta hospitalaria (+69,5 min en comparación con la atención habitual) y una mejora del $VO_{2máx}$.

Prehabilitación y pacientes frágiles

El fundamento y los beneficios de la rehabilitación cardíaca temprana se han extrapolado al creciente campo de la prehabilitación cardíaca (*prehab*). El interés en esta área ha sido impulsado por una necesidad insatisfecha de abordar las deficiencias de los pacientes frágiles que esperan una cirugía cardíaca. La prehabilitación, por lo general, incluye entrenamiento con ejercicios aeróbicos al 50-60 % del $VO_{2máx}$, entrenamiento de los músculos respiratorios, optimización del estado nutricional, corrección de la deficiencia de hierro, participación de recursos de apoyo social y asesoramiento para la ansiedad y el sueño. Ciertos pacientes pueden no ser candidatos para el componente de ejercicio de la prehabilitación si tienen síntomas graves, como angina de bajo umbral, síncope de esfuerzo o arritmia maligna o no controlada.

McCann *et al.* realizaron una revisión sistemática donde observaron que en la mayoría de los ECA, la prehabilitación tendió a disminuir la estancia en la unidad de cuidados intensivos y la duración total hospitalaria. Además, aumentó la distancia en el test de 6 minutos-marcha (6MWT) y la calidad de vida. Estos datos fueron confirmados por Wai Yau *et al.* en una revisión sistemática reciente, pero dada la gran heterogeneidad que existe en los estudios analizados, se necesita más

investigación de alta calidad con intervenciones y protocolos de prehabilitación física estandarizados y claramente informados que aseguren que se mide e informa el cumplimiento del paciente. Las áreas específicas que requieren más investigación incluyen resultados centrados en el paciente, como la calidad de la recuperación postoperatoria, para el que prácticamente no hay datos de resultados validados y fiables disponibles, y la calidad de vida postoperatoria, para la que solo dos estudios han abordado este resultado. También faltan estudios sólidos que cuantifiquen las mejoras potenciales en la mortalidad y las complicaciones postoperatorias; son esenciales también para informar del costo/beneficio incremental de los programas de prehabilitación cada vez más utilizados.

> **!** Antes del inicio de la rehabilitación cardíaca extrahospitalaria, los pacientes frágiles deben ser seleccionados en el hospital para una movilización temprana junto con terapia física y nutricional para minimizar la pérdida de masa muscular y fuerza.
> Los pacientes candidatos a cirugía cardíaca deben ser sometidos a un programa de prehabilitación, que ha demostrado resultados beneficiosos (disminución de la estancia hospitalaria y mejoría en el rendimiento funcional postoperatorio).

Durante el programa de rehabilitación cardíaca

Se debe facilitar que los pacientes frágiles participen en un programa de rehabilitación cardíaca.

Barreras para la participación de pacientes frágiles en un programa de rehabilitación cardíaca

Numerosas encuestas e informes han reafirmado que la rehabilitación cardíaca está infrautilizada, sobre todo en pacientes ancianos frágiles. Flint *et al.* analizaron los datos del registro *Translational Research Investigating Underlying Disparities in Acute Myocardial Infarction Patient's Health Status Registry* (TRIUMPH) y encontraron que la fragilidad definida por la velocidad de la marcha lenta se asocia con una menor probabilidad de ser alentado a participar en rehabilitación cardíaca por el médico tratante y, a su vez, una menor probabilidad de acudir a rehabilitación cardíaca después una hospitalización por infarto de miocardio. Tanto la velocidad de la marcha lenta como la falta de atención a la rehabilitación cardíaca se asocian con un riesgo mayor de muerte o deterioro funcional al cabo de 1 año.

Por su lado, Kimber *et al.* tamién encontraron que la fragilidad definida por varias escalas se asocia con una menor probabilidad de asistir a rehabilitación cardíaca tras una hospitalización por cirugía cardíaca.

Las barreras para la participación en rehabilitación cardíaca en pacientes frágiles son de naturaleza cultural y contextual. Los médicos e investigadores con frecuencia descartan a estos pacientes frágiles por demasiado inadecuados para la rehabilitación cardíaca o inadecuados (para la rehabilitación cardíaca) debido a la fragilidad, preocupados por su incapacidad para completar un programa de ejercicios estándar, el riesgo de eventos adversos y la falta de beneficio dada la escasez de evidencia en este grupo demográfico. El riesgo de caídas es una preocupación común, a pesar de que la evidencia muestra que el entrenamiento físico puede ayudar a prevenir tanto futuras caídas como lesiones relacionadas con estas. Asimismo, los pacientes están preocupados por sus prioridades contrapuestas para las visitas de atención médica, que consumen mucho tiempo y dinero, su transporte a las citas de rehabilitación cardíaca varias veces por semana y su propia falta de beneficio percibido o motivación cuando no se les informa adecuadamente sobre la importancia de la rehabilitación cardíaca como tratamiento para su cardiopatía subyacente.

Estrategias para aumentar la adherencia a un programa de rehabilitación cardíaca en pacientes frágiles

Una de las estrategias más impactantes para aumentar la participación en rehabilitación cardíaca es que el médico explique y recomiende encarecidamente rehabilitación cardíaca al enfermo y su familia. En esta línea, una encuesta realizada por Dedeyne *et al.* encontró que los pacientes respondían mejor y estaban más incentivados cuando los beneficios de la rehabilitación cardíaca se enmarcaban como «ayuda a realizar las AVD el mayor tiempo posible» y «contribuir al envejecimiento saludable» (en lugar de disminuir las tasas de reinfarto o mortalidad). Algunas estrategias adicionales, según la American Heart Association, incluyen:

- Visitas al lado de la cama por parte de un enlace de rehabilitación cardíaca.
- Derivación automática a los programas de rehabilitación cardíaca en el plan de alta.
- Programación de una cita de la unidad de rehabilitación cardíaca en el momento del alta.
- Asistencia de transporte o estacionamiento.
- Contacto repetido con pacientes que son derivados, pero aún no inscritos.

Si las dificultades con el transporte o la movilidad son las principales barreras para asistir a una instalación en un centro, la rehabilitación cardíaca en el hogar debe considerarse una alternativa viable. Una revisión sistemática de Cochrane concluyó a partir de 17 ECA que incluyeron a 2.172 pacientes, que no hay diferencia entre la rehabilitación cardíaca en el hogar y en el centro en términos de supervivencia de los participantes, capacidad de ejercicio y calidad de vida si se aplican programas en el hogar que ofrecen mejoras marginales en la adherencia. Así, el estudio europeo sobre la eficacia y la sostenibilidad de los programas actuales de rehabilitación cardíaca en ancianos (EU-CaRE) está utilizando un programa de rehabilitación cardíaca en el hogar mejorado con telemonitorización para promover la asistencia y la adherencia en pacientes mayores. A pesar de estas características atractivas, los inconvenientes de la rehabilitación cardíaca en el hogar incluyen una menor estandarización de la calidad y la seguridad, menos reembolso por parte de los pagadores y menos oportunidades de socialización, uno de los aspectos más apreciados de la rehabilitación cardíaca entre los adultos mayores.

Implementación en rehabilitación cardíaca supervisada. Valoración del paciente candidato a un programa de rehabilitación cardíaca

Se debe tratar primero la fragilidad para maximizar los beneficios de la rehabilitación cardíaca.

Para obtener los beneficios de la rehabilitación cardíaca, un participante debe tener la capacidad intrínseca de progresar a través de su programa de ejercicios y mantener sus cambios de comportamiento. La *capacidad intrínseca* es un constructo respaldado por la Organización Mundial de la Salud para reflejar los dominios de la fragilidad física y mental que pueden conducir a un deterioro del funcionamiento en la vejez. Los dominios de la capacidad intrínseca son:

- Locomoción (fuerza muscular, movilidad y equilibrio).
- Vitalidad.
- Cognición.
- Psicología.
- Funciones sensoriales.

Las deficiencias en cualquiera de estos dominios pueden socavar significativamente el éxito de cualquier intervención de la rehabilitación cardíaca.

La evaluación habitual para la estabilidad de la enfermedad y función cardiovascular y pulmonar es similar a las consideraciones requeridas en cohortes más jóvenes, pero es mucho más probable que los adultos mayores tengan múltiples comorbilidades cardiovasculares que influyen en la rehabilitación cardíaca. Además, hay muchos problemas en otros dominios que no suelen aparecer entre los pacientes más jóvenes, pero pueden convertirse en el principal determinante en la prescripción del ejercicio. Las áreas de especial importancia son las condiciones musculoesqueléticas, la función neuropsicológica y otros síndromes o condiciones geriátricas, como hemorroides, hernias, caídas, incontinencia, pérdida de sentidos especiales, deterioro cognitivo, polifarmacia y fragilidad. Ninguna de estas condiciones o síndromes impiden el ejercicio, pero sí influyen en que la realización y la adherencia sean óptimas, qué modalidades específicas de ejercicio son idóneas, qué adaptaciones se necesitan y cómo es la progresión y la posibilidad de eventos adversos.

En las **tablas 40-5** y **40-6** se describen situaciones de contraindicación absoluta del ejercicio en pacientes frágiles y de contraindicación relativa que obligan a suspender el ejercicio y realizar una nueva valoración y tratamiento adecuados. En la **tabla 40-7** se describen las pruebas de valoración necesarias antes de incluir a un paciente frágil en un programa de rehabilitación cardíaca.

Se ha de considerar el efecto prohibitivo de una *discapacidad visual* no diagnosticada o un problema de equilibrio en la capacidad de un individuo para hacer ejercicio de forma segura en una cinta rodante, así como un trastorno cognitivo indolente o una depresión no tratada en su capacidad para cumplir con los cambios de estilo de vida recomendados. Estas deficiencias son generalizadas y, a menudo, no se diagnostican en los adultos mayores. Aunque una evaluación en profundidad de estos dominios está más allá del mandato de la mayoría de los profesionales de rehabilitación cardíaca, incluir

Tabla 40-5. Contraindicación absoluta para la realización de ejercicio terapéutico progresivo en personas adultas frágiles

No realizar ejercicio físico terapéutico en los siguientes casos:

- Insuficiencia cardíaca congestiva progresiva o insuficiencia respiratoria/hipoxemia en etapa terminal
- Estado de encamado permanente/contracturas
- Deterioro cognitivo grave o alteración del comportamiento que impide imitar movimientos o entender instrucciones
- Estenosis aórtica grave no tratada
- Enfermedad rápidamente terminal

Pare, no inicie el ejercicio. La prescripción de ejercicio solo se debe limitar al movimiento simple o la deambulación incidental

Adaptada de Fiatarone (2019).

Tabla 40-6. Contraindicaciones relativas para el ejercicio físico en un programa de rehabilitación cardíaca de adultos mayores. Exclusiones temporales que requieren evaluación antes de iniciar o continuar el ejercicio

- Suicidio activo/intento o ideación suicida
- Cambio agudo en el estado mental, confusión, delirio o psicosis
- Trastorno del equilibrio y de la marcha, caídas/lesiones recurrentes
- Hemorragia cerebral en los últimos 2 meses
- Reagudización de enfermedad pulmonar obstructiva crónica o asma
- Exacerbación de enfermedad musculoesquelética inflamatoria crónica u osteoartritis
- Cirugía ocular en las últimas 2 semanas
- Fractura/cirugía en etapa de curación; menos de 6 semanas después de la operación hasta su consolidación
- Hernia, hemorroides sangrantes sintomáticas (abdominales o inguinales) o significativas
- Infarto de miocardio o cirugía cardíaca reciente
- Nuevo signo o síntoma neurológico significativo, central o periférico
- Hipotensión ortostática, sintomática
- Retinopatía diabética proliferativa o retinopatía no proliferativa grave
- Embolia pulmonar o trombosis venosa profunda dentro de los 3 meses
- Trastorno convulsivo no controlado o reciente hasta su estabilización
- Lesión de tejido blando hasta su cicatrización
- Infección sistémica, sepsis o fiebre
- Presión arterial no controlada (> 160/100 mmHg)
- Diabetes *mellitus* no controlada (azúcar en sangre en ayunas > 200 mg/dL)
- Arritmia cardíaca maligna no controlada (taquicardia ventricular, bloqueo cardíaco completo, aleteo auricular, bradicardia sintomática) hasta que se controle
- Angina inestable (en reposo o patrón *crescendo*, nuevos cambios isquémicos en el electrocardiograma)
- Trastorno visual, repentino o rápidamente progresivo

Espere, necesita detener el ejercicio temporalmente

Adaptada de Fiatarone (2019).

en la historia clínica preguntas sobre cognición, depresión, audición, visión, anorexia, pérdida de peso y movilidad podría ser una adición atractiva a la incorporación a los programas de rehabilitación cardíaca para los adultos mayores.

Derivación de los pacientes frágiles a un geriatra o a otro especialista

Si se sospecha o se confirma una limitación para el programa de rehabilitación cardíaca, se debe valorar la derivación al profesional de la salud adecuado para una evaluación y un tratamiento adicionales. Estas evaluaciones pueden subcontratarse o integrarse en el marco de los programas de rehabilitación cardíaca. Un ejemplo de integración exitosa es la detección sistemática de problemas de equilibrio en la admisión inicial y la derivación de los pacientes con discapacidad a un fisioterapeuta del equipo de rehabilitación cardíaca antes de comenzar el entrenamiento con ejercicios aeróbicos. Si se obtienen múltiples problemas geriátricos o si hay múltiples comorbilidades que interactúan, se podría realizar una derivación a un geriatra para una integral en esa área.

> !
> - La evaluación cardiovascular en adultos mayores se complementa con la evaluación nutricional o composición corporal, estado funcional, movilidad, riesgo de caídas, valoración musculoesquelética, función neuropsicológica y polifarmacia.
> - Comprender las interacciones del ejercicio, los medicamentos, la ingesta y el estado nutricional es básico para la prescripción, el seguimiento y la adaptación segura y eficaz del ejercicio.
> - La fragilidad y la sarcopenia no son contraindicaciones para la prescripción robusta de ejercicios anabólicos en la rehabilitación cardíaca.

Pruebas de fragilidad para adaptar las evaluaciones de rehabilitación cardíaca

La fragilidad física se caracteriza como un fenotipo de intolerancia a la actividad, debilidad y atrofia muscular más allá de lo que se espera para el envejecimiento o de la propia enfermedad cardiovascular. Su valoración se apoya fundamentalmente en dos medidas objetivas: la fuerza de prensión y la velocidad de la marcha.

Existen muchas escalas de valoración de fragilidad en pacientes con enfermedad cardiovascular (v. **Tabla 40-4**). La escala más utilizada en este modelo es la Fried, descrita y validada en el *Cardiovascular Health Study*, que define *fragilidad* por la presencia de tres o más ítems (la presencia de uno o dos factores se considera un estado de prefragilidad).

La SPPB es otra medida bien validada de fragilidad física que integra evaluaciones de velocidad de la marcha, levantarse de una silla y pruebas de equilibrio. Las puntuaciones de 10 a 12 se consideran sólidas, de 7 a 9 levemente frágiles, de 4 a 6 frágiles de forma moderada y de 0 a 3 frágiles de un modo grave. Las mejoras longitudinales del SPPB de uno o más puntos se consideran significativas desde una perspectiva clínica. No hay que olvidar que el SPPB fue diseñado para medir la función de las extremidades inferiores y ha sido ampliamente

Tabla 40-7. Cribado de valoración antes de incluir en un programa de rehabilitación cardíaca en pacientes adultos frágiles

Dominio de valoración	Escalas de valoración
Fragilidad	Escala de FRAIL/Fried
Movilidad funcional	• SPPB • Test de marcha de 6 minutos • Velocidad de la marcha • Test de 400 metros
Equilibrio	Marcha en tándem
Función muscular	• Test de levantarse de la silla • 1 RM • Subir escaleras • Fuerza prensora mano (Jamar)/fuerza extensora rodilla/fuerza abductora cadera (dinamómetro)
Riesgo de caídas	Escala de eficacia de caídas
Visión	• Visión agudeza visual • Sensibilidad al contraste • Uso de lentes multifocales • Cataratas • Degeneración macular
Polifarmacia	• Inventario completo de fármacos y suplementos nutricionales • Calendario de tomas • Valorar retirar prescripción
Neuropatía periférica	Vibración, tacto, dolor y propiocepción
Sarcopenia	• SARC-F • Estimación masa muscular mediante DXA, bioimpedanciometría o técnicas de imagen • Circunferencia brazo y pantorrilla
Estado nutricional	• Mini-nutritional Assement • Índice de masa corporal • Circunferencia de la cintura • Cuestionarios de frecuencia de alimentos; diario de comida • Albúmina sérica, recuento de linfocitos, nivel de 25-OH vitamina D
Cognitivo	• Montreal Cognitive Assessment • Mini-mental State Exam
Depresión	• Geriatric Depression Scale • Patient Health Questionnaire • Escala de ansiedad y depresión hospitalaria
Anomalías pies	• Pie plano • Inestabilidad del tobillo • Ulceraciones • Artritis
Peligros ambientales	• Lista de verificación de seguridad en el hogar • Revisión del uso de dispositivos de asistencia ambulatorios

FRAIL: *fatigue, resistance, ambulation, illnesses, loss of weight*; RM: repetición máxima; SPPB: prueba corta de desempeño físico.
Adaptada de Fiatarone (2019).

validado como predictor de discapacidad y mortalidad en varios campos, incluida la medicina cardiovascular.

El método de referencia para valorar la capacidad aeróbica de una persona es la ergoespirometría, pero en la práctica habitual la realización de una prueba de esfuerzo en cinta ergométrica en la visita inaugural de rehabilitación cardíaca no es universalmente factible para los enfermos mayores frágiles. Aunque un documento de posición reciente de la Sociedad Europea de Cardiología subrayó la importancia de evaluar pacientes ancianos afectados por insuficiencia cardíaca con ergoespirometría utilizando protocolos adaptados, muchas veces esta prueba no se puede realizar en personas frágiles. A este respecto, Eichler *et al.* han demostrado que el 43 % de los pacientes remitidos a rehabilitación cardíaca después de un reemplazo valvular aórtico transcatéter (media de 81 años) no pudieron completar una prueba de esfuerzo. Incluso con protocolos modificados, los adultos mayores pueden no estar familiarizados o sentirse incómodos al caminar en una cinta rodante o pedalear en una bicicleta estática. Por el contrario, el 100 % de los pacientes de este estudio pudieron realizar una prueba de marcha de 6 minutos.

Por otro lado, Forman *et al.* analizan los datos del ensayo *Controlled Participants in Heart Failure A Controlled Trial Investigating Outcomes of Exercise Training* (HF-ACTION) y proponen que el test 6MWT se correlaciona moderadamente bien con el $VO_{2máx}$ y es más relevante desde un punto de vista clínico para las actividades de la vida real. El 6MWT también se correlaciona moderadamente bien con la escala de fragilidad de Fried y la prueba de velocidad de la marcha en distancias cortas, aunque es importante recordar la diferencia fundamental entre estas pruebas. Además, si se tiene en cuenta que el 6MWT está determinado por el funcionamiento de los sistemas cardíaco, vascular, pulmonar y musculoesquelético, la velocidad de la marcha de 5 metros está determinada principalmente por este último. Dicho de otro modo, caminar 5 metros no pone a prueba ni refleja las reservas cardiopulmonares del individuo. Sin embargo, el 6MWT puede ser de difícil realización en pacientes muy frágiles y debilitados, por lo que debe reservarse para aquellos cuya fuerza, equilibrio y movilidad se han abordado de manera adecuada. Una distancia recorrida superior a 400 m es indicativa de una buena capacidad funcional. En la insuficiencia cardíaca, una distancia inferior a 300 metros se correlaciona significativamente con la mortalidad y la rehospitalización y es un predictor de fragilidad, mientras que un aumento de 50 m en la repetición de la prueba es considerado clínicamente significativo, de mejoría, en todas las enfermedades cardiovasculares. La capacidad de realizar un 6MWT menor de 300 metros está directamente relacionada con la mortalidad en pacientes ancianos con cirugía de *by-pass* aortocoronario antes de la rehabilitación cardíaca. En trabajos recientes, la distancia recorrida en 6MWT parece estar relacionada con el VO_2 pico evaluado por ergoespirometría, pero no con la supervivencia.

Otra prueba de ejercicio submáxima que se suele utilizar en el escenario de la investigación es la prueba de caminata de 400 metros. Esta mide si un paciente puede caminar 400 metros en ritmo habitual sin detenerse ni necesitar ayuda. Esta prueba está fuertemente correlacionada con la SPPB y predice discapacidad de movilidad futura, mortalidad y eventos cardiovasculares. Para pacientes que progresan y llegan a tener una puntuación SPPB de 10-12, el próximo objetivo terapéutico para mejorar su función física podría incluir la realización de la prueba de marcha de 400 m.

En una llamada a la acción, la Sección de Rehabilitación Cardíaca de la Asociación Europea de Cardiología Preventiva ha abogado por un 6MWT y una SPPB para reemplazar la prueba de esfuerzo con ejercicio como primeras evaluaciones para estratificar a los pacientes mayores en la visita inaugural de rehabilitación cardíaca.

Otras pruebas para valorar la fragilidad en los pacientes cardiópatas va, en función de la alteración que presentan estos. Así, el test de «levántate y anda cronometrado» (*timed up and go,* TUG) ofrece información valiosa para el médico sobre fuerza (elevación desde la silla), movilidad (caminar una distancia corta) y equilibrio (girar alrededor) de una manera eficiente en el tiempo.

Si el problema principal del paciente es el equilibrio, la escala de equilibrio de Berg mejora la evaluación más allá de la prueba SPPB y TUG, aunque estos últimos tienen mayor evidencia de predicción de caídas.

> **!**
> - En pacientes cardiópatas frágiles, el SPPB y el test de 6 minutos marcha pueden reemplazar a la ergometría como primera evaluación para estratificar al paciente que va a ser incluido en un programa de rehabilitación cardíaca.
> - La escala de Fried cumple el doble propósito de proporcionar datos de función e información sobre el estado de fragilidad, por lo que esta medida es una opción razonable para la mayoría de los adultos mayores con enfermedad cardiovascular.
> - En función del diagnóstico, se pueden usar otras pruebas de fragilidad como la Essential Frailty Toolset, considerada el método de referencia para pacientes frágiles sometidos a reemplazo valvular aórtico; en pacientes con insuficiencia cardíaca se recomienda el SPPB o la Clinical Frailty Scale.
> - Es importante evaluar la independencia para las AVD en los pacientes cardiópatas frágiles.

Existen una serie de medidas validadas para evaluar la discapacidad en las actividades de la vida diaria y en las instrumentales. El índice de Katz es un simple cuestionario de uso común que califica a los pacientes como independientes o dependientes en su capacidad para realizar seis AVD (bañarse, vestirse, ir al baño, trasladarse, continencia y comer). Las actividades instrumentales de Lawton-Brody preguntan a los pacientes sobre su nivel de independencia en la preparación de comidas, administración del dinero, compras de comestibles, tareas domésticas y uso del teléfono. Por otro lado, la evaluación funcional de ancianos frágiles es un cuestionario de 19 ítems diseñado para pacientes con función muy pobre que hace preguntas detalladas sobre su capacidad para realizar AVD y AIVD, además de cuantificar la ayuda de un cuidador. Por su parte, el índice de Barthel fue diseñado en principio para medir la discapacidad en pacientes con enfermedades neurológicas o alteraciones musculoesqueléticas. Este evalúa 10 AVD en una escala de 3 puntos de independiente a

completamente dependiente y compila esas respuestas en una puntuación final. Alcanzar la independencia en las AVD y/o AIVD puede servir como objetivos importantes centrados en el paciente de un programa de rehabilitación cardíaca y documentar el progreso de este hacia la independencia en las AVD; con el tiempo puede motivar la participación a largo plazo en la rehabilitación cardíaca tradicional.

Programas de rehabilitación cardíaca adaptados al paciente frágil

Se requiere un enfoque integral para los adultos mayores frágiles con enfermedad cardiovascular en el entorno de un programa de rehabilitación cardíaca. Esto se logra con un equipo multidisciplinar e interdisciplinar que incluye médicos para la correcta valoración de la fragilidad y de la cardiopatía que presenta, fisiólogos del ejercicio, fisioterapeutas, enfermeras, particularmente cuando se trata de coordinar la atención sobre otras dimensiones del envejecimiento, como polifarmacia, multimorbilidad y deterioro cognitivo, y trabajador social para ayudar a las personas con barreras a la rehabilitación cardíaca.

Las estrategias más efectivas para prevenir o tratar la sarcopenia giran alrededor del ejercicio y la nutrición, ambos componentes centrales de la rehabilitación cardíaca. La combinación de ejercicio aeróbico y entrenamiento de fuerza es más beneficiosa que el entrenamiento de resistencia solo.

Si un paciente, tras un evento cardiovascular agudo, se encuentra en buena forma física, puede ser derivado a un programa de rehabilitación cardíaca ambulatorio tradicional. Pero si presenta debilidad tras el período de estabilización de la cardiopatía y demuestra fragilidad, es conveniente realizar un programa de fortalecimiento muscular y entrenamiento de la marcha para conseguir mayor independencia funcional, ya que es aconsejable recuperar el deterioro motor después de la estabilidad clínica. El entrenamiento físico es un componente clave de un programa integral de rehabilitación cardíaca y se ha solido centrar en actividades físicas diseñadas para mejorar la condición cardiorrespiratoria. Sin embargo, los adultos mayores con enfermedades cardiovasculares también pueden beneficiarse de las actividades físicas diseñadas para mantener o mejorar la independencia funcional.

El entrenamiento continuo de intensidad moderada ha sido tradicionalmente una base de prescripción de ejercicio aeróbico con demostrados beneficios clínicos a corto y largo plazo en pacientes con enfermedad cardiovascular. El entrenamiento interválico involucra episodios repetidos de ejercicio de alta intensidad intercalado con períodos de menor intensidad o de recuperación. Este método ha surgido recientemente como una alternativa, puesto que se ha demostrado que se obtiene mayor aumento en el VO_2 pico con respecto al entrenamiento continuo de intensidad moderada, incluso en pacientes afectados por insuficiencia cardíaca con fracción de eyección reducida. En concreto, puede ser superior para mejorar resultados clínicos en pacientes mayores, incluida la calidad de vida, la tasa de respuesta al ejercicio y la función miocárdica. Numerosos estudios han demostrado que el entrenamiento interválico de alta intensidad es seguro incluso en los ancianos. Pardo *et al.* propusieron dicho entrenamiento de intervalo corto (10 series de 1 minuto de alta intensidad; ejercicio intercalado con 9 × 2 minutos de intervalos de baja intensidad) para pacientes con baja capacidad de ejercicio o en la etapa inicial de rehabilitación cardíaca y medio (8 × 2 min intercalados con 7 × 2 min) o entrenamiento interválico de alta intensidad de intervalo largo (4 × 4 min intercalados con 3 × 3 min) para pacientes con capacidad de ejercicio intermedia o alta (más de 5 MET).

El *entrenamiento de fuerza* puede ayudar a combatir la fragilidad al mejorar varios componentes de la función física, incluida la fuerza muscular, la resistencia al caminar y el equilibrio. Además, es una forma de ejercicio anaeróbico que utiliza movimientos repetidos contra resistencia para estimular una contracción muscular más fuerte. Por lo general, se guía por la intensidad del ejercicio definida como 1 RM (cantidad máxima de peso que se puede levantar una sola vez manteniendo la forma adecuada); un especialista en ejercicio experimentado puede determinar de manera segura en adultos mayores.

Las ganancias en fuerza son el resultado de una sobrecarga más allá de un umbral mínimo de resistencia. En la fase inicial de entrenamiento de fuerza (semanas), hay un aumento de fuerza debido a la adaptación neuromuscular. Con el tiempo (meses), las fibras musculares responden al estímulo de resistencia repetido aumentando de tamaño (hipertrofia muscular), lo que conduce a mejoras en la función y la eficiencia. La respuesta cardiovascular aguda durante el entrenamiento de fuerza es una carga de presión aumentada en el corazón que puede incrementar transitoriamente la frecuencia cardíaca y la presión arterial. El efecto sobre la presión arterial depende de la intensidad de la carga y la magnitud de la resistencia.

Las técnicas de respiración para evitar el esfuerzo y el descanso entre series pueden ayudar a atenuar la respuesta de la presión arterial al entrenamiento de fuerza. Asimismo, se debe evitar contener la respiración (maniobra de Valsalva) durante el esfuerzo para mitigar los aumentos en la presión intratorácica y una respuesta exagerada de la presión arterial. Al exhalar durante la fase de esfuerzo del entrenamiento de fuerza, se minimizan las respuestas hemodinámicas desestabilizadoras.

Se ha demostrado que el entrenamiento de fuerza aumenta la fuerza muscular, la resistencia, el rendimiento del ejercicio y la función física en adultos mayores con enfermedad coronaria e insuficiencia cardíaca. Además, puede ayudar a mejorar los factores de riesgo cardiovascular seleccionados.

La intensidad del entrenamiento de este entrenamiento es variable, pero se ha comprobado que a mayor intensidad (80 % 1 RM), más efectivo. Sullivan *et al.* observaron que los individuos que participaron en un programa de entrenamiento de fuerza comenzando con el 20 % y aumentando hasta el 80 % de 1 RM durante un período de 12 semanas tuvieron un mayor aumento en la fuerza muscular en comparación con aquellos que entrenaron exclusivamente al 20 % de 1 RM. No se produjeron eventos adversos relacionados con el entrenamiento en ninguno de los grupos. Por lo tanto, el entrenamiento de fuerza en adultos mayores frágiles es bien tolerado y puede mejorar la velocidad de la marcha, la fuerza y el equilibrio, lo que reduce el número de caídas y fracturas.

La seguridad del entrenamiento de fuerza en adultos mayores con enfermedades cardiometabólicas y otras enfermedades está bien establecida. Gordon *et al.*, en la serie más grande publicada, en 26.000 individuos sometidos a prueba, no ocurrió ningún evento cardiovascular. Además, la literatura especializada sugiere una reducción en signos isquémicos y síntomas después del entrenamiento de resistencia progresiva en pacientes cardíacos, lo que atestigua la seguridad de esta forma de ejercicio, incluso en personas con enfermedades del corazón.

Las técnicas que atenúan las excursiones hemodinámicas en respuesta al levantamiento de pesas y maximizan la seguridad en un entorno de rehabilitación cardíaca tienen los mismos principios utilizados en todas las cohortes sanas y clínicas de todas las edades para la seguridad y la progresión continua. Incluyen:

- Mantener la intensidad relativa de la carga levantada no mayor al 80-85 % de la máxima fuerza medida para cada ejercicio (15-18 en la escala de esfuerzo de Borg original).
- Evitar contracciones estáticas prolongadas (más de 10 segundos).
- Evitar la maniobra de Valsalva/contener la respiración durante los levantamientos: exhalar durante fase concéntrica y luego inhalar lentamente durante la fase excéntrica.
- Mantener el número de repeticiones en un conjunto de 8-10 solamente; luego descansar.
- Usar intervalos de descanso de 1-2 segundos entre repeticiones y 1-2 minutos entre series; inhalar y exhalar adicionalmente durante el intervalo de descanso entre repeticiones si es necesario.
- No permitir la fatiga excesiva de los músculos (no realizar una serie «al fallo»).
- Usar la musculatura de forma adecuada; no permitir el uso de músculos accesorios para completar un levantamiento.
- Sentarse después del ejercicio de piernas durante unos segundos antes de ponerse de pie para pasar al siguiente ejercicio.

La combinación de *ejercicio aeróbico más entrenamiento de fuerza* ha demostrado ser más efectiva que el entrenamiento de fuerza solo. La disminución de la masa muscular y la fuerza debido al envejecimiento afecta el rendimiento de la vida diaria, las actividades de ocio, la movilidad y la forma aeróbica. Si bien esta rutina, por sí sola, puede ayudar a contrarrestar algunos de los cambios asociados con el envejecimiento, la combinación con el ejercicio aeróbico ha demostrado ser más beneficiosa. Varios ensayos controlados aleatorios han demostrado una mejora en la fuerza muscular, la resistencia y la calidad de vida en pacientes cardíacos con la combinación de ambos. En pacientes cardíacos esta es más efectiva para mejorar el $VO_{2máx}$ y la fuerza de la parte superior e inferior del cuerpo en comparación con el entrenamiento de fuerza aislado o el ejercicio aeróbico solo. Por lo tanto, la mencionada combinación puede mejorar los efectos de la fragilidad y mejorar la función física. Dados los beneficios generales, todos los programas de rehabilitación cardíaca deberían incorporar tanto entrenamiento de fuerza como ejercicio aeróbico. Weng *et al.*, en una revisión sistemática reciente, han observado que la combinación de entrenamiento de fuerza con entrenamiento aeróbico y equilibrio mejora significativamente la fuerza de agarre de la mano y del músculo extensor de la rodilla en adultos mayores frágiles. Los ejercicios combinados también provocan efectos beneficiosos sobre el rendimiento funcional medido por SPPB y la movilidad funcional y el equilibrio indicados por TUG en adultos mayores frágiles, aunque no parecen mejorar de forma significativa la velocidad de la marcha en adultos mayores frágiles.

Para continuar adaptándose al ejercicio aeróbico, los aumentos en la intensidad del entrenamiento, en los adultos mayores, puede ser difícil cuando los trastornos de la marcha y el equilibrio o la osteoartritis impiden la progresión típica a actividades más intensivas, como trotar o correr. Ejemplos de formas viables de aumentar la intensidad aeróbica sin aumentar impacto en las articulaciones con cambios artríticos o riesgo de fractura por fragilidad osteoporótica incluyen:

- Caminar: agregar pesas pequeñas alrededor de las muñecas y balancear los brazos; utilizar el estilo de marcha atlética; añadir inclinaciones, colinas o escaleras; llevar mochila con peso o cinturón, y empujar una silla de ruedas (con alguien adentro).
- Ciclismo: aumentar la velocidad de pedaleo y la resistencia a los pedales, y añadir colinas.
- Actividades acuáticas: usar brazos y piernas en brazadas y un equipo resistente para el agua; aumentar el ritmo.
- Tenis: conversión de dobles a individuales.
- Golf: llevar palos y eliminar el carrito de golf.
- Baile: aumentar el ritmo de los movimientos, sumar más movimientos de brazos y piernas.

Un ejemplo de integración es el modelo del programa de rehabilitación cardiogeriátrica que combina los elementos centrales de rehabilitación cardíaca junto con la rehabilitación geriátrica. En un estudio de factibilidad, Van Dam van Isselt *et al.* reclutaron a 58 adultos mayores con deterioro funcional significativo durante una hospitalización cardiovascular aguda; en ellos se identificaron necesidades multidisciplinarias. Los participantes recibieron entrenamiento aeróbico y de fuerza, intervención nutricional, optimización de comorbilidades cardíacas y no cardíacas, educación para el autocuidado y entrenamiento en actividades de la vida diaria. Después de una media de 38 días, los participantes lograron mejoras prometedoras en las actividades de la vida diaria (ADL), 6MWT y la calidad de vida.

En la **tabla 40-8** se describen los tipos de ejercicios que debe incluir un programa de rehabilitación cardíaca en pacientes frágiles.

Recomendaciones para la realización del entrenamiento de fuerza:

- Los componentes críticos de la prescripción de entrenamiento de fuerza incluyen la intensidad, la frecuencia, el tipo y el número de series y repeticiones. Los tipos principales de entrenamiento son estaciones de levantamiento de pesas, pesas libres, poleas de pared, bandas de resistencia y manguitos de pesas/pesas de mano.
- Una vez que se inicia el entrenamiento de fuerza, se debe priorizar la técnica adecuada y la progresión. En principio, los pacientes deben realizar una sola serie de 8-10 levantamientos por estación al menos dos veces por semana; la intensidad de la fuerza debe ser del 30-40 %

de 1 RM en la parte superior del cuerpo y del 50-60 % de 1 RM en las piernas y caderas. Los participantes deben trabajar con un esfuerzo percibido de 11-14 (de bastante ligero a algo duro) en la escala de Borg. Periódicamente, durante el entrenamiento, se debe evaluar la frecuencia cardíaca, la presión arterial y el esfuerzo percibido. Si se presentan signos o síntomas adversos, como mareos, angina o equivalente e irregularidades del ritmo cardíaco, el entrenamiento de fuerza debe suspenderse de forma temporal.
- A medida que el individuo se adapta, los parámetros pueden avanzar para facilitar aún más la mejora. Una vez que se alcanza el límite superior de un rango de repeticiones prescrito, por ejemplo, 10-12 repeticiones, la resistencia o la carga de peso se pueden aumentar hasta el 80 % de 1 RM.

El *entrenamiento del equilibrio y de la flexibilización* no son ejercicios habituales en los programas de rehabilitación cardíaca, pero debe añadirse en los pacientes frágiles adultos. Supone un desafío para disminuir el riesgo de caídas; por lo tanto, el enfoque general es practicar la postura o el movimiento con seguridad, desde ejercicios más básicos hasta de mayor complejidad.

Ejercicio y dieta

Se ha demostrado que el entrenamiento con ejercicios de fuerza y la ingesta nutricional rica en proteínas mejora la sarcopenia y la fragilidad en adultos mayores y deben integrarse sobre todo en los programas de rehabilitación cardíaca para pacientes frágiles. Al integrar ejercicios de resistencia funcional, como levantamientos de sillas, además de los ejercicios aeróbicos habituales, Busch *et al.* demostraron una mayor mejora en la 6MWT, el $VO_{2máx}$, la movilidad y la fuerza de las extremidades inferiores entre 173 pacientes de 75 años de edad o mayores en un programa de rehabilitación cardíaca después de una cirugía cardíaca. Al integrar una dieta rica en proteínas para alcanzar idealmente una ingesta de 1,2-1,5 g/kg/d de proteínas, se incrementan las mejoras en la masa muscular y la fuerza. Es posible que estas cantidades de ingesta de proteínas no se obtengan solo de los alimentos, en cuyo caso se debe alentar a los pacientes a consumir suplementos nutricionales orales disponibles comercialmente que contengan 20-30 g de proteína por porción (a menos que esté contraindicado).

!
- La combinación de ejercicio aeróbico con entrenamiento de fuerza en pacientes cardíacos es más eficaz para mejorar la fuerza muscular y la aptitud cardiorrespiratoria en comparación con el entrenamiento aeróbico o de fuerza aislado.
- El entrenamiento con ejercicios de fuerza y la ingesta nutricional rica en proteínas mejoran la sarcopenia y la fragilidad en adultos mayores y deben integrarse sobre todo en los programas de rehabilitación cardíaca para pacientes frágiles.
- El ejercicio físico siempre se debe realizar en condiciones de seguridad.

Tabla 40-8. Prescripción de ejercicios en un programa de rehabilitación cardíaca de paciente frágil

Prioridad	Dominio	Ejemplos de ejercicio	Intensidad	Progresión
1	Fuerza	Sentarse y levantarse de una silla	Meta: 1-3 series de 8 repeticiones con buena forma	• Fácil: usar extremidades superiores para ayudar • Medio: sin usar las extremidades superiores • Difícil: agregar pesas progresivamente a un cinturón de pesas
		Pesas ligeras	Meta: 1-3 series de 8 repeticiones con buena forma	• Fácil: sin pesas • Medio: pesos ligeros • Duro: pesos progresivamente más altos
		Ejercicios de puntillas	Meta: 1-3 series de 8 repeticiones con buena forma	Inicialmente sin pesas y progresivamente con pesas
2	Movilidad	Realización de las AVD	5-8 repeticiones	Progresiva
		Caminar a velocidad rápida	8-10 repeticiones	Comenzar por terreno llano e ir avanzando por terreno irregular mientras que se hace otra tarea, como mantener una conversación
3	Equilibrio	Tándem	8-10 repeticiones	• Fácil: de pie con los pies juntos • Medio: de pie con los pies en posición semitándem • Difícil: parar con los pies en posición de tándem completo; ojos cerrados
4	Cardiorrespiratorio	Cinta rodante o bicicleta estática	Meta: comienzo de intensidad ligera a moderada en episodios cortos; aumentar progresivamente en frecuencia e intensidad con el tiempo (la intensidad se determina por RPE 11-12 escala de Borg o HR 70-80 % del máximo previsto)	Comenzar con episodios muy cortos (tanto como se tolere) de entrenamiento de baja intensidad, avanzando progresivamente hacia 30 min de ejercicio continuo; luego, aumentar intensidad (incrementar velocidad, inclinación o resistencia en máquinas para mantener los objetivos de entrenamiento RPE o HR)

AVD: actividades de la vida diaria.
Adaptada de Flint (2020).

Elección de la prescripción de ejercicio específico en adultos mayores en rehabilitación cardíaca

Generalmente se recomienda una prescripción de ejercicio multimodal, que incluye entrenamiento aeróbico, de fortalecimiento, equilibrio y flexibilidad, a través de una combinación de ejercicios estructurados y actividades de estilo de vida.

No hay una regla exacta, sin embargo, es mejor comenzar con solo un modo de ejercicio y dejar que el adulto mayor se acostumbre a la nueva rutina de ejercicio antes de agregar otros componentes con el fin de lograr una adherencia y adaptación óptimas. Se deben identificar los déficits que limitan la movilidad y comenzar a tratarlos para que el ejercicio resulte más seguro. Por ejemplo, si se identifican déficits significativos en la fuerza muscular o el equilibrio, estos deben ser tratados antes del inicio del entrenamiento aeróbico, ya que puede resultar en caídas por inestabilidad. También se deben tener en cuenta las preferencias del paciente.

En la **tabla 40-9** se describen los ejercicios más relevantes para el adulto frágil en rehabilitación cardíaca, según la patología predominante.

> **!** Se recomienda un programa de rehabilitación cardíaca con ejercicio multimodal que incluya entrenamiento aeróbico, de fortalecimiento, equilibrio y flexibilidad con una combinación de ejercicios estructurados y actividades de estilo de vida. Siempre se debe adaptar el ejercicio a los déficits que padezca el paciente

Riesgos del ejercicio físico

La mayoría de los eventos adversos se pueden prevenir prestando atención a las condiciones médicas subyacentes, con

Tabla 40-9. Ejercicios más relevantes para el adulto frágil en rehabilitación cardíaca, según la patología predominante

Patología	Ejercicio aeróbico	Entrenamiento fuerza	Comentarios
Diabetes	X	X	Combinados si es posible
Enfermedad cardiovascular, ictus	X	X	Combinados si es posible
Obesidad	XX	X	Mejor alta intensidad
Sarcopenia	—	XXX	• Mejor alta intensidad • Añadir ejercicios de equilibrio para prevención de caídas
Osteoporosis	—	XX	Alto impacto si es posible
Artrosis	X	XX	Bajo impacto
Retinopatía	X	X	No en proliferativa o en fase aguda
Nefropatía	X	XX	Combatir sarcopenia
Depresión	X	X	Supervisión inicial
Neuropatía	X	X	Añadir ejercicios de equilibrio
Alteración cognitiva	X	X	Supervisión

Adaptada de Fiatarone (2019).

una elección adecuada en cuanto a la modalidad de ejercicio utilizada, evitando hacer ejercicio en condiciones ambientales extremas, usando calzado y ropa adecuados y minimizando o esquivando el ejercicio durante una enfermedad aguda o en presencia de síntomas nuevos e indefinidos. La mayoría de los problemas de deshidratación se pueden manejar haciendo ejercicio solo en temperatura y humedad razonables y bebiendo líquidos adicionales durante el ejercicio.

Asimismo, se deben reconocer las situaciones de contraindicación del ejercicio para evitar un evento adverso grave.

Los problemas musculoesqueléticos son más comunes en deportistas novatos, adultos muy frágiles o en personas con enfermedad articular subyacente. Calentar los músculos suavemente con movimientos lentos es fundamental para evitar lesiones en los tejidos blandos. El punto más importante es evitar las actividades de alto impacto, como saltar en personas con problemas preexistentes, artritis o músculos y ligamentos débiles, porque es una de las principales causas de lesión relacionada con el deporte.

Por otro lado, hay que tener en cuenta el tratamiento farmacológico del paciente para evitar interacciones o eventos adversos de estos.

Otros programas de rehabilitación cardíaca híbridos o no supervisados

Los programas de rehabilitación cardíaca para adultos frágiles también se han estudiado cuando tienen lugar en el ámbito domiciliario o con telerrehabilitación con dispositivos móviles y telemonitorización, además de entrenamiento basado en

entrevistas motivacionales para estimular a los pacientes a alcanzar los objetivos de ejercicio.

La evaluación de la fragilidad física y cognitiva es fundamental para determinar si una persona es capaz de realizar un programa no supervisado de manera segura. Desde un punto de vista físico, una persona con una puntuación SPPB global de menos de 4 o una subpuntuación SPPB de equilibrio de menos de 2 puede no ser capaz de hacer ejercicio sin ayuda o correr el riesgo de fracasar. Desde un punto de vista cognitivo, una persona con demencia de moderada a grave puede tener dificultades para cumplir con los ejercicios prescritos o los cambios en el estilo de vida sin apoyo adicional.

Por lo tanto, las barreras relacionadas con la capacidad intrínseca del individuo o su entorno ambiental deben volver a abordarse antes de realizar la transición a un programa de rehabilitación cardíaca sin supervisión. Además, se ha de volver a enfatizar la educación relacionada con los beneficios centrados en la actividad física habitual, la nutrición saludable y el cuidado personal. En los programas exitosos, el contacto periódico por teléfono o las visitas de seguimiento se han utilizado de un modo estratégico para monitorear y alentar la participación continua en las actividades, incluidas las sesiones grupales y la telerrehabilitación. Estos esfuerzos son críticos en los adultos mayores frágiles, porque tienen tasas significativamente más bajas de adherencia independiente sostenida.

El estudio EU-CaRE ha investigado la eficacia de un programa de rehabilitación cardíaca móvil en el hogar en pacientes de edad avanzada que no estaban dispuestos a participar en un programa de rehabilitación cardíaca en un centro. El estudio inicial concluye que un programa de rehabilitación cardíaca móvil basado en el hogar de 6 meses de duración es seguro y beneficioso para mejorar el VO$_2$ pico en comparación con no realizar un programa de rehabilitación cardíaca.

Tras el programa de rehabilitación cardíaca

Una vez concluido el programa de rehabilitación cardíaca es necesario medir la fragilidad para evaluar los resultados y adaptar las intervenciones tras su conclusión.

Medir la fragilidad para evaluar los resultados en la rehabilitación cardíaca

La fragilidad es un estado dinámico que puede evolucionar favorable o desfavorablemente según el estilo de vida y el estado de salud de una persona. Un estudio epidemiológico de Gill *et al.* ha mostrado que el 58 % de los adultos mayores que viven en la comunidad experimenta al menos una transición entre los estados de robusto, prefrágil y frágil durante un período de 5 años. En particular, los programas de rehabilitación cardíaca tienen el potencial de catalizar estas transiciones de prefragilidad o fragilidad a estados más robustos. Rengo *et al.* han demostrado una mejora clínicamente significativa de +1,6 puntos en el SPPB para participantes frágiles después de completar con éxito la rehabilitación cardíaca. Por su lado, Eichler *et al.* muestran de manera similar mejoras en los índices físicos y no físicos de fragilidad después de la rehabilitación cardíaca.

¿Debe medirse la fragilidad antes y después de la rehabilitación cardíaca para controlar sus efectos? La Sección de rehabilitación cardíaca de la Asociación Europea de Cardiología Preventiva ha abordado esta pregunta y concluye que «las escalas de fragilidad se desarrollaron como herramientas de pronóstico, pero su capacidad para capturar los cambios inducidos por la intervención a lo largo del tiempo no está clara». Esto se debe a que las propiedades clinimétricas (precisión, confiabilidad, capacidad de respuesta, interpretabilidad, contenido y validez de constructo) de las escalas de fragilidad están poco estudiadas.

Si se va a medir la fragilidad antes y después de la rehabilitación cardíaca, algunos argumentan que se debe usar una escala multidominio para capturar los diversos beneficios de la rehabilitación cardíaca, mientras que otros indican que estas escalas carecen de granularidad para detectar cambios en cualquier dominio dado. Por ejemplo, las escalas de fragilidad de Fried y Edmonton se utilizan ampliamente, pero sus dominios se clasifican como subpuntuaciones binarias, que no son sensibles para detectar cambios en serie. La escala de fragilidad clínica también es muy utilizada, pero no es sensible para detectar cambios seriados dada su calificación subjetiva y semicuantitativa.

Las pruebas de rendimiento físico, como la SPPB y la prueba de velocidad de la marcha de 5 metros son más objetivas y cuantitativas y, por lo tanto, son adecuadas para evaluar los efectos longitudinales de la rehabilitación cardíaca en la fragilidad física. El SPPB combina medidas esenciales de movilidad funcional (velocidad de la marcha), fuerza de las extremidades inferiores (levantamiento de la silla) y equilibrio. Sin embargo, B sufre un efecto techo en individuos más aptos, por lo que Hardy *et al.* han sugerido que la prueba de velocidad de la marcha por sí sola puede ser preferible para superar esta limitación. En dicho estudio, de 439 adultos mayores que vivían en comunidad, un cambio de 0,1 m/s en la velocidad de la marcha fue más indicativo de supervivencia a 8 años que un cambio de 1 punto en el SPPB.

En casos seleccionados, o con fines de investigación, se pueden agregar pruebas de rendimiento cognitivo como la evaluación cognitiva de Montreal. Esta se prefiere a otros instrumentos para dicha indicación porque se ha demostrado que responde a los cambios con el tiempo; además, hay varias versiones disponibles para evitar el sesgo de aprendizaje. En la actualidad, la evidencia limitada sugiere que la rehabilitación cardíaca tiene el potencial de ralentizar el deterioro cognitivo.

Valorar la fragilidad para adaptar las intervenciones después de la rehabilitación cardíaca

Además de los ejercicios aeróbicos recomendados después de la rehabilitación cardíaca, como caminar a paso ligero durante, al menos, 150 minutos a la semana, los pacientes frágiles se benefician de ejercicios adicionales destinados a mantener la fuerza y la movilidad funcional. En un ECA realizado por Molino-Lova *et al.*, 140 pacientes de cirugía cardíaca con un SPPB de 9 o más fueron randomizados para hacer ejercicios domiciliarios habituales o ejercicios funcionales de fuerza 30 minutos/tres veces por semana. Un año después, el grupo intervención había logrado una mejora media de 11,3 puntos en SPPB, mientras que el grupo de atención habitual no había progresado.

La atención después de la rehabilitación cardíaca debe adaptarse a las necesidades físicas, psicológicas y sociales del individuo para favorecer la recuperación de la función y la autonomía en el hogar en personas con limitaciones físicas persistentes o problemas de movilidad.

Para aquellas con dificultades para realizar AVD en su hogar, la consulta con un terapeuta ocupacional o servicios de ayuda a domicilio puede ser beneficiosa. Los que padecen síntomas depresivos persistentes deben tener un seguimiento con un médico de salud mental. Finalmente, para aquellos con complejos o deficiencias multidominio han de pasar por consulta y un seguimiento ambulatorio con un geriatra debería ser considerado.

FUTURAS LÍNEAS DE INVESTIGACIÓN EN REHABILITACIÓN CARDÍACA DEL PACIENTE FRÁGIL

La prevalencia y la gravedad de la fragilidad entre los adultos mayores que se derivan a los programas de rehabilitación cardíaca son desconocidas y varían ampliamente entre instituciones según las diferencias en las poblaciones locales.

Sin embargo, la fragilidad es claramente relevante, ya que los adultos con enfermedad cardiovascular están viviendo más tiempo y se asocia a una alteración de la movilidad, debilidad muscular, falta de equilibrio, propensión a caer y otras complejidades de cuidado. Por lo tanto, los esfuerzos multiinstitucionales para recolectar datos sobre la fragilidad en rehabilitación cardíaca son una necesidad de primer grado para desarrollar intervenciones efectivas dirigidas a esta población.

No se conoce la forma óptima de indicar la prescripción de ejercicio de rehabilitación cardíaca basado en las medidas de función física resumidas. Por ejemplo, en un paciente frágil mayor, ¿se empieza primero con el entrenamiento de fuerza antes de intentar actividades de acondicionamiento aeróbico o de equilibrio? ¿Debería haber una mezcla de fuerza, equilibrio y acondicionamiento aeróbico desde el principio? ¿Cómo se puede mejorar la adherencia a largo plazo al ejercicio en esta desafiante población de pacientes?

Se pueden mejorar las barreras de transporte con telerrehabilitación o modelos domiciliarios de rehabilitación cardíaca optimizando la adherencia a través de intervenciones conductuales y la coordinación con el equipo de atención al paciente para abordar otras complejidades del envejecimiento, como multimorbilidad, polifarmacia y depresión. Conviene hacer un especial énfasis sobre la nutrición, ya que también parece fundamental para los adultos mayores con atrofia y debilidad muscular, como aspectos predominantes de fragilidad física.

PUNTOS CLAVE

- La fragilidad no debe ser un obstáculo en la derivación para realizar un programa de rehabilitación cardíaca en un paciente adulto cardiópata frágil.
- Se debe llevar a cabo una exhaustiva valoración de forma integral del paciente abordando los aspectos de movilidad funcional, nutricional, mental y comorbilidad.
- Existe una gran batería de pruebas de fragilidad para diagnosticar al enfermo.

- El programa de rehabilitación cardíaca debe ser multimodal y abordar el entrenamiento de flexibilidad, equilibrio, fuerza y resistencia aeróbica.
- Hay que individualizar el programa de rehabilitación cardíaca, comenzando por los déficits más significativos.
- El programa de rehabilitación cardíaca mejora la capacidad funcional en el paciente frágil y la calidad de vida.

BIBLIOGRAFÍA

Acosta-Benito MA, Martín-Lesende I. Fragilidad en atención primaria: diagnóstico y manejo multidisciplinar. Atención Primaria. 2022;54(9):102395.

Advantage Joint Action. Promoting Healthy Ageing through a frailty prevention approach. 2019.

Afilalo J. Evaluating and Treating Frailty in CardiacCardíac Rehabilitation. Clin Geriatr Med. 2019;35(4):445-57.

Balady GJ, Ades PA, Bittner VA, Franklin BA, Gordon NF, Thomas RJ, et al. Referral, enrollment, and delivery of cardiaccardíac rehabilitation/secondary prevention programs at clinical centers and beyond: a presidential advisory from the American Heart Association. Circulation 2011; 24(25):2951-60.

Cesari M, Calvani R, Marzetti E. Frailty in older persons. Clin Geriatr Med. 2017;33(3):293-303.

Church S, Rogers E, Rockwood K, Theou O. A scoping review of the Clinical Frailty Scale. BMC Geriatr. 2020;20(1):393.

Corrà U, Agostoni PG, Anker SD, Coats AJS, Crespo Leiro MG, de Boer RA, et al. Role of cardiopulmonary exercise testing in clinical stratification in heart failure. A position paper from the Committee on Exercise Physiology and Training of the Heart Failure Association of the European Society of Cardiology. Eur J Heart Fail. 2018;20(1):3-15.

Costa AS, Reich A, Fimm B, Thomas Ketteler S, Bernhard Schulz J, Reetz K. Evidence of the sensitivity of the MoCA alternate forms in monitoring cognitive change in early Alzheimer's disease. Dement Geriatr Cogn Disord. 2014;37(1-2):95-103.

Cruz-Jentoft AJ, Bahat G, Bauer J, Boirie Y, Bruyère O, Cederholm T, et al. Sarcopenia: revised European consensus on definition and diagnosis. Age Ageing. 2019;48(1):16-31.

Dedeyne L, Dewinter L, Lovik A, Verschueren S, Tournoy J, Gielen E. Nutritional and physical exercise programs for older people: program format preferences and (dis)incentives to participate. Clin Interv Aging. 2018;13:1259-66.

Documento de consenso sobre prevención de fragilidad y caídas en la persona mayor. Estrategia de promoción de la salud y prevención en el SNS. Subdirección General de Promoción de la Salud y Epidemiología. Dirección General de Salud Pública, Calidad e Innovación. Ministerio de Sanidad, Consumo y Bienestar Social; 2014.

Doyle MP, Indraratna P, Tardo DT, Peeceeyen SC, Peoples GE. Safety and efficacy of aerobic exercise commenced early after cardiaccardíac surgery: a systematic review and meta-analysis. Eur J Prev Cardiol. 2019;26(1):36-45.

Dun Y, Thomas RJ, Medina-Inojosa JR, Squires RW, Huang H, Smith JR, et al. High-intensity interval training in cardiaccardíac rehabilitation: Impact on fat mass in patients with myocardial infarction. Mayo Clin Proc 2019;94(9):1718-30.

Eichler S, Salzwedel A, Reibis R, Nothroff J, Harnath A, Schikora M, et al. Multicomponent cardiaccardíac rehabilitation in patients after transcatheter aortic valve implantation: predictors of functional and psychocognitive recovery. Eur J Prev Cardiol. 2017;24(3):257-64.

Fiatarone Singh MA. Tailoring Assessments and Prescription in Cardiac Rehabilitation for Older Adults: The Relevance of Geriatric Domains. Clin Geriatr Med. 2019;35(4):423-43.

Flint K, Kennedy K, Arnold SV, Dodson JA, Cresci S, Alexander KP. Slow gait speed and cardiac rehabilitation participation in older adults after acute myocardial infarction. J Am Heart Assoc. 2018;7(5).

Flint K, Stevens-Lapsley J, Forman D. Cardiac Rehabilitation in Frail Older Adults With Cardiovascular Disease: A New Diagnostic And Treatment Paradigm. J Cardiopulm Rehabil Prev. 2020;40(2):72-8.

Fried LP, Tangen CM, Walston J, Newman AB, Hirsch C, Gottdiener J, et al. Frailty in older adults: evidence for a phenotype. J Gerontol A Biol Sci Med Sci. 2001;56(3):M146-56.

Giallauria F, Cittadini A, Smart NA, Vigorito C. Resistance training and sarcopenia. Monaldi Arch Chest Dis. 2016;84(1-2):738.

Gleason LJ, Benton EA, Alvarez-Nebreda ML, Weaver MJ, Harris MB, Javedan H. FRAIL Questionnaire Screening Tool and Short-Term Outcomes in Geriatric Fracture Patients. J Am Med Dir Assoc. 2017;18(12):1082-6.

Goldfarb M, Afilalo J, Chan A, Herscovici R, Cercek B. Early mobility in frail and non-frail older adults admitted to the cardiovascular intensive care unit. J Crit Care. 2018;47:9-14.

Gordon N, Kohl H, Pollock M, Vaandrager H, Gibbons LW, Blair SN. Cardiovascular safety of maximal strength testing in healthy adults. Am J Cardiol. 1995;76(11):851-3.

Gutiérrez-Robledo LM, García-Chanes RE, Pérez-Zepeda MU. Screening intrinsic capacity and its epidemiological characterization: a secondary analysis of the Mexican Health and Aging Study. Rev Panam Salud Publica. 2021;45:e121.

Hardy SE, Perera S, Roumani YF, Chandler JM, Studenski SA. Improvement in usual gait speed predicts better survival in older adults. J Am Geriatr Soc. 2007;55(11):1727-34.

Kamiya K, Hamazaki N, Matsue Y, Mezzani A, Corrà U, Matsuzawa R, et al. Gait speed has comparable prognostic capability to six-minute walk distance in older patients with cardiovascular disease. Eur J Prev Cardiol. 2018;25(2):212-9.

Khadanga S, Savage PD, Ades PA. Resistance Training for Older Adults in CardiacCardíac Rehabilitation. Clin Geriatr Med. 2019;35(4):459-68.

Kimber DE, Kehler DS, Lytwyn J, Boreskie KF, Jung P, Alexander B, et al. Pre-operative frailty status is associated with cardiac rehabilitation completion: a retrospective cohort study. J Clin Med. 2018;7(12):560.

Kortebein P, Symons TB, Ferrando A, Paddon-Jones D, Ronsen O, Protas E, et al. Functional impact of 10 days of bed rest in healthy older adults. J Gerontol A Biol Sci Med Sci. 2008;63(10):1076-81.

Krumholz HM. Post-hospital syndrome--an acquired, transient condition of generalized risk. N Engl J Med. 2013;368(2):100-2.

Martínez-Velilla N, Casas-Herrero A, Zambom-Ferraresi F, Sáez de Asteasu ML, Lucia A, Galbete A, *et al.* Effect of exercise intervention on functional decline in very elderly patients during acute hospitalization: a randomized clinical trial. JAMA Intern Med. 2019;179(1):28-36.

McCann M, Stamp N, Ngui A, Litton E, *et al.* Cardiac prehabilitation. J Cardiothorac Vasc Anesth. 2019;33(8):2255-65.

Molino-Lova R, Pasquini G, Vannetti F, Paperini A, Forconi T, Polcaro P, *et al.* Effects of a structured physical activity intervention on measures of physical performance in frail elderly patients after cardiaccardíac rehabilitation: a pilot study with 1-year follow-up. Intern Emerg Med. 2013;8(7):581-9.

Pack QR, Mansour M, Barboza JS, Hibner BA, Mahan MG, Ehrman JK, *et al.* An early appointment to outpatient cardiaccardíac rehabilitation at hospital discharge improves attendance at orientation: a randomized, single-blind, controlled trial. Circulation. 2013;127(3):349-55.

Perkisas S, Baudry S, Bauer J, Beckwée D, De Cock AM, Hobbelen H, *et al.* Application of ultrasound for muscle assessment in sarcopenia: towards standardized measurements. Eur Geriatr Med. 2018;9(6):739-57.

Perkisas S, Bastijns S, Baudry S, Bauer J, Beaudart C, Beckwée D *et al.* Application of ultrasound for muscle assessment in sarcopenia: 2020 SARCUS update. Eur Geriatr Med. 2021;12(1):45-59.

Prescott E, Meindersma EP, van der Velde AE, Gonzalez-Juanatey JR, Iliou MC, Ardissino D, *et al.* A EUropean study on effectiveness and sustainability of current CardiacCardíac Rehabilitation programmes in the Elderly: design of the EU-CaRE randomised controlled trial. Eur J Prev Cardiol. 2016;23(2 suppl):27-40.

Rengo JL, Savage PD, Shaw JC, Ades PA. Directly measured physical function in cardiaccardíac rehabilitation. J Cardiopulm Rehabil Prev. 2017;37(3):175-81.

Scherrenberg M, Zeymer U, Schneider S, Van der Velde AE, Wilhelm M, Van't Hof AWJ, *et al.* EU-CaRE study: Could exercise-based cardiaccardíac tele-rehabilitation also be cost-effective in elderly?. Int J Cardiol. 2021;340:1-6.

Silverii MV, Pratesi A, Lucarelli G, Fattirolli F. Cardiac rehabilitation protocols in the elderly. Monaldi Arch Chest Dis. 2020;90(4).

Sullivan DH, Roberson PK, Smith ES, Price JA, Bopp MM. Effects of muscle strength training and megestrol acetate on strength, muscle mass, and function in frail older people. J Am Geriatr Soc. 2007;55(1):20-8.

Taylor RS, Dalal H, Jolly K, Zawada A, Dean SG, Cowie A, *et al.* Home-based versus centre-based cardiac rehabilitation. Cochrane Database Syst Rev. 2015;(8):CD007130.

Van Dam van Isselt EF, van Wijngaarden J, Lok DJA, Achterberg WP. Geriatric rehabilitation in older patients with cardiovascular disease: a feasibility study. Eur Geriatr Med. 2018;9(6):853-61.

Vigorito C, Abreu A, Ambrosetti M, Belardinelli R, Corrà U, Cupples M, *et al.* Frailty and cardiaccardíac rehabilitation: a call to action from the EAPC CardiacCardíac Rehabilitation Section. Eur J Prev Cardiol 2017;24(6):577-90.

Wai Yau DK, Underwood MJ, Joynt GM, Lee A. Effect of preparative rehabilitation on recovery after cardiaccardíac surgery: A systematic review. Ann Phys Rehabil Med. 2021;64(2):101391.

Weng WH, Cheng YH, Yang TH, Lee SJ, Yang YR, Wang RY. Effects of strength exercises combined with other training on physical performance in frail older adults: A systematic review and meta-analysis. Arch Gerontol Geriatr. 2022;102:104757.

Williams MA, Haskell WL, Ades PA, Amsterdam EA, Bittner V, Franklin BA, *et al.* Resistance exercise in individuals with and without cardiovascular disease: 2007 update: a scientific statement from the American Heart Association Council on Clinical Cardiology and Council on Nutrition, Physical Activity, and Metabolism. Circulation. 2007;116(5):572-84.

Rehabilitación del paciente amputado con cardiopatía

41

P. Casado Adam, F. M. Rodríguez Jiménez y F. Luna Cabrera

 OBJETIVOS

- Identificar la asociación de la patología cardíaca con los pacientes amputados de extremidades inferiores, los factores de riesgo y la relación con la morbimortalidad.
- Conocer las principales adaptaciones, valoraciones y tipos de prueba de esfuerzo que pueden realizar los pacientes cardiópatas amputados.
- Aprendizaje de los tipos de ejercicio y tratamiento con mayor evidencia para la rehabilitación de los pacientes amputados con cardiopatía.

INTRODUCCIÓN

La rehabilitación cardíaca en el paciente cardiópata con amputación mayor tiene escasa evidencia e implementación en la práctica clínica habitual a pesar de la gran correlación de patología cardiovascular que pueden presentar dichos pacientes.

La amputación puede resultar en una discapacidad significativa cuando sucede de forma aislada, pero cuando ocurre de forma concomitante con una enfermedad coronaria los efectos adversos sobre el resultado funcional pueden ser aún más importantes, ya que puede impedir alcanzar la máxima independencia funcional y complicar la recuperación. Por tanto, se debe considerar la posibilidad de inclusión de estos pacientes amputados en un programa de rehabilitación cardíaca para poder obtener mejoría desde un punto de vista cardiovascular y en su estado físico.

Las causas de la amputación de las extremidades inferiores están relacionadas con enfermedades congénitas, tumores, infecciones, traumatismos, complicaciones de diabetes y enfermedad vascular periférica. Los pacientes amputados de causa vascular (75 %) tienen hasta 6,5 más de comorbilidades asociadas, entre las que se encuentra hasta en un 75 % la enfermedad cardíaca coexistente, mientras que los amputados de causa traumática (20 %) tienen mayor riesgo de enfermedad cardiovascular tras una mutilación que la población general. En este sentido, en el paciente con extremidades inferiores cercenadas se asocian varios factores que influyen de manera negativa en la enfermedad cardiovascular: limitación de la movilidad por cirugía tras la amputación, bajo nivel de actividad física, sedentarismo, disminución de actividad cardiorrespiratoria y mayores consumos de oxígeno y energía para la marcha con prótesis. Las cardiopatías son significativamente elevadas en estos casos e incrementan su morbimortalidad a 5-10 años debido a problemas cardiovasculares. Además, entre los amputados de etiología vascular los síntomas de cardiopatía pueden aparecer como resultado del aumento de gasto energético necesario para caminar con una prótesis.

La aterosclerosis es una de las causas de enfermedad cardiovascular y puede afectar a varios vasos sanguíneos del organismo con isquemia en el ámbito cardíaco, cerebral o en extremidades (cada vez es más importante debido a la creciente incidencia de arteriopatía periférica y de diabetes *mellitus*). Los factores de riesgo cardiovascular son: factores genéticos, edad, tabaquismo, hipertensión arterial, dislipemia, obesidad, diabetes *mellitus*, ictus, cardiopatía isquémica, infarto de miocardio (IAM) o intervenciones vasculares periféricas previas. Debido a que esta etiología puede involucrar al territorio coronario y arterial periférico de extremidades inferiores, es relevante evaluar de un modo adecuado a estos pacientes y corregir los factores de riesgo. Estos pacientes con riesgo cardiovascular elevado tienen el agravante de un gasto energético superior respecto a una persona no amputada para la marcha y hay evidencias de que los ejercicios programados de musculatura de tronco y miembros superiores obtienen similares resultados a los conseguidos de forma convencional en rehabilitación cardiovascular.

> **!** Es importante destacar que entre los factores preoperatorios significativos asociados de forma independiente con mayor riesgo de no poder utilizar prótesis en la marcha se encuentra la patología coronaria.

Todos los factores se encuentran descritos en la **tabla 41-1** y son útiles para optimizar la movilidad de los pacientes de prótesis de miembros inferiores, ya que estas variables pueden predecir una disminución de la movilidad protésica. También

Tabla 41-1. Factores previos a amputación con mayor riesgo de no protetización
No marcha previa
Amputación por encima de rodilla
Edad mayor de 70 años
Confinamiento domiciliario
Demencia
Nefropatía en etapa terminal
Arteriopatía coronaria
Antecedentes de accidente cerebrovascular
Trastorno de ansiedad o pánico

se ha demostrado que la capacidad aeróbica máxima es un importante predictor de la marcha en pacientes con amputación de extremidad inferior de causa vascular.

Varios estudios han mostrado que los amputados recientes con cardiopatías previas tienen menor probabilidad de realizar la marcha con prótesis, peor resultado de movilidad e, incluso, algunos autores no indican el uso de protésico hasta que no se tenga un control estricto por parte de cardiología después de evaluaciones y exámenes específicos. A pesar de que una gran mayoría de pacientes antes de la mutilación no mostrasen síntomas de cardiopatía isquémica, pueden desarrollarlos al iniciar la marcha protésica debido a que se requiere mayor gasto energético durante esta actividad. El inicio de estos síntomas puede ser un motivo de fracaso en la rehabilitación del paciente amputado.

El riesgo de cardiopatía aumenta para las personas con amputaciones de miembros inferiores, probablemente como resultado de la etiología de la mutilación: la amputación transfemoral vascular se asocia con un aumento de cuatro veces más de evento cardíaco y un mayor riesgo de mortalidad no cardíaca tanto antes como después de los primeros 2 años y medio.

Uno de los aspectos que hay que tener en cuenta a la hora de la valoración y diseño de los programas de rehabilitación cardíaca es conocer que una amputación mayor predispone a un estilo de vida sedentario debido a las dificultades para la realización de la marcha y puede provocar sarcopenia, alteración del equilibrio postural, osteoporosis y síndrome metabólico.

Respecto a la mortalidad en estos pacientes amputados de causa vascular, la etiología más habitual es la cardíaca (el IAM es la causa de mortalidad postoperatoria más común, seguida de sepsis y la neumonía). Otros factores asociados de mortalidad en estas personas son: insuficiencia cardíaca, disnea, índice de masa corporal bajo (en pacientes con amputación transfemoral), enfermedad pulmonar obstructiva crónica y cirugía cardíaca previa.

Diversos estudios concluyen que la supervivencia está reducida en los pacientes amputados y la mortalidad aumentada. Todo ello se relaciona con mayor frecuencia con complica-

ciones cardiovasculares. Farkouh *et al.* y Tortorella *et al.* realizaron un seguimiento de 17 años en pacientes con enfermedad arterial periférica con cardiopatía isquémica con una supervivencia del 54 % (a 5 años) y del 24 % (a 10 años), y del 77 % y 51 % para el grupo sin coronariopatía. En el estudio de Aulivola *et al.*, la mortalidad global a los 30 días fue del 8,6 %, superior para los pacientes amputados transfemorales (16,5 %) respecto a los transtibiales (5,7 %). Las complicaciones de estos pacientes son cardíacas (10,2 %) (las más frecuentes son IAM, arritmias e insuficiencia cardíaca), infección de herida (5,5 %) y neumonía (4,5 %). En el estudio de Chamlian *et al.*, la tasa de mortalidad se estratificó según protetización o no; estadísticamente, fue mayor entre los pacientes protésicos, con un total de 34 muertes sobre todo por IAM y en menor medida, por ictus e infección. Por todo ello, la identificación de los factores de riesgo de la enfermedad cardiovascular y respiratoria puede ser útil para instaurar estrategias preventivas, limitar complicaciones y reducir la mortalidad asociada.

Los pacientes amputados de causa vascular están desacondicionados físicamente debido a las limitaciones de actividad y función por la propia enfermedad que padecen o por las heridas que no cicatrizan. Según la literatura especializada (Fleury *et al.*), se conoce que la marcha con prótesis tiene un aumento del consumo de oxígeno (VO_2) de un 62 % superior en los pacientes amputados de causa vascular con nivel transtibial (por debajo de la rodilla) respecto a la población no amputada. Este consumo es hasta un 120 % superior si la amputación es transfemoral (por encima de la rodilla) y de hasta un 280 % mayor si es transfemoral bilateral, datos que son importantes para la valoración de la protetización y para un programa de rehabilitación para estas personas. Estos pacientes tienen una capacidad cardiorrespiratoria limitada por su actividad física reducida y, con frecuencia, no muestran síntomas de patología coronaria porque el dolor y la limitación de las extremidades impiden alcanzar una carga de trabajo cardíaco suficiente para provocar la sintomatología de isquemia cardíaca. Además, los pacientes que asocian diabetes tienen alteración de la sensibilidad generalizada al dolor y están predispuestos a la isquemia miocárdica silente.

Las consecuencias metabólicas de la marcha y la colocación de la prótesis en un amputado transfemoral con enfermedad cardiovascular subyacente no están claras. El aumento de VO_2 en la marcha de estos pacientes puede estar relacionado con síntomas de angina o isquemia cardíaca silenciosa cuando el ejercicio se realiza a una intensidad en la que la demanda de oxígeno del miocardio excede el aporte de VO_2 cardíaco. Por tanto, es muy importante la detección de los pacientes con riesgo previo a que se produzca el proceso de protetización. La tasa de gasto energético aumenta con la velocidad de la marcha en toda la población; por ello, los amputados eligen una velocidad de marcha más lenta que los no amputados.

La edad avanzada en la que se realiza la amputación de miembros inferiores (75 % mayores de 60 años) también es un factor relacionado con la capacidad aeróbica reducida. Por otro lado, Wezemberg *et al.* también han demostrado que los amputados de causa vascular después de la rehabilitación tienen una capacidad aeróbica más baja (29 % menor) respecto a los amputados traumáticos de la misma edad y a controles sanos.

En este tipo de personas que tengan como antecedente una insuficiencia cardíaca congestiva, el uso de prótesis a largo plazo puede suponer un efecto negativo por estar relacionado con la baja resistencia física de los pacientes con esta patología y por el hecho de que la marcha con prótesis consume mucha más energía que la marcha normal (en especial si sufren una amputación transfemoral). Este hecho podría explicar por qué en el estudio de Kurichi *et al.*, solo el 20 % de los ancianos amputados con insuficiencia cardíaca congestiva fueron protetizados. En el estudio de Hershkovitz *et al.*, de los 117 amputados ingresados, solo 27 fueron aptos para la rehabilitación protésica (20/63 transtibiales y 7/54 transfemorales); el 10 % de las causas que impidieron la protetización fue la insuficiencia cardíaca congestiva grave.

La fibrilación auricular es común en los pacientes con amputación de miembros inferiores. Se asocia con un riesgo dos veces mayor de eventos adversos cardiovasculares durante el seguimiento de 2 años. Asimismo, es considerada la arritmia más común en la población general y se relaciona con mayores tasas de morbimortalidad, mala calidad de vida y capacidad de ejercicio reducida. Las personas con fibrilación auricular suelen ser mayores y presentan una probabilidad significativamente mayor de sufrir insuficiencia cardíaca crónica, valvulopatía y enfermedad aterotrombótica establecida (hasta el 13,4 %) respecto a la población general. En el estudio de Ralevic *et al.*, se mostró que solo el 54 % de los amputados de extremidades inferiores y con fibrilación auricular recibían anticoagulantes orales, aunque todos tenían alto riesgo de ictus según la escala CHA2DS2-VASc. Estos autores también indican que el 28,3 % de los pacientes con amputación de extremidades inferiores y fibrilación auricular fallecieron por causas cardiovasculares y que el 32,6 % tuvieron eventos cardiovasculares durante los 2 años de seguimiento. Por tanto, la fibrilación auricular es prevalente en amputados de extremidades inferiores, lo cual se asocia con un riesgo significativo a largo plazo de morbimortalidad cardiovascular.

Por último, una limitación importante es la inclusión de estos pacientes en los programas de rehabilitación. Según lo revisado, la mayoría de los programas de rehabilitación cardíaca solo incluyen personas con amputaciones de extremidades inferiores si tienen enfermedades cardíacas coexistentes, como en el estudio de Marzolini *et al.* (61,9 %), mientras que este dato aumenta en el estudio de Ahden *et al.* (68,4 % con prótesis y 53,9 % sin prótesis). Esto supone una implementación limitada (inferior respecto a pacientes con arteriopatía periférica), porque participan pocas personas con mutilaciones. Este hecho puede ser debido a que su inclusión disminuye de forma progresiva a medida que aumenta la gravedad de la movilidad (Marzolini *et al.*). Así, el 94 % de los programas incluían a pacientes que presentaban déficits de movilidad leves, pero solo el 48 % aceptaba a aquellos con déficits graves. Estos estudios concluyen que podría mejorarse la formación de los profesionales respecto a las medidas educativas dirigidas a las personas que realizan el programa de rehabilitación cardíaca, sobre todo en aspectos como la confianza y la seguridad en la realización del ejercicio en pacientes con déficits de movilidad moderados y graves. Las principales barreras de este programa en amputados cardiópatas son la falta de derivaciones y conocimiento de contraindicaciones y beneficios para realizar ejercicio físico específico.

EVALUACIÓN DEL PACIENTE AMPUTADO CARDIÓPATA

En este apartado se explica la valoración general del paciente amputado, las pruebas de esfuerzo y funcionales de marcha adecuadas en pacientes amputados cardiópatas.

Valoración general del paciente amputado

En la evaluación del paciente amputado de miembro inferior de origen vascular debe realizarse una exploración física general (como en todo paciente) y, de manera específica, los dos elementos que distinguen a estas personas: el muñón y la prótesis.

No es objeto de este tema la valoración específica del paciente amputado, ya que es un aspecto extenso, pero sí su conocimiento global y las posibles complicaciones que pueden interferir en un programa de rehabilitación cardíaca.

> **!** En la exploración física general se deben valorar funcionalmente las extremidades superiores y la extremidad no amputada, en el caso de los pacientes unilaterales, el balance muscular y articular, el control de tronco en sedestación, la capacidad de transferencias y el equilibrio y la coordinación tanto en sedestación como si realiza bipedestación o marcha.

Como se ha comentado, los pacientes amputados por causa vascular suelen ser diabéticos, por lo que es importante la valoración del estado del miembro contralateral y su exploración específica. Se debe hacer hincapié en la sensibilidad, la situación vascular y ver si existe o no polineuropatía, así como claudicación intermitente.

Es importante en personas amputadas realizar un chequeo propio de la prótesis y describir: tipo de encaje, sistemas de suspensión, articulaciones, colocación de la prótesis por el afectado y el paciente en sedestación, bipedestación y caminando con su prótesis. Además, se debe detallar y valorar la alineación de esta y el uso que realiza el paciente. Es recomendable hacer una valoración de la bipedestación y marcha protésica y describir si necesita alguna ayuda técnica (bastones o andador).

La valoración de la marcha se tiene que hacer desde los tres planos (frontal, posterior y lateral) y tener en cuenta que una alteración de la marcha puede estar provocada por un defecto de la prótesis, una deficiencia del paciente o por un mal proceso adaptativo de su uso. Por este motivo, es precisa la valoración general y específica del paciente y la prótesis. Además, en la persona protetizada hay que evaluar la capacidad de marcha, ya que esto indica cómo realizar el entrenamiento en su programa de rehabilitación cardíaca. Según su capacidad de marcha protésica hay que centrarse si esta permite o no entrenar en tapiz rodante/cinta, realizar el entrenamiento en cicloergómetro con una pierna, de miembros superiores o efectuar un entrenamiento combinado en ergómetro de extremidades superiores con extremidad inferior sana.

En la evaluación del muñón se debe de explorar:

- Nivel de amputación, longitud del miembro residual y la forma que presenta (cónica, cilíndrica, cuadrangular o bulbosa).

- Piel: detallar el estado cutáneo y la cicatriz. Describir la situación, si existen pliegues, adherencias, hipertrofias o queloides y si tiene dolor en ella. Al ser la mayoría de pacientes de etiología vascular y con patologías concomitantes, se debe indicar la vascularización del muñón y si existe presencia de edema.
- Palpación de prominencias óseas y ver si tiene puntos de dolor tanto en el muñón como en otras articulaciones más proximales. En esta evaluación, es importante describir y palpar el almohadillado.
- Balance articular de todo el miembro afecto junto con el balance muscular de la zona conservada.

> ❗ Las complicaciones más relevantes que hay que tener en cuenta en el paciente amputado durante el programa de rehabilitación cardíaca pueden ser propias o exclusivas de su amputación, con lo que se deben conocer para el manejo global del proceso.

Además, hay que tener presentes las adaptaciones de estas personas, ya que realizan mayor esfuerzo para poder desplazarse, con sobrecarga, en ocasiones, de las extremidades superiores que utilizan prensión y posible incremento de poscarga y resistencia al vaciado de ventrículo izquierdo.

A continuación, se enumeran a modo didáctico las complicaciones propias del muñón:

- Dolor en el muñón: dolor localizado entre la zona distal del muñón y la articulación inmediatamente craneal a este. Puede ser debido a varias etiologías y de carácter nociceptivo, neuropático o mixto. Otra de las maneras de tipificarlo es según el origen del dolor (extrínseco o intrínseco del muñón).
  - Extrínseco: originado en tejidos blandos del muñón, o más infrecuentemente en el componente óseo, de forma usual por microtraumatismos o cargas anómalas sobre el propio muñón. Es un dolor localizado reproducible en la exploración con la palpación o presión y está relacionado con el uso protésico. Se alivia con la adaptación protésica, tanto del encaje como de la alineación.
  - Intrínseco: producido en tejidos profundos del muñón, el dolor no tiene porqué producirse con el uso protésico. Entre las distintas causas se encuentran las óseas (espículas o ángulos prominentes).
- Infección de herida quirúrgica/osteomielitis: existen series de estudios con valores del 13-40 % en pacientes con arteriopatía periférica. La manifestación clínica es propia de un proceso inflamatorio con celulitis (hinchazón, eritema y dolor alrededor de la herida).
- Neuroma: proliferación o dilatación del nervio seccionado en zona distal o en el recorrido de este. Produce un dolor de características neuropáticas y si no se trata, puede llevar a dolor del miembro fantasma. El dolor puede tratarse con infiltración de anestésico local.
- Dermatosis del muñón: tiene una alta prevalencia en amputados (30-40 % que usan prótesis). Pueden ser física (relacionadas con encaje o alineación del mismo), alérgicas (materiales protésicos) o infecciosas (foliculitis, celuli-

tis o abscesos con agentes patógenos como *Staphylococcus epidermidis* y *Staphylococcus aureus* o *Streptococcus* spp.).
- Dolor de miembro fantasma: sensación desagradable y dolorosa en la distribución de la extremidad perdida. Aparece en el 70 % de los amputados; el 5-15 % son de intensidad grave. Es un dolor de difícil control que necesita un abordaje multidisciplinar y, en ocasiones, la combinación de varias terapias (farmacoterapia, infiltraciones, terapia física, psicológica, terapias complementarias o, incluso, cirugía).
- Hiperhidrosis del muñón: aumento de la sudoración en la zona distal del miembro amputado con una tasa del 23-56 %. Crea un ambiente desfavorable dentro de la prótesis, dificulta su uso y provoca una disminución de la calidad de vida y posibles complicaciones dérmicas del muñón.
- Cambios volumétricos del muñón: en amputados vasculares por la asociación de insuficiencia cardíaca congestiva o renal. Dichos cambios son importantes, ya que la prótesis debe adaptarse al tamaño más grande del muñón si el volumen del miembro no puede controlarse médica o mecánicamente.

Pruebas de esfuerzo

La prueba de esfuerzo o ergometría se puede utilizar para determinar el estado cardiovascular general de un paciente, ayudar en la indicación protésica y calcular la frecuencia cardíaca de esfuerzo.

La evaluación previa de la respuesta cardiovascular de los amputados, a través de los miembros inferiores o superiores, es el enfoque más adecuado para verificar las limitaciones antes de la planificación de un programa de ejercicio. Esta evaluación permite prescribir de forma adecuada y segura la intensidad del ejercicio y monitorizar la respuesta de la frecuencia cardíaca y la presión arterial, ya que los pacientes pueden tener una respuesta anormal en comparación con los que no tienen amputaciones. Esta prueba puede ser útil para predecir los valores del trabajo cardíaco que pueden tolerar los amputados cardiópatas con un programa de ejercicio de resistencia y fuerza.

> ❗ Para lograr los mejores resultados posibles en el acondicionamiento físico, el sistema cardiovascular debe estresarse al máximo utilizando la mayor masa muscular posible, es decir, obteniendo el mayor consumo de oxígeno (VO_2 máximo); hay que tener en cuenta que los pacientes con amputación de extremidad inferior poseen una masa muscular funcional más baja.

Clásicamente, la búsqueda de isquemia miocárdica durante el esfuerzo en amputados de miembros inferiores se basa en la realización de un test de esfuerzo máximo en un ergómetro de extremidades superiores (manivela). Esta prueba es aconsejable en estos casos también como medida preventiva para determinar la capacidad física requerida al caminar con una prótesis en los pacientes que han sido sometidos a una amputación por enfermedad vascular periférica.

Si el paciente amputado cardiópata presenta buena adaptación a la prótesis, la prueba de esfuerzo se puede realizar en tapiz rodante.

En la revisión sistemática realizada por Klenow *et al.*, se encontraron cuatro modalidades de ergometrías, utilizadas en este caso en amputados no cardiópatas (**Tabla 41-2**). Se detallan a continuación.

- Ergometría de una sola pierna. Indicada para pacientes amputados de una extremidad inferior y que la contralateral está sana. De los seis estudios analizados en la revisión sistemática, cinco siguieron un protocolo continuo (inicio de 3 minutos de pedaleo sin carga y, posteriormente, con incrementos de carga de 10 vatios (W)/minuto hasta alcanzar la carga máxima autoevaluada con una cadencia de 60 revoluciones/minuto). Esta prueba está indicada para la evaluación de la capacidad cardiorrespiratoria utilizando el porcentaje de VO_2 máximo previsto y cuando esta es al menos del 50 % en una prueba continua máxima. Puede ser un buen predictor de la capacidad del paciente anciano para realizar marcha de 100 metros con prótesis.
- Ergometría de extremidades superiores. Se ha demostrado que esta prueba proporciona datos sobre la forma física, las alteraciones del ritmo cardíaco, la respuesta hipertensiva al esfuerzo y posible angina de pecho de bajo umbral en pacientes isquémicos. Esta técnica (**Fig. 41-1**) está indicada en personas con alteraciones ortopédicas, vasculares o neurológicas de extremidades inferiores, que correspondería a pacientes amputados bilaterales o unilaterales con claudicación de la extremidad contralateral. En este tipo de ergómetros, los pacientes permanecen sentados durante la prueba, con lo que se eliminan así los posibles efectos que la prótesis puede tener en el equilibrio (longitud del muñón, causa de la amputación y reducción del estado somatosensorial). De los cuatro estudios analizados, dos pruebas fueron continuas, una intermitente (ejercicio de 2 minutos y pausa de 1 minuto entre los intervalos, con cargas de trabajo inicialmente en 10 W e incremento en 10 W/nivel, con una cadencia de 50-55 revoluciones/minuto) y otra no informó del tipo.
- Ergometría combinada de extremidades superiores/extremidad inferior sana. Es una alternativa adecuada para evaluar la función física de los amputados de extremidad inferior unilateral y que la contralateral esté sana. En la revisión de Klenow *et al.*, se cita un estudio con un protocolo compuesto de: *a*) calentamiento inicial a 20 W durante 3 minutos, *b*) incremento del ejercicio en 5 W/minuto hasta el agotamiento y *c*) enfriamiento de 5 minutos. Esta prueba ha demostrado ser un instrumento válido, fiable y seguro para medir la condición física de voluntarios sanos y amputados de extremidad inferior. Tiene la ventaja frente al de extremidades superiores, que, al tener más musculatura implicada, no tiene fatiga precoz y expone a mayor estrés a los sistemas cardiovascular y respiratorio, con un VO_2 pico más elevado. Una desventaja del ergómetro de brazos o de extremidades inferiores es que solo se utiliza una parte del cuerpo y los pacientes con amputación de extremidad inferior a menudo necesitan ayuda para realizar el movimiento con una pierna (se añade la dificultad que puede suponer para mantener el equilibrio). Si no se dispone de cicloergómetro combinado, se podría utilizar los de extremidades inferiores convencionales, que pueden ser fiables

Tabla 41-2. Tipos de ergometría en el paciente amputado

Ergometría de una sola pierna
Ergometría de extremidades superiores
Ergometría combinada de extremidades superiores/extremidad inferior
Máquina de remo

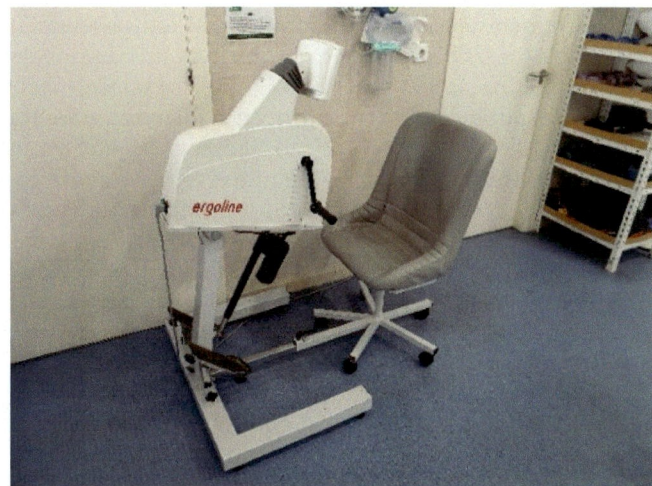

Figura 41-1. Cicloergómetro de extremidades superiores.

en la determinación del umbral anaeróbico, parámetro útil para la prescripción de intensidad de ejercicio aeróbico.
- Máquina de remo. No se sabe ningún protocolo de ergometría adaptada.

En esta revisión, se establecen como conclusiones que:

- La ergometría máxima continua de extremidad inferior e intermitente submáxima (alternando pedaleo 90 segundos y descanso 30 segundos) de extremidad superior son métodos válidos en la evaluación de función y capacidad cardiorrespiratoria en pacientes amputados.
- Hay una fuerte correlación entre una marcha protésica exitosa y la capacidad de mantener una intensidad de ejercicio de al menos del 50 % del VO_2 máximo durante una prueba continua de cicloergómetro de la extremidad inferior sana, así como llegar a alcanzar una carga de 30 W en cicloergometría de extremidades superiores.

En general, se debe individualizar el protocolo de ergometría utilizado según la capacidad física de cada paciente con una duración entre 8-12 minutos, con incrementos de trabajo menores y más frecuentes. En el caso de amputados de extremidad inferior, se pueden utilizar incrementos aproximados de 5-15 W/minuto en cicloergómetro, según la capacidad física de cada persona (se aconseja de 5 W en pacientes desacondicionados) y aumentos de pendiente del 1-3 %/minuto en los casos que fuera posible la realización de la prueba en tapiz rodante, con una velocidad adaptada que permita una marcha continua y cómoda.

Como se ha visto, numerosos estudios han investigado la demanda de oxígeno en la marcha protésica, pero solo un número limitado se han centrado en la capacidad aeróbica disponible. Para evaluarla se utiliza la medición directa mediante VO_2 durante una prueba de esfuerzo en pacientes tras una amputación de extremidad inferior, como la que realizaron Chin *et al.* en pacientes amputados de causa vascular (capacidad del 45-65 % del VO_2 máximo previsto para los que tienen en amputados de edad avanzada).

Respecto al protocolo de ergoespirometría, se puede analizar la frecuencia submáxima con el umbral anaeróbico y VO_2 pico, que suelen estar disminuidos en estos pacientes, con un mayor VO_2 para una determinada carga de trabajo respecto a la población sana. El VO_2 pico se puede medir mediante espirometría de circuito abierto mientras se realiza la prueba de esfuerzo. La capacidad aeróbica se define como el mayor consumo de oxígeno durante el esfuerzo máximo. Se sabe que disminuye con la edad y puede estar afectada gravemente en personas con una amputación debido a que tienen una actividad física limitada o comorbilidades asociadas. Además, el VO_2 pico podría verse influenciado por el nivel de amputación. Se ha demostrado, como se ha mencionado previamente, que cuanto mayor es el nivel de amputación, menor es la distancia recorrida y el nivel de actividad de la vida diaria, lo que podría resultar en un VO_2 pico más bajo. Por todo ello, las medidas de resultado recomendadas en este tipo de pacientes son: frecuencia cardíaca, porcentaje VO_2 máximo, carga de trabajo máxima, umbral anaeróbico y la relación VO_2/trabajo.

En el artículo de Wezemberg *et al.*, se evalúa la capacidad aeróbica en pacientes mayores con amputación de extremidad inferior de causa vascular mediante cicloergometría con un protocolo discontinuo (intervalos de 90 segundos de ejercicio seguido de 30 segundos de descanso), graduada y con una sola pierna. Los resultados indican que los amputados vasculares de extremidades inferiores de media presentan una capacidad aeróbica máxima con VO_2 medio más bajo (16,9 mL/kg/min) en comparación con la de un grupo de sujetos sanos de edad similar (30,8 mL/kg/min), y amputados no vasculares (28,1 mL/kg/min) evaluados con el mismo tipo de prueba de ejercicio y sin efecto del nivel de amputación. La capacidad aeróbica más baja hallada en el grupo vascular, junto con la mayor demanda aeróbica al caminar con prótesis, puede establecer una relación directa entre la capacidad aeróbica y la de marcha. Estos resultados coinciden con los previamente mencionados de Chin *et al.*, con una capacidad del 45-65 % del VO_2 máximo en amputados transfemorales de edad avanzada (35-55 % más bajo respecto a los controles), mientras que en el estudio de Gjovaag *et al.*, realizado también en pacientes con amputación transfemoral, se obtiene que el VO_2 máximo al caminar es un 40 % más bajo en comparación con el grupo control.

Pruebas funcionales de marcha

Evaluar la capacidad de un paciente para caminar la distancia requerida para la marcha comunitaria (al menos 300 metros) es importante en la valoración de amputados, a pesar de no disponer de estudios de estas pruebas en mutilados cardiópatas.

La prueba de 6 minutos marcha (P6MM) se usa mucho en pacientes cardiovasculares, respiratorios y en poblaciones con distrofia muscular, lesiones de la médula espinal y accidentes cerebrovasculares. Es una exploración válida de la marcha de amputados que combina la evaluación de la capacidad cardiorrespiratoria con buena validez discriminativa respecto a la causa de amputación, nivel K de la clasificación del sistema MOBIS (Tabla 41-3) y edad. Cuando se divide a los pacientes por el nivel K, la media de participantes de nivel K1 y K2 no alcanza el umbral de 300 m para la marcha comunitaria, mientras que en los niveles K3 y K4 sí caminan más de 300 metros.

La prueba de 2 minutos marcha (P2MM) es un test no validado en amputados y a la mayoría de estos pacientes no les da tiempo a completar los 300 metros, razón por la que se prefiere la P6MM. A pesar de esta consideración, en el estudio de Reid *et al.* se sugiere que puede ser preferible la P2MM para valorar la marcha comunitaria potencial (se puede llegar a desarrollar), ya que es capaz de predecir fuertemente la P6MM, pero requerir 4 minutos menos de exploración (una distancia de al menos 113 m en la P2MM se correlaciona con un mínimo de 300 m en la P6MM).

Tras la amputación transfemoral, los pacientes que alcanzan en la prueba de esfuerzo el umbral de 30 W o superior con un ergómetro de extremidades superiores es probable puedan completar P6MM con una prótesis.

> ! Como conclusión de las pruebas referidas, hay múltiples alternativas para la valoración de pacientes amputados de extremidades inferiores, pero no se dispone de bibliografía especializada ni de protocolos específicos que valoren específicamente a las personas cardiópatas amputadas.

PROGRAMA DE REHABILITACIÓN DEL PACIENTE CARDIÓPATA AMPUTADO

La rehabilitación de los pacientes amputados cardiópatas es considerada un desafío para el equipo multidisciplinar debido a las diversas comorbilidades concomitantes asociadas y a las características propias de la amputación. Los beneficios del programa de rehabilitación cardíaca en el paciente amputado cardiópata se refieren al sistema cardiovascular, su capacidad física, disminución de la discapacidad y mejoría de su autonomía y calidad de vida.

De forma general, la elección de la modalidad de ejercicio depende de los antecedentes de uso de la prótesis, si el paciente

Tabla 41-3. Niveles K de sistema MOBIS de clasificación del paciente amputado

K1: pacientes que caminan en espacios cerrados
K2: pacientes que caminan en espacios abiertos con restricciones
K3: pacientes que caminan en espacios abiertos sin restricciones
K4: pacientes que caminan en espacios abiertos sin restricciones con demandas rigorosas especiales

presenta buen equilibrio o si realiza marcha sin necesidad de apoyo de extremidad superior. Además, se deben tener ciertas precauciones durante las primeras semanas en el programa de entrenamiento: revisar la correcta adaptación de la prótesis, el buen estado del muñón y la posibilidad de monitorización del paciente mientras se coloca la prótesis.

El reentrenamiento al esfuerzo debe ser personalizado según cada amputado; no se puede prescribir de manera estandarizada, porque debe adaptarse al terreno, a factores mecánicos, ortopédicos, vasculares o cardiológicos, a las necesidades del paciente y a las distintas fases del tratamiento. En el caso de amputación de origen vascular con afectación coronaria, la evaluación inicial es precisa y el seguimiento se realiza mediante la valoración de la percepción del esfuerzo, la carga de trabajo, la presión arterial, la frecuencia cardíaca o los cambios eléctricos en el electrocardiograma. Este seguimiento es factible en la sala de entrenamiento, pero resulta más difícil en condiciones libres para esfuerzos cortos e intensos de varios días (como las transferencias), en los que puede ser útil el uso de la telemetría. Otra de las consideraciones que hay que tener en cuenta son las extremidades que van a realizar el entrenamiento, ya que, por ejemplo, en el estudio de Vestering *et al.* y Klenow *et al.* observaron que una modalidad combinada de extremidades superiores e inferior sana genera una mayor demanda cardiopulmonar que la de extremidades superiores única.

En el estudio de Bosser *et al.*, la medida de la evaluación de percepción del esfuerzo en estos pacientes es la escala de Borg, utilizada para estimar el umbral ventilatorio y establecer el nivel de entrenamiento. Los estudios de validez relacionados con el uso del test de percepción del esfuerzo son contradictorios y su uso se reconoce como válido durante el ejercicio realizado en el ergómetro de extremidades superiores al 50-70 % del VO_2 pico. En dicho estudio, se menciona que la monitorización por sintomatología funcional en términos de percepción del esfuerzo (Borg 6-20) o en términos de disnea es interesante y que la escala de Borg (0-10) para evaluar el esfuerzo muscular de los miembros superiores e inferiores es útil en la práctica clínica.

Se han encontrado múltiples estudios de reentrenamiento al esfuerzo en pacientes no cardiópatas amputados, tanto de causa vascular como traumática. El de Grecco *et al.* demuestra la efectividad de un programa de entrenamiento controlado de ejercicio aeróbico y de fuerza para pacientes amputados atletas paralímpicos con aumentos en la capacidad aeróbica máxima, fuerza muscular y la resistencia de las extremidades inferiores, lo que demuestra el potencial aeróbico del programa de entrenamiento (8 semanas de duración) y su indicación en amputados transtibiales unilaterales. El mencionado estudio indica que el entrenamiento interválico aeróbico y el de fuerza son los más adecuados para estos pacientes porque aportan mejoras significativas en fuerza, equilibrio, autonomía, rendimiento funcional y disminución del gasto energético. A este respecto, Chin *et al.* también han encontrado efectos positivos del entrenamiento aeróbico en estudios no controlados de amputados traumáticos jóvenes.

Cabe destacar que una capacidad cardiorrespiratoria adecuada puede tener una gran implicación para personas mutiladas, ya que la carga aeróbica de la marcha aumenta

considerablemente. En estudios previos, se ha observado una relación directa entre la capacidad aeróbica y la de marcha con prótesis, puesto que se sabe que estas capacidades en este tipo de pacientes suelen ser reducidas. Relacionado con ello, en el estudio de Sederberg *et al.*, los pacientes con una amputación transtibial de etiología vascular tuvieron una actividad física más baja que aquellos con etiología no vascular. En el mismo artículo, se menciona que el porcentaje de personas que realizaron más de 150 minutos/semana de actividad física de intensidad moderada fue de un 28,8 %, que es inferior a los valores en población general.

En el estudio de Hershkovitz *et al.*, los pacientes que realizan rehabilitación de la marcha protésica tienen mejores niveles funcionales, metabólicos y cognitivos en comparación con los pacientes que llevan a cabo la rehabilitación en silla de ruedas. Sin embargo, ningún estudio en la revisión de Klenow *et al.* demuestra el beneficio de un programa de rehabilitación para mejorar la capacidad cardiorrespiratoria en la indicación del uso adecuado de prótesis.

Una vez revisadas las situaciones generales del paciente amputado respecto a estudios con evidencias de programas de ejercicio, se detalla a continuación cuándo este tipo de pacientes presenta una cardiopatía y se plantea la realización de rehabilitación cardíaca. Para planificar este programa, es preciso considerar las limitaciones que puede presentar y las posibles adaptaciones para que pueda hacer el entrenamiento en las mejores condiciones posibles.

- Fase I (ingreso hospitalario). Es muy importante mantener las habilidades funcionales, prevenir cambios relacionados con el ortostatismo por encamamiento prolongado y complicaciones en el resto de extremidades. Los pacientes mayores con amputación de causa vascular necesitan ayuda para transferencias y pueden precisar monitorización para asegurar que dichas transferencias no suponen alteraciones electrocardiográficas ni hemodinámicas.
- Fase II (ambulatoria). En el paciente amputado de causa traumática, los objetivos son similares que en el resto de pacientes, sobre todo están centrados en restaurar fuerza y capacidad aeróbica mediante una combinación de ejercicio dinámico de las extremidades superiores e inferiores. La modificación de los factores de riesgo es clave para la recuperación funcional y la prevención de morbimortalidad de enfermedad cardiovascular. Por tanto, es fundamental el componente educacional en el programa de rehabilitación cardíaca de estos pacientes. Además, el entrenamiento con cicloergómetro de brazos en este caso tiene como resultado un aumento de la capacidad aeróbica máxima en extremidades superiores. También se deben tener en cuenta las adaptaciones en el programa de ejercicio (amputados transtibiales por dificultades para flexionar la rodilla o amputados transfemorales en la cadera durante el pedaleo, si lo realizan con la extremidad protetizada, y cuyas causas pueden ser las calcetas utilizadas o la altura del borde posterior del encaje). Se pueden hacer modificaciones de la prótesis para lograr resultados funcionales satisfactorios o ajustar la altura del asiento para reducir el rango de flexión de las rodillas. La mayoría de los amputados traumáticos con antecedentes recientes de infarto de miocar-

dio o cirugía de *bypass* coronario se pueden beneficiar de un programa de rehabilitación cardíaca. En este tipo de pacientes de etiología traumática, caminar con una prótesis puede no aumentar el gasto energético ni la carga de trabajo, siempre y cuando pueda caminar a su misma velocidad. Por tanto, estos pacientes podrían participar en el programa ambulatorio con el objetivo de ser sometidos a mayor gasto energético para producir adaptaciones, con una marcha con escasas modificaciones, excepto que las velocidades puedan ser más lentas. En las primeras sesiones, se puede requerir monitorización hemodinámica y electrocardiográfica durante la colocación/adaptación de la prótesis, ya que precisa esfuerzo físico asociado a la posible limitación cardíaca.

En los amputados vasculares es más complicado realizar la planificación de un programa de rehabilitación cardíaca al tener alta incidencia de diabetes y complicaciones microvasculares y macrovasculares desde un punto de vista sistémico y en extremidad contralateral. La modificación de los factores de riesgo y el ejercicio pueden tener un efecto significativo en las tasas de morbimortalidad. Además, destaca la importancia de las medidas educativas en estos pacientes como parte del programa. En un principio, en el amputado vascular el coste energético es muy alto al caminar con una prótesis, por lo que es aconsejable que tenga manejo de silla de ruedas lo antes posible tras el evento coronario. Posteriormente, a medida que la capacidad de ejercicio aumenta y el afectado ha realizado una prueba de esfuerzo sin efectos adversos, puede ser adecuado iniciar la marcha protésica. En última instancia, cada paciente debe ser evaluado de forma individual para determinar si los beneficios de un programa de ejercicios superan los riesgos potenciales.

Dentro de los distintos tipos de ejercicio, en la rehabilitación cardíaca del paciente amputado cardiópata, es importante destacar:

- Ejercicio aeróbico: en la ergoespirometría, ante la dificultad de determinación de VO_2 o de la frecuencia cardíaca máxima en el paciente amputado, se puede obtener el umbral anaeróbico, que puede ser un buen indicador de parámetro ergométrico submáximo para establecer la intensidad de ejercicio aeróbico en el diseño del programa de entrenamiento. Se han conseguido mejorías en VO_2 y umbral anaeróbico con programas de ejercicio. Las guías de ejercicio en fase II sugieren que el paciente debería alcanzar una intensidad de entrenamiento aeróbico del 60-75 % de frecuencia cardíaca máxima con una frecuencia de ejercicio que tres o cinco veces/semana.
- Entrenamiento de fuerza: para mejorar la frecuente atrofia muscular asociada a este tipo de pacientes y la carga necesaria para una adecuada marcha con prótesis y reducir el gasto energético.

En el estudio de Tortorella *et al.* se demuestra que un programa de ejercicio para amputados (miembros superiores y tronco) mejora la capacidad funcional, con aumento significativo de VO_2 y del tiempo de ejercicio, además de la disminución de la presión arterial y la frecuencia cardíaca en reposo:

- Los pacientes incluidos en rehabilitación cardíaca realizan el programa de ejercicio aeróbico con las siguientes características:
  - Frecuencia: tres veces/semana ejercicios aeróbicos adaptados.
  - Intensidad: cargas crecientes hasta alcanzar la capacidad funcional máxima (valorada antes por ergometría de extremidades superiores en cada paciente).
  - Tipo: calentamiento inicial, calistenia y cicloergómetro de extremidades superiores y, finalmente, enfriamiento.
  - Tiempo: 60-80 minutos.
- Ejercicios de fuerza muscular en bíceps, tríceps, pectorales y dorsales:
  - Frecuencia: 3 series de 8-12 repeticiones.
  - Intensidad: límite del 50 % de la resistencia máxima (20 RM).
  - Tiempo: 10 % del tiempo semanal de las sesiones.

A los pacientes amputados incluidos en este programa multidisciplinar se les hizo un seguimiento durante 5 años. Se apreció una reducción significativa de la morbimortalidad con disminución del número de ingresos hospitalarios y fallecidos respecto al grupo control (indicaciones habituales), con la limitación de falta de seguimiento domiciliario, la no inclusión de pacientes de alto riesgo ni la posibilidad de telemetría. Previo a este, existían escasos trabajos sobre los efectos de los programas de prevención cardiovascular en la morbimortalidad, como, por ejemplo, el de Davidoff *et al.* y Tortorella *et al.*, de pacientes amputados de miembros inferiores de causa vascular que realizaron más de 3 meses de ejercicios programados con ergometría de extremidades superiores, con lo que lograron mejoría del tiempo de ejercicio (de 12,6 a 16,3 minutos) y de carga máxima alcanzada (de 12,1 a 23,5 W), aunque sin conclusiones significativas acerca de la morbilidad.

La comodidad y la función biomecánica de la prótesis debe ser adecuada para el paciente amputado con el objetivo de poder tolerar la carga de la extremidad. Por tanto, la adaptación protésica debe evaluarse en rehabilitación antes del inicio del programa para mantener la intensidad del entrenamiento sin dolor ni irritación de los tejidos blandos del muñón. También es importante la elección de componentes protésicos que influyen en la capacidad para alcanzar frecuencias cardíacas de entrenamiento y mantenerlas durante el ejercicio prescrito, debido a que el efecto del entrenamiento puede incrementarse aumentando la velocidad de marcha sobre las previamente autoseleccionadas.

Según el estudio de Hutchinson *et al.*, el ejercicio de cicloergometría de extremidades superiores de intensidad moderada o superior se puede prescribir de manera efectiva utilizando la escala de Borg de percepción del esfuerzo, por lo que puede ser útil en estos pacientes en diversos entornos de la rehabilitación y una herramienta viable en el entrenamiento de personas con alteraciones de extremidades inferiores (amputados y lesiones de médula espinal), situaciones que requieren el uso de ejercicios de extremidades superiores para mejorar la función cardiovascular.

En la bibliografía consultada sobre la rehabilitación cardíaca en el paciente cardiópata amputado no se especifica la realización del tipo de ejercicio aeróbico. Por tanto, se desconoce la superioridad del continuo o interválico, aunque sí se menciona el beneficio del entrenamiento interválico en el estudio de Grecco *et al.* en pacientes amputados atletas paralímpicos no cardiópatas.

No se han encontrado estudios sobre rehabilitación cardíaca domiciliaria (fase III) en el paciente cardiópata amputado.

Respecto al entrenamiento de la musculatura inspiratoria en el paciente amputado cardiópata, no se ha encontrado nada específico en la bibliografía especializada. Pero sí que se conoce, como se ha comentado en la «Introducción», la posible asociación de este tipo de pacientes con la insuficiencia cardíaca, patología en la que sí se dispone de evidencia científica sobre los beneficios del entrenamiento de la musculatura

inspiratoria, con una previa valoración de los músculos ventilatorios, sobre todo a través de la presión inspiratoria máxima mediante el medidor de presiones por toma de presión a boca. Los dispositivos para el entrenamiento de musculatura inspiratoria más utilizados suelen ser Threshold *inspiratory muscle training* (IMT) *and expiratory muscle training* (EMT) y Power Breathe.

Las características para el entrenamiento de musculatura inspiratoria son:

- Frecuencia: dos veces/día, 6 días/semana.
- Intensidad: cargas superiores al 60 %.
- Tiempo: 15 minutos.
- Duración: 12 semanas.

PUNTOS CLAVE

- Las personas con amputación de extremidades inferiores de etiología vascular asocian frecuentemente morbimortalidad por enfermedades cardíacas. En muchas ocasiones, esta patología cardíaca puede aparecer cuando el paciente realiza esfuerzo físico importante en el proceso de rehabilitación, en especial en la fase de rehabilitación de la marcha protésica.
- Los principales métodos de valoración de esfuerzo en estos pacientes son la cicloergometría de extremidades superiores y la cicloergometría combinada de extremidades supe-

riores y la inferior no afectada por la amputación, además de en tapiz rodante si las condiciones del paciente lo permiten.
- En el programa de rehabilitación de pacientes amputados cardiópatas, los tipos de ejercicio más recomendados son el aeróbico y el de fuerza con seguimiento de parámetros fisiológicos, donde destaca la importancia de ser individualizado y adaptado a las necesidades de cada paciente.
- Se precisa mayor implementación y estudios sobre la rehabilitación cardíaca de los pacientes amputados cardiópatas.

BIBLIOGRAFÍA

Ahden S, Ngo V, Hoskin J, Mach V, Magharious S, Tambar A, *et al.* Inclusion of People With Peripheral Artery Disease in Cardiac Rehabilitation Programs: A Pan-Canadian Survey. Heart Lung Circ. 2021;30(7):1031-43.

Aulivola B, Hile CN, Hamdan AD, Sheahan MG, Veraldi JR, Skillman JJ, *et al.* Major lower extremity amputation: outcome of a modern series. Arch Surg. 2004;139(4):395-9; discussion 399.

Barr S, Howe TE. Prosthetic rehabilitation for older dysvascular people following a unilateral transfemoral amputation. Cochrane Database Syst Rev. 2018(10):CD005260.

Bosser G, Martinet N, Rumilly E, Paysant J, André JM. Exercise training for lower limb amputees. Ann Readapt Med Phys. 2008;51(1):50-6.

Chamlian TR. Use of prostheses in lower limb amputee patients due to peripheral arterial disease. Einstein (Sao Paulo). 2014;12(4):440-6.

Chin T, Sawamura S, Shiba R. Effect of physical fitness on prosthetic ambulation in elderly amputees. Am J Phys Med Rehabil. 2006;85(12):992-6.

Czerniecki JM, Gitter A. Cardiac Rehabilitation in the Lower-extremity Amputee. Physical Medicine and Rehabilitation Clinics of North America. 1995;6(2):311-30.

ISSN 1047-9651, https://doi.org/10.1016/S1047-9651(18)30468-6.

Erjavec T, Vidmar G, Burger H. Exercise testing as a screening measure for ability to walk with aprosthesis after transfemoral amputation due to peripheral vascular disease. Disabil Rehabil. 2014;36(14):1148-55.

Fernández González A. Prótesis en amputaciones femorales. En: Ramón Zambudio Periago. Prótesis, ortesis y ayudas técnicas. España: Elsevier Masson; 2009. p. 69-88.

Fleury AM, Salih SA, Peel NM. Rehabilitation of the older vascular amputee: a review of the literature. Geriatr Gerontol Int. 2013;13(2):264-73.

Garreta R, García F. Importancia del estudio y actuación sobre patologías asociadas a la rehabilitación cardíaca En: Maroto Montero JM. Rehabilitación cardiovascular. Madrid: Editorial médica Panamericana; 2011. p. 327-41.

Gjovaag T, Starholm IM, Mirtaheri P, Hegge FW, Skjetne K. Assessment of aerobic capacity and walking economy of unilateral transfemoral amputees. Prosthet Orthot Int. 2014;38(2):140-7.

Gómez-González A, Miranda-Calderín G, Pleguezuelos-Cobos E, Bravo-Escobar R, López-Lozano A, Expósito-Tirado JA, *et al.* Recomendaciones sobre rehabilitación cardíaca en la cardiopatía isquémica de la Sociedad de Rehabilitación Cardio-Respiratoria (SORECAR). Rehabilitación. 2015;49(2):102-24.

Grecco MV, Brech GC, Soares-Junior JM, Baracat EC, Greve JMD, Silva PRS. Effect of concurrent training in unilateral transtibial amputees using Paralympic athletes as a control group. Clinics (Sao Paulo). 2023;78:100165. 1-8.

Hershkovitz A, Dudkiewicz I, Brill S. Rehabilitation outcome of post-acute lower limb geriatric amputees. Disabil Rehabil. 2013;35(3):221-7.

Hutchinson MJ, Paulson TAW, Leicht CA, Bennett H, Eston R, Goosey-Tolfrey VL. Oxygen uptake and heart rate responses to 4 weeks of RPE-guided handcycle training. Eur J Appl Physiol. 2023;123(9):1965-73.

Kaptein S, Geertzen JHB, Dijkstra PU. Association between cardiovascular diseases and mobility in persons with lower limb amputation: a systematic review. Disabil Rehabil. 2018;40(8):883-8.

Klenow TD, Mengelkoch LJ, Stevens PM, Ràbago CA, Hill OT, Latlief GA, *et al.* The role of exercise testing in predicting successful ambulation with a lower extremity prosthesis: a systematic literature review and clinical practice guideline. J Neuroeng Rehabil. 2018;15(Suppl 1):64.

Nallegowda M, Lee E, Brandstater M, Kartono AB, Kumar G, Foster GP. Amputation and cardiac comorbidity: analysis of severity of cardiac risk. PM R. 2012;4(9):657-66.

Mayer Frutos AI. Valoración y entrenamiento de la musculatura respiratoria en la insuficiencia cardíaca. 20° curso teórico-práctico SORECAR (Sociedad Española de Rehabilitación Cardio-Respiratoria. Actualización en rehabilitación cardíaca. 24 y 25 de marzo 2022. H. U. Virgen del Rocío de Sevilla. 132-135.

Morgenroth DC, Czerniecki JM. The complexities surrounding decisions related to prosthetic fitting in elderly dysvascular amputees. PM R. 2012 Jul;4(7):540-2. doi: 10.1016/j.pmrj.2012.05.005.

Mundell BF, Luetmer MT, Kremers HM, Visscher S, Hoppe KM, Kaufman KR. The risk of major cardiovascular events for adults with transfemoral amputation. J Neuroeng Rehabil. 2018;15(Suppl 1):58.

Ralevic S, Perunicic J, Lasica R, Marinkovic J, Blagojevic T, Simanic I, *et al.* Prognostic Significance of Atrial Fibrillation in Lower Limb Amputee Patients. Eur J Vasc Endovasc Surg. 2016;52(6):823-9.

Reid L, Thomson P, Besemann M, Dudek N. Going places: Does the two-minute walk test predict the six-minute walk test in lower extremity amputees? J Rehabil Med. 2015;47(3):256-61.

Rocha Melo J, Rodrigues MA, Caetano M, Cantista P. Botulinum toxin in the treatment of residual limb hyperhidrosis: A systematic review. Rehabilitacion (Madr). 2023;57(3):100754.

Ruiz Ávila LA; Marín Santos M. Rehabilitación cardíaca. En: Hernández Herrero C, Jiménez Martín F, Vázquez Ariño MJ. Manual básico de residentes de Medicina Física y Rehabilitación. Madrid: Sociedad Española de Rehabilitación y Medicina Física. p. 377-89.

Salinas Castro F, Cohi Riambau O. Prótesis en amputaciones tibiales. En: Zambudio Periago R. Prótesis, ortesis y ayudas técnicas. España: Elsevier Masson; 2009. p. 51-62.

Sederberg M, Tarkhan A, Ray LS, Lee ES, Lin C. Physical Activity in Adults With an Amputation as Assessed With a Self-Reported Exercise Vital Sign. PM R. 2020;12(9):861-9.

Simmelink EK, Wempe JB, Geertzen JHB, van der Woude LHV, Dekker R. Feasibility, safety, and reliability of exercise testing using the combined arm-leg (Cruiser) ergometer in subjects with a lower limb amputation. PLoS One. 2018;13(8):e0202264.

Tortorella RL, Materia MA, Mizdraje M, Ricci L, Natal M, Brion G, *et al.* Rehabilitación cardiovascular en amputados de miembros inferiores de causa vascular. Insuficiencia Cardíaca. 2014;9(2):54-60.

Uustal H. Prosthetic rehabilitation issues in the diabetic and dysvascular amputee. Phys Med Rehabil Clin N Am. 2009;20(4):689-703.

Uustal H, Meier RH. Pain issues and treatment of the person with an amputation. Phys Med Rehabil Clin N Am. 2014;25(1):45-52.

Wezenberg D, de Haan A, Faber WX, Slootman HJ, van der Woude LH, Houdijk H. Peak oxygen consumption in older adults with a lower limb amputation. Arch Phys Med Rehabil. 2012;93(11):1924-9.

Wezenberg D, Dekker R, van Dijk F, Faber W, van der Woude L, Houdijk H. Cardiorespiratory fitness and physical strain during prosthetic rehabilitation after lower limb amputation. Prosthet Orthot Int. 2019;43(4):418-25.

Wied C, Foss NB, Tengberg PT, Holm G, Troelsen A, Kristensen MT. Avoidable 30-day mortality analysis and failure to rescue in dysvascular lower extremity amputees. Acta Orthop. 2018;89(2):246-50.

Zambudio Periago R. Rehabilitación en el amputado de miembro inferior. En: Zambudio Periago R. Prótesis, ortesis y ayudas técnicas. España: Elsevier Masson; 2009. p. 105-10.

Rehabilitación del paciente con cardiopatía y secuelas de ictus u otras enfermedades del sistema nervioso central adquiridas

42

M. B. Pérez Sagredo y G. Miranda Calderín

 OBJETIVOS

- Describir las principales patologías neurológicas susceptibles de realizar un programa de rehabilitación cardíaca tras un evento cardíaco.
- Explicar las diferentes posibilidades de determinar la capacidad funcional en un paciente con secuelas neurológicas.
- Mostrar las principales modalidades de entrenamiento en un programa de rehabilitación cardíaca.
- Exponer las limitaciones de llevar a cabo un programa de rehabilitación cardíaca convencional en este perfil de personas con afectaciones neurológicas.
- Comentar las principales complicaciones que pueden aparecer en un programa de rehabilitación cardíaca en pacientes neurológicos.
- Presentar el efecto de los fármacos que toman los enfermos con patologías neurológicas y su repercusión para adherirse a un programa de rehabilitación cardíaca.
- Exponer la evidencia disponible sobre intervención en un programa de rehabilitación cardíaca.

INTRODUCCIÓN

Las recomendaciones generales de ejercicio para la población adulta se basan en la respuesta fisiológica al ejercicio y las adaptaciones crónicas que genera este. Dichas recomendaciones se establecen para personas cuya respuesta al ejercicio es normal y están recogidas en el consenso de la American College of Sports Medicine (ACSM) y la American Heart Association (AHA) de 2007, reflejadas en la **tabla 42-1**.

Las personas que tienen alguna discapacidad se consideran población especial y requieren adaptaciones, como estabilizadores de la marcha, tipo férulas antequino, dispositivos tipo arnés para realizar entrenamiento en tapiz rodante y adaptaciones en los miembros superiores para manejo de los dispositivos de entrenamiento. De esta manera, el programa de rehabilitación resulta más seguro y efectivo.

En muchas ocasiones, este perfil de pacientes, debido a las secuelas de su enfermedad neurológica, solo pueden realizar y beneficiarse de parte de lo que ofrece un programa de rehabilitación cardíaca (PRC) completo, como la entrevista médica, los consejos sobre la práctica de actividad deportiva del fisioterapeuta, la entrevista de enfermería, el manejo de fármacos, el repaso de factores de riesgo, las charlas de educación sanitaria y la presencia en los talleres prácticos, pero no pueden llevar a cabo el entrenamiento de esfuerzo.

El entrenamiento de estas poblaciones especiales precisa profesionales entrenados, equipos adecuados y un ambiente diferenciado.

Por otro lado, hay que tener presentes las afecciones del sistema nervioso central (SNC) o periférico, que pueden ser:

Tabla 42-1. Recomendaciones de ejercicio físico para adultos recogidas en el consenso de la American College of Sports Medicine (ACSM) y la American Heart Association (AHA)

Aeróbico	• Ejercicio físico moderado: > 30 min/día, > 5 días/semana, > 150 min/semana • Ejercicio físico intenso: > 20 min/día, > 3 veces/semana, > 75 min/semana • La combinación de ambas estrategias para gastar > 500-1.000 MET
Fuerza	• 8-10 ejercicios, 10-15 repeticiones (grupos musculares mayores) • > 2 días, no consecutivos • Ejercicio moderado/intenso (5-8 Borg)
Equilibrio, estiramientos	• 2 veces en semana, 10 min • Estiramientos de 60 s de los principales grupos musculares (yoga) • Actividades que mejoren equilibrio, para prevenir caídas: taichí y pilates

Lee IM, Pate RR, Haskell WL., *et al.* Recommendations of physical exercise in adults : ACSM/AHA. Physical activity and public health: updated recommendation for adults from the American College of Sports Medicine and the American Heart Association. Circulation 2007; 116:1081.

- Progresivas: períodos de empeoramiento asociados a otros de estabilidad clínica y descenso progresivo en la capacidad funcional (enfermedad de Parkinson, distrofias musculares o esclerosis múltiple).
- No progresivas: no asociadas a un empeoramiento progresivo, pero existe una reducción inicial de la capacidad física con una estabilización e, incluso, mejoría de esta con el tiempo. Es lo que ocurre en la parálisis cerebral, el ictus, el traumatismo craneoencefálico o la lesión medular.

De la misma forma que las distintas modalidades de entrenamiento se han ido incorporando al PRC (resistencia, fuerza y equilibrio), también el tipo de pacientes ha ido cambiando. Los PRC se establecieron inicialmente para personas infartadas de bajo riesgo pasando luego a operados, con insuficiencia cardíaca y, por último, poblaciones especiales (pacientes neurológicos, amputados, con deterioro cognitivo, etc.). La integración de este nuevo perfil de pacientes en los programas grupales implica mayor esfuerzo, no solo desde el punto de vista del personal sanitario, sino desde la adquisición de equipos técnicos que minimicen el riesgo de complicaciones, como, por ejemplo, las caídas.

ICTUS

En este apartado, se expone la valoración inicial del ictus y la estratificación de riesgo en el PRC y las modalidades de entrenamiento, así como posibles complicaciones, limitaciones y fármacos adecuados.

Generalidades

Durante la última mitad del siglo xx, las enfermedades cardiovasculares se han convertido en la primera causa de muerte en todos los países del mundo industrializado. A pesar de que las nuevas terapias surgidas en los últimos años han conseguido reducir el número de decesos por dicha circunstancia, esta sigue ocupando el liderazgo de mortalidad en la mayoría de los países en la actualidad. En España, según datos extraídos del *Informe Anual del Sistema Nacional de Salud 2020-2021*, el ictus sigue siendo la segunda causa de muerte (primera en las mujeres), la primera causa de discapacidad adquirida en el adulto y la segunda causa de demencia. Así, afecta al 1,5 % de personas, aunque a partir de los 65 años afecta a 6 de cada 100 y, a partir de los 80 años, a 10 de cada 100 personas.

Hay diferentes tipos de ictus según la naturaleza de la lesión. El ictus isquémico debido a una oclusión arterial en una determinada zona del parénquima encefálico (85 % de los casos) y el ictus hemorrágico debido a la rotura de un vaso sanguíneo encefálico (15 %).

Cabe destacar que cada año, 110.000-120.000 personas sufren un ictus en España y unas 70.000 personas sufren un infarto de miocardio (IAM). Ambas patologías comparten factores de riesgo cardiovascular.

Tras un ictus aparecen signos y síntomas en la motoneurona superior, como hemiparesia o hemiplejia, que cursa con hipertonía (llega en algunos casos a la espasticidad), hipotonía, reflejos miotáticos exagerados y alteraciones en la sensibilidad, propiocepción y coordinación. No obstante, estos dependen del territorio afectado (localización y extensión) y del momento de la evolución del proceso.

La inactividad física es habitual tras un ictus. Pero existe evidencia de que el ejercicio físico (aeróbico y de fuerza) debe recomendarse en supervivientes de un ictus, con ejercicios de intensidad baja y moderada como medida de prevención secundaria.

Por otro lado, se ha de tener en cuenta que hay numerosas barreras que limitan el ejercicio regular entre pacientes con secuelas de ictus. Las principales son las dificultades de acceso,

el transporte y el costo económico, además de la depresión, el miedo a las caídas, etc. Todas ellas limitan la participación de estos pacientes en los PRC.

> Los tratamientos en grupo y un profesional bien entrenado que lo dirija aumentan la participación. Por otro lado, no existen estudios prospectivos que demuestren la reducción de eventos cardiovasculares con el ejercicio tras un ictus.

Valoración inicial y estratificación de riesgo en el programa de rehabilitación cardíaca

La valoración inicial de un paciente con secuelas de ictus e IAM, desde el punto de vista del médico rehabilitador, se puede obtener a través de una buena anamnesis y exploración física. A la hora de realizar la estratificación del riesgo de complicaciones, se han de seguir las recomendaciones de la Sociedad Española de Rehabilitación Cardiorrespiratoria (SORECAR): situación clínica (ergometría: manifestación clínica, registro de electrocardiograma y MET), deterioro de la función ventricular, arritmias ventriculares malignas y arterias coronarias no revascularizadas).

La prueba de esfuerzo puede ser la convencional o con análisis de gases y debe adaptarse a las limitaciones de los pacientes, tanto en la modalidad (tapiz rodante con arnés o ergómetro de bicicleta o de manos) como en los protocolos que hay que utilizar (Bruce o Naughton en el tapiz), protocolos incrementales de 10-20W/min con un periodo de calentamiento y enfriamiento de 3 minutos, respectivamente. Con esta prueba, se obtiene MET, respuesta cronotrópica y tensional, vatios alcanzados y recuperación de la frecuencia cardíaca en el primer minuto. Con el análisis de gases, se observan los umbrales ventilatorios (VT_1 o umbral anaeróbico por Wasserman y el VT_2), que son más precisos a la hora de realizar la programación del entrenamiento. Según Abeytua *et al.* (2019), una metodología usada para planificar el entrenamiento de los pacientes es la que utiliza los umbrales, la llamada metodología ZEME (zona de entrenamiento de máxima eficacia), que consiste en delimitar una zona dentro de la zona sensible de entrenamiento (situada entre VT_1 y VT_2) mediante la división en cuartiles. Las frecuencias cardíacas situadas en los Q1, Q2 y Q3 son las zonas ZEME 1, ZEME 2 y ZEME 3 que son las frecuencias cardíacas a las que debe entrenar el paciente de modo progresivo a lo largo de las semanas. El valor del VO_2 máximo está influido, además de por factores genéticos, edad, sexo, composición corporal, situación musculoesquelética, función cardíaca y pulmonar u otras patologías, por la cantidad de masa muscular en movimiento durante el ejercicio. Por este motivo, en pruebas realizadas en tapiz, el VO_2 alcanzado es aproximadamente un 10 % mayor que en un cicloergómetro de bicicleta y un 20 % mayor respecto a un cicloergómetro de manivela. Tanto los MET como el VO_2 máximo están por lo general disminuidos en los pacientes con ictus y están condicionados por el grado de secuela neurológica.

Por otro lado, no se han encontrado estudios que analicen la capacidad funcional en personas con secuelas de ictus y un

IAM reciente. Y en cuanto a la ergometría con determinación del VO$_2$ máximo, tampoco hay estudios realizados en enfermos con secuelas de ictus.

En las pruebas submáximas, como el test de la marcha de los 6 minutos (TM6) y test de lanzadera, se debe tener en cuenta las secuelas físicas en el hemicuerpo afectado, que pueden provocar alteraciones del tono muscular, las cuales afectan al control postural y al movimiento voluntario, lo que altera la marcha y el equilibrio.

Modalidades de entrenamiento

Los ergómetros deben ser la base del entrenamiento aeróbico para pacientes que hayan sufrido un ictus. Es importante proporcionar seguridad y evitar caídas, de manera que se prefieren los cicloergómetros reclinados a los verticales y a los de manivela; estos últimos son muy poco comunes en las salas de entrenamiento.

La forma de entrenar depende de los datos obtenidos en las pruebas de capacidad funcional previamente realizadas y adaptadas de acuerdo con la patología de base. Así, no hay que pasar por alto que tras un ictus se pierde rápidamente la condición física, por lo que frecuencia, intensidad, tiempo y tipo de ejercicio (FITT), se valora y adapta de manera individualizada.

En cuanto al *ejercicio aeróbico*, de manera general la intensidad inicial debe ser del 30 % del VO$_2$ máximo, aunque con el tiempo se puede llegar a entrenar al 40-70 % del VO$_2$. Las frecuencias cardíacas máximas rondan el 55-80 %. En la escala de Borg clásica (6-20), el paciente debe entrenar en un Borg en torno a 11-13 (bastante suave y algo duro). Las sesiones pueden durar 20-60 minutos, según cada persona, y suelen llevarse a cabo con una frecuencia de tres a cinco veces por semana.

El *entrenamiento de fuerza* ayuda a mejorar la sensación general de bienestar y a desarrollar nuevas vías nerviosas hacia las extremidades afectadas mediante el reclutamiento de vías inactivas. Además, el entrenamiento de fuerza de la extremidad sana tiene un efecto cruzado sobre la extremidad afectada. Lo recomendado en este caso es realizar de 1-3 series de 10-15 repeticiones, con 8-10 ejercicios de los principales grupos musculares al 50-80 % de 1RM dos o tres veces en semana y aumentar de manera gradual la resistencia según tolerancia.

En cuanto al *entrenamiento de flexibilidad*, este ayuda a mantener la movilidad de las extremidades sanas y a mejorar la amplitud de movimiento de las afectadas. En ocasiones, los pacientes suelen experimentar contracturas articulares por la falta de movimiento en torno a la articulación. Por ello, es conveniente efectuar estiramientos de ambas extremidades antes y después de cada sesión de entrenamiento (con solo 5 minutos es suficiente), así como los días que no se entrene.

Además, se puede añadir al programa ejercicios de coordinación y equilibrio (mantenerse sobre un solo pie, llevar el dedo a la nariz o seguir un objeto en movimiento con el dedo, por ejemplo).

Todo esto queda resumido en la **tabla 42-2**, donde se exponen las recomendaciones de ejercicio físico tras un ictus y cómo deben combinarse los ejercicios de resistencia muscular, fuerza, equilibrio y estiramientos.

Complicaciones

La espasticidad es una complicación frecuente tras un ictus. Sus repercusiones físicas implican la limitación de la movilidad y destreza, aparición de dolor, espasmos, contracciones y deformidades articulares y la aparición de lesiones en la piel por presión. Puede limitar la realización del ejercicio. Por eso, en ocasiones es necesario recurrir a férulas y ortesis con el fin de prevenir lesiones, corregir deformidades o ayudar en actividades motoras. Hay tratamientos locales, como la toxina botulínica, que mejoran la espasticidad localizada y antiespásticos de acción sistémica, que, en general, producen somnolencia y aumentan el riesgo de caídas.

Tabla 42-2. Recomendaciones de ejercicios físico tras un ictus

Tipo	Objetivos	FITT
Aeróbico (caminar, bicicleta estática, ergómetros de brazos)	• Capacidad física aeróbica • Riesgo cardiovascular • ABVD	• 30-60 % VO$_2$ o frecuencia cardíaca de reserva • Frecuencia cardíaca máxima: 55-80 % • Borg 9-13 (6-20) • 3-5 días/semana • 20-60 min/sesión • 5-10 min calentamiento/enfriamiento
Fuerza (pesas, bandas elásticas, máquinas multifunción)	• Aumentar fuerza y resistencia • Mejora ABVD	• 1-3 series de 10-15 repeticiones • 8-10 ejercicios de los principales grupos musculares a 50-80 % de 1RM • 2-3 días/semana • Aumento gradual de la resistencia según tolerancia
Flexibilidad	• Mejorar rangos articulares • Prevención de contracturas	Estiramientos 10-30 s antes o después del ejercicio aeróbico
Equilibrio y coordinación (taichí, yoga, pilates)	• Prevenir caídas • Mejora ABVD	2-3 días/semana

ABVD: actividad básica de la vida diaria; FITT: frecuencia, intensidad, tiempo y tipo de ejercicio. Adaptada de Jacobs (2018).

Una de las alteraciones más frecuentes es la del pie equinovaro espástico. En pacientes con capacidad de marcha, se usan ortesis que mejoran la posición del pie; las más utilizadas son el Dictus o *foot-up* y la férula antiequina tipo «rancho de los amigos».

Limitaciones

Es importante destacar en qué etapa de recuperación se encuentra el paciente y adaptar el programa de ejercicio en consecuencia.

El paciente con secuela de ictus que participe en un PRC debe ser valorado de manera individualizada, ya que no todos los afectados por esta patología pueden llevar a cabo un PRC completo. Es una población con diferentes perfiles físicos, lo que supone que los afectados por ictus deben integrarse en un PRC con otras personas sin secuelas neurológicas, por lo que se precisa el uso de ortesis y adaptaciones en el tapiz, así como el uso preferente de ergómetros con asiento reclinado, que dan más estabilidad y minimizan el riesgo de caídas.

El personal sanitario que se encuentra en la sala de entrenamiento debe estar pendiente de estas personas y no perder de vista el resto de pacientes para mantener la mayor seguridad.

Si parte del ejercicio no es posible realizarla, se muestra al paciente el resto de herramientas que ofrece el PRC, las cuales pueden ser de ayuda en la prevención de futuros eventos cardíacos, como la entrevista con enfermería (se abordan autocuidados, alimentación y toma correcta de fármacos), la entrevista con el fisioterapeuta (se aconseja sobre la realización de ejercicio aeróbico, fuerza y equilibrio) y, en caso de ser necesario, la valoración por el psicólogo. Tanto el paciente como su familia pueden acudir a las charlas de educación sanitaria, para tener un mayor concepto de lo ocurrido, y a los talleres prácticos.

Fármacos

La medicación que toman los pacientes tras un ictus es similar a la de los pacientes infartados. En general, están indicados antiagregantes plaquetarios, anticoagulantes, hipolipemiantes, antihipertensivos y betabloqueantes. Las complicaciones y los efectos secundarios son los mismos que en un paciente con cardiopatía isquémica. Los antiagregantes (ácido acetilsalicílico [AAS], clopidogrel, ticagrelor, prasugrel, etc.) provocan riesgo de sangrado, problemas gastrointestinales, en el caso del AAS, y disnea, que ocurre en ocasiones con el ticagrelor. Los hipolipemiantes (estatinas, ezetimibe y nuevos fármacos, como icosapento de etilo o inclisirán) pueden producir mialgias y aumento de las transaminasas, en el caso de las estatinas. En cuanto a los antihipertensivos (inhibidores de la enzima convertidora de angiotensina [IECA], antagonistas de los receptores de angiotensina II [ARA II], diuréticos, etc.), generan hipopotasemia y tos seca en el caso de los IECA. Los diuréticos pueden producir hipovolemia y deshidratación. Por su lado, los betabloqueantes, provocan hipotensión postural y disfunción eréctil, entre otros muchos.

En caso de que haya espasticidad, se añaden fármacos antiespásticos (diazepam, baclofenos, tizanidina, etc.), que, en general, son depresores del SNC y afectan al equilibrio, las funciones cognitivas y el estado de alerta, lo que supone un aumento en el riesgo de caídas.

LESIONADOS MEDULARES

En este punto, se trata la medición de la capacidad funcional en estos lesionados, las modalidades de entrenamiento y sus complicaciones y limitaciones en la rehabilitación cardíaca, además de los fármacos indicados en estos casos.

Generalidades

La incidencia mundial anual de pacientes con lesión medular oscila entre 40 y 80 casos por millón de habitantes. Hasta un 90 % de esos casos se deben a causas traumáticas. España cuenta con más de 149.000 personas con lesión medular, según el Instituto Nacional de Estadística (2020).

Los síntomas, que dependen de la gravedad de la lesión y su localización en la médula espinal, pueden incluir la pérdida parcial o completa de la sensibilidad o del control motor en brazos o piernas, incluso en todo el cuerpo. Las lesiones medulares más graves afectan a los sistemas de regulación del intestino, la vejiga, la respiración, el ritmo cardíaco y la tensión arterial.

Las principales causas de mortalidad en los lesionados medulares son las enfermedades cardíacas (32 %) y los problemas respiratorios (28 %).

- La lesión medular en la zona cervical o torácica afecta a los nervios espinales que inervan los músculos respiratorios. El diafragma, músculo principal de la inspiración, recibe su inervación del tercer, cuarto y quinto segmento espinal cervical. Las lesiones por encima de C5 producen parálisis del diafragma, intercostales y músculos abdominales, por lo que sin soporte respiratorio son incompatibles con la vida. Este perfil de paciente que sufra un infarto no es subsidiario de un programa de rehabilitación cardíaca.
- La lesión medular dorsal provoca debilidad en la musculatura abdominal e intercostal, lo que disminuye la capacidad tusígena y de eliminación de las secreciones.
- La lesión medular dorsal baja, hasta las lesiones de cono, presentan pocas complicaciones respiratorias.

La lesión medular cónica aumenta el riesgo cardiovascular, la obesidad y la resistencia a la insulina. Además, se dan cambios en la distribución de la grasa corporal, que se almacena en la región abdominal. En esta población se considera obesidad el valor de un índice de masa corporal superior a 22 (existe una clasificación de este índice adaptada en la lesión medular, debido a que tienen un cambio en la composición corporal con una disminución de la masa grasa).

Por lo tanto, es probable que un paciente con una lesión medular tenga un infarto y solicite un programa de rehabilitación cardíaca adecuado a sus características o la realización de un programa de ejercicio físico monitorizado en personas con riesgo cardiovascular alto debido al sedentarismo. Para ello, se precisan dispositivos especiales para el entrenamiento (cinta rodante con suspensión del peso, ergómetros de miembros superiores, etcétera) (**Fig. 42-1** y **42-2**).

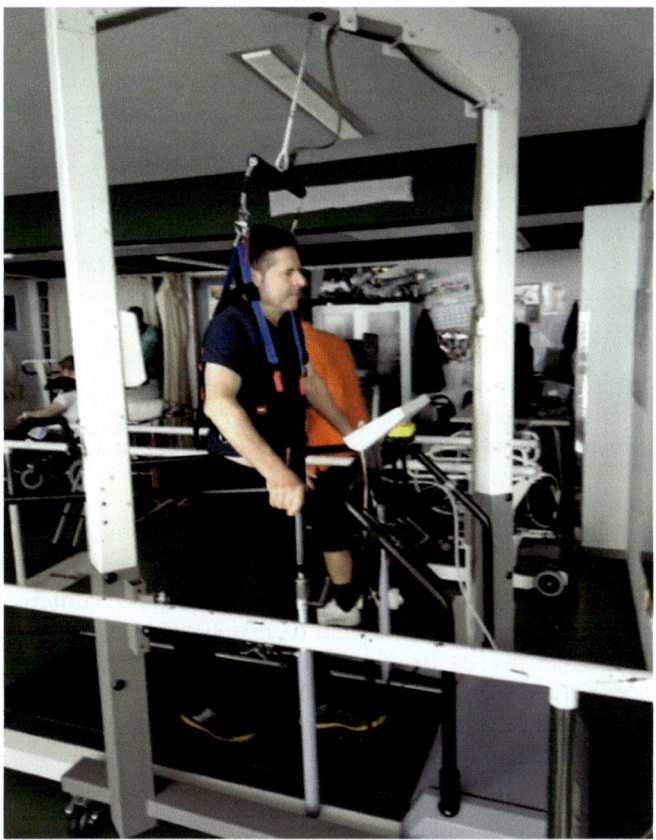

Figura 42-1. Paciente entrenándose en cinta rodante con suspensión del peso (*body weight supported treadmil*) en el Hospital Universitario Insular de Gran Canaria.

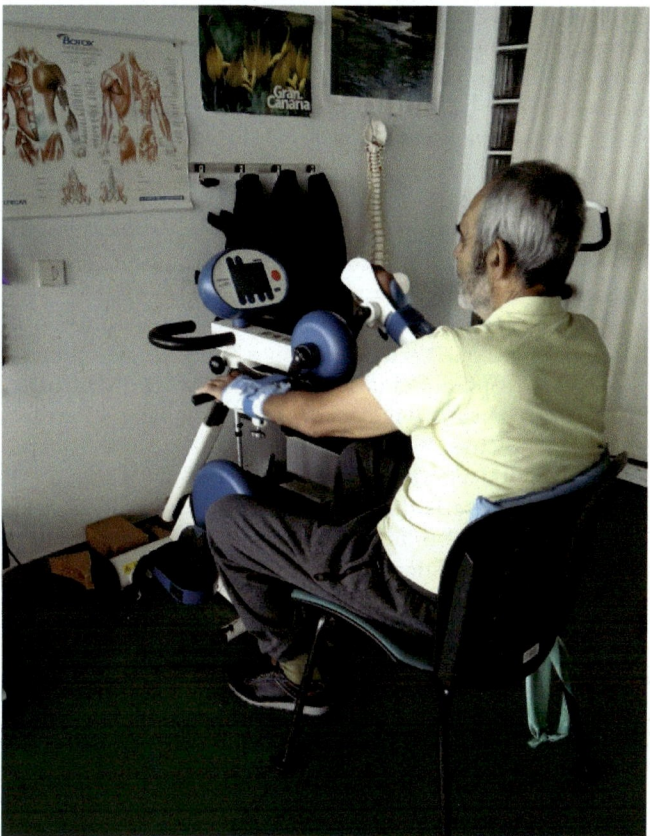

Figura 42-2. Dispositivo MOTOmed para el entrenamiento de los miembros superiores en la Unidad de Lesionados Medulares del Hospital Universitario Insular de Gran Canaria.

Medición de la capacidad funcional

La capacidad física de un lesión medular está condicionada por:

- Nivel lesional: cervical, dorsal o lumbar. A mayor nivel lesional, menor es la respuesta cardiovascular al ejercicio con los brazos, por predominio del tono parasimpático. Los pacientes con niveles superiores a T4 suelen tener su pico de frecuencia cardíaca máxima en torno a 100-120 lpm. Los niveles inferiores a T6 experimentan frecuencias cardíacas más elevadas en respuesta al ejercicio.
- Grado: escala *American Spinal Injury Association* (ASIA).
- Edad.
- Sexo.
- Comorbilidades previas (enfermedad pulmonar obstructiva crónica, obesidad, etcétera).

La prueba de referencia para valorar la capacidad física en el lesionado medular es la ergoespirometría con un ergómetro de manivela para miembros superiores. En general, el VO$_2$ pico de los lesionados medulares está reducido debido a que la parte superior del cuerpo hace trabajar a pequeños grupos musculares de los brazos que no consiguen llegar al VO$_2$ máximo, limitado por factores centrales como el gasto cardíaco. Además, hay que tener en cuenta que la capacidad cardiovascular y circulatoria para aportar oxígeno a los músculos funcionantes es superior a las necesidades de estos y que el VO$_2$ pico se encuentra limitado

por factores periféricos musculares. En estos casos, la fatiga precede a la sobrecarga cardiocirculatoria. Por este motivo, los beneficios que cabe esperar se encuentran limitados a los músculos activos: aumento del número de mitocondrias, mioglobina, oximioglobina, actividad oxidativa, tamaño de las fibras musculares, densidad capilar, etc. En definitiva, a igualdad de condiciones de peso, talla, edad y carga, un paciente con lesión medular tiene un menor pico de VO$_2$ que uno sano. La intensidad de la prueba de esfuerzo se aumenta gradualmente hasta el agotamiento muscular.

En cuanto a los protocolos e incrementos, estos varían según el nivel de la lesión y la forma física del paciente. Lo normal es usar un protocolo inicial de 5-10 W con incrementos de 10-15 W cada 3 minutos.

Modalidades de entrenamiento en una lesión medular

Los pacientes con lesión medular elevada por encima de C5 no son candidatos al programa de rehabilitación cardíaca debido a la complejidad de sus secuelas. En cuanto a las lesiones medulares dorsales, el programa se valora de manera individualizada, prestando atención en el nivel de la lesión y sus repercusiones clínicas. En las dorsales más altas, se combina ejercicio aeróbico, fuerza y técnicas de fisioterapia respiratoria, mientas que en las dorsales más bajas o lesiones de cono se trabaja el ejercicio aeróbico y de fuerza.

Los pacientes con lesión medular es mejor que realicen un vaciado vesical y que tengan un ritmo intestinal adecuado para evitar pérdidas de orina y de heces antes de la realización de una prueba de esfuerzo y ejercicio pautado en el PRC.

Para el *ejercicio aeróbico*, se usan ergómetros de miembros superiores. Hay que empezar por una sesión semanal e incrementarse a 2-3 sesiones semanales. La intensidad es de baja a moderada empezando con un 30-60 % del VO_2, 55-75 % de frecuencia cardíaca máxima obtenida en la prueba de esfuerzo y manteniendo un Borg 9-13 (según la escala de Borg clásica). La duración del ejercicio comienza con 15-20 minutos y se pueden alcanzar los 30 minutos de ejercicio aeróbico.

Para el *entrenamiento de fuerza*, según el material disponible en la sala, se pueden usar máquinas multifunción resistidas con el peso corporal y cintas elásticas. Se trabaja inicialmente 1-2 días por semana y puede incrementarse hasta 4 días por semana. Se efectúan 8-10 ejercicios al 40-60 % de 1RM (repetición máxima) y se pueden alcanzar el 60-85 % de 1RM. Se inicia con 1 serie de 10-12 repeticiones y se llega hasta 2-3 series con 1-2 minutos de descanso entre ellas (**Tabla 42-3**). Las características especiales de las personas con lesión medular y la tendencia que tienen al sedentarismo hace que sea de vital importancia potenciar al máximo aquellas partes de su cuerpo que no han sufrido alteración alguna por la lesión medular, sobre todo los miembros superiores en el caso de los parapléjicos, tan necesarios para llevar a cabo su vida (manejo de silla de ruedas, transferencias, etcétera).

En cuanto a la *fisioterapia respiratoria*, se trabajan los aspectos que se detallan a continuación.

- Entrenamiento de la musculatura respiratoria. La debilidad de la musculatura respiratoria tras la lesión medular afecta a la fisiología pulmonar y, sobre todo, a la capacidad para realizar una tos eficaz. Por ello, se utilizan dispositivos específicos, como el *Threshold*, el *power breath* o similar. Para calcular la intensidad del entrenamiento es preciso medir basalmente la presión inspiratoria máxima (PIM), y la presión espiratoria máxima (PEM) o usar valores de referencia de normalidad. El entrenamiento más utilizado consiste en inspiraciones o espiraciones resistidas con los dispositivos, al menos 15 minutos por la mañana y 15 minutos por la tarde a una intensidad inicial del 30 % del valor de la PIM o PEM obtenidas. Se puede ir aumentando la resistencia

de forma gradual cada semana o, simplemente, cuando al afectado le parezca fácil una intensidad, aumentarla. Otra posibilidad es ir haciendo mediciones periódicas de la PIM y PEM e ir incrementando la resistencia en un rango del 30-60 % de los valores de PIM y PEM obtenidos. De acuerdo con cada paciente, interesa entrenar la musculatura inspiratoria o la espiratoria, según los hallazgos en la medición de las presiones.

- Técnicas instrumentales para la fisioterapia respiratoria en lesión medular. Se trata de dispositivos de presión espiratoria positiva con (*flutter*, Acapela®) o sin oscilación (Thera PEP®) para el manejo de las secreciones en pacientes con buena colaboración e hipersecretores. Sobre los dispositivos que favorecen la expansión torácica, como el incentivador volumétrico, hay poca evidencia que respalde su beneficio.

Complicaciones y limitaciones

En una lesión medular incompleta de niveles bajos, es necesario ver si el paciente necesita para realizar ejercicio algún tipo de ortesis que mejore el patrón de marcha o permita mayor estabilidad en el cicloergómetro o en el tapiz con arnés y, así, poder evitar el riego de caídas. Algunas de las ayudas técnicas más utilizadas son las férulas *antiequino dynamic ankle-foot orthosis* (DAFO) o *ankle-foot orthosis* (AFO), férulas que bloquean las articulaciones de la rodilla, tobillo y pie (KAFO), o bitutores largos con control pélvico.

Los pacientes con lesión medular tienen un elevado riesgo de fracturas ante traumatismos mínimos. Al tercer año de la lesión, se estima una pérdida de masa ósea del 50 %, sobre todo en el fémur y la tibia. Cabe destacar que las fracturas afectan a huesos largos (tibia, peroné y fémur distal) y que son poco frecuentes las fracturas vertebrales. Ante la presencia de deformidad y cambios en el estado general hay que sospecharlas, puesto que el dolor no es unos de los síntomas de alarma.

Una posible complicación que puede aparecer durante el programa de rehabilitación cardíaca en este perfil de pacientes es la disreflexia autonómica, sobre todo en una lesión medular por encima de T6. Esta genera un aumento brusco de la tensión arterial y la frecuencia cardíaca y un intenso malestar en el paciente, con piloerección, disnea, etc. Esta circunstan-

Tabla 42-3. Diseño de un programa de ejercicios en pacientes con lesión medular			
Tipo ejercicio	**Frecuencia**	**Intensidad**	**Volumen**
Entrenamiento de fuerza			
• Máquinas multifunción • Resistidos con el peso corporal (calisténicos) • Cintas elásticas	• 1-2 días/semana • 4 días/semana	• 8-10 ejercicios 40-60 % 1RM • 60-85 % 1RM	• 1 series de 10-12 repeticiones • Progresar hasta 2-3 series • 1-2 min. Descanso
Entrenamiento aeróbico			
• Ergómetros de miembros superiores • Ejercicios recíprocos de empujar-tirar	• 1 sesión semanal • 2-3 sesiones/semana	Baja-moderada, 30-60 % VO_2 o frecuencia cardíaca reserva, 55-75 % frecuencia cardíaca máxima, Borg entre 9-13	15-20 minutos y progresar a 30 min

Adaptada de Jacobs (2018).

cia suele darse por la existencia de un estímulo intenso por debajo del nivel lesional. Las causas más frecuentes son la retención urinaria o problemas intestinales. También puede deberse a lesiones en la piel (uñero, úlceras cutáneas, etc.). El personal sanitario debe estar alerta ante este problema y estar familiarizado con su tratamiento y resolver el factor desencadenante. Hay que suspender el ejercicio y si la hipertensión persiste, recurrir a medidas farmacológicas (IECA, nitratos, etc.). De manera anecdótica, cabe destacar a este respecto que el Comité Paraolímpico prohíbe el llamado *efecto boosting,* que consiste en provocar una disreflexia y el consiguiente aumento de la presión arterial antes de la competición en deportistas en silla de ruedas. El aumento de la presión arterial y la frecuencia cardíaca mejora el rendimiento en algunas pruebas deportivas, pero genera un riesgo vital inaceptable en el deportista.

Fármacos y lesión medular

Los pacientes con lesión medular suelen tomar fármacos para el control del dolor nociceptivo y neuropático (analgésicos menores y mayores, gabapentina y pregabalina), relajantes musculares, fármacos para mejorar el tránsito intestinal y el estreñimiento, anticolinérgicos para el control de la vejiga neurógena, antidepresivos, etc. Con estos últimos se ha de tener cuidado al administrarlos o ajustarlos en dosis mínimas debido a que en el ámbito cardiovascular pueden producir arritmias o aumento de la frecuencia cardíaca y la presión arterial.

Algunos de estos fármacos pueden disminuir el estado de alerta, producir somnolencia, déficit de atención, sequedad de boca, alteraciones en la termorregulación, etc., por lo que es necesario tener más cuidado para evitar mayor riesgo de caídas en el programa.

Al igual que con el resto de pacientes que han sufrido un IAM, hay que tener cuidado con las complicaciones y los efectos secundarios más frecuentes de los fármacos propios tras el evento cardíaco.

ESCLEROSIS MÚLTIPLE

En este aparatado, se aborda la medición de la capacidad funcional, las modalidades de entrenamiento y las complicaciones y limitaciones en el ejercicio en pacientes con esclerosis múltiple en rehabilitación cardíaca, así como los fármacos adecuados en estos casos.

Generalidades

La esclerosis múltiple es una enfermedad neurológica inflamatoria autoinmune crónica del sistema nervioso central. Inicialmente, se caracteriza por episodios esporádicos de déficits neurológicos reversibles, seguidos de un deterioro neurológico progresivo.

Se estima que en el mundo padecen esclerosis múltiple unos 2,5 millones de personas y que en Europa afecta a unas 700.000 personas. En España, la cifra se sitúa en torno a 80-180 casos por cada 100.000 habitantes. Afecta a un mayor número de mujeres (tres de cada cuatro), las cuales tienen más probabilidades de comenzar con los síntomas de forma más precoz y tener más brotes que los hombres.

Las manifestaciones clínicas más habituales son las alteraciones sensoriales, motoras, cerebelosas o del sistema visual. La fatiga es uno de los síntomas más comunes; produce una reducción de la fuerza muscular durante las contracciones musculares debido a mecanismos de origen tanto neural como muscular (desaceleración de las propiedades contráctiles de los músculos y deterioro de la capacidad oxidativa de los músculos).

Los pacientes con esclerosis múltiple pueden tener mayor riesgo de enfermedades cardiovasculares debido a factores de riesgo, como la *reducción de la actividad física,* lo que aumenta la susceptibilidad a la aterosclerosis. El *estrés oxidativo* acelera los procesos de envejecimiento y supone un riesgo de enfermedad cardiovascular. Hay que tener en cuenta que el oxígeno reactivo se incrementa en la esclerosis múltiple. El sistema nervioso central es muy susceptible al estrés oxidativo debido al uso del oxígeno, la escasez de antioxidantes y la alta concentración de ácidos grasos poliinsaturados. Esto puede llevar a disfunción endotelial, remodelación arterial y rigidez y, finalmente, aterosclerosis subclínica y disfunción cardíaca.

Alrededor del 40-45 % de los pacientes con esclerosis múltiple tienen *disfunción cardiovascular autónoma.* Algunos datos muestran un riesgo ligeramente mayor de infarto agudo de miocardio, accidente cerebrovascular e insuficiencia cardíaca durante el primer año después del primer diagnóstico de esclerosis múltiple en comparación con la población general. El sistema nervioso autónomo, encargado del control de la frecuencia cardíaca y la respiratoria, se ve afectado en el transcurso de esta enfermedad. Conviene señalar la disfunción parasimpática, caracterizada por mala circulación, problemas para dormir y fatiga crónica, lo cual está relacionado con el progreso de la discapacidad en las personas con esclerosis múltiple y produce mayor riesgo de impacto cardiovascular.

Medición de la capacidad funcional

Al igual que ocurre con el resto de enfermedades del SNC, a la hora de estratificar el riesgo de complicaciones en el PRC, se debe hacer usando las recomendaciones de la SORECAR.

Para objetivar la capacidad física de estos pacientes con esclerosis múltiple según su situación basal por la enfermedad neurológica, se pueden usar pruebas máximas, como la ergometría, o submáximas, como el TM6.

Para realizar la prueba de esfuerzo convencional, se valorará su situación física y basal. Además, se usa un ergómetro de bicicleta o de manivela si presenta problemas de equilibrio y debilidad de los músculos del tronco y las extremidades inferiores. Los protocolos son incrementales a cargas bajas (5 W) y aumentan, según tolerancia, de 2,5 a 10 W cada 2 minutos. La potencia máxima puede oscilar entre 10 y 50 W debido a que es probable que aparezca fatiga muscular temprana propia de la enfermedad.

El VO_2 máximo en pacientes con esclerosis múltiple está disminuido con respecto a la población sana. No hay estudios en pacientes con esclerosis múltiple e IAM y determinación del VO_2.

Modalidades de entrenamiento

El paciente con esclerosis múltiple e IAM tiene que adoptar un enfoque individual dentro del programa de rehabilitación cardíaca, ya que la discapacidad por la esclerosis múltiple varía de un paciente a otro. De modo general, se combinarán ejercicios de fuerza y aeróbicos.

En el *ejercicio de fuerza*, se pueden usar maquinas multifunción resistidas con el peso corporal y cintas elásticas. La frecuencia puede pasar de una o dos veces por semana a, según la tolerancia, dos o tres veces por semana. La intensidad inicial en torno al 50-60 % de 1RM puede ascender al 60-70 % de 1RM. Hay que hacer hincapié en los tiempos de recuperación entre ejercicios; deben ser de 2-4 minutos. Las series iniciales de 1 a 3 de 10-12 repeticiones y se puede progresar hasta las tres o cuatro series.

En cuanto al *ejercicio aeróbico*, se pueden usar cintas o ergómetros de piernas o brazos. Se empieza con una sesión semanal y, según la tolerancia, se aumenta a dos o tres sesiones semanales. La intensidad es baja o moderada, del 30-60 % VO_2, 55-75 % de frecuencia cardíaca máxima y una escala de Borg de 9-23 (según la escala de Borg clásica). El tiempo oscila inicialmente en torno a los 10-20 min pudiendo progresar a los 30-40 min (**Tabla 42-4**).

Complicaciones y limitaciones en el ejercicio en pacientes con esclerosis múltiple

Los pacientes con esclerosis múltiple se adaptan mal a las altas temperaturas. Se debe evitar el aumento de la temperatura corporal, por lo que se precisan espacios bien ventilados y con temperatura baja. Un incremento de 0,5 °C de la temperatura corporal puede empeorar al paciente. La temperatura ideal de trabajo es de 22-24 °C. Es interesante señalar que la sudoración está reducida en algunos pacientes, lo que es peligroso. El enfriamiento preejercicio y postejercicio es una buena estrategia para combatir el aumento de temperatura corporal con el ejercicio, además de una buena hidratación.

Asimismo, conviene destacar los siguientes aspectos:

• Los estiramientos deben ser suaves y de corta duración (por la coexistencia de espasticidad y déficit de equilibrio).

• La fatiga es un síntoma frecuente en la esclerosis múltiple, por lo que los ejercicios deben ser submáximos y progresivos.
• Se precisan adaptaciones para hacer ejercicio con sillas de ruedas o caminar con arneses para evitar las caídas.
• Los ejercicios resistidos es mejor hacerlos sentados si el equilibrio está afectado.

Fármacos y esclerosis múltiple

Los tratamientos para la esclerosis múltiple son diferentes para cada persona. Dependen del estado de la enfermedad y los síntomas. Los medicamentos más comúnmente utilizados se dividen en tres categorías principales:

• Al inicio de la enfermedad, se intenta reducir la frecuencia y la gravedad de los ataques, así como reducir el daño al SNC y retrasar la progresión de la enfermedad. El interferón γ y, en general, los nuevos fármacos biológicos (fármacos de segunda línea de tratamiento), en concreto la mitoxantrona, son fármacos cardiotóxicos que deben administrarse con una fracción de eyección ventricular izquierda superior al 50 %; su empleo requiere control ecográfico o isotópico de la función ventricular izquierda antes y durante el tratamiento. Por su lado, el fingolimod, usado en esclerosis múltiple recurrente, con una enfermedad muy activa, tiene efectos secundarios como la bradiarritmia y los bloqueos auriculoventriculares de primer y segundo grado al inicio del tratamiento (se resuelven a lo largo de las primeras 24 horas). En algunos pacientes, durante el primer mes también puede haber casos de hipertensión arterial.
• En caso de exacerbación significativa, se puede administrar una dosis alta de corticosteroides para reducir el tiempo de la exacerbación, lo que aminora la inflamación del SNC, pero conlleva el riesgo de mermar la capacidad de ejercicio.
• Finalmente, las personas con esclerosis múltiple también pueden tomar medicamentos para ayudar a controlar los siguientes síntomas: disfunción de la vejiga y los intestinos, depresión, disfunción eréctil, mareos y vértigo, fatiga, náuseas y vómitos, dolor, picazón, espasticidad y temblor. Los medicamentos como los antiespásticos, anticolinér-

---

Tabla 42-4. Recomendaciones para el ejercicio en la esclerosis múltiple

Tipo ejercicio	Frecuencia	Intensidad	Volumen
Entrenamiento de fuerza			
• Máquinas multifunción • Resistidos con el peso corporal • Cintas elásticas	1-2 semana incrementar a 2-3 a la semana	• 50-60 % de 1RM • 60-70 % de 1RM • Recuperaciones 2-4 min	• 1-3 series de 10-12 repeticiones • Progresar hasta 3-4 series
Entrenamiento aeróbico			
Cinta, bicicleta, pedaleo de brazo y piernas, acuático	• 1 sesión semanal • 2-3 a la semana	Baja-moderada, 30-60 % VO_2 o FC reserva, 55-75 % FC máxima, Borg 9-13	10-20 min progresar a 30-40 min

FC: frecuencia cardíaca; VO_2: consumo de oxígeno. Adaptada de Jacobs (2018).

gicos, benzodiazepinas o antidepresivos pueden aliviar estos síntomas, lo que puede permitir una mayor capacidad para participar en un entrenamiento de ejercicios con un propósito. Los efectos secundarios de estos medicamentos incluyen somnolencia, mareos, visión borrosa, fatiga y debilidad, que pueden reducir la capacidad de ejercicio y el equilibrio.

ENFERMEDAD DE PARKINSON

Sobre la enfermedad de Parkinson, en este apartado se expone la medición de la capacidad funcional, los modelos de entrenamiento adecuados, así como las complicaciones y limitaciones y fármacos de esta enfermedad en la rehabilitación cardíaca.

Generalidades

La enfermedad de Parkinson es la segunda enfermedad neurodegenerativa más prevalente en el mundo. Sus principales síntomas son la bradicinesia, el temblor y la rigidez. En España, unas 120.000-150.000 personas padecen Parkinson. Cada año se diagnostican unos 10.000 nuevos casos. El 70 % de las personas tienen más de 65 años.

Hay estudios que estiman que los pacientes con enfermedad de Parkinson tienen dos veces más riesgo de desarrollar enfermedades cardiovasculares y mayor riesgo de morir a causa de estas en comparación con la población general.

Conviene destacar que la disautonomía ha mostrado asociación con el deterioro de la calidad de vida y la función cognitiva, así como mayor riesgo de caídas. En el caso de la hipotensión ortostática, puede manifestarse en etapas tempranas de la enfermedad.

En cuanto al ejercicio físico, hasta hace poco se pensaba que un ejercicio físico intenso aumentaba la rigidez en estos pacientes. Sin embargo, muchos estudios han demostrado que la combinación de ejercicios aeróbicos, de resistencia y de fuerza han mejorado aspectos como la movilidad, la fuerza, la resistencia, el equilibrio, la aptitud cardiorrespiratoria, la masa magra, la calidad de vida, la función cognitiva y el sueño.

Medición de la capacidad funcional

Al igual que con el resto de enfermedades del SNC, a la hora de estratificar el riego en el programa de rehabilitación cardíaca se usan las recomendaciones de la SORECAR.

Para valorar la capacidad física de estos pacientes, es necesario individualizar cada caso y elegir el dispositivo y el protocolo más recomendable. La ergometría en tapiz rodante tiene el inconveniente de producir mayor riesgo de lesiones debido a los trastornos motores y las discinesias que dificultan la marcha y el trote, por lo que son incapaces de conseguir una intensidad adecuada. En caso de usar este dispositivo, es necesario un arnés para evitar accidentes. Por lo general, su uso no es habitual para la prueba de esfuerzo.

Los cicloergómetros de bicicleta o de manivela aportan mayor seguridad a la hora de realizar la prueba. Es de vital importancia colocar bien al paciente con fijadores, en especial cuando el paciente sufra temblores o discinesias.

La prueba de esfuerzo ha de programarse 45-60 minutos después de la ingesta de la medicación y hacer coincidir el esfuerzo con el pico de la medicación, con lo que se evita el período *off*. Tras familiarizase con el cicloergómetro, el paciente inicia la prueba con cargas de 20 W e incrementos cada 2 minutos. En las personas con mayores dificultades, se necesita más tiempo para adaptarse a la carga, por lo que se emplean tiempos de incrementos más largos (en torno a los 4 minutos). Si no es posible realizar una prueba máxima, se hace una submáxima, como TM6.

Modelos de entrenamiento

Es importante recordar que los pacientes con la enfermedad de Parkinson tienen lentitud en los movimientos y la velocidad de la marcha, así como una alteración en el equilibrio. Son más susceptibles a la fatiga, por lo que hay que trabajar de manera submáxima. El ejercicio debe hacerse tras la ingesta de la medicación y evitar los períodos *off*. Además, el suelo del gimnasio debe estar libre de obstáculos para minimizar el riesgo de las caídas. Debido a la disautonomía que pueden presentar, la monitorización es importante para evitar hipotensión ortostática. Asimismo, deben evitarse las maniobras de Valsalva.

En cuanto al *ejercicio de fuerza*, no se aconsejan los ejercicios a pie firme o con levantamiento de pesas libres. Es mejor el uso de máquinas de multifunción en posición sentado. Se comienza con una frecuencia de 1-2 días por semana y se puede incrementar hasta 4 días a la semana. La intensidad inicial es de 40-60 % de 1RM y, según tolerancia, aumenta hasta 60-80 % 1RM. Se inicia con una serie de 10-12 repeticiones con 1-2 minutos de descanso. Es posible incrementarlo hasta dos o tres series.

En el *ejercicio aeróbico*, es más recomendable la bicicleta estática, pues, en ocasiones, no pueden seguir el ritmo impuesto por la cinta rodante. Se inicia con una sesión semanal, que puede aumentar, según tolerancia, hasta cuatro o cinco sesiones semanales. La intensidad es baja-moderada al 30-60 % del VO_2, en torno al 55-75 % de la frecuencia cardíaca máxima y con una escala de Borg 9-13 (según la escala de Borg clásica). El tiempo del ejercicio aeróbico inicialmente es de 10-20 min y puede incrementase hasta los 30-40 min (**Tabla 42-5**).

Complicaciones y limitaciones

Como en el resto de las enfermedades neurológicas, hay que tener muy claro en qué fase de la enfermedad se encuentra el paciente y ver si es subsidiario de realizarlo. La enfermedad de Parkinson en fase avanzada presenta una serie de complicaciones motoras que resultan de difícil control terapéutico. En estos casos, el enfermo podrá beneficiarse de la parte correspondiente a enfermería y la implicación familiar en el abordaje y conocimiento de la nueva patología cardíaca, así como de la parte del fisioterapeuta, donde puede repasar técnicas de fisioterapia respiratoria, y acudir a las charlas de educación sanitaria y asistencia en los talleres prácticos.

Fármacos y enfermedad de Parkinson

Actualmente no existen medicamentos para retrasar o detener la progresión de esta enfermedad, pero hay muchos fármacos

Tabla 42-5. Diseño del programa de ejercicios en el Parkinson

Tipo ejercicio	Frecuencia	Intensidad	Volumen
Entrenamiento de fuerza			
• Máquinas multifunción • Resistidos con el peso corporal • Cintas elásticas	1-2 días/semana	• 40-60 % 1RM • 60-80 % 1RM	• 1-3 series de 10-12 repeticiones • Progresar hasta 2-3 series • 1-2 min. Descanso
Entrenamiento aeróbico			
• Cinta, bicicleta, remo Ejercicios recíprocos de empujar-tirar	• 1 sesión semanal • 4 sesiones semana	Baja-moderada, 30-60 % VO$_2$ o frecuencia cardíaca reserva, 55-75 % frecuencia cardíaca máxima, Borg 9-13	• 10-20 min • 30-40 min

RM: repetición máxima. Adaptada de Jacobs (2018).

que se usan para tratar los síntomas asociados. La mayoría de síntomas se deben a la falta de dopamina. Por lo tanto, aumentar este neurotransmisor puede ayudar a una persona a experimentar movimientos corporales más naturales y menos rigidez.

El más comúnmente usado es la levodopa, que minimiza la lentitud, la rigidez y el temblor. Los efectos secundarios suelen incluir náuseas y pérdida de apetito, así como mareos, confusión, alucinaciones y reducción de la presión arterial. Estos efectos secundarios podrían limitar la capacidad y la eficiencia del ejercicio o colocar al individuo en mayor riesgo de lesión.

Existe otro grupo de medicamentos, como anticolinérgicos, inhibidores de la monoaminooxidasa B (MAO-B) o inhibidores de la catecol-O-metiltransferasa (COMT) (selegilina, amantadina, apomorfina, ropinirol, etc.), que conlleva un mayor riesgo de visión borrosa, somnolencia y confusión con limitaciones en la memoria, discinesia, etc. Con este grupo de fármacos se ha de tener cuidado a la hora de administrarlos o ajustar la dosis debido al sistema cardiovascular, algunos pueden producir arritmias, aumento de la frecuencia cardíaca y de la presión arterial.

 Hay que hacer el ejercicio tras la ingesta de la medicación y evitar los períodos *off*.

DISTROFIAS MUSCULARES

En este apartado, se abordan la medición de la capacidad funcional en las distrofias musculares dentro de un programa de rehabilitación cardíaca, así como modelos de entrenamiento, complicaciones, limitaciones y fármacos para estos casos.

Generalidades

Las distrofias musculares son un grupo heterogéneo de enfermedades del músculo estriado causadas por mutaciones de genes que determinan reducción, ausencia o disfunción de proteínas esenciales para la estabilidad estructural y funcio-

nal de las fibras musculares esqueléticas, lo que conduce a la destrucción y debilidad muscular de forma progresiva. Existen más de 30 tipos. Desde un punto de vista clínico, se caracterizan por una debilidad muscular progresiva de las extremidades, el tronco y la cara en proporciones y gravedad variables. Pueden también involucrar a la musculatura respiratoria, cardíaca y los músculos craneofaciales (oculomotores, deglución y masticatorios). En el ámbito mundial, la prevalencia en conjunto de todas las distrofias musculares se estima en 19,8-25,1/100.000.

Muchas de ellas tienen repercusiones cardiológicas. En el caso de Duchenne, taquiarritmia sinusal inapropiada, miocardiopatía dilatada, como dilatación ventricular derecha e izquierda, y disminución de la fracción de eyección. En el caso del Becker, lo más característico es la miocardiopatía. En el Steiner, las alteraciones de la conducción y del ritmo de estos enfermos son leves, la lesión miocárdica es poco importante y menos del 10 % de los casos.

Debido a la complejidad y la gran heterogeneidad de las manifestaciones clínicas de las distrofias musculares, solo pueden ser subsidiarias de un programa de rehabilitación, tras un evento cardíaco, aquellas cuya limitación física permita el desarrollo de estos programas.

Medición de la capacidad funcional

No hay un convenio establecido en cuanto al tipo de prueba que se debe realizar en estos pacientes, ni un consenso en la literatura especializada que hable del tipo y el protocolo que hay que poner en marcha. Se valora de manera individualizada la posibilidad de hacer una ergometría convencional con el protocolo de Bruce, una ergoespirometría o test de valoración submáximo.

Modelos de entrenamiento

Estos pacientes son susceptibles a la fatiga, por lo que el ejercicio físico intenso está desaconsejado. En las formas más benignas de distrofia, como Becker o Steinert, se pueden combinar ejercicios aeróbicos (bicicleta) de fuerza con bajas cargas. Para evitar el componente excéntrico del ejercicio, se aconsejan dispositivos isocinéticos o neumáticos que posibiliten obviar la parte excéntrica, que es la que más reclutamiento muscular origina.

El *entrenamiento de fuerza* se realiza con dispositivos isocinéticos o neumáticos que proporcionen resistencia concéntrica sin tensión excéntrica. En caso de no disponer de ellos, se pueden usar bandas elásticas o el propio peso del paciente con movimientos multiarticulares. Los ejercicios deben realizarse lentamente y evitar ejercicios excéntricos, ya que son los que más reclutamiento muscular originan. Se efectúan 1-2 días por semana y se pueden aumentar según tolerancia. La intensidad es del 40-60 % de 1RM y en una serie de 10-12 repeticiones con un descanso de 1-2 minutos; puede incrementarse hasta series de 2-3, según tolerancia.

El *entrenamiento aeróbico* se puede realizar en cinta o bicicleta, con una sesión semanal y pasar hasta dos o tres sesiones semanales. La intensidad es de baja a moderada con el 30-60 % de VO_2, 55-75 % de frecuencia cardíaca máxima y con una escala de Borg de 6-20 (según la escala de Borg clásica). La duración del ejercicio aeróbico se inicia con 10-20 minutos y se incrementa, según tolerancia, a 30-40 minutos (**Tabla 42-6**).

En la distrofia de Steiner y Becker pueden combinarse ejercicios de *fisioterapia respiratoria*. En el caso de Becker, la insuficiencia respiratoria restrictiva se produce debido a la debilidad de los músculos intercostales y del diafragma. Son subsidiarios de presión positiva con dos niveles de presión nocturna y sistemas facilitadores de la tos. En la distrofia de Steiner, la afectación respiratoria es frecuente y constituye una de las principales causas de muerte prematura en estos pacientes. Es uno de los factores que más influyen en el deterioro de la calidad de vida.

Las técnicas de espiración forzada, tos dirigida e insuflación o exuflación mecánica para incrementar el pico flujo de tos ayudan a eliminar secreciones en estos pacientes.

Complicaciones y limitaciones

Igual que el resto de las enfermedades descritas anteriormente, estos enfermos, debido a los problemas musculares, son subsidiaros de dispositivos externos para ayuda de la marcha, como ortesis en miembros inferiores para minimizar el riego de caídas; son de vital importancia al realizar el entrenamiento en las unidades de rehabilitación cardíaca.

Si no es posible garantizar la prevención en las caídas, el paciente con distrofias musculares ha de acudir a la parte del programa de rehabilitación cardíaca que comprenda la parte no física.

Fármacos y distrofias musculares

Actualmente, ningún enfoque farmacéutico ha demostrado ser efectivo para revertir las distrofias musculares. Sin embargo, los corticosteroides, específicamente la prednisona, se recetan de forma habitual para minimizar los síntomas y retrasar la progresión de la enfermedad. Estos medicamentos (por ejemplo, prednisona y metilprednisolona) tienen los posibles efectos secundarios de presentar aumento de la miopatía en dosis elevadas, niveles altos de glucosa, depresión y ansiedad, lo que puede limitar la capacidad de algunas personas para participar en el entrenamiento físico regular. En el ámbito cardíaco, a dosis altas pueden presentar hipertensión, enfermedad aterosclerótica temprana, arritmias, trombosis venosa profunda y embolia pulmonar.

Tras el evento cardíaco, el cardiólogo ajusta o incluye los tratamientos farmacológicos propios del infarto. En muchos casos, los pacientes con distrofias musculares ya de base presentan manifestaciones clínicas cardíacas, por lo que según sus síntomas ya están tomando IECA, betabloqueantes, etc. De ahí la importancia de ajustar dichos tratamientos para evitar los principales efectos secundarios.

Tabla 42-6: Diseño del programa de ejercicios en las distrofias musculares

Tipo ejercicio	Frecuencia	Intensidad	Volumen
Entrenamiento de fuerza			
Máquinas multifunción (isocinético o neumático)	1-2 días/ semana Aumentar según tolerancia	40-60 % 1RM	• 1 series de 10-12 repeticiones • Progresar hasta 2-3 series • 1-2 min. Descanso
Entrenamiento aeróbico			
• Cinta, bicicleta, remo • Ejercicios recíprocos de empujar-tirar	• 1 sesión semanal • 2-3 sesiones semana	Baja-moderada, 30-60 % VO_2 o frecuencia cardíaca reserva, 55-75 % frecuencia cardíaca máxima, Borg 6-20	• 10-20 min • 30-40 min

RM: repetición máxima. Adaptada de Jacobs (2018).

PUNTOS CLAVE

• Los beneficios del ejercicio físico tras un evento cardiovascular son extensibles a pacientes que tengan una afección neurológica previa.
• El abordaje multimodal que incluya los ejercicios de resistencia, fuerza, estiramientos y el trabajo específico del equilibrio son los recomendados.

• Es necesario realizar adaptaciones en el lugar de entrenamiento y tener equipos adaptados que posibiliten el ejercicio en estas poblaciones especiales.

BIBLIOGRAFÍA

Abeytua Jiménez M. Berenguel Senén A. Castillo Martin J. Comprendiendo la ergometría con gases. 1ª ed. Madrid: Primavera. 2019.

Alegría Ezquerra E, Alegría Barrero A, Alegría Barrero E. Estratificación del riesgo cardiovascular: importancia y aplicaciones. Revista Española de Cardiología. 2012;12(C):8-11.

Bauman WA, Spungen AM. Metabolic changes in persons after spinal cord injury. Phys Med Rehabil Clin N Am. 2000;11(1):109-40.

Billinger SA, Arena R, Bernhardt J, Eng JJ, Franklin BA, Mortag Johnson C, et al. Physical activity and exercise recommendations for stroke survivors: a statement for healthcare professionals from the American Heart Association/American Stroke Association. Stroke. 2014;45(8):2532-53.

Boldt I, Eriks-Hoogland I, Brinkhof MW, de Bie R, Joggi D, von Elm E. Non-pharmacological interventions for chronic pain in people with spinal cord injury. Cochrane Database Syst Rev. 2014;11:CD009177.

Brienesse LA, Emerson MN. Effects of resistance training for people with Parkinson's disease: a systematic review. J Am Med Dir Assoc 2013; 14(4):236-41.

Flansbjer UB, Lexell J, Brogårdh C. Long-term benefits of progressive resistance training in chronic stroke: a 4-year follow-up. J Rehabil Med. 2012; 44(3):218-21.

Green D, Hull RD, Mammen EF, Merli GJ, Weingarden SI, Yao JS. Deep vein thrombosis in spinal cord injury. Summary and recommendations. Chest. 1992;102(6 Suppl): 633S-5S.

Hicks AL, Martin KA, Ditor DS, Latimer AE, Craven C, Bugaresti J, McCartney N. Long-term exercise training in persons with spinal cord injury: effects on strength, arm ergometry performance and psychological well-being. Spinal Cord. 2003;41(1):34-43.

Hirsch MA1, Toole T, Maitland CG, Rider RA. The effects of balance training and high-intensity resistance training on persons with idiopathic Parkinson's disease. Arch Phys Med Rehabil. 2003;84(8):1109-17.

Jacobs PL. Neuromuscular conditions and disorders. En: Jacobs PL. NSCA's essentials of training special populations. NSCA; 2018: p. 267-318.

Jones LM, Legge M, Goulding A. Intensive exercise may preserve bone mass of the upper limbs in spinal cord injured males but does not retard demineralisation of the lower body. Spinal Cord. 2002;40(5):230-5.

Jørgensen JR, Bech-Pedersen DT, Zeeman P, Sørensen J, Andersen LL, Schönberger M. Effect of intensive outpatient physical training on gait performance and cardiovascular health in people with hemiparesis after stroke. Phys Ther. 2010;90(4):527-37.

Kjølhede T1, Vissing K, Dalgas U. Multiple sclerosis and progressive resistance training: a systematic review. Mult Scler. 2012;18(9):1215-28.

Mehrholz J1, Pohl M, Elsner B. Treadmill training and body weight support for walking after stroke. Cochrane Database Syst Rev. 2017;8(8):CD002840.

O´Neill SB, Maguire S. Patient perception of the impact of sporting activity on rehabilitation in a spinal cord injuries unit. Spinal Cord. 2004;42(11):627-30.

Thietje R, Kowald B, Hirschfeld S. What are the causes of death in patients with spinal cord injury today? A descriptive analysis of 102 cases. Rehabilitation (Stuttg). 2011;50(4):251-4.

Valent LJ, Dallmejer AJ, Houdijk, Slootma HJ, Janssen TW, Post MWM, et al. Effects of hand cycle training on physical capacity in individuals with tetraplegia: a clinical trial. Phys Ther. 2009;89(10):1051-60.

Rehabilitación del paciente oncológico con cardiopatía

43

E. Pleguezuelos Cobo

OBJETIVOS

- Conocer los conceptos básicos del proceso oncológico en la prescripción de la actividad física.
- Saber los componentes y los beneficios de la rehabilitación cardiooncológica.
- Entender los mecanismos de cardiotoxicidad de los tratamientos empleados en oncología.
- Reconocer las contraindicaciones para pautas en un programa de rehabilitación cardiooncológica.
- Saber realizar una valoración previa al inicio de la rehabilitación cardiooncológica.
- Conocer el tipo de ejercicio y cómo prescribirlo.

INTRODUCCIÓN

La sarcopenia es una enfermedad caracterizada por una disminución de la función, la masa y la calidad de los músculos. En los últimos años, la sarcopenia ha ganado cada vez más atención debido a sus efectos adversos sobre los resultados relacionados con la salud, como discapacidad, mala calidad de vida, aumento de las complicaciones posoperatorias y muerte. En los pacientes con cáncer, las alteraciones musculares son muy prevalentes (entre el 10 y el 90 %, según la localización del cáncer y los criterios de diagnóstico utilizados). Una disminución de masa muscular se ha asociado con una menor tolerancia a la quimioterapia, mayor riesgo de complicaciones posoperatorias, mayor deterioro del estado funcional del paciente y peor bienestar psicológico, calidad de vida general y supervivencia.

En pacientes con cáncer, la sarcopenia es una amenaza mortal, con una prevalencia que varía del 15 al 89 %, según diferentes criterios diagnósticos, tipos de cáncer y estadios. Es importante destacar que se cree que la prevalencia de sarcopenia es mucho mayor en personas de edad avanzada que tienen más probabilidades de desarrollar cáncer. Un estudio reciente de con más de 3.000 pacientes con cáncer colorrectal en etapa temprana informó que el 58 % de los pacientes mayores de 70 años y el 27 % de los pacientes menores de 60 años tenían sarcopenia.

Para la detección de la sarcopenia se requiere personal capacitado y dispositivos especiales, que suelen ser difíciles de implementar en la práctica clínica, lo que limita la identificación temprana de esta patología.

Con frecuencia, se ha demostrado que las personas con cáncer son uno de los grupos de pacientes hospitalarios más grandes con prevalencia de desnutrición. La pérdida de peso es una manifestación habitual de desnutrición en dichos enfermos. Varios estudios a gran escala realizados en los últimos 35 años han informado de que la pérdida de peso involuntaria afecta del 50 al 80 % de estos pacientes. El grado de pérdida de peso depende del sitio del tumor y del tipo y estadio de la enfermedad.

Las enfermedades cardiovasculares son una causa común de morbilidad y mortalidad en los sobrevivientes de cáncer. Además, ahora se reconoce cada vez más que algunas terapias contra el cáncer tienen efectos cardiovasculares negativos o cardiotoxicidad. Las consecuencias adversas cardíacas se describieron por primera vez en 1968 con regímenes que contenían antraciclinas que causaban arritmias, insuficiencia cardíaca manifiesta dependiente de la dosis o insuficiencia cardíaca súbita; estas se relacionaban con la muerte en pacientes adultos con leucemia. Sin embargo, el reconocimiento generalizado de este campo no ocurrió hasta que se encontró evidencia de que los agentes dirigidos contra el receptor 2 del factor de crecimiento epidérmico humano (HER2) (por ejemplo, Herceptin®) en combinación con antraciclina aumentaron la disfunción del ventrículo izquierdo y la insuficiencia cardíaca en mujeres con HER2 (cáncer de mama positivo). Las principales agencias de cardiología y oncología ahora recomiendan la evaluación del electrocardiograma en reposo (para controlar el intervalo QT prolongado) o la fracción de eyección del ventrículo izquierdo en reposo antes y durante la exposición a agentes cardiotóxicos conocidos en pacientes de alto riesgo (por ejemplo, dosis de antraciclina superiores a 200 mg/m^2, tratamiento con HER2 o antecedentes de enfermedad cardiovascular.

La terapia con ejercicios mejora la capacidad cardiorrespiratoria en personas con cáncer y atenúa los efectos cardiotóxicos de la terapia contra dicha enfermedad. Los programas de rehabilitación cardíaca y pulmonar en pacientes oncológicos deberían ser una pieza central en el tratamiento multidisciplinar. Además, los diagnosticados con enfermedades cardiovasculares con antecedentes de neoplasia deben ser valorados y tratados como cualquier paciente cardíaco que entre en un programa de rehabilitación cardíaca. En este capítulo, se habla sobre todo del paciente oncológico con patología cardíaca secundaria a su proceso neoplásico; por tanto, se aborda la rehabilitación cardiooncológica. El ejercicio, por lo general, es seguro y su beneficio se observa cuando se inicia tan pronto como se diagnostica el cáncer y durante la supervivencia a esta patología.

DEFINICIÓN DE CARDIOTOXICIDAD

La cardiotoxicidad se define como el conjunto de síntomas de origen cardíaco derivadas de los tratamientos oncohematológicos, con criterios diagnósticos similares a los utilizados en la población general. Una de las complicaciones más frecuentes, pero que genera más controversia, es la disfunción ventricular secundaria a cardiotóxicos

La disfunción ventricular secundaria a cardiotóxicos se define como una reducción de la fracción de eyección del ventrículo izquierdo (FEVI) superior al 10 % respecto al valor basal con FEVI inferior al límite normal. La Sociedad Europea de Cardiología identifica el 50 % como punto de corte de normalidad. Sin embargo, en pacientes tratados con antraciclinas y trastuzumab, una FEVI en rango bajo-normal (50-55 %) aumenta de forma significativa el riesgo de disfunción ventricular secundaria a cardiotóxicos. Por ese motivo, y en concordancia con las recomendaciones de cuantificación de cámaras cardíacas, la Sociedad Americana de Ecocardiografía y la Asociación Europea de Imagen Cardiovascular utilizan el 53 % como límite normal.

EVALUACIÓN DEL RIESGO DE CARDIOTOXICIDAD

Actualmente, no se dispone de escalas prospectivas que valoren de forma conjunta el riesgo cardiovascular y de cardiotoxicidad. Pero las escalas tradicionales subestiman el riesgo asociado al tratamiento del cáncer. A pesar de esta limitación, se recomienda estratificar el riesgo cardiovascular con las tablas SCORE antes de iniciar el tratamiento antitumoral y evaluar la presencia de los factores, detectados en estudios retrospectivos y registros, que aumentan el riesgo de eventos cardiovasculares durante el tratamiento antitumoral (**Tabla 43-1**).

ESTRATEGIAS PARA LA PREVENCIÓN DE LA CARDIOTOXICIDAD

Para todos los pacientes, con independencia del tratamiento previsto, hay que tener en cuenta los siguientes aspectos:

- Promoción de un estilo de vida cardiosaludable con programas de ejercicio físico regular.
- Identificación y control estricto de los factores de riesgo cardiovascular antes, durante y después del tratamiento. Los objetivos terapéuticos, similares a los de población general, se resumen en la **tabla 43-2**.

Tabla 43-1. Factores de riesgo de disfunción ventricular secundaria a cardiotóxicos

Factores genéticos

Dosis acumulada (≥ 35 Gy o ≥ 2 Gy/día)

Mujeres

Edad < 15 o > 65 años

Hipertensión arterial

Cardiopatía isquémica

FEVI en rango bajo de la normalidad (50-55 %) antes del tratamiento

Historia de insuficiencia cardíaca

Tratamiento combinado de antitumorales y radioterapia torácica

Insuficiencia renal

Obesidad (IMC > 30) y sedentarismo

FEVI: fracción de eyección del ventrículo izquierdo; IMC: índice de masa corporal.

Tabla 43-2. Factores de riesgo cardiovascular y objetivos terapéuticos

Factores de riesgo cardiovascular	Objetivos
cLDL*	Riesgo muy alto, < 70 mg/dL Riesgo moderado/alto, < 100 mg/dL
Presión arterial	< 140/90 mmHg < 140/85 mmHg (diabetes *mellitus* o insuficiencia renal crónica)
HbA1c	< 7 % (> 75 años, 7,5-8 %)
Dieta	Cardiosaludable
Tabaco	No
Ejercicio	≥ 150 min semanales de ejercicio moderado

cLDL: colesterol de las lipoproteínas de baja densidad; HbA1c: hemoglobina glucosilada.

Durante la administración de tratamientos potencialmente cardiotóxicos, se recomiendan una serie de conductas terapéuticas que se citan a continuación:

- Reducción del efecto cardiotóxico directo mediante la utilización de esquemas terapéuticos menos cardiotóxicos (formulaciones liposomales).
- Uso de agentes cardioprotectores en prevención primaria.
  - Dexrazoxano: reduce el riesgo de disfunción ventricular por antraciclinas, pero su utilización es controvertida y excepcional.
  - Bloqueadores beta (carvedilol y nebivolol): previenen la reducción de la FEVI y disminuyen la incidencia de insuficiencia cardíaca durante el tratamiento con trastuzumab y/o antraciclinas.

– Inhibidores de la enzima de conversión de la angiotensina: el enalapril previene el deterioro de la FEVI en pacientes con elevación de troponinas durante el tratamiento con antraciclinas.
– Terapias de combinación: el estudio OVERCOME demostró una disminución de la disfunción ventricular y una menor incidencia de muerte o insuficiencia cardíaca en pacientes hematológicos tratados con carvedilol y enalapril frente a placebo. En personas con cáncer de mama, el estudio PRADA demostró el efecto cardioprotector de candesartán (no de la combinación candesartán y metoprolol) frente a placebo.
– Estatinas: se ha demostrado *in vitro* y en estudios retrospectivos que las estatinas de alta potencia reducen el daño celular y el riesgo de insuficiencia cardíaca de los pacientes en tratamiento con antraciclinas.
– Los datos iniciales respaldan el uso de inhibidores de la aldosterona en prevención de insuficiencia cardíaca.

En la actualidad, no se recomienda iniciar cardioprotectores sistemáticamente en todos los pacientes con cáncer, pero sí optimizar su uso si hay una cardiopatía previa y/o hipertensión arterial. Puede considerarse el tratamiento en prevención primaria para pacientes con riesgo cardiovascular alto o muy alto o que hayan recibido fármacos cardiotóxicos en el pasado y precisen nuevos tratamientos antitumorales.

LA REHABILITACIÓN CARDIOONCOLÓGICA. NUEVO CONCEPTO, INDICACIONES Y CONTRAINDICACIONES

La rehabilitación cardiooncológica (CORE) es un nuevo concepto que tiene como objetivo reducir el riesgo de enfermedades cardiovasculares y mejorar la condición cardiopulmonar en los sobrevivientes de cáncer al proporcionar recetas de ejercicio y rehabilitación cardíaca, además de la llamada rehabilitación del cáncer durante y después del tratamiento de dicha patología.

La CORE es parte de la rehabilitación cardíaca para pacientes de alto riesgo que reciben tratamiento contra el cáncer y para sobrevivientes de este expuestos a tratamientos de alto riesgo. Se implanta en los centros por el mayor riesgo de enfermedades cardiovasculares en los sobrevivientes de dicha patología. Puede tener una variedad de causas, incluidos los factores de riesgo cardiovascular tradicionales, los efectos directos del tratamiento del cáncer, como la cardiotoxicidad, o los efectos indirectos, como la disminución de la actividad física.

> **!** Los programas integrales similares a la rehabilitación cardíaca, como la prescripción de ejercicios, la modificación de los factores de riesgo, la educación y el asesoramiento, tienen el potencial de ser opciones para pacientes con cáncer seleccionados para mejorar los síntomas, la función cardiorrespiratoria, el bienestar psicosocial, la calidad de vida y la supervivencia general (**Fig. 43-1** y **Tabla 43-3**).

La CORE proporciona estrategias útiles y prácticas para completar el tratamiento del cáncer y mejorar los resultados clínicos en pacientes de alto riesgo que reciben tratamiento para la mencionada enfermedad o sobrevivientes expuestos a tratamientos de alto riesgo.

Los pacientes que más se benefician de la CORE son los de alto riesgo con factores de riesgo cardiovascular no tratados y los que reciben tratamientos de alto riesgo, como quimioterapia o radioterapia cardiotóxica a dosis altas. Sin embargo, no hay recomendaciones de consenso para todas las terapias contra el cáncer involucradas en todos los riesgos de enfermedad cardiovascular relacionada con el tratamiento del cáncer.

Recientemente, la American Society of Clinical Oncology Clinical publicó una guía de práctica clínica sobre la preven-

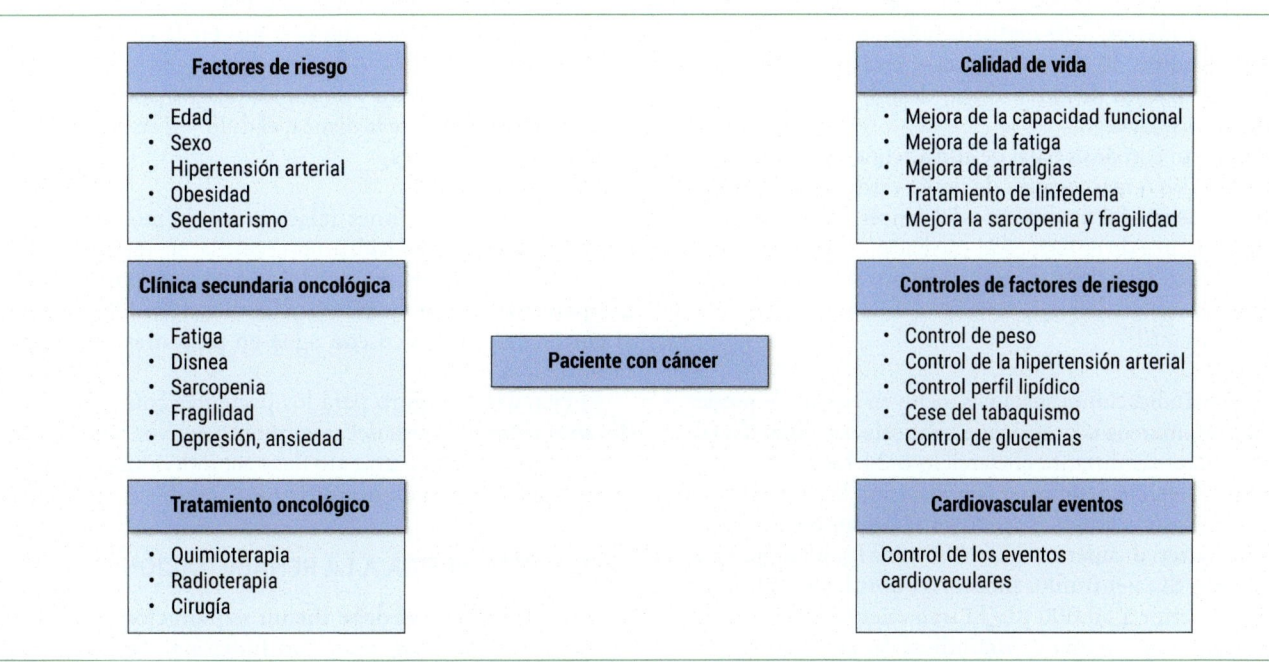

Figura 43-1. Beneficios de rehabilitación cardiooncológica

Tabla 43-3. Componentes de la rehabilitación cardiooncológica

Rehabilitación cardíaca	Rehabilitación cardiooncológica
Estado general	• Patología del cáncer, estadio, metástasis • Condiciones de salud relacionadas con el cáncer • Trastornos cardiovasculares relacionados con el tratamiento del cáncer • Riesgos asociados con el linfedema, la ostomía y la infección • Recuento completo de células sanguíneas • Depresión, fatiga y calidad de vida • Aptitud cardiopulmonar
Modificación del estilo de vida • Nutrición • Presión arterial • Perfil de lípidos • Diabetes *mellitus* • Tabaquismo • Actividades psicosociales • Actividades físicas • Prescripción del ejercicio	• Recomendaciones nutricionales específicas para el cáncer • Peso corporal: control del peso (pérdida de peso o ganancia de masa grasa) • Hipertensión relacionada con el tratamiento (inhibidores de VEGF) • Cumplimiento de las pautas de manejo de lípidos • Mal control glucémico asociado con el tratamiento del cáncer • Derivación a programas para dejar de fumar • Apoyar la salud mental de los pacientes con cáncer • Aumentar la actividad física y disminuir el sedentarismo • Desarrollar pautas para el entrenamiento aeróbico y/o de resistencia • Implementar entrenamiento supervisado para rehabilitación cardiooncológica • Incorporar estrategias para mejorar los resultados del cáncer

VEGF: factor de crecimiento del endotelio vascular.

ción y el control de la disfunción cardíaca en sobrevivientes de cáncer en adultos. Proporciona directrices para la prevención, el diagnóstico y el tratamiento de la enfermedad cardiovascular relacionada con el tratamiento del cáncer y expone como tratamiento de alto riesgo las siguientes situaciones clínicas y, por tanto, candidatos principales de entrar en un programa de CORE:

• Tratamiento con antraciclinas en dosis altas (doxorrubicina de, al menos, 250 mg/m^2), radiación en dosis altas (como mínimo 30 Gy si el corazón está en el campo) o una combinación de radiación en dosis bajas y antraciclinas en dosis bajas.
• Tratamiento con dosis bajas de antraciclinas o trastuzumab solo, más dos o más factores de riesgo cardiovascular, edad en el momento del tratamiento del cáncer (60 años o más) o antecedentes de enfermedad cardíaca.
• Tratamiento con trastuzumab tras antraciclinas a dosis bajas.
• Cáncer infantil.

Las contraindicaciones absolutas incluyen angina de moderada a grave, mareos o presíncope, cianosis o palidez facial, vómitos o náuseas durante el ejercicio o 24 horas antes a la realización el ejercicio, desorientación, visión borrosa, disminución de la saturación de oxígeno en el aire ambiente, cifras de tensión arterial superior a 160/90 mmHg, hemoglobina inferior a 8 g/dL, neutrófilos inferior a 500/µL y recuento de plaquetas inferior a 50.000 µL. El tratamiento continuo del cáncer, aunque no es una contraindicación absoluta, puede limitar el programa de ejercicios en pacientes con cáncer.

Por lo tanto, el médico rehabilitador tratante debe ajustar el método de entrenamiento físico según sea necesario.

Según el nivel de supresión de la médula ósea, pueden ser necesarios ajustes en los tipos de actividades. Hay algunas precauciones que deben tomarse antes de hacer ejercicio durante el tratamiento del cáncer:

• Consultar al oncólogo antes de iniciar el ejercicio.
• Comprobar si hay anemia, neutropenia y trombocitopenia en los análisis de sangre y limitar la actividad según sea necesario.
• Control de los signos y síntomas relacionados con el ejercicio, especialmente la disnea, el dolor en las extremidades inferiores y la fatiga.

Las contraindicaciones relativas son hemoglobina baja, neutropenia, hipertensión, taquicardia en reposo y síntomas cardiovasculares, como dolor torácico, fatiga, dificultad para respirar, sibilancias y claudicación. Debe evitarse el entrenamiento físico con agua en pacientes sometidos a radioterapia.

El ejercicio es seguro para los pacientes con cáncer tanto durante como después del tratamiento activo. Sin embargo, el programa de entrenamiento debe ser individualizado según el enfermo y el tipo de tumor.

VALORACIÓN PREVIA A LA REHABILITACIÓN

En esta evaluación se debe incluir exploración física, valoración analítica, de la capacidad funcional, la musculatura respiratoria y la fuerza muscular y bioimpedancia, además de tener en cuenta ciertas escalas de valoración y hacer *Test Timed Up and Go Test.*

Exploración física completa

En la exploración física completa hay que hacer hincapié en las posibles limitaciones articulares secundaria a la radiación, déficits neurológicos por compresión del nervio periférico o polineuropatías secundarias al tratamiento con quimioterapia. Asimismo, se han de valorar signos y síntomas de insuficiencia cardíaca y registrar los tratamientos realizados antes y después de la cirugía para monitorizar los posibles efectos. En la **tabla 43-4** se describen los mecanismos de cardiotoxicidad de los principales tratamientos empleados en la práctica clínica.

Valoración analítica

Es fundamental la valoración analítica para control de la hemoglobina, los neutrófilos y las plaquetas.

Valoración de la capacidad funcional

En la valoración de la capacidad funcional, hay que tener en cuenta que existen diversos métodos para determinar la capacidad de ejercicio (algunos más complejos y que precisan de alta tecnología y otros más sencillos de realizar). Todos ellos han demostrado su fiabilidad, de forma que se puede efectuar una correcta valoración de la capacidad de ejercicio sea cual sea el entorno.

Prueba de 6 minutos marcha

Es la más utilizada y la que mejor se correlaciona con los parámetros de capacidad funcional y pronóstico. Es una prueba denominada de paseo, de fácil realización, segura y que refleja adecuadamente las actividades de la vida diaria. Requiere un equipo tecnológico sencillo y un personal técnico no muy especializado.

Su correcta ejecución ha sido recogida en las guías clínicas de la Sociedad Torácica Americana. Consiste en hacer caminar al paciente por un pasillo de al menos 30 metros. Se le indica que camine lo más rápido posible durante 6 minutos y cada 2 minutos se recomienda animarle con frases estandarizadas. Se debe repetir la prueba tres veces dejándole descansar 30 minutos entre ellas o en días sucesivos eligiendo la mejor de ellas. Durante la prueba se puede monitorizar la frecuencia cardíaca y la saturación de oxígeno, así como el grado de disnea. Si el paciente es portador de oxígeno portátil, debe llevarlo durante el test. Se trata de una prueba fundamental del estado funcional del paciente y la que mejor determina las actividades de la vida diaria.

Prueba de lanzadera

Es una prueba de marcha, fácil de realizar, con poca variabilidad y reproducible. Se ha utilizado mucho en Gran Bretaña y menos en España.

Sigue un protocolo de esfuerzo progresivo e incremental, con un perfil de prueba máxima fijándose el ritmo de marcha en 12 niveles. Se pide al paciente que camine alrededor de un óvalo de 10 metros de longitud marcado por dos conos, la velocidad de paso se determina por una señal sonora cada 10 metros. A cada señal el paciente debe aumentar la velocidad. La medida es el número de segmentos completados y el nivel alcanzado.

La prueba se detiene cuando el enfermo no puede mantener la velocidad, la disnea le impide continuar o si alcanza el 85 % de su frecuencia cardíaca máxima. Al inicio y finaliza-

Tabla 43-4. Fármacos y causa de cardiotoxicidad

Nombre del fármaco/clase	Mecanismo de cardiotoxicidad
Antraciclina	• Generación de exceso de radicales libres • Acumulación de hierro en las mitocondrias • Inhibición de Top2ß de ADN e inducción de muerte programada de cardiomiocitos • Desregulación de la autofagia de los cardiomiocito.
Trastuzumab	• Activación de la cascada de señalización inhibidora de la autofagia Erk/mTOR/Ulk1 • Interrupción de la heterodimerización ErbB4/ErbB2
Ciclofosfamida	• Agotamiento de antioxidantes/nivel de trifosfato de adenosina (ATP) • Daño endotelial • Activación de vías proinflamatorias y proapoptóticas
Cisplatino	• Inducción de daño en el ADN nuclear y mitocondrial • Incrementa el estrés oxidativo y disfunción mitocondrial
5- fluorouracilo	• Vasoespasmo coronario de 5-fluorouracilo a través de la proteína quinasa C y la endotelina-I • Lesión miocárdica directa: alfa-fluoro-beta-alanina (AFBA) • Disfunción endotelial vascular: efecto tóxico directo y producción de especies reactivas de oxígeno
Inhibidores de la tirosina quinasa	• Incrementa el estrés oxidativo, daño mitocondrial y apoptosis de cardiomiocitos
Inhibidor de puntos de control	• Inflamación inmunitaria con infiltración de células T en el miocardio • Incrementa el estrés oxidativo

Top2ß: topoisomerasa II beta.

ción de la prueba se monitorizan presión arterial, frecuencia cardíaca, saturación de oxígeno, disnea y aparición de dolor en miembros inferiores.

Ergoespirometría

Se trata de una prueba de esfuerzo que requiere un equipo más sofisticado. Puede realizarse en cicloergómetro o tapiz rodante. Es una prueba progresiva y puede ser de esfuerzo máximo o submáximo.

Consiste en la realización de un esfuerzo incremental limitado por síntomas o cuando se considera que el paciente ha alcanzado su esfuerzo máximo. Se puede medir la reserva cardíaca, metabólica y respiratoria. Para ello, se mide de forma no invasiva el oxígeno (VO_2) y el monóxido de carbono (VCO_2) en el aire espirado, la carga de trabajo, la ventilación minuto y sus componentes, frecuencia respiratoria y volumen corriente, frecuencia cardíaca y presión sanguínea sistémica. También se determinan la combinación de las variables anteriores: los equivalentes de oxígeno (ventilación/VO_2) y dióxido de carbono (ventilación/VCO_2) y el pulso de oxígeno (VO_2/frecuencia cardíaca). El electrocardiograma y la pulsioximetría se monitorizan de forma continua durante la prueba, la cual permite valorar la función cardíaca, ventilatoria y muscular, así como la integración entre todos los sistemas implicados en la fisiología del ejercicio.

Valoración de la musculatura respiratoria

La valoración de la musculatura respiratoria requiere de una voluntariedad del paciente y un sistema que precisa de fungibles, principalmente filtros. Se debe valorar el riesgo-beneficio para poder llevar a cabo este tipo de valoración:

- Presión inspiratoria y espiratoria máxima: es una valoración indirecta en boca. Una presión inspiratoria máxima inferior a 60 cmH_2O orienta hacia una debilidad de la musculatura inspiratoria. Es predictivo en la duración de la ventilación mecánica y mortalidad. No obstante, cifras inferiores a la normalidad pueden ser debidas a la mala técnica.
- Presión transdiafragmática: es una técnica muy específica para valorar la fuerza del diafragma; cifras inferiores a 60 cmH_2O orientarían a una debilidad. Pero es una técnica invasiva que requiere técnicos especializados.
- Existen otras pruebas invasivas que no dependen de la voluntariedad del paciente y técnicas de imagen que darían información de la situación de la musculatura respiratoria. Sin embargo, estas pruebas no se recomiendan en la práctica clínica en pacientes COVID-19 por la dificultad y el alto riesgo de transmitir la enfermedad.

Valoración de la fuerza muscular

Para esta valoración se tiene en cuenta:

- Valoración de 1RM (repetición máxima): consiste en la fuerza generada por un grupo muscular cuando realiza una repetición al máximo nivel posible, se valora, por tanto, la fuerza isotónica. Se trata de una valoración más objetiva,

que ha demostrado en pacientes ser sensible a los cambios después del tratamiento.
- Test isocinéticos: los aparatos de isocinéticos valoran la fuerza muscular isocinética máxima en régimen concéntrico-concéntrico o en concéntrico-excéntrico en un determinado rango de movimiento y velocidad. Es el método de referencia en la valoración de la fuerza, pero tiene como inconveniente el coste del sistema.

Bioimpedancia

La bioimpedancia es un método de análisis no invasivo, rápido, reproducible, validado y aceptado por los expertos del European Working Group on Sarcopenia in Older People. Permite conocer con alta precisión los compartimentos del cuerpo.

El método se basa en la aplicación de una corriente eléctrica alterna de una intensidad muy pequeña y la oposición de materiales biológicos al paso de esta corriente. Permite estimar: Na/K intercambiable, masa celular, grasa, magra y muscular (en kg y porcentaje del peso corporal total), agua total, extracelular e intracelular (en litros y porcentaje), metabolismo basal (en kcal) y ángulo de fase.

Escalas de valoración

Existe una multitud de escalas que podrían pasarse previamente al programa de rehabilitación. No obstante, aquí se detallan las que se muestran a continuación.

Cuestionario Internacional de Actividad Física

El Cuestionario Internacional de Actividad Física (IPAQ) fue desarrollado para valorar el nivel de actividad física de los pacientes. Desde entonces, el IPAQ se ha convertido en el cuestionario de actividad física más utilizado, con dos versiones disponibles: el formulario largo de 31 ítems (IPAQ-LF) y el formulario corto de nueve ítems (IPAQ-SF). La forma corta registra la actividad de cuatro niveles de intensidad:

1. Actividad de intensidad vigorosa, como aeróbicos.
2. Actividad de intensidad moderada, como ciclismo de ocio.
3. Caminar.
4. Sentarse.

Los autores originales recomendaron la versión de «recuerdo de los últimos 7 días» del IPAQ-SF para los estudios de vigilancia de la actividad física.

Índice de Barthel

Es una medida simple en cuanto a su obtención e interpretación, fundamentada sobre bases empíricas. Se trata de asignar a cada paciente una puntuación según su grado de dependencia para realizar una serie de actividades básicas. Los valores que se asignan a cada actividad dependen del tiempo empleado en su realización y la necesidad de ayuda para llevarla a cabo. Las actividades de la vida diaria incluidas en el índice original son diez: comer, trasladarse entre la silla y la cama, aseo personal, uso del retrete, bañarse o ducharse, desplazarse (andar en superficie lisa o en silla de ruedas), subir o bajar escaleras, vestirse o desvestirse, control de heces y control de orina. Las actividades se valoran de forma diferente, con lo que se asignan 0, 5, 10 o 15 puntos. El rango global puede variar entre 0 (completamente dependiente) y 100 puntos (completamente independiente)

EQ-5D

El EQ-5D, cuestionario genérico de calidad de vida reducido y diseñado a partir del cuestionario EUROQoL18, contiene un sistema descriptivo y una escala visual para la autoevaluación del estado de salud. El sistema descriptivo posee cinco dimensiones (movilidad, cuidado personal, actividades cotidianas, dolor o malestar y ansiedad o depresión) con tres opciones de respuesta («sin problemas», «algunos/moderados problemas» y «muchos problemas»). La escala visual analógica se presenta en forma de termómetro, cuyos extremos aparecen etiquetados con «peor estado de salud imaginable» y «mejor estado de salud imaginable», con puntuaciones de 0 a 100, respectivamente.

Test Timed Up and Go Test

El *Test Timed Up and Go Test* mide el tiempo requerido, en segundos, para que el paciente ejecute la siguiente tarea: levantarse de una silla con brazos, caminar 3 metros hacia adelante, dar una vuelta de 180 grados, caminar de vuelta y sentarse en la silla. El mejor valor predictivo para discriminar pacientes que cayeron fue de 12,47 segundos, riesgo relativo de (RR) de 3,2.

MANEJO BÁSICO DE LA SARCOPENIA

Existe evidencia contrastada de que los pacientes con sarcopenia deben seguir un tratamiento individualizado de ejercicio de resistencia y fuerza, con lo que incrementaría tanto la masa muscular como la fuerza.

El uso de una dieta rica en proteínas (1-1,5 g/día) o suplementos proteicos tiene una recomendación condicional basada en una pequeña cantidad de evidencia. Dosis más altas de proteína (hasta 2 g/día) pueden ser apropiadas en personas con enfermedades o lesiones graves o cuando hay evidencia de un estado proinflamatorio o catabólico. Se ha demostrado que el hidroxi β-metilbutirato (HMB) mejora la masa muscular y preserva la fuerza y función muscular en personas mayores con sarcopenia o fragilidad. La suplementación con vitamina D específica para la sarcopenia no tiene evidencia suficiente, aunque sí la hay sobre que las personas con los niveles bajos de vitamina D pueden mejorar su fuerza con suplementación. De manera similar, si bien la testosterona puede aumentar la masa muscular y la fuerza en personas mayores con gran seguridad, no existe la suficiente evidencia para prescribirla en pacientes con sarcopenia. Los datos preliminares con anamorelina, un agonista del receptor secretagogo tipo 1 de la hormona del crecimiento (receptor de grelina), y los anticuerpos antimiostatina no tienen la suficiente evidencia para recomendar su uso

ASESORAMIENTO SOBRE ACTIVIDAD FÍSICA

La actividad física puede tener efectos positivos en oncología en todos los estadios del cáncer, desde la prevención primaria hasta la terciaria. Se considera que la actividad física es cualquier movimiento corporal producido por los músculos esqueléticos que requiere gasto de energía. El ejercicio se define como una subcategoría de actividad física que consiste en movimientos planificados, estructurados, repetitivos y con un propósito. El efecto beneficioso de la actividad física se mantiene tras el diagnóstico de cáncer.

En un metaanálisis de aproximadamente 50.000 casos de cáncer de mama y colorrectal, un aumento de 10 equivalentes metabólicos por hora/semana (150 min/semana de actividad de intensidad moderada) se asocia con una reducción de la mortalidad por todas las causas en un 24 % para los sobrevivientes de cáncer de mama y en un 28 % para los de cáncer colorrectal.

Hacerse físicamente activo equivale a reducir de manera significativa la mortalidad (HR: 0,61) en comparación con los que permanecen inactivos tras el diagnóstico. Otros metaanálisis de 22 estudios y 123.574 mujeres con cáncer de mama también demuestran efectos beneficiosos similares: reducción de la muerte por cáncer (HR: 0,67) y mortalidad por todas las causas (HR: 0,54). Además, cuando la extensión de la actividad física alcanza el nivel recomendado por las guías (≥ 8 MET hora/semana), los eventos relacionados con el cáncer, como la recurrencia (HR: 0,79) y la progresión tumoral (HR: 0,72), también se reducen. Asimismo, la actividad física es una herramienta para contrarrestar el aumento del riesgo cardiovascular de las personas con cáncer. En pacientes con linfoma de Hodgkin, la adherencia a la actividad física moderada superior a 150 min/semana reduce significativamente el riesgo de eventos cardiovasculares (HR: 0,49), con una relación dosis-dependiente, independiente del riesgo cardiovascular basal y del tratamiento oncológico realizado.

PRESCRIPCIÓN DE UN PROGRAMA DE REHABILITACIÓN CARDIOONCOLÓGICA

Tras la realización de la historia clínica, exploración y la evaluación de la capacidad funcional, se debe prescribir un programa individualizado de rehabilitación que debe integrar, como mínimo, el entrenamiento de fuerza (periférica y respiratoria) y resistencia.

Prescripción de la fuerza

La prescripción de la fuerza se define por su carga, volumen y frecuencia. La carga es la intensidad del ejercicio, expresada en porcentaje del número máximo de repeticiones (RM). El volumen es el número de series y repeticiones en cada sesión; la carga está inversamente relacionada con ella. La frecuencia es el número de sesiones por semana.

Se ha de prescribir para la mejora de la fuerza un total de 8-12 repeticiones a baja velocidad e ir aumentando gradualmente el peso y número de repeticiones. La carga de trabajo debe iniciarse en 40-50 % de 1RM.

El entrenamiento de los músculos inspiratorios es un método para controlar la respiración mediante el fortalecimiento de los músculos inspiratorios con el fin de reducir la sensación de disnea; es factible en pacientes con cáncer y puede mejorar los niveles de actividad y calidad de vida.

Se propone realizar tres series al día de 10 repeticiones empezando al 70 % de la presión inspiratoria máxima. En estudios donde se prescribió el entrenamiento de los músculos inspiratorios a intensidad moderada de una a tres veces por semana durante 1-4 semanas, hubo mejoras en el VO$_2$ pico, la presión inspiratoria máxima y espiratoria y efectos clínicos sobre la dificultad para respirar, capacidad para hacer frente a la dificultad para respirar, satisfacción con control de la dificultad para respirar, fatiga, depresión y función emocional.

Prescripción del entrenamiento de resistencia

El entrenamiento de resistencia es un ejercicio que proporciona energía durante un período prolongado para cargas ligeras o moderadas, como caminar, correr, andar en bicicleta o nadar. Tres elementos definen las características del entrenamiento: intensidad (depende de la tasa de metabolismo energético: leve, moderada o vigorosa), frecuencia (número de sesiones de actividad aeróbica por semana) y duración (la actividad de cada sesión).

La definición de la intensidad se basa en indicadores como las pruebas del habla, la escala de Borg y la prueba de esfuerzo cardiopulmonar. Se debe iniciar el entrenamiento con una intensidad por debajo del primer umbral ventilatorio y, posteriormente, según tolerancia, incrementarlo de forma progresiva hasta llegar al 75 % consumo máximo de oxígeno. Se presume que la cantidad de entrenamiento aeróbico está asociada con efectos beneficiosos, como la reducción del riesgo cardiovascular. Caminar es un entrenamiento de intensidad moderada para sujetos sanos. Sin embargo, para los pacientes de cáncer con caquexia y otros síntomas relacionados con el tratamiento, incluso la misma carga puede considerarse de intensidad vigorosa.

Prescripción de ejercicios de propiocepción. ¿Es necesario en pacientes de cáncer?

Las caídas en las personas mayores son un importante problema de salud pública. Son la causa más común de muerte accidental en personas mayores de 75 años y son responsables de una morbilidad considerable entre los supervivientes. La mitad de los ancianos institucionalizados se caen al menos una vez en un período de 12 meses y el 40 % experimenta caídas recurrentes (dos o más). El 20 % de los que se han caído requieren atención médica y alrededor del 10 % han sufrido lesiones graves, incluidas fracturas y lesiones en la cabeza.

Paralelamente, el cáncer es cada vez más una enfermedad de las personas mayores: más de la mitad de los diagnósticos de cáncer surgen en personas mayores de 65 años y se prevé que el 77 % de todas las personas con un diagnóstico de cáncer en 2040 serán mayores de 65 años. La incidencia de caídas en este grupo particular de personas mayores con cáncer podría llegar al 50 % y requiere alguna consideración adicional en la planificación del tratamiento de rehabilitación.

Las caídas tienen un efecto negativo en el bienestar percibido y una disminución prospectiva significativa en la calidad de vida de los sobrevivientes de cáncer. También se ha observado que la aparición de una caída puede provocar cambios en los regímenes de tratamiento, lo que podría reducir la eficacia del tratamiento del cáncer. La propiocepción se suele trabajar a través de ejercicios de coordinación y equilibrio sobre superficies inestables. Al principio, los ejercicios deben ser de baja dificultad para ir adquiriendo mayor destreza e ir aumentando su complicación a medida que el paciente se encuentre más adaptado a ellos (por ejemplo, ejercicio en bipedestación con apoyo bipodal o unipodal con ojos abiertos y cerrados, sentadilla con o sin pesas, estocada y su diferentes variantes, ejercicios de equilibrio monopodal, bipodal con o sin superficie inestable, zancadas verticales, etc.). Estos ejercicios deben realizarse un mínimo de 3 días a la semana, junto con los ejercicios de resistencia y fuerza.

PUNTOS CLAVE

- La rehabilitación cardiooncológica es un enfoque integral para mejorar los resultados del cáncer y prevenir y tratar la patología cardiovascular secundaria al tratamiento oncológico.
- Hay evidencia de que los pacientes de cáncer con factores de riesgo cardiovascular se beneficien del ejercicio.

- Los trastornos cardiovasculares relacionados con el tratamiento del cáncer pueden reducirse con la rehabilitación.
- Las limitaciones asociadas con la enfermedad y el tratamiento pueden requerir rehabilitación del cáncer.

BIBLIOGRAFÍA

Argilés JM, Busquets S, López-Soriano FJ, Costelli P, Penna F. Are there any benefits of exercise training in cancer cachexia? J Cachexia Sarcopenia Muscle. 2012;3(2):73-6.

Bernstein D. Anthracycline Cardiotoxicity: Worrisome Enough to Have You Quaking? Circ Res. 2018;122(2):188-90.

Bloom MW, Hamo CE, Cardinale D, Ky B, Nohria A, Baer B, et al. Cancer therapy-related cardiac dysfunction and heart failure: Part 1: Definitions, pathophysiology, risk factors, and imaging. Circ Heart Fail. 2016;9(1):e002661.

Bonifazi M, Suman AL, Cambiaggi C, Felici A, Grasso G, Lodi L, et al. Changes in salivary cortisol and corticosteroid receptor-alpha mRNA expression following a 3-week multidisciplinary treatment program in patients with fibromyalgia. Psychoneuroendocrinology. 2006;31:1076-86.

Bosch X, Rovira M, Sitges M, Domènech A, Ortiz-Pérez JT, de Caralt TM, et al. Enalapril and carvedilol for preventing chemotherapy-induced left ventricular systolic dysfunction in patients with malignant hemopathies: the OVERCOME trial (preventiOn of left Ventricular dysfunction with Enalapril and caRvedilol in patients submitted to intensive ChemOtherapy for the treatment of Malignant hEmopathies). J Am Coll Cardiol. 2013;61(23):2355-62.

Cardinale D, Colombo A, Sandri MT, Lamantia G, Colombo N, Civelli M, et al. Prevention of high-dose chemotherapy-induced cardiotoxicity in high-risk patients by angiotensin-converting enzyme inhibition. Circulation. 2006;114(23):2474-81.

Chaar M., Kamta J., Ait-Oudhia S. Mechanisms, monitoring, and management of tyrosine kinase inhibitors-associated cardiovascular toxicities. Onco Targets Ther. 2018;11:6227-37.

Cruz-Jentoft AJ, Bahat G, Bauer J, Boirie Y, Bruyère O, Cederholm T, et al. Sarcopenia: revised European consensus on definition and diagnosis. Age Ageing. 2019;48(1):16-31.

Curigliano G, Cardinale D, Dent S, Criscitiello C, Aseyev O, Lenihan D, et al. Cardiotoxicity of anticancer treatments: Epidemiology, detection, and management. CA Cancer J Clin. 2016;66(4):309-25.

Curigliano G, Cardinale D, Suter T, Plataniotis G, de Azambuja E, Sandri MT, et al. Cardiovascular toxicity induced by chemotherapy, targeted agents and radiotherapy: ESMO Clinical Practice Guidelines. Ann Oncol. 2012;23 Suppl 7:vii155-66.

Demkow U, Biatas-Chromiec B, Stelmaszczyk-Emmel A, Radzikowska E, Wiatr E, Radwan-Rohrenschef P, et al. The Cardíac Markers and Oxidative Stress Parameters in Advanced Non-Small Cell Lung Cancer Patients Receiving Cisplatin-Based Chemotherapy. EJIFCC. 2011;22(1):6-15.

Dolan LB, Campbell K, Gelmon K, Neil-Sztramko S, Holmes D, McKenzie DC. Interval versus continuous aerobic exercise training in breast cancer survivors–a pilot RCT. Support Care Cancer. 2016;24(1):119-27.

El-Awady ESE, Moustafa YM, Abo-Elmatty DM, Radwan A. Cisplatin-induced cardiotoxicity: Mechanisms and cardioprotective strategies. Eur J Pharmacol. 2011;650(1):335-41.

Fedele C, Riccio G, Malara AE, D'Alessio G, De Lorenzo C. Mechanisms of cardiotoxicity associated with ErbB2 inhibitors. Breast Cancer Res. Treat. 2012;134(2):595-602.

Fuller SJ, Sivarajah K, Sugden PH. ErbB receptors, their ligands, and the consequences of their activation and inhibition in the myocardium. J Mol Cell Cardiol. 2008;44(5):831-54.

Gulati G, Heck SL, Ree AH, Hoffmann P, Schulz-Menger J, Fagerland MW, et al. Prevention of cardíac dysfunction during adjuvant breast cancer therapy (PRADA): a 2 × 2 factorial, randomized, placebo-controlled, double-blind clinical trial of candesartan and metoprolol. Eur Heart J. 2016;37(21):1671-80.

Hamo CE, Bloom MW, Cardinale D, Ky B, Nohria A, Baer L, et al. Cancer therapy-related cardíac dysfunction and heart failure: Part 2: prevention, treatment, guidelines, and future directions. Circ Heart Fail. 2016;9(2):e002843.

Herrmann J, Lerman A, Sandhu NP, Villarraga HR, Mulvagh SL, Kohli M. Evaluation and management of patients with heart disease and cancer: cardio-oncology. Mayo Clin Proc. 2014;89(9):1287-306.

Iqubal A., Iqubal MK, Sharma S, Ansari MA, Najmi AK, Ali SM, et al. Molecular mechanism involved in cyclophosphamide-induced cardiotoxicity: Old drug with a new vision. Life Sci. 2019;218:112-31.

Jiménez-Navarro MF. Comentarios a la guía ESC 2016 sobre prevención de la enfermedad cardiovascular en la práctica clínica. Rev Esp Cardiol. 2016;69(10):894-9.

Kalam K, Marwick TH. Role of cardioprotective therapy for prevention of cardiotoxicity with chemotherapy: a systematic review and meta-analysis. Eur J Cancer. 2013;49(13):2900-9.

Kawakami R, Miyachi M, Tanisawa K, Ito T, Usui C, Midorikawa T, et al. Development and validation of a simple anthropometric equation to predict appendicular skeletal muscle mass. Clin Nutr. 2021;40(11):5523-30.

Kraemer WJ, Ratamess NA. Fundamentals of resistance training: progression and exercise prescription. Med Sci Sports Exerc. 2004;36(4):674-88.

Lancellotti P, Nkomo VT, Badano LP, Bergler-Klein J, Bogaert J, Davin L, et al. Expert consensus for multi-modality imaging evaluation of cardiovascular complications of radiotherapy in adults: a report from the the European Association of Cardiovascular Imaging and the American Society of Echocardiography. J Am Soc Echocardiogr. 2013;26(9):1013-32.

Lang RM, Badano LP, Mor-Avi V, Afilalo J, Armstrong A, Ernande L, et al. Recommendations for cardiac chamber quantification by echocardiography in adults: an update from the American Society of Echocardiography and the European Association of Cardiovascular Imaging. J Am Soc Echocardiogr. 2015;28(1):1-39.

Layoun ME, Wickramasinghe CD, Peralta MV, Yang EH. Fluoropyrimidine-Induced Cardiotoxicity: Manifestations, Mechanisms, and Management. Curr Onco. Rep. 2016;18(6):35.

Li DL, Wang ZV, Ding G, Tan W, Luo X, Criollo A, et al. Doxorubicin Blocks Cardiomyocyte Autophagic Flux by Inhibiting Lysosome Acidification. Circulation. 2016;133(17):1668-87.

Ma W, Wei S, Zhang B, Li W. Molecular Mechanisms of Cardiomyocyte Death in Drug-Induced Cardiotoxicity. Front Cell Dev Biol. 2020;8:434.

Mohan N, Shen Y, Endo Y, ElZarrad MK, Wu WJ. Trastuzumab, but Not Pertuzumab, Dysregulates HER2 Signaling to Mediate Inhibition of Autophagy and Increase in Reactive Oxygen Species Production in Human Cardiomyocytes. Mol Cancer Ther. 2016;15(6):1321-31.

Molassiotis A, Charalambous A, Taylor P, Stamataki Z, Summers Y. The effect of resistance inspiratory muscle training in the management of breathlessness in patients with thoracic malignancies: a feasibility randomised trial. Support Care Cancer. 2015;23(6):1637-45.

Mosseri M, Fingert HJ, Varticovski L, Chokshi S, Isner JM. In vitro evidence that myocardial ischemia resulting from 5-fluorouracil chemotherapy is due to protein kinase C-mediated vasoconstriction of vascular smooth muscle. Cancer Res. 1993;53(13):3028-33.

Muneoka K, Shirai Y, Yokoyama N, Wakai T, Hatakeyama K. 5-Fluorouracil cardiotoxicity induced by alpha-fluoro-beta-alanine. Int J Clin Oncol. 2005;10(6):441-3.

Palaskas N, Lopez-Mattei J, Durand JB, Iliescu C, Deswal A. Immune Checkpoint Inhibitor Myocarditis: Pathophysiological Characteristics, Diagnosis, and Treatment. J Am Heart Assoc. 2020;9(2):e013757.

Persinger R, Foster C, Gibson M, Fater DCW, Porcari JP. Consistency of the talk test for exercise prescription. Med Sci Sports Exerc. 2004;36(9):1632-6.

Piepoli MF, Hoes AW, Agewall S, Albus C, Brotons C, Catapano AL, et al. Guía ESC 2016 sobre prevención de la enfermedad cardiovascular en la práctica clínica. Rev Esp Cardiol. 2016;69(10):939.e1-939.e87.

Plana JC, Galderisi M, Barac A, Ewer MS, Ky B, Scherrer-Crosbie M, et al. Expert consensus for multimodality imaging evaluation of adult patients during and after cancer therapy: a report from the American Society of Echocardiography and the European Association of Cardiovascular Imaging. J Am Soc Echocardiogr. 2014;27(9):911-39.

Powell KE, King AC, Buchner DM, Campbell WW, DiPietro L, Erickson KI, et al. The scientific foundation for the physical activity guidelines for Americans, 2nd edition. J Phys Act Health. 2018;17:1-11.

Romond EH, Jeong JH, Rastogi P, Swain SM, Geyer Jr CE, Ewer MS, et al. Seven-year follow-up assessment of cardíac function in NSABP B-31, a randomized trial comparing doxorubicin and cyclophosphamide followed by paclitaxel (ACP) with ACP plus trastuzumab as adjuvant therapy for patients with node-positive, human epidermal growth factor receptor 2-positive breast cancer. J Clin Oncol. 2012;30(31):3792-9.

Rosero ID, Ramírez-Vélez R, Lucia A, Martínez-Velilla N, Santos-Lozano A, Valenzuela PL, et al. Systematic review and meta-analysis of randomized, controlled trials on preoperative physical exercise interventions in patients with non-small-cell lung cancer. Cancers (Basel). 2019;11(7):944.

Seicean S, Seicean A, Alan N, Plana JC, Budd GT, Marwick TH. Cardioprotective effect of adrenoceptor blockade in patients with breast cancer undergoing chemotherapy: follow-up study of heart failure. Circ Heart Fail. 2013;6(3):420-6.

Strasser B, Steindorf K, Wiskemann J, Ulrich CM. Impact of resistance training in cancer survivors: a meta-analysis. Med Sci Sports Exerc. 2013;45(11):2080-90.

Thyss A, Gaspard MH, Marsault R, Milano G, Frelin C, Schneider M. Very high endothelin plasma levels in patients with 5-FU cardiotoxicity. Ann Oncol. 1992;3(1):88.

Toohey K, Pumpa KL, Arnolda L, Cooke J, Yip D, Craft PS, et al. A pilot study examining the effects of low-volume high-intensity interval training and continuous low to moderate intensity training on quality of life, functional capacity and cardiovascular risk factors in cancer survivors. PeerJ. 2016;4:e2613.

Wang L, Tan TC, Halpern EF, Neilan TG, Francis SA, Picard MH, et al. Major cardiac events and the value of echocardiographic evaluation in patients receiving anthracycline-based chemotherapy. Am J Cardiol. 2015;116(3):442-6.

World Health Organization Guidelines approved by the Guidelines Review Committee. Global recommendations on physical activity for health. Geneva: World Health Organization; 2010.

Zamorano JL, Lancellotti P, Rodriguez-Muñoz D, Aboyans V, Asteggiano R, Galderisi M, et al. 2016 ESC Position Paper on cancer treatments and cardiovascular toxicity developed under the auspices of the ESC Committee for Practice Guidelines: The Task Force for cancer treatments and cardiovascular toxicity of the European Society of Cardiology (ESC). Eur Heart J. 2016;37(36):2768-801.

Zhang S, Liu X, Bawa-Khalfe T, Lu LS, Lyu YL, Liu LF, et al. Identification of the molecular basis of doxorubicin-induced cardiotoxicity. Nat Med. 2012;18(11):1639-42.

Rehabilitación cardíaca pediátrica

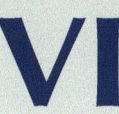

Justificación de la rehabilitación cardíaca en la edad pediátrica

44

J. I. Castillo Martín

OBJETIVOS

- Distinguir las fases tradicionales de los programas de rehabilitación cardíaca infantil.
- Comprender los beneficios de la actividad física y el deporte en niños. Saber las recomendaciones al respecto de la Organización Mundial de la Salud (OMS).
- Conocer la evidencia científica publicada respecto al tema.

INTRODUCCIÓN

La rehabilitación cardíaca infantil, según la antigua definición de la Organización Mundial de la Salud, es un programa integral cuyo objetivo principal es recuperar una vida tan normal como sea posible y conseguir la mayor reincorporación de los pacientes con alguna limitación.

Tradicionalmente, puede dividirse en tres fases: la primera hace referencia al tratamiento intrahospitalario, la segunda, al ambulatorio y la tercera al tratamiento para el resto de su vida.

El niño con cardiopatía congénita, en muchas ocasiones, se somete a importantes intervenciones quirúrgicas con largos períodos de ingreso hospitalario y con riesgo de probables complicaciones cardíacas, respiratorias, neurológicas, logofoniátricas y neuropsicológicas. A veces, incluso, con secuelas que pueden provocar limitaciones para toda su vida.

En la primera fase de la rehabilitación cardíaca infantil, se incluye la valoración, la prevención y el tratamiento de todas estas complicaciones durante el ingreso. Las más frecuentes e importantes, y que hay que tener en cuenta, son las complicaciones cardíacas y respiratorias, como neumonías y accidentes cerebrovasculares, y las alteraciones de la deglución y el lenguaje

En la actualidad, en los centros hospitalarios los servicios de rehabilitación valoran y tratan durante el ingreso a estos pacientes, por lo que la fase primera intrahospitalaria se está realizando.

La segunda fase es la que no está desarrollada y plantea un importante reto asistencial. Clásicamente, sus pilares son el entrenamiento físico, la educación y la intervención psicológica. Por supuesto, la tercera fase es inexistente.

IMPORTANCIA DE LA ACTIVIDAD FÍSICA Y EL DEPORTE EN LA EDAD PEDIÁTRICA

Hay que tener en cuenta que la edad pediátrica tiene unas peculiaridades y características diferentes que van cambiando según la edad y el momento madurativo. Los niños están en continuo desarrollo y formación, con diferentes etapas de maduración e hitos que deben alcanzar.

Es bien sabida la importancia que tiene en los niños el pilar de la actividad física y el deporte, tan necesario que se incluye en los programas curriculares de los centros educativos.

Los beneficios del deporte son conocidos, de forma general:

- Mejora la capacidad funcional, la función cardiovascular, pulmonar, neuromuscular y ósea y la masa muscular
- Tiene beneficios desde un punto de vista cognitivo y psicosocial, favorece la socialización y mejora la autoestima, el estado anímico y el rendimiento académico.
- Ayuda al control en el desarrollo de factores de riesgo de enfermedades crónicas del adulto, con mejora en el control del peso y la disminución del estrés.

La Organización Mundial de la Salud publica una serie de recomendaciones respecto a la actividad física en el año 2010 que se han actualizado en 2021. Además, el *Plan de acción mundial sobre actividad física 2018-2030* fija la meta de reducir los niveles de inactividad física en un 15 % para 2030 y recomienda 20 medidas normativas e intervenciones.

En este último documento del 2021, *Directrices sobre Actividad Física y Comportamientos Sedentarios*, «se ofrecen recomendaciones de salud pública basadas en pruebas sobre la cantidad de actividad física que deben realizar niños, adolescentes, adultos y personas mayores en términos de frecuencia, intensidad y duración para obtener beneficios de salud significativos y mitigar los riesgos para la salud».

En el grupo de niños y adolescentes de 5 a 17 años, de nuevo se hace hincapié en los importantes beneficios de la actividad física. «…la actividad física es beneficiosa por cuanto respecta a los siguientes resultados de salud: mejora de la forma física (funciones cardiorrespiratorias y musculares), la salud cardiometabólica (tensión, dislipidemia, glucosa y resistencia a la insulina), la salud ósea, los resultados cognitivos (desempeño académico y función ejecutiva) y la salud mental (menor presencia de síntomas de depresión) y menor adiposidad».

El documento recomienda que:

- «Los niños y adolescentes deben realizar al menos una media de 60 minutos de actividad física diaria principalmente aeróbica de intensidad moderada a vigorosa a lo largo de la semana (recomendación fuerte, evidencia de certeza moderada).
- Deben incorporarse actividades aeróbicas de intensidad vigorosa y actividades que refuercen músculos y huesos al menos 3 días a la semana (recomendación fuerte, evidencia de certeza moderada).
- Los niños y adolescentes deben limitar el tiempo que dedican a actividades sedentarias, especialmente el tiempo de ocio que pasan delante de una pantalla (recomendación fuerte, evidencia de certeza moderada).»

Incluye también una declaración de buenas prácticas:

- «Hacer algo de actividad física es mejor que permanecer totalmente inactivo.
- Si los niños y adolescentes no cumplen las recomendaciones, hacer algo de actividad física resultará beneficioso para su salud.
- Los niños y adolescentes deben comenzar con pequeñas dosis de actividad física, para ir aumentando gradualmente su duración, frecuencia e intensidad.
- Es importante ofrecer a todos los niños y adolescentes oportunidades seguras y equitativas para participar en actividades físicas que sean placenteras, variadas y aptas para su edad y capacidad, y alentarlos a ello.»

Las consecuencias del sedentarismo también se recogen en el documento: «en los niños y adolescentes, un mayor sedentarismo se asocia con los malos resultados de salud siguientes: mayor adiposidad, peor salud cardiometabólica, forma física y comportamiento/conducta prosocial y menor duración del sueño».

Asimismo, aparece un apartado que hace referencia a niños y adolescentes con discapacidad, con las mismas recomendaciones, y añade en el apartado de buenas prácticas:

- «La actividad física en los niños y adolescentes con discapacidad no conlleva mayor riesgo si se corresponde con el nivel actual de actividad de la persona, su estado de salud y su función física, y si los beneficios para la salud obtenidos superan a los riesgos.
- Es posible que los niños y adolescentes con discapacidad deban consultar a un profesional médico o a un especialista en actividad física y discapacidad que les ayude a determinar el tipo y la cantidad de actividad más adecuada en su caso.»

> **!** A pesar de estas recomendaciones y de la promoción de la actividad física, en España el estudio PASOS (P*hysical Activity, Sedentarism and Obesity of Spanish youth*) del año 2019 concluye que el 63,6 % de los niños/-as y adolescentes no alcanza los minutos diarios recomendados. En niñas, el porcentaje de incumplimientos es mayor.

Todos estos datos hacen referencia a niños sanos. En el caso de los que sufren cardiopatías congénitas, es de suponer que las cifras se eleven mucho más y que, probablemente, muy pocos o ninguno alcance las recomendaciones de actividad física. Esta inactividad es multifactorial: la propia cardiopatía, las complicaciones en los tratamientos intervencionistas, los ingresos frecuentes y prolongados, la actitud conservadora de los propios médicos, padres y profesores, la falta de sensibilidad de la importancia de la actividad física y el déficit en la asistencia sanitaria dedicada a este problema.

Un problema fundamental es la seguridad. Las revisiones sistemáticas publicadas sobre programas de rehabilitación cardíaca infantil informan de que los ensayos realizados fueron seguros y no reportan complicaciones o efectos adversos.

EVIDENCIA

En la revisión realizada por Williams *et al.* se incluyeron 15 ensayos controlados y aleatorizados. De ellos, solo cinco incluían niños y adolescentes. Los resultados son esperanzadores con ligera mejora respecto a la capacidad funcional y actividad física diaria, ligero efecto o nulo sobre la calidad de vida; no hubo efectos adversos importantes.

Por otro lado, el metaanálisis de Gomes-Neto *et al.* analiza los efectos del entrenamiento físico en cuanto a la capacidad funcional y pulmonar. Este incluye ocho ensayos con 282 pacientes. En los resultados se refleja la mejora en el consumo de oxígeno, pero no son estadísticamente significativas las mejorías respecto a la capacidad vital forzada y el volumen expiratorio forzado en 1 segundo.

Otras dos revisiones sistemáticas más antiguas, de Duppen *et al.* y Tikkanen *et al.* concluyen que las intervenciones con entrenamientos físicos son seguras, sin efectos adversos y se mejora la capacidad funcional.

Según las pocas publicaciones que existen, los programas de rehabilitación cardíaca en niños y adolescentes con cardiopatía congénita son seguros.

Cabe destacar que una valoración previa del riesgo es importante y complicada. Las cardiopatías congénitas son muy diferentes y se necesitan pruebas de imagen, valoración de posibles arritmias y pruebas funcionales, como la de esfuerzo con consumo de oxígeno, para analizar las respuestas cardíaca y pulmonar y diseñar un programa de entrenamiento individualizado.

Una vez valorado el riesgo, se traza un programa de entrenamiento que en edad pediátrica tiene que tener en cuenta la edad, el desarrollo y las fases sensibles de entrenamiento, ya que, según la etapa en la que se encuentre el niño, se pueden entrenar distintas capacidades. Normalmente, se entrena a través del juego, intentando que sea lo más divertido y atractivo para los niños, con circuitos donde se realiza:

- Fisioterapia respiratoria con potenciación de la musculatura inspiratoria.
- Ejercicios de calentamiento que incluyen estiramiento, flexibilidad y movimientos del tronco (muchos niños tienen deformidades de columna).
- Según la edad, se hacen circuitos que incluyen ejercicios de fuerza adaptados a la edad y el entrenamiento aeróbico (se tiene en cuenta que en niños la capacidad anaeróbica está reducida).
- Fase en enfriamiento y vuelta a la normalidad.

> **!** El objetivo del entrenamiento es provocar una reacción de ajuste general en el cuerpo durante estas sesiones en las que se somete a un esfuerzo físico al paciente. Realizadas de forma repetida y durante un período de tiempo dan lugar a fenómenos de adaptación a largo plazo que son beneficiosas.

Como es lógico, es fundamental involucrar a familia, padres y hermanos para que se consiga la realización de estos ejercicios en casa y se vaya cogiendo el hábito de realizarlos. Por ello, es básico que durante la actividad todos se lo pasen bien, disfruten y no sea pesado o una carga para todos.

Además de la actividad física con ejercicio terapéutico realizado en el hospital y en el domicilio, otro pilar fundamental es la educación tanto de los niños como de la familia. Hay distintos formatos para llevarla a cabo: desde transmisión de información escrita con folletos hasta charlas grupales. Las sesiones de entrenamiento son una buena oportunidad para hablar y debatir temas importantes como la importancia del ejercicio físico y el deporte en la salud, la obesidad, el tabaco, los factores de riesgo cardiovascular, la dieta, el sueño adecuado, etc., así como todas las dudas que puedan tener pacientes y familiares.

Por último, la valoración psicológica e intervención, si es precisa, debe ser llevada a cabo por profesionales del servicio de psiquiatría.

La tercera fase es la más importante y donde se ven los resultados de las dos anteriores. En el caso de niños con cardiopatías congénitas, dada la complejidad del proceso con diferentes anomalías y fisiopatología, posibles complicaciones derivadas de su propia patología y de los tratamientos quirúrgicos, justifica la creación de una consulta de consejo deportivo.

En esta consulta, se debe valorar la situación clínica del paciente, los logros conseguidos durante el programa de rehabilitación y hacer una nueva valoración completa para, según la edad y los datos obtenidos, hacer un informe con unas pautas para llevar a cabo la actividad física y el deporte. Este informe debe ser claro para que sirva de guía a familia, profesores y entrenadores de deportes.

Respecto a la evidencia que justifica la rehabilitación cardíaca infantil, además de los metaanálisis y revisiones sistemáticas indicados anteriormente, existen varios ensayos clínicos controlados y aleatorizados en los últimos 5 años:

- Callaghan *et al.* concluyen que un programa de intervención estructurado aumenta significativamente la capacidad

funcional y mejora la actitud hacia cambios positivos en el estilo de vida. Lo cual hace referencia a la importancia del programa educativo en la rehabilitación.
- Meyer *et al.* incluyeron en su estudio a 61 pacientes de 10-18 años. La intervención se basó en tres sesiones por semana de 20 minutos de ejercicio dirigido a través de la web, durante 24 semanas. Se concluyó que es seguro, pero no mejoró la capacidad física y calidad de vida en niños con cardiopatía moderada o compleja.
- Amedro *et al.* presentan un estudio multicéntrico centrado en la calidad de vida de pacientes con cardiopatías congénitas entre 13 y 25 años. La intervención consiste en un programa combinado hospital-domicilio de 12 semanas de duración con pacientes con un consumo de oxígeno pico menor del 80 % o en el umbral menor del 55 % del predicho.
- McKillop *et al.* valoran la entrevista motivacional para realizar ejercicio físico en adolescentes con cardiopatías congénitas. La intervención es a través de llamada telefónica durante 3 meses. En el estudio solo incluyeron 36 pacientes sin resultados concluyentes.

Otro ensayo también controlado y aleatorizado, pero más antiguo, es el de Duppen *et al.* Se trata de un estudio multicéntrico que incluye 56 pacientes con tetralogía de Fallot y Fontan y 36 en grupo control, todos con edades entre 10 y 25 años. La intervención consistió en un programa de entrenamiento aeróbico durante 12 semanas. Las variables que se analizaron fueron las de la prueba de esfuerzo, como el consumo de oxígeno pico y la carga de trabajo en vatios. Los resultados reflejaron que en el grupo de tetralogía de Fallot hubo un aumento significativo en el consumo de oxígeno pico, pero no en el de Fontan. Tampoco hubo cambios significativos en la actividad física diaria.

Por último, hay otro ensayo antiguo de Duppen *et al.* que hace referencia a la seguridad de la actividad física en este tipo de pacientes y valora el efecto en el remodelamiento cardíaco. Es un estudio multicéntrico que valora el remodelamiento con resonancia magnética nuclear y ecografía. Se concluye que el entrenamiento aeróbico no provoca efecto alguno sobre este remodelamiento.

CAPACIDADES FÍSICAS Y FASES SENSIBLES DEL ENTRENAMIENTO

Para poder realizar actividad física y entrenamientos en niños de forma adecuada, es necesario tener conocimientos sobre el desarrollo y la adquisición de capacidades físicas, cuándo se pueden entrenar y de qué forma. En este sentido, para conseguir un buen desarrollo y una correcta actitud física futura, es crucial un entrenamiento adaptado a los cambios continuos, aprovechando cada momento del desarrollo para potenciar y desarrollar distintos aspectos de la capacidad física del niño. Hay que subrayar que es tan importante la actividad física y el deporte en niños que desde un punto de vista curricular durante todos los años de escolarización se tiene una asignatura anual dedicada a este ámbito.

Las *capacidades físicas* pueden definirse como «predisposiciones fisiológicas innatas en el individuo, que permiten el movimiento y son factibles como medida y mejora a través del entrenamiento» o también como «características físicas que un niño posee y que permite el aprendizaje y la ejecución de las variadas acciones motoras». Estas son la base del aprendizaje de la actividad física y determinan la capacidad física.

Las capacidades físicas básicas son:

- Fuerza: se define como «capacidad neuromuscular de vencer resistencias externas o internas, gracias a la contracción muscular, de forma estática o dinámica». Se clasifica según distintos parámetros, pero, por lo general, se divide en isométrica e isotónica. Se desarrolla a partir de los 14 años y el máximo se alcanza en torno a los 20 años manteniéndose hasta los 30. Posteriormente, se inicia un descenso progresivo, salvo que se entrene.
- Resistencia: es «la capacidad de realizar un trabajo eficientemente durante el máximo tiempo posible». Se clasifica en aeróbica y anaeróbica. Esta capacidad va aumentando a lo largo de la infancia y la adolescencia, y alcanza su máximo entre los 20 y 30 años. Después empieza a disminuir.
- Velocidad: es «la capacidad que permite realizar un movimiento en el menor tiempo posible, a un ritmo máximo de ejecución y durante un período breve que no produzca fatiga». Se puede clasificar en velocidad de reacción, de ejecución y de desplazamiento. Aumenta progresivamente durante el desarrollo hasta alcanzar el máximo en torno a los 18 años; a partir de los 25 años, disminuye, salvo que se entrene.

- Flexibilidad: es la capacidad que, basada en la movilidad articular y elasticidad muscular, permite el máximo recorrido de las articulaciones en posiciones diversas, permitiendo realizar al individuo acciones que requieren agilidad y destreza. Se clasifica en dinámica y estática. A diferencia del resto de capacidades, la flexibilidad disminuye con el desarrollo, salvo que se entrene. El máximo se sitúa, aproximadamente, a los 6 años, después se suele mantener hasta el inicio del crecimiento que, por razones de extensibilidad, va disminuyendo.

Una vez conocidas las capacidades físicas básicas y su cronología en el desarrollo, es necesario conocer cuándo y de qué manera se pueden entrenar. Para ello se ha acuñado el nombre de fases sensibles de entrenamiento, que se definen como «etapas con mayor disponibilidad, por parte del niño, para el aprendizaje y el desarrollo de las capacidades físicas». «Períodos donde las capacidades son entrenables».

Cada capacidad tiene un desarrollo diferente, unos momentos y unas etapas en las que se puede entrenar de forma adecuada. En general, resistencia, velocidad y flexibilidad se pueden entrenar durante todo el desarrollo, ajustando y adaptando los ejercicios o actividades a la edad y el momento evolutivo.

La fuerza es la capacidad física en la que se debe esperar para poder entrenarla. A partir de los 12 años, y de forma progresiva y con ejercicios y actividades adecuados, puede iniciarse, pero nunca con esfuerzos máximos.

PUNTOS CLAVE

- Los programas de rehabilitación cardíaca infantil son seguros, aunque están muy poco difundidos.
- Se requiere una valoración individualizada del riesgo y un diseño de programa de entrenamiento teniendo en cuenta patologías, complicaciones, situación clínica, edad y etapa de desarrollo.
- La rehabilitación cardíaca se inicia durante el ingreso del paciente, tratando las complicaciones que puedan aparecer. Posteriormente, de forma ambulatoria, el programa debe incluir fisioterapia respiratoria, ejercicios generales, de fuerza y aeróbico de forma individualizada. Tanto en el centro sanitario como en domicilio. Incluyendo la actividad deportiva.

- La rehabilitación cardíaca se ha de aprovechar para una intervención educativa eficaz y, si es necesario, realizar una valoración y un tratamiento en el aspecto psicológico.
- La consulta de consejo deportivo es necesaria para tranquilizar y orientar a pacientes, familia y profesores asegurando la continuidad en el cambio de estilo de vida.
- Para elaborar estos programas hay que tener conocimientos sobre el desarrollo global del niño, las capacidades físicas básicas y las fases sensibles de entrenamiento para diseñar un programa de forma individual, que se ajuste a las necesidades de cada momento y aprovechando las zonas sensibles para desarrollar cada capacidad de forma adecuada.

BIBLIOGRAFÍA

Alamo Mendoza JM. Iniciación deportiva y el deporte escolar. Las Palmas: Anroart ediciones; 2008.

Amedro P, Gavotto A, Legendre A, Lavastre K, Bredy C, De La Villeon G, et al. Impact of a centre and home-based cardíac rehabilitation program on the quality of life of teenagers and young adults with congenital heart disease: The QUALI-REHAB study rationale, design and methods. Int J Cardiol. 2019;283:112-8.

Apaza Tamariz JA. Fases sensibles para el desarrollo de las capacidades motrices y físicas. Contenidos Educación Física; 2018.

Callaghan S, Morrison ML, McKeown PP, Tennyson C, Sands AJ, McCrossan B, et al. Exercise prescription improves exercise tolerance in young children with CHD: a randomised clinical trial. Open Heart. 2021;8(1):e001599.

Cañizares Márquez JM, Carbenero Celia C. 2016. Capacidades físicas básicas. Su desarrollo en la edad escolar. 1ª ed. Madrid: Wanceulen Editorial; 2016.

Duppen N, Etnel JR, Spaans L, Takken T, van den Berg-Emons RJ, Boersma E, et al. Does exercise training improve cardiopulmonary fitness and daily physical activity in children and young adults with corrected tetralogy of Fallot or Fontan circulation? A randomized controlled trial. Am Heart J. 2015;170(3):606-14.

Duppen N, Kapusta L, de Rijke YB, Snoeren M, Kuipers IM, Koopman LP, Blank AC, et al. The effect of exercise training on cardíac remodelling in children and young adults with corrected tetralogy of Fallot or Fontan circulation: a randomized controlled trial. Int J Cardiol. 2015;179:97-104.

Duppen N, Takken T, Hopman MTE, ten Harkel ADJ, Dulfer K, J Utens EMW, Helbing WA. Systematic review of the effects of physical exercise training programmes in children and young adults with congenital heart disease. Int J Cardiol. 2013;168(3):1779-87.

El niño, el juego y sus relaciones. Baloncesto educativo; 2015.

Gomes-Neto M, Bernardone Saquetto M, Magalhães da Silva e Silva C, Sena Conceição C, Oliveira Carvalho V. Impact of Exercise Training in Aerobic Capacity and Pulmonary Function in Children and Adolescents After Congenital Heart Disease Surgery: A Systematic Review with Meta-analysis. Pediatr Cardiol. 2016;37(2):217-24.

Gómez SF, Lorenzo L, Ribes C, Homs C, Gasol Foundation. Estudio PASOS 2019; 2019.

Latorre Román PA, Herrador Sánchez JA, Jiménez Lara M. Prescripción del ejercicio físico para la salud en la edad escolar. Madrid: Editorial Paidotribo; 2003.

McKillop A, Grace SL, Lima de Melo Ghisi G, Allison KR, Banks L, Kovacs AH, et al. Adapted Motivational Interviewing to Promote Exercise in Adolescents With Congenital Heart Disease: A Pilot Trial. Pediatr Phys Ther. 2018;30(4):326-34.

Meyer M, Brudy L, Fuertes-Moure A, Hager A, Oberhoffer-Fritz R, Ewert P, et al. E-Health Exercise Intervention for Pediatric Patients with Congenital Heart Disease: A Randomized Controlled Trial. J Pediatr. 2021;233:163-8.

Organización Mundial de la Salud. Directrices de la OMS sobre actividad física y hábitos sedentarios: de un vistazo; 2020.

Organización Panamericana de la Salud, Organización Mundial de la Salud. Plan De Acción Mundial Sobre Actividad Física 2018-2030. Más personas activas para un mundo más sano.; 2018.

Rabadán de Cos I, Rodríguez Barrios A. Las capacidades físicas básicas dentro de la educación secundaria: una aproximación conceptual a través de la revisión del temario para oposiciones. Efdeportes.com. 2010;147.

Tikkanen AU, Rodriguez Oyaga A, Arroyo Riaño O, Maroto Álvaro E, Rhodes J. Paediatric cardíac rehabilitation in congenital heart disease: a systematic review. Cardiol Young. 2012;22(3):241-50.

Williams CA, Wadey C, Pieles G, Stuart G, Taylor RS, Long L. Physical activity interventions for people with congenital heart disease. Cochrane Database Syst Rev. 2020;10(10):CD013400.

Fisiología de las cardiopatías congénitas

45

Á. Fuertes Moure

OBJETIVOS

- Conocer y profundizar en el conocimiento de las cardiopatías congénitas más comunes.
- Adquirir conocimiento sobre la fisiopatología y funcionalidad de las malformaciones congénitas del corazón en edad pediátrica.
- Conocer la fisiopatología de los cortocircuitos intracardíacos.
- Adquirir conocimiento sobre la descripción morfológica y la nomenclatura actual vigente de las cardiopatías congénitas.
- Comprender la particularidad de la circulación fetal
- Conocer los cambios circulatorios posnatales.

EPIDEMIOLOGÍA

La incidencia de todas las malformaciones cardiovasculares congénitas suele ser de aproximadamente 8 por cada 1.000 nacimientos. Esta cifra global no incluye la válvula aórtica bicúspide, el prolapso de la válvula mitral ni el conducto arterioso persistente del recién nacido prematuro. Las cardiopatías congénitas siguen siendo la principal causa de muerte en niños con malformaciones congénitas.

CLASIFICACIÓN Y NOMENCLATURA DE LAS CARDIOPATÍAS CONGÉNITAS

Existen diferentes tipos de cardiopatías congénitas y múltiples formas de clasificarlas en relación con su anatomía, su fisiopatología o su presentación clínica.

Por un lado, el análisis segmentario se propuso para clasificar todas las cardiopatías congénitas y tener una nomenclatura común. Se basa fundamentalmente en el hecho de que el corazón está formado por tres segmentos básicos: auricular, ventricular y arterial. Además, existen dos tipos de conexión: auriculoventricular o atrioventricular y ventriculoarterial.

Otra manera de agrupar las cardiopatías congénitas se basa en los aspectos fisiopatológicos, con lo que se clasifica en cianóticas o no cianóticas (acianóticas), con cortocircuito o sin él.

- Segmento auricular (disposición auricular, *situs* auricular o visceroauricular). La aurícula derecha en su parte interna consta de los músculos pectíneos y una cresta que separa el componente venoso del apéndice auricular; la orejuela tiene base ancha, bordes lisos y contorno obtuso. La aurícula izquierda es lisa en su parte interna. La orejuela tiene base de implantación estrecha, en forma de gancho y con

torno irregular. Habitualmente, a la aurícula derecha se conectan las venas sistémicas (venas cavas). La interrelación que mantiene con el hígado y la porción suprahepática de la vena cava inferior (VCI) se denomina tríada hepato-cavo-atrial. Cuando esta tríada se ubica a la derecha de la columna vertebral, se denomina *situs* visceroauricular *solitus*; cuando está a la izquierda de la columna vertebral, se establece que el *situs* es *inversus*. En condiciones normales, en la aurícula izquierda drenan las venas pulmonares.

- Segmento ventricular (disposición ventricular o *situs* ventricular). El ventrículo está formado por tres componentes o porciones: la porción de entrada, la trabeculada y la de salida. Definir el ventrículo como derecho o izquierdo depende de las características anatómicas y no de la posición. El ventrículo derecho es trabeculado, triangular y tiene banda moderadora. La válvula tricúspide está situada más apical que la mitral; sus músculos papilares se unen a través de las cuerdas tendinosas a la pared septal. El ventrículo izquierdo es cilíndrico, alargado y de paredes lisas. Las cuerdas tendinosas mitrales van a la pared libre del ventrículo, no al septo. Normalmente, contiene la válvula mitral y la válvula aórtica en continuidad fibrosa.

- Segmento arterial. Los componentes son la aorta y la arteria pulmonar. Por norma general, la primera da origen a las circulaciones sistémica y coronaria. La arteria pulmonar se divide en ramas derecha e izquierda. La disposición del plano valvular aórtico es posterior-izquierdo y la del pulmonar es anterior-derecho.

- Conexión auriculoventricular. La conexión auriculoventricular se divide en biventricular y univentricular:
  - Conexión auriculoventricular biventricular: existen dos ventrículos y cada uno posee su conexión atrioventricular. Puede ser:

- Concordante: aurícula morfológicamente derecha se conecta con ventrículo morfológicamente derecho; aurícula morfológicamente izquierda se conecta con ventrículo morfológicamente izquierdo.
- Discordante: sucede lo contrario.
- Ambiguo: el *situs* auricular es isomérico (dos aurículas morfológicamente derechas o dos morfológicamente izquierdas).
- Conexión auriculoventricular univentricular: doble entrada a un ventrículo o ausencia de una conexión auriculoventricular (derecha: atresia tricuspídea; izquierda: atresia mitral).

En este punto, cabe destacar la ley del 50 %. Así, por convicción, se entiende que si una válvula conecta con una cavidad cardíaca en más del 50 % de su superficie, esa válvula se considera abocada a dicha cavidad. Por tanto, si dos válvulas auriculoventriculares cabalgan, respectivamente más del 50 % de su superficie sobre una cavidad ventricular, se entiende que existe doble entrada a dicho ventrículo.

- Conexión ventriculoarterial. Hay varios tipos de conexiones:
  - Concordante: la arteria pulmonar emerge de un ventrículo morfológicamente derecho y la aorta de uno izquierdo.
  - Discordante: la arteria pulmonar emerge de un ventrículo morfológicamente izquierdo y la aorta lo hace de uno derecho.
  - Doble salida de un ventrículo: cuando ambas emergen mayoritariamente (más del 50 %) de una misma cavidad ventricular.
  - Única vía de salida: un único vaso emergente del corazón. Habitualmente, este vaso da origen a las arterias pulmonares, sistémicas y coronarias, lo que constituye una única vía de salida mediante un tronco arterial común o tronco arterioso, provisto de una válvula arterial común.

La ley del 50 % también se aplica a las válvulas sigmoideas para establecer el diagnóstico de doble salida de un ventrículo.

CIRCULACIÓN FETAL Y CIRCULACIÓN NEONATAL NORMAL

En la circulación fetal, la oxigenación depende del intercambio sanguíneo entre el feto y la madre que se produce en la placenta. El sistema cardiovascular fetal dispone de todas las estructuras que posteriormente participan en la circulación posnatal. En ese momento, el intercambio gaseoso pasa a tener lugar en los pulmones del recién nacido.

En vida extrauterina, la circulación sanguínea se dispone en serie: el ventrículo derecho bombea toda la sangre a través de la arteria pulmonar hacia los pulmones donde va a ser oxigenada (circulación menor), antes de pasar al ventrículo izquierdo, que la impulsa hacia el territorio sistémico a través de la aorta (circulación mayor). Sin embargo, la circulación fetal se caracteriza por una distribución en paralelo. En el período fetal, la placenta es la responsable del intercambio gaseoso. Por ello, en la vida fetal, la sangre oxigenada y desoxigenada se comunican y se mezclan a través de varios cortocircuitos o *shunts*: conducto arterioso y foramen oval.

El cambio de la circulación fetal en paralelo a la posnatal en serie requiere el cierre progresivo de los cortocircuitos y la aparición de la oxigenación pulmonar. Esta transición en la circulación comienza en la última etapa del embarazo, pero adquiere especial importancia tras el nacimiento, en el período perinatal inmediato.

Las características de la circulación fetal son las que se detallan a continuación:

- Cortocircuitos fetales: se ha de tener en cuenta los siguientes elementos:
  - Conducto arterioso: comunica la arteria pulmonar con la arteria aorta. La permeabilidad del conducto arterioso en el feto depende del estado de hipoxemia de la circulación fetal y de la presencia de prostaglandinas (producidas por la placenta, el pulmón y la propia pared arterial del conducto), que relajan y dilatan sus fibras musculares.
  - Foramen oval: comunica la aurícula derecha con la izquierda.
  - Conducto venoso: también llamado conducto venoso de Arancio, comunica la vena umbilical con la VCI, inmediatamente antes de su entrada en la aurícula derecha.
- Flujos preferenciales: el cortocircuito formado por el conducto venoso permite que el 30-50 % de la sangre oxigenada de la vena umbilical pase directamente a VCI. Esta sangre de la VCI transporta oxígeno a elevada concentración que proviene de la placenta y es redirigida sobre todo hacia la aurícula izquierda a través del foramen oval. Esto garantiza la oxigenación adecuada del cerebro y el corazón fetal.
- Circuito umbilicoplacentario: la placenta maneja el 40-45 % del gasto cardíaco combinado de ambos ventrículos y las principales funciones que desempeña son:
  - Intercambio de oxígeno y dióxido de carbono con sangre materna.
  - Intercambio de productos metabólicos.
  - Función hormonal.
  - Función inmunitaria.

Tras el nacimiento, el intercambio gaseoso se transfiere de la placenta a los pulmones. Con la entrada de aire en las vías respiratorias, se eliminan los fluidos que contiene el sistema respiratorio; con el pinzamiento del cordón umbilical se excluye a la placenta de la circulación y, en consecuencia, aumenta la presión arterial sistémica y la presión aórtica a mayores niveles que la presión de la arteria pulmonar.

La ventilación pulmonar provoca la disminución de las resistencias vasculares pulmonares (RVP). La presión en la arteria pulmonar, sin embargo, no cae inmediatamente puesto que el conducto arterioso permanece abierto transmitiendo la presión de la aorta a las arterias pulmonares mediante un cortocircuito izquierda-derecha. Con todo ello, aumenta de forma significativa el flujo sanguíneo pulmonar y, por tanto, el retorno venoso pulmonar. Este aumento de la precarga en la aurícula izquierda genera un aumento de presión en ella, lo que provoca el cierre del foramen oval.

En el período neonatal inmediato, se produce constricción progresiva del conducto arterioso en respuesta al aumento de la concentración de oxígeno en sangre y a la disminución de los niveles de prostaglandinas. La transmisión de la presión aórtica finaliza y la presión arterial pulmonar desciende de forma progresiva. Se produce, por tanto, la separación de la circulación sistémica y pulmonar (instauración de la circulación en serie) con el cierre del conducto arterioso, que se completa, de modo habitual, 1-3 semanas después del nacimiento.

CIRCULACIÓN FETAL Y NEONATAL EN CARDIOPATÍAS CONGÉNITAS

La mayoría de las cardiopatías congénitas se producen durante la embriogénesis, que tiene lugar entre las semanas 6 y 7 de desarrollo. Pero una vez establecida la cardiopatías congénitas, su evolución está condicionada por los efectos que la circulación fetal tenga sobre ella. Por otro lado, las características de la circulación fetal también pueden verse alteradas por la presencia de cardiopatías congénitas. En general, el feto tolera bien la mayoría de las cardiopatías congénitas gracias a la capacidad fetal de redirigir los flujos a través de sus cortocircuitos fisiológicos y la distribución en paralelo de la circulación fetal. Sin embargo, algunas cardiopatías congénitas no son tan bien toleradas dentro del útero, sobre todo las que incluyen insuficiencia grave de las válvulas auriculoventriculares y/o disfunción miocárdica/ventricular, que pueden finalizar en una situación de fallo cardíaco y muerte fetal.

> ❗ El impacto hemodinámico completo de una alteración anatómica solo se hace evidente después del nacimiento, cuando se cierran las vías fetales (conducto arterioso y foramen oval).

Los cambios circulatorios posnatales y las cardiopatías congénitas que pueden tener lugar se detallan a continuación.

- Disminución de las resistencias vasculares pulmonares. La caída de las RVP que se produce con el inicio de la ventilación pulmonar hace que, en caso de existir una comunicación entre ambas circulaciones, el flujo se dirija preferentemente de izquierda a derecha. Esta situación de forma mantenida genera un grado variable de sobrecarga de la circulación pulmonar y, por tanto, del retorno venoso pulmonar que alcanza la aurícula izquierda, con lo que se produce, en consecuencia, una disminución del flujo sistémico. La manifestación clínica derivada de esta situación de hiperaflujo pulmonar es progresiva y se caracteriza por signos de insuficiencia cardíaca congestiva (ICC), que puede no ser evidente hasta pasadas las primeras 4-6 semanas de vida posnatal. Algunos ejemplos de cardiopatías congénitas que cursan de esta manera son: comunicación interventricular (CIV) grande, CIV múltiples, canal auriculoventricular completo, doble salida del ventrículo derecho, tronco arterioso y cardiopatías congénitas con efectos colaterales aortopulmonares.
- Cierre del conducto arterioso. Las cardiopatías conducto-dependiente comprenden un grupo heterogéneo de enfermedades que tienen en común la presencia de un conducto arterioso persistente (DAP) obligatorio para asegurar la supervivencia del paciente. Existe una interrupción

o incompetencia funcional para mantener el gasto de una de las dos circulaciones: pulmonar o sistémica. En estas condiciones, el DAP es obligado para que la circulación no afectada mantenga el gasto contralateral, sistémico o pulmonar, según corresponda. El cierre del conducto arterioso en cardiopatías congénitas con circulación pulmonar conducto-dependiente provoca que disminuya el flujo pulmonar y, por ello, la oxigenación sanguínea, con aparición de cianosis. Ejemplos de cardiopatías que corresponden a este grupo son: atresia pulmonar, atresia tricúspide con CIV restrictiva o tetralogía de Fallot con estenosis pulmonar grave. En cardiopatías congénitas con circulación sistémica conducto-dependiente, el cierre del conducto arterioso lleva a una situación de hipoperfusión sistémica/bajo gasto rápidamente progresiva a una situación de *shock* cardiogénico y muerte. Por tanto, en cardiopatías congénitas conducto-dependiente es crucial mantener la permeabilidad ductal mediante el uso precoz de infusión intravenosa de prostaglandinas tipo 1 hasta que pueda llevarse a cabo la cirugía o el procedimiento hemodinámico.
- Cambios en la circulación pulmonar. En presencia de comunicaciones entre la circulación pulmonar y sistémica (CIV, canal auriculoventricular y DAP, por ejemplo), el flujo pulmonar aumenta de forma gradual con la caída progresiva de las RVP (objetivada en las primeras semanas de vida posnatal). En consecuencia, se observa un aumento en el retorno venoso pulmonar que conlleva a una elevación de la presión de llenado del ventrículo izquierdo. Este, a su vez, se transmite de forma retrógrada a las venas pulmonares y al lecho capilar pulmonar, lo que genera congestión y edema pulmonar. Si esta situación se perpetúa en el tiempo (no se corrigen los defectos tempranamente), se acaba desarrollando una enfermedad pulmonar vascular obstructiva, ya que las arteriolas pulmonares tratan de compensar el incremento de la presión arterial pulmonar estrechando su luz mediante la hipertrofia de la capa muscular lisa y la proliferación de la íntima. Finalmente, aparece fibrosis de las capas media e íntima. Esto, sumado a la elevación de las resistencias pulmonares de manera fija, causa la disminución del cortocircuito izquierda-derecha a través de los defectos. Cuando las resistencias pulmonares alcanzan a las sistémicas, se invierte el flujo a través del defecto, con lo que se da un cortocircuito de derecha a izquierda (síndrome de Eisenmenger) y se produce cianosis. Cuando se ha establecido la inversión del *shunt* a través de las comunicaciones (síndrome de Eisenmenger) el cierre de estos defectos puede empeorar la situación, ya que el aumento de las RVP es irreversible y se puede favorecer el fallo cardíaco derecho.

CARDIOPATÍAS CONGÉNITAS NO CIANÓTICAS

Clasificamos las cardiopatías congénitas no cianóticas según la sobrecarga fisiológica que producen en el corazón. Aunque es habitual que las cardiopatías congénitas induzcan más de una alteración fisiológica, es útil centrarse en la sobrecarga anormal primaria para la clasificación. Los defectos cardíacos congénitos más frecuentes son los que producen una sobrecarga de volumen y, en este grupo, lo más prevalente son los cortocircuitos de izquierda a derecha. Otras causas de sobrecarga de volumen son las insuficiencias de las válvulas auriculoventriculares y las miocardiopatías dilatadas. El segundo grupo más frecuente son las lesiones que producen sobrecarga de presión. Esto suele estar generado por la obstrucción del tracto de salida de los ventrículos o el estrechamiento de uno de los grandes vasos.

Lesiones que producen sobrecarga de volumen

Dentro de este grupo, las más frecuentes son las que dan lugar a un cortocircuito de izquierda a derecha: comunicación interauricular (CIA), comunicación interventricular (CIV), defectos del tabique auriculoventricular (canal AV) y ductus arterioso persistente. Constituye el grupo más numeroso de cardiopatías congénitas, alcanzando alrededor del 50 % de todas ellas.

> ! Las características fisiopatológicas de los cortocircuitos son cardiopatías congénitas acianóticas, con hiperflujo pulmonar y sobrecarga de volumen.

El denominador común fisiopatológico de este grupo es la presencia de una comunicación entre los lados sistémico y pulmonar de la circulación, lo que provoca la derivación de sangre completamente oxigenada de vuelta a los pulmones para un segundo pase. La magnitud de los cortocircuitos intracardíacos puede cuantificarse mediante la relación entre el flujo pulmonar y el sistémico (Qp:Qs). Así, un cortocircuito 2:1 implica que el flujo sanguíneo pulmonar es el doble de lo normal.

> Las consecuencias hemodinámicas por el cortocircuito de izquierda a derecha son: sobrecarga de volumen, hiperflujo pulmonar y compromiso del gasto cardíaco sistémico.

Esta comunicación entre la circulación sistémica y la pulmonar, puede causar dos efectos adversos: la alteración hemodinámica por el cortocircuito izquierda-derecha y la alteración del lecho vascular pulmonar. El cortocircuito izquierda-derecha implica la recirculación de la sangre oxigenada a través del lecho vascular pulmonar, y la magnitud de este dependerá no solo del tamaño del defecto, si no de la resistencia vascular pulmonar y de la localización del defecto.

> ! Por tanto, la dirección y magnitud del cortocircuito a través de dicha comunicación dependen del tamaño del defecto, de la presión pulmonar y sistémica relativa, de las resistencias vasculares y de la distensibilidad de las dos cámaras comunicadas por el defecto.

Estos factores son dinámicos y pueden variar de forma significativa con la edad: los defectos intracardíacos pueden decrecer con el tiempo; las RVP, que son altas en el periodo neonatal inmediato, disminuyen hasta los valores normales del adulto en las primeras semanas de vida y la exposición crónica de la circulación pulmonar a las altas presiones y al flujo sanguíneo da lugar a un incremento gradual de las RVP (fisiología de Eisenmenger). Por ejemplo, una CIV grande puede asociarse a un cortocircuito pequeño con pocos síntomas en las 1-2 primeras semanas de vida. Cuando las RVP disminuyen durante las 2-4 siguientes semanas de vida, aumenta el volumen del cortocircuito de izquierda a derecha y comienzan a aparecer los datos de insuficiencia cardíaca (IC).

El hiperaflujo pulmonar genera un incremento de volumen de sangre en los pulmones que conlleva a una disminución de la distensibilidad pulmonar y un aumento del trabajo respiratorio. Se produce una fuga de líquido al intersticio pulmonar y los alveolos, lo que altera la distensibilidad pulmonar y el intercambio gaseoso y en los casos más graves ocasiona edema pulmonar. El lactante inicia los síntomas relacionados con insuficiencia cardíaca, que consisten en disnea, taquicardia, sudoración, fatigabilidad con tiraje sub e intercostal, aleteo nasal y a veces sibilancias. En los niños más mayores con un gran cortocircuito de izquierda a derecha, el gasto del ventrículo izquierdo está aumentado, aunque gran parte de este gasto resulta ineficaz, ya que regresa a los pulmones.

La recirculación pulmonar se realiza a expensas del flujo del VI y del gasto cardíaco. Los mecanismos compensatorios mantienen la perfusión de los órganos y la presión sanguínea. Estos incluyen el aumento en la circulación de las catecolaminas y el aumento de la actividad del sistema nervioso simpático: aumentan las resistencias vasculares sistémicas, la frecuencia cardíaca y el volumen sistólico, para intentar mantener este elevado gasto cardíaco del VI. El incremento de la liberación de catecolaminas, junto con el trabajo respiratorio, provoca un aumento del consumo de oxígeno (consecuencia del estímulo de los receptores beta), que a veces supera la capacidad de transporte de oxígeno del aparato circulatorio. La activación simpática da lugar a vasoconstricción periférica (consecuencia del estímulo de los receptores alfa) y a los síntomas añadidos de sudoración e irritabilidad. El desequilibrio entre el aporte y las demandas de oxígeno conlleva a un fallo de medro. La sobrecarga de volumen va a generar una remodelación del corazón, con predominio de la dilatación de cavidades y, en menor medida, de hipertrofia. Si esta situación se perpetúa en el tiempo porque el defecto no se trata, las RVP aumentan de manera progresiva y, a lo largo de los años, el volumen del cortocircuito comienza a disminuir y por tanto se produce una mejora de los síntomas.

> Si continua sin corregirse, el cortocircuito acabará por invertir la dirección de derecha a izquierda al incrementarse aún más las RVP (fisiología de Eisenmenger).

El aumento de la presión vascular pulmonar es consecuencia del hiperaflujo pulmonar y el aumento de la presión diastólica final del VI por la sobrecarga de volumen.

Existen otros defectos que también suponen una sobrecarga de volumen para el corazón, las insuficiencias valvulares. Corresponden a lesiones cardíacas en las que la sangre eyectada por alguna de las cuatro cavidades del corazón retorna parcialmente a esa cavidad a través de una válvula AV o sigmoidea incompetente. Lo más frecuente es encontrar una insuficiencia de las válvulas AV en los defectos del tabique AV completos o parciales. En estas cardiopatías, la combinación de una insuficiencia de las válvulas AV con un cortocircuito de izquierda a derecha, aumenta la sobrecarga de volumen y por tanto la sintomatología será más florida. Las insuficiencias que afectan a las válvulas aórtica o pulmonar (semilunares o sigmoideas) frecuentemente también se asocian a cierto grado de estenosis valvular, dando lugar a una sobrecarga combinada de presión y volumen.

Lesiones que producen sobrecarga de presión

El denominador común fisiopatológico de las lesiones que dan lugar a una sobrecarga de presión es la obstrucción al flujo sanguíneo normal. Las obstrucciones del tracto de salida ventricular más frecuentes son: estenosis de la válvula pulmonar y aórtica y coartación de aorta. Son menos habituales las obstrucciones del sistema de entrada ventricular: estenosis mitral o tricúspide, *cor triatriatum* y obstrucción de las venas pulmonares. La obstrucción del tracto de salida ventricular puede localizarse en la propia válvula, por debajo de la válvula (por ejemplo, estenosis subpulmonar y membrana subaórtica) o por encima (estenosis suprapulmonar o estenosis aórtica supravalvular).

Si la obstrucción no se encuentra en rango de gravedad, el gasto cardíaco se mantiene y los síntomas clínicos de insuficiencia cardíaca son sutiles o inexistentes. Como consecuencia a la obstrucción al flujo, se produce un remodelamiento cardíaco y el aumento de la poscarga es compensado por el corazón mediante un aumento del grosor de la pared cardíaca (hipertrofia). En los estadios más avanzados, se produce dilatación de la cavidad afectada y se fibrosa, lo que puede evolucionar hasta el fallo ventricular.

Cuando la obstrucción del tracto de salida es grave, el cuadro clínico es diferente, lo cual suele ocurrir en el período neonatal inmediato. Las estenosis pulmonares graves del período neonatal (estenosis pulmonar crítica) se manifiestan con cianosis debida al cortocircuito de derecha a izquierda a través del foramen oval y desencadenan signos de insuficiencia cardíaca derecha (hepatomegalia o edema periférico). Las estenosis aórticas graves del período neonatal (estenosis aórtica crítica) se caracterizan por la presencia de signos de insuficiencia cardíaca izquierda (edema pulmonar o hipoperfusión periférica) que con frecuencia se combinan con signos de insuficiencia cardíaca derecha (hepatomegalia o edema periférico) y pueden progresar rápidamente a insuficiencia circulatoria total. En otras etapas de la vida, la estenosis pulmonar grave cursa con datos de insuficiencia cardíaca derecha, pero suele ser sin cianosis, a menos que persista alguna vía que permita los cortocircuitos de derecha a izquierda (por ejemplo, foramen oval permeable).

La presentación clínica de la coartación de aorta en el período neonatal inmediato puede variar desde una atenuación de los pulsos en las extremidades inferiores hasta el colapso circulatorio completo, según la intensidad del estrechamiento. La persistencia del conducto arterioso los primeros días de vida puede retrasar la sintomatología de la coartación. En estos casos, se empezarían a desarrollar síntomas, a menudo muy graves, cuando el conducto se cierra, por lo general en las primeras semanas de vida. En la coartación de aorta que no cursa con debut neonatal, la presentación más habitual es la hipertensión arterial de la mitad superior del cuerpo con pulsos disminuidos en las extremidades inferiores.

Fisiopatología de las cardiopatías congénitas más frecuentes

En este apartado, se exponen las cardiopatías congénitas no cianóticas y, dentro de ellas, las lesiones asociadas a sobrecarga de volumen y las obstructivas.

Cardiopatías congénitas no cianóticas: lesiones asociadas a sobrecarga de volumen

Para abordar estas cardiopatías, se explica aquí la fisiopatología de la comunicación interauricular e interventricular, canal auriculoventricular y conducto arterioso persistente.

Comunicación interauricular. Fisiopatología

La CIA origina un cortocircuito de izquierda a derecha cuyo establecimiento depende del tamaño del defecto, la distensibilidad relativa del ventrículo derecho en relación con el ventrículo izquierdo y las resistencias vasculares relacionadas con las circulaciones sistémica y pulmonar. En los defectos grandes, una cantidad considerable de sangre oxigenada fluye desde la aurícula izquierda a la derecha. Esta sangre se añade al retorno venoso habitual que desemboca en la aurícula derecha y se bombea desde el ventrículo derecho hacia los pulmones. Consecuentemente, en defectos de gran tamaño, la relación entre el flujo de sangre pulmonar y sistémica (Qp:Qs) suele estar entre 2:1 y 4:1. La estructura del ventrículo derecho en las primeras etapas de la vida, con una pared muscular gruesa y menos distensible, limita el cortocircuito de izquierda a derecha. Esta es la razón por la cual la CIA no se manifiesta clínicamente en los lactantes. En etapas posteriores del crecimiento, las RVP van disminuyendo, la pared del ventrículo derecho, que se va adelgazando. Ello conlleva un aumento de la magnitud del cortocircuito de izquierda a derecha a través de la CIA. Al establecerse el cortocircuito de izquierda a derecha se origina una sobrecarga de volumen de cavidades derechas y un aumento del flujo a los pulmones con el consiguiente aumento de tamaño de la aurícula y el ventrículo derecho, así como la dilatación de la arteria pulmonar y las ramas pulmonares. La aurícula izquierda también puede aumentar de tamaño a medida que recibe el flujo pulmonar aumentado. Sin embargo, el tamaño del ventrículo izquierdo y la aorta es normal. A pesar de la gran cantidad de flujo pulmonar, la presión arterial pulmonar suele ser inicialmente normal, ya que no existen comunicaciones de alta presión entre las circulaciones pulmonar y sistémica. Pero si esta situación se mantiene de forma persistente durante décadas, se instaura un cuadro de hipertensión pulmonar con cambios vasculares arteriolares y se acaba invirtiendo el cortocircuito (fisiología Eisenmenger).

Comunicación interventricular. Fisiopatología

El defecto del septo interventricular permite la comunicación entre la circulación sistémica y la pulmonar y puede causar dos efectos adversos: alteración hemodinámica por el cortocircuito de izquierda a derecha y alteración del lecho vascular pulmonar. Las consecuencias adversas hemodinámicas por el cortocircuito de izquierda a derecha son: sobrecarga de volumen, hiperflujo pulmonar y compromiso del gasto cardíaco sistémico.

El cortocircuito de izquierda a derecha implica la recirculación de la sangre oxigenada a través del lecho vascular pulmonar; la magnitud de este depende no solo del tamaño del defecto, sino de la resistencia vascular pulmonar y la localización del defecto. El tamaño de la CIV es un importante determinante del volumen del cortocircuito de izquierda a derecha. No obstante, cuando la CIV es grande, la relación entre las resistencias vasculares pulmonares (RVP) y las sistémicas (RVS) es el principal determinante de la magnitud del cortocircuito. En las CIV pequeñas (suelen ser menores de 5 mm), la CIV se considera restrictiva y la presión del ventrículo derecho es normal o se encuentra solo ligeramente elevada. La mayor presión del ventrículo izquierdo dirige el cortocircuito de izquierda a derecha y el tamaño del defecto limita la magnitud del cortocircuito. En las CIV grandes no restrictivas (suelen ser mayores de 10 mm), las presiones del ventrículo derecho e izquierdo tienden a igualarse. La dirección del cortocircuito y su magnitud depende por completo de la relación RVP/RVS.

En los pacientes con CIV de gran tamaño, las RVP pueden permanecer elevadas tras el nacimiento, con lo que se retrasa el descenso posnatal normal. Por consiguiente, la magnitud del cortocircuito de izquierda a derecha puede estar limitado de manera inicial. De forma natural, la RVP comienza a descender en la primera semana tras el nacimiento, por lo que aumenta la magnitud del cortocircuito de izquierda a derecha. Es habitual en los primeros meses de la vida que las RVP se encuentren solo ligeramente aumentadas, por lo que la causa fundamental de hipertensión pulmonar es la presencia de una comunicación de gran tamaño que permite la exposición de la circulación pulmonar a la presión sistémica y al gran aumento del flujo sanguíneo pulmonar. Con la exposición continuada del lecho vascular pulmonar a las presiones sistólicas altas y al flujo elevado se acaba desarrollando una enfermedad obstructiva vascular pulmonar que va a generar un aumento de la resistencia vascular pulmonar. Cuando la relación RVP/RVS se aproxima a 1:1, el cortocircuito se vuelve bidireccional, disminuyen los signos de insuficiencia cardíaca y el paciente empieza a presentar signos de cianosis (fisiología de Eisenmenger). Por tanto, en el defecto interventricular la hipertensión pulmonar puede deberse en inicio a un aumento del flujo pulmonar o, de forma más tardía, a un aumento de la resistencia vascular pulmonar, lo que disminuye, en consecuencia, el cortocircuito de izquierda a derecha y el flujo sanguíneo hacia los pulmones.

Si el cortocircuito de izquierda a derecha es pequeño (Qp:Qs < 1,5:1), el aumento de tamaño de las cavidades cardíacas no es significativo y el lecho vascular pulmonar es, con probabilidad, normal. Si el cortocircuito es grande (Qp:Qs > 2:1), se produce una sobrecarga de volumen de la aurícula izquierda y el ventrículo izquierdo, con lo que puede haber hipertensión del ventrículo derecho y la arteria pulmonar. Como consecuencia de ello, la arteria pulmonar principal, la aurícula izquierda y el ventrículo izquierdo aumentan de tamaño y se dilatan.

Canal auriculoventricular. Fisiopatología

La alteración hemodinámica está definida por los cortocircuitos en la zona auricular y ventricular, por la presencia de regurgitación auriculoventricular y la relación entre la RVP y RVS. Los cortocircuitos a través de la CIA y la CIV generan cardiomegalia con dilatación de ambos ventrículos y del anillo de la válvula auriculoventricular, lo que incrementa la insuficiencia, que empeora el cuadro de insuficiencia cardíaca en los primeros meses de vida.

El canal auriculoventricular parcial se presenta como la combinación de un cortocircuito de izquierda a derecha a través de la comunicación interauricular tipo *ostium primum* e insuficiencia mitral a causa de la hendidura mitral. En el canal auriculoventricular parcial, la magnitud del cortocircuito suele ser significativo, el grado de insuficiencia mitral es variable y la presión de la arteria pulmonar es normal o solo ligeramente elevada.

En el canal auriculoventricular completo, el cortocircuito de izquierda a derecha aparece en la zona auricular y ventricular. Puede existir un cortocircuito adicional directamente desde el ventrículo izquierdo hacia la aurícula derecha (defecto tipo Gerbode) debido a la ausencia del tabique auriculoventricular. La insuficiencia de las válvulas auriculoventriculares aumenta más aún la sobrecarga de volumen en los ventrículos. Por todo ello, se objetiva una tendencia temprana al incremento de las RVP y la hipertensión pulmonar.

En defectos de gran tamaño puede existir un componente de cortocircuito de derecha a izquierda en la zona auricular y ventricular que da lugar a una desaturación arterial leve. De manera evolutiva, la enfermedad vascular pulmonar progresiva aumenta el cortocircuito de derecha a izquierda y se desarrolla cianosis clínica (fisiología de Eisenmenger).

Conducto arterioso persistente. Fisiopatología

La presencia del DAP genera un cortocircuito de izquierda a derecha entre la aorta descendente y la arteria pulmonar izquierda, lo que incrementa el flujo sanguíneo pulmonar y, por consiguiente, el retorno venoso hacia la aurícula izquierda. En consecuencia, aumenta la precarga del ventrículo izquierdo, que varía según el tamaño del conducto y la RVP, así como su relación con las RVS. La sobrecarga de volumen provoca dilatación progresiva de la cavidad ventricular y activa los mecanismos neurohumorales del eje renina-angiotensina.

Si el DAP es pequeño, el incremento del flujo sanguíneo pulmonar es mínimo o imperceptible. La presión en el interior de la arteria pulmonar, el ventrículo y la aurícula derechos es normal y los pacientes permanecen asintomáticos. Por el contrario, si el DAP es grande, aparecen los signos de sobrecarga de volumen en la aurícula y el ventrículo izquierdos. La presión en la arteria pulmonar puede elevarse hasta alcanzar valores sistémicos. Así pues, los pacientes con DAP grandes presentan signos de ICC, con un elevado riesgo de enfermedad vascular pulmonar si no se cierra. Por ello, es necesario realizar el cierre del conducto de forma oportuna para evitar que dichos cambios se hagan irreversibles y se desarrolle un síndrome de Eisenmenger.

Cardiopatías congénitas no cianóticas: lesiones obstructivas

En este punto, se desarrolla la fisiopatología de la estenosis de la válvula pulmonar y aórtica, así como de la coartación de la aorta.

Estenosis de la válvula pulmonar. Fisiopatología

La estenosis valvular pulmonar se caracteriza por fusión o ausencia de las comisuras de la válvula pulmonar. La obstrucción que genera en el tracto de salida del ventrículo derecho (TSVD) hacia la arteria pulmonar da lugar a un aumento de la presión sistólica del ventrículo derecho. Este aumento de la presión en el ventrículo derecho es proporcional a la gravedad de la obstrucción. En consecuencia, se genera un incremento del estrés de la pared que acaba generando aumento del grosor e hipertrofia del ventrículo derecho. La aurícula derecha puede dilatarse debido al aumento de presión necesario para llenar el ventrículo derecho hipertrófico. El principal determinante del grado de gravedad de estas alteraciones es el tamaño de la abertura residual de la válvula pulmonar estenótica. En las obstrucciones leves, la presión del ventrículo derecho presenta una elevación leve o moderada. En los casos más graves, la presión del ventrículo derecho puede ser mayor que la presión arterial sistólica sistémica. La presión en la arteria pulmonar, distalmente a la obstrucción, es normal o baja. Además, la saturación arterial de oxígeno es normal, incluso en los casos de estenosis grave, a menos que exista un cortocircuito intracardíaco (tipo CIA o CIV) que permita a la sangre derivarse de derecha a izquierda.

La estenosis pulmonar grave de debut neonatal se denomina estenosis pulmonar crítica. En estos casos, sí que es habitual que los recién nacidos presenten cianosis debido a un cortocircuito derecha a izquierda a través de un foramen oval permeable (FOP). Presentan una importante reducción de la distensibilidad del ventrículo derecho, con presiones en dicho ventrículo iguales o superiores a las sistémicas; muchos son conductos dependientes, por lo que necesitan tratamiento con prostaglandinas.

Estenosis aórtica. Fisiopatología

La estenosis aórtica puede producirse en la zona valvular, subvalvular y supravalvular. La valvular aórtica es la forma más frecuente de obstrucción del tracto de salida izquierdo. Se suele producir por la fusión de los velos o el hipodesarrollo de las comisuras con hipoplasia del anillo valvular. La obstrucción del flujo de salida produce un aumento de la poscarga del ventrículo izquierdo; por tanto, la presión sistólica del ventrículo izquierdo se encuentra aumentada. Para compensar esto, la pared de dicho ventrículo se hipertrofia y

a medida que disminuye la distensibilidad de este, la presión telediastólica también aumenta.

La estenosis es crítica cuando la circulación sistémica depende del conducto. Si se produce cierre ductal, aparecen signos de bajo gasto y *shock* cardiogénico.

Coartación de aorta. Fisiopatología

Se refiere a un estrechamiento hemodinámicamente significativo de la aorta torácica descendente distal al origen de la arteria subclavia izquierda, en la pared posterior, de forma opuesta a la inserción de conducto arterioso (coartación de la aorta yuxtaductal). También puede ocurrir en un área más distal de la aorta torácica o en la porción abdominal.

En la coartación de aorta yuxtaductal ligera, la sangre consigue fluir a través del segmento estrechado hasta la aorta descendente. En los primeros días de vida, el conducto arterioso puede servir para ensanchar esta zona y aliviar de forma transitoria la obstrucción, con lo que existe un cortocircuito ductal puro de izquierda a derecha.

En los casos más graves o en presencia de hipoplasia del arco transverso, el flujo de la aorta descendente depende de un cortocircuito derecha-izquierda a través del conducto arterioso (la coartación de aorta grave/crítica es una cardiopatía conducto-dependiente). Por tanto, la perfusión de la parte inferior del cuerpo depende del gasto del ventrículo derecho. Este cortocircuito a través del conducto arterioso de derecha a izquierda se manifiesta por cianosis diferencial, con extremidades superiores de color rosado e inferiores cianóticas. Asimismo, existe una discrepancia de pulsos y tensión arterial entre miembros superiores e inferiores. Tras el cierre del conducto se presenta una disminución de la presión arterial sistémica y un pulso débil en las extremidades inferiores. Puede debutar con signos de fallo cardíaco izquierdo (disnea, sudoración o vasoconstricción periférica), *shock* cardiogénico, hipertensión pulmonar grave (por aumento progresivo de las presiones en ventrículo y aurícula izquierdos) y resistencias vasculares pulmonares altas.

En los pacientes no intervenidos, se desarrolla una extensa circulación colateral, sobre todo desde ramas de la arteria subclavia, las intercostales superiores y las mamarias internas, para dar lugar a conductos con el fin de que la sangre arterial se derive y evite la zona de coartación.

CARDIOPATÍAS CONGÉNITAS CIANÓTICAS

En estas cardiopatías, la cianosis se produce cuando existe una obstrucción en el tracto de entrada o de salida del ventrículo derecho, lo cual genera un cortocircuito de derecha a izquierda, o cuando hay defectos anatómicos que provocan una mezcla de la sangre desoxigenada (procedente del retorno venoso sistémico) y oxigenada (procedente del retorno venoso pulmonar) en el corazón.

Desde un punto de vista fisiopatológico, las cardiopatías congénitas cianóticas se pueden subdividir en: cianóticas con flujo sanguíneo pulmonar reducido o cianóticas con flujo sanguíneo pulmonar aumentado con una mezcla de la sangre oxigenada y desoxigenada.

Lesiones cianóticas con flujo sanguíneo pulmonar disminuido

El punto en común de estas cardiopatías es presentar una obstrucción del flujo sanguíneo pulmonar (en la válvula tricúspide o la válvula pulmonar), así como una vía por la que la sangre venosa sistémica puede encontrar un cortocircuito de derecha a izquierda para entrar en la circulación pulmonar (a través del foramen oval, una CIA o una CIV). La obstrucción al flujo pulmonar se puede localizar en el TSVD, en el sistema de entrada al ventrículo derecho o en un drenaje venoso pulmonar anómalo total.

Este grupo de cardiopatías congénitas incluye la tetralogía de Fallot, la tetralogía de Fallot con atresia pulmonar, la atresia pulmonar con septo íntegro, la atresia tricuspídea, varias formas de ventrículo único con estenosis pulmonar, doble salida del ventrículo derecho y trasposición de grandes vasos (TGV) con estenosis pulmonar.

El grado de cianosis depende del grado de obstrucción del flujo sanguíneo pulmonar. Si la obstrucción es leve, la cianosis puede estar ausente en reposo. De forma contraria, si la obstrucción es grave, el flujo sanguíneo pulmonar es mínimo o nulo y, por tanto, dependiente de la permeabilidad del conducto arterioso. En esta situación, el cierre de dicho conducto llevaría al recién nacido a una situación de hipoxia y cianosis graves.

Lesiones cianóticas con flujo sanguíneo pulmonar aumentado

La etiología de la cianosis es la presencia de una conexión ventriculoarterial anómala o una mezcla total de la sangre venosa sistémica (desoxigenada) y venosa pulmonar (oxigenada) en el interior del corazón. Dentro del primer subtipo de este grupo, el paradigma es la transposición de grandes vasos.

Los defectos cardíacos que produce una mezcla de sangre total incluyen aquellas cardiopatías con una aurícula o un ventrículo común, el drenaje venoso pulmonar anómalo total (DVPAT) y el tronco arterioso. En estas lesiones, la sangre venosa sistémica desoxigenada y la venosa pulmonar oxigenada se mezclan por completo en el corazón y, como resultado, la saturación de oxígeno es igual en la arteria pulmonar que en la aorta. Si no existe obstrucción del flujo sanguíneo pulmonar, estos niños tienen una combinación de cianosis e hiperaflujo pulmonar que conlleva una insuficiencia cardíaca. De modo contrario, si existe obstrucción del flujo pulmonar, predomina la cianosis.

En este grupo se incluyen TGV, doble salida del ventrículo derecho, ventrículo único sin estenosis pulmonar, tetralogía de Fallot con estenosis pulmonar leve y flujo colateral aumentado, atresia tricúspide con CIV y sin estenosis pulmonar, tronco arterioso, hipoplasia de corazón izquierdo y DVPAT.

Cardiopatías congénitas cianóticas: lesiones asociadas a un descenso del flujo sanguíneo pulmonar

En este tipo de lesiones se aglutinan: tetralogía de Fallot, atresia pulmonar con septo interventricular íntegro, atresia tricuspídea y anomalía de Ebstein de la válvula tricúspide.

Tetralogía de Fallot

Es una cardiopatía de la familia de las conotruncales en la que el defecto principal es una desviación anterior del tabique infundibular (el tabique muscular que separa los tractos de salida aórtico y pulmonar). Las consecuencias de esta desviación son:

- Obstrucción del tracto de salida del ventrículo derecho (estenosis pulmonar que puede afectar a la región subvalvular, valvular y/o supravalvular).
- CIV subaórtica grande por defecto de alineación.
- Cabalgamiento aórtico sobre el tabique interventricular.
- Hipertrofia del ventrículo derecho (secundaria a la estenosis pulmonar).

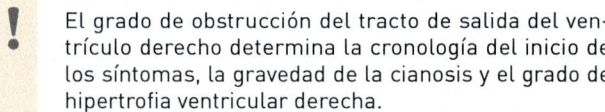

> **!** El grado de obstrucción del tracto de salida del ventrículo derecho determina la cronología del inicio de los síntomas, la gravedad de la cianosis y el grado de hipertrofia ventricular derecha.

Cuando el ventrículo derecho se contrae en presencia de una estenosis pulmonar significativa, se genera un cortocircuito a través de la comunicación interventricular de derecha a izquierda y la sangre se desvía a través de la CIV hacia la aorta. Como consecuencia, aparece cianosis e hipoxemia, cuya intensidad depende de la gravedad de la obstrucción pulmonar. La sobrecarga de presión del ventrículo derecho junto con el cortocircuito a través de la CIV de derecha a izquierda deriva en un flujo preferencial del ventrículo derecho hacia la aorta e hipoflujo pulmonar, lo que conlleva un hipodesarrollo de las arterias pulmonares.

El DAP puede ser necesario para complementar el flujo pulmonar cuando el flujo sanguíneo pulmonar está muy restringido por la obstrucción del TSVD. Además, las presiones sistólica y diastólica máximas en ambos ventrículos son similares y alcanzan el valor sistémico. A esto hay que añadir que se genera un gradiente de presión grande a través del TSVD obstruido y la presión en la arteria pulmonar distal a la obstrucción es normal o menor de lo normal.

Cuando la obstrucción del TSVD es leve o moderada y existe un cortocircuito equilibrado a través de la CIV, es posible que no se aprecie la cianosis (tetralogía de Fallot rosado o no cianótica). Cuando la obstrucción es grave, la cianosis está presente desde el nacimiento y empeora cuando el conducto arterioso empieza a cerrarse.

Atresia pulmonar con septo interventricular íntegro

En la atresia pulmonar con septo interventricular íntegro, existe una imperforación de la válvula pulmonar, sus velos se encuentran completamente fusionados y se forma una membrana. El TSVD es atrésico. Como no existe una CIV, no se produce ninguna salida de sangre desde el ventrículo derecho. De esta forma, toda la sangre que penetre en dicho ventrículo se regurgita a través de la válvula tricúspide de vuelta hacia la aurícula derecha. La presión de la aurícula aumenta, con lo que se genera un cortocircuito derecha-izquierda a través del foramen oval/CIA por donde se desvía la sangre hacia la aurícula izquierda, en donde se mezcla con el retorno venoso pulmonar, y después entra en el ventrículo izquierdo. Desde este ventrículo se bombea todo el gasto combinado de ambos ventrículos hacia la aorta. La persistencia del conducto arterioso permite que parte de la sangre pase al tronco pulmonar y se oxigene, con lo que es la única fuente de flujo sanguíneo pulmonar (cardiopatía conducto-dependiente). El ventrículo derecho y la válvula tricúspide suelen ser hipoplásicos, aunque el grado de hipoplasia es ampliamente variable.

Los pacientes con atresia pulmonar y septo interventricular íntegro pueden tener sinusoides coronarios y conexiones ventriculocoronarias en el interior de la pared del ventrículo derecho que comunican de forma directa con la circulación arterial coronaria. Puede que parte de la circulación coronaria dependa del flujo retrógrado (debido a la alta presión en el ventrículo derecho) a través de estas conexiones hacia las arterias coronarias de sangre desaturada (circulación coronaria dependiente del ventrículo derecho).

Atresia tricuspídea

Se caracteriza por la ausencia de conexión auriculoventricular derecha con hipoplasia del ventrículo derecho, en la cual la aurícula derecha no está conectada con la cámara ventricular subyacente, sino que se comunica con la aurícula izquierda vía interauricular o a través de un foramen oval.

En esta entidad, la porción ventricular derecha no tiene tracto de entrada, que igualmente hace que se entienda como un tipo de corazón univentricular, en este caso de tipo izquierdo.

La fisiopatología de esta entidad está influida por tres factores importantes: el tamaño de la CIA, el tamaño de la CIV y el diámetro de la válvula pulmonar. Un cuarto factor es el conducto en casos en que la cardiopatía sea conducto-dependiente.

En la atresia tricuspídea no existe ninguna salida desde la aurícula derecha hacia el ventrículo derecho; el flujo venoso sistémico debe pasar de la aurícula derecha a la izquierda por la CIA o el foramen oval, donde se mezcla con la sangre oxigenada que viene por las venas pulmonares. La sangre mezclada en la zona auricular pasará al ventrículo izquierdo y de ahí tanto a la arteria que sale de este (generalmente la aorta) como a la arteria que emerge de la cámara infundibular (suele ser la pulmonar).

La sangre suele fluir hacia el ventrículo derecho a través de una CIV, que constituye el único camino a través del cual una parte del volumen sistólico ventricular izquierdo accede al ventrículo derecho rudimentario y a la arteria que emerge de él; de su tamaño depende el desarrollo de ambas estructuras. En el caso de que no existiera una CIV y el tabique interventricular esté íntegro, el ventrículo derecho se vuelve completamente hipoplásico y se da atresia pulmonar asociada.

El flujo sanguíneo pulmonar depende del tamaño de la CIV y de la presencia y gravedad de cualquier estenosis pulmonar asociada, lo cual condiciona el grado de cianosis. El flujo pulmonar puede aumentar gracias a la presencia de una DAP o ser totalmente dependiente de él. Además, el grado de obstrucción pulmonar determina la presentación clínica de esta entidad. Los niños con estenosis pulmonar al menos moderada presentan desde los primeros días o semanas de vida descenso del flujo sanguíneo pulmonar y, por consiguiente, cianosis. Si la obstrucción del TSVD es mínima o nula, el flujo sanguíneo pulmonar puede ser alto, con cianosis leve, datos de hiperaflujo pulmonar e insuficiencia cardíaca.

Anomalía de Ebstein de la válvula tricúspide

Consiste en el desplazamiento apical de una válvula tricúspide anómala hacia el ventrículo derecho. Se caracteriza por la adhesión de las valvas septal y posterior a la pared del mencionado ventrículo, lo cual da lugar a su división: segmento de entrada del ventrículo derecho (zona de paredes delgadas atrializada que continúa con la cavidad de la aurícula derecha) y ventrículo derecho funcional (formado por miocardio ventricular normal). El desplazamiento apical del anillo funcional de la válvula tricúspide es más o menos grave en función del grado de adhesión de los velos al endocardio del ventrículo derecho. La porción atrializada del dicho ventrículo puede tener diferentes grados de dilatación y adelgazamiento.

Estas anomalías anatómicas y funcionales suelen causar insuficiencia tricuspídea significativa, si bien es cierto que el grado de insuficiencia es extremadamente variable. A veces, también puede ser estenótica. Cursa con dilatación de la aurícula y ventrículo derechos y en función de la gravedad, con *shunt* derecha-izquierda a través del foramen oval y, por tanto, cianosis. En cada contracción auricular se impulsa la sangre al ventrículo derecho atrializado; con cada contracción ventricular un porcentaje de la sangre del ventrículo derecho es devuelto a la aurícula derecha solo para ser llevado de nuevo al ventrículo derecho atrializado en la siguiente contracción auricular. Este efecto, de ir y venir, aumenta más el cortocircuito de derecha a izquierda si hay FOP o CIA y disminuye el flujo pulmonar.

En las formas más graves, el gasto efectivo del lado derecho del corazón se encuentra reducido debido al mal funcionamiento de un ventrículo derecho pequeño, la insuficiencia tricuspídea y la posibilidad de obstrucción del TSVD por el velo anterior de la válvula tricúspide en forma de «vela de barco». En los recién nacidos, la insuficiencia tricúspide está acentuada como consecuencia de mayor presión en la arteria pulmonar, RVP elevada y mayor presión en la aurícula derecha con mayor cortocircuito auricular. Además, la función del ventrículo derecho puede estar tan comprometida que sea incapaz de generar suficiente fuerza como para abrir la válvula pulmonar durante la sístole, lo que produce una atresia pulmonar funcional, con disminución de flujo anterógrado por la válvula pulmonar. El exceso de volumen de la aurícula derecha se desvía a través del foramen oval a la aurícula izquierda y produce desaturación arterial. Cursa con cianosis, ICC y flujo pulmonar conducto-dependiente.

Cardiopatías congénitas cianóticas: lesiones asociadas a un aumento del flujo sanguíneo pulmonar

En este apartado se aborda: la D-trasposición de las grandes arterias, el drenaje venoso pulmonar anómalo total, el tronco arterioso, el ventrículo único y el síndrome de corazón izquierdo hipoplásico.

D-trasposición de las grandes arterias

La trasposición de grandes arterias o grandes vasos es un defecto en el cual la relación de las grandes arterias está invertida; al igual que la conexión ventrículo-arterial, la aorta nace del ventrículo derecho y la arteria pulmonar del ventrículo izquierdo. Además, la aorta se encuentra anterior a la arteria pulmonar. Las venas sistémicas desembocan con normalidad en la aurícula derecha y las venas pulmonares en la izquierda. Las conexiones entre las aurículas y los ventrículos son también normales (concordancia auriculoventricular). Es una cardiopatía conducto-dependiente y de debut neonatal.

En la TGV, las circulaciones sistémica y pulmonar se encuentran en paralelo en lugar de estar en serie, es decir, son dos circuitos independientes, lo que provoca una situación de hipoxemia grave a nivel sistémico. En una, el retorno venoso sistémico pasa por el ventrículo derecho y sale por la aorta, mientras que en la otra, la sangre venosa pulmonar pasa por el ventrículo izquierdo hacia la arteria pulmonar. La supervivencia depende de la presencia de algún tipo de cortocircuito (FOP/CIA, DAP o CIV) que permita la mezcla de sangre, esto es, paso de la sangre oxigenada a la circulación sistémica para lograr saturaciones de oxígeno compatibles con la vida.

Cerca de la mitad de los pacientes no tiene otras malformaciones cardíacas, lo que se denomina TGV simple. Cuando sí lleva asociada algún otro defecto se denomina TGV compleja, que es lo más habitual, que asocien una CIV, que permite una mejor mezcla.

El tratamiento de la TGV es la cirugía correctora en el período neonatal, preferentemente en las dos primeras semanas de vida. Cabe destacar que existen varias técnicas quirúrgicas, pero la de elección es el *switch* arterial, descrito por Jatene *et al.* en 1975.

Drenaje venoso pulmonar anómalo total

El DVPAT es una malformación en la que no existe conexión directa entre ninguna de las venas pulmonares a la aurícula izquierda; todas las venas pulmonares se conectan a la aurícula derecha, directamente o a través de una vena sistémica o sistema venoso que desemboca a la aurícula derecha.

El desarrollo anormal de las venas pulmonares puede dar lugar a un drenaje anómalo parcial o total en la circulación venosa sistémica. Si todas las venas pulmonares drenan de una forma anormal, se habla de drenaje venoso pulmonar anómalo total; pero si solo es una o varias venas pulmonares, se denomina drenaje venoso pulmonar anómalo parcial, que suele constituir una cardiopatía no cianótica. El DVPAT implica la mezcla completa del retorno venoso sistémico y pulmonar en el interior del corazón, por lo que se genera cianosis.

En el DVPAT, puesto que ambas circulaciones sistémica y pulmonar retornan a la aurícula derecha, la supervivencia depende de la presencia de un cortocircuito derecha-izquierda, que la mayoría de las veces se trata de un FOP o una CIA. Es una cardiopatía con mezcla total de la sangre oxigenada y no oxigenada antes de llegar a la aurícula derecha o en la propia aurícula. La aurícula derecha, el ventrículo derecho y la arteria pulmonar suelen estar aumentados de tamaño, mientras que la aurícula y el ventrículo izquierdos pueden ser normales o pequeños. Si el retorno venoso pulmonar se obstruye, se produce una congestión pulmonar grave con hipertensión pulmonar, la cual requiere una intervención quirúrgica urgente. El grado de cianosis depende de la cantidad de flujo pulmonar con respecto al sistémico (Qp:Qs), que, a su vez, depende de la presencia o no y de la gravedad de la obstrucción venosa pulmonar.

Tronco arterioso

En el tronco arterioso una sola arteria se origina en el corazón y da origen a las circulaciones sistémica, pulmonar y coronaria. Siempre existe una CIV alta como consecuencia de la ausencia del septo infundibular; este defecto es amplio, no restrictivo y de localización subarterial. El tronco cabalga sobre la comunicación, por lo que recibe sangre de ambos ventrículos. La válvula puede ser estenótica, regurgitante o ambas cosas y el número de cúspides de la válvula truncal varía entre dos y seis. Existen diferentes clasificaciones anatómicas, que se han basado en el origen de las arterias pulmonares desde la arteria truncal. En el tronco arterioso tipo I existe un tronco pulmonar común desde la arteria truncal; a continuación, se dividen en las arterias pulmonares izquierda y derecha. En los troncos arteriosos tipo II y III no existe arteria pulmonar principal; el origen de las ramas pulmonares es independiente y nacen de orificios separados en la cara posterior y muy cerca entre ellas (tipo II) o lateral (tipo III) del tronco arterial. El tronco arterial tipo IV es un término que ya no se utiliza, ya que, en este caso, no existe ninguna conexión identificable entre el corazón y las arterias pulmonares. Además, el flujo pulmonar procede de las arterias colaterales aortopulmonares principales procedentes de la aorta descendente y transversa; en esencia se trata de una forma de atresia pulmonar.

En el período neonatal inmediato, cuando las RVP están elevadas, el flujo sanguíneo pulmonar puede ser normal y, por tanto, puede no haber síntomas. Cuando las RVP comienzan a bajar en las primeras semanas de vida, el flujo sanguíneo hacia los pulmones aumenta mucho y aparecen los signos de ICC por hiperaflujo. Como consecuencia del aumento del flujo sanguíneo pulmonar, aumenta la saturación de oxígeno y la cianosis clínica suele ser leve.

El tronco arterioso es una cardiopatía con mezcla total en la que se fusionan por completo la sangre oxigenada procedente del retorno venoso pulmonar y la desoxigenada que viene del retorno sistémico. Ambos ventrículos soportan la presión sistémica y bombean sangre hacia el tronco arterioso. Si no se trata esta cardiopatía, las resistencias pulmonares aumentan y se desarrolla enfermedad vascular pulmonar obstructiva, el flujo sanguíneo pulmonar disminuye y la cianosis se intensifica (fisiología Eisenmenger).

Ventrículo único (ventrículo con doble entrada, corazón univentricular)

En el ventrículo único, ambas aurículas impulsan la sangre a través de una válvula auriculoventricular común o a través de dos válvulas separadas, en una única cámara ventricular, lo que crea una mezcla total del retorno venoso sistémico (sangre desoxigenada) y pulmonar (sangre oxigenada). Los paradigmas de este conjunto de malformaciones son la atresia tricuspídea y el ventrículo único de doble entrada. Esta cavidad puede presentar características anatómicas propias del ventrículo derecho, el izquierdo o indeterminadas. Cabe destacar la obligada presencia de un cortocircuito en la zona auricular (FOP o CIA) que permita el vaciado de la aurícula derecha. Asimismo, existe habitualmente una CIV o foramen bulboventricular que regula la cuantía del volumen circulatorio pulmonar cuando la conexión de grandes vasos es normal. Puede suceder que tanto la aorta como la arteria pulmonar nazcan de esta cámara única, aunque también uno de los grandes vasos puede hacerlo en un infundíbulo de salida rudimentario (foramen bulboventricular). Este ventrículo actúa como una cámara común de mezcla, donde se observa consecuentemente una idéntica saturación de oxígeno en la aorta y en la vena pulmonar, que corresponde a la mezcla de la sangre oxigenada con la no oxigenada.

La magnitud de la circulación pulmonar define la modalidad de presentación clínica. Si está muy disminuida, predomina la cianosis intensa desde el nacimiento, consecuencia de una disminución del volumen circulatorio pulmonar (hipoaflujo pulmonar) y del predominio del obligado cortocircuito auricular derecha-izquierda. Si existe hiperaflujo pulmonar, aparecen signos de insuficiencia cardíaca acompañando a la cianosis, que es poco manifiesta o ausente y con desarrollo a la larga hipertensión pulmonar.

Si lo que se sucede es obstrucción en la aorta, el cuadro característico es de bajo gasto sistémico, con pulsos disminuidos y mala perfusión periférica.

Síndrome de corazón izquierdo hipoplásico

El término hipoplasia de las cavidades cardíacas izquierdas o síndrome de corazón izquierdo hipoplásico se utiliza para describir un amplio espectro de alteraciones en el desarrollo de las estructuras del lado izquierdo del corazón: estenosis o atresia de las válvulas aórtica y mitral e hipoplasia de la cavidad ventricular izquierda y de la aorta ascendente. Se pueden considerar dos amplias categorías: atresia aórtica con válvula mitral hipoplásica, pero perforada, o atresia mitral.

En el síndrome de corazón izquierdo hipoplásico el ventrículo izquierdo es una estructura no-funcional. Al presentar

una hipoplasia grave de las estructuras izquierdas, no existe flujo anterógrado desde el ventrículo izquierdo hacia la aorta. La perfusión sistémica depende de la existencia de una adecuada mezcla de sangre intracardíaca, para lo cual es necesario un cortocircuito en la zona auricular. La sangre venosa pulmonar debe dirigirse hacia la aurícula derecha, a través de un FOP no restrictivo o una CIA. El retorno venoso sistémico y pulmonar se mezclan en la aurícula derecha. Por su lado, el ventrículo derecho proporciona tanto a la circulación sistémica como a la pulmonar de una manera paralela, debido a que la arteria pulmonar da flujo a las ramas pulmonares, así como a la circulación sistémica a través del conducto arterioso. La sangre fluye retrógradamente desde el dicho conducto a través del arco aórtico trasverso y a través de la aorta ascendente hacia las arterias coronarias. La sangre fluye de forma anterógrada desde el conducto arterioso hacia la aorta descendente para perfundir la parte inferior del cuerpo.

De lo anterior se concluye que gran parte del cuadro clínico depende del tamaño del foramen oval o CIA y de la permeabilidad del DAP, que son dos estructuras cruciales en esta cardiopatía. Así, si el foramen es restrictivo, se presentan signos de hipertensión pulmonar venocapilar grave y si el conducto arterioso se cierra, se desencadenan datos de mala perfusión sistémica y coronaria, con progresiva acidosis metabólica, isquemia y, con posterioridad, la muerte. El mantenimiento inadecuado de la circulación sistémica puede conllevar al debut del síndrome de corazón izquierdo hipoplásico con *shock* debido al cierre ductal.

Con este tipo de fisiología, circulación pulmonar y sistémica conectadas en paralelo, la relación de flujo pulmonar/flujo sistémico (Qp:Qs) depende del delicado equilibrio entre las RVP y RVS. La disminución de las RVP resulta en un aumento del flujo pulmonar, lo que hace que crezca el volumen de trabajo que tiene que hacer el ventrículo derecho para preservar un adecuado gasto cardíaco.

El tamaño de la comunicación interauricular (FOP/CIA) es el determinante anatómico más importante para regular el flujo pulmonar. Según su tamaño, se pueden dar dos situaciones hemodinámicas: hipertensión venosa pulmonar (foramen oval restrictivo) con elevación de las RVP y descenso del flujo pulmonar o hiperaflujo pulmonar (CIA de tamaño moderado o grande) que cursa con signos de ICC.

 PUNTOS CLAVE

- Las cardiopatías congénitas son la principal causa de muerte en niños con malformaciones congénitas.
- La clasificación segmentaria de las cardiopatías congénitas tiene en cuenta tres segmentos básicos y dos tipos de conexión.
- Es importante analizar cada segmento cardíaco con el fin de detectar y clasificar las cardiopatías congénitas.
- En vida intrauterina, el corazón funciona como dos circuitos en paralelo (corazón derecho e izquierdo).
- Las particularidades de la circulación fetal son el mantenimiento del foramen oval, la permeabilidad del conducto arterioso, el CVA, la alta resistencia de la circulación pulmonar y la comunicación con la placenta.
- Las cardiopatías acianóticas son las más frecuentes.

- En las cardiopatías cianóticas la condición fisiopatológica dominante es la presencia de un cortocircuito intracardíaco de derecha a izquierda.
- Las características fisiopatológicas de los cortocircuitos (por ejemplo, CIA, CIV o DAP) son: cardiopatías congénitas acianóticas, hiperaflujo pulmonar, sobrecarga de volumen y dilatación de cavidades cardíacas.
- Desde el punto de vista clínico, la cardiopatía congénita con flujo aórtico dependiente del conducto arterioso se da si hay cierre ductal (recién nacido en *shock* cardiogénico). La cardiopatía congénita con flujo pulmonar dependiente de conducto arterioso se produce si surge cierre ductal (recién nacido cianótico).
- La perfusión de prostaglandinas está indicada tras la sospecha clínica o el diagnóstico de cardiopatías conducto-dependientes.

BIBLIOGRAFÍA

Hoffman JIE, Kaplan S, Liberthson R. Prevalence of congenital heart disease. Am Heart J 2004;147(3):425-39.

Houyel L, Khoshnood B, Anderson R, Lelong N, Thieulin A-C, Goffinet F, et al. Population-based evaluation of a suggested anatomic and clinical classification of congenital heart defects based on the International Paediatric and Congenital Cardíac Code. Orphanet Journal of Rare Diseases. 2011;6:64.

Keane JF, Lock JE, Flyer DC. NADAS'Pediatric Cardiology. 2ª ed. Elsevier; 2006.

Kliegman RM, Geme JS, Blum N, Shah SS, Tasker RC. Nelson. Tratado de Pediatría. 21ª ed. Elsevier; 2020.

Lai W, Mertens LL, Cohen MS, Geva T. Echocardiography in Pediatric and Congenital Heart Disease: From Fetus to Adult. 3ª ed. Wiley-Blackwell; 2021.

Park MY, Salamat M. Park's Pediatric Cardiology for Practitioners. 7ª ed. Elsevier; 2020.

Rudolph AM. Congenital diseases of the heart. 3ª ed. Wiley Blackwell; 2009.

Shaddy RE, Penny DJ, Feltes TF, Cetta F, Mital S. Moss and Adams' Heart Disease in infants, Children, and Adolescents: Including the Fetus and Young Adult. 10ª ed. Wolters Kluwer; 2021.

Fisiología del ejercicio en edad pediátrica

46

L. García-Cuenllas Álvarez

OBJETIVOS

- Conocer las particularidades de la fisiología del ejercicio en edad pediátrica.
- Entender los principios energéticos que median en el ejercicio.
- Aprender cómo se desarrolla la respuesta cardiopulmonar ante el esfuerzo.
- Comprender los mecanismos de extracción de oxígeno y eliminación de dióxido de carbono que tienen lugar durante el ejercicio.

INTRODUCCIÓN

Funcional y anatómicamente, el niño no es un hombre pequeño, dado que presenta sus propias características y adaptaciones fisiológicas al ejercicio.

Hay que tener en cuenta que el paciente pediátrico está sometido a un proceso continuo de desarrollo, maduración de tejidos y crecimiento. Es decir, está en un continuo cambio.

Desde el punto de vista metabólico y endocrino, el paciente pediátrico presenta un metabolismo basal de 20 a 30 veces superior al de un adulto, lo que supone un gran gasto energético, que se incrementa aún más con el ejercicio. Esto es así por el crecimiento somático y la inmadurez metabólica (hepática, renal, hormonal, enzimática, etc.). Esta situación provoca: mayor fatiga por limitación en el procesamiento del sustrato energético; aumento de la concentración de metabolitos por disminución de su depuración; disminución del metabolismo anaerobio con menor acúmulo de ácido láctico (el niño trabaja predominantemente en régimen aerobio, incluso a intensidades moderadas-altas), y menor producción de ácido láctico (oxidan lípidos como fuente energética en mayor cantidad que el adulto) y más eliminación.

Estos enfermos también presentan una limitación en la fuerza muscular por una menor actividad de hormonas sexuales si se compara con un adulto. Así, la evidencia indica que durante la adolescencia los niños crecen en estatura y luego aumentan masa muscular, peso y, por lo tanto, fuerza. Por último, se ha demostrado que el ejercicio físico beneficia el crecimiento óseo y su contenido mineral.

En lo referente a la respuesta cardiovascular y respiratoria al ejercicio ante un mismo esfuerzo, los niños taquicardizan más que los adultos y su volumen sistólico es más reducido, dado el tamaño del corazón. Estos factores condicionan un menor gasto cardíaco en valores absolutos. Asimismo, la presión arterial es menor, con una respuesta al esfuerzo más amortiguada

que el adulto. Desde una perspectiva respiratoria, tienen una frecuencia ventilatoria más acelerada y menos profunda, lo cual implica más trabajo de la musculatura respiratoria. A su vez, todos los volúmenes ventilatorios son menores, lo que se traduce en una menor capacidad ventilatoria que el adulto. Con respecto a su capacidad aeróbica, el consumo de oxígeno ($VO_{2\,máx}$) no presenta diferencias por sexos hasta la pubertad, momento en el que los varones despuntan (**Tabla 46-1**).

El $VO_{2máx}$ (expresado en mL/kg/min) llega a su punto más alto a los 17-21 años en hombres y a los 12-15 años en mujeres, después de lo cual se reduce de forma sostenida.

El rendimiento en todas las formas de actividad motora mejora de forma progresiva durante los años de la infancia como consecuencia del crecimiento, la maduración y el desarrollo normales. A este respecto, el entrenamiento físico puede acelerar y mejorar este desarrollo biológico. No obstante, hay que tener presente que hay ciertas edades en las que el entrenamiento podría ser más eficaz para mejorar el rendimiento, sobre todo en la infancia y la adolescencia. Son las llamadas *fases sensibles del entrenamiento*, etapas de mayor entrenabilidad, es decir, de mejor adaptación para las capacidades de condición física y coordinación a las que puede llegar el niño.

Todas estas particularidades condicionan una fisiología del ejercicio singular: cuanto más pequeño es el niño, más distintas son sus respuestas al ejercicio físico. A partir de la pubertad la fisiología del ejercicio es superponible a la de un adulto.

PRINCIPIOS BÁSICOS

La función principal del sistema cardiopulmonar es proporcionar flujo sanguíneo (y oxígeno) en cantidades suficientes para satisfacer las necesidades metabólicas del cuerpo.

Tabla 46-.1 Signos vitales por edad

Tensión arterial

Grupo	Edad	Rango	
		Sistólica	Diastólica
Recién nacido	Nacimiento - 6 semanas	70-100	50-68
Infante	7 semanas - 1 año	84-106	56-70
Lactante mayor	1 - 2 años	98-106	58-70
Preescolar	2- 6 años	99-112	64-70
Escolar	6 - 13 años	104-124	64-86
Adolescente	13 - 16 años	118-132	70-82
Adulto	16 años y más	110-140	70-90

Frecuencia respiratoria

Grupo	Edad	Ventilación por minuto
Recién nacido	Nacimiento - 6 semanas	40-45
Infante	7 semanas - 1 año	20-30
Lactante mayor	1 - 2 años	20-30
Preescolar	2 - 6 años	20-30
Escolar	6 - 13 años	12-20
Adolescente	13 - 16 años	12-20
Adulto	16 años y más	12-20

Frecuencia cardíaca

Grupo	Edad	Latidos por minuto
Recién nacido	Nacimiento - 6 semanas	120-140
Infante	7 semanas - 1 año	100-130
Lactante mayor	1 - 2 años	100-120
Preescolar	2- 6 años	80-120
Escolar	6 - 13 años	80-100
Adolescente	13 - 16 años	70-80
Adulto	16 años y más	60-80

Esta función se pone a prueba de forma máxima cuando aumenta la tasa metabólica del individuo, una situación que ocurre sobre todo mientras tiene lugar la actividad física o el ejercicio.

A continuación, se exponen los fundamentos de la respuesta cardiopulmonar normal al ejercicio físico, comenzando con una breve introducción bioquímica.

SUSTRATOS ENERGÉTICOS Y BIOQUÍMICA DEL EJERCICIO

La energía necesaria para la actividad muscular se deriva de la hidrólisis del trifosfato de adenosina (ATP). En reposo, las células del músculo esquelético poseen solo cantidades limitadas de ATP. Si se continua el ejercicio más allá de un breve período de tiempo, el ATP debe reponerse de forma continua a través del metabolismo de otros combustibles, sobre todo grasas e hidratos de carbono.

> ! En el músculo esquelético humano existen tres sistemas de liberación de energía que permiten extraer ATP de forma aerobia o anaerobia:
> • Vía anaeróbica aláctica o vía de los fosfágenos.
> • Vía anaeróbica láctica o glucolítica.
> • Vía aeróbica o fosforilación oxidativa.

Vía anaeróbica aláctica o vía de los fosfágenos

Esta vía degrada fosfocreatina del propio músculo. Es la vía solicitada al inicio de un esfuerzo o ante cualquier movimiento explosivo, pero su capacidad es muy limitada y dura unos pocos segundos, por lo que no precisa oxígeno. No obstante, los fosfágenos permiten hacer ejercicios de muy alta intensidad y en poco tiempo.

La fosfocreatina se almacena en las fibras rápidas, por lo que la cantidad de energía que puede ofrecer depende del tipo de fibras que tenga el sujeto: cuantas más fibras rápidas y menos edad, más posibilidad de almacenarla en forma de fosfocreatina. Esta fuente de energía se agota rápidamente y, a continuación, la energía es obtenida por vía aeróbica.

Vía anaeróbica láctica o glucolítica

Esta vía degrada glucógeno hepático, glucógeno muscular y glucosa proveniente de la sangre. Solo utiliza los hidratos de carbono como sustrato. Asimismo, permite realizar movimientos rápidos de intensidad submáxima, pero su capacidad también es limitada (en este caso, unos pocos minutos), puesto que conlleva un aumento de los niveles de ácido láctico por encima de lo tolerable.

El metabolismo anaerobio de la glucosa (glucólisis) se expresa mediante la ecuación:

$$\underbrace{C_6H_{12}O_6}_{\text{Glucosa}} \rightarrow \underbrace{2CH_3CHOHCOOH}_{\text{Ácido láctico}} + 2\ ATP\ (\text{\textasciitilde}0,33\ ATP/C)$$

Esta ecuación indica que el ATP puede producirse mediante el metabolismo anaerobio sin consumir oxígeno, aunque la cantidad de ATP producida por átomo de carbono es mucho menor que la que se deriva del metabolismo aerobio. Sin embargo, aunque el metabolismo anaerobio extrae solo una pequeña fracción de la energía disponible de la molécula de glucosa, la cinética de la vía glucolítica es muy rápida y, de hecho, se puede producir una gran cantidad de ATP a través de esta vía, aunque solo durante un período de tiempo limitado (debido a la acumulación de ácido láctico). En ausencia de oxígeno, el ácido láctico aumenta en la célula y se tampona con bicarbonato para producir lactato, bicarbonato y agua, como se muestra en la siguiente ecuación:

$$\underbrace{CH_3CHOHCOOH}_{\text{Ácido láctico}} + \underbrace{HCO_3^-}_{\text{Bicarbonato}} \rightarrow \underbrace{CH_3CHOHCOO^-}_{\text{Lactato}} + H_2O + CO_2$$

Por tanto, cuando una célula muscular genera ATP a partir del metabolismo anaerobio, no consume oxígeno, pero sí produce ácido láctico e, indirectamente, dióxido de carbono.

Vía aeróbica o fosforilación oxidativa

Esta vía cataboliza ácidos grasos, sobre todo, carbohidratos (glucólisis aeróbica y oxidación celular) y, en menor medida, proteínas. Es la vía predominante en los ejercicios de moderada intensidad de resistencia. El metabolismo de los hidratos de carbono pasa de ser una glucólisis anaeróbica a ser aeróbica, con lo que se convierte en el único sustrato energético que puede ser metabolizado tanto aeróbica como anaeróbicamente. Las proteínas y los ácidos grasos libres solo pueden hacerlo en presencia del oxígeno. En esta vía, el cuerpo transforma distintos combustibles con la ayuda del oxígeno para generar energía, proceso llamado *respiración celular*. Todo este fenómeno se produce en el interior de unos orgánulos intracelulares, las *mitocondrias*. No hay que olvidar que la continua demanda energética de la masa muscular requiere un aporte constante, por lo que la vía oxidativa se consolida como el sistema principal para responder a dicha demanda.

El metabolismo aeróbico de cada átomo de carbono dentro de la cadena lateral de un ácido graso se puede expresar mediante la siguiente ecuación:

$$\text{H-C-H} + 1\ \tfrac{1}{2}\ O_2 \rightarrow CO_2 + H_2O + \text{\textasciitilde}8\ ATP;\ CR = 0,67$$

Con ella se demuestra que cada átomo de carbono dentro de la cadena lateral reacciona con una molécula y media de oxígeno para formar una molécula de dióxido de carbono, agua y unas ocho moléculas de ATP. El cociente respiratorio para esta reacción (CR, es decir, la relación entre los moles de dióxido de carbono producidos divididos por el número de moles de oxígeno consumidos) es 0,67.

El metabolismo aeróbico de cada átomo de carbono dentro de un hidrato de carbono o azúcar se puede expresar mediante la siguiente ecuación:

$$\text{H-C-H} + O_2 \rightarrow CO_2 + H_2O + \text{\textasciitilde}6\ ATP;\ CR = 1$$

Esta ecuación indica que cada átomo de carbono dentro de la molécula de carbohidrato reacciona con una molécula de oxígeno para formar una molécula de dióxido de carbono, agua y, aproximadamente, seis moléculas de ATP. El cociente respiratorio para esta reacción es 1. Por lo tanto, el metabolismo aeróbico de la glucosa, un azúcar de seis carbonos, produce ~36 moléculas de ATP.

Durante la realización de ejercicio se combinan todos los sistemas energéticos, pero según la intensidad y duración, predomina uno sobre otro. En principio, durante pocos segundos se obtiene energía por la vía de los fosfágenos, pero se agota rápidamente, por lo que pasa a predominar la vía aeróbica con mayor utilización de lípidos. Si el ejercicio se prolonga o aumenta su intensidad, toma el mando la glucólisis anaeróbica y como único sustrato, los hidratos de carbono, con lo que se acumula el ácido láctico en la sangre.

En el gráfico extraído de una prueba de esfuerzo con consumo de gases (ergoespirometría) se puede observar cómo los sustratos metabólicos (glúcidos y lípidos) tienen diferente importancia según va cambiando el metabolismo que predomina con el aumento de la intensidad del esfuerzo. Se divide en fases, identificadas por las zonas de transición o umbrales: AT (*anaerobic threshold* o primer umbral, VT_1) y RCP (*respiratory compensation point* o segundo umbral, VT_2).

En la **figura 46-1** se puede observar cómo al inicio del ejercicio los lípidos son el principal sustrato metabólico (no se representa la vía de los fosfágenos), mientras que los glúcidos son un pequeño porcentaje. Sin embargo, al pasar el primer umbral, va descendiendo la utilización de lípidos y aumentando la de glúcidos (zona de transición aerobio-anaerobia). Tras el segundo umbral, los hidratos de carbono son la principal fuente de energía, ya que predomina el metabolismo anaeróbico (glucólisis anaerobia). También se puede apreciar la respuesta incremental de la frecuencia cardíaca.

Los procesos metabólicos descritos ayudan a comprender los dos desafíos fundamentales que el ejercicio plantea al sistema cardiopulmonar:

- Cómo entregar cantidades suficientes de oxígeno a los músculos en ejercicio.
- Cómo eliminar las mayores cantidades de dióxido de carbono que se producen por los músculos en ejercicio.

A continuación, se expone cómo consigue el sistema cardiopulmonar adaptarse a estos retos.

RESPUESTA CARDIOPULMONAR NORMAL AL EJERCICIO

En la **figura 46-2** se muestran los engranajes de Wasserman.

SUMINISTRO DE OXÍGENO

Los mecanismos por los cuales el sistema cardiovascular suministra oxígeno a los músculos esqueléticos se comprenden mejor considerando la ecuación de Fick:

$$\text{Consumo de oxígeno (VO}_2) =$$
$$\text{Gasto cardíaco (GC)} \times \text{extracción periférica de O}_2 =$$
$$\overbrace{FC \times \text{volumen sistólico}} \times \overbrace{(CaO_2 - CvO_2)} =$$
$$FC \times FE \times VtdVI \times 1,36 \times Hb \times (SaO_2 - SvO_2)$$

FC: frecuencia cardíaca; CaO_2: concentración arterial de oxígeno; CvO_2: concentración venosa de oxígeno; FE: fracción de eyección; VtdVI: volumen telediastólico del ventrículo izquierdo; Hb: hemoglobina; SaO_2: saturación arterial de oxígeno; SvO_2: saturación venosa de oxígeno.

En esta ecuación, el consumo de oxígeno (máxima cantidad de oxígeno que el organismo puede absorber, transportar y consumir por unidad de tiempo) queda representado por un factor central (gasto cardíaco) y otro periférico (la extracción periférica de oxígeno). A su vez, el factor central engloba la respuesta cronótropa (representada por la frecuencia cardíaca), la función sistólica ventricular y la función diastólica (mediante el VtdVI). Por su lado, el factor periférico incluye la capacidad de transporte de oxígeno (relacionado con la hemoglobina) y la utilización de oxígeno (plasmado por la diferencia arteriovenosa de oxígeno) (**Fig. 46-3**).

La diferencia arteriovenosa de oxígeno, a su vez, depende de diversos factores: ventilación, perfusión alveolar, difusión, transporte (hemoglobina como trasportadora del oxígeno) y utilización de oxígeno a nivel periférico. Normalmente, durante el ejercicio, cada una de estas variables se altera para maximizar la entrega de oxígeno.

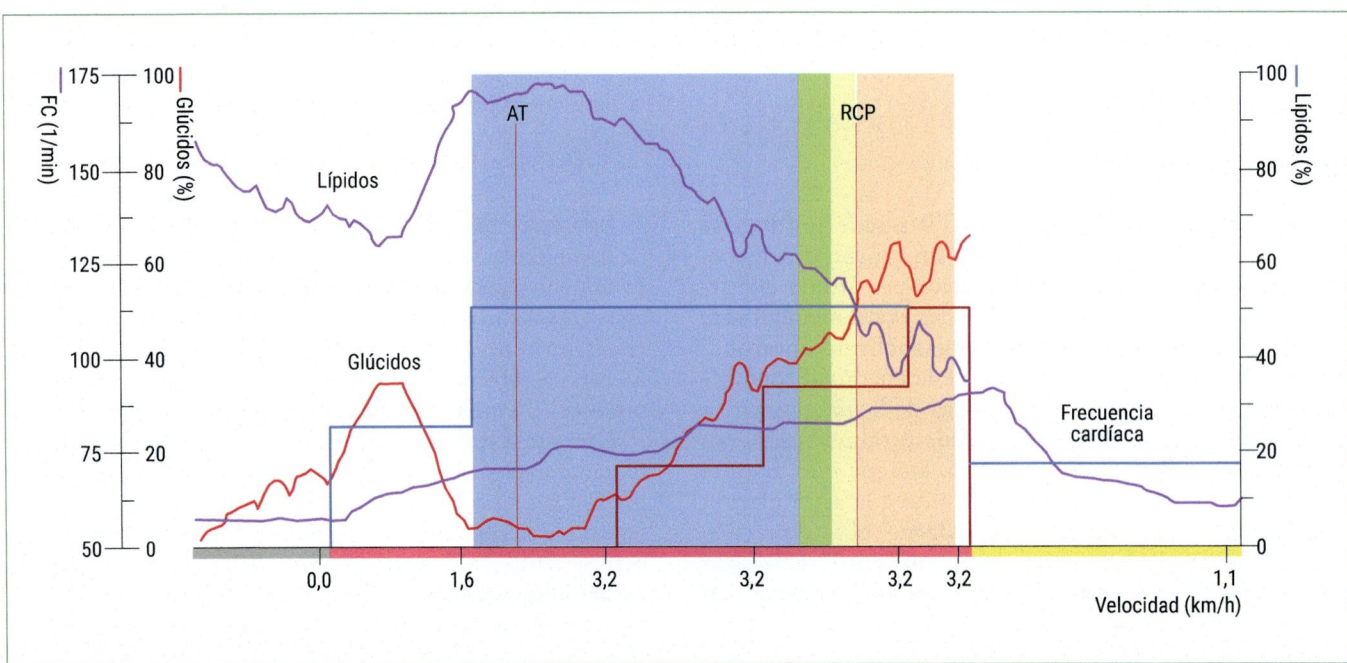

Figura 46-1. Primer umbral, *anaerobic threshold* o *ventilatory threshold* 1 (AT o VT_1). Segundo umbral, *respiratory compensation point* o *ventilatory threshold* 2 (RCP o VT_2). Línea roja: glúcidos. Línea azul: lípidos. Línea morada: frecuencia cardíaca en lpm. Adaptada de Abeitua (2019).

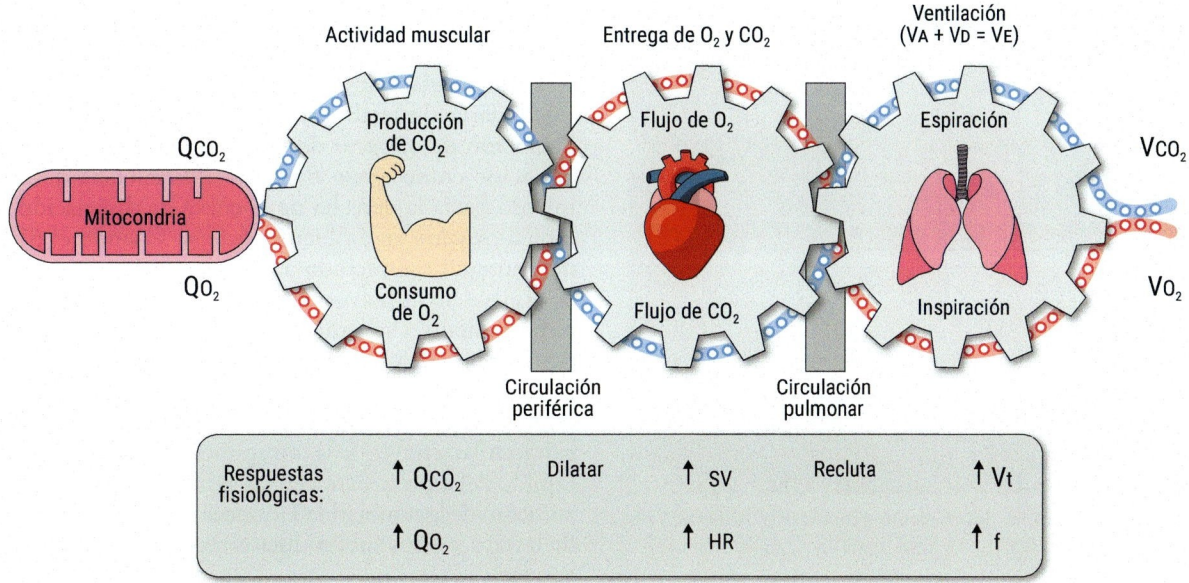

Figura 46-2. Engranajes de Wasserman: componentes del transporte de oxígeno y eliminación de dióxido de carbono. Adaptada de Wasserman (2011).

FRECUENCIA CARDÍACA

Durante el ejercicio, la frecuencia cardíaca aumenta hasta tres veces desde los valores en reposo de 60-80 lpm hasta ~200 lpm en el ejercicio máximo. Este aumento está mediado, principalmente, por el sistema nervioso autónomo a través de un aumento de la actividad simpática y una reducción de la actividad parasimpática. La respuesta cronótropa depende también de la integridad y el funcionamiento del sistema de conducción, de la medicación que afecte al nodo sinusal (betabloqueantes o amiodarona) o de la programación de dispositivos que controlen la frecuencia cardíaca (marcapasos y desfibrilador cardíaco automático implantable).

VOLUMEN SISTÓLICO

Durante una prueba de esfuerzo progresiva, el volumen sistólico aumenta con rapidez durante las primeras fases del ejercicio y, en un punto relativamente temprano del estudio, se estabiliza en un nivel de 1,5 a dos veces mayor que el valor inicial. A partir de entonces, los aumentos en el gasto cardíaco se deben, ante todo, al incremento de la frecuencia cardíaca. Por todo ello, el ejercicio máximo puede asociar un aumento de hasta 5 veces (o más) el gasto cardíaco (gasto cardíaco = frecuencia cardíaca × volumen sistólico). El aumento del volumen sistólico está mediado por los aspectos que se detallan a continuación:

- Aumento de la contractilidad cardíaca por estimulación adrenérgica.
- Disminución de la poscarga por disminución de las resistencias vasculares sistémica y pulmonar durante el ejercicio. Se ha estimado que la resistencia periférica total disminuye en un 62 % durante el ejercicio debido a la vasodilatación muscular y de la piel por la liberación de sustancias vasoactivas (por ejemplo, ácido láctico y óxido nítrico). Esta disminución se asocia con una notable redistribu-

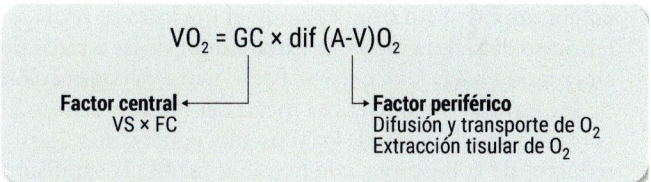

Figura 46-3. Ecuación de Fick representando el consumo de oxígeno. FC: frecuencia cardíaca; GC: gasto cardíaco; O_2: oxígeno; VO_2: consumo de oxígeno; VS: volumen sistólico.

ción del gasto cardíaco. En reposo, los músculos reciben solo el 20 % del gasto cardíaco, mientras que en el ejercicio máximo reciben el 80 %. La redistribución del flujo sanguíneo a los músculos también se ve reforzada por la vasoconstricción de los lechos mesentérico y renal durante el ejercicio. La disminución de la resistencia vascular pulmonar está mediada por la vasodilatación del lecho vascular pulmonar debido a la liberación de vasodilatadores locales (por ejemplo, óxido nítrico), la estimulación de los receptores β-adrenérgicos y el reclutamiento de lechos vasculares dentro del pulmón, que normalmente están cerrados en reposo.

- Mejor llenado ventricular por la acción de bombeo de los músculos esqueléticos. El aumento en el volumen sistólico que se produce durante el ejercicio se relaciona, en parte, con la acumulación venosa en las extremidades inferiores mientras se está en posición erguida. Este fenómeno no ocurre durante el ejercicio en decúbito supino y, en consecuencia, el aumento en el volumen sistólico durante el ejercicio supino es mucho menor (o inexistente). La explicación de este bombeo periférico reside en la anatomía del músculo. Como se puede ver en la **figura 46-4**, el músculo esquelético, al igual que una esponja, posee dos compartimentos: uno sólido de volumen fijo (las propias fibras musculares) y uno lleno de líquido de volumen variable (el rico lecho vascular que rodea cada fibra muscular). Cuando un músculo se contrae, las fibras se acortan, se hinchan y

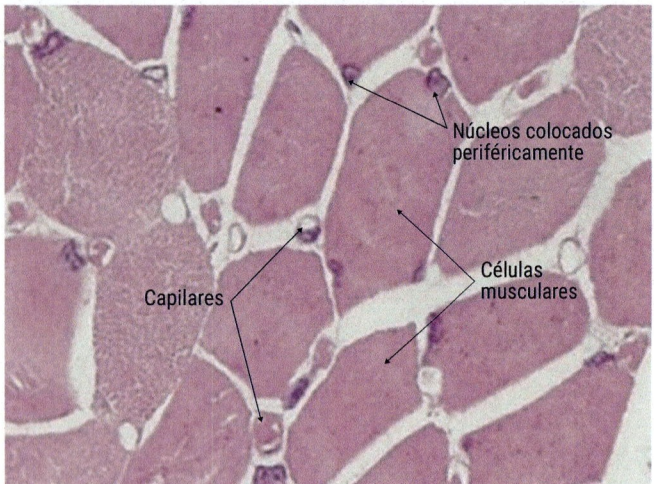

Figura 46-4. Microanatomía del músculo esquelético. Adaptada de Rhodes (2019).

comprimen el espacio vascular que las rodea, con lo que se exprime eficazmente la sangre desde el espacio vascular circundante hacia las venas de baja presión y alta capacitancia rumbo al corazón. Cuando el músculo se relaja, el retroceso de la fibra muscular extrae sangre de las arterias de alta presión hacia los capilares. Por lo tanto, la contracción de los músculos esqueléticos mejora el retorno venoso al corazón y la relajación de los músculos actúa como agente reductor de la poscarga, con lo que se facilita la expulsión de sangre desde el ventrículo izquierdo y promoviendo el gasto cardíaco.

- Función lusotrópica mejorada (relajación del músculo cardíaco). Durante el ejercicio, el ventrículo debe llenarse mucho más rápidamente que en reposo. El gasto cardíaco es mucho mayor y el tiempo disponible para llenar el ventrículo (diástole) es mucho más corto. El llenado ventricular rápido es promovido por el aumento de la presión auricular izquierda que normalmente ocurre durante el ejercicio y por una mejoría en la función lusotrópica.

EXTRACCIÓN DE OXÍGENO

En individuos normales en reposo, la saturación arterial de oxígeno se aproxima al 100 % y la saturación venosa mixta de oxígeno es, aproximadamente, del 70 %. Por lo tanto, el cuerpo extrae solo el 30 % del oxígeno que le llega. Sin embargo, durante el ejercicio máximo, los músculos que se ejercitan extraen un porcentaje mucho mayor del oxígeno que les llega. La saturación venosa mixta de oxígeno, por lo general, cae a menos del 30 % y la extracción total de oxígeno del cuerpo se duplica con creces en el ejercicio máximo.

Varios factores contribuyen al aumento de la extracción de oxígeno. El ejercicio está asociado con el reclutamiento y la vasodilatación de los lechos capilares cercanos al miocito activo. En consecuencia, hay una superficie mayor a través de la cual el oxígeno puede difundirse hacia las células musculares y una distancia más corta entre los glóbulos rojos con oxígeno en los capilares y las mitocondrias que consumen dicho oxígeno en el miocito. Además, la presión parcial de oxígeno dentro de las células musculares disminuye durante

el ejercicio, lo que resulta en un aumento del gradiente de oxígeno entre la sangre y el músculo.

La acumulación de ácido láctico dentro del músculo (secundaria al metabolismo anaeróbico) también facilita la liberación de oxígeno de la hemoglobina. Este fenómeno, conocido como *efecto Bohr*, es consecuencia del desplazamiento hacia la derecha de la curva de disociación hemoglobina-oxígeno en ambientes ácidos. Cuando el pH dentro del músculo cae (debido a la acumulación de ácido láctico en el ejercicio de mayor intensidad), el oxígeno se une menos estrechamente a la hemoglobina y se libera con más facilidad desde la hemoglobina hasta el músculo.

El ejercicio también puede estar asociado con un grado de hemoconcentración, secundario a la pérdida de líquido extracelular a través de la transpiración y al desplazamiento de líquido del espacio extracelular al intracelular (se produce un aumento de la osmolaridad intracelular secundario al acúmulo de lactato y otros subproductos metabólicos osmóticamente activos).

De esta forma, al considerar la ecuación de Fick, se aprecia que las adaptaciones cardiovasculares al ejercicio permiten que el consumo de oxígeno en el ejercicio máximo aumente más de diez veces con respecto a los valores en reposo.

HEMODINÁMICA Y FLUJO SANGUÍNEO CORONARIO DURANTE EL EJERCICIO

Conocer los cambios hemodinámicos normales asociados al ejercicio es esencial para comprender su fisiología.

La presión arterial sistólica (PAS) aumenta de forma progresiva a medida que se incrementa la intensidad del ejercicio. Con el ejercicio dinámico, se suele encontrar PAS entre un 30 % y un 60 % por encima de los valores de reposo a máximo esfuerzo. Durante una prueba de esfuerzo, un aumento de la PAS a máximo esfuerzo menor a 20 mmHg o menor del 20 % por encima de los valores en reposo se considera una respuesta amortiguada de la tensión arterial. En varones adultos, una PAS superior a 210 mmHg se considera anormal; en mujeres adultas, el límite superior de lo normal es 190 mmHg. La PAS tiende a ser más baja en niños y adolescentes. En los adolescentes varones y mujeres, la PAS rara vez excede los 180 y 160 mmHg, respectivamente, a máximo esfuerzo. En los niños, se encuentran valores algo más bajos.

Por su lado, la presión arterial diastólica cambia poco durante el ejercicio dinámico. Asimismo, la presión sistólica de la arteria pulmonar puede duplicarse durante el ejercicio dinámico desde niveles basales en reposo de 20-25 mmHg hasta 50 mmHg a máximo esfuerzo. Cabe destacar que el aumento de la presión sistólica de la arteria pulmonar durante el ejercicio facilita el reclutamiento de lechos capilares. Dado que el ejercicio se asocia con un aumento mayor a cinco veces en el gasto cardíaco, se puede inferir una disminución drástica en las resistencias vasculares pulmonares (arteriolares) a niveles ~40 % de los presentes en reposo.

Para realizar el trabajo adicional requerido por el ejercicio, el consumo y el suministro de oxígeno del miocardio (el flujo sanguíneo coronario) debe aumentar significativamente. El flujo coronario ocurre sobre todo durante la diástole, puesto que en la sístole se incrementan las presiones intramiocárdicas. Sin embargo, la diástole ocupa una fracción cada vez menor del ciclo cardíaco a medida que aumenta la frecuencia cardíaca durante el ejercicio. Ante estas adversidades, el lecho coronario responde vasodilatándose.

Al igual que con los músculos esqueléticos, otro factor importante que promueve el aumento del flujo sanguíneo coronario durante el ejercicio es el «efecto esponja». Los estudios histológicos demuestran que el miocardio también tiene un componente de fibra muscular de volumen fijo incrustado en una rica red vascular de volumen variable. Cada vez que el miocardio se contrae, el volumen vascular intramiocárdico se comprime y la sangre sale del miocardio hacia las venas coronarias de baja presión y al seno coronario. Cuando el miocardio se relaja, el espacio vascular se rellena con el flujo de las arterias coronarias de alta presión.

Por lo tanto, el aumento de la frecuencia cardíaca asociado con el ejercicio facilita el aumento del flujo sanguíneo coronario al aumentar las veces por minuto que los capilares coronarios se comprimen (vacían) y se rellenan de un modo mecánico. De esta manera, el aumento en el consumo de oxígeno del miocardio asociado con el ejercicio se corresponde rápida y estrechamente con un aumento concomitante en su flujo.

ELIMINACIÓN DE DIÓXIDO DE CARBONO

Durante el ejercicio, la producción de dióxido de carbono por parte de los músculos aumenta de manera exponencial. El dióxido de carbono se transporta desde los músculos hasta los pulmones a través del torrente sanguíneo de forma más eficiente por dos motivos: por un lado, se produce un incremento del gasto cardíaco y, por otro lado, el contenido venoso de dióxido de carbono aumenta durante el ejercicio (los niveles de dióxido de carbono en sangre venosa mixta pueden aumentar 42-45 mmHg en reposo hasta 60 mmHg o más). Hay que considerar que, a diferencia del oxígeno, el dióxido de carbono es muy soluble en sangre.

Cuando se aplica la ecuación de Fick a la eliminación de CO_2 (VCO_2), se aprecia que VCO_2 es igual al gasto cardíaco (equivalente al flujo sanguíneo pulmonar) multiplicado por la diferencia en el contenido arteriovenoso pulmonar de dióxido de carbono (v. **Fig. 46-3** y **Fig. 46-5**):

$$VCO_2 = FSP \times (C_{AP}CO_2 - C_{VP}CO_2)$$

VCO_2: eliminación de CO_2; FSP: flujo sanguíneo pulmonar; $C_{AP}CO_2$: contenido de dióxido de carbono en arteria pulmonar o contenido de dióxido de carbono venoso mixto; $C_{VP}CO_2$: contenido de dióxido de carbono en venas pulmonares.

Por lo tanto, se aprecia que el aumento del gasto cardíaco y del contenido de dióxido de carbono venoso mixto pueden incrementar hasta 20 veces la eliminación del dióxido de carbono en máximo esfuerzo.

A continuación, se expone cada una de las variables respiratorias relacionadas con las adaptaciones respiratorias al ejercicio que permiten que el VCO_2 en el ejercicio máximo aumente más de 12 veces con respecto a los valores en reposo.

VOLUMEN CORRIENTE O VOLUMEN TIDAL

Durante una prueba de esfuerzo, se observa un rápido aumento en el volumen corriente durante las primeras fases del ejercicio. A niveles más altos de ejercicio, los aumentos adicionales del volumen corriente son relativamente pequeños y la mayor parte del aumento de la ventilación que se produce se debe al incremento en la frecuencia respiratoria. Por lo general, el volumen corriente a máximo esfuerzo aumenta cerca de tres veces con respecto a los valores iniciales, hasta alrededor del 45-65 % de la capacidad vital forzada inicial de un sujeto.

FRECUENCIA RESPIRATORIA

Durante una prueba de esfuerzo, la frecuencia respiratoria tiende a aumentar lentamente a niveles más bajos de ejercicio y más rápido a intensidades de ejercicio más altas. En el ejercicio máximo, la frecuencia respiratoria suele incrementa hasta tres o cuatro veces los valores en reposo. Sin embargo, en personas normales (más allá de la infancia) rara vez supera las 60 respiraciones por minuto (**Fig. 46-6**).

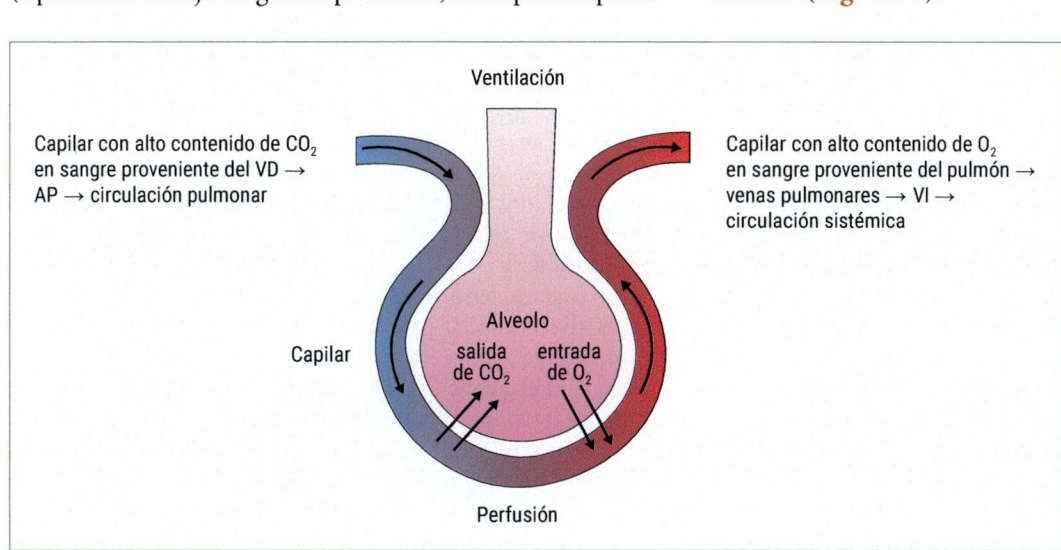

Capilar con alto contenido de CO_2 en sangre proveniente del VD → AP → circulación pulmonar

Ventilación

Capilar con alto contenido de O_2 en sangre proveniente del pulmón → venas pulmonares → VI → circulación sistémica

Capilar

Alveolo
salida de CO_2 entrada de O_2

Perfusión

Figura 46-5. Esquema que representa la ventilación alveolar implicada en la eliminación de dióxido de carbono. AP: CO_2: dióxido de carbono; O_2: oxígeno; VD: ventrículo derecho; VI: ventrículo izquierdo.

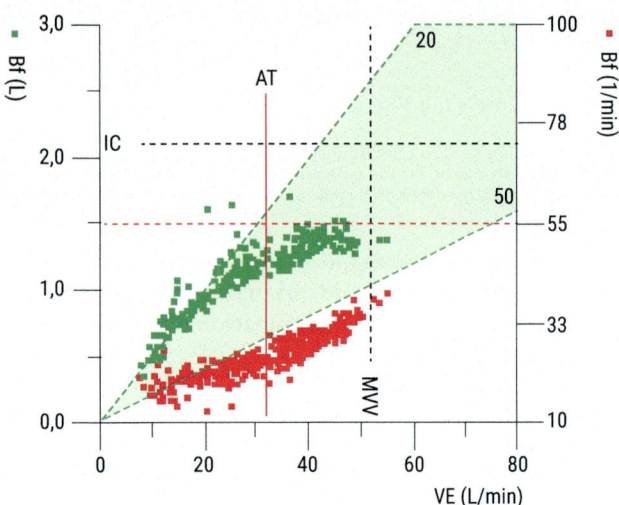

Figura 46-6. Gráfica de ergoespirometría en la que se aprecia un incremento inicial del volumen tidal (Vt) y, posteriormente, de la frecuencia respiratoria (Bf). VE: ventilación.

RELACIÓN ESPACIO MUERTO/VOLUMEN CORRIENTE

Durante el ejercicio, el volumen del espacio muerto anatómico permanece fijo, mientras que el volumen corriente aumenta significativamente; por tanto, la relación espacio muerto anatómico/volumen corriente (Vd/Vt) disminuye. Además, a medida que uno ejercita y recluta más vasos sanguíneos en los pulmones, mejora la relación ventilación/perfusión, el espacio muerto fisiológico disminuye, el intercambio de gases se vuelve más eficiente y se mejora la eliminación de dióxido de carbono.

UMBRALES VENTILATORIOS

En el transcurso de una prueba de esfuerzo progresiva, se puede llegar a un punto en el que el VCO_2 comienza a aumentar de manera desproporcionada con el aumento concomitante en el consumo de oxígeno. Si se obtuvieran muestras de sangre en este momento, también se observaría un aumento en los niveles de lactato. Este punto ha sido denominado umbral anaeróbico. En teoría, refleja el punto durante una prueba de esfuerzo en el que la cantidad de ATP requerida por los músculos para realizar el trabajo mecánico del ejercicio excede la que puede producirse únicamente a través del metabolismo aerobio (que está limitado por la cantidad de oxígeno que el sistema cardiopulmonar puede entregar a los músculos). En este momento, los miocitos comienzan a depender del metabolismo anaerobio para generar ATP. Como se ha explicado previamente, el metabolismo anaerobio no consume oxígeno, pero sí produce ácido láctico, que es amortiguado por el bicarbonato para producir dióxido de carbono. Esta fisiología explica el aumento desproporcionado del VCO_2 y el aumento de los niveles de lactato sérico. Para mantener un pH normal frente a esta producción de dióxido de carbono, la ventilación alveolar debe aumentar de forma proporcional. Además, a medida que el ejercicio continúa por encima del umbral anaeróbico, los niveles de lactato aumentan aún más y se desarrolla una acidosis metabólica. Para mantener un pH

normal en estas circunstancias, el sistema respiratorio debe generar una alcalosis respiratoria compensatoria, es decir, se debe reducir la presión parcial de dióxido de carbono arterial. Por lo tanto, el ejercicio más allá del umbral anaeróbico requiere una mayor ventilación debido a:

- Un aumento del VCO_2 por el metabolismo aeróbico de los combustibles.
- Un aumento de la producción de dióxido de carbono relacionado con el metabolismo anaeróbico y la amortiguación del ácido láctico por el bicarbonato (detectado en el umbral anaeróbico).
- La necesidad de eliminar dióxido de carbono y generar una alcalosis respiratoria para compensar la acidosis láctica acumulada.

El punto donde comienza a desarrollarse la alcalosis respiratoria compensatoria se ha denominado punto de compensación respiratoria (VT_2).

El ácido láctico producido por el metabolismo anaeróbico también tiene profundas implicaciones para el suministro de oxígeno a los músculos, puesto que es capaz de promover la liberación de oxígeno por el efecto Bohr. Asimismo, el ambiente ácido producido por el ácido láctico provoca la vasodilatación de los vasos sanguíneos en los músculos activos, lo que permite que llegue más sangre rica en oxígeno.

De esta forma, respecto a la integración de estos procesos se puede decir que, a nivel central, se producen una serie de adaptaciones agudas durante el ejercicio. En el corazón, con el ejercicio, se incrementan el volumen sistólico y la frecuencia cardíaca para acelerar el transporte de oxígeno hacia los músculos y del dióxido de carbono para su eliminación en los pulmones. Mientras, el aparato respiratorio precisa un mayor intercambio de oxígeno y dióxido de carbono en los alvéolos pulmonares, para lo cual aumenta la ventilación por minuto. Dicho incremento de la ventilación se debe, al principio, al incremento del volumen corriente (Vt) y, en menor medida, al incremento de la frecuencia respiratoria (FR), hasta que la ventilación (VE) representa el 40-60 % de la capacidad vital, con lo que comienza a aumentar de manera más significativa la frecuencia respiratoria (VE = Vt × FR).

Así pues, de manera análoga, en el ámbito cardíaco y respiratorio se incrementan, respectivamente, el gasto cardíaco y la ventilación; en principio, dicho aumento es debido al incremento de volúmenes y después por el aumento de frecuencias.

Con el avance del ejercicio, el espacio muerto va disminuyendo fisiológicamente al reclutarse cada vez más alvéolos bien ventilados y perfundidos (es más eficiente la ventilación), por lo que la relación ventilación/perfusión va aumentando e igualándose.

El oxígeno ventilado debe difundirse a través de la membrana alveolocapilar para llegar a la sangre, donde tras unirse a la hemoglobina es transportado hasta el músculo periférico que realiza el ejercicio. Con el esfuerzo, se produce una mayor extracción de oxígeno en el músculo periférico, por lo que la diferencia arteriovenosa se hace más amplia y contribuye a conseguir un mayor VO_2. A ciertos niveles de intensidad de ejercicio, esta extracción tisular ya no puede aumentar más, por lo que entonces se convierte en una constante estable.

A partir de ese punto, cualquier incremento del VO_2 es a expensas de aumentos en el gasto cardíaco.

A carga constante, tras unos minutos de ejercicio, en personas entrenadas, se produce un estado estacionario (*steady state*) entre las necesidades y el aporte de oxígeno y la producción y eliminación de dióxido de carbono. Es una situación tal que, si se mantien ese nivel de esfuerzo, es posible continuarlo de manera prolongada. Si el ejercicio es progresivo se alcanza una primera zona de transición entre los metabolismos aeróbico y anaeróbico: primer umbral ventilatorio (VT_1), con lo que se producen las siguientes adaptaciones a nivel respiratorio (aumentan el volumen corriente y la frecuencia respiratoria para eliminar la mayor cantidad de dióxido de carbono posible). También en VT_1 se observa un aumento de la frecuencia cardíaca. Si sigue subiendo la intensidad del ejercicio, se alcanza la segunda zona de transición o segundo umbral ventilatorio (VT_2), a partir del cual comienza a predominar el metabolismo anaeróbico con una mayor producción de dióxido de carbono. Si esta situación se mantiene, se produce una disminución progresiva del pH sanguíneo con la consecuente acidosis metabólica. Una causa importante para que se produzca la imposibilidad de continuar un ejercicio intenso es que en el sistema respiratorio se produce hiperinsuflación dinámica fisiológica. Así, al aumentar la frecuencia respiratoria disminuyen los tiempos espiratorio e inspiratorio, pero, en proporción, este último lo hace en menor medida, lo que acarrea insuflación pulmonar y, con ello, incapacidad para llenar los pulmones con una nueva inspiración. También hay que tener en cuenta que cuando el volumen corriente se acerca al 80 % de la capacidad inspiratoria, el gasto energético de la ventilación es muy elevado, por lo que es difícil aumentar el volumen inspiratorio. Todas estas respuestas están magnificadas en patologías respiratorias y cardíacas (insuficiencia cardíaca), así como en la falta de entrenamiento y la fragilidad o atrofias musculares.

PARTICULARIDADES PEDIÁTRICAS EN LA RESPUESTA CARDIOVASCULAR, RESPIRATORIA, METABÓLICA Y MUSCULOESQUELÉTICA

Durante la infancia y la adolescencia se producen cambios muy relevantes desde un punto de vista fisiológico, anatómico y psicológico debido al crecimiento, la maduración y el desarrollo. Dichos cambios afectan a la condición física.

La aptitud física es un concepto esencial en la fisiología del ejercicio y puede considerarse como una medida integrada de la mayoría de las funciones corporales involucradas en la realización de la actividad física diaria y el ejercicio físico.

Un alto nivel de aptitud física en la infancia y la adolescencia se ha relacionado con un menor riesgo de obesidad y enfermedades cardiovasculares y con una mejor salud musculoesquelética y mental.

> ! Es importante reiterar que un niño no es un adulto pequeño, dado que su fisiología difiere con el adulto como se muestra a continuación.

Cambios cardiovasculares con respecto a la edad adulta

Como primera diferencia con los adultos cabe destacar una frecuencia cardíaca mayor que presenta grandes variaciones según la edad (**Tabla 46-2**).

Con respecto a la presión arterial normal en la infancia, existen tablas que la calculan en función de la edad, la talla y el sexo. Una presión arterial normal se define como la presión sistólica y diastólica por debajo del percentil 90 para la edad, la talla y el sexo de cada paciente. Como regla general práctica, en la **tabla 46-3** se plasman las cifras de presión arterial normales (percentil 90) y sus oscilaciones en mmHg.

Durante el ejercicio físico es esencial la coordinación entre los distintos sistemas fisiológicos implicados en transportar oxígeno y nutrientes a los músculos en actividad y en eliminar productos elaborados metabólicamente, como el dióxido de carbono. Estas respuestas fisiológicas están vinculadas a la respiración celular con el objetivo de mantener la homeostasis.

Es importante destacar que el sistema cardiopulmonar se estresa de manera continua durante el ejercicio físico progresivo para facilitar un aumento en el transporte de oxígeno, el cual aumenta ante la demanda muscular para mantener las contracciones musculares. Dicho transporte de oxígeno se incrementa gracias al aumento del gasto cardíaco (gasto cardíaco = frecuencia cardíaca × volumen sistólico del ventrículo izquierdo), de la ventilación minuto (ventilación = frecuencia respiratoria × volumen tidal) y de la diferencia arteriovenosa de oxígeno. El gasto cardíaco puede llegar a multiplicarse por cinco en esfuerzo y la presión arterial puede aumentar el doble.

Tabla 46-2. Rangos de frecuencia cardíaca normal en pediatría (en lpm)

Edad	Despierto	Dormido
Recién nacido (< 28 días)	100-165	90-160
Lactante (1 mes - 1 año)	100-150	90-160
Niño pequeño (1-2 años)	70-110	80-120
Preescolar (3-5 años)	65-110	65-100
Escolar (6-11 años)	60-95	58-90
Adolescente (12-15 años)	55-85	50-90

Tabla 46-3. Valores de normalidad de presión arterial en pediatría (p90)

Edad	TA sistólica/diastólica
Recién nacido a término	60/35-87/63
Lactantes (1 mes - 1 año)	87/63-105/69
Niños de 1 a 10 años	105/69-117/75
Niños de 10 a 14 años	117/75-126/78
Niños de 14 a 18 años	126/78-136/84

La aptitud aeróbica, la capacidad aeróbica, la potencia aeróbica, la potencia aeróbica máxima, la capacidad de trabajo aeróbico, la aptitud cardiopulmonar, la aptitud cardiorrespiratoria, la aptitud cardiovascular y el VO_2 máximo se refieren al mismo concepto y pueden definirse como la capacidad máxima del sistema pulmonar y cardiovascular para tomar y transportar oxígeno a los músculos en ejercicio y de los músculos en ejercicio para extraer y utilizar oxígeno de la sangre para la producción de energía aeróbica durante el ejercicio progresivo con grandes grupos de músculos hasta el esfuerzo máximo. Según la ecuación de Fick, el VO_2 máximo es el producto del gasto cardíaco por la diferencia arteriovenosa máxima de oxígeno.

Durante la fase inicial del ejercicio físico progresivo, el aumento del gasto cardíaco está regulado sobre todo por un aumento del volumen sistólico del ventrículo izquierdo en respuesta a un aumento en el volumen de sangre que llena el corazón (el volumen telediastólico) mientras todos los demás factores permanecen constantes (mecanismo Frank-Starling). Cuando la intensidad del ejercicio aumenta (alrededor del 50 % del VO_2 máximo), el gasto cardíaco aumenta, principalmente por aumentos adicionales en la frecuencia cardíaca. El volumen sistólico en sujetos no entrenados se incrementa hasta cerca de un 50 %. Alcanza el 100 % en personas con un entrenamiento deportivo significativo. Se trata, por tanto, del principal mecanismo adaptativo que mejora con el entrenamiento. Cuanto menor es la edad del niño, menos se desarrolla (mayor dependencia de la frecuencia cardíaca).

Es de gran importancia darse cuenta de que la frecuencia cardíaca máxima está predeterminada desde un punto de vista genético y, a diferencia de los adultos, en niños y adolescentes es independiente de la edad. Aunque la frecuencia cardíaca máxima disminuye con la edad en los adultos, permanece relativamente estable, alrededor de 195 (bicicleta) a 200 latidos por minuto (cinta de correr) en niños y adolescentes.

Asimismo, cabe destacar que el volumen sistólico máximo del ventrículo izquierdo durante el ejercicio físico progresivo difiere significativamente entre niños y adultos. En comparación con los adultos, los niños obtienen un volumen sistólico del ventrículo izquierdo menor durante el ejercicio que compensan con una frecuencia cardíaca más alta. Dicho menor volumen en niños y adolescentes es un factor limitante importante en su sistema de transporte de oxígeno.

La diferencia arteriovenosa de oxígeno y la capacidad de transporte de oxígeno de la sangre también son importantes durante el ejercicio físico. La diferencia arteriovenosa de oxígeno se refiere a la diferencia en la concentración de oxígeno entre la sangre arterial y la venosa. Esto representa la cantidad de oxígeno que se extrae de la sangre y es utilizada por los músculos y otros órganos durante el ejercicio. A máximo esfuerzo, la diferencia de oxígeno arteriovenoso entre niños y niñas prepúberes es similar. Sin embargo, los niños pospúberes tienen una diferencia arteriovenosa de oxígeno mayor que las niñas pospúberes. Por su lado, hombres y mujeres adultos tienen una diferencia arteriovenosa máxima de oxígeno considerablemente mayor en comparación con los niños y las niñas (los hombres presentan una mayor diferencia que las mujeres).

Durante el ejercicio submáximo, la diferencia arteriovenosa de oxígeno es algo mayor en niños en comparación con los adultos. Este fenómeno puede explicarse por el hecho de que los primeros compensan su menor gasto cardíaco extrayendo relativamente más oxígeno de la sangre. La capacidad de transporte de oxígeno de la sangre aumenta poco a poco durante la infancia, lo que da lugar a importantes diferencias sexuales en la edad adulta. Así, como promedio, los hombres adultos tienen una concentración de hemoglobina en sangre más alta en comparación con las mujeres adultas.

Cambios respiratorios con respecto a la edad adulta

La función esencial del aparato respiratorio es suministrar oxígeno a la sangre para su transporte a los tejidos y la extracción del dióxido de carbono para su eliminación a la atmósfera. Esa función necesita de una correcta mecánica respiratoria, es decir, de la integridad de un sistema que consiga que el aire entre a través de las vías aéreas hasta los alvéolos y, además, que desde ellos fluya hasta ser exhalado a la atmósfera. Para cumplir esta función, el pulmón se encuentra incluido en la caja torácica, a la que está anclado, con capacidad para distenderse y contraerse por acción de los músculos respiratorios. Así, en buena parte, aunque no en todo, la participación del pulmón en la mecánica respiratoria es pasiva y la acción de la musculatura respiratoria genera variaciones en el volumen de los pulmones y, por tanto, flujos aéreos (variaciones del volumen en relación al tiempo).

Los cambios en el volumen del aire contenido en el pulmón son consecuencia de las modificaciones de la presión negativa pleural generadas por la acción de los músculos respiratorios. En realidad, esa acción muscular tiene, durante la inspiración, la función de vencer las fuerzas elásticas del pulmón y la caja torácica, que actúan como un resorte, de manera que se deforman ampliándose como consecuencia de la fuerza muscular y cuando esta cesa, vuelven a su posición de reposo. Desde este punto de vista, la elasticidad del sistema respiratorio, que es la suma de la elasticidad del propio pulmón y la caja torácica, es una fuerza decisiva en la mecánica respiratoria (**Fig. 46-7**).

Una característica propia de pediatría consiste en que la curva de compliancia (relación entre el volumen pulmonar en un momento dado y la presión que se ejerce en ese mismo

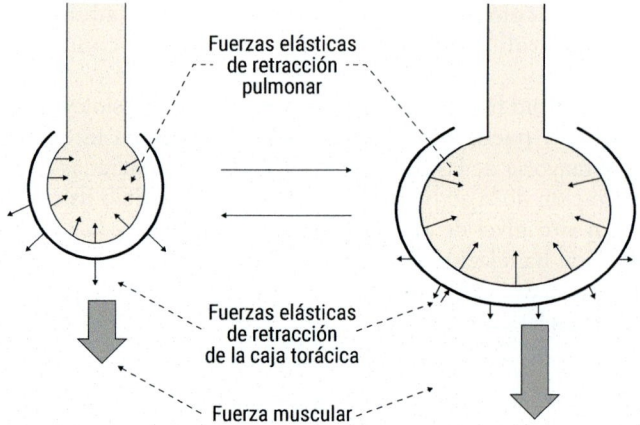

Figura 46-7. Fuerzas elásticas de retracción del sistema respiratorio en inspiración y espiración.

instante) es de tipo sigmoideo con una zona relativamente lineal en el área del volumen corriente y, sin embargo, disminuye tanto a volúmenes cercanos al 100 % de la capacidad vital como por debajo de la capacidad residual funcional. Este comportamiento es diferente en el adulto y el niño. Se conoce como volumen de relajación aquel para el cual la presión elástica de retracción es 0 (coincide con la capacidad residual funcional en personas sanas). En el adulto, este volumen de relajación es bastante mayor, en el cual las vías aéreas colapsan. Sin embargo, la mayor compliancia de la pared torácica del recién nacido y el lactante desplaza la curva de compliancia del sistema respiratorio hacia la derecha, de manera que el volumen de relajación queda más cerca del volumen de colapso aéreo. No hay que olvidar que la frecuencia respiratoria disminuye con la edad (**Tabla 46-4**) (**Fig. 46-8**).

En lo referente al patrón obstructivo, el patrón restrictivo en el niño, a diferencia del adulto, muestra de forma precoz disminución de TLC y VC tanto por afectación de la pared torácica como en la enfermedad. Además, el aumento del volumen por minuto durante las primeras etapas del ejercicio físico progresivo puede explicarse casi por completo por aumentos en el volumen tidal o volumen corriente. Cuando este equivale a cerca del 50 % de la capacidad vital, la ventilación aumenta a expensas de la frecuencia respiratoria.

Hay aspectos específicos del desarrollo que se ponen de manifiesto durante la niñez y la adolescencia, como un aumento en la ventilación y eficiencia de la ventilación con la edad. Esto último puede explicarse por una disminución de la frecuencia respiratoria, que coincide con un aumento del volumen corriente y la profundidad de la respiración.

Durante el ejercicio físico progresivo hasta el esfuerzo máximo, la ventilación rara vez es un factor limitante. Sin embargo, los niños con una enfermedad pulmonar importante pueden desarrollar esta limitación, lo que contribuye a la intolerancia al esfuerzo y la aparición de disnea. En estos niños, la ventilación puede ser insuficiente para la demanda metabólica, como lo demuestra una reserva respiratoria (BR) inadecuada:

$$BR = (MVV - \text{ventilación pico})/(MVV \times 100)$$

Aquí, MVV es la máxima ventilación voluntaria y la ventilación pico es la ventilación en el ejercicio máximo. La reserva respiratoria normalmente es superior al 15 % en el ejercicio máximo; si es inferior al 15 %, podría ser indicativa de limitación del flujo espiratorio, hiperinflación dinámica y/o retención de dióxido de carbono arterial. En niños, el MVV se puede estimar multiplicando el volumen espirado forzado en el 1er segundo por 35.

Es posible que una limitación ventilatoria que restrinja la capacidad máxima de ejercicio solo exista en niños y adolescentes con una función pulmonar reducida de moderada a grave (volumen espirado forzado en el 1er segundo previsto por debajo del 65 %). Estos niños también podrían desarrollar alteraciones en el intercambio de gases con el ejercicio, como lo demuestra la disminución de la saturación de oxígeno

Tabla 46-4. Frecuencia respiratoria normal en pediatría (en rpm)

Edad	Frecuencia respiratoria
Lactante (1 mes - 1 año)	30-55
Niño pequeño (1-2 años)	20-30
Preescolar (3-5 años)	20-25
Escolar (6-11 años)	14-22
Adolescente (12-15 años)	12-18

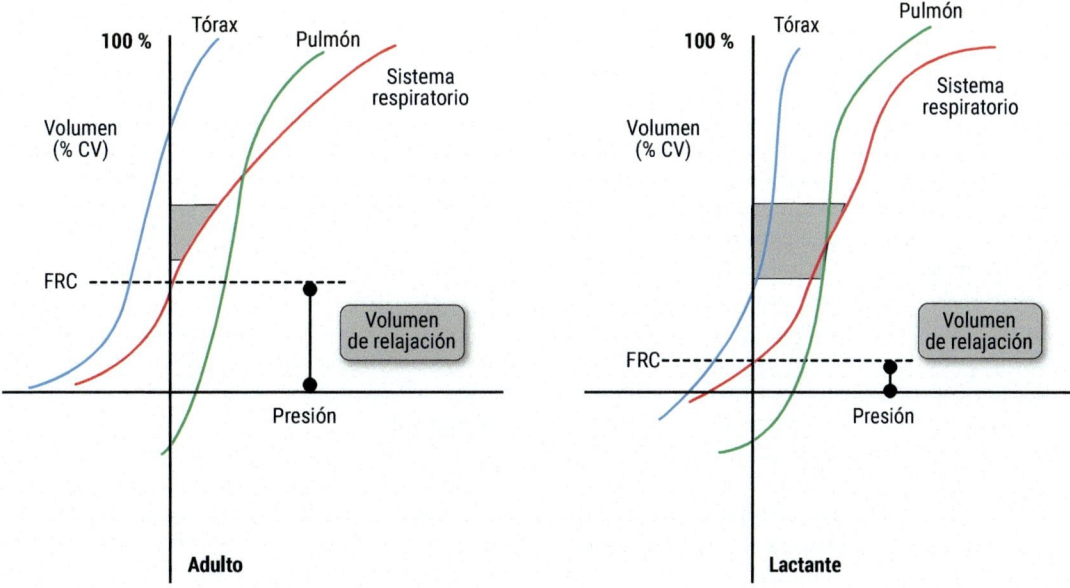

Figura 46-8. Curvas de compliancia de la pared torácica, el pulmón y el sistema respiratorio en conjunto y su comparación entre el adulto y el lactante. El volumen se expresa como porcentaje de la capacidad vital. El área sombreada representa el trabajo muscular para el volumen corriente que, como se aprecia, es mayor en el lactante. CV: capacidad vital; FRC: capacidad residual funcional.

periférica (medida con pulsioxímetro) o un aumento del PET de dióxido de carbono. En condiciones normales, no debería producirse excesivo descenso en la presión de oxígeno en el sujeto normal. No obstante, puede darse una disminución de hasta 2-3 puntos del basal de la saturación de oxígeno por fenómenos relacionados con la difusión de oxígeno o el aumento del retorno desaturado.

Cambios metabólicos con respecto a la edad adulta

A diferencia de la población adulta, en los niños se sabe poco sobre la función mitocondrial. La producción de energía de un individuo se basa en la demanda y la eficiencia metabólica durante el ejercicio, el reposo, el ayuno y en estado posprandial. La bioenergética celular es bastante compleja y está estrechamente entrelazada con el propósito de producir la energía necesaria para la supervivencia celular y lograr la homeostasis celular.

Las mitocondrias son los principales orgánulos celulares encargados de la producción de energía y desempeñan un papel fundamental en el control de la hemostasia celular. En condiciones de reposo, los ácidos grasos y los carbohidratos deben transportarse a las mitocondrias y oxidarse mediante distintas reacciones metabólicas para sintetizar el compuesto energético clave en el cuerpo humano (ATP).

El envejecimiento es un proceso biológico ineludible caracterizado por una disminución de la capacidad fisiológica y celular global. Se ha observado una disminución de la capacidad mitocondrial con el envejecimiento, por lo que en la edad pediátrica hay mayor densidad mitocondrial.

Por otro lado, múltiples estudios demuestran que la actividad física regular puede aumentar la función mitocondrial y que, por tanto, ciertos niveles de ejercicio físico (o su ausencia) están significativamente relacionados con la función mitocondrial. Otra característica propia de la edad pediátrica consiste en una función mitocondrial reducida durante el desarrollo puberal, lo que sugiere que dicha función puede desempeñar un papel en la alteración del metabolismo de la glucosa que se encuentra durante la pubertad normal.

Con respecto al metabolismo de sustratos, durante el ejercicio, la contribución de las grasas y los carbohidratos al gasto energético está modulada en gran medida por la intensidad del ejercicio. La edad y una dieta a corto o largo plazo rica en carbohidratos o grasas afectan a este equilibrio.

Estos factores han sido ampliamente estudiados en adultos desde la perspectiva de mejorar el rendimiento en deportistas o desde una perspectiva de salud en personas con enfermedades. Durante la última década, los cambios en el estilo de vida asociados a dietas hipercalóricas, ricas en lípidos y una actividad física reducida han contribuido al aumento de la obesidad infantil. Este cambio de estilo de vida se ha convertido en un grave problema de salud que favorece el desarrollo precoz de enfermedades cardiovasculares, la resistencia a la insulina o diabetes *mellitus* tipo 2. Incrementar los niveles de actividad física en los jóvenes es importante para aumentar el gasto energético y promover la capacidad oxidativa muscular. Por todo ello, es sorprendente que la regulación del equilibrio entre el uso de carbohidratos y lípidos durante el ejercicio haya recibido mucha menos atención en los niños que en los adultos.

En los niños, existe una mayor contribución de los lípidos al gasto energético en comparación con los adultos. Además, el bajo contenido de glucógeno muscular posiblemente esté asociado con una baja actividad de las enzimas glucolíticas y una alta capacidad oxidativa, mientras que niveles más bajos de hormonas simpaticoadrenales es probable que favorezcan el metabolismo de los lípidos en los niños.

Los cambios en el metabolismo energético que ocurren durante la adolescencia también dependen de los eventos puberales, con un aumento de la testosterona en los niños y de los estrógenos y la progesterona en las niñas. Los profundos efectos de las hormonas ováricas sobre el metabolismo de los carbohidratos y las grasas, junto con sus efectos sobre las enzimas oxidativas, podrían explicar que no siempre se hayan observado diferencias en el metabolismo de los sustratos entre niñas y mujeres.

Por último, aunque los mecanismos reguladores del equilibrio de grasas y carbohidratos durante el ejercicio están bastante bien identificados, faltan datos específicos para los niños y la mayoría de las evidencias reportadas provienen de estudios en adultos. Las técnicas de trazadores isotópicos y la resonancia magnética nuclear permiten una investigación no invasiva del metabolismo de las distintas fuentes de sustrato en el músculo esquelético en un futuro.

Desde un punto de vista suprarrenal, la respuesta hormonal se da solo cuando el ejercicio es intenso (superior al 60-70 % del consumo máximo de oxígeno). A partir del 60-70 % de VO_2 se produce la liberación plasmática de noradrenalina procedente de los terminales sinápticos del sistema simpático, lo cual afecta al lecho vascular, las fibras cardioaceleradoras del corazón y la perfusión renal. A partir del 75-80 % se produce la liberación suprarrenal de adrenalina, a altas intensidades de ejercicio. Cabe destacar que la actividad simpaticomimética incrementa la eficiencia de los procesos metabólicos musculares y el rendimiento energético. Además, se produce un aumento de la fuerza muscular por incremento de la capacidad contráctil. El incremento del gasto por taquicardia e inotropismo se genera, en principio, por supresión parasimpática y, progresivamente, por incremento simpático (noradrenalina). Desde una perspectiva hemodinámica, la actividad simpática es responsable de la redistribución, lo que lleva a una vasoconstricción generalizada, contrarrestada de forma concreta en los grupos musculares empleados por los metabolitos locales (**Fig. 46-9**).

Con respecto a la respuesta esplácnica al ejercicio, se produce vasoconstricción de todas las arteriolas esplácnicas que liberan a la sangre un volumen considerable que contribuye a la precarga.

En el riñón, en respuesta al esfuerzo, se genera una vasoconstricción con disminución de la perfusión renal y la diuresis. Con ello, se secreta renina, AT I y AT II y se estimula la hormona antidiurética y la reabsorción de agua en el túbulo colector. Con estas medidas, se ayuda a retener agua, mantener la precarga y perpetuar la acción simpática. Por otro lado, el glomérulo contribuye al equilibrio nora/adrenérgico.

Cambios musculoesqueléticos con respecto a la edad adulta

Durante el ejercicio se produce un incremento muy significativo de la perfusión muscular mediado por factores vasculares autonómicos y humorales. En concreto, el aumento de hidrogeniones [H+], PCO_2, [K+], osmolaridad tisular, adenosina, temperatura periférica, producción de NO y presión parcial de oxígeno regional produce sinérgicamente una vasodilatación periférica que condiciona la disminución de las resistencias necesaria para poder perfundir el músculo acorde con sus necesidades.

Los niños son más elásticos y tienen menos tono muscular que los adultos, a lo que se añade una alta capacidad de recuperación ante el esfuerzo. Las diferencias cardiovasculares, pulmonares y metabólicas entre adultos y niños observadas con mayor frecuencia se muestran en la **tabla 46-5**.

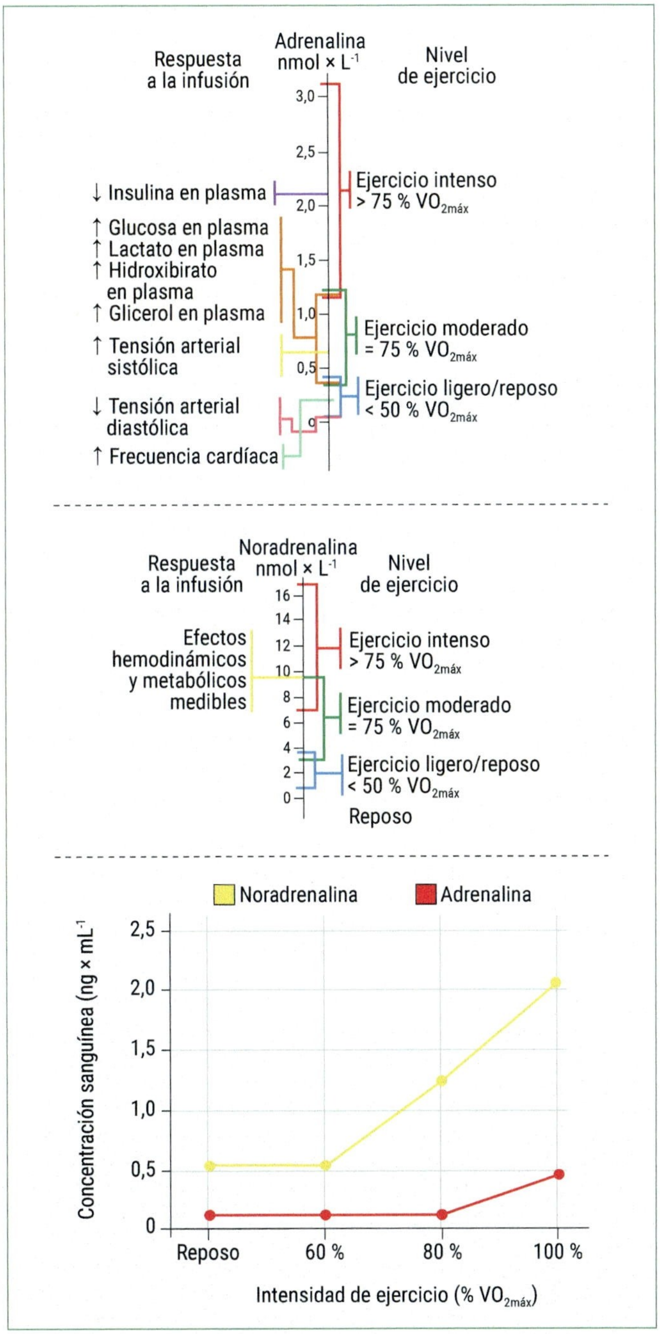

Figura 46-9. Cambios desde un punto de vista suprarrenal. $VO_{2máx}$: consumo máximo de oxígeno.

Tabla 46-5. Diferencias entre niños y adultos con respecto a valores fisiológicos durante el ejercicio

Variable	Diferencia con adultos
Cardiovascular	**En pediatría es**
VO_2 pico (L/min)	Menor
VO_2 pico (mL/kg/min)	Mayor
Frecuencia cardíaca submáxima (lpm)	Mayor
Frecuencia cardíaca pico (lpm)	Mayor
Volumen sistólico (sub)máx (l/latido)	Menor
Gasto cardíaco (en % VO_2 pico)	Menor
Diferencia arteriovenosa de oxígeno (en % VO_2 pico)	Mayor
Flujo sanguíneo muscular	Mayor
Presión arterial sistólica y diastólica (mmHg)	Menor
Isquemia miocárdica	Rara
Pulmonar	
Volumen tidal (L)	Menor
Frecuencia respiratoria (rpm)	Mayor
VE pico (L/min)	Menor
VE/VCO_2 *slope*	Mayor
Eficiencia ventilatoria (VE/VO₂)	Menor
Metabólico	
Oxidación grasa	Mayor
Oxidación hidratos de carbono	Menor
Pico de lactato en sangre	Menor
Capacidad glucolítica	Menor
Capacidad aláctica	Menor
Lavado de lactato	Igual
Recuperación tras ejercicio de alta intensidad	Más rápido

VE: ventilación; VO₂: consumo de oxígeno.

PUNTOS CLAVE

- La misión del sistema cardiopulmonar consiste en proporcionar flujo sanguíneo (y oxígeno) en cantidades suficientes para satisfacer las necesidades metabólicas del cuerpo. Esta función se pone a prueba de forma máxima durante la realización de ejercicio.
- La energía necesaria para la actividad muscular proviene del ATP. Existen sistemas aerobios y anaerobios de liberación de energía que permiten extraer ATP empleando como sustratos los fosfágenos, los hidratos de carbono y los ácidos grasos.

- En la respuesta cardiovascular al ejercicio aumenta la frecuencia cardíaca, el volumen sistólico y el gasto cardíaco, así como la presión arterial y el VO_2. La respuesta respiratoria consiste en un incremento de volumen corriente, la frecuencia respiratoria y la ventilación.
- El primer umbral (VT_1) representa la transición entre la vía aerobia y la anaerobia para la obtención de energía del miocito. El segundo umbral (VT_2) traduce la respuesta respiratoria y ventilatoria para contrarrestar la acidosis y el acúmulo de dióxido de carbono del metabolismo anaerobio.

BIBLIOGRAFÍA

Abeitua Jiménez M, Berenguel Senén A, Castillo Martin JI. Comprendiendo la ergometría con gases; 2019.

Aucouturier J, Baker JS, Duché P. Fat and carbohydrate metabolism during submaximal exercise in children. Sports Med. 2008;38(3):213-38.

Cohen-Solal A, Carre F. Practical guide to cardiopulmonary exercise testing. Elsevier: Masson SAS; 2012.

González Pérez-Yarza E, Aldasoro Ruiz A, Korta Murua J, Mintegui Aranburu J, Sardón Prado O. La función pulmonar en el niño. Principios y aplicaciones. Ergon; 2017.

López Chicharro J, López Mojares LM. Fisiología Clínica del Ejercicio. 3ª ed. Editorial Panamericana; 2008.

Manonelles Marqueta P, Boraita Pérez A, Luengo Fernández E, Pons de Beristain C. Cardiología del deporte. Nexus médica SL; 2005.

Maroto Montero JM, de Pablo Zarzosa C. Rehabilitación Cardiovascular. Editorial MédicaPanamericana; 2011.

Mezzani A, Agostoni P, Cohen-Solal A, Corrà U, Jegier A, Kouidi E, et al. Standards for the use of cardiopulmonary exercise testing for the functional evaluation of cardiac patients: a report from the Exercise Physiology Section of the European Association for Cardiovascular Prevention and Rehabilitation. Eur J Cardiovasc Prev and Rehab. 2009;16(3):249-67.

Nelson DL, Cox MM. Lehninger's principles of biochemistry. 7ª ed. New York: W. H. Freeman & Co; 2017.

Rhodes J, Alexander ME, Opotowsky AR. Exercise Physiology for the Pediatric and Congenital Cardiologist. Springer; 2019.

San-Millán I. The Key Role of Mitochondrial Function in Health and Disease. Antioxidants. 2023;12(4);782.

Takken T, Bongers BC, van Brussel M, Haapala EA, Hulzebos EHJ. Cardiopulmonary Exercise Testing in Pediatrics. Ann Am Thorac Soc. 2017;14(1):123-8.

Wasserman K. Exercise testing and interpretation. 5ª ed. 2012. Wolters Kluwer. Lippincott Williams & Wilkins; 2011.

Wilmore JH, Costill DL. Fisiología del esfuerzo y del deporte. 6ª ed. Editorial Paidotribo; 2007.

Ergoespirometría en la edad pediátrica

47

E. Peiró Molina

OBJETIVOS

- Conocer las indicaciones y contraindicaciones de la ergoespirometría en la edad pediátrica.
- Comprender la fisiología del esfuerzo y el significado y la utilidad de los parámetros estudiados en la ergoespirometría.
- Familiarizarse con los protocolos más frecuentemente empleados y asimilar cómo seleccionar el protocolo más adecuado en cada caso.
- Adquirir las competencias teóricas necesarias para la realización de una ergoespirometría en la edad pediátrica desde el consejo previo hasta la finalización de la prueba.
- Desarrollar conocimientos de interpretación básica de ergoespirometría pediátrica.

INTRODUCCIÓN

La función más relevante del sistema cardiopulmonar es proporcionar flujo sanguíneo en cantidad suficiente para entregar el oxígeno necesario para satisfacer las necesidades metabólicas del organismo. El funcionamiento de este sistema se puede estudiar mientras trabaja al mayor rendimiento posible durante la actividad física de alta intensidad, como la producida de forma controlada por las pruebas de esfuerzo cardiopulmonar.

El desarrollo de las pruebas funcionales en el mundo de la cardiología del adulto ha experimentado en las últimas décadas un crecimiento exponencial; la prueba de esfuerzo cardiopulmonar (PECP) es uno de los buques insignia de este desarrollo.

En el terreno de la insuficiencia cardíaca, numerosos estudios han establecido la relevancia del consumo de oxígeno máximo como factor pronóstico a múltiples niveles (mortalidad, reingreso, morbilidad, etc.), así como su importancia como indicador de calidad de vida. Así pues, progresivamente, el desarrollo de la investigación en torno a las PECP ha convertido rápidamente a estas pruebas en el método de referencia para evaluar la gravedad, establecer el pronóstico y planificar los tratamientos en múltiples patologías en diversas poblaciones.

En el terreno de la pediatría, la transferencia de todo el conocimiento generado inicialmente en el mundo del paciente adulto y su adaptación pediátrica ha sucedido de forma progresiva con un decalaje: comenzó en 1980 en Estados Unidos y se ha hecho más notable a partir de la década de 2010. Desde aquí en adelante, se observa un incremento extraordinario del número de publicaciones y proyectos de investigación con las PECP como protagonistas.

La aplicación del conocimiento y las técnicas desarrolladas para la evaluación del rendimiento cardiopulmonar en la población pediátrica, sin embargo, plantea una serie de retos de gran importancia que dificultan enormemente la realización de PECP en este grupo de pacientes. Estos están relacionados con el hecho de que el niño o adolescente es un ser en continuo y rápido desarrollo, cuyo tamaño y madurez está en proceso de cambio de forma continua, lo que afecta enormemente al desarrollo de los sistemas musculoesquelético, cardiovascular y neurohumoral, grandes responsables de la adaptación fisiológica al ejercicio físico.

En el presente capítulo se exploran las particularidades de la población pediátrica y las recomendaciones teóricas y prácticas para la realización de PECP en esta población.

SEGURIDAD

Las pruebas de esfuerzo cardiopulmonar han demostrado, en términos de seguridad, en la edad pediátrica un perfil de seguridad con un riesgo muy reducido de eventos adversos. De forma general, la mayoría de los estudios realizados sin el objetivo específico de evaluar la seguridad de las PECP en población pediátrica reportan una incidencia de eventos adversos graves del 0 %. En los estudios realizados en grandes poblaciones, con este objetivo, la tasa general de complicaciones en niños se sitúa entre el 1 y el 2 %; las más frecuentes son el mareo, el dolor torácico, la caída de la presión arterial o la presencia de arritmias. De todas las complicaciones presentadas, se estima que menos de un 1 % requieren tratamiento específico; hasta la fecha no se han reportado en estudios de seguridad fallecimientos en el contexto de PECP pediátricas (se incluyen los realizados en poblaciones de riesgo, por ejemplo, miocardiopatía hipertrófica).

> ! A pesar de ello, es de vital importancia evaluar de forma continua los riesgos asociados a la realización de esta técnica, con el objetivo de evitar lesiones físicas y de prevenir, reconocer y ser capaces de manejar adecuadamente las complicaciones cardiovasculares y/o respiratorias que pueden surgir durante el desarrollo de la prueba.

Todo laboratorio de esfuerzo debe reunir, sin excepción, las condiciones de seguridad necesarias para afrontar cualquier evento adverso sucedido durante el desarrollo de dichas pruebas. Estas condiciones incluyen tanto condiciones de equipamiento como de personal.

En lo referente al equipamiento, se debe contar con la presencia de un desfibrilador adecuadamente mantenido, una toma de oxígeno (de pared o móvil), dispositivos para administrarlo en casos de necesidad (Ambu Bag o bolsa de anestesia), un generador de vacío y un carro de paradas con la medicación e instrumentación necesaria para llevar a cabo una reanimación avanzada reglada.

En lo referente al equipo humano, el mejor aliado en una situación de emergencia es un adecuado entrenamiento y experiencia en la materia. Se debe invertir en formación y actualización en reanimación avanzada, así como en el uso tanto de los dispositivos habitualmente empleados en la prueba (ajuste del ergómetro, mecanismos de detención urgente del ergómetro, etc.) como de los empleados en una potencial reanimación.

INDICACIONES Y CONTRAINDICACIONES EN LA EDAD PEDIÁTRICA

El crecimiento explosivo del conocimiento y la práctica en el área de las PECP ha condicionado un incremento significativo de las indicaciones de la prueba en la edad pediátrica. A continuación, se resumen de forma agregada algunas de las indicaciones de PECP más frecuentes en la edad pediátrica:

- Niños con síntomas durante el ejercicio para análisis de los factores limitantes y estudio de la correlación de los síntomas con alteraciones orgánicas o funcionales.
- Cardiopatías congénitas para la evaluación de la capacidad funcional, presencia de arritmias, función ventilatoria, capacidad pulmonar, respuesta cardiovascular al ejercicio y respuesta cronotrópica y tensional (tetralogía de Fallot, coartación aórtica, estenosis aórtica, corazón univentricular, transposición de grandes vasos, comunicación interauricular e interventricular, insuficiencias valvulares, etcétera).
- Cardiopatías adquiridas para seguimiento, evaluación del impacto sobre la capacidad funcional, investigación sobre la presencia de arritmias y estudio pretrasplante (miocardiopatía dilatada, hipertrófica, miocarditis y enfermedad de Kawasaki).
- Pacientes con enfermedades crónicas como indicador pronóstico, estudio de capacidad aeróbica, respuesta al tratamiento y evaluación de calidad de vida (procesos oncológicos, fibrosis quística y patologías reumatológicas crónicas).
- Análisis del impacto farmacológico de betabloqueantes y otros fármacos con interferencia sobre la respuesta cardiopulmonar en las capacidades aeróbicas.
- Niños afectos de patología pulmonar obstructiva, restrictiva o con alteración de la ventilación/perfusión para demostrar su impacto durante el ejercicio, guiar el tratamiento y evaluar la respuesta.
- Evaluación previa y posterior a la inclusión en un programa de rehabilitación cardiopulmonar para sentar su indicación, programar la actividad que hay que realizar y evaluar la respuesta.
- Pacientes con marcapasos para evaluación de la respuesta al ejercicio y optimización de su programación.
- Como herramienta de evaluación del rendimiento en niños participantes de deportes de competición o de alto rendimiento.

En lo referente a las contraindicaciones, en su desarrollo inicial la ergoespirometría pediátrica adoptó su perfil de contraindicaciones de las establecidas en el terreno del adulto. Con la práctica y el desarrollo de la técnica, progresivamente se han ido abandonando varias de estas contraindicaciones. En la actualidad existe un número reducido de contraindicaciones absolutas para la realización de PECP en la edad pediátrica (**Tabla 47-1**).

RECURSOS NECESARIOS PARA LA REALIZACIÓN DE PRUEBA DE ESFUERZO CARDIOPULMONAR

Estos recursos hacen referencia a las condiciones del espacio y los recursos humanos y materiales.

Tabla 47-1. Contraindicaciones para la realización de ergoespirometría

Absolutas	Relativas
Insuficiencia cardíaca congestiva en fase inestable	Son situaciones en las que se puede realizar, pero hay que plantearse el beneficio/riesgo y planificar bien la metodología. Estas incluyen la obstrucción grave al TSVD/TSVI, la enfermedad pulmonar vascular obstructiva, las estenosis aórtica y mitral graves, las miocardiopatías, algunas canalopatías y las arritmias complejas ventriculares. En estas situaciones, conviene definir muy bien qué información se busca y orientar la prueba a obtenerla con el mínimo riesgo posible
Arritmias inestables con potencial compromiso hemodinámico	
Concurrencia de proceso agudo: pericarditis, miocarditis, proceso febril o infeccioso (hepatitis, neumonía, etcétera)	
Lesión muscular u osteoarticular aguda	
Hiperpresión grave para la edad/talla	

Condiciones del espacio

En general, existe consenso sobre que las condiciones del espacio y ambientales son de gran importancia para el desarrollo de las pruebas de esfuerzo. Un espacio adecuado a las recomendaciones debería tener 35-45 m² y contener en su interior un espacio para entrevistar al paciente y la familia, un espacio para el desarrollo de las PECP, con uno o varios ergómetros, el equipamiento de registro y análisis, una camilla y el espacio y recursos para atender cualquier situación de emergencia.

En lo referente a las condiciones ambientales, se recomienda una temperatura de 20-23 °C y una humedad relativa del 50-60 %. Estas recomendaciones son ligeramente modificables en función de las condiciones ambientales y climáticas de la región.

Recursos humanos

Las PECP pediátricas requieren coordinación por el equipamiento usado, la calibración, la naturaleza del test, la diversidad de datos, la información recogida durante la prueba y otros factores logísticos. Por este motivo, conviene que exista, al menos, un responsable de la sala de PECP con amplia formación en fisiología del ejercicio y pruebas de esfuerzo cardiopulmonar, así como en los aspectos técnicos necesarios para comprender el equipamiento. En España, esta labor la suele desempeñar un/-a facultativo/-a, pero en otros países es posible delegarla en un fisiólogo o alguien especializado y certificado en estas disciplinas en la edad pediátrica. De forma general, se considera que para alcanzar la habilidad necesaria para realizar e interpretar las pruebas de forma autónoma se requieren un mínimo de 50 pruebas bajo supervisión y 25 pruebas al año para mantener dicha habilidad.

En cualquier caso, todo laboratorio debería contar con, al menos, un/-a facultativo/-a especializado/-a en la materia y un/-a enfermero/-a con formación en estas pruebas y en la correcta colocación y manejo de todos los dispositivos de adquisición de datos.

Las pruebas deberían ser realizadas siempre por dos operadores (habitualmente, un/-a facultativo/-a y un/-a enfermero/-a, pero existen otras alternativas): uno encargado de dirigir la prueba y monitorizar el estado del paciente y la evolución de la prueba y otro centrado en asegurar una correcta obtención de toda la información (registro de presión arterial manual, colocación del saturómetro, parches de electrocardiograma, etcétera).

Todo el personal debe haber recibido formación y estar certificado en reanimación básica. Se recomienda la certificación y formación continua en reanimación avanzada pediátrica. Los protocolos de emergencia deberían estar preparados y actualizados y hacer simulaciones de forma regular.

Recursos materiales

Toda sala de PECP debe contener, al menos, un ergómetro, el equipamiento necesario para el registro y análisis de los datos que hay que obtener, equipamiento de seguridad, material de oficina y almacenamiento, así como enseres de limpieza.

A continuación, se detalla una lista pormenorizada de los recursos necesarios para el óptimo desarrollo de las PECP, englobándolos dentro de las categorías mencionadas.

- Ergómetros. Cualquiera de ellos tiene que posibilitar su uso tanto de forma manual como automática mediante el uso de protocolos previamente introducidos o creados por el usuario y modificables a criterio del responsable de la prueba:
  - Cicloergómetro ajustable: debe permitir regular la altura del sillín y el ángulo del pasamanos. Si se quiere realizar pruebas a pacientes de menos de 135 cm conviene que pueda regularse la distancia al eje de los pedales, que el sillín disponga de una alternativa de menor tamaño y que el cuadro delantero pueda descender. Requiere que el paciente pueda alcanzar los pedales.
  - Tapiz rodante: útil para un rango amplio de edades. Es recomendable que tenga opción de montar arnés de seguridad. Debe tener una barra delantera que el sujeto pueda asir al comienzo, al final o ante alguna incidencia.
- Registro y análisis. Para el registro y análisis de datos se requiere:
  - Torre de análisis con equipo informático (carro metabólico), analizador de gases, instrumentos de calibración, líneas de muestra, neumotacómetro o sensor de flujo, monitor doble y *software* de ergometría y ergoespirometría compatible con el ergómetro disponible.
  - Manguitos de presión arterial de diferentes tamaños.
  - Saturómetro (integrado con el *software* o independiente). Puede ser de tira, dedil u otros métodos (lóbulo auricular, frontal, etc.). Se debe seleccionar la mejor opción en cada paciente para obtener un registro fiable.
  - Sistema compatible de registro electrocardiográfico.
  - Interfases (mascarillas) para el analizador de gases de diferentes tallas (habitualmente empleadas Hans Rudolph v2 *extra-small* y *petit*).
  - Tallímetro.
  - Báscula: preferentemente con capacidad para cálculo de porcentaje de grasa corporal por impedanciometría en pacientes pediátricos.
- Seguridad y recursos auxiliares. En este caso es necesario:
  - Toma de oxígeno y material para ventilación (AMBU o bolsa de anestesia).
  - Carro de paradas (medicación y material de reanimación avanzada).
  - Desfibrilador.
  - Camilla.
- Oficina. Para la oficina debe tenerse:
  - Espacio de oficina con equipo informático para entrevistar a la familia y al paciente y acceder a la historia clínica, si procede.
  - Recursos de almacenamiento necesario.
- Enseres de limpieza. Los enseres de limpieza son:
  - Pila con agua corriente.
  - Toallas para secar el sudor.
  - Dotación necesaria para la limpieza del equipamiento (ergómetros, interfases y cualquier pieza reutilizable en contacto que requiera higiene).
- Opcional. Es opcional disponer de:

– Ecocardiógrafo (en el caso de realizarse ecocardiografía de esfuerzo).
– Instrumentos para medición de la función pulmonar (si se emplea en colaboración con neumología para hacer determinaciones previas/posteriores al esfuerzo).

REALIZACIÓN DE UNA ERGOESPIROMETRÍA PEDIÁTRICA

En esta prueba es importante el consejo y preparación del paciente antes del día en que se haga, la elección del ergómetro y el protocolo que se va a seguir, la realización de la espirometría y el hecho de tener en cuenta ciertas consideraciones durante la prueba.

Consejo al paciente y la familia para el día de la prueba

La preparación para una prueba de esfuerzo comienza antes del día en que se lleva a cabo esta mediante el consejo emitido al paciente y la familia con el fin de evitar malentendidos y errores que puedan invalidar la prueba o alterar sus resultados.

El día de la prueba se debe evitar el uso de broncodilatadores y es aconsejable no haber ingerido nada en las 2 horas previas (se puede ingerir algo previamente a esas 2 horas, aunque se deben evitar las comidas copiosas). Es aconsejable no realizar ejercicio físico intenso desde el día antes de la prueba para evitar una fatiga residual que pudiera artefactar los resultados. En el caso de los adolescentes, se debe eludir la cafeína, el tabaco y el alcohol en las 24 horas anteriores.

El paciente debe acudir con ropa adecuada para realizar deporte y zapatillas deportivas; es necesario comprobar el nudo de los cordones (fundamental en tapiz rodante).

Preparación del paciente

Al llegada al laboratorio de pruebas de esfuerzo, se debe intentar que tanto el paciente como la familia estén lo más cómodos y relajados posible, pues alteraciones en el estado de ánimo o un posible nerviosismo pueden alterar los resultados.

En primer lugar, se efectúa una breve entrevista en la que se revisan los motivos por los que hace la prueba, se explican y firman los consentimientos informados y se expone con detalle al paciente y a la familia en qué consiste la prueba, cómo va a transcurrir, qué duración aproximada tiene, cómo se le monitoriza y qué se le va a exigir durante la realización de esta. Debe quedar claro que es importante intentar alcanzar un estado de actividad física lo más cercano a su máximo posible y que lo prioritario es la seguridad, por lo que en cualquier momento puede detenerse si hay síntomas u otros condicionantes significativos.

Antes de comenzar la prueba se debe revisar de manera concienzuda que el equipamiento, la vestimenta y la monitorización son adecuados y están bien colocados, con especial atención a los cordones del calzado en el caso de que la prueba vaya a realizarse en tapiz rodante, por el riesgo de accidente y la obligatoriedad de detener la prueba en caso de riesgo de caída, lo que invalida la exploración.

Se coloca al paciente los electrodos (emplear electrodos específicos para ergometría con pin de conexión separado de la zona de contacto para minimizar interferencias) y, tras realizar la espirometría, se le ayuda a colocarse de forma correcta en el ergómetro, ajustándolo, si es preciso, para un mejor confort durante la prueba (las piernas deben llegar a los pedales del cicloergómetro con una ligera flexión; en el caso del tapiz rodante, el paciente debe estar centrado y a distancia de agarre de la barra delantera de seguridad). Se coloca el manguito de presión arterial y el pulsioxímetro, se conecta la unidad de electrocardiograma (ECG), y la mascarilla, ajustándola y comprobando fugas con cuidado antes de conectar el neumotacómetro con la línea de gases a esta.

Sobre la presencia de los padres durante la prueba, no existe un axioma al respecto que siempre funcione. Se ha de entender que algunos niños prefieren que los progenitores estén presentes y estos les pueden ayudar a estar tranquilos y a esforzarse al máximo, mientras que en otras ocasiones pueden ser un factor distractor o perturbador, pueden poner nervioso al niño o contribuir a que la información obtenida sea de menor calidad o maximalidad. Cada caso debe ser individualizado en función de la experiencia del profesional y de las normas del centro, e intentar seleccionar la mejor opción para cada paciente, teniendo siempre presente que, en última instancia, es decisión del niño y de los padres y cualquiera de las recomendaciones a este respecto debe ser trasladada con el máximo respeto y explicando los motivos por los que se recomiendan.

Elección del ergómetro

La correcta elección del ergómetro (cicloergómetro o tapiz rodante) depende de factores como la edad del paciente, la actividad deportiva habitual que realice, sus capacidades físicas a la hora de caminar, correr o pedalear, factores de seguridad o la comodidad del afectado.

Ambas opciones son viables y cada vez más los laboratorios de esfuerzo se diseñan inicialmente conteniendo ambos ergómetros. Existen una serie de características, ventajas e inconvenientes para cada uno de los ergómetros, que se enumeran a continuación:

- Tapiz rodante. Útil por su versatilidad en todo el rango de edades. Arroja resultados de volumen de oxígeno pico un 5-10 % mayores que el cicloergómetro por un mayor reclutamiento muscular. La carga producida es más compleja de determinar, ya que depende del peso del sujeto en lugar de la resistencia del ergómetro. La fatiga muscular es, con menor frecuencia, causa de finalización, lo que incrementa la probabilidad de finalización por fatiga cardiorrespiratoria, especialmente en los niños más pequeños. Además, complica el registro fiable de la presión arterial durante el ejercicio, puesto que existe un mayor número de artefactos electrocardiográficos (ECG), así como artefactos ventilatorios, lo que puede dificultar en algunos casos la interpretación de las curvas.
- Cicloergómetro. Es menos costoso económicamente, se puede mover con mayor facilidad, produce menos ruido y es menos intimidante para los niños. Permite la obtención

de la carga máxima de forma precisa, el riesgo de lesión es negligible y facilita el registro de medidas de gran importancia, como la presión arterial y el electrocardiograma.

En opinión del autor, el cicloergómetro permite en la edad pediátrica un mejor registro de la información (gran parte de los valores de referencia clásicos se han producido en este soporte), es una forma segura de realizar las pruebas y, salvo para pacientes de muy temprana edad, la comprensión y colaboración es posible. Por este motivo, constituye hoy en día, para el paciente pediátrico y fuera del ámbito del alto rendimiento deportivo, la alternativa de elección en caso de que solo se pueda disponer de una opción. En caso de disponer de ambas, se debe individualizar la decisión en función de las características del paciente y el objetivo de la prueba.

Elección del protocolo

Existen múltiples opciones de protocolo en la edad pediátrica en función del objetivo, el ergómetro utilizado y las características del paciente. La elección apropiada de un protocolo depende del diagnóstico, las limitaciones y los síntomas de las variables que se pretenden medir con mayor precisión, la actividad física habitual y la disponibilidad de equipos en el centro.

En general, se acepta que en población pediátrica tiene gran relevancia el incremento progresivo de la carga de trabajo, ya que los aumentos muy bruscos pueden resultar desalentadores y los niños son más sensibles a estos, lo que puede ocasionar una detención más precoz de la prueba antes de alcanzar una potencial maximalidad.

Por razones prácticas, no se valora cada uno de los protocolos posibles publicados, sino que en este apartado se describen a continuación los protocolos más empleados en los centros con experiencia en ergoespirometría pediátrica por ofrecer la mejor combinación de fiabilidad, resultados y sencillez, tanto en cicloergómetro como en tapiz rodante, y los motivos por los que están considerados de elección frente a otros.

- Protocolo de Godfrey. Es el primer protocolo diseñado con incrementos de 1 minuto para cicloergómetro. Se ajusta el incremento de carga en función de la altura (10, 15 y 20 w/min para menos de 125, 125-150 y más de 150 cm, respectivamente). Se debe intentar ajustar la carga para conseguir entre 6 y 10 minutos de ejercicio en los niños y 8-12 en adolescentes. Existe una versión modificada con la rampa continua, que permite una mejor determinación de la carga máxima alcanzada por presentar incrementos lineales; está recomendada en general, pero sobre todo para pacientes crónicos o con baja capacidad aeróbica.
- Protocolo de Bruce y *half* Bruce. El más frecuentemente usado es el protocolo de Bruce, que incrementa cada 3 minutos la velocidad (de forma no lineal) y pendiente (2 % por etapa partiendo de 10). Este protocolo contiene grandes saltos, por lo que, en general y especialmente para niños desacondicionados, se ha empleado mucho el *half* Bruce, con incrementos más modestos cada 1,5 min, lo cual permite mayor linealidad y mejoría de la percepción de fatiga.

- Protocolo de Dubowy. Para solucionar las dificultades que tenían sobre todo los pacientes con menor capacidad funcional para realizar el Bruce y el *half* Bruce, Dubowy *et al.* desarrollaron un protocolo con etapas también cada 1,5 minutos, pero comenzando con pendiente del 0 % en lugar del 10 % y con incrementos menos acusados.

Realización de la espirometría

La espirometría debe realizarse acorde a los estándares establecidos por la American Thoracic Society, recogidos por Graham *et al.* en *Standardization of Spirometry 2019 Update. An Official American Thoracic Society and European Respiratory Society Technical Statement.*

Para la realización de la espirometría se debe explicar y recordar el proceso entero al paciente, así como acompañarle durante el procedimiento. Se han de realizar al menos tres intentos, con una diferencia menor o igual a 150 mL para los valores máximos tanto de volumen espiratorio forzado como de capacidad vital forzada.

Consideraciones durante la prueba de esfuerzo

Una vez se ha realizado la espirometría, el paciente se encuentra listo y monitorizado y se ha seleccionado y aceptado el protocolo que hay que emplear, comienza la PECP.

Con el paciente en esta situación, se le vuelve a explicar e incidir sobre las recomendaciones de seguridad y el funcionamiento de la prueba (revoluciones que hay que mantener, distancia de seguridad a la barra, códigos para comunicarse con el operador si se precisa, etc.). En general, se considera una velocidad óptima en cicloergómetro entre 60 y 70 rpm.

Es muy importante mantener una comunicación efectiva durante la prueba, para lo que es necesario explicar antes de comenzar cómo se va a mantener esta comunicación y qué limitaciones tiene. A lo largo de toda la prueba se anima al paciente a continuar si no existe contraindicación y se monitorizan los cambios en la velocidad o las distracciones, ambos muy frecuentes en la edad pediátrica.

Con el suficiente ánimo y explicaciones, la mayoría de los pacientes pediátricos logran alcanzar un pico de esfuerzo satisfactorio, definido, por un lado, por una ratio de intercambio respiratorio (RER) superior 1 a 1,1 (según la edad) y una frecuencia cardíaca mayor del 85 % de la predicha y, por otro, por la presencia de síntomas como hiperpnea, sudoración y sensación de esfuerzo máximo. Dicho esto, hay que tener en cuenta que no siempre es necesario alcanzar el máximo absoluto de los pacientes y que estos criterios se pueden cumplir y la prueba ser válida sin necesidad de que el paciente haya alcanzado su máximo esfuerzo real, habiendo, sin embargo ,contestado a todas las preguntas necesarias que le realizamos a la prueba de esfuerzo.

INTERPRETACIÓN DE LAS PRUEBAS

En este apartado se explican las nueve gráficas de Wasserman, los parámetros estudiados, los valores de normalidad y la elaboración del informe.

Las nueve gráficas de Wasserman

La interpretación de las pruebas de esfuerzo debe integrar los datos antropométricos, de actividad física clínicos y las pruebas complementarias existentes, junto con los datos de la ergometría, espirometría, y ergoespirometría, para generar una conclusión sobre la respuesta a la actividad física y los potenciales problemas o aspectos de mejora en cada sujeto.

Para representar de una forma ordenada y sistemática la información obtenida, el profesor Karlman Wasserman inventó un sistema conocido como el *Nine-Panel Plot*, que hoy en día es considerado la disposición gráfica de referencia para la representación gráfica de los datos en una PECP. Esta metodología de visualización consiste en nueve paneles dispuestos en un orden concreto. Aunque inicialmente se dispuso una determinada distribución, conocida como la visualización tradicional, en 2012 se actualizó redistribuyendo los parámetros en función de su objetivo para facilitar la interpretación. A continuación, se describe el contenido de los nueve paneles en su forma tradicional y entre paréntesis su actualización. En el siguiente apartado se explica de forma pormenorizada el significado e interpretación de los parámetros representados.

- Panel 1 (Panel 5): ventilatorio. Ventilación (BTPS) frente al tiempo.
- Panel 2 (Panel 2): cardiovascular. Pulso de oxígeno y frecuencia cardíaca frente al tiempo.
- Panel 3 (Panel 1): cardiovascular o general. Volumen de oxígeno (VO_2) y volumen de dióxido de carbono (VCO_2) frente al tiempo.
- Panel 4 (Panel 6): cardio y ventilatorio. Equivalentes ventilatorios frente a VCO_2 (ventilación por minuto/VCO_2s).
- Panel 5 (Panel 3): cardiovascular. Frecuencia cardíaca y VCO_2 frente al VO_2.
- Panel 6 (Panel 4): intercambio gaseoso. Equivalentes ventilatorios.
- Panel 7 (Panel 9): ventilatorio. Frecuencia respiratoria y volumen corriente.
- Panel 8 (Panel 8): metabólico.
- Panel 9 (Panel 7): intercambio gaseoso. Presiones parciales.

Parámetros estudiados

A continuación se revisan algunas de las particularidades de los parámetros más frecuentemente estudiados y su comportamiento en pacientes pediátricos.

Frecuencia cardíaca

La frecuencia cardíaca incrementa de forma lineal con el ejercicio y el consumo de oxígeno. Se aplana respuesta a partir del 75 % de VO_2 máximo. Inicialmente, se produce un descenso de la actividad parasimpática, con el consecuente aumento de la frecuencia cardíaca y después se suma un incremento de la actividad simpática. La frecuencia cardíaca máxima es un 5-10 % menor en cicloergómetro con respecto al tapiz y, aunque por motivos prácticos se emplea la fórmula *220-edad* para predecir la frecuencia cardíaca máxima, la realidad es que el punto alcanzado con el ejercicio en este parámetro suele aumentar ligeramente con un pico a partir de los 13-14 años, edad a partir de la que comienza el descenso lineal. Por ello, sobre todo en niños más pequeños, no es raro que sea difícil alcanzar porcentajes altos de frecuencia cardíaca máxima, ya que el estimado se incrementa y el real es, con frecuencia, más bajo que en el adolescente.

Presión arterial

La presión arterial es básica para la distribución regional de la sangre. Es el producto del gasto cardíaco por las resistencias periféricas. La presión arterial se incrementa progresivamente durante el ejercicio, de forma proporcional a la carga de trabajo alcanzada por el sujeto y el incremento del gasto cardíaco.

Durante el ejercicio se experimenta una vasodilatación del lecho vascular periférico que permite que la presión arterial diastólica permanezca estable mientras se incrementa la sistólica de forma progresiva.

La presión arterial se debe registrar de forma basal, en ejercicio máximo y a lo largo de la prueba en intervalos de unos 2 minutos en función del número de determinaciones que se desee por la relevancia en la toma de decisiones de este parámetro. Conviene realizar las determinaciones de forma manual y por parte de personal entrenado por la dificultad que conlleva determinarla con los artefactos de sonido, movimiento, etcétera.

Los pacientes pediátricos presentan menor incremento de la presión arterial que los adultos en relación con menores volúmenes sistólicos y menores cargas alcanzadas. Esta diferencia es más acusada cuanto más joven es el paciente. Los varones presentan valores de presión arterial ligeramente superiores a las mujeres en la edad infantil.

Para considerar una respuesta tensional normal, se debe producir un incremento de 20 mmHg sobre la presión arterial sistólica basal o, en su defecto, un incremento del 20 % de la presión arterial sistólica basal. En caso de no producirse, se considera una respuesta patológica o aplanada. Es importante considerar los errores de lectura en esta variable, en especial en las pruebas realizadas en tapiz rodante, donde existen más artefactos en su determinación.

Electrocardiograma

El ECG aporta información de importancia crítica, ayuda a determinar la maximalidad del esfuerzo, determinando la frecuencia cardíaca, explorando la función del nodo sinusal y el nodo auriculoventricular con el ejercicio, y permite detectar bloqueos auriculoventricular de diversos grados, signos de isquemia miocárdica y las arritmias espontáneas o provocadas con el ejercicio. Asimismo, hace que se pueda estratificar el riesgo en el síndrome de QT largo y en la preexcitación.

Es de vital importancia prestar atención durante la prueba al ECG, ya que, si bien muchos otros parámetros pueden ser revisados con posterioridad, el ECG precisa con frecuencia advertir los eventos para registrarlos correctamente, lo que puede ser un motivo de detención de la prueba. Conviene prestar siempre atención consciente durante la prueba.

Saturación de oxígeno

La saturación de oxígeno ofrece información valiosa en situaciones de hiperpresión pulmonar y ayuda a valorar la hemodinámica en los cortocircuitos (o sospecha de cortocircuitos con la actividad física), y a evaluar el estado del pulmón en la fibrosis quística y otras enfermedades crónicas como el asma. Asimismo, permite considerar el impacto hemodinámico en las cardiopatías congénitas cianóticas y sirve para sospechar hemoglobinopatías. En ocasiones, puede verse afectada en la obesidad o en escoliosis extremas. En general, en pediatría se acepta una ligera desaturación de 2-3 puntos máximo con el ejercicio máximo, de causa multifactorial.

Carga máxima (W)

La carga máxima (W) representa el trabajo realizado por los sistemas energéticos aeróbicos y anaeróbicos en relación con el ejercicio. Requiere un cicloergómetro para su calibración adecuada. Los resultados en rampa continua son ligeramente menores que a intervalos discretos, por lo que para comparar resultados los protocolos deben ser similares. Es algo superior en los varones por el mayor desarrollo muscular. Los pacientes pediátricos tienden a presentar cargas máximas menores que los adultos, con un incremento lineal con la edad que va desde los 100 W a los 9 años (p50) a 200 W a los 14 años.

Consumo de oxígeno

El VO_2 es, por lo general, considerado como la variable de referencia para evaluar la capacidad aeróbica y la función cardiovascular de los niños. Se suele calcular como la media de los 30 segundos de mayor actividad. Este VO_2pico es normalmente empleado en lugar del VO_2 máximo, ya que más de la mitad de los pacientes pediátricos no alcanzan una meseta verdadera de VO_2. El VO_2 suele ser ligeramente mayor (en torno a un 10 %) en las pruebas realizadas en tapiz rodante con respecto al cicloergómetro; esto debe tenerse en cuenta a la hora de interpretar los resultados y compararlos con las referencias. No existen grandes diferencias entre distintos protocolos para un mismo ergómetro en los pacientes colaboradores, pero siempre, como se ha mencionado, se ha de intentar seleccionar los protocolos con mejores resultados de colaboración y maximalidad en pediatría.

El VO_2 constituye el parámetro más estudiado en población pediátrica; es mayor de forma relativa y menor en su forma absoluta. Constituyendo un importante factor pronóstico en multitud de patologías, así como un excelente marcador de capacidad aeróbica y salud cardiovascular.

Pulso de oxígeno

El pulso de oxígeno (VO_2/HR) es una medida de función cardiovascular resultante de dividir el consumo de oxígeno entre la frecuencia cardíaca. Esta medida representa la cantidad de oxígeno consumida o extraída por la musculatura durante el ejercicio en un único ciclo cardíaco (sístole más diástole). Este concepto deriva del análisis y operación sobre la ecuación de Fick (VO_2 = gasto cardíaco × diferencia arteriovenosa de contenido de oxígeno). Si el gasto cardíaco es el producto de volumen sistólico por frecuencia, se puede pasar la frecuencia cardíaca al denominador a la parte izquierda de la ecuación, lo que resulta en: VO_2/HR = VS × dAV.

El pulso de oxígeno depende, por tanto del volumen sistólico (VS), y de la diferencia arteriovenosa (dAV). Esta última se ve influida por la difusión a nivel pulmonar, la capacidad de transporte de la hemoglobina y la capacidad de extracción y utilización muscular. Cuando ambos factores se encuentran en su punto máximo durante el ejercicio el pulso de oxígeno, alcanza su máximo valor absoluto. No obstante, la contribución de VS y dAV al pulso de oxígeno no es lineal durante todas las fases del ejercicio, de manera que en los momentos iniciales e intermedios del ejercicio la contribución del incremento fisiológico del volumen sistólico es mayor, equilibrando las contribuciones conforme se acerca hacia el ejercicio máximo. Así pues, la curva del pulso de oxígeno habitualmente sigue una morfología hiperbólica, con un ascenso más rápido en principio y, tras maximizar la capacidad ventricular de aumentar el volumen sistólico, va alcanzando una meseta hacia las fases finales del ejercicio.

> **!** El aplanamiento, el desplazamiento inferior de la curva del pulso de oxígeno durante el ejercicio refleja con alta probabilidad una reducción del VS o una alteración de la perfusión o extracción periférica de oxígeno. Entre sus causas se encuentran el desacondicionamiento físico y la enfermedad cardiovascular.

El pulso de oxígeno debe interpretarse cuidadosamente en casos de tratamiento betabloqueante, donde puede encontrarse bastante artefactado al alza, o en los casos de pacientes con una baja saturación arterial de oxígeno, ya que la dAV es menor e infraestima el VS del sujeto.

En los pacientes pediátricos, el pulso de oxígeno es menor en valores absolutos a lo largo de todas las fases del ejercicio, sobre todo como consecuencia de un menor volumen sistólico, que compensan solo de manera parcial con un incremento mayor de la frecuencia cardíaca. En ejercicio máximo, los niños tienen un pulso de oxígeno absoluto mayor que las niñas, pero los perfiles de ambas curvas son similares con independencia del género.

El pulso de oxígeno se representa, junto con la frecuencia cardíaca, en el panel 2 (cardiovascular) de las nueve gráficas de Wasserman.

Ventilación por minuto

La ventilación por minuto es el producto de la frecuencia respiratoria por el volumen corriente. Es la representación de la cantidad de aire que moviliza el paciente en 1 minuto a través del registro del neumotacómetro o sensor de flujo. Junto con el volumen corriente, sirve para estimar la tendencia a la hiperventilación o el aumento de tidal, así como para generar los equivalentes y la pendiente de eficiencia ventilatoria. Existe un aumento lineal con el ejercicio que se hace mucho más acusado tras el punto de compensación respiratoria. En general, la ventilación por minuto en reposo es 9 L/min y por cada 25 W se incrementa 9 L/min.

Equivalentes de oxígeno y dióxido de carbono

Los equivalentes representan cuánto aire se debe ventilar para consumir 1 litro de oxígeno o eliminar 1 litro de dióxido de carbono. Son una medida de la respuesta ventilatoria a las necesidades metabólicas del ejercicio y representan junto con otros datos la eficiencia ventilatoria, que, en general, es menor (mayores los equivalentes) conforme se va a edades más reducidas.

Los equivalentes de oxígeno descienden de forma hiperbólica hasta el primer umbral, donde se produce un ascenso posterior definiendo el primer umbral ventilatorio, umbral anaeróbico, (VT_1). Un incremento en sus valores normales puede traducir un aumento del espacio muerto o hiperventilación no fisiológica. El valor más elevado de los niños más pequeños va reduciéndose progresivamente hasta la edad adulta.

Los equivalentes de dióxido de carbono, sin embargo, disminuyen de forma hiperbólica hasta el segundo umbral ventilatorio o punto de compensación respiratoria, a partir del cual comienzan a ascender, marcando el segundo umbral ventilatorio o punto de compensación respiratoria (VT_2).

Pendiente de equivalentes ventilatorios con respecto a la eliminación de dióxido de carbono

La pendiente de equivalentes ventilatorios con respecto a la eliminación de dióxido de carbono (VE/VCO_2 *slope*) es el coeficiente de regresión que representa la relación lineal entre la ventilación y la eliminación de dióxido de carbono durante el ejercicio. La pendiente de la recta generada aporta información sobre la eficiencia ventilatoria; es peor cuanto más acusada (mayor) es esta pendiente.

Esta variable es de gran importancia para evaluar las alteraciones de la ventilación/perfusión, así como un factor pronóstico en la insuficiencia cardíaca y la evolución de algunas cardiopatías congénitas. Se debe medir en el período previo al punto de compensación respiratoria (VT_2), ya que posteriormente se pierde su linealidad y artefacta la pendiente. En pacientes pediátricos es, en general, mayor que en adultos. Sus valores de normalidad ascienden hasta 35 máximo en los niños más pequeños, aproximándose a los del adulto en los adolescentes.

Presiones de oxígeno y dióxido de carbono al final de la espiración

En cuanto a las presiones de oxígeno y dióxido de carbono al final de la espiración ($P_{ET}VO_2$, $P_{ET}CO_2$), durante la fase alveolar de la espiración, se mide la mínima presión parcial de oxígeno y la máxima presión parcial de dióxido de carbono. La primera habitualmente desciende por debajo del primer umbral ventilatorio y asciende después. La segunda (CO_2) aumenta hasta el primer umbral ventilatorio, alcanza el período de taponamiento isocápnico y con posterioridad desciende a partir del segundo umbral.

Valores reducidos de $P_{ET}CO_2$, junto con un incremento en la pendiente de equivalentes ventilatorios con respecto a la eliminación de CO_2 (VE/VCO_2), sugieren una hiperventilación no fisiológica, mientras que cuando se mantiene $P_{ET}CO_2$ con una pendiente elevada, sugiere un incremento del espacio muerto (VD/VT).

Ratio de intercambio respiratorio

El ratio de intercambio respiratorio (RER) es el testigo de que la prueba se ha realizado de forma máxima (por encima de 1 en niños pequeños y por encima de 1,1 en adolescentes mayores). Este parámetro es un cociente entre el dióxido de carbono eliminado y el oxígeno consumido. Si el que se tiene si solo se consume glucosa es 1 y el de los ácidos grasos oscila en torno a 0,7 y 0,8, resulta sencillo determinar que una vez se supera 1, con toda seguridad se está en un equilibrio mixto de estos dos componentes y el metabolismo anaeróbico (cuyo RER tiende a infinito), lo que se sitúa en un punto metabólico cercano a la maximalidad. El RER se incrementa de forma lineal con el ejercicio y tras detenerse se dispara de forma brusca para volver progresivamente a la normalidad.

Los pacientes pediátricos utilizan menos el metabolismo anaeróbico que los adultos; tienen picos de lactato menores y RER habitualmente inferiores a los del sujeto adulto.

Valores de normalidad

Uno de los problemas principales en la interpretación de las pruebas de esfuerzo durante la edad pediátrica es la dificultad para encontrar, elegir e interpretar los valores de referencia para cada sujeto. La enorme variabilidad de la respuesta al ejercicio encontrada entre las diferentes edades, situaciones de actividad física, patologías y género suponen a todas luces un reto para la correcta interpretación de estas pruebas.

La generación de valores de normalidad ha experimentado enormes avances metodológicos en los últimos años, yendo desde modelos lineales con grandes problemas para predecir correctamente las variables en algunos segmentos de población hasta modelos más complejos, robustos y adaptables a todo el margen de edad y patologías pediátricas.

En la actualidad, hay en marcha varios proyectos de gran envergadura con el objetivo de definir la normalidad en diversas poblaciones. No obstante, por lo general, se está en un momento de transición entre la utilización de las referencias clásicas y los intentos de validar modelos multivariantes con transformaciones matemáticas de las variables habituales (con la intención de ajustarse mejor a la evolución de los parámetros con la edad) en múltiples poblaciones. En cualquier caso, el método de referencia para la generación y el empleo de valores de normalidad siempre es, aplicando la mejor metodología posible, generar los valores de normalidad de cada laboratorio específico de fisiología del esfuerzo y para la población específica que atiende habitualmente. Este último método ofrece los mejores resultados para tener en cuenta todas las particularidades de los equipos, los operadores, las poblaciones y las patologías presentes en el laboratorio.

En la página www.pediatricexercisetest.com, creada por el autor de este capítulo, y en desarrollo por un equipo de expertos en la materia, se pueden encontrar las referencias para los valores de normalidad más frecuentes, así como una calculadora automática en la que introduciendo los datos antropométricos del sujeto que hay que testar orienta sobre sus potenciales valores máximos; los datos de su prueba los compara con los resultados y ofrece porcentajes sobre el valor objetivo y los Z-*Score* cuando proceda.

Para seleccionar una referencia de forma general hay que tener en cuenta tres variables. En primer lugar, la población de referencia con la que se han construido, tratando de evitar referencias con características somatométricas, etarias o de actividad física habitual muy diferentes. En segundo lugar, se ha de considerar la metodología de realización de las pruebas (cicloergómetro, tapiz rodante, pruebas máximas, pruebas submáximas, etc.). Por último, hay que tener presente la metodología matemática para construir el modelo y sus implicaciones, observando si se ha tenido en cuenta la evolución real de las variables con la edad, si se está obteniendo un valor predicho o una posición en una distribución (Z-*Score*), y cuáles son los límites que hay que considerar para estos.

A continuación, se incluyen algunas de esas fórmulas de uso general más habituales en pediatría (sin considerar los últimos modelos publicados, pendientes de validación en población en España).

VO_2 pico (VO_2p). Para la estimación del consumo de oxígeno pico, la fórmula más extendida es el cálculo de acuerdo con la altura del sujeto propuesto por Cooper *et al.* y modelizado para pruebas en cicloergómetro, aunque se debe tener cuidado con los pacientes leptosómicos por infraestimación o los de talla muy baja para la edad, en las que puede sobrestimar.

$$VO_2p \text{ (niños): } \frac{(43,6 \times \text{talla) cm}) - 4.547}{\text{peso (kg)}}$$

$$VO_2p \text{ (niñas): } \frac{(22,5 \times \text{talla) cm}) - 1.837}{\text{peso (kg)}}$$

Carga máxima. La carga máxima depende, en la ecuación publicada por Herkel en 2011, de la edad del sujeto sobre todo, para lo que se hace referencia a la madurez y al desarrollo metabólico muscular, ya que sirve para estimar el entrenamiento, la capacidad muscular y, en combinación con el VO_2p, la capacidad aeróbica del sujeto.

$$\text{Carga W (niños)} = (20 \times \text{edad}) - 94$$
$$\text{Carga W (niñas)} = (13 \times \text{edad}) - 23$$

Pulso de oxígeno. El pulso de oxígeno, en la ecuación propuesta por Cooper y publicada en el tratado de Wasserman, se relaciona fundamentalmente con la talla del sujeto, en probable relación con con el VS; se estima mediante las siguientes fórmulas:

$$\text{Pulso } O_2 \text{ (niños): } (0,23 \times \text{talla cm}) - 24,4$$
$$\text{Pulso } O_2 \text{ (niñas): } (0,128 \times \text{talla cm}) - 10,9$$

El informe

Existen numerosas aproximaciones a la elaboración de un informe de ergoespirometría. Este puede incluir la totalidad o parte de los resultados en bruto, estructurados como se desee, junto con la interpretación, o se pueden entregar los datos en bruto en el formato que los equipos generen y elaborar únicamente un informe con la interpretación de la prueba. En cualquiera de los casos, un informe de ergoespirometría debería contener, al menos, la siguiente información:

- Datos de filiación del paciente, fecha, características clínicas y objetivo de la prueba.
- Protocolo de realización, tipo de ergómetro, duración de la prueba y motivo de la finalización.
- Consideración de la valorabilidad y maximalidad de la prueba (RER, porcentaje de frecuencia cardíaca máxima, percepción de esfuerzo).
- Descripción de la presencia o ausencia de arritmias, alteraciones de la repolarización u otros hallazgos significativos en el electrocardiograma.
- Evaluación de la respuesta cronotrópica.
- Evaluación de la respuesta tensional.
- Evolución de la saturación de oxígeno basal durante todas las fases del ejercicio.
- Interpretación de la capacidad funcional y los factores limitantes (VO_2, pulso de oxígeno, carga, umbrales).
- Descripción de la espirometría e interpretación del análisis de equivalentes y pendientes.
- Conclusión global.

 PUNTOS CLAVE

- La ergoespirometría en la edad pediátrica ha demostrado en la actualidad ser una prueba segura, con un perfil muy reducido de contraindicaciones absolutas.
- Las PECP se emplean cada vez con más frecuencia en la edad pediátrica como herramientas de evaluación de la capacidad funcional, apoyos al diagnóstico, soportes para indicar un tratamiento, indicadores pronósticos o para esclarecer la naturaleza de síntomas con el ejercicio.
- Para mantener la seguridad en las pruebas y garantizar la fiabilidad de los resultados, es absolutamente necesario que se realicen por personal entrenado y con experiencia y con los recursos y las medidas de seguridad adecuadas.

- En las PECP pediátricas, es necesario que comparar los valores obtenidos con referencias de poblaciones similares y, a ser posible, con estándares del propio laboratorio o estándares ampliamente validados en poblaciones representativas. La población pediátrica es muy sensible a malas interpretaciones si no se utilizan los valores de referencia adecuados.
- Para obtener el mejor rendimiento de los datos obtenidos en la PECP es fundamental elaborar un informe que contenga, además de los datos en bruto más relevantes, un resumen y una interpretación de estos, junto con una conclusión que trate de responder al motivo por el que se ha solicitado la PECP.

BIBLIOGRAFÍA

Gavotto A, Mura T, Rhodes J, Yin SM, Hager A, Hock J, *et al.* Reference values of aerobic fitness in the contemporary paediatric population. Eur J Prev Cardiol. 2023;33(9):820-9.

Paridon SM, Alpert BS, Boas SR, Cabrera ME, Caldarera LL, Daniels SR, *et al.* Clinical Stress Testing in the Pediatric Age Group: A Statement From the American Heart Association Council on Cardiovascular Disease in the Young, Committee on Atherosclerosis, Hypertension, and Obesity in Youth. Circulation. 2006;113(15):1905-20.

Peiró Molina E. Análisis del papel de las pruebas de esfuerzo y el impacto de la rehabilitación cardiopulmonar sobre los pacientes pediátricos con cardiopatías congénitas [Tesis doctoral]. Valencia: Universitat de València; 2020.

Rowland TH. Cardiopulmonary Exercise Testing in Children and Adolescents. American College of Sports Medicine. North American Society for Pediatric Exercise Medicine; 2018. p. 1-275.

Takken T, Blank AC, Hulzebos EH, Van Brussel M, Groen WG, Helders PJ. Cardiopulmonary exercise testing in congenital heart disease: Equipment and test protocols. Netherlands Hear J. 2009;17(9):339-44.

Takken T, Bongers BC, Van Brussel M, Haapala EA, Hulzebos EHJ. Cardiopulmonary exercise testing in pediatrics. Ann Am Thorac Soc. 2017;14:S123-8.

Washington RL, Bricker JT, Alpert BS, Daniels SR, Deckelbaum RJ, Fisher EA, *et al.* Guidelines for exercise testing in the pediatric age group. From the Committee on Atherosclerosis and Hypertension in Children, Council on Cardiovascular Disease in the Young, the American Heart Association. Circulation. 1994;90(4):2166-79.

Wasserman K, Hansen JE, Sue DY, Stringer WW, Sietsema KE, Sun XG, *et al.* Principles of exercise testing and interpretation: Including pathophysiology and clinical applications. 5ª ed. 2011. p. 1-592.

Rehabilitación cardíaca: programas hospitalarios

48

S. García de las Peñas

OBJETIVOS

- Comprender las peculiaridades del paciente pediátrico cardiópata.
- Reconocer las posibles complicaciones que pueden desarrollar los pacientes pediátricos con cardiopatías complejas.
- Conocer las contraindicaciones para llevar a cabo un programa de rehabilitación cardíaco en fase hospitalaria.
- Saber prescribir un programa de rehabilitación cardíaca durante las diferentes fases en el ámbito hospitalario.

INTRODUCCIÓN

La rehabilitación cardíaca tiene como objetivo mejorar la funcionalidad global y cardiovascular en pacientes que han sufrido un evento cardíaco o han sido sometidos a una cirugía cardíaca.

Mientras que la necesidad de la rehabilitación cardíaca y la prescripción de ejercicio terapéutico es reconocida de forma global en el paciente adulto con el desarrollo de múltiples programas de rehabilitación, en el paciente pediátrico sigue siendo de difícil implementación.

La evidencia que avala la necesidad de desarrollar protocolos específicos para niños es menor, probablemente por la heterogeneidad tanto de la población como de la patología.

Gracias a los avances en la medicina, en el ámbito quirúrgico y de cuidados postoperatorios, las tasas de supervivencia de los niños sometidos a cirugías para reparación de cardiopatías complejas están en aumento. A pesar de estos avances, los pacientes con cardiopatías congénitas tienen que afrontar importantes desafíos, como el deterioro funcional y el desacondicionamiento físico con la consiguiente disminución en la calidad de vida.

PROBLEMAS ASOCIADOS EN LOS PACIENTES CON CARDIOPATÍAS CONGÉNITAS

Antes de desarrollar el protocolo para iniciar la rehabilitación cardíaca, se deben conocer una serie de nociones básicas que hacen precisa la valoración global de estos pacientes.

No hay que olvidar que el período de la infancia y adolescencia es de vital importancia para el desarrollo no solo físico, sino también psicosocial, lo que determina la forma en la que el individuo se relaciona posteriormente con el medio que lo rodea. Por tanto, cualquier patología o daño que afecte a dicho período tendrá una repercusión a lo largo de la vida del paciente.

Neurológicos

Los niños cardiópatas suelen asociar cierto retraso, tanto desde el punto de vista del crecimiento como de maduración cerebral, lo que conlleva un aumento del riesgo neurológico, destacando la leucomalacia periventricular.

Por otra parte, las propias malformaciones cardíacas y los tratamientos y terapias a los que deben ser sometidos (cirugías, dispositivos de soporte, etc.) suponen una importante noxa para el desarrollo de ictus en estos pacientes. Hasta un 55 % de los neonatos sufren daño neurológico en el período periquirúrgico, y en aquellos sometidos a soporte con oxigenación con membrana extracorpórea (ECMO) la incidencia alcanza un 12,3 %.

Este daño neurológico hace que los niños sean más susceptibles de desarrollar algún tipo de discapacidad desde una perspectiva motora, cognitiva, de la alimentación o de la esfera de la comunicación.

Desarrollo psicomotor

El término *desarrollo psicomotor* es atribuido al neuropsiquiatra alemán Carl Wernicke (1848-1905), quien lo acuñó para referirse al fenómeno evolutivo de adquisición continua y progresiva de habilidades a lo largo de la infancia, las cuales comprenden la comunicación, el comportamiento y la motricidad del niño.

El desarrollo de dichas destrezas no solo viene determinado por factores propios del individuo (biológicos), sino que también lo está por factores psicosociales.

La adquisición de los hitos motores es un proceso vivo en el que los niños precisan una interacción tanto con el entorno físico como social, con lo que consiguen alcanzar las habilidades y capacidades que les permitirán interactuar con dicho entorno.

Esta esfera se ve alterada en los niños cardiópatas, no solo por las posibles patologías neurológicas que puedan asociar, también por los largos períodos de ingreso hospitalario que sufren, en especial en las unidades de cuidados intensivos, donde los estímulos para explorar el entorno son escasos, por lo que tras el alta hospitalaria suelen presentar retraso en el desarrollo psicomotor.

> ! En la **tabla 48-1** se recogen algunos de los hitos más importantes en cuanto a la motricidad gruesa (desarrollados por Haizea-Llevant).

Alimentación

Hasta un 50 % de los neonatos con cardiopatías complejas precisan alimentación enteral al alta hospitalaria tras la cirugía cardíaca.

Estos problemas llegan a hacerse crónicos en dos de cada 10 pacientes.

El origen es multifactorial, tanto por la patología neurológica asociada como por las consecuencias de las intubaciones orotraqueales, el uso del ecocardiograma transesofágico (alteración de cuerdas vocales o hipersensibilidad oral) o las propias disfunciones en cuanto a la succión-deglución-respiración presentes en pacientes prematuros. La consecuencia de estas dificultades en la alimentación es el aumento del tiempo de hospitalización debido a posibles aspiraciones y a la dificultad para el aumento ponderal en pacientes con dificultades previas por el alto gasto energético que conllevan ciertas cardiopatías.

FASE 1 DE LA REHABILITACIÓN CARDÍACA

Este capítulo se centra en la rehabilitación cardíaca propiamente dicha. Esta fase también es denominada intrahospitalaria, puesto que es aquella que tiene lugar durante el período de ingreso hospitalario tras un evento cardíaco o una cirugía. En adultos suele tener una duración más corta, como en el caso de ingreso por infarto de miocardio con revasculariza-

Tabla 48-1. Hitos motores del desarrollo, según Haizea-Llevant	
Hito motor	Edad de adquisición
Control cefálico	0-4 meses
Apoyo en antebrazos en decúbito prono	2-4 meses
Volteo	6,5-8,5 meses
Sedestación estable	7,5-9,5 meses
De pie con apoyo	8,5-11 meses
Sedestación autónoma	9-13 meses
Marcha libre	13-16 meses
Carrera	15-20 meses
Salto hacia delante	24-37 meses

ción. En niños la patología cardíaca suele ser mucho más compleja, lo que se traduce en ingresos más prolongados, incluso desde el momento del nacimiento hasta, por ejemplo, el momento que alcance el peso necesario para poder realizar un trasplante cardíaco.

> ! Los objetivos principales de esta fase son:
> • Estabilización clínica.
> • Manejo de complicaciones postoperatorias.
> • Movilización precoz.
> • Optimización funcional.

Para establecer el tratamiento, se debe tener en cuenta la edad del paciente, la condición médica previa y la patología cardíaca que presenta. A pesar de ello, siempre se han de llevar a cabo una serie de medidas:

• Monitorización clínica.
• Ajustes en medicación.
• Control analgésico.
• Movilización precoz.
• Ajuste de requerimientos nutricionales.
• Soporte psicosocial.
• Educación y apoyo del paciente y el entorno familiar.

EQUIPO MULTIDISCIPLINAR

El niño con una cardiopatía congénita no presenta solo un problema cardíaco, sino que puede desarrollar dificultades en otras esferas, lo que hace necesario un tratamiento integral por parte de un equipo multidisciplinar experto en este tipo de patologías.

A continuación, se enumera el personal necesario en estos casos y se desarrollan las funcionas que desempeña cada miembro del equipo en una unidad de rehabilitación cardíaca en fase hospitalaria (**Fig. 48-1**):

• Médico intensivista pediátrico: es el encargado del manejo clínico del paciente durante su estancia en la unidad de cuidados intensivos pediátricos.
• Médico cardiólogo pediátrico: tras el alta de la unidad de críticos, el paciente pasa a planta de cardiología pediátrica, donde el cardiólogo se encarga del manejo clínico.
• Nutricionista: su objetivo es garantizar la adecuada nutrición del paciente, adaptándose a los requerimientos específicos en relación con la situación clínica de este.
• Enfermería: es el personal que tiene más contacto con el paciente. Realiza los cuidados diarios que necesita tanto en la unidad de críticos como en la hospitalización. Tiene un papel fundamental en la educación tanto del paciente como de la familia.
• Médico rehabilitador: es el encargado de efectuar una valoración funcional y del desarrollo durante todo el proceso de rehabilitación. Ejerce de nexo de unión entre terapeutas y resto de personal médico.
• Fisioterapeuta: encargado de iniciar un tratamiento a nivel físico de estos pacientes con el objetivo de evitar un deterioro funcional y alcanzar un estado funcional similar al

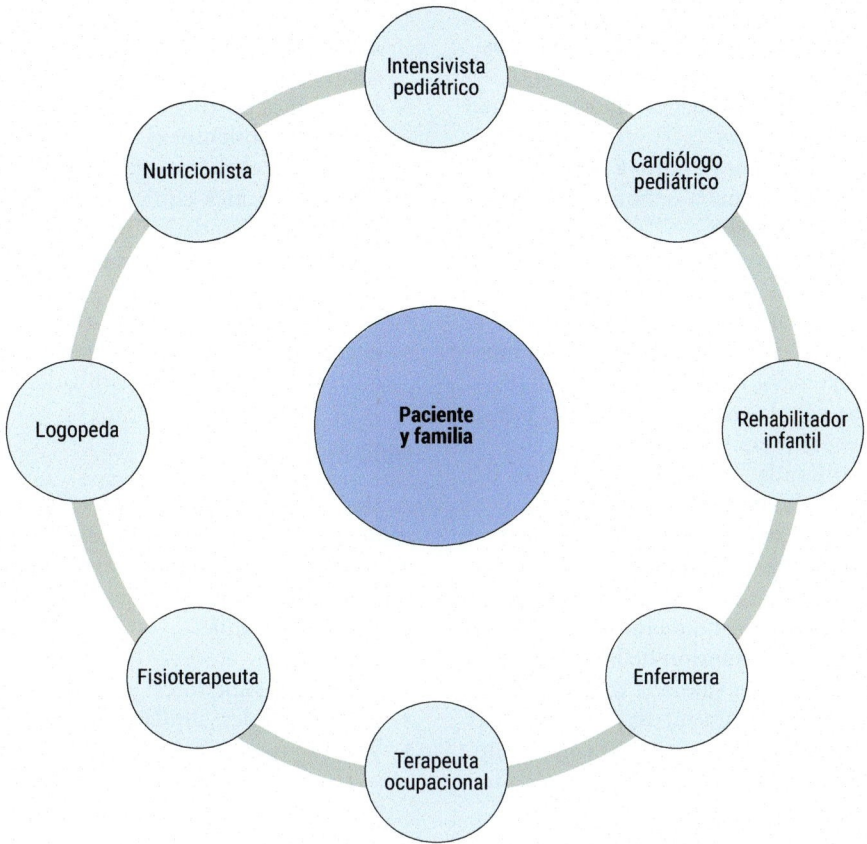

Figura 48-1. Equipo multidisciplinar.

del ingreso hospitalario. Según la edad del paciente, se enfoca más al desarrollo motor o a una recuperación cardiorrespiratoria.

- Terapeuta ocupacional: se encarga de trabajar tanto en el aspecto cognitivo como en la esfera sensorial y de autonomía, de acuerdo con la edad y el nivel de conciencia de cada paciente.
- Logopeda: en caso de que exista patología asociada con la alimentación, trata de recuperar la vía de alimentación previa al ingreso o el habla trabajando el lenguaje o vías alternativas de comunicación.

Esta fase comienza en la propia unidad de cuidados intensivos pediátricos.

Para ello, se debe establecer un plan e iniciar un tratamiento de movilización tan pronto como sea posible para evitar el deterioro funcional secundario a la inmovilización prolongada.

Previo al inicio del tratamiento, es necesaria una valoración integral por parte de un equipo multidisciplinar que permita tener en cuenta todas las limitaciones o precauciones que se deben mantener a la hora de realizar una adecuada terapia.

En este caso, se centra en el papel del médico rehabilitador, el cual se encarga de realizar una valoración integral del paciente, no solo desde un punto de vista cardiovascular, sino con un examen exhaustivo neurológico y motor, así como de posibles alteraciones de la deglución, según se explica a continuación.

EXPLORACIÓN NEUROLÓGICA Y MOTORA

Por motivos prácticos, se divide la exploración en niños menores y mayores de 1 año, dado que las maniobras exploratorias son distintas. En niños colaboradores (mayores de 6 años, aproximadamente), la exploración neurológica es similar a la que se realiza en el paciente adulto.

Recién nacido y lactante durante el primer año de vida

La exploración debe realizarse con el niño en estado de vigilia tranquila y espaciada de la última ingesta.

Se valoran los siguientes aspectos:

- Postura: permite valorar la posible existencia de asimetrías y el tono en reposo tanto de las extremidades como del tronco.
- Motricidad espontánea: no solo se tiene en cuenta la aparición de movimientos espontáneos y su simetría, más bien se valora la calidad y la variabilidad de dichos movimientos. En 1977, Prechtl *et al.* desarrollaron una nueva manera de valoración neuromotora a través de los movimientos generales (*general movements*). Se basa en observar los movimientos espontáneos de cabeza, tronco y extremidades y valorar la fluidez, la variación y, por tanto, la complejidad. Dichos movimientos corresponden a determinados patrones que varían con la edad. Este método es válido en niños

prematuros y a término hasta el cuarto mes de vida. La calidad de estos movimientos da un pronóstico de la posible afectación neurológica del niño a los 2 años.

- Inspección: para descartar deformidades tanto en cráneo como en columna o extremidades.
- Valoración sensorial básica: tanto auditiva como visual. En caso de aparecer alguna anomalía, se solicita una valoración por otorrino y oftalmología.
- Tono: se valora tanto pasivo como activo:
  - Tono muscular pasivo: es la resistencia que ofrece el músculo a la presión, estiramiento y movilización pasiva, que se traduce en las tres características propias del músculo (consistencia, extensibilidad y pasividad). Existen múltiples maniobras para la valoración del tono pasivo en extremidades; las más frecuentes son:
    - Maniobra de la bufanda: se valora la posición del codo en relación con la línea media.
    - Ángulo de aductores: se realiza un movimiento de separación de las piernas con las caderas y rodillas en flexión.
    - Ángulo poplíteo: refleja el tono de los isquiotibiales. Se valora el ángulo en la extensión de la rodilla.
    - Ángulo dorsiflexión del pie: valora el tríceps sural.
  - Tono muscular activo: se valora mediante maniobras que producen una respuesta muscular activa en el niño. Permiten la valoración a nivel axial y de extremidades. Entre las más empleadas destacan:
    - Paso a sedestación y retorno: valora la alineación de la cabeza respecto al tronco. En una primera fase se evalúa la funcionalidad de los músculos flexores al pasar de decúbito supino a sedestación. En una segunda fase, se observa la funcionalidad de los músculos externos en el paso de sedestación a posición supina.
    - Enderezamiento global, de los miembros inferiores y del tronco: sujetando al niño en posición vertical por las axilas, se realiza la estimulación de la planta del pie sobre una superficie de apoyo, lo que provoca una respuesta de enderezamiento global antigravitatorio.
- Reflejos primitivos: se valora la respuesta automática a distintos estímulos sensoriales. Están mediados por el tronco cerebral. La ausencia de respuesta o la persistencia a lo largo del tiempo pueden ser un signo de disfunción grave neurológica. Entre los reflejos más utilizados en la práctica clínica se encuentran los siguientes:
  - Succión: desaparece sobre los 3-4 meses.
  - Acústico facial: parpadeo ante una palmada. Persiste de por vida.
  - Óptico facial: parpadeo ante aproximación de objeto a campo visual. Persiste de por vida.
  - Prensión palmar: desaparece sobre los 4 meses cuando aparece la prensión voluntaria.
  - Prensión plantar: desaparece sobre los 10-14 meses cuando aparece la marcha liberada.
  - Marcha automática: desaparece sobre los 3-4 meses.
  - Moro: desaparece alrededor de los 6 meses.
  - Paracaidismo o protección: aparecen en sentido anterior sobre los 6-7 meses, en sentido lateral a los 8 meses y en sentido posterior antes de los 10 meses. Persisten de por vida.

- Reflejos osteotendinosos: cabe destacar que hasta los 2 años, la aparición de un reflejo cutáneo plantar extensor no se considera una respuesta patológica.
- Reacciones posturales:
  - Enderezamiento: el objetivo es colocar en el espacio la cabeza y el cuerpo en una posición normal.
  - En la práctica clínica diaria se explora básicamente el reflejo de Landau.
- Reacciones de paracaidismo: tiene una función protectora ante la caída.
- Reacciones de equilibrio: se desencadenan por cambios en el centro de gravedad que generan compensaciones musculares de tronco y extremidades.

Niño mayor de 1 año

A partir de la esta edad, la exploración comienza desde el momento que acceden a la consulta, ya que permite valorar aspectos que no precisan contacto con el niño a través de la interacción con sus padres, el juego o la exploración de la consulta. Se evalúa:

- Funciones superiores: lenguaje, coordinación y memoria.
- Pares craneales: similar a la exploración en el adulto.
- Tono muscular:
  - Tono pasivo: para determinar el desarrollo de posibles acortamientos musculares. Se valora al mismo tiempo las retracciones y el tono a través de diferentes escalas; las más habituales son la escala de Asworth modificada y la escala de Tardieu. Se evalúan en los miembros inferiores las siguientes articulaciones:
    - Cadera:
      ○ Ángulo de aducción: se valora el aductor medio (con rodillas y caderas en flexión), el aductor mayor y mediano y/o el psoas ilíaco (caderas en extensión y flexión de rodillas).
      ○ Maniobra de Phelps: para valoración del recto interno.
      ○ Maniobra de Thomas: valoración del psoas ilíaco.
      ○ Maniobra de Ely: para valoración del recto anterior.
      ○ Prueba de Ober: valora el tensor de la fascia lata.
    - Rodilla: ángulo poplíteo.
    - Tobillo-pie:
      ○ Ángulo de dorsiflexión del pie: se explora con cadera y rodilla en extensión.
      ○ Prueba de Silfverskiöld: diferencia entre el sóleo y el gemelo. Se explora con la cadera y rodilla, inicialmente en flexión y luego en extensión. Si existe mayor limitación con la rodilla en extensión, indica que el gemelo es el responsable, pero si no existe dicha limitación o es mínima, sugiere la implicación del sóleo.
- Reflejos osteotendinosos y cutáneos:
- Sensibilidad: superficial y profunda.
- Función motora:
  - Inspección: amiotrofias, asimetrías, deformidades existentes, etcétera.

– Balance muscular: muy complejo de valorar si el niño no colabora o es muy pequeño. Si es posible su valoración, se cuantifica según la escala de Daniels modificada.
– Función motora global: según la edad, se le pide realizar diferentes actividades, como salto unipodal (4-5 años), marcha en tándem (5-6 años), puntillas y talones (5-6 años).
• Coordinación: en niños colaboradores, se emplean las mismas maniobras que en el adulto. En los pequeños, se puede valorar a través del juego o actividades rutinarias (llevarse un vaso a la boca, poner el capuchón de un bolígrafo, chutar una pelota, etcétera).

Tras la exploración física se determina un nivel de intervención que permita establecer unos objetivos concretos.

Es fundamental tener en cuenta la heterogeneidad de la población pediátrica en cuanto al neurodesarrollo, por lo que el tratamiento debe llevarse a cabo de manera individualizada, no solo adaptándose a nivel cardiovascular, sino también al momento del evolutivo en el que se encuentran. Por ejemplo, en un niño que no ha debutado la marcha, no se ha de tener en cuenta como objetivo iniciar la deambulación de manera precoz.

MOVILIZACIÓN PRECOZ EN UNIDAD DE CUIDADOS INTENSIVOS PEDIÁTRICOS

La movilización precoz se define como aquella que se realiza en las primeras 72 horas del ingreso.

> **!** Se debe adaptar a la edad y a la condición clínica del paciente estableciéndose niveles de asistencia con actividades físicas regladas y progresivas, con intensidad creciente, que pueden variar desde ejercicios pasivos en la cama hasta la deambulación precoz.

Tras la valoración por un equipo multidisciplinar, se establecen unos niveles de actuación que se describen en la **figura 48-2**.

En esta valoración se tienen en cuenta ciertos aspectos básicos que determinan las pautas y el tratamiento que se han de efectuar. Entre ellos están:

• Edad.
• Tipo de patología.
• Tipo de cirugía (si ha existido necesidad de esternotomía o toracotomía).
• Si se encuentra en terapia con ECMO (los pacientes que han precisado circulación extracorpórea durante la cirugía y aquellos en los que no ha sido posible desconectar de la extracorpórea, mantienen un soporte con ECMO venoarterial con canulaciones centrales, por lo que tienen el tórax abierto y eso limita a la hora de la movilización).
• Presencia de vías centrales o cánulas periféricas.
• Necesidad de soporte ventilatorio con intubación orotraqueal.

> **!** El objetivo primario del tratamiento es frenar el síndrome de inmovilidad y favorecer la expansión torácica para prevenir atelectasias.

Nivel 1
• Necesitan 75-100 % asistencia para la movilización
• Sedados, poca o nula colaboración

Nivel 2
• Necesitan 25-75 % asistencia para la movilización
• Capacidad de participación

Nivel 3
• Necesitan 25-75 % asistencia para la movilización
• Capacidad de participación

Figura 48-2. Niveles de actuación.

Como se ha comentado previamente, este capítulo se centra en el tratamiento específico de fisioterapia.

Antes de entrar en el desarrollo del tratamiento, se deben conocer los motivos por los que se ha de parar un tratamiento o las situaciones en las cuales no está indicada su realización. Básicamente, son aquellas que conlleven inestabilidad hemodinámica no controlable con las terapias y tratamientos que se aplican al paciente y que ponen en riesgo su vida (**Tabla 48-2**).

FISIOTERAPIAS

Según los niveles de tratamiento indicados previamente, se establecen unas actividades que tiene que realizar tanto con el fisioterapeuta como con los familiares del propio paciente ayudados por el personal de la unidad.

Habitualmente, en unidades de cuidados intensivos el tratamiento llevado a cabo por el personal especializado se hace dos veces al día con una duración de cada sesión de unos 30 minutos. En estas sesiones, también se educa al niño y a la familia en los ejercicios que debe hacer a lo largo del día.

Tabla 48-2. Motivos por los que se ha de parar un tratamiento o las situaciones en las cuales no está indicada su realización
Contraindicaciones
Delirium o alteraciones de conducta
Estatus epiléptico no controlado
Inestabilidad hemodinámica
Arritmia no resuelta
Hipotensión mantenida
Sangrado activo no controlable
Fractura inestable
Artritis séptica
Dolor no controlado

Todo ello es labor de todo el personal implicado, el empoderamiento del paciente y el entorno familiar.

En un principio, se puede precisar ayuda para todas las actividades, por el nivel de sedación que requieren, por lo que las actividades van a estar encaminadas sobre todo a evitar el desarrollo de rigideces articulares, de amiotrofias y de úlceras por decúbito y las posibles neuropatías por compresión.

Para ello, se efectúa cinesiterapia pasiva de las cuatro extremidades y se presta atención a la higiene postural con cambios posturales, por ejemplo, evitando la postura en rotación externa de miembros inferiores (postura en batracio) para aliviar la presión sobre el nervio ciático poplíteo externo a su paso por la cabeza del peroné, lo que podría producir un pie equino. También se puede iniciar el tratamiento con ortesis adecuadas, como férulas antiequino pasivas para evitar la retracción aquilea y ortesis de mano y muñeca, que evitan la postura en dedos en garra y flexión palmar, que suele ser típica del paciente inmovilizado.

> **!** Si existe un mínimo de colaboración, se pueden iniciar ejercicios de fisioterapia respiratoria con el objetivo de favorecer la reexpansión torácica y mejorar el aclaramiento mucociliar, así como favorecer el mecanismo de tos eficaz. Obviamente, si el enfermo se encuentra con el tórax abierto tras la cirugía, no se realiza este tipo de intervención.

En la **tabla 48-3** se exponen las actividades básicas según el nivel de movilidad.

REHABILITACIÓN EN PLANTA DE HOSPITALIZACIÓN

Una vez han conseguido superar el período crítico y mejorar la situación clínica, en especial en el ámbito cardiovascular, son transferidos a planta, donde deben continuar el tratamiento iniciado en la fase previa.

En esta situación, los pacientes han recuperado parte de su capacidad funcional y son capaces de colaborar en el tratamiento, por lo que se comienzan ejercicios de movilización activo-asistida.

> Como se ha desarrollado en múltiples ocasiones a lo largo del capítulo, es fundamental adaptar las actividades a la edad del paciente y, por tanto, al momento evolutivo en el que se encuentre. En niños menores de 6 meses, se inicia, por ejemplo, el trabajo de volteos e inicio del control del tronco en sedestación. A partir de los 7 meses, la reptación y, progresivamente, la cuadrupedia y el gateo, así como seguir evolucionando en la adquisición de los hitos motores acordes a la edad (v. **tabla 48-1**)

En niños más mayores, con facultad para la colaboración (se considera que pasada la etapa preescolar tienen capacidad de colaborar activamente), se inicia un programa de ejercicio individualizado con el objetivo de evitar la pérdida de capacidad funcional durante el ingreso. Es en esta franja de edad en la que hay que centrarse a la hora de prescribir ejercicio terapéutico para mejorar la función cardiorrespiratoria.

Tabla 48-3. Actividades básicas según el nivel de movilidad.

Sin movilidad	Con movilidad
Cambios posturales	Transferencias básicas
Movilizaciones pasivas	Movimientos activos
Estiramientos pasivos	Estiramientos activos
Fisioterapia respiratoria	Fisioterapia respiratoria
Ferulización	Ferulización
	Inicio de bipedestación
	Deambulación

Para conocer la situación clínica y funcional a la que se debe enfrentar el personal encargado del proceso de rehabilitación, se lleva cabo de nuevo una valoración integral tras su paso a planta para descartar posibles eventos neurológicos, deformidades articulares, neuropatías por compresión e, incluso, alteraciones de la deglución.

Tras dicha valoración, se vuelve a establecer un nivel de actividad y se va progresando según la capacidad de colaboración (**Fig. 48-3**). Esto permite diseñar un protocolo de ejercicio físico adaptado a cada paciente.

En la hoja de ejercicios que se entrega al enfermo se incluyen recomendaciones de autocuidados (en el caso de niños pequeños, se adapta para el cuidador), ejercicios de movilización, fisioterapia respiratoria y se finaliza la sesión con técnicas de relajación.

La **tabla 48-4** es un ejemplo de las recomendaciones y actividades que se indican a estos pacientes. En esta fase, el ejercicio guiado por los fisioterapeutas se lleva a cabo una vez al día y se incentiva al paciente a realizar otra sesión de manera autónoma a lo largo del día.

Es importante remarcar que la fase hospitalaria no es el final del tratamiento, sino el primer escalón de la rehabilitación cardíaca, por lo que el objetivo de esta fase no es simplemente mejorar la condición física del niño, sino que tanto él como su familia se habitúen a todo el proceso que debe continuar.

Tras el alta, se desarrolla la fase ambulatoria, que incluye un estrecho seguimiento por parte del equipo de cardiología como de rehabilitación, un programa de ejercicio terapéutico individualizado con fisioterapeuta especializado y ciertas adaptaciones en el estilo de vida que permitan una mejora tanto de la salud cardiovascular como de la aparición de eventos cardiovasculares a largo plazo.

SITUACIONES ESPECIALES

Estas situaciones hacen referencia al síndrome del ventrículo izquierdo hipoplásico y el ECMO pediátrico.

Síndrome del ventrículo izquierdo hipoplásico

El síndrome del ventrículo izquierdo hipoplásico es una de las cardiopatías congénitas menos frecuentes, pero más graves. Representa el 1,4-3,8 % de todas las cardiopatías congénitas.

Figura 48-3. Niveles de actuación y capacidad de colaboración.

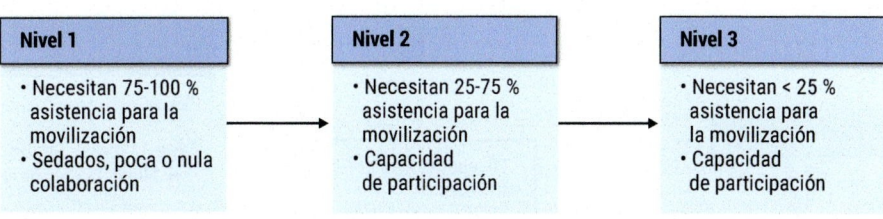

Nivel 1	Nivel 2	Nivel 3
• Necesitan 75-100 % asistencia para la movilización • Sedados, poca o nula colaboración	• Necesitan 25-75 % asistencia para la movilización • Capacidad de participación	• Necesitan < 25 % asistencia para la movilización • Capacidad de participación

Tabla 48-4. Recomendaciones y actividades

Pautas educativas	• Consejo ergonómico (limitar retropulsión de hombros y abducción bilateral a partir de 90°) • Entrenamiento funcional en autocuidado • Toma de pulso manual • Interpretación escala de Borg (cansancio percibido)
Cinesiterapia	• Cinesiterapia de las cuatro extremidades • Incorporación progresiva • Sedestación en borde de cama previo paso a bipedestación • Bipedestación asistida • Marcha estática • Deambulación asistida • Uso de pedaleador o cicloergómetro (Borg 6/10)
Fisioterapia respiratoria	• Ventilación abdominodiafragmática e intercostal • Maniobras de expansión torácica con protección • Espiración con labios fruncidos • Tos eficaz y maniobras de aclaramiento mucociliar • Manejo de inspirómetro incentivo
Técnicas de relajación	

A pesar de su baja incidencia, es la causa del 23 % de mortalidad cardiológica en la primera semana de vida y el 15 % en el primer mes de vida.

El 15-30 % de los pacientes con diagnóstico de síndrome del ventrículo izquierdo hipoplásico asocia anomalías extracardíacas (hernia diafragmática, atresia duodenal, atresia de vías biliares, malrotación, onfalocele y fibrosis quística) y síndromes genéticos (Turner, Noonan, CHARGE).

Estos niños son sometidos a tres cirugías paliativas:

- Estadio I: cirugía de Norwood. Se realiza en la primera semana de vida.
- Estadio II: cirugía de Gleen. Se lleva a cabo dentro los 3-6 meses de vida.
- Estadio III: cirugía de Fontan. Se hace a partir de los 2 años de vida.

Uno de los grandes problemas que sufren, más allá de la patología cardíaca, es el retraso en el desarrollo ponderal y a nivel psicomotor. Existen múltiples publicaciones en las que se desarrollan los diversos beneficios de la movilización precoz en neonatos, entre los que destacan el aumento de la masa mineral, la ganancia ponderal, el desarrollo psicomotor y la disminución del estrés durante su estancia hospitalaria.

Por todo ello, el grupo de trabajo de Lambert *et al.* ha desarrollado un esquema de tratamiento en pacientes sometidos a cirugía de Norwood. Este protocolo se basa exclusivamente en las movilizaciones pasivas de las extremidades. Se debe iniciar solo cuando exista una estabilidad hemodinámica con los tratamientos y si el tórax está cerrado.

La terapia debe ser llevada a cabo una vez al día por un fisioterapeuta especializado los 7 días de la semana durante, aproximadamente, 3 semanas (o el tiempo de ingreso del paciente). La duración de cada sesión no debe de superar los 20 minutos.

El protocolo de tratamiento se detalla en la **figura 48-4**. La decisión de realizar una única sesión de tratamiento diario se basa en la reducción del riesgo de efectos adversos al movilizar a pacientes tan frágiles.

Oxigenación con membrana extracorpórea pediátrica

El ECMO es un procedimiento médico utilizado tanto en período neonatal como en edad pediátrica para el soporte en enfermedades cardiovasculares o pulmonares graves. Proporciona soporte temporal a la función cardiopulmonar, lo que permite que los órganos afectados se recuperen o se sometan a tratamientos adicionales.

> **!** Está indicado en situaciones de fallo cardíaco o respiratorio agudo, potencialmente reversible, con terapia puente a la recuperación del órgano, al trasplante u otorgando el tiempo necesario para la toma de decisiones terapéuticas.

Si se simplifica el funcionamiento del ECMO, es básicamente una bomba: se extrae la sangre del circuito a través de una cánula venosa, una bomba centrífuga impulsa la sangre hacia un oxigenador que la oxigena y es impulsada de nuevo hacia el paciente a través de una cánula arterial o venosa.

No hay una evidencia clara que recomiende específicamente movilizar al paciente en terapia sustitutiva con ECMO, pero las guías clínicas tampoco desaconsejan la movilización precoz de estos pacientes. Lo que sí es ampliamente conocido son los efectos deletéreos de la inmovilización en el paciente crítico. Por lo tanto, es posible movilizar al paciente en ECMO si se tienen en cuenta una serie de precauciones con las canulaciones.

El desplazamiento o retorcimiento de las cánulas puede producir desaturación o hipotensión y bajo gasto, por lo que se debe de tener especial cuidado en la manipulación del paciente, sobre todo a nivel cervical por las canulaciones yugulares y de miembros inferiores en caso de canulaciones

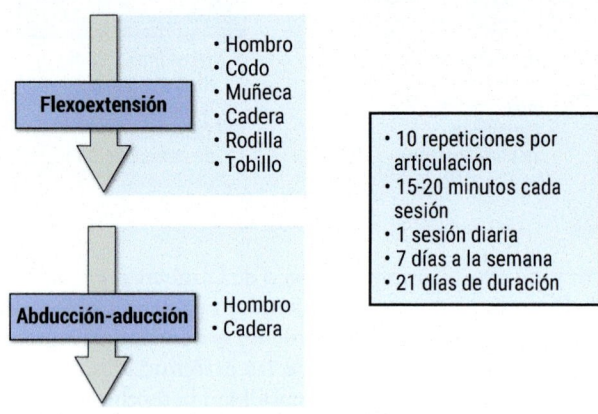

Figura 48-4. Protocolo de tratamiento.

Tabla 48-5. Protocolo adaptado

Fase 0: sin movilización o movilizaciones pasivas

Fase 1: movilizaciones activas
- Nivel 1: cambios posturales (incluye movilizaciones activo asistidas)
- Nivel 2: incorporación en cama con cabecero elevado
- Nivel 3: sedestación en borde de la cama con pies en el suelo
- Nivel 4: sedestación en una silla
- Nivel 5: bipedestación
- Nivel 6: marcha estática
- Nivel 7: marcha asistida

Fase 2: deambulación autónoma

femorales. En general, las cánulas de una sola luz permiten una mejor movilización que dos cánulas separadas o si están insertadas en la vena femoral. En aquellos pacientes con canulación central, el tórax está abierto.

Dado que la movilización aumenta el gasto cardíaco, el consumo de oxígeno y la producción de dióxido de carbono, el tratamiento se debe realizar siempre en presencia de un equipo especializado en el manejo de la ECMO, ya que puede conllevar un aumento de los requerimientos de ECMO durante la movilización.

La posición del paciente debe ser la más natural y que facilite la mayor movilidad dentro de las posibilidades según la patología que condiciona el uso de la ECMO. La tendencia general es mantener al paciente sedado y en decúbito supino. En niños mayores esto requiere una compresión de campos pulmonares posteriores y, por tanto, la aparición de atelectasias.

En pacientes con compromiso respiratorio, si la situación no lo contraindica, es aconsejable realizar períodos de decúbito prono. Si no es posible, se recomienda iniciar sedestación progresiva en la cama, siempre vigilando los parámetros del ECMO, porque puede haber una caída del flujo.

Según el nivel de actividad que se establezca para el paciente, se puede llevar a cabo un protocolo adaptado a su situación clínica (**Tabla 48-5**).

 Si se lleva a cabo la movilización precoz adaptando las precauciones necesarias, se mejora la situación funcional del paciente, sin aumento de eventos adversos.

 PUNTOS CLAVE

- Dada la complejidad de las alteraciones cardíacas en niño cardiópatas, sobre todo en aquellos con cardiopatías congénitas complejas, el manejo debe ser realizado por equipos multidisciplinares formados y con experiencia en el tratamiento de estos pacientes.
- Los niños cardiópatas se encuentran en la plenitud del desarrollo, por lo que es fundamental una valoración integral, no solo a nivel cardiopulmonar, sino también una valoración del neurodesarrollo llevada a cabo por un médico rehabilitador especializado.

- Se debe iniciar el tratamiento de manera precoz durante la estancia en la unidad de cuidados intensivos, ya que se ha demostrado que los múltiples beneficios superan los posibles efectos adversos.
- Hay que establecer protocolos de tratamiento, adaptándolos siempre tanto a la edad como a la situación clínica del paciente.
- La fase hospitalaria de la rehabilitación es un momento clave para familiarizar al enfermo con el proceso de recuperación e implicar al entorno familiar en esta etapa con el objetivo de que al alta hospitalaria continúen realizando el tratamiento.

BIBLIOGRAFÍA

Abrams D, Javidfar J, Farrand E, Mongero LB, Agerstrand CL, Ryan P, et al. Early mobilization of patients receiving extracorporeal membrane oxygenation: a retrospective cohort study. Crit Care. 2014;18(1):R38.

Akamagwuna U, Badaly D. Pediatric cardiaccardíac rehabilitation: A review. Curr Phys Med Rehabil Rep. 2019;7(2):67-80.

Alejo LA, Sarmiento Pardo MJ, Lara LC. Conductas fisioterapéuticas en la rehabilitación temprana del paciente con terapia de soporte circulatorio extracorpóreo (ECMO): Revisión integradora de la literatura. Movimiento Científico. 2020;14(2):61-9.

Burstein DS, McBride MG, Edelson JB, Rossano JW, O'Connor MJ, Lin KY, et al. Safety and feasibility of exercise rehabilitation in children with ventricular assist devices. Pediatr Cardiol. 2022;43(5):1029-36.

Cobo EP, Calderón GM, González AG, Capellas Sans L. Principios de rehabilitación cardíaca. Editorial Panamericana; 2010.

Hollander SA, Hollander AJ, Rizzuto S, Reinhartz O, Maeda K, Rosenthal DN. An inpatient rehabilitation program utilizing standardized care pathways after paracorporeal ventricular assist device placement in children. J Heart Lung Transplant. 2014;33(6):587-92.

Ijsselstijn H, Schiller RM, Holder C, Shappley RKH, Wray J, Hoskote A. Extracorporeal life support organization (ELSO) guidelines for follow-up after neonatal and pediatric extracorporeal membrane oxygenation. ASAIO J. 2021;67(9):955-63.

Jorge JE, Arroyo Riaño MO, Martín Maroto MP, Ruiz Molina D, Moreno Palacios JA. Guía Esencial de Rehabilitación Infantil. Ed. Médica Panamericana; 2009.

Lambert LM, Trachtenberg FL, Pemberton VL, Wood J, Andreas S, Schlosser R, *et al*. Passive range of motion exercise to enhance growth in infants following the Norwood procedure: a safety and feasibility trial. Cardiol Young. 2017;27(7):1361-8.

Redondo García MA, Casares JAC, Sociedad Española de Rehabilitación y Medicina Física. Rehabilitación Infantil. Ed. Médica Panamericana; 2012.

Rodríguez A. Unidad de Cardiopatías Congénitas (UCC). Hipoplasia de ventrículo izquierdo. La web de las Cardiopatías Congénitas; 2010. Disponible en: https://cardiopatiascongenitas.net/cardiopatias-congenitas/tipos_cc/hvi/

Ubeda Tikkanen A, Berry E, LeCount E, Engstler K, Sager M, Esteso P. Rehabilitation in pediatric heart failure and heart transplant. Front Pediatr. 2021;9:674156.

Ubeda Tikkanen A, Nathan M, Sleeper LA, Flavin M, Lewis A, Nimec D, *et al*. Predictors of postoperative rehabilitation therapy following congenital heart surgery. J Am Heart Assoc. 2018;7(10):e008094.

Ubeda Tikkanen A, Vova J, Holman L, Chrisman M, Clarkson K, Santiago R, *et al*. Core components of a rehabilitation program in pediatric cardiaccardíac disease. Front Pediatr. 2023;11:1104794.

Telerrehabilitación y programas ambulatorios en población pediátrica: presente y futuro

49

E. Rezola Arcelus

OBJETIVOS

- Proporcionar una visión general de las intervenciones de ejercicio físico domiciliario existentes para enfermos pediátricos con antecedente de cardiopatía congénita.
- Identificar los posibles efectos beneficiosos de un programa de telerrehabilitación cardíaca en cuanto a capacidad funcional cardiorrespiratoria y de calidad de vida.
- Identificar los componentes básicos, la eficacia, los puntos fuertes, las limitaciones y las lagunas en los programas actuales de telerrehabilitación cardíaca infanto-juvenil.

INTRODUCCIÓN

En este apartado, se aborda la rehabilitación cardíaca en adultos y en cardiopatías congénitas.

La rehabilitación cardíaca en adultos, ¿de dónde venimos?

En la cardiopatía adquirida, la inactividad física es un importante factor de riesgo cardiovascular. En relación con ello, se ha demostrado que la rehabilitación cardíaca puede reducir la morbilidad cardíaca y mejorar la calidad de vida. Por lo tanto, este tipo de rehabilitación forma parte en la actualidad de los cuidados estándar en adultos con insuficiencia cardíaca crónica.

Los servicios de rehabilitación cardíaca son un componente integral de la atención continuada a los pacientes con enfermedades cardiovasculares. La derivación a dichos servicios es una de las nueve medidas de prevención secundaria establecidas por la American Heart Association y el American College of Cardiology tras un infarto de miocardio (recomendación de clase IA, y forma parte de una medida de mejora holística del paciente, para conseguir una atención sin secuelas).

La seguridad y eficacia del modelo tradicional en el centro hospitalario con supervisión médica (reforma del sistema de seguridad social y medicare [RCSM]) están bien establecidas. El RCSM es eficaz para reducir los reingresos hospitalarios y la morbimortalidad secundaria.

Por desgracia, el impacto del RCSM en Estados Unidos se ha visto sustancialmente limitado por una importante infrautilización entre los pacientes elegibles; varios registros indican que, aunque la derivación al RCSM está mejorando en general, la participación de los enfermos sigue siendo baja en la mayoría de los grupos demográficos, en especial en

mujeres, adultos de grupos minoritarios desatendidos, nivel socioeconómico más bajo o los que no tienen seguro médico o este es insuficiente.

Del mismo modo, las investigaciones europeas sobre la aplicación de programas de rehabilitación cardíaca indican que solo una minoría de los pacientes con insuficiencia cardíaca que reúnen los requisitos necesarios reciben un entrenamiento adecuado por diversas razones (falta de recursos médicos y paramédicos, dificultades de los pacientes para asistir con regularidad a los programas de rehabilitación y reticencia a participar en clases colectivas).

Está claro que se necesitan urgentemente nuevas estrategias de rehabilitación cardíaca para que más del 80 % de los pacientes elegibles puedan participar en un programa de este tipo.

Un posible enfoque sería realizar la rehabilitación cardíaca en un lugar alternativo o en el domicilio (RCD), a lo que se puede sumar una variedad de entornos no clínicos, como centros comunitarios, gimnasios o parques.

En principio, la RCD podría ayudar a superar algunos de los obstáculos a los que se enfrentan los programas de rehabilitación cardíaca hospitalaria (geográficos, logísticos y de salud).

Aunque el personal del RCSM suele recomendar a sus pacientes el entrenamiento en casa los días en que no están físicamente presentes en el centro, los programas de RCD independientes están todavía en sus inicios.

No obstante, las directrices europeas sobre prevención de la enfermedad cardiovascular indican que «la rehabilitación domiciliaria con o sin telemonitorización es prometedora para aumentar la participación y apoyar el cambio de comportamiento».

Además, las revisiones colaborativas Cochrane sobre rehabilitación cardíaca han combinado estudios aleatorizados de ensayos de RCSM y una comparación reciente del RCSM y la RCD ha llegado a la conclusión de que existen datos que demuestran que ambas tienen efectos similares sobre la calidad de vida de los pacientes.

El uso de RCD solo o en combinación con RCSM (enfoque híbrido de la rehabilitación cardíaca) representa una posible alternativa que puede mejorar la prestación de la rehabilitación cardíaca a los pacientes elegibles.

En los últimos años, la RCD se ha incorporado a los sistemas sanitarios de varios países, como Australia, Canadá y el Reino Unido. Desde la Fundación Británica del Corazón se informó recientemente que en el Reino Unido más del 50 % de los pacientes que reúnen los requisitos necesarios participan en la rehabilitación cardíaca tras un evento cardíaco adverso o intervención cardíaca.

Es interesante señalar que la RCD tiene el potencial de ampliar el desarrollo y la profundidad de los programas educativos, con opciones de asesoramiento y seguimiento para los pacientes, ya dichos servicios pueden utilizarse 24 horas al día, 7 días a la semana, mientras que la mayoría de los programas RCSM suelen limitarse a las 3 o 4 horas semanales con contacto en persona entre los pacientes y el personal.

Dado que la mayoría de pacientes con enfermedades cardiovasculares pasan más de 5.000 horas de vigilia al año sin depender de proveedores médicos, es de vital importancia dotarles de estrategias de cambio conductual que puedan aplicar en el hogar, el trabajo o algún gimnasio o polideportivo.

En muchos países, la RCD se enfrenta sobre todo a la falta de reembolso por parte de los seguros médicos. A pesar de ello, en un estudio reciente de candidatos para recibir rehabilitación cardíaca, cuando se les dio la opción de recibirla en casa o en un centro, casi la mitad prefirió la opción domiciliaria.

Tanto el RCSM como la RCD incluyen una serie de controles médicos y educacionales que se solapan con los cuidados habituales, entre ellos el control del perfil lipídico, la presión arterial, el control glucémico y la medicación cardiovascular (antiagregantes plaquetarios, betabloqueantes, inhibidores de la angiotensina y estatinas).

Sin embargo, ambos tipos de rehabilitación cardíaca se diferencian de la atención habitual por su enfoque sistemático, multidisciplinar y basado en el trabajo en equipo para centrarse en el paciente, que incluye el asesoramiento conductual y la activación del afectado, promovido a través de múltiples interacciones individualizadas con los pacientes a lo largo del tiempo.

> **!** Los servicios de rehabilitación cardíaca capacitan a los pacientes adultos para alcanzar objetivos de aumento de la actividad física, mejora de los hábitos dietéticos, cumplimiento óptimo de la medicación prescrita, abandono del tabaco y bienestar psicosocial óptimo, lo cual les ayuda a reducir el riesgo de futuros eventos cardiovasculares.

La rehabilitación cardíaca en cardiopatías congénitas. ¿Hacia dónde vamos?

En las últimas décadas, los enormes avances en cardiología y cirugía pediátricas han mejorado significativamente el pronóstico general y la morbilidad de las cardiopatías congénitas, de manera que la mortalidad ha disminuido de forma drástica.

A pesar de que el nivel de evidencia es menor que en la insuficiencia cardíaca adquirida en adultos, los efectos beneficiosos de la rehabilitación cardíaca en pacientes con cardiopatía congénita también han sido descritos por diversos autores. Así, las intervenciones de ejercicio físico o rehabilitación cardíaca son un tratamiento no farmacológico comúnmente recomendado y bien establecido para personas con cardiopatía congénita. De hecho, en la última década, se han publicado distintas revisiones sistemáticas mostrando los efectos positivos de los programas de rehabilitación cardíaca en la población con dicha patología.

No obstante, mientras que la bibliografía es diversa en la cardiopatía congénita del adulto, las intervenciones de ejercicio físico en población pediátrica aún están infrautilizadas y su estructura y eficacia óptimas no están del todo claras.

Si en la actualidad se analizara la capacidad de ejercicio de la población pediátrica sana, determinada mediante el consumo de oxígeno máximo ($VO_{2máx}$), se vería que los niños con antecedentes de cardiopatía congénita tienen una capacidad funcional bastante inferior respecto a los niños sanos, con lo que se observa un descenso medio general del $VO_{2máx}$ del 2 % al año en la población cardiópata.

Además de presentar alteraciones en su capacidad funcional, es habitual que estos enfermos tengan una fisiología pulmonar frecuentemente restrictiva, lo que limita todavía más su actividad física. Esto explica que muchos niños con cardiopatía congénita sufran una desagradable sensación de disnea inducida por el ejercicio y, junto con las barreras sociales frente a la actividad física, a menudo permanecen apartados en la escuela o en su vida social.

A pesar de la promoción de la actividad física en las guías actuales internacionales, muchos adolescentes y adultos jóvenes con cardiopatías congénitas se ven atrapados en el círculo vicioso de desacondicionamiento físico y otros factores asociados a un estilo de vida sedentario: sobrepeso, hipertensión, exclusión social y deterioro de la calidad de vida. Por el contrario, los pacientes con cardiopatía congénita que han sido físicamente activos desde la infancia tienen menos probabilidades de convertirse en adultos sedentarios.

La mayoría de los estudios utilizan un programa de rehabilitación de 12 semanas, con una media de tres sesiones de ejercicio por semana. Se basan sobre todo en el entrenamiento en centros hospitalarios o en el domicilio sin supervisión. Estos efectos beneficiosos se observan tanto en cardiopatías simples como complejas: tetralogía de Fallot, transposición de grandes vasos o patologías estructurales complejas paliadas con circulación univentricular.

> **!** En general, los programas de rehabilitación en pacientes con cardiopatías congénitas son útiles, factibles y seguros, incluso en niños, ya que mejoran sus resultados funcionales. Asimismo, diversos estudios pediátricos sugieren un efecto beneficioso de la rehabilitación cardíaca en niños con cardiopatía congénita en términos de $VO_{2máx}$ (aumento medio superior al 10 %), calidad de vida, bienestar psicológico y fuerza muscular.

Además, se ha demostrado que la rehabilitación cardíaca permite aumentar la masa muscular y mejora tanto la fracción de eyección ventricular como el gasto cardíaco en pacientes con cardiopatía congénita compleja.

Con el aumento de la supervivencia de los pacientes con cardiopatía congénita, cada vez se presta más atención a la calidad de vida relacionada con la salud (CVRS) y a la prevención secundaria. Ya no solo se trata de vivir más, sino de vivir mejor.

De hecho, a partir de un amplio programa de investigación multicéntrico europeo se ha demostrado que la calidad de vida de los niños y adultos jóvenes con cardiopatías congénitas sigue siendo significativamente inferior a la de la población pediátrica general, en especial si se tiene en cuenta su bienestar físico.

Respecto a la estructura de los programas de rehabilitación cardíaca pediátricos, aunque el número de estudios ha ido aumentando en los últimos años, casi todos son hospitalarios y supervisados por profesionales sanitarios. Incluso en la mayoría de los trabajos con programas domiciliarios, el ejercicio no se realiza de forma independiente, sino supervisado y controlado por un profesional. Por lo tanto, no es sorprendente que los programas extrahospitalarios supervisados sean exitosos.

Cabe destacar que, por un lado, trasladar la responsabilidad de la intervención terapéutica de ejercicio físico al paciente y/o su familia es el verdadero reto de la rehabilitación ambulatoria centralizada en pacientes con cardiopatía congénita, debido a la baja prevalencia de efectos adversos no deseados. Por otro lado, el ejercicio no supervisado en forma de programa de entrenamiento personalizado permite gestionar el tiempo, el lugar y el compañero de ejercicio. Por desgracia, esta flexibilidad puede ir en detrimento del cumplimiento y la adherencia al programa de ejercicio.

> **!** Es importante subrayar que, aunque las intervenciones de ejercicio en domicilio puedan llevarse a cabo de forma segura, hay escasa información sobre los beneficios obtenidos a medio-largo plazo. Asimismo, la investigación clínica sobre la rehabilitación cardíaca sigue siendo limitada en la población joven con cardiopatía congénita.
> Por ello, se necesitan más estudios aleatorizados multicéntricos que se basen en resultados relevantes, como la capacidad funcional determinada por el $VO_{2máx}$ y la calidad de vida y que utilicen programas de telerrehabilitación modernos adaptados a la generación de jóvenes con cardiopatía congénita que permitan superar las tasas actuales de participación subóptimas.

CARACTERÍSTICAS DE LOS PROGRAMAS DE TELERREHABILITACIÓN

En este punto se explica el proceso de selección de pacientes que participan en estos programas, su evaluación inicial y la determinación del programa de ejercicio, además de las características de las intervenciones domiciliarias y la telemonitorización.

Selección de los pacientes participantes

La mayoría de los programas pediátricos que realizan intervenciones de ejercicio físico en domicilio se orientan a enfermos con antecedente de cardiopatía congénita, con una edad comprendida entre 8 y 16 años. Estos son reclutados prospectivamente en los centros que ofertan un programa de telerrehabilitación cardíaca.

Los principales criterios de inclusión de los pacientes pediátricos para los programas de telerrehabilitación cardíaca son:

- Pacientes con antecedente de cardiopatía congénita; su gravedad viene definida según la clasificación internacional ACC-CHD.
- Ergoespirometría realizada en los últimos 3 meses con un $VO_{2máx}$ inferior al 80-85 % del $VO_{2máx}$ teórico o un consumo en el umbral ventilatorio anaeróbico (VAT) menor al 55 % del $VO_{2máx}$ previsto
- Consentimiento informado por escrito para pacientes adultos, o tutores legales para adolescentes, y consentimiento formal para adolescentes.

Los principales criterios de exclusión de los programas de telerrehabilitación cardíaca son:

- Contraindicaciones absolutas para prueba de esfuerzo cardiopulmonar: fiebre, asma no controlada, insuficiencia respiratoria, miocarditis o pericarditis aguda, arritmias no controladas que causen síntomas o compromiso hemodinámico, insuficiencia cardíaca no controlada, embolia pulmonar o infarto pulmonar agudo y niños con deterioro mental que les impida colaborar.
- Cirugía cardíaca prevista durante el programa.
- Pacientes que hayan realizado rehabilitación cardíaca en los últimos 24 meses.
- Arritmia no controlada
- Bloqueo auriculoventricular avanzado.
- Insuficiencia cardíaca no controlada (New York Heart Association IV).
- Hipertensión arterial pulmonar o sistémica no controlada.
- Miocarditis y pericarditis agudas.
- Estenosis aórtica sintomática.
- Miocardiopatía hipertrófica obstructiva grave.
- Enfermedad sistémica aguda.
- Trombo, embolia o tromboflebitis intracardíaca reciente (menos de 3 meses).
- Embarazo: indicado como criterio de exclusión, según Amedro *et al*.
- Anomalías musculoesqueléticas graves.
- Pacientes incapaces de comprender la información del estudio o de completar los procedimientos indicados en este.
- Personas ingresadas en una institución de cuidados a largo plazo o que no quieran o no puedan desplazarse a las evaluaciones de la investigación o realizar visitas a domicilio.
- Enfermos considerados incapaces de participar en el estudio por cualquier otro motivo (trastorno psiquiátrico, demencia, comorbilidad potencialmente mortal, etcétera).

- Pacientes que participan en investigaciones de intervención concurrentes que pueden sobrecargar al afectado o confundir en la recogida de datos.

Evaluación inicial del paciente

Al inicio del programa de rehabilitación, cada participante debe completar un estudio clínico completo que incluya una actualización de antecedentes (diagnóstico inicial, cirugías previas, procedimientos de electrofisiología o hemodinámica, lesiones residuales, tratamiento cardiológico previo, etc.), exploración física completa, electrocardiograma y ecocardiografía. Además, todos los enfermos a los que se propone un programa de rehabilitación cardíaca deben realizar una ergoespirometría previa (en tapiz o en ciclo). En ambos casos, hay que utilizar material adaptado pediátrico (barras pediátricas para el tapiz rodante y sillín pediátrico ajustable en la bicicleta estática).

Conviene destacar que se emplea un protocolo de incremento de carga en rampa, adaptado a las características del paciente. Además, se realiza un registro continuo de electrocardiograma con 12 derivaciones desde el inicio de la prueba hasta el final de la recuperación. Es importante la motivación del paciente hasta el agotamiento, siempre que no haya una contraindicación médica.

La ergoespirometría permite determinar la frecuencia cardíaca en el VAT para establecer la frecuencia cardíaca objetivo durante las sesiones de entrenamiento del programa de rehabilitación cardíaca.

Asimismo, es importante registrar otras variables que permitan estimar la capacidad de ejercicio, factores de riesgo cardiovascular modificables (tabaquismo, dislipemia, hipertensión arterial, glucemia, etc.), determinantes de calidad de vida relacionada con la salud, acontecimientos adversos, uso de servicios sanitarios y coste o cumplimiento de la intervención.

Lo ideal es que el paciente sea evaluado por el médico rehabilitador para hacer una valoración de fuerza, resistencia y elasticidad y, con ello, diseñar un programa de ejercicio personalizado que sea exitoso.

Determinación del programa de ejercicio

Además de la información recogida en la prueba de esfuerzo cardiopulmonar inicial para determinar la frecuencia cardíaca de entrenamiento, se recomienda utilizar la escala de Borg modificada para que los pacientes indiquen el esfuerzo percibido o para reconocer un umbral de disnea individual para el entrenamiento en casa. También el nivel de actividad previo del paciente, que puede determinarse mediante escalas validadas, contribuye a recomendar una cantidad de ejercicio físico individualizada.

El objetivo es estimular y mantener el cambio de conducta para aumentar la actividad física de manera adaptada según la cardiopatía congénita. Asimismo, es importante recomendar actividades individualizadas basadas en el juego y adaptadas a la edad de desarrollo del niño.

Características de las intervenciones domiciliarias

Los pacientes con antecedente de cardiopatía congénita suelen realizar programas de telerrehabilitación con una duración de 8-24 semanas. Algunos programas comienzan de manera supervisada durante las primeras 2-6 semanas y después continúan con otras 6-18 semanas de entrenamiento independiente domiciliario.

Los pacientes pediátricos con cardiopatía congénita suelen realizar un mínimo de 2-7 sesiones por semana, sobre todo en los casos en los que la actividad se basa en el juego (en los niños más pequeños). La duración de las sesiones oscila entre 10 y 45 minutos, según la edad del paciente y su cardiopatía de base.

Los programas pediátricos proponen correr, nadar, realizar juego físico activo, ejercicio estático o actividades basadas en el juego para niños pequeños. Así como en pacientes adultos con cardiopatía congénita es habitual realizar un entrenamiento interválico de alta intensidad combinando entre 4 y 10 min de ejercicio al 60-90 % de la frecuencia cardíaca máxima individual con períodos de entre 3 y 5 minutos de recuperación activa, no es habitual incluirlo en los programas infantiles con participantes con edades por debajo de los 12 años.

Los programas de telerrehabilitación cardíaca suelen incluir una atención hospitalaria inicial donde hay una presentación de objetivos por parte del personal especializado, acompañado de un programa educativo exhaustivo con una gestión multidisciplinar, ya que, además de médicos y fisioterapeutas que establecen el plan de entrenamiento, el equipo incluye profesionales encargados de un programa educativo exhaustivo (psicólogo, dietista y enfermera especializada), según las pautas generales de las directrices de prevención de enfermedades cardiovasculares y cuestiones específicas en la transición a programas de educación para adolescentes y adultos jóvenes con cardiopatía congénita.

En el caso de programas híbridos, las primeras sesiones suelen desarrollarse en el hospital (con una duración variable de entre 5 días y varias semanas) con ejercicios de entrenamiento en grupo, a una intensidad cercana al VAT, con bicicleta estática y actividades aeróbicas en grupo, en el gimnasio del hospital o al aire libre, supervisadas por un fisioterapeuta de 45-60 min cada una. Además, suelen practicarse ejercicios de fisioterapia respiratoria, que incluyen ejercicios de estiramiento, resistencia, respiración y extensión torácica.

Durante el programa de entrenamiento en casa, se recomiendan dos o tres sesiones individuales de ejercicio aeróbico por semana de 45-60 min cada una, con una intensidad de ejercicio similar a la alcanzada en el VAT durante la ergoespirometría antes de empezar el programa. Es importante motivar al paciente recomendando actividad física de ocio.

Algunos programas incluyen sesiones de recuerdo durante el programa (con una periodicidad variable) o al finalizar este, donde se incluye: ejercicios de entrenamiento, apoyo educativo reforzado, fisioterapia respiratoria, etcétera.

Telemonitorización

Hay programas de telerrehabilitación que monitorizan la actividad física diaria de los pacientes a través de distintos dispositivos de control remoto. Algunos utilizan acelerómetros de triple eje, instrumentos que constituyen un método validado y ampliamente empleado para medir la actividad física diaria en niños, tanto al aire libre como en domicilio, gimnasios o polideportivos. El dispositivo se lleva en la cintura con un cinturón elástico, con lo que puede registrar datos durante un período de 7 días y descargar con posterioridad los datos a un programa informático.

Con los datos de tres ejes, permiten registrar un recuento de pasos de forma que los niveles de actividad física se pueden clasificar en sedentaria, ligera, moderada y vigorosa mediante los puntos de corte de Evenson validados para su uso en niños.

Otros programas recurren a dispositivos de muñeca, como pulseras de actividad y/o pulsómetros, que registran el recuento diario de pasos y pueden activarse durante los momentos de ejercicio físico. La ventaja de su uso frente al acelerómetro es que permiten registrar una serie de variables cardiorrespiratorias tanto en reposo como en ejercicio, como la frecuencia cardíaca, la saturación de oxígeno en sangre e, incluso, una estimación del $VO_{2máx}$ durante el ejercicio físico.

Si además se quiere realizar un registro electrocardiográfico durante el ejercicio, por ejemplo en pacientes con riesgo arrítmico, habría que emplear dispositivos de muñeca que pudieran llevar a cabo el registro de una derivación electrocardiográfica o emplear un dispositivo accesorio con electrodos torácicos que integren una memoria de registro que después pueda ser volcada a un programa informático.

En los últimos años, hay autores que defienden no monitorizar a los pacientes durante su programa de telerrehabilitación para evitar que estén más pendientes de su dispositivo de control que de hacer de forma adecuada su ejercicio. Si se tiene en cuenta que con anterioridad todos los pacientes han realizado una ergoespirometría óptima en la que se excluye un riesgo arrítmico significativo (criterio de exclusión), al ser tan bajo el riesgo de desarrollar una arritmia maligna durante los entrenamientos, se prefiere dejar al paciente libre, entrenando según la percepción de esfuerzo mediante la escala de Borg modificada, instruyéndolo para que suspenda el ejercicio en caso de sintomatología cardíaca. El inconveniente de no utilizar ningún dispositivo de control de ejercicio físico es cómo supervisar correctamente el cumplimiento y adherencia al programa de telerrehabilitación.

PRINCIPALES RESULTADOS ESPERADOS CON LOS PROGRAMAS DE TELERREHABILITACIÓN

En este punto se analizan los principales resultados esperados con los programas de telerrehabilitación.

Actividad física

La mayoría de estudios realizan un registro del nivel de actividad física antes y después de completar el programa de telerrehabilitación. Antes de este, menos del 25 % de los pacientes pediátricos con cardiopatía congénita con una clase funcional de la New York Heart Association (NYHA) de I, menos del 15 % de los de la NYHA II y ninguno de los de la clase funcional NYHA III suelen referir que hagan al menos 30 min de actividad física moderada-intensa durante 5 días a la semana.

El ejercicio autodeclarado por los pacientes pediátricos con cardiopatía congénita aumenta de un modo significativo tras la intervención de ejercicio; el número de adolescentes que realiza los 60 minutos diarios de actividad física moderada-intensa recomendados por las guías internacionales se duplica tras la intervención.

La actividad física diaria subjetiva de los niños con cardiopatía congénita aumenta durante la intervención y los meses posteriores, pero a largo plazo, a partir del año de haber terminado el programa, disminuye hasta el nivel basal previo.

Resultados funcionales en cardiopatía congénita pediátrica

Las cardiopatías congénitas tienen un impacto considerable en la intensidad de la actividad física en los pacientes pediátricos y adolescentes, con independencia de si conocen los efectos adicionales de la actividad física sobre la salud. Otras incertidumbres de las restricciones de la actividad física para la cardiopatía congénita pediátrica son los posibles desencadenantes de la sobreprotección parental, que se asocia con la ansiedad centrada en el corazón en etapas posteriores de la vida.

Conocer los límites físicos personales y la capacidad funcional es una experiencia importante en la vida de cualquier persona en la que surge la necesidad de cumplir las recomendaciones de actividad física para personas con cardiopatía congénita.

El ejercicio continuado puede mejorar la capacidad funcional de los pacientes pediátricos con dicha patología. Aunque pueden permanecer largo tiempo asintomáticos, las secuelas a largo plazo o las comorbilidades asociadas a su cardiopatía pueden afectar a su capacidad funcional, a pesar de hacer ejercicio con regularidad. El ejercicio regular suele mejorar la capacidad funcional cardiorrespiratoria y la función muscular periférica al aumentar la fuerza y la resistencia.

Estudios previos han demostrado que tras el programa de rehabilitación cardíaca extrahospitalario, los pacientes con cardiopatía congénita mejoran el $VO_{2máx}$, la distancia caminada o el tiempo de ejercicio de forma significativa. Asimismo, la actividad física mejora significativamente a corto plazo, pero aún cuesta llegar a cumplimentar las recomendaciones semanales de actividad física en aquellos pacientes pediátricos con peor clase funcional de la NYHA.

Resultados de calidad de vida con cardiopatía congénita pediátrica

El concepto actual de *salud* incluye algo más que aspectos físicos. La calidad de vida relacionada con la salud, como concepto multidimensional de bienestar mental, social y psicológico, aparece en varios estudios, donde 12 semanas de entrenamiento de resistencia mejoran de forma importante la percepción de la CVRS tanto de los niños como de sus padres.

El informe de los padres es un añadido útil que puede proporcionar información complementaria sobre la CVRS de sus hijos, aunque exista una asociación débil entre la capacidad física subjetiva y la capacidad funcional medida objetivamente.

Por otro lado, los pacientes con cardiopatías congénitas tienen una CVRS que es difícil de mejorar aún más o que podría estar sesgada por la exclusión de pacientes sintomáticos. Por lo tanto, es controvertido si las personas con estas patologías compensan bien su enfermedad, aceptan bien su situación clínica o, por el contrario, la niegan.

Resultados de adherencia en cardiopatía congénita pediátrica

Los programas tradicionales pediátricos de rehabilitación cardíaca hospitalaria son difíciles de mantener, ya que suelen requerir una aportación considerable de tiempo, instalaciones y recursos. Las familias muy motivadas y los voluntarios desempeñan un papel clave para un buen cumplimiento y un alto índice de participación general, sobre todo en los grupos de pacientes pediátricos.

Por otro lado, los programas de telerrehabilitación cardíaca no presentan estos inconvenientes, pero en ellos es difícil monitorizar el cumplimiento adecuado.

 La calidad de un programa de telerrehabilitación cardíaca depende de su adherencia y cumplimiento. Un reto importante en todos los estudios de telerrehabilitación es monitorizar la participación en el programa en términos de adhesión y cumplimiento.

La monitorización objetiva, como la frecuencia cardíaca, los pasos y la distancia recorrida, y la actividad diaria pueden registrarse en los programas de telerrehabilitación pediátrica.

Es importante hacer un seguimiento de la adherencia y fomentar el cumplimiento una vez a la semana o al mes mediante llamadas telefónicas regulares que transmitan seguridad a los pacientes y familiares y que recuerden los beneficios del ejercicio.

Algunos programas no establecen contacto con los sujetos, tampoco se contempla llevarlos a cabo en un entorno dirigido por un profesional sanitario o de la unidad de rehabilitación cardíaca o con recordatorios semanales por correo electrónico combinados con llamadas telefónicas. En estos casos, suele registrarse la adherencia mediante un cuestionario al finalizar el programa.

La mediana de la tasa de abandono de los programas de telerrehabilitación en cardiopatía congénita suele ser del 15 %, aunque hay estudios exclusivos de niños con cardiopatía congénita que refieren no registrar abandonos.

Daños potenciales

Algunos estudios en pacientes adultos con cardiopatía congénita han descrito alguna sensación de malestar o de posible arritmia durante el ejercicio, sin llegar a presentar ningún evento adverso significativo.

Igualmente, en algún estudio previo, las náuseas o mareo leve durante la prueba de esfuerzo cardiorrespiratoria basal, la detección de extrasistolia ventricular durante la fase de recuperación o alguna lesión muscular leve durante el ejercicio fueron razones para excluir algún paciente adulto con cardiopatía congénita o para pausar la intervención de ejercicio durante un tiempo.

En general, en pediatría, no se han descrito eventos adversos significativos ni en los programas de rehabilitación cardíaca hospitalarios ni en los extrahospitalarios.

LIMITACIONES

Hasta ahora, solo se han publicado unas pocas intervenciones para niños y adolescentes con una calidad metodológica baja.

A este respecto, cabe subraya que ensayos clínicos aleatorizados adicionales que aumenten la potencia estadística podrían ayudar a determinar el papel futuro de las intervenciones de ejercicio en la cardiopatía congénita pediátrica tras la cirugía. Además, las investigaciones futuras deben tener en cuenta la influencia psicológica y educativa sobre el cambio de comportamiento en cuanto a la aplicación del ejercicio en la vida cotidiana del paciente.

CONCLUSIÓN

Los programas de ejercicio físico regulares para pacientes con cardiopatía congénita suelen estar cerca de centros especializados y los pacientes de zonas remotas deben superar dificultades logísticas para poder tener acceso a ellos.

 Las intervenciones de ejercicio físico en pacientes pediátricos con cardiopatía congénita realizadas en el domicilio son factibles, seguras y mejoran los resultados funcionales. Por lo tanto, las intervenciones de ejercicio individualizadas y ejecutables en dicho entorno proporcionan una alternativa útil para los pacientes alejados de los centros hospitalarios.

Las intervenciones de ejercicio en casa son factibles, seguras y suponen una alternativa a la rehabilitación cardíaca hospitalaria para todos los grupos de edad de pacientes con cardiopatía congénita. La adherencia y el cumplimiento son, en la mayoría de los estudios, los aspectos más conflictivos y deben abordarse con mayor profundidad.

En los últimos 10 años, se han publicado pocos estudios en los que se haya investigado las intervenciones de ejercicio domiciliario pediátrico. Los resultados de estos demuestran una eficacia todavía mejorable y parece que una intervención domiciliaria necesita algún tipo de supervisión para garantizar la adherencia y un mayor apoyo motivacional.

Es importante incluir conceptos de cambio de comportamiento y de conducta, adaptados a cada edad, en el desarrollo de los programas de telerrehabilitación cardíaca para pacientes con cardiopatías congénitas. Aunque es más probable que los pacientes pediátricos con las mencionadas cardiopatías participen más que los adultos en programas de telerrehabilitación, parecen necesitar intervenciones específicas con el objetivo de garantizar la adherencia y el cumplimiento. Debido al escaso número de ensayos identificados para los distintos periodos de vida, aún no se ha establecido la frecuencia y la duración adecuadas de los programas de ejercicio físico.

PUNTOS CLAVE

- Las intervenciones de ejercicio o rehabilitación cardíaca están bien establecidas como parte del tratamiento de pacientes cardiópatas, en especial adultos y pacientes con cardiopatías congénitas. Varios programas de entrenamiento con ejercicio en esta población han demostrado que estos métodos son seguros y factibles y que mejoran las medidas de resultados funcionales.
- La mayoría de los estudios son hospitalarios y supervisados, pero cuando las intervenciones son domiciliarias, el ejercicio se realiza de forma independiente y segura.
- Las intervenciones de ejercicio en la población pediátrica están todavía infrautilizadas y la estructura y eficacia óptimas de esos programas no están claras.

- Existen estudios que demuestran la viabilidad, los efectos beneficiosos y la seguridad de intervenciones de ejercicio domiciliario desde la primera infancia hasta pacientes adultos con antecedente de cardiopatía congénita.
- En general, el ejercicio en casa y las intervenciones de ejercicio en el hogar son factibles, seguras y una alternativa útil a la rehabilitación cardíaca hospitalaria supervisada para todos los grupos de edad de pacientes con cardiopatía congénita.
- La adherencia y el cumplimiento de los programas domiciliarios suponen un reto y, con vistas al futuro, es necesario profundizar en dichos puntos.

BIBLIOGRAFÍA

Amedro P, Gavotto A, Legendre A, Lavastre K, Bredy C, De La Villeon G, *et al.* Impact of a centre and home-based cardiac rehabilitation program on the quality of life of teenagers and young adults with congenital heart disease: The QUALI-REHAB study rationale, design and methods. Int J Cardiol. 2019;283:112-8.

Awosika A, Hillman AR, Millis RM, Adeniyi MJ. Cardiac Rehabilitation and Cardiopulmonary Fitness in Children and Young Adults With Congenital Heart Diseases: A Critically Appraised Topic. Cureus. 2022;14(11):e31483.

Beatty AL, Beckie TM, Dodson J, Goldstein CM, Hughes JW, Kraus WE, *et al.* A New Era in Cardiac Rehabilitation Delivery: Research Gaps, Questions, Strategies, and Priorities. Circulation. 2023;147(3):254-66.

Callaghan S, Morrison ML, McKeown PP, Tennyson C, Sands AJ, McCrossan B, *et al.* Exercise prescription improves exercise tolerance in young children with CHD: a randomised clinical trial. Open Heart. 2021;8(1):e001599.

Duppen N, Takken T, Hopman MTE, ten Harkel ADJ, Dulfer K, Utens EMWJ, *et al.* Systematic review of the effects of physical exercise training programmes in children and young adults with congenital heart disease. Int J Cardiol. 2013;168(3):1779-87.

Gomes-Neto M, Saquetto MB, da Silva e Silva CM, Conceição CS, Carvalho VO. Impact of Exercise Training in Aerobic Capacity and Pulmonary Function in Children and Adolescents After Congenital Heart Disease Surgery: A Systematic Review with Meta-analysis. Pediatr Cardiol. 2016;37(2):217-24.

Li X, Chen N, Zhou X, Yang Y, Chen S, Song Y, *et al.* Exercise Training in Adults With Congenital Heart Disease: a systematic review and meta-analysis. J Cardiopulm Rehabil Prev. 2019;39(5):299-307.

Meyer M, Brudy L, García-Cuenllas L, Hager A, Ewert P, Oberhoffer R, *et al.* Current state of home-based exercise interventions in patients with congenital heart disease: a systematic review. Heart. 2020;106(5):333-41.

Stieber NA, Gilmour S, Morra A, Rainbow J, Robitaille S, Van Arsdell G, *et al.* Feasibility of improving the motor development of toddlers with congenital heart defects using a home-based intervention. Pediatr Cardiol. 2012;33(4):521-32.

Taylor RS, Dalal HM, McDonagh STJ. The role of cardiac rehabilitation in improving cardiovascular outcomes. Nat Rev Cardiol. 2022;19(3):180-94.

Thomas RJ, Beatty AL, Beckie TM, Brewer LC, Brown TM, Forman DE, *et al.* Home-Based Cardiac Rehabilitation: A Scientific Statement From the American Association of Cardiovascular and Pulmonary Rehabilitation, the American Heart Association, and the American College of Cardiology. Circulation. 2019;140(1):e69-89.

Williams CA, Wadey C, Pieles G, Stuart G, Taylor RS, Long L. Physical activity interventions for people with congenital heart disease. Cochrane Database Syst Rev. 2020;10(10):CD013400.

Transición de la edad pediátrica al adulto en las cardiopatías congénitas

50

B. Manso García

OBJETIVOS

- Conocer la epidemiología de las cardiopatías congénitas y cómo afectan los cambios demográficos actuales.
- Entender la importancia de las consultas de transición: el riesgo de las pérdidas de seguimiento.
- Adquirir nociones psicosociales del fenómeno de la adolescencia, en general, y de los pacientes con cardiopatía congénita, en particular.
- Aprender a organizar una consulta de transición: recursos humanos, habilidades clínicas, flujos de información, desarrollo y cronograma de tareas.
- Adquirir nociones de los distintos aspectos que hay que tratar en la entrevista educativa (eje de la consulta de transición).

INTRODUCCIÓN Y EPIDEMIOLOGÍA DE LAS CARDIOPATÍAS CONGÉNITAS

Las cardiopatías congénitas son defectos estructurales del corazón producidos por errores en la embriogénesis cardíaca. Se considera la malformación congénita más frecuente; la incidencia reportada es muy variable y depende de la inclusión o no de defectos triviales, aunque se estima clásicamente que 6-8 de cada 1.000 nacidos poseen una malformación cardíaca. En España, según el estudio epidemiológico más reciente hasta el año 2012, nacían cada año alrededor de 64.800 niños afectados de una cardiopatía congénita, lo cual se traduce en una incidencia de 13,6 por cada 1.000 recién nacidos vivos. Además, se ha detectado un ascenso de las cardiopatías congénitas leves debido a la mejora de las técnicas diagnósticas y de cribado prenatal y neonatal, así como un descenso de las muy graves por el aumento de interrupciones voluntarias del embarazo. Aunque no se dispone de datos epidemiológicos más recientes en España, es probable que el dramático descenso de la natalidad en España, desde el 10 ‰ en 2012 hasta 7,1 ‰ en 2022 (según datos del Instituto Nacional de Estadística [INE]), modifique las cifras de incidencia a la baja.

Gracias a los progresos científicos en las últimas décadas en el diagnóstico y al tratamiento de las cardiopatías congénitas ha sido posible disminuir la mortalidad de un 20 % en la década de los 70 del siglo pasado a menos de un 10 % en la época actual. Con ello, en el mundo, ya se cifran en más de 50 millones de adultos con cardiopatías congénitas y una previsión de aumento mantenido hasta, al menos, el año 2050. Si se traslada la información conocida de las estimaciones internacionales y se analizan los datos del registro español de cardiopatías congénitas del adulto, se estima que en España hay 120.000 adultos con cardiopatías congénitas.

Dichas cifras se incrementarán anualmente en un número de pacientes equivalente al 90 % de los nacidos cada año con una cardiopatía congénita, lo que significa un incremento de más de 2.500 pacientes/año. En la mayoría de series estudiadas ya se visualiza un cambio de la prevalencia de las cardiopatías congénitas en favor de la población adulta. Este cambio epidemiológico causado por los avances científicos y técnicos está generando una patología, aún minoritaria, pero con un número en aumento de pacientes, lo que supone un desafío clínico y quirúrgico.

La mayoría de los enfermos con cardiopatías congénitas reparadas necesitan atención médica y/o quirúrgica a lo largo de su vida, porque la mayoría de las intervenciones realizadas sobre ellos durante la infancia no se consideran curativas, sino soluciones adaptadas a la mejor hemodinámica posible en cada momento. Esto implica que conforme el cuerpo crece y envejece, la condición hemodinámica cambia y las reparaciones efectuadas en su día dejan de servir. Se convierten en candidatos a reintervenciones en búsqueda de nuevas soluciones para recuperar de nuevo un equilibrio clínico.

LA JUSTIFICACIÓN DE LA CONSULTA DE TRANSICIÓN

Las cardiopatías congénitas requieren una asistencia altamente especializada desde la vida fetal hasta la edad adulta. Dicha asistencia se inicia con los equipos de cardiología pediátrica vinculados a hospitales infantiles, pero, a medida que los pacientes finalizan esta primera etapa de la vida, las necesidades asistenciales ya no se pueden garantizar en las instalaciones pediátricas. La aparición de comorbilidad relacionada con el envejecimiento también necesita la participación de nuevos expertos distintos de los cardiólogos pediátricos. La transición en cardiopatías congénitas se convierte en una necesidad inminente para la atención de un número mayor de adolescentes y adultos jóvenes que han sobrevivido la edad pediátrica gracias al avance de la ciencia en el campo de las cardiopatías congénitas.

El período que abarca la transición en cardiopatías congénitas es un momento muy crítico, puesto que en él se producen gran parte de las pérdidas de seguimiento de los pacientes con cardiopatías congénitas. Son varios los factores que pueden explicar este fenómeno. Uno de ellos es la relativa carencia de cardiólogos especializados en cardiopatías congénitas del adulto y la ausencia de un tejido organizativo sólido que guíe esta transición de centros pediátricos a unidades de cardiopatías congénitas del adulto (UCCA).

Del registro de cardiopatías congénitas, alrededor del año 2019, solo 20.000 pacientes en España estaban siendo seguidos en UCCA. Si la estimación de prevalencia, por extrapolación de otros países, es de 120.000 adultos con cardiopatías congénitas en nuestro país, se concluye que existen muchos pacientes que han perdido el seguimiento, están siendo visitados en unidades no especializadas o desconocen que padecen una cardiopatía congénita. Esto revela que hay un gran grupo de individuos en riesgo, pues varios autores apuntan que las pérdidas en el seguimiento de los pacientes con cardiopatías congénitas conllevan más necesidad de hospitalización, tratamientos urgentes y aumento de morbilidad.

En la actualidad, la transición del adolescente desde la edad pediátrica hasta la edad adulta se considera fundamental en el manejo de los pacientes con cardiopatías congénitas. Tanto es así que las *Guías de Práctica Clínica* de la American Heart Association de 2018 determinan como indicación de clase I dicho proceso de transición (nivel de evidencia B), así como en documentos de consenso mundial más recientes (2021).

La historia de los programas de transición se encuentra muy vinculada a la aparición de las primeras UCCA en la década de los 70 del siglo pasado en países como Canadá y Reino Unido. Es en estos lugares actualmente se dan algunos de los programas de transición más estructurados que existen: *Good 2 Go Transition Program* (http://www.sickkids.ca/good2go/), del Hospital for Sick Children de Toronto (Canadá), o *The ready, steady, go transition programme,* del National Health System de Reino Unido (https://www.readysteadygo.net/rsg.html).

Desde su nacimiento, hace ya más de 50 años, el número de UCCA va creciendo exponencialmente en todo el mundo (también en España) al mejorar la formación en esta área y dar soporte al aumento de la demanda de pacientes que requieren esta asistencia.

Este crecimiento no ha sido acompañado siempre de un incremento armónico de los programas de transición. De hecho, hace 15 años solo un 30 % de estas UCCA disponían de consulta de transición. Actualmente, el paradigma ha cambiado y ahora en Europa casi el 90 % de las unidades de UCCA incorporan un programa de transición. Por desgracia, esta proporción aún no se ha alcanzado en España, donde aún solo un tercio de las unidades de UCCA cuentan con servicio de transición organizado.

Aún no existen estudios sólidos sobre la efectividad global de los programas de transición en cardiopatías congénitas (el estudio en curso *STEPSTONES Project* aportará datos en el futuro), pero sí hay evidencia de cómo estos mejoran determinadas parcelas, como la del conocimiento de los adolescentes sobre la enfermedad que padecen, la autogestión de la salud, la continuidad de los cuidados y el estado funcional de los pacientes.

LA ADOLESCENCIA

La consulta de transición coincide temporalmente con la adolescencia del afectado. La adolescencia es la fase de transición entre la infancia y la edad adulta. Constituye un período del desarrollo humano caracterizado por una evolución física, psicológica y social muy rápida, por lo que debe considerarse más allá de un fenómeno biológico, también como una evolución cultural y social.

> **!** Es difícil establecer con exactitud la franja exacta de edad en la que transcurre este fenómeno, muy influenciado por el contexto sociocultural de cada país, pero la Organización Mundial de la Salud la sitúa desde los 10-11 años hasta los 24 años.

El desarrollo del sistema nervioso central en los adolescentes es regional y está influenciado por hormonas sexuales. Esto explica por qué la adolescencia es tan diferente en niños y niñas o por qué las áreas sensitivomotoras son las primeras en desarrollarse. En la adolescencia se produce un desequilibrio entre las áreas que regulan las emociones y el comportamiento (sistema límbico) y las que regulan el control (lóbulo prefrontal).

Por otro lado, la adolescencia plantea muchos desafíos:

- Aparición de una nueva identidad psicológica que tienen que asumir.
- Adaptación al nuevo cuerpo físico que aparece tras el desarrollo puberal y el aprendizaje para cuidarlo.
- Aprender a relacionarse con ese nuevo cuerpo y esa nueva identidad con gente de su edad, de ambos sexos y también en constante cambio.
- Adaptarse a las exigencias intelectuales y cognitivas que les demanda la sociedad que se traduce en las habilidades que tienen que adquirir en institutos y universidades. De aquí tiene que surgir, además, su vocación laboral futura y cómo alcanzarla.
- Independencia física, emocional y psicológica de sus padres y otros adultos: autonomía y autosuficiencia.
- Creación de su propia escala de valores que guíe su comportamiento y conforme su propia ideología.
- Manejo de la vida sexual: relaciones interpersonales, prácticas sexuales y contracepción.
- Aparición de conductas de riesgo para la salud (tienen base neurobiológica en los adolescentes, sobre todo en los varones, por cambios tróficos en los lóbulos mediotemporales, sin suficiente maduración cortical): consumo de tóxicos y otras drogas de abuso, retos físicos desproporcionados, subóptima percepción del peligro, impulsos, etcétera.

La adolescencia con cardiopatías congénitas

Si a todos esos desafíos generales de la adolescencia se suma el hecho de convivir con una cardiopatía congénita, la gestión de esta etapa se complica, tanto para el paciente como para su entorno. El enfermo adolescente con cardiopatías congénitas, además de adquirir todas las habilidades descritas arriba, tiene que aprender a cuidar de su salud por sí mismo, con lo que el proceso es más exigente que para un adolescente sano.

El perfil del adolescente con cardiopatías congénitas suele caracterizarse por antecedentes personales de largas estancias hospitalarias (ingresos, cirugías, etc.) y el consecuente absentismo escolar y retrasos (madurativos, emocionales, escolares, motores o psíquicos) que conllevan autoestima baja, sobreprotección por su entorno (padres, profesores, etc.) y aislamiento de los grupos sociales de sus semejantes (deportivos, pandillas, etcétera).

Un estudio realizado en los Países Bajos en una población de adolescentes con cardiopatías congénitas mostró que, aunque un 80 % sabía el nombre de su cardiopatía, menos de la mitad conocían cuáles eran las razones de su seguimiento, su predisposición a presentar endocarditis bacteriana, el efecto del tabaco y el alcohol en su cardiopatía, cómo detectar síntomas de alarma o de descompensación y la posibilidad de trasmisión de la cardiopatía a sus descendientes.

Estos pacientes tienen una percepción de su calidad de vida bastante peor que la de sus compañeros (sobre todo en el terreno del rendimiento escolar) que, curiosamente, no se correlaciona con la gravedad de su cardiopatía de base. Algunos muestran preocupación a la hora de hacer planes de futuro por la incertidumbre que les genera su esperanza de vida, mientras que otros tienen unas expectativas especulativas y poco realistas.

En la relación con sus compañeros, cuestiones como la menor capacidad de esfuerzo o la abstención de consumo de alcohol o tabaco pueden suponer un obstáculo a la hora de lograr aceptación social e integración.

La familia del adolescente con cardiopatías congénitas

La adolescencia no solo afecta al niño que crece. Su entorno familiar y social, que es donde se da el cambio, juega un papel fundamental. En la adolescencia, los padres necesitan cambiar roles y comportamientos usados y aprendidos en los primeros años de crianza de sus hijos. Uno de los hitos protagonistas en la adolescencia es la progresiva adquisición de la autonomía personal, que debe facilitar al adolescente la capacidad de autogestión de su vida y su salud. En el contexto de los adolescentes con cardiopatías congénitas, su salud ha estado gestionada sobre todo por los padres durante su seguimiento en unidades de cardiología pediátrica. Sin embargo, en la edad adulta, es el propio paciente quien debe asumir la gestión de su enfermedad. Muchas familias se ven superadas por este fenómeno y hacen que el proceso sea más complicado. Unos padres bien informados, asesorados y con recursos educativos hacen que la adolescencia de sus hijos sea más fácil, posiblemente porque les pueden ofrecer más seguridad y confianza sin la ansiedad y el estrés que supone no tener el control de los acontecimientos. La complejidad para las familias aumenta cuando el adolescente es portador de cardiopatías congénitas.

El perfil psicológico-social de las familias con hijos con cardiopatías congénitas se caracteriza por sobreprotección al menor (han dedicado gran parte de su vida al cuidado del hijo), desestructuración familiar, es frecuente que sufran trastornos como ansiedad o depresión, infraestiman a su hijo adolescente (no se fían de que se pueda cuidar solo) y muchas veces tienen conocimientos insuficientes sobre la cardiopatía y su pronóstico.

Muchos padres requieren un soporte profesional que les empodere para poder llevar a cabo el proceso de la transición de sus hijos con éxito. Los profesionales de la consulta de transición deberían dar este soporte a los padres con información adaptada a su contexto sociocultural.

Las guías clínicas recomiendan que ya el cardiólogo pediátrico debería introducir la charla del proceso de transición en su consulta hacia los 12 años con el niño y compartirlo con los padres. Además, el médico debería conocer cuál es la percepción de los padres sobre la calidad de vida del adolescente, averiguar el grado de conocimiento de los padres sobre la enfermedad de su hijo, conocer las preocupaciones acerca del futuro de su hijo sobre el manejo de la enfermedad, educación y perspectivas laborales, etc. En definitiva, debe acoger con empatía y sin prejuicios todos los temores expresados por el paciente y sus padres.

LA FILOSOFÍA DE LOS PROGRAMAS DE TRANSICIÓN (OBJETIVOS Y CARACTERÍSTICAS GENERALES)

Como cualquier acto médico, el objetivo de la atención en la consulta de transición es mejorar la calidad de vida, aumentar la esperanza de vida y optimizar la productividad de los jóvenes adultos con cardiopatías congénitas.

> **!** En otras palabras, se trata de optimizar el esfuerzo médico, quirúrgico, tecnológico, personal, social y económico que ha hecho posible llevar a los niños con cardiopatías congénitas a la edad adulta asegurando el mantenimiento de una buena atención médico-quirúrgica y preparando al paciente para lograr la autogestión de su salud.

Es fundamental que los pacientes con cardiopatías congénitas adquieran y practiquen en la consulta de transición la comunicación y la expresión. Muchas veces en las consultas en cardiología pediátrica, y según la madurez del niño, son los padres los interlocutores. En la transición es importante dejar el espacio para que el propio paciente hable, pueda expresar sus síntomas, sus dudas, sus miedos, etc., sin interlocución. Los padres tienen que asumir el rol de acompañantes y pasar a un segundo plano en la gestión de los cuidados a partir de ese momento.

El proceso de transición tiene que ser flexible e individualizado para adaptarse a los distintos grados de madurez de cada paciente, a las diferentes situaciones clínicas y a los variopintos contextos socioculturales y familiares. Esta característica tan importante del programa de transición requiere una buena dosis de creatividad y empatía por parte de los profesionales que la desarrollan.

El programa de transición no consiste en un acto médico único de cambio de equipo médico al llegar un determinado momento. Es un proceso de duración variable según la madurez del paciente.

Para lograr los objetivos de la transición, se necesita que el paciente reciba información sobre: las características de su cardiopatía; *cómo fue diagnosticada*; qué cirugías o intervencionismo se hicieron para paliarla o corregirla; en qué consistían; cuáles fueron las lesiones residuales; *cómo se manejan esos defectos*; por qué hacen falta determinados estudios complementarios; qué cabe esperar en el futuro de ellos, y *cómo detectar signos de alarma*. Es importante que el profesional sanitario constate que esa información emitida haya sido correctamente entendida por el paciente y su familia. Para ello, es fundamental adecuar la comunicación al nivel de entendimiento de los receptores y comprobar con preguntas que la información ha sido asimilada. Cabe destacar que el conocimiento y la educación son los pilares para la motivación: el adolescente solo aprenderá/querrá cuidarse si es consciente de la importancia que tiene hacerlo

Los pacientes con cardiopatías congénitas, si tienen las herramientas del conocimiento y la comunicación, podrán tomar decisiones propias orientadas a un determinado estilo de vida coherente con su salud y el autocuidado: podrán gestionar los tratamientos domiciliarios y las citas médicas, evitar conductas de riesgo y alcanzar un hito que da por acabada la adolescencia: la autosuficiencia.

CÓMO SE ORGANIZA UNA CONSULTA DE TRANSICIÓN

Este apartado aborda cómo debe ser el equipo-núcleo y multidisciplinar de la consulta de transición, los modelos de transición que existen y de qué forma hay que plantear la charla-entrevista para la salud.

Equipo-núcleo de la consulta de transición: tareas

Para la planificación de una buena transición es fundamental un trabajo conjunto entre las unidades de cardiología pediátrica y de cardiopatías congénitas del adulto. Idealmente, una ubicación próxima de ambas en el mismo espacio asistencial es gratificante y enriquecedor, tanto para el enfermo como para los profesionales de ambas unidades: para los primeros por la sensación de continuidad a su asistencia, para los segundos por el enfoque holístico de la cardiopatía congénita en todas las etapas de la vida.

Si no se comparte el espacio físico, deben establecerse centros de cardiopatías congénitas del adulto de referencia para que cualquier unidad de cardiología pediátrica sepa dónde transferir a los pacientes y poder confeccionar entre ambas un tejido asistencial organizado que cubra y garantice la transición adecuada del paciente.

La cara visible del equipo de la consulta de transición la forma, además del cardiólogo pediátrico y el cardiólogo de cardiopatías congénitas, un profesional de enfermería especializado y otro de psicología del adolescente. Detrás de ellos, un equipo bien organizado multidisciplinar sostiene la asistencia y su organización administrativa: cirujanos, hemodinamistas, anestesistas, hepatólogos, ginecólogos, radiólogos, psiquiatras,

genetistas, internistas, etc. Todos ellos trabajan para garantizar la asistencia integral de estos pacientes tan complejos, muchas veces pluripatológicos (**Tabla 50-1**).

En el proceso de transición, es fundamental transferir con todo detalle al médico que va a recibir la responsabilidad del seguimiento del paciente durante la edad adulta todos los aspectos de la anatomía y fisiología de las cardiopatías congénitas que, en concreto, padece el paciente, así como las técnicas quirúrgicas y percutáneas que se han empleado en su tratamiento. Los aspectos de la historia clínica, donde se incluye situación clínica, exploración física, electrocardiograma, ecocardiogramas y otras pruebas complementarias, y los ingresos por descompensación o endocarditis que haya requerido el paciente deben quedar detallados en un informe clínico de gran importancia para el equipo hospitalario que continuará la asistencia del paciente a lo largo de su vida adulta. A partir de este informe, el enfermo, ayudado por su familia y los profesionales de la transición, puede elaborar un documento más esquemático de uso extrahospitalario (en algunos países se denomina *pasaporte de salud*) para aportar información general de su patología que pueda ser de interés en otros contextos (laborales, académicos, etcétera). Es importante que en este informe queden reflejados los aspectos de la situación social y psicológica del adolescente extraídos de la charla con el profesional de psicología, sobre todo en caso de anomalía y para monitorizar la evolución de estos temas en este período de cambios (**Fig. 50-1**).

La transición de los pacientes con cardiopatías congénitas no solo ocurre en el ámbito hospitalario. En España, a los 14 años los adolescentes también son trasferidos de su

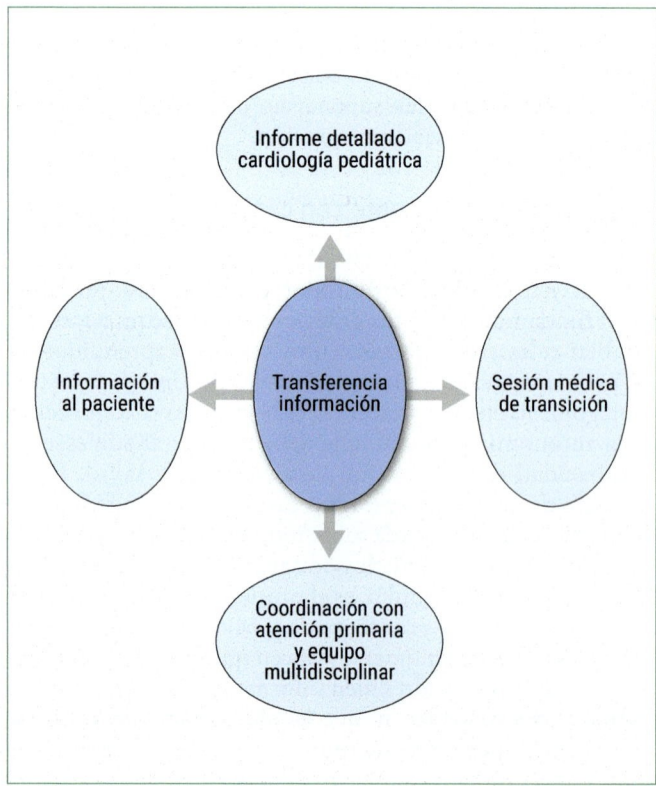

Figura 50-1. Flujo de información clínica del paciente.

Tabla 50-1. Distribución de tareas de los distintos profesionales del equipo de transición.	
	Tarea
Cardiólogo	• Anamnesis, exploración, ecocardiografía y electrocardiograma para asesoramiento clínico cardiológico • Evaluación de los conocimientos que tiene el paciente de fisiología cardíaca general, de su enfermedad concreta y tratamientos (elaboración del carnet de salud) • Explicación de cardiopatía congénita concreta que padece el paciente y descripción de las cirugías (soporte con métodos audiovisuales) • Derivación a equipo multidisciplinar según problemas médico-quirúrgicos detectados con el paso por la consulta del resto del equipo multidisciplinar • Resolver inquietudes de tipo clínico generadas en la charla de salud • Elaboración de informe médico detallado • Solicitud de pruebas complementarias
Enfermería	• Obtención del electrocardiograma, valores antropométricos, de saturación de oxígeno y presión arterial • Presentación al paciente de la organización administrativa de la UCCA y datos de contacto • Visita a las instalaciones donde se desarrolla la asistencia de la UCCA para que se familiarice con ellas • Consejo nutricional: confección de dietas equilibradas • Consejo deportivo: tipo de deporte, intensidad, frecuencia y signos de alarma • Consejo sobre hábitos tóxicos: efectos del alcohol y drogas en su cardiopatía • Consejo para viajes • Consejo para conductas de riesgo: tatuajes, *piercing* y deportes de aventura • Consejos sobre salud sexual: prevención de enfermedades de transmisión sexual y detección de complicaciones • Coordinación de las diferentes visitas entre equipo multidisciplinar • Crear vías de contacto telemáticas para el paciente (mail, teléfono) para dudas de carácter no médico
Psicología	• Entrevista diagnóstica de situación psicoemocional del paciente: mecánica familiar, dependencia, responsabilidad, situación escolar, rasgos de personalidad y hábitos tóxicos • Técnicas de crecimiento personal, si precisa • Evaluación de problemas personales, sociales o mentales. Derivación a psiquiatría, si precisa • Charlas orientativas vocacionales • Promoción de asociacionismo: para soporte y apoyo del adolescente • Soporte en solicitud de minusvalía

pediatra de atención primaria a su médico de familia. Esta transición tiene un carácter más administrativo que clínico y suele ocurrir con menos flexibilidad que la transición en centros especializados. Este nuevo profesional en los centros de salud también necesita recibir toda la información clínica señalada anteriormente y conocer los cauces de comunicación para coordinarse con los cardiólogos de asistencia especializada durante el proceso de transición y, después, en la UCCA.

En atención primaria, también se dispone de trabajadores sociales, una parte muy importante del equipo, sobre todo en el caso de aparición de sociopatías o graves alteraciones de la conducta en el adolescente. Estos requieren muy buena coordinación con los psicólogos de transición para dar adecuada cobertura al paciente y la familia en caso de necesidad (**Fig. 50-2**).

Esta transferencia de cuidados implica una profunda renovación de profesionales que muchas veces el paciente y su familia viven con desconfianza y estrés. Es importante hacer ver la continuidad de los cuidados y la homogeneidad en planes y criterios arrastrados desde la clínica pediátrica. Esto es posible siempre que los equipos médicos de cardiología pediátrica y UCCA compartan sesiones clínicas con regularidad y consensúen estrategias y decisiones sobre los pacientes. Si surgiera un cambio radical de estrategia terapéutica por necesidades clínicas en el período de transición, se ha de explicar al paciente y su familia haciéndoles ver que

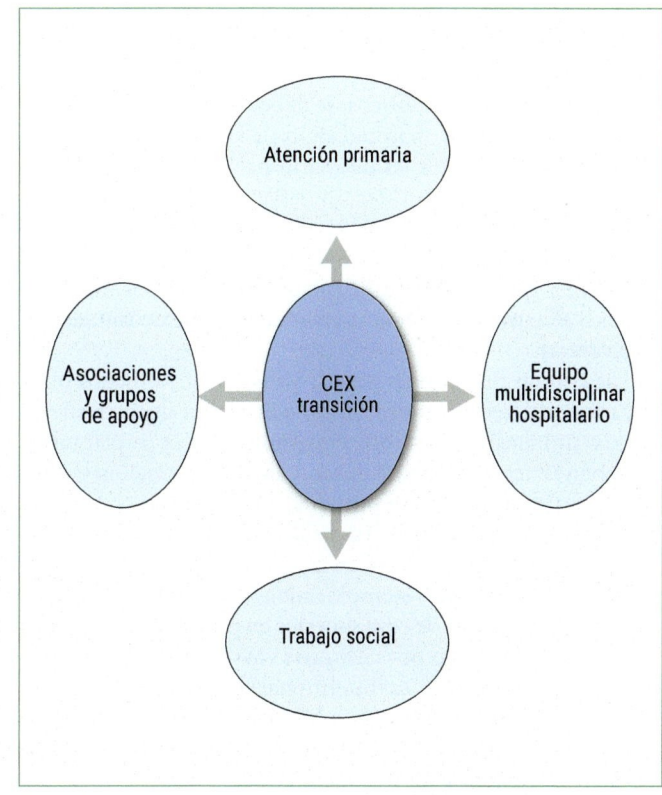

Figura 50-2. Flujo de información clínica del paciente.

las decisiones son consensuadas con el equipo pediátrico. Lo ideal es no recomendar pasar pacientes a la consulta de transición si están inestables desde un punto de vista clínico o están pendientes de algún tipo de intervención.

Equipo multidisciplinar de la consulta de transición: el cardiópata pluripatológico

La existencia de una cardiopatía congénita condiciona el proceder frente a otros problemas médicos, no solo cardiológicos. Así pues, la transición, necesariamente ha de seguir siendo contemplada de manera multidisciplinar. Aunque sea a modo de ejemplo, hay que recordar algunos aspectos médicos que se ven condicionados y que, a su vez, condicionan el *continuum* vital de un paciente que sufre una cardiopatía congénita:

- El manejo multidisciplinar es imprescindible en caso de requerirse cirugía no cardíaca, en especial en aquellos pacientes que hayan desarrollado enfermedad vascular pulmonar. Se recomienda que se lleven a cabo en centros terciarios; además, exige profunda especialización de anestesistas y disponibilidad de unidades de cuidados intensivos.
- En pacientes cianóticos con importante elevación del hematocrito (por encima de 65 %), la estrategia de anticoagulación es un desafío que implica a hematólogos expertos. Lo mismo ocurre en pacientes en tratamiento con anticoagulantes por alto riesgo de trombosis (pacientes portadores de prótesis mecánicas u operados con la técnica de Fontan clásica, donde la suspensión durante la cirugía de la anticoagulación debe equilibrarse con el alto riesgo trombótico).
- La especial fisiología de los pacientes con circulación de Fontan también debe considerarse en las situaciones que requieran ventilación mecánica y uso de la presión positiva en la vía aérea con el fin de evitar situaciones de baja precarga.
- En los pacientes cianóticos, se debe tener especial cuidado en la canulación y manipulación de las vías venosas y utilizar filtros de aire si es necesario para evitar las embolias paradójicas.
- Los pacientes que han requerido implantación de dispositivos electrónicos pueden verse afectados por manipulaciones que impliquen la existencia de campos magnéticos o eléctricos (resonancia magnética, electrocoagulación, etcétera).
- Las fístulas quirúrgicas previas y los accesos venosos utilizados en cateterismos cardíacos e inserción de dispositivos de estimulación o desfibriladores automáticos implantables deben tenerse en cuenta durante la monitorización postoperatoria invasiva y no invasiva.
- El efecto de algunos fármacos de administración endovenosa puede verse abolido en función del patrón circulatorio del paciente (por ejemplo, adenosina administrada por vena del territorio de cava superior en paciente operado con técnica de Glenn o por cualquier vía venosa en los pacientes con anastomosis cavopulmonar total).
- La gestación en pacientes adolescentes con cardiopatías congénitas es una situación de muy alto riesgo, indeseable y que implica un manejo altamente especializado por obstetras y cardiólogos.

> **!** Por todo ello, es fundamental que los pacientes tengan su médico de referencia, tanto en atención especializada como en atención primaria, que coordine durante el proceso de transición (y más tarde en las UCCA) la atención global, integral y multidisciplinar del paciente.

Modelos de transición

Existen diferentes modelos de consulta de transición para pacientes con cardiopatías congénitas. Cada centro ha de adherirse al más acorde con sus recursos físicos y humanos. Se considera que la transición en cardiopatías congénitas debería comenzar durante el seguimiento pediátrico hacia los 12 años en forma de charlas introductorias por parte de su cardiólogo pediátrico. A continuación, se detallan algunos de estos modelos.

- Modelo de consulta conjunta o *joint clinic*. El enfermo adolescente es atendido de manera simultánea por un equipo de cardiólogos pediatras y cardiólogos de adultos en una de las últimas consultas de cardiología pediátrica. Esto permite una transición gradual y continua de la atención y el paciente puede establecer una relación de confianza con el equipo de adultos antes de la transferencia completa.
- Modelo introductorio. El adolescente acude sin cardiólogo pediátrico a una consulta con el equipo de adultos y recibe información sobre la atención que recibirá a partir de ese momento.
- Modelo de pediatra en UCCA. Consiste en que el cardiólogo pediatra continúa proporcionando atención en la consulta de UCCA, con lo que mantiene una continuidad en la asistencia. Gradualmente, esta figura va desapareciendo del seguimiento conforme el paciente cumple años.
- Modelo con coordinador de transición. Consiste en la asignación de un coordinador de transición (normalmente enfermero), que acompaña y ayuda al paciente y su familia a prepararse para la transferencia. Coordina la atención, dirige su educación sanitaria y brinda apoyo emocional durante todo el proceso de transición, desde la consulta de cardiología pediátrica hasta la de la UCCA. Este es el modelo ideal y al que se debería tender siempre que fuese posible, porque el proceso de transición está llevado a cabo por un equipo multidisciplinar que podría resultar intimidante para el adolescente con cardiopatías congénitas y la figura del coordinador de la transición actúa como amortiguador de esta tensión.

Charla-entrevista para la salud

Esta charla es la actividad más característica de la consulta de transición y el eje principal del proceso. Es donde se invierte más tiempo. En ella se evalúan conocimientos y situación psicológica familiar, se imparte educación para la salud y se abordan muchos aspectos que se detallan a continuación. Muchos de ellos nunca han sido tratados por el paciente y sus familias, por lo que puede resultar sorprendente y embarazoso, aunque el objetivo último es que sea útil.

Se ha de llevar en un clima de confianza, trabajando la empatía, adaptando la comunicación con un lenguaje amigable y próximo desde un punto de vista cognitivo y de madurez de los enfermos adolescentes.

La transición consiste en preparar al paciente para afrontar y conseguir la autogestión de su salud en el contexto de una vida plena, con aspectos personales y sociales que hay que cuidar. Por ello, en la charla-entrevista educativa llevada a cabo por enfermería y psicología se requiere discutir diversos temas, entre ellos los referentes a la vida laboral y el ocio.

Estudios/vida académica

Los adolescentes con cardiopatía congénita pueden enfrentar desafíos en su vida escolar y académica. Algunos pueden presentar dificultades para asistir a la escuela debido a tratamientos médicos, hospitalizaciones y citas médicas frecuentes. Además, los efectos secundarios de los medicamentos y la fatiga pueden afectar el rendimiento académico.

Para mejorar la vida escolar y académica de estos pacientes, es importante que el personal escolar y los profesores estén informados sobre su condición y necesidades específicas. Es necesario establecer una comunicación regular entre la familia, el personal escolar y el equipo médico tratante para asegurarse de que el paciente reciba el apoyo necesario en el entorno escolar. En la adolescencia, se han de conocer las limitaciones y aptitudes de los pacientes y animarlos a realizar los estudios más altos posibles y/o aquellos que les proporcionen una mayor realización personal.

Aspectos sobre la vida laboral

Es importante orientar al adolescente hacia la elección de una adecuada vida laboral en la charla de salud de la consulta de transición. Ello debe hacerse de forma conjunta con los padres o tutores, para lo que se ha de tener en cuenta el contexto sociocultural del paciente, para buscar una consonancia con su condición mental y física y de acuerdo con su capacidad funcional. El objetivo es orientar la elección hacia un tipo de actividad laboral que el paciente pueda mantener a lo largo de toda su vida, que le resulte satisfactorio y que le permita sentirse realizado en la sociedad.

En la orientación profesional/laboral de los pacientes con cardiopatías congénitas se deben tener en cuenta tres aspectos básicos: la posible discriminación en el puesto de trabajo en relación con la presencia de cardiopatía; la dificultad de mantener el empleo en caso de presentar descompensación que implique baja laboral o incluso ingreso hospitalario, y la dificultad de mantener algunos tipos de trabajo en caso de que se modifique la capacidad funcional con el paso del tiempo. Con estas variables, el profesional de psicología del equipo de transición, junto con los trabajadores sociales, debe orientar al paciente hacia cuál podría ser su futuro laboral más apropiado. Se debe animar a la consecución de un trabajo flexible que permita conciliar tratamientos, ingresos y consultas médicas necesarias.

Es importante plantear la valoración del grado de discapacidad, si aún no se había hecho, para determinar si se debe establecer una pensión y/o ajustar su jornada/sueldo en función de su capacidad laboral. Los adolescentes deben conocer que existen leyes que regulan el empleo de personas con discapacidad y que establecen medidas de protección y garantías laborales para asegurar igualdad de oportunidades.

Aspectos sobre la actividad física y el deporte

El ejercicio físico es beneficioso para la salud y la prevención de las enfermedades cardiovasculares, así como para la recuperación de los pacientes con cardiopatía isquémica e insuficiencia cardíaca. Como se ha visto a lo largo de los capítulos de este módulo, la actividad física también es beneficiosa para los pacientes con cardiopatía congénita. Además, las conductas sedentarias aumentan el riesgo de obesidad, enfermedad coronaria, hipertensión, dislipemia y osteoporosis.

En la consulta de transición, se observa con frecuencia miedo asociado a la práctica deportiva, tanto por parte de los pacientes como de sus familias, adquirido por consejos malinterpretados o restricciones a la actividad física excesiva a lo largo de su infancia. A pesar de que muchos desean hacer ejercicio, no saben cómo llevarlo a cabo de forma segura.

Parte del ocio del adolescente se basa en el deporte. Así, además de la importancia que tiene para su desarrollo físico y mental, el deporte también tiene una connotación social: los deportistas representan el icono al que aspiran muchos adolescentes. Para abordar esta situación, el tópico de la práctica de ejercicio físico es un eje fundamental de la charla educativa de la consulta de transición. El objetivo es erradicar el miedo con información pertinente y animar a la actividad física.

En muchas ocasiones, realizar un test de esfuerzo cardiopulmonar en la población adolescente con cardiopatías congénitas sirve para establecer su capacidad aeróbica, descartar riesgo de complicaciones con este y ayudar en la elección del tipo e intensidad de ejercicio (hay que tener en cuenta aspectos psicológicos, sociales y culturales del paciente y su entorno). En todo caso, la prescripción deportiva debe incluir los ejercicios o deportes que se han de evitar por ser alto riesgo en determinadas condiciones (por ejemplo, deportes de contacto en los pacientes portadores de dispositivos o anticoagulados, los ejercicios isométricos en los enfermos con dilatación de la aorta ascendente, etcétera).

Aspectos sobre la vida sexual, la gestación y la anticoncepción

Durante la adolescencia, muchas personas comienzan a tener encuentros sexuales. Sin embargo, los jóvenes con cardiopatía congénita suelen tener estos encuentros más tardíamente debido a las preocupaciones y complicaciones de salud que pueden surgir. Es importante destacar que cuando se trata de jóvenes con cardiopatía congénita, los encuentros sexuales pueden ser de alto riesgo si falta información y educación adecuada. La falta de educación familiar y el tabú que rodea el tema pueden ser barreras importantes para que los jóvenes con esta enfermedad obtengan información precisa sobre la sexualidad y la salud sexual. Es conveniente enfatizar que la práctica sexual no debe realizarse por presión social o para satisfacer a otra persona. Además, se debe instar a las familias a hablar abiertamente y de manera adecuada sobre el tema de acuerdo con sus creencias y valores para proporcionar una educación sexual saludable y adecuada.

Por otro lado, la gestación, el parto y el postparto provocan cambios hemodinámicos, en especial sobrecarga de volumen, que en las pacientes con cardiopatías congénitas puede derivar en importantes complicaciones tanto para ellas como para el feto. La mayoría de enfermas con cardiopatías congénitas que presentan lesiones simples o bien corregidas no tienen tan alto riesgo de complicaciones, pero en las cardiópatas complejas no corregidas o con lesiones residuales importantes la gestación supone un riesgo vital. De hecho, el embarazo está contraindicado en pacientes con hipertensión pulmonar grave o insuficiencia cardíaca avanzada. La potencial gestación de estas futuras madres con cardiopatías congénitas necesita ser planificada tras una evaluación multidisciplinar que incluya cardiólogos (valorar retirada de fármacos teratogénicos), obstetras (realización de cribado ecocardiográfico al feto), especialistas en genética (asesoramiento de posibilidad de transmisión a la descendencia) y neonatólogos (riesgo de prematuridad). La información al respecto debería darse desde la consulta de transición a las adolescentes, de forma individualizada y de acuerdo con su cardiopatía para que aprendan a autogestionar su vida sexual y reproductiva, además de evitar los riesgos que pueda suponer un embarazo no planificado.

El embarazo de una adolescente es una situación particularmente compleja desde el punto de vista psicológico por el impacto de la llegada de una etapa adulta con responsabilidades de forma prematura y por el alto riesgo clínico, ya que muchos de estos embarazos no son bien controlados porque acuden tardíamente, con la gestación ya avanzada, y no hay buena adherencia a los tratamientos ni a las citas de control. Si la adolescente embarazada es portadora de cardiopatías congénitas, la complejidad se multiplica por la inestabilidad hemodinámica que puede generar un feto, la teratogenia de algunos fármacos o la cirugía de riesgo, que puede suponer una interrupción de embarazo.

La anticoncepción en mujeres con cardiopatías congénitas es un tema complejo debido a que ciertos métodos anticonceptivos pueden tener un impacto negativo en la salud cardiovascular de estas pacientes. En particular, los anticonceptivos hormonales combinados, que contienen estrógenos y progestina, pueden aumentar el riesgo de eventos cardiovasculares adversos (trombosis venosa debido a su efecto sobre la cascada de coagulación sanguínea y otros efectos proinflamatorios y procoagulantes en el endotelio vascular), sobre todo en mujeres con cardiopatías congénitas complejas no corregidas, hipertensión pulmonar, antecedentes de trombosis venosa o enfermedad arterial coronaria.

Las opciones seguras para la anticoncepción en mujeres con cardiopatías congénitas incluyen métodos anticonceptivos de barrera, progesterona sola y dispositivos intrauterinos. Los métodos anticonceptivos de barrera, como los preservativos, son seguros y efectivos en la prevención del embarazo, pero requieren el uso consistente y correcto en cada relación sexual. Los anticonceptivos de derivados de progesterona sola, como las minipíldoras, son una opción segura para mujeres con cardiopatías congénitas, pero su eficacia anticonceptiva puede ser menor que la de los anticonceptivos hormonales combinados. Los dispositivos intrauterinos de cobre también son seguros, efectivos y de larga duración (10 años), pero hay que sopesar el riesgo en la implantación en cardiopatías congéni-

tas complejas, no corregidas y/o con hipertensión pulmonar (dolor y manejo anestésico). Los implantes subcutáneos de progesterona son seguros y duran desde 3 meses hasta 3 años, aunque existe riesgo de osteoporosis.

En general, es importante que las adolescentes con cardiopatías congénitas reciban información desde la consulta de transición de los diferentes métodos anticonceptivos existentes y que sean asesoradas individualmente por un ginecólogo que pertenezca al equipo asistencial multidisciplinar del programa de transición. El objetivo es que conozcan qué anticonceptivos son eficaces, seguros y sin contraindicaciones para su cardiopatía.

Aspectos sobre genética

Los adolescentes con cardiopatía congénita pueden preocuparse por la posibilidad de transmitir su condición a sus descendientes. Es importante que estos jóvenes entiendan que la mayoría de las cardiopatías congénitas no tienen un patrón de herencia simple y que, en la mayoría de los casos, a fecha de hoy, la causa exacta es desconocida. Aunque es cierto que el 10-15 % de las cardiopatías congénitas tienen base genética conocida, la mayoría de las veces se trata de fenómenos multifactoriales.

Es importante que los adolescentes con cardiopatía congénita hablen con sus médicos sobre el riesgo de transmitir su condición a sus futuros hijos y las opciones de asesoramiento genético y pruebas prenatales disponibles para ellos. El asesoramiento puede ayudar a identificar cualquier riesgo adicional y ofrecer recomendaciones específicas para la planificación familiar y la prevención de la transmisión de la enfermedad a futuras generaciones.

Aspectos sobre la conciencia vital

Los avances en cardiología pediátrica y cirugía cardíaca han permitido que prácticamente todos los tipos de cardiopatías congénitas alcancen la edad adulta, incluidos los pacientes con cardiopatías muy complejas. Pero es un hecho que algunos de estos pacientes y algunas de estas patologías todavía presentan una expectativa de vida por debajo de la población general y un incremento de las complicaciones a largo plazo: arritmias, insuficiencia cardíaca, cianosis progresiva, tromboembolia, disfunción hepática, enteropatía perdedora de proteínas, etcétera.

A pesar de ello, muchos adolescentes y adultos jóvenes con cardiopatía compleja tienen la falsa convicción de que su cardiopatía está estabilizada o curada para siempre. Para muchos de estos pacientes, la consulta de transición puede representar la primera ocasión en la que son confrontados con la muerte. Así, el proceso de transición también debe ayudar a estos jóvenes pacientes a adquirir una percepción más real sobre sus expectativas futuras.

No es fácil a esta edad (ni para el paciente, ni para los padres, ni para los profesionales) abordar los aspectos relacionados con el final de la vida. También debe tenerse en cuenta la contextualización de la muerte, influida por la cultura y las creencias religiosas. El proceso de transición también debería servir para conseguir la implicación del adolescente en las decisiones referentes a los cuidados paliativos y al nivel de esfuerzo terapéutico para el final de su vida.

Aspectos sobre dieta e higiene

La adopción de hábitos higiénico-dietéticos saludables es fundamental para mantener una buena salud cardiovascular en adolescentes con cardiopatía congénita. Es importante que estos jóvenes mantengan una dieta equilibrada y rica en nutrientes esenciales, como frutas, verduras, proteínas magras y grasas saludables. Es recomendable evitar alimentos procesados y ricos en grasas saturadas, azúcares refinados y sodio, que pueden aumentar el riesgo de complicaciones cardiovasculares.

Mantener una buena higiene dental y corporal también es adecuado para prevenir infecciones que puedan afectar al corazón.

Aspectos sobre conductas de riesgo

Un aspecto muy importante que hay que tratar en la charla de salud por parte del profesional de enfermería es el de las conductas de riesgo.

Los adolescentes con cardiopatías congénitas pueden enfrentar mayores riesgos que sus compañeros al participar en determinados comportamientos de riesgo, muy habituales a esa edad. No obstante, la literatura especializada muestra que, en general, el comportamiento en los adolescentes con cardiopatías congénitas tiende a ser mejor o menor que en los pares de edad similar. A pesar de esto, el asesoramiento a los pacientes sobre los comportamientos saludables es crucial para proteger aún más su salud.

Resulta importante, en el manejo de esta charla por el profesional de la consulta de transición, que se encuentre un equilibrio entre educar sanitariamente para prevenir complicaciones y, a la vez, evitar en los pacientes sentimientos innecesarios y asfixiantes de ser diferentes a los demás.

Cuando se trata de comportamientos de riesgo, como el consumo de tabaco, alcohol y drogas, simplemente prohibirlos no es efectivo. Informar con detalle a los pacientes sobre los efectos perjudiciales que estas sustancias pueden tener en el cuerpo suele ser mejor estrategia, basada en «convencer mejor que obligar». Además, ofrecer formas alternativas de entretenimiento y ocio puede ayudar a los pacientes a ser independientes de las presiones sociales que puedan empujar a comportamientos arriesgados para su salud.

Finalmente, es importante informar a los enfermos con cardiopatías congénitas y lesiones residuales o prótesis sobre los riesgos de la endocarditis bacteriana asociados a *piercings* y tatuajes en contextos de no esterilidad o en mucosas.

El objetivo de esta información es que los pacientes puedan tomar decisiones reflexionadas sobre sus elecciones en cuanto al estilo de vida sin comprometer su salud.

LA TRANSICIÓN EN LOS PACIENTES CON DISCAPACIDAD

Los profesionales que tratan desde la edad pediátrica a pacientes que además de las cardiopatías congénitas presentan discapacidad intelectual tienden a asumir la imposibilidad de realizar la transición de estos enfermos hacia el modelo de atención sanitaria de adultos. Muchos cardiólogos pediatras siguen haciéndose cargo de ellos cuando ya son adultos. A nuestro modo de ver, este proceder es erróneo, pues se trata de pacientes con discapacidad, pero no de niños. Aunque es difícil conseguir el entorno ideal para ellos, el hospital pediátrico tampoco constituye un entorno óptimo. Dado que hasta hace poco muchos de estos pacientes no llegaban a adultos, aquí tampoco el modelo asistencial de adultos está entrenado en la solución de estos problemas.

Por todo ello, la transición también es necesaria en esta situación, con la finalidad de que los pediatras puedan transferir la experiencia en las necesidades para el manejo de estos pacientes a los profesionales encargados de la atención durante la edad adulta y, entre ambos, conseguir los requerimientos añadidos que esta condición comporta y diseñar un modelo de asistencia que garantice la correcta atención de estos pacientes y sus familias durante la edad adulta.

PUNTOS CLAVE

- La consulta de transición en cardiopatías congénitas es fundamental para garantizar la calidad asistencial de un número en aumento de pacientes que finalizan el seguimiento pediátrico y deben continuar su asistencia en las unidades de cardiopatías congénitas del adulto.
- La transición ocurre en un momento vital complejo desde un punto de vista psicosocial y biológico de los pacientes, lo que exige una preparación adecuada de los profesionales que lo van a llevar a cabo y una organización clara y sencilla del traspaso.
- La consulta de transición es un ejemplo de trabajo multidisciplinar, donde el traspaso de información a distintos niveles (pacientes, familia, equipo asistencial hospitalario, equipo asistencial de atención primaria, grupos de apoyo social o trabajadores sociales) es fundamental.

BIBLIOGRAFÍA

Benziger CP, Stout K, Zaragoza-Macias E, Bertozzi-Villa A, Flaxman AD. Projected growth of the adult congenital heart disease population in the United States to 2050: an integrative systems modeling approach. Popul Health Metr. 2015;13:29

Gurvitz M, Valente AM, Broberg C, Cook S, Stout K, Kay J, *et al.* Prevalence and predictors of gaps in care among adult congenital heart disease patients:

HEART-ACHD (The Health, Education, and Access Research Trial). J Am Coll Cardiol. 2013; 61(21):2180-4.

Hergenroeder AC, Moodie DS, Penny DJ, Wiemann CM, Sanchez-Fournier B, Moore LK, *et al.* Functional classification of heart failure before and after implementing a healthcare transition program for youth and young adults transferring from a pediatric to an adult congenital heart disease clinics.

Congenit Heart Dis. 2018;13(4):548-53.

Hoffman JL, Kaplan S. The incidence of congenital heart disease. J Am Coll Cardiol. 2002;39(12):1890-900.

Liu Y, Chen S, Zuhlke L, Black GC, Choy MK, Li N, et al. Global birth prevalence of congenital heart defects 1970-2017: updated systematic review and meta-analysis of 260 studies. Int J Epidemiol. 2019;48(2):455-63.

Marelli AJ, Mackie AS, Ionescu-Ittu R, Rahme E, Pilote L. Congenital Heart Disease in the General Population. Changing Prevalence and Age Distribution. Circulation. 2007;115(2):163-72.

Moons P, Skogby S, Bratt EL, Zuhlke L, Marelli A, Goossens E. Discontinuity of cardiac follow-up in young people with congenital heart disease transitioning to adulthood: a systematic review and meta-analysis. J Am Heart Assoc. 2021;10(6):e019552.

Moons P, Bratt EL, De Backer J, Goossens E, Hornung T, Tutarel O, et al. Transition to adulthood and transfer to adult care of adolescents with congenital heart disease: a global consensus statement of the ESC Association of Cardiovascular Nursing and Allied Professions (ACNAP), the ESC Working Group on Adult Congenital Heart Disease (WG ACHD), the Association for European Paediatric and Congenital Cardiology (AEPC), the Pan-African Society of Cardiology (PASCAR), the Asia-Pacific Pediatric Cardiac Society (APPCS), the Inter-American Society of Cardiology (IASC), the Cardiac Society of Australia and New Zealand (CSANZ), the International Society for Adult Congenital Heart Disease (ISACHD), the World Heart Federation (WHF), the European Congenital Heart Disease Organisation (ECHDO), and the Global Alliance for Rheumatic and Congenital Hearts (Global ARCH). Eur Heart J. 2021;42(41):4213-23.

Oliver Ruiz JM, Dos Subirá L, González García A, Rueda Soriano J, Ávila Alonso P, Gallego P, et al. Adult congenital heart disease in Spain: health care structure and activity, and clinical characteristics. Rev Esp Cardiol (Engl Ed). 2020;73(10):804-11.

Pérez-Lescure Picarzo J, Mosquera González M, Latasa Zamalloa P, Crespo Marcos D. Incidencia y evolución de las cardiopatías congénitas en España durante 10 años (2003-2012). An Pediatr (Engl Ed). 2018;89(5):294-301.

Sawyer SM, Azzopardi PS, Wickremarathne D, Patton GC. The age of adolescence. Lancet Child Adolesc Health. 2018;2(3):223-8.

Van der Bom T, Bouma BJ, Meijboom FJ, Zwinderman AH, Mulder BJ. The prevalence of adult congenital heart disease, results from a systematic review and evidence based calculation. Am Heart J. 2012;164(4):568-75.

Van Deyk K, Pelgrims E, Troost E, Goossens E, Budts W, Gewillig M, et al. Adolescents' Understanding of Their Congenital Heart Disease on Transfer to Adult-Focused Care. Am J Cardiol. 2010;106(12):1803-7.

Recomendaciones para la actividad física en pacientes pediátricos con cardiopatías congénitas

51

A. Caro Barri

OBJETIVOS

- Conocer los beneficios de la actividad física en la edad infantil, en concreto, en los pacientes con cardiopatía congénita.
- Aprender cuáles son las recomendaciones generales de actividad física en cuanto a tipo, duración, intensidad y frecuencia.
- Valorar el riesgo adicional que presentan los pacientes con cardiopatía congénita durante la práctica de actividad física y deportiva.
- Saber realizar una valoración del paciente con cardiopatía congénita previa a la práctica deportiva.
- Aprender a realizar una prescripción de actividad física individualizada y adaptada a las características del paciente concreto.

INTRODUCCIÓN

Tradicionalmente, la actividad física ha sido restringida en el paciente con cardiopatía congénita debido al temor de los profesionales sanitarios de desencadenar un evento cardíaco grave. Sin embargo, la muerte súbita en este grupo de pacientes es rara (menos del 0,1 %/año) y si ocurre, lo más frecuente es que no se asocie a la realización de ejercicio físico (solo un 8 % relacionadas con el deporte).

La restricción innecesaria de actividad física priva al paciente de múltiples beneficios en salud. Esto es especialmente importante en personas con cardiopatía congénita, una población con riesgo cardiovascular aumentado de base.

En los últimos años, se ha producido un cambio en la manera de interpretar la actividad física en el contexto de la cardiología infantil y ahora es percibida como un factor protector más que como un factor de riesgo. Dentro de este cambio de paradigma, las guías más recientes recomiendan incluir el consejo sobre la actividad física dentro del cuidado asistencial habitual con el objetivo de promocionar el ejercicio físico seguro en todos los pacientes.

La promoción de la actividad física segura debe estar integrada dentro del seguimiento habitual del paciente con cardiopatía congénita

ACTIVIDAD FÍSICA EN EL PACIENTE CON CARDIOPATÍA CONGÉNITA

En este punto se tratan los beneficios de la actividad física, las barreras existentes a la práctica de esta y los riesgos que conlleva.

Beneficios de la actividad física

La práctica de actividad física está fuertemente asociada con la disminución de riesgo cardiovascular (menor probabilidad de sufrir cardiopatía isquémica o ictus a mayor cantidad de actividad física). La restricción de dicha práctica en la etapa infantil aumenta la probabilidad de obesidad en la edad adulta que, junto con el sedentarismo, son factores de riesgo adicionales de enfermedad cardiovascular.

Además de la reducción del riesgo cardiovascular, la práctica de actividad física presenta beneficios sobre reducción de la mortalidad, disminución de la probabilidad de sufrir cáncer, previene la osteoporosis y mejora la masa muscular y la composición corporal. También presenta beneficios sobre la salud mental, ya que reduce el riesgo de depresión, mejora la autoestima y aumenta el rendimiento escolar.

En el caso de la población infantil, la práctica de determinados deportes impacta en el desarrollo psicomotor y mejora la integración social y la cooperación con iguales (**Fig. 51-1**).

La actividad física se encuentra dentro de los ocho parámetros esenciales que protegen de la enfermedad cardiovascular, según la Sociedad Americana del Corazón. Además, la primera infancia y adolescencia son ventanas de tiempo crítica donde conseguir un cambio de hábitos que perdure hasta la vida adulta.

Barreras para la práctica de la actividad física

Los pacientes con cardiopatía congénita tienen una capacidad aeróbica (medida por el consumo de oxígeno pico en la prueba de esfuerzo) menor que los controles sanos. Esto afecta a todo el espectro de cardiopatías congénitas, hasta las más leves, y es más marcado en cardiopatías complejas. Por ejemplo,

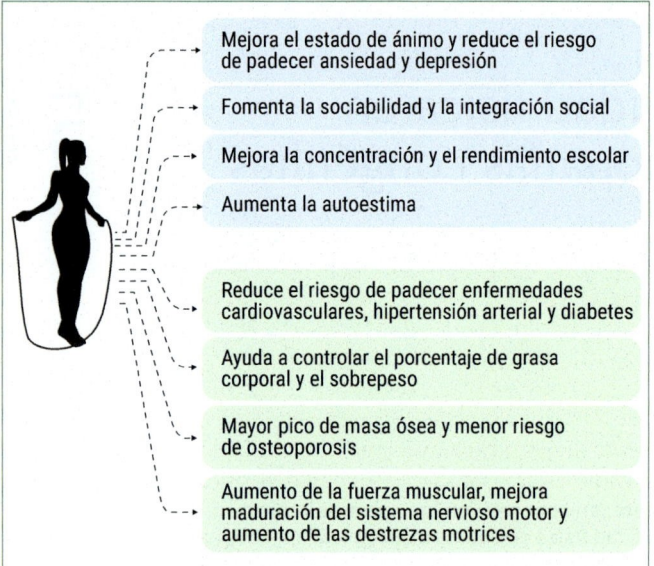

- Mejora el estado de ánimo y reduce el riesgo de padecer ansiedad y depresión
- Fomenta la sociabilidad y la integración social
- Mejora la concentración y el rendimiento escolar
- Aumenta la autoestima

- Reduce el riesgo de padecer enfermedades cardiovasculares, hipertensión arterial y diabetes
- Ayuda a controlar el porcentaje de grasa corporal y el sobrepeso
- Mayor pico de masa ósea y menor riesgo de osteoporosis
- Aumento de la fuerza muscular, mejora maduración del sistema nervioso motor y aumento de las destrezas motrices

Figura 51-1. Beneficios de la actividad física y el deporte en la infancia.

los pacientes con circulación univentricular tras intervención de Fontan tendrán de media un consumo de oxígeno (VO_2) del 50 % del valor predicho para su edad y sexo. En determinadas cardiopatías (circulación univentricular o tetralogía de Fallot) la peor capacidad aeróbica es además predictora de mala evolución.

La intolerancia al esfuerzo es de origen multifactorial. Así, influye la patología cardíaca: disfunción ventricular, lesiones hemodinámicamente significativas o incompetencia cronotropa. Pero no solo afecta la enfermedad de base; un porcentaje importante asocia comorbilidades extracardíacas. Son frecuentes la afectación del sistema musculoesquelético, las secuelas neurológicas o del neurodesarrollo y la afectación del patrón ventilatorio (**Fig. 51-2**).

La cantidad de actividad física diaria no está directamente relacionada con la gravedad de la cardiopatía pero sí pueden influir las restricciones percibidas o impuestas.

La restricción de la actividad física en pacientes con cardiopatía puede provenir no solo por parte de profesionales, sino que también la propia familia y el paciente pueden poner barreras originadas por el miedo y la preocupación. La falta de práctica deportiva genera pérdida de autoeficiencia y repercute en la autoestima, lo cual hace más difícil participar en actividades deportivas en un futuro y crea un círculo vicioso.

De aquí la importancia de dedicar parte de la intervención médica al consejo sobre actividad física y deportiva. Por ello, se deben quitar barreras innecesarias y explicar cuáles son las actividades que sí pueden llevar un riesgo asociado.

Hasta un tercio de pacientes pueden percibir síntomas cardíacos durante el ejercicio, como palpitaciones, mareo o dolor. En la mayoría de los casos, no están relacionados con su cardiopatía de base y, en ocasiones, sí con la falta de entrenamiento, pero pueden ser la causa de abandono o miedo hacia la actividad física. Abordar la presencia de estos síntomas durante la consulta y explicar su causa mejora la relación con la actividad física.

 El profesional sanitario es clave a la hora de poner y quitar barreras percibidas en relación con la actividad física.

Riesgos de la actividad física

En este punto se enumeran y detallan los riesgos que sí puede conllevar la actividad física en este tipo de pacientes.

- **Arritmia y muerte súbita.** Es quizá la complicación más temida. El riesgo de arritmia aumenta con los años de evolución y es menor en niños y adolescentes que en adultos. La taquicardización del esfuerzo sobre un sustrato estructural puede desencadenar una taquicardia ventricular. Cardiopatías con mayor riesgo son la tetralogía de Fallot con ventriculostomía extensa y la dilatación ventricular; cardiopatías con atriotomías extensas o parches intraauriculares tienen mayor riesgo de taquicardias auriculares. La anomalía de Ebstein se asocia a la presencia de vía accesorias y taquicardias supraventriculares (TSV). El bloqueo auriculoventricular es frecuente que aparezca en algún momento de la evolución en la transposición de grandes arterias (TGA) congénitamente corregida.
- **Disminución del gasto cardíaco.** Puede aparecer en pacientes con obstrucción a la salida izquierda o derecha. En la estenosis aórtica significativa, el esfuerzo de alta intensidad (en especial con componente isométrico alto) puede aumentar la poscarga hasta el punto de provocar disfunción ventricular izquierda o isquemia subendocárdica. Esto puede conllevar a una disminución del gasto cardíaco y la tensión arterial, así como al desarrollo de arritmias ven-

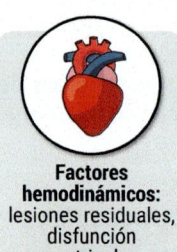
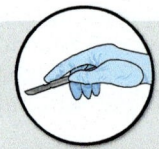
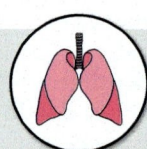
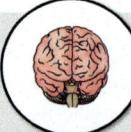
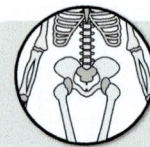

Factores hemodinámicos: lesiones residuales, disfunción ventricular, hipertensión pulmonar

Reparaciones paliativas: circulación univentricular, circulación de mezcla (cianosis)

Respiratorias: patrones restrictivos, parálisis diafragmática, parálisis de cuerdas vocales

Neurológicas: alteración del desarrollo madurativo, trastorno del aprendizaje, ictus

Ortopédicas: escoliosis, deformidad torácica

Sedentarismo: peor condición física, menor masa muscular. Sobrerrestricción. Incertidumbre seguridad

Figura 51-2. Disminución de la capacidad aeróbica en el paciente con cardiopatía congénita.

triculares secundarias a la isquemia. La disminución o incapacidad de aumentar el gasto cardíaco en respuesta a aumentos de demanda también aparece si existe disfunción ventricular, incompetencia cronotropa o circulación univentricular (ausencia de bomba pulmonar con limitación al incremento de flujo pulmonar y retorno venoso).

- Hipertensión pulmonar y cianosis. En pacientes con *shunt* y ventrículo derecho restrictivo o aumento de resistencias vasculares pulmonares, el esfuerzo puede aumentar la presión pulmonar e invertir el shunt, lo cual puede provocar cianosis.
- Isquemia. Puede aparecer en pacientes con anomalías coronarias congénitas o en aquellos en los que se hayan intervenido las coronarias (TGA *postswitch arterial o cirugía de Ross*), en fístulas coronarias o en compresión coronaria extrínseca (dilatación pulmonar). También se da en caso de ventrículos izquierdos con hipertrofia significativa. En niños y adolescentes es extremadamente rara la afectación coronaria ateroesclerótica.
- Disección de aorta. En aortas dilatadas, la dilatación de la raíz aórtica puede aparecer en pacientes con tetralogía de Fallot intervenidos, en TGA tras *switch* arterial y tras cirugía de Ross. También se da en personas con displasia valvular aórtica. El aumento de riesgo sí se asocia con hipertensión arterial y en ejercicios con componente estático alto o de alta intensidad dinámica.

RECOMENDACIONES GENERALES DE ACTIVIDAD FÍSICA

La mayoría de pacientes con cardiopatías congénitas podrán seguir las recomendaciones generales dirigidas a la población sana. En los casos que sea preciso restringir determinadas actividades o deportes, se debe promocionar la práctica de otras actividades que resulten seguras sin restringir completamente la participación en actividades, juegos y deportes.

La Organización Mundial de la Salud (OMS) recomienda a los niños de entre 5 y 17 años practicar 60 minutos diarios de actividad moderada-intensa. Este tiempo puede estar dividido a lo largo del día y también incluye actividades de la vida cotidiana y tareas domésticas. Se ha de tener en cuenta y hay que transmitir a las familias que esto no quiere decir que con menos tiempo no se vayan a obtener beneficios. En palabras de la OMS, «cada movimiento cuenta» y cualquier período de duración siempre es mejor que ninguno.

El siguiente escalón incluye realizar al menos tres veces a la semana actividad aeróbica vigorosa y al menos tres veces a la semana ejercicios de fuerza muscular. Además, se recomienda reducir los períodos sedentarios a lo largo del día (lo ideal es que no supongan más de 2 horas dentro del tiempo de ocio).

Para obtener cambios en el sistema musculoesquelético y cardiorrespiratorio, se requiere entrenar con cierta intensidad, pero, aunque no haya cambios apreciables desde estos puntos de vista, la práctica de actividad física sigue reportando beneficios en la salud.

No está claro si los niños con cardiopatías congénitas son menos activos que sus pares sanos, ya que los estudios realizados han obtenido resultados diversos, lo que está claro y se repite en estudios de diferentes nacionalidades es que los niños y adolescentes en la actualidad no son lo suficientemente activos y un porcentaje significativo no cumple las recomendaciones especificadas. La cantidad de actividad física disminuye según pasan los años y es bastante menor en niñas que en niños. Se acentúa está diferencia en la adolescencia (**Fig. 51-3**).

 La mayoría de los pacientes con cardiopatía congénita podrán seguir las recomendaciones generales para población sana de actividad física.

TIPOS DE ACTIVIDAD FÍSICA E IMPACTO CARDIOVASCULAR

En líneas generales, se considera actividad física a cualquier tipo de movimiento que aumente el gasto metabólico basal. El ejercicio físico es un movimiento o conjunto de movi-

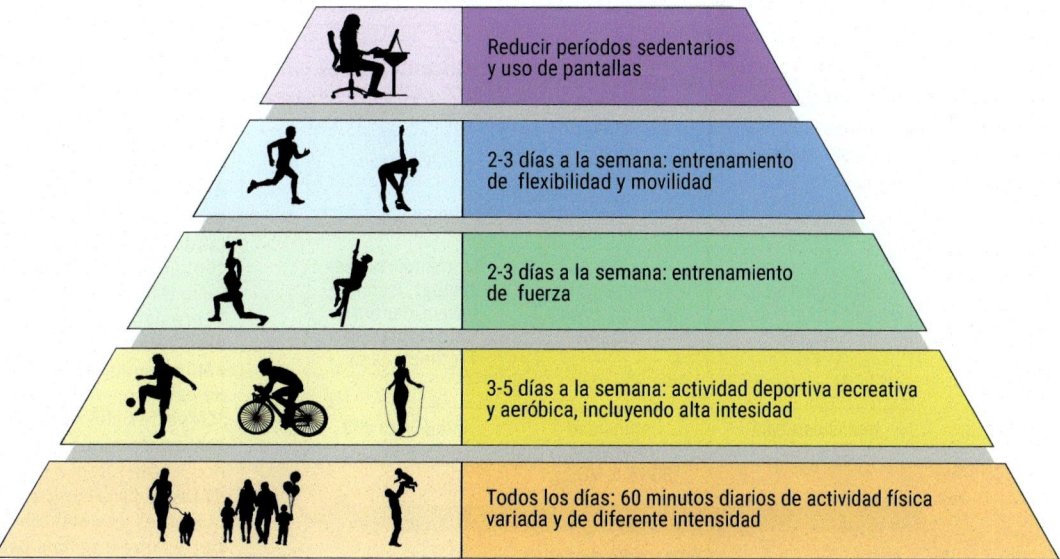

Reducir períodos sedentarios y uso de pantallas

2-3 días a la semana: entrenamiento de flexibilidad y movilidad

2-3 días a la semana: entrenamiento de fuerza

3-5 días a la semana: actividad deportiva recreativa y aeróbica, incluyendo alta intesidad

Todos los días: 60 minutos diarios de actividad física variada y de diferente intensidad

Figura 51-3. Pirámide de la actividad física.

mientos estructurados dirigidos a mejorar la condición física. El deporte es la circunstancia que incluye un reglamento específico y, en muchos casos, se acompaña de competición. La presencia de competición es un punto que hay que tener en cuenta porque implica que al participante se le exige un rendimiento al máximo de su capacidad y es menos capaz de atender las señales de fatiga o los síntomas de alarma.

El ejercicio o el deporte concreto se clasifican en cuanto a su componente dinámico y estático. El dinámico aumenta la frecuencia cardíaca, el gasto cardíaco y supone una sobrecarga de volumen (aunque también de presión) a ambos ventrículos. El estático supone una sobrecarga de presión a ambos ventrículos durante el período de contracción muscular. El aumento de presión arterial es mayor si la contracción muscular es isométrica y si se asocia la maniobra de Valsalva.

Hay deportes donde predomina el componente dinámico (carrera) y otros el estático (levantamiento de peso o remo). En la práctica habitual, muchos deportes incluyen ambos componentes en grado variable (fútbol o baloncesto). Para orientarse en estos aspectos, se puede usar la clasificación de Mitchell (**Fig. 51-4**).

En cuanto a la intensidad del componente dinámico, esta puede ser baja, moderada o intensa/vigorosa. Para diferenciarlas, se pueden usar parámetros subjetivos (sensación de esfuerzo percibida) u objetivos (frecuencia cardíaca) (**Tabla 51-1**).

VALORACIÓN PREVIA A LA RECOMENDACIÓN DE ACTIVIDAD FÍSICA

Para esta valoración previa, se debe tener en cuenta cuál será la actividad física diaria, la valoración de parámetros en reposo y en esfuerzo y la estigmatización del nivel de riesgo.

Valoración de la actividad física diaria

Se puede hacer mediante entrevista informal preguntando cuántas horas se dedica al ejercicio físico y al deporte y cuál es la actividad en concreto que se realiza. También se pregunta a padres/familiares y al propio paciente si se consideran activos y si la actividad física forma parte de los diferentes momentos del día (educación formal, recreo, tardes y fines de semana).

Para una mejor valoración, existen cuestionarios validados sobre actividad física diaria que permiten clasificar si el enfermo es suficientemente activo o no. Para un análisis más objetivo se puede recurrir a dispositivos como podómetros o acelerómetros (**Tabla 51-2**).

En pacientes con cardiopatía congénita es recomendable valorar la capacidad aeróbica cada 3-5 años mediante la prueba de esfuerzo con consumo de oxígeno. Además, es interesante valorar el resto de componentes de la condición física: fuerza muscular, flexibilidad, coordinación y composición corporal. A esto se suma preguntar por los hitos del desarrollo psicomotor en lactantes y niños pequeños. Todo ello ayuda a detectar precozmente quién se puede beneficiar de la derivación a otros profesionales o de programas de rehabilitación cardíaca.

Valoración de parámetros en reposo

La valoración del paciente debe incluir el diagnóstico anatómico, su historia médica y quirúrgica y la presencia de comorbilidades en otros sistemas (neurológico, neuropsicológico, osteomuscular, respiratorio o endocrino). Asimismo, se ha de anotar la presencia de síntomas durante el esfuerzo.

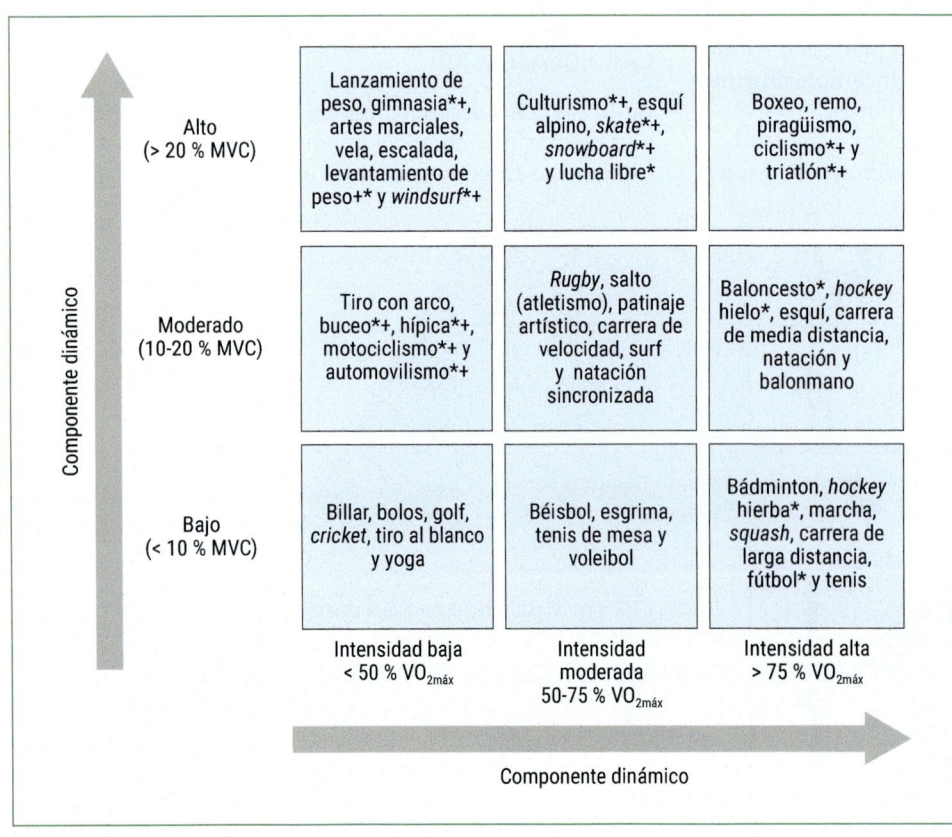

Figura 51-4. Clasificación de deportes según Mitchell. La intensidad del componente dinámico se determina según el porcentaje del consumo de oxígeno máximo alcanzado y determina el aumento del gasto cardíaco. El componente estático se determina por el porcentaje de la máxima contracción voluntaria (MVC) y determina el aumento de la presión arterial. La separación no es algo rígido, depende de la posición y estilo de juego personal. VO₂: consumo de oxígeno.
*Deportes con riesgo de impacto. Diferente para según qué deportes. En algunos, como fútbol o baloncesto, depende de la edad y la competitividad de los participantes y es más frecuente en adolescentes que en niños pequeños.
+Deportes con aumento de riesgo si síncope.

Tabla 51-1. Clasificación de la intensidad de esfuerzo

Intensidad	VO$_{2máx}$ (%)	Frecuencia cardíaca máxima (%)	Escala de Borg modificada (1-10)
Baja	< 40 %	< 55	5
Moderada	40-70	55-74	6-7
Alta	71-85	> 75	8-9

VO$_2$: consumo de oxígeno.

Tabla 51.2. Métodos de cuantificación de actividad física

Métodos	Ventajas y desventajas
Cuestionarios	Rápidos, sencillos, sobreestiman el nivel de actividad física (PAQ-C; PAQ-A)
Podómetros	Asequible, no detecta toda la actividad, no valora intensidad y puede modificar la actitud al ver la medida mientras se lleva a cabo
Acelerómetros	Miden tiempo en actividad baja, moderada o intensa; es caro y necesita implicación del paciente

En la exploración física, es necesario fijarse en la frecuencia cardíaca, la presión arterial, los signos de insuficiencia cardíaca y la presencia de cianosis.

Es imprescindible valorar cinco parámetros fundamentales que dan una idea precisa del nivel de riesgo del paciente con el ejercicio:

- Valoración de la morfología y función ventricular: tanto del ventrículo izquierdo como del derecho, así como la fracción de eyección, la dilatación y la hipertrofia. También hay que tener presente la sobrecarga de volumen y/o de presión. Esto se puede observar a través de la ecocardiografía, aunque pueden ayudar otras técnicas como la resonancia magnética. Otro dato que hay que tener en cuenta es la presencia del ventrículo derecho sistémico.
- Valoración de la presión pulmonar: por lo general, se puede usar la ecocardiografía para descartar aumentos significativos de la presión arterial pulmonar. En casos específicos, se necesitan valores de estudio hemodinámico.
- Valoración de la aorta: en pediatría son más útiles los valores indexados tipo *Z scores* para definir el rango de normalidad.
- Valoración del riesgo arrítmico: los factores de riesgo incluyen antecedente arrítmico, QRS prolongado o fragmentado, cicatrices quirúrgicas ventriculares o extensas y disfunción ventricular significativa. En algunos casos de alto riesgo, es necesario completar el estudio con un electrocardiograma-Holter; en caso de dudas por sintomatología, usar un registrador de eventos implantable.
- Valoración de la saturación de oxígeno arterial en reposo: mediante pulsioximetría es suficiente (**Tabla 51-3**).

Valoración de parámetros en esfuerzo

La prueba de esfuerzo con análisis de gases es fundamental en el seguimiento del paciente con cardiopatía congénita. Permite tener un valor objetivo de capacidad aeróbica.

Los pacientes con cardiopatía congénita se han adaptado a su capacidad de esfuerzo reducida desde pequeños y pueden no detectar que su nivel de fatiga es más precoz que el de sus compañeros. Además, si se realiza periódicamente, permite valorar el efecto del entrenamiento o la repercusión de lesiones cardiológicas.

Los parámetros que hay que valorar durante la prueba de esfuerzo son:

- Parámetros de capacidad aeróbica: VO$_2$ pico y porcentaje respecto al predicho, eficiencia ventilatoria, pulso de oxígeno y cinética de VO$_2$ en recuperación. Todos ellos indican de manera objetiva la clase funcional del paciente y la repercusión de las lesiones cardiológicas. No pocas personas con cardiopatía congénita se han adaptado desde pequeños y se autolimitan en los esfuerzos dando una idea equivocada en la entrevista inicial al asegurar que no se cansan.
- Respuesta de frecuencia cardíaca: frecuencia cardíaca máxima, en el VT$_1$ y el VT$_2$, caída de la frecuencia cardíaca en recuperación e incompetencia cronotropa. La respuesta de la frecuencia cardíaca ayuda a estimar el nivel de entrenamiento previo; lo ideal es un ascenso lento y una caída rápida de la frecuencia cardíaca al parar. Esta en VT$_1$ y VT$_2$ ayuda a guiar el rango de entrenamiento.
- Aparición de arritmias o alteración de la conducción durante el esfuerzo: la prueba de esfuerzo puede desenmascarar problemas latentes del sistema de conducción.
- Aparición de isquemia: manifestación clínica, electrocardiográfica o alteración de la cinética de consumo de oxígeno. Hay que tener en cuenta la sensibilidad limitada de los cambios del electrocardiograma. Si aparece manifestación clínica o caída brusca del VO$_2$, investigar la isquemia.
- Cianosis de esfuerzo: aparición o aumento de volumen de un *shunt* derecha-izquierda.
- Respuesta tensional: en patologías del arco aórtico puede aparecer una respuesta hipertensiva, aunque el paciente sea

Tabla 51.3. Análisis de parámetros basales	
Ventrículos	
Disfunción ventricular	• No disfunción: FE > 55 % • Disfunción: leve FE 45-50 % • Disfunción moderada FE 30-45 % • Disfunción grave FE < 30 % o cualquier grado de disfunción en VD sistémico
Hipertrofia ventricular	• Ausente: pared ventricular < 11 H; < 10 M • Leve: pared ventricular 11-13 H; 11-12 M • Moderada: pared ventricular 14-16 H; <13-15 M • Grave: pared ventricular >17 H; >16 M En niños pequeños usar Z-*score* En VD, valoración cualitativa-cuantitativa en ecografía
Sobrecarga de presión	• Ausente: velocidad sistólica máxima < 2,6 m/s • Leve: velocidad sistólica máxima 2,6-3 m/s • Moderada: velocidad sistólica máxima 3-4 m/s • Grave: velocidad sistólica máxima > 4 m/s o gradiente tensional > 20 mmHg
Sobrecarga de presión	• Ausente: insuficiencia valvular leve o ausente • Leve: insuficiencia valvular grave sin dilatación ventricular • Moderada: insuficiencia valvular grave con dilatación ventricular y función conservada • Grave: insuficiencia valvular grave con dilatación ventricular y función alterada
Fisiología ventricular	• Circulación biventricular/univentricular • VI sistémico/VD sistémico
Hipertensión pulmonar	• No HTP (PAP m < 25 mmHg o IT < 2,8 m/s) • HTP sin dilatación ni disfunción de VD • HTP con dilatación y/o disfunción de VD
Aorta	• Normal o dilatación leve: diámetro < 40 mm, Z-*score* < 3,5 • Dilación moderada: diámetro 40-45 mm o Z-*score* 3,5-4 • Dilatación grave > 45 o Z-*score* > 4
Arritmia	• No arritmia • Carga arrítmica leve o no arritmia maligna: EV frecuentes; TSV o FA controlada que no empeora con el ejercicio • Carga arrítmica significativa o arritmia potencialmente fatal: TV sostenida o no sostenida, EV que se incrementa con el ejercicio
Saturación arterial	• Normal: 96-100 % • Cianosis leve: 90-95 % (basal o con esfuerzo) • Cianosis grave: < 90 % en reposo o con esfuerzo

EV: extrasístole ventricular; FA: fibrilación auricular; FE: fracción de eyección; H: hombres; HTP: hipertensión pulmonar; IT: insuficiencia tricuspídea; M: mujeres; PAP: presión arterial pulmonar; TSV: taquicardias supraventriculares; TV: taquicardia ventricular; VD: ventrículo derecho; VI: ventrículo izquierdo.

normotenso de base. En obstrucción a la salida izquierda, una caída de la tensión durante el esfuerzo es indicativa de gravedad.
• Patrón ventilatorio: es relativamente habitual el patrón restrictivo en personas con deformidad torácica o múltiples esternotomías.

En casos seleccionados se pueden realizar pruebas complementarias. A continuación, se muestra ejemplos de cuándo podrían estar indicadas:

• Monitor de ECG, registrador de eventos implantables: sospecha de alta de arritmia durante el esfuerzo en paciente con prueba de esfuerzo normal.
• Ecocardiografía de esfuerzo: lesiones obstructivas con sospecha de aumento de gradiente con el esfuerzo, sospecha alta de isquemia con prueba de esfuerzo normal.
• Cateterismo de esfuerzo: sospecha de hipertensión pulmonar en esfuerzo por manifestación clínica y alteración de la prueba de esfuerzo con pruebas de imagen normales.

Estimación del nivel de riesgo

Si el paciente presenta los cinco parámetros analizados dentro de lo normal y no hay otras alteraciones de riesgo en la prueba de esfuerzo, puede realizar actividad física en todos los rangos de intensidad, incluido el deporte de competición. Si presenta algún parámetro alterado, hay que plantearse la necesidad de restringir algún rango de intensidad según la **figura 51-5**.

Para pautar límites de intensidad, aparte de establecer rangos de frecuencia cardíaca, también resulta útil dar medidas de esfuerzo subjetivo (por ejemplo, si el paciente debe evitar la actividad de intensidad vigorosa, se puede aconsejar no pasar de un nivel de esfuerzo 7 de 10 o mantener una actividad en la que pueda hablar sin falta de aire).

Hay que añadir que en el caso de los pacientes con dilatación aórtica moderada o grave se restringen, aparte de las descritas, actividades que impliquen riesgo de impacto torácico significativo (por ejemplo, boxeo o artes marciales).

Además de la clasificación propuesta en función de criterios hemodinámicos, también se puede usar como guía la publi-

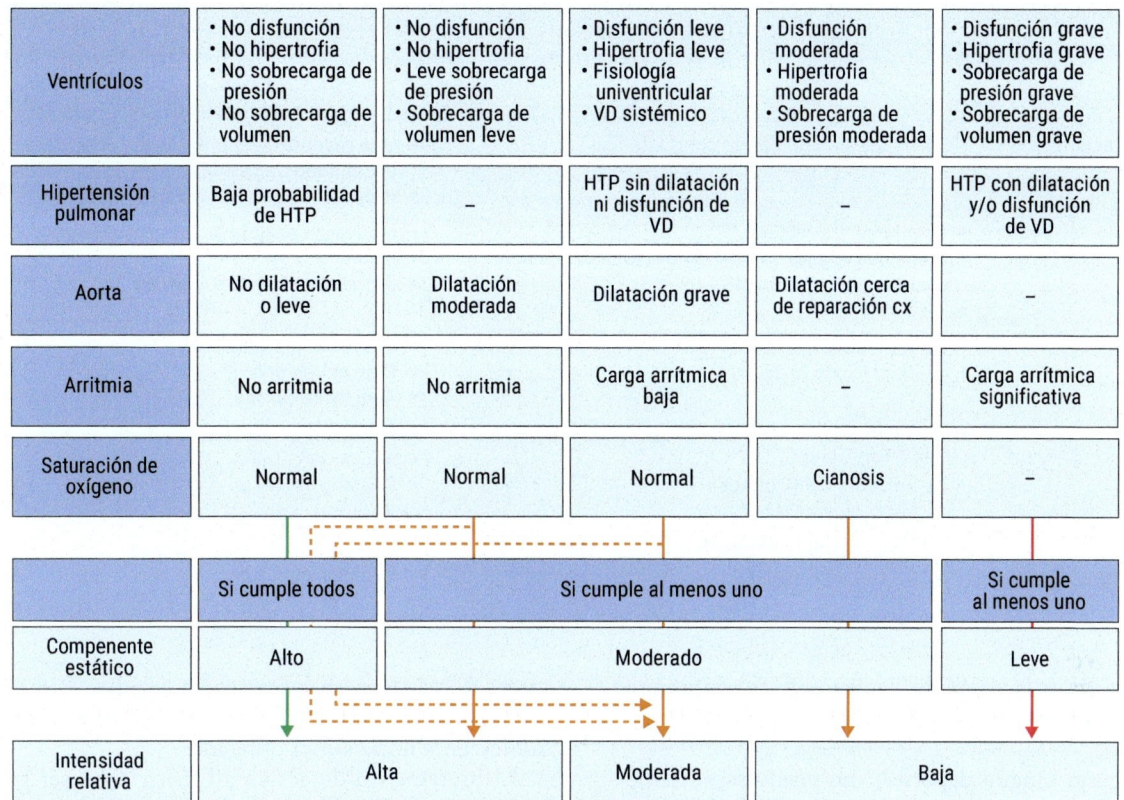

Ventrículos	• No disfunción • No hipertrofia • No sobrecarga de presión • No sobrecarga de volumen	• No disfunción • No hipertrofia • Leve sobrecarga de presión • Sobrecarga de volumen leve	• Disfunción leve • Hipertrofia leve • Fisiología univentricular • VD sistémico	• Disfunción moderada • Hipertrofia moderada • Sobrecarga de presión moderada	• Disfunción grave • Hipertrofia grave • Sobrecarga de presión grave • Sobrecarga de volumen grave
Hipertensión pulmonar	Baja probabilidad de HTP	–	HTP sin dilatación ni disfunción de VD	–	HTP con dilatación y/o disfunción de VD
Aorta	No dilatación o leve	Dilatación moderada	Dilatación grave	Dilatación cerca de reparación cx	–
Arritmia	No arritmia	No arritmia	Carga arrítmica baja	–	Carga arrítmica significativa
Saturación de oxígeno	Normal	Normal	Normal	Cianosis	–
	Si cumple todos	Si cumple al menos uno			Si cumple al menos uno
Compenente estático	Alto	Moderado			Leve
Intensidad relativa	Alta		Moderada		Baja

Figura 51-5. Recomendación de actividad física. HTP: hipertensión pulmonar; VD: ventrículo derecho.

cación de la Asociación Americana del Corazón, donde se establecen límites para cada cardiopatía congénita en función del diagnóstico anatómico.

RECOMENDACIÓN INDIVIDUALIZADA DE ACTIVIDAD FÍSICA

Se han de tener presentes dos objetivos: promover la actividad física hasta alcanzar niveles recomendados para disminuir el riesgo cardiovascular y establecer límites seguros cuando la condición clínica del paciente lo requiera. Para ello, hay que incluir diferentes partes:

• Valorar y asegurar un nivel óptimo de actividad física.
• Explicar el riesgo individual y el tipo y la intensidad de actividad física que puede realizar con seguridad.
• Resolver dudas y fijar objetivos de mejora consensuados.

Si se ha detectado antes algún problema de salud, se deriva al especialista correspondiente. Por ejemplo, escoliosis o dismetrías de miembros (secundarias a cirugía torácica o trombosis de accesos vasculares) se benefician de seguimiento traumatológico. Si se sospecha alteración motora o alteración global del desarrollo, se deriva a neurología/neuropsicología. Los pacientes que ya presenten obesidad o alteración del metabolismo de la glucosa, han de tener seguimiento por endocrinología. En el caso de pacientes intervenidos de coartación de aorta, tengan o no gradiente residual en el arco aórtico, estos tienen mayor riesgo de hipertensión arterial. En ese caso requieren abordaje específico.

 El paciente pediátrico con cardiopatía congénita puede presentar comorbilidades desde varios puntos de vista que afecten a su capacidad de realizar actividad física. En ese caso, se ha de realizar una valoración integral.

Dentro del consejo sobre actividad física y deportiva se pueden encontrar varios escenarios; el más frecuente es la persona con cardiopatía congénita insuficientemente activa en la que se quiere promover un cambio de hábitos de vida para mejorar la salud global.

Entrevista motivacional

Si se quiere promover un cambio de hábitos en los pacientes, es recomendable seguir las pautas de la entrevista motivacional. Este modelo se basa en el respeto al enfermo y a su sistema de creencias y valores y en intentar estimular la motivación desde ahí.

El proceso de cambio de hábitos sigue una serie de fases. Detectar en cuál está el paciente y su familia ayuda a transmitir un mejor consejo (**Tabla 51-4**).

De manera conjunta con el enfermo, se establecen objetivos de actividad física asumibles y realistas, acordes con la motivación del paciente y su condición física. Además, se intenta rebatir de manera empática las barreras puestas por el paciente y la familia, pero siempre desde la escucha y la empatía, sin juzgar por sus decisiones ni amenazarle o atacarle. Si rechaza hablar del tema o realizar cambios, mejor ofrecer la posibilidad de pensarlo y retomar el tema en la siguiente visita.

Tabla 51-4. Etapas del cambio

Etapa del cambio	Característica	Objetivo
Precontemplación	No considera modificar su conducta	• Que reconozca el problema y considere posibilidad de cambio • Proporcionar información si lo desea
Contemplación	• Reconoce el problema • Tiene dudas y no ha tomado ninguna decisión ni acción hacia el cambio • Ambivalencia	• Motivar la acción • Ayudar a resolver la ambivalencia • Dar razones para el cambio
Preparación	• Ha tomado la decisión a favor del cambio • No ha iniciado la acción	• Apoyar la planificación e inicio de la acción • Plan específico • Aportar recursos
Acción	• Está poniendo en práctica el cambio sin llegar a una etapa estable • Se enfrenta a dificultades	• Fomentar el mantenimiento • Apoyar el cambio • Prevenir recaídas
Mantenimiento	• Ha realizado cambios • Situación estable manteniendo la conducta	• Prevenir recaídas • Mantener contacto de apoyo • Repasar objetivos

Se debe partir de la visión del paciente, de su propia situación. Algunos ejemplos son:

- «No me gusta ningún deporte»; «no puedo sacar tiempo, tengo mucho que estudiar»; «no hay gimnasio/polideportivo cerca de casa»: ante esto, hay que dar alternativas («¿has probado …?»; «puedes empezar con 10-20-30 minutos dos o tres veces a la semana», «lo puedes hacer en casa», «el deporte aumenta el rendimiento académico», «puedes aprovechar e ir andando a los sitios», «hay alternativas para hacer deporte desde casa, puedes quedar con tus amigos/familia o puedes realizar deporte al aire libre, como senderismo, correr, bici, patinaje, etc.») y ofrecer recursos *online* y por escrito.
- «Se me dan mal los deportes»: frente a esto se pueden plantear diversas posibilidades («todos empezamos aprendiendo, puedes buscar información online o apuntarte a clase para aprender»; «empieza a probar algo que te guste, no te compares»
- «Tengo miedo de que le pase algo a mi hijo/a»: se debe explicar claramente cuáles son las situaciones de riesgo y poner ejemplos concretos, además de exponer los beneficios del deporte y el papel de la actividad física en la salud del paciente.
- «Yo ya soy activo»: ante esta respuesta, hay que reforzar («eso está muy bien, sigue así; y cuando aumente la carga escolar, sigue buscando hueco para el deporte»; «si ya haces actividad aeróbica, está genial; ¿qué te parecería asociar algo de entrenamiento de fuerza? (o viceversa)»).

Es recomendable entregar recomendaciones por escrito al final de la intervención, ofrecer un listado de recursos locales, *online* o redactados por escrito y acordar una visita de seguimiento si precisa.

En edad infantil y en la adolescencia es muy importante el componente social de la actividad física, animar a realizar deporte con amigos y sugerir actividades de toda la familia en conjunto. Asimismo, hay que implicar a los niños en las tareas domésticas, en los paseos o recados. Para favorecer la adherencia, es imprescindible que el infante disfrute y que el adolescente no se sienta obligado.

El incremento de actividad física debe ser gradual. En caso de pacientes sedentarios, se ha de iniciar con pequeños períodos a intensidad baja (puede ser simplemente paseos o disminuir el tiempo sentados) e ir aumentando de forma progresiva. Si el enfermo ya realiza actividad física, hay que ajustar la cantidad e intensidad si esta es insuficiente, y valorar si están cubiertos los componentes de fuerza, movilidad y flexibilidad.

Un esquema que se puede adaptar a cada paciente es el de la **Tabla 51-5**, adaptado de la guía de la Sociedad Europea de Cardiología sobre ejercicio en enfermedad cardiovascular que sigue la metodología FITT (frecuencia, intensidad, tiempo, tipo).

En el caso de la actividad física supervisada (entrenador o profesor de educación física), es necesario que este reciba las indicaciones por escrito por parte del profesional sanitario; lo ideal es que tenga un canal de comunicación por si aparecen dudas en el seguimiento. En el caso de que existan limitaciones en la intensidad de la actividad física recomendada, debe ser capaz de detectar los síntomas de fatiga o directamente no proponer determinadas actividades (por ejemplo, ejercicios de sprints o test de velocidad máxima). En general, si un niño con cardiopatía congénita desea pararse por fatiga o aparición de otros síntomas (mareo, dolor o palpitaciones), le debe permitir parar.

Otro supuesto que se puede encontrar es el paciente con cardiopatía congénita que desea practicar en un determinado deporte de competición. En ese caso, es muy útil la guía mencionada en el apartado anterior. Los criterios de participación son más restrictivos, dado que la competición disminuye el control del sujeto sobre la intensidad relativa del esfuerzo (**Fig. 51-6**).

Cabe recordar que esta recomendación parte de un bajo nivel de evidencia y que hay que reevaluarla dentro del con-

Tabla 51-5. Prescripción de actividad física

	Ejercicio aeróbico	Ejercicio de fuerza
Frecuencia	3-5 días a la semana (idealmente diario)	2-3 días a la semana
Intensidad	40-80 % del $VO_{2máx}$	40-60 % de 1 repetición máxima
Tiempo	20-60 min	10-15 repeticiones: al menos una serie
Tipo	• Continuo o interválico • Consensuado con el paciente	• 8-10 ejercicios de grandes grupos musculares (tren superior e inferior) • Asociar movilidad, flexibilidad y equilibrio.
Progresión	Ajustar duración e intensidad a la condición física	Aumentar carga o series en función de la condición física del paciente

texto del paciente. En general, para los enfermos pediátricos prepuberales que participan en deportes de competición la exigencia suele ser baja y se les permite parar cuando lo deseen. Aunque sean deportes de alto componente dinámico, se puede plantear su participación y avisar que con el paso de los años la recomendación es susceptible de cambiar según aumente la exigencia sobre el rendimiento. En otras ocasiones, se puede llegar a acuerdos con los pacientes para que sigan entrenando, pero excluyendo o disminuyendo el tiempo de competición. Existen opciones de predeporte o multideporte, donde se ensayan diferentes disciplinas sin el componente competitivo, que son una buena opción que se puede sugerir.

SITUACIONES ESPECIALES

Estas situaciones hacen referencia a menores de 5 años y anomalías coronarias.

Paciente menor de 5 años

Los niños pequeños no van a llegar al rango de actividad física vigorosa; en todo caso, es en períodos muy cortos de tiempo. Son capaces de autorregularse con mayor facilidad y parar al notar la fatiga. Por ello, no es necesario restringir ningún tipo de juego o actividad física, salvo situaciones muy concretas (anticoagulación o postoperatorio de cirugía cardíaca).

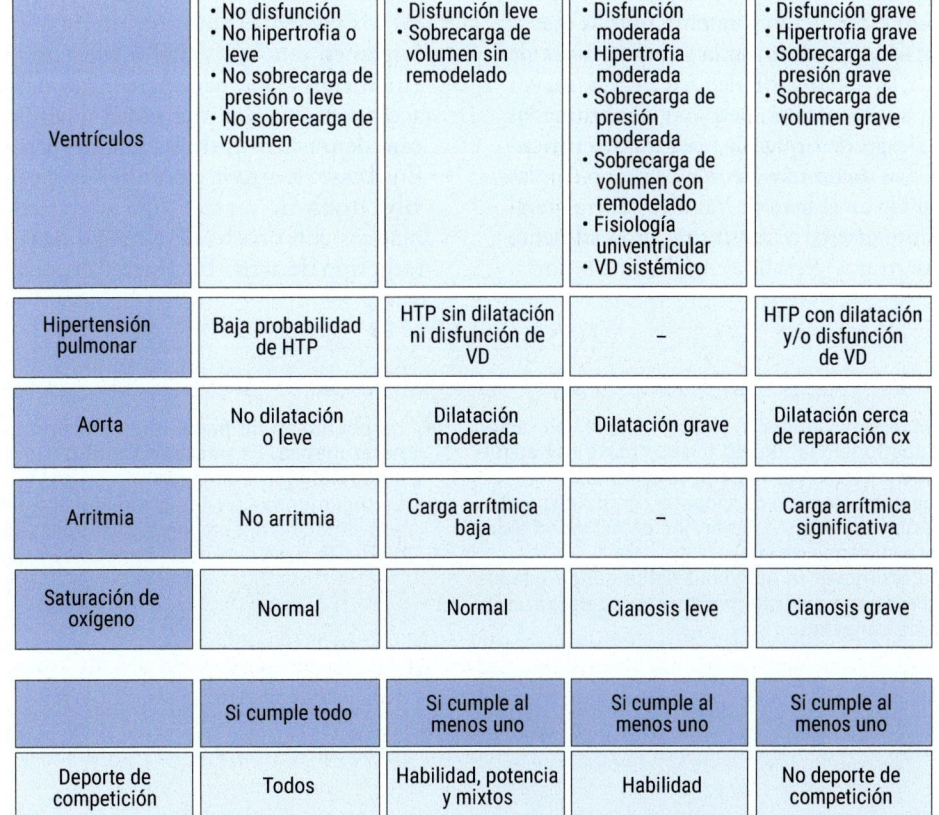

Figura 51-6. Recomendación participación en deporte de competición. HTP: hipertensión pulmonar; VD: ventrículo derecho.

En esta etapa, es fundamental valorar el correcto desarrollo psicomotor y si se detectan o sospechan alteraciones, derivar precozmente a servicios de atención temprana.

En los niños que todavía no andan, se ha de promover el juego activo en el suelo varias veces al día en entornos seguros, minimizar el tiempo sentados o sujetos en sillas y carritos cuando están despiertos, evitar exponer frente a pantallas y de 0 a 6 meses, estimular tiempo boca abajo.

En niños que ya andan, es necesario realizar actividad física al menos 180 minutos, incluidas actividades estructuradas, como juego libre, dentro y fuera de casa, de cualquier grado de intensidad (a medida que se hacen más mayores se puede aumentar nivel de intensidad). También se debe reducir a menos de 1 hora el tiempo frente a pantallas e incluir juegos de manipulación, coordinación y expresión corporal. En esta etapa, es importante la práctica de los llamados movimientos fundamentales (carrera, salto, coger y lanzar un objeto, equilibrio, nadar, montar en bici, etc.). Son habilidades que harán más fácil que incorporen la actividad física y el deporte en sus vidas.

 Aunque las medidas sean las mismas que las recomendaciones para la población general, en el paciente con cardiopatía congénita mejoran el pronóstico y forman parte del cuidado y tratamiento de la enfermedad, por lo que deben considerarse una prioridad.

Anomalías coronarias

Dentro de las cardiopatías congénitas, las anomalías coronarias tienen presentación y evolución diferente, por lo que se analizan en otro apartado. Constituyen la segunda causa de muerte súbita durante la práctica de deporte. En la mayor parte de los casos son asintomáticas, pero hay determinadas anatomías de mayor riesgo de isquemia, arritmias ventriculares y muerte súbita. Las anatomías de mayor riesgo son las coronarias que se originan en el seno de Valsalva contralateral y siguen un recorrido interarterial o transmural, especialmente si asocian trayecto intramural y/o salida angulada de la aorta.

En estas anatomías puede aparecer compresión de la coronaria afectada durante el esfuerzo (mayor dilatación y aumento de presión de los grandes vasos). El riesgo es mayor si la coronaria afectada es la izquierda.

Valoración previa

En todos los casos, se debe hacer prueba de esfuerzo para descartar datos clínicos y/o electrocardiográficos de isquemia. Si la prueba es normal y la anatomía es desfavorable o el paciente presenta síntomas de esfuerzo, es conveniente completar el estudio con otra prueba con mayor sensibilidad para detectar isquemia (tomografía computarizada por emisión de fotón único/tomografía por emisión de positrones de perfusión miocárdica o ecocardiografía de esfuerzo).

Recomendación de actividad física y deportiva

Las recomendaciones de actividad física y deportiva se basan en los siguientes aspectos:

- Los pacientes con una arteria coronaria izquierda con origen en el seno derecho, en especial si presenta un trayecto entre la vena aorta y la pulmonar, deben quedar excluidos de todo deporte competitivo, con la posible excepción de los deportes de bajo componente estático y dinámico. En el caso de actividad recreativa, se han de mantener en intensidad baja-moderada. Si han sido operados con buen resultado, se encuentran asintomáticos y la prueba de esfuerzo es negativa, pueden participar en cualquier tipo de deporte pasados 3 meses de la cirugía.
- En los pacientes con una arteria coronaria derecha con origen en seno de Valsalva izquierdo, la recomendación está menos clara, pero parece razonable evitar deportes y actividades de alta intensidad dinámica, sobre todo en el caso de trayecto entre las grandes arterias.
- En el caso de arteria circunfleja con origen en seno de Valsalva izquierdo sin recorrido interarterial, pacientes asintomáticos con prueba de esfuerzo negativa pueden realizar todo tipo de actividad física y deporte.

 PUNTOS CLAVE

- El consejo sobre actividad física y deportiva y la valoración de la capacidad funcional deben formar parte del seguimiento del paciente con cardiopatía congénita.
- La mayoría de pacientes con cardiopatía congénita pueden seguir las recomendaciones generales de actividad física y deporte para su rango de edad.
- Es adecuado promover la actividad física desde edades tempranas como parte del tratamiento integral del paciente con cardiopatía congénita.

- La población de pacientes con cardiopatía congénita es heterogénea. Es necesario realizar una valoración previa completa individualizada.
- La recomendación de actividad física debe estar adaptada a la situación del paciente y ser adecuada a su estado cardiológico para potenciar beneficios y minimizar riesgos.

BIBLIOGRAFÍA

Barradas-Pires A, Constantine A, Dimopoulos K. Safety of physical sports and exercise in ACHD. International Journal of Cardiology Congenital Heart Disease. 2021;4:100151.

Borjesson M, Dellborg M, Niebauer J, LaGerche A, Schmied C, Solberg EE, *et al.* Recommendations for participation in leisure time or competitive sports in athletes-patients with coronary artery disease: a position statement from the Sports Cardiology Section of the European Association of Preventive Cardiology (EAPC). Eur Heart J. 2019;40(1):13-8.

Budts W, Börjesson M, Chessa M, van Buuren F, Trigo Trindade P, Corrado D, *et al.* Physical activity in adolescents and adults with congenital heart defects: individualized exercise prescription. Eur Heart J. 2013;34(47):3669-74.

Budts W, Pieles GE, Roos-Hesselink JW, de la Garza MS, D'Ascenzi F, Giannakoulas G, *et al.* Recommendations for participation in competitive sport in adolescent and adult athletes with Congenital Heart Disease (CHD): position statement of the Sports Cardiology & Exercise Section of the European Association of Preventive Cardiology (EAPC), the European Society of Cardiology (ESC) Working Group on Adult Congenital Heart Disease and the Sports Cardiology, Physical Activity and Prevention Working Group of the Association for European Paediatric and Congenital Cardiology (AEPC). Eur Heart J. 2020;41(43):4191-9.

Bull FC, Al-Ansari SS, Biddle S, Borodulin K, Buman MP, Cardon G, *et al.* World Health Organization 2020 guidelines on physical activity and sedentary behaviour. Br J Sports Med. 2020;54(24):1451-62.

Caterini JE, Campisi ES, Cifra B. Physical Activity Promotion in Pediatric Congenital Heart Disease: Are We Running Late? Can J Cardiol. 2020;36(9):1406-16.

Dold SK, Haas NA, Apitz C. Effects of Sports, Exercise Training, and Physical Activity in Children with Congenital Heart Disease-A Review of the Published Evidence. Children (Basel). 2023;10(2):296.

Hansen K, Tierney S. Every child with congenital heart disease should be exercising. Curr Opin Cardiol. 2022;37(1):91-8.

Kavey REW, Allada V, Daniels SR, Hayman LL, McCrindle BW, Newburger JW, *et al.* Cardiovascular risk reduction in high-risk pediatric patients: a scientific statement from the American Heart Association Expert Panel on Population and Prevention Science; the Councils on Cardiovascular Disease in the Young, Epidemiology and Prevention, Nutrition, Physical Activity and Metabolism, High Blood Pressure Research, Cardiovascular Nursing, and the Kidney in Heart Disease; and the Interdisciplinary Working Group on Quality of Care and Outcomes Research: endorsed by the American Academy of Pediatrics. Circulation. 2006;114(24):2710-38.

Levine BD, Baggish AL, Kovacs RJ, Link MS, Maron MS, Mitchell JH, *et al.* Eligibility and Disqualification Recommendations for Competitive Athletes With Cardiovascular Abnormalities: Task Force 1: Classification of Sports: Dynamic, Static, and Impact: A Scientific Statement From the American Heart Association and American College of Cardiology. Circulation. 2015;132(22):e262-6.

Longmuir PE, Brothers JA, de Ferranti SD, Hayman LL, Van Hare GF, Matherne GP, *et al.* Promotion of physical activity for children and adults with congenital heart disease: a scientific statement from the American Heart Association. Circulation. 2013;127(21):2147-59.

Pelliccia A, Sharma S, Gati S, Bäck M, Börjesson M, Caselli S, *et al.* 2020 ESC Guidelines on sports cardiology and exercise in patients with cardiovascular disease. Eur Heart J. 2021;42(1):17-96.

Rivera Mercado S, Villouta Cassinelli MF, Ilabaca Grez A. Entrevista motivacional: ¿cuál es su efectividad en problemas prevalentes de la atención primaria? Aten Primaria. 2008;40(5):257-61.

Van Deutekom AW, Lewandowski AJ. Physical activity modification in youth with congenital heart disease: a comprehensive narrative review. Pediatr Res. 2021;89(7):1650-8.

Van Hare GF, Ackerman MJ, Evangelista JAK, Kovacs RJ, Myerburg RJ, Shafer KM, *et al.* Eligibility and Disqualification Recommendations for Competitive Athletes With Cardiovascular Abnormalities: Task Force 4: Congenital Heart Disease: A Scientific Statement From the American Heart Association and American College of Cardiology. Circulation. 2015;132(22):e281-91.

Recomendaciones para la actividad física en pacientes pediátricos con cardiopatías familiares y cardiopatías adquiridas

52

M. Flores Fernández

OBJETIVOS

- Reconocer las diferentes cardiopatías familiares y adquiridas más frecuentes en la edad pediátrica.
- Saber describir las particularidades a la hora de recomendar actividad física (deporte de competición y actividad física recreativa) en estas cardiopatías.
- Aplicar las diferentes pruebas complementarias para la valoración y estratificación del riesgo, necesarias antes de las recomendaciones.
- Adaptar las recomendaciones de manera individualizada en cada patología.
- Proponer soluciones a casos clínicos concretos de pacientes pediátricos con cardiopatía familiar o adquirida.

INTRODUCCIÓN

Antes de hacer las recomendaciones para la actividad física es preciso llevar a cabo:

- Revisión de la historia clínica: historia de la enfermedad, manifestación clínica y antecedentes familiares/personales.
- Realización de pruebas complementarias: incluir en todos los casos ecocardiograma, prueba de esfuerzo (convencional/con consumo de gases), electrocardiograma (ECG). De manera individualizada, es preciso realizar ECG-Holter 24 horas y otras pruebas de imagen como, tomografía computarizada, cardiorresonancia (cardio-RM), ecocardiograma de estrés y prueba de esfuerzo nuclear (SPECT).
- Estratificación del riesgo.
- Entrevista con el paciente sobre su nivel de actividad física basal y sus intereses en relación con la práctica de la actividad física.

Tanto en el caso de cardiopatías familiares como en adquiridas se debe evaluar a los pacientes en unidades específicas de cardiopatías familiares infantiles y en centros de referencia de cardiología infantil para realizar de forma adecuada la estratificación de riesgo, las pruebas complementarias necesarias y las recomendaciones.

Por otro lado, los deportes pueden clasificarse en función de su componente principal, como, por ejemplo, si se trata de un deporte estático o más dinámico y su grado de intensidad (**Tabla 52-1**).

RECOMENDACIONES PARA LA ACTIVIDAD FÍSICA EN PACIENTES PEDIÁTRICOS CON CARDIOPATÍAS FAMILIARES

En este punto se aborda la miocardiopatía hipertrófica, dilatada, no compactada y arritmogénica, además del síndrome de Marfan, Brugada, de QT largo. Asimismo, se hace referencia al portador de desfibrilador.

Miocardiopatía hipertrófica

La miocardiopatía hipertrófica (MCH) se caracteriza por un engrosamiento anormal del miocardio de uno o ambos ventrículos, aunque es más frecuente la afectación del ventrículo izquierdo.

La manifestación clínica es muy heterogénea: puede ser asintomática o tener síntomas como dificultad para respirar, dolor torácico, fatiga, palpitaciones o síncope. Es una causa de muerte súbita (v. **Fig. 52-1**).

Estratificación del riesgo

Los factores de riesgo fundamentales que deben evaluar son: episodios de taquicardia ventricular no sostenida o taquicardia ventricular, antecedente de síncope, hipertrofia grave (*Z-score* > 6), antecedente de muerte súbita abortada e historia familiar de muerte súbita.

El ejercicio físico intenso se ha asociado posiblemente como desencadenante de arritmias que en potencia pueden ser fatales. En series de jóvenes atletas estadounidenses, la miocardiopatía hipertrófica es la causa más habitual de muerte súbita.

Hay que tener en cuenta que la participación en deportes de competición de alta intensidad en sí misma se considera un factor independiente de muerte súbita. Asimismo, la incidencia de muerte súbita es mayor en deportes de alta intensidad dinámicos, como baloncesto, fútbol o natación. Por todo ello, es fundamental realizar una adecuada estratificación del riesgo. Para valorarlo se realiza:

Tabla 52-1. Clasificación de Mitchell: organización de los tipos de deporte en relación con el componente estático y el dinámico y sus intensidade

	Dinámico bajo	Dinámico moderado	Dinámico alto
Estático bajo	Bolos, golf, billar, petanca, tiro olímpico (Actividades de habilidad)	Tenis de mesa, voleibol, béisbol (Actividades de habilidad + fuerza)	Atletismo fondo o marcha, bádminton, fútbol[a], *hockey* hierba[a], tenis, *squash*[a] (Actividades de habilidad + fuerza ± resistencia)
Estático moderado	Automovilismo-motociclismo[a,b], hípica[a,b], tiro con arco, buceo[b] (Actividades de habilidad)	Saltos, atletismo velocidad, esgrima, fútbol americano[a], gimnasia rítmica, natación sincronizada[b], patinaje artístico, *rugby*[a], *snowboard*[a,b], *surf*[a,b] (Actividades de habilidad + fuerza)	Atletismo medio fondo, baloncesto, balonmano, esquí de fondo, patinaje, *hockey* hielo[a], natación[b] (Actividades de habilidad + fuerza ± resistencia)
Estático alto	Artes marciales[a], escalada[b], esquí acuático[a,b], lanzamientos, halterofilia, gimnasia artística[a,b], vela[a,b], *windsurf*[a,b] (Actividades de habilidad + fuerza)	Culturismo, esquí alpino[a,b], lucha[a] (Actividades de habilidad + fuerza)	Atletismo pruebas combinadas, boxeo[a], ciclismo[a,b], esquí de travesía[a,b], remo, piragüismo, waterpolo[a,b], natación aguas abiertas-larga distancia, triatlón, pentatlón (Actividades de resistencia)

[a]Deporte de contacto o con peligro de colisión corporal; [b]Deporte de riesgo vital en caso de síncope.
Adaptada de: Mitchell JH, Haskell W, Snell P y Van Camp SP. Task force 8: classification of sports. J Am Coll Cardiol. 2005;45(8):1364-7.

- ECG: solo un 5-10 % de los pacientes con MCH presentan un registro normal. Pueden sufrir alteraciones de la onda P, ondas Q prominentes habitualmente en derivaciones inferiores y laterales, alteraciones de la repolarización y desviación del eje del QRS a la izquierda.
- ECG-Holter 24 h: descartar presencia de arritmias (extrasistolia ventricular, taquicardia ventricular no sostenida o taquicardia ventricular).
- Prueba de esfuerzo con consumo de oxígeno: descartar presencia de arritmias (extrasistolia ventricular o taquicardia ventricular no sostenida), valorar respuesta de la presión arterial (descartar respuesta aplanada de presión arterial o aumento menor de 20 mmHg de la presión arterial sistólica durante el esfuerzo) y capacidad funcional (valorar el consumo pico de oxígeno y el porcentaje del predicho).
- Ecocardiograma: valorar función ventricular y si existe obstrucción en los tractos de salida.
- Cardio-RM: grosor miocárdico, función ventricular y áreas de fibrosis miocárdica.

En 2019, se publicó un modelo de predicción de riesgo de muerte súbita en niños con MCH de 1-16 años (no se incluía la MCH asociada a síndromes, enfermedades neuromusculares y enfermedades metabólicas; tampoco está validada si hay antecedentes de fibrilación o taquicardia ventricular). En dicha propuesta se evalúa sexo, edad, peso, máximo espesor miocárdico, diámetro de aurícula izquierda, gradiente del tracto de salida del ventrículo izquierdo y si ha presentado síncope o taquicardia ventricular no sostenida.

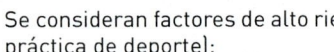

! Se consideran factores de alto riesgo (contraindican la práctica de deporte):
- Antecedente de muerte súbita o parada cardíaca abortada.
- Síncope.
- Taquicardia ventricular inducida con esfuerzo.
- Gradiente dinámico en el tracto de salida izquierdo (> 50 mmHg).
- Respuesta anormal de la presión arterial al ejercicio.
- Puntuación de riesgo de miocardiopatía hipertrófica: alto riesgo a los 5 años de tener un evento.

Recomendaciones

La recomendación para participar en deportes de competición debe ser analizada de manera individual; de manera general, la actividad física de alta intensidad (recreativa y de competición) está contraindicada.

Si no hay factores de alto riesgo, se permite realizar deportes competitivos de intensidad leve (componentes dinámico o estático bajos) o en una actividad física recreativa en rango de intensidad entre leve y moderado.

Los pacientes portadores de la mutación familiar que no presentan fenotipo, en ausencia de antecedente familiar de muerte súbita, pueden realizar actividad física sin restricción, pero han de ser evaluados y mantener seguimiento en la unidad de cardiopatías familiares.

En relación con la actividad física recreativa en las miocardiopatías hipertrófica, dilatada y no compactada, recomienda:

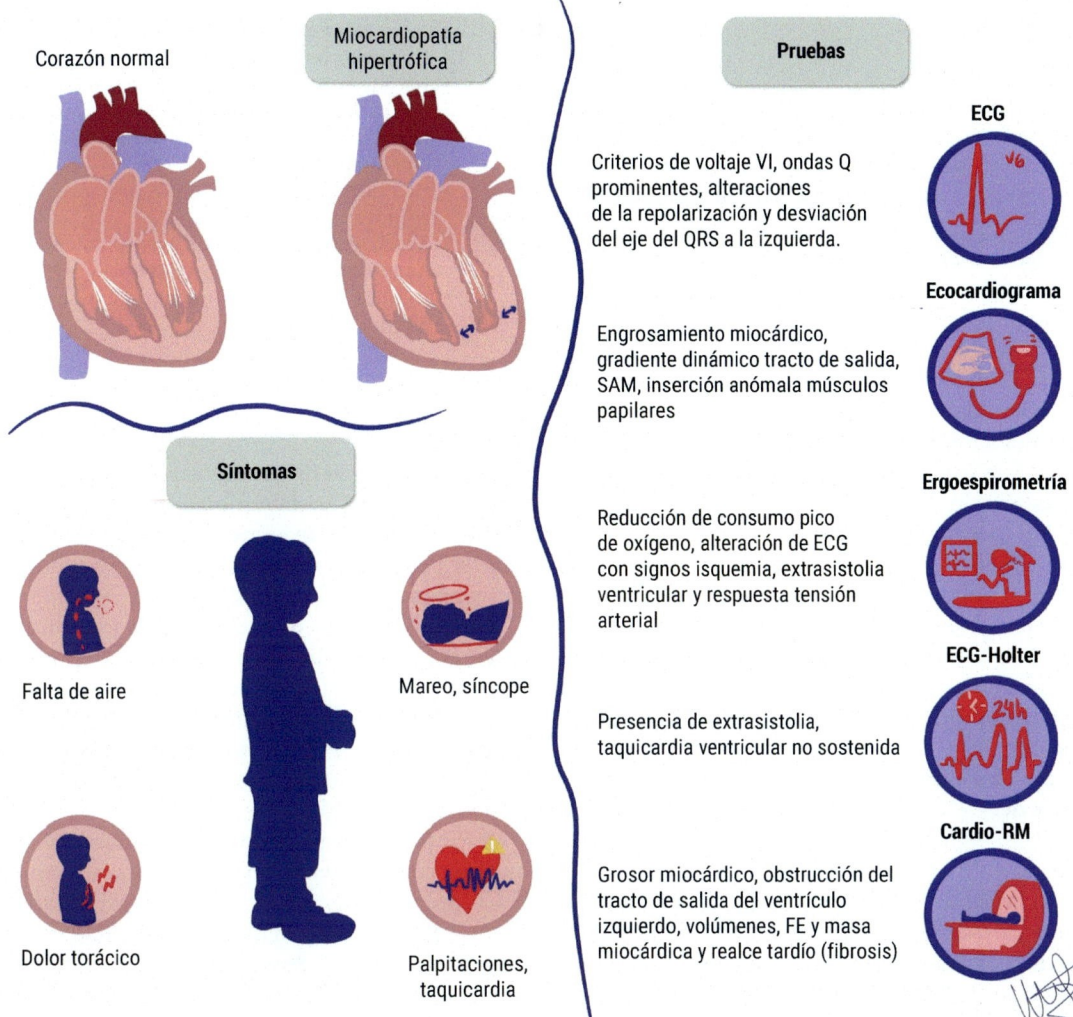

Figura 52-1. Miocardiopatía hipertrófica. ECG: electrocardiograma; SAM: movimiento sistólico anterior; RM: resonancia magnética ; VI: ventrículo izquierdo.

- No participar en actividades que impliquen competir con otros compañeros o cambios bruscos de intensidad.
- Se debe informar al paciente de los síntomas que puede presentar, así como a padres y profesores.
- Se recomienda realizar una calentamiento previo y una «vuelta a la calma» posterior.
- Se han de evitar ambientes adversos: excesivo calor o frío y humedad muy elevada.
- Si es un entorno interior, hay que elegir idealmente instalaciones que cuenten con desfibrilador automático y personal entrenado en su uso.

Miocardiopatía hipertrófica:
- Actividad de alta intensidad: contraindicada.
- Pueden realizar actividad de baja intensidad si no hay síntomas y no hay factores de alto riesgo.
- Precaución con mantener una adecuada volemia.
- Mantenerse siempre bien hidratados y evitar ambientes que favorezcan la pérdida de líquidos (calor excesivo o humedad elevada).
- Evitar ejercicios o juegos «explosivos» que ocasionen un aumento brusco y rápido de la frecuencia cardíaca (por ejemplo, *sprints*).

Miocardiopatía dilatada

La miocardiopatía dilatada (MCD) se caracteriza por una dilatación y disfunción sistólica del ventrículo izquierdo, a veces biventricular. Se define siempre que se dé en ausencia de enfermedad coronaria o condiciones de carga anormal; ambas situaciones, en general, son poco frecuentes en la infancia.

Su curso clínico es muy variable y es una de las causas principales en adultos de trasplante cardíaco.

Los atletas, sobre todo de sexo masculino, que participan en deportes de componente resistencia o mixto alto suelen presentar diámetros de ventrículo izquierdo mayores (aproximadamente el 15 % de los atletas de sexo masculino tienen diámetros telediastólicos de ventrículo izquierdo superiores a 60 mm). Si se demuestra que poseen, además, remodelado del ventrículo derecho con función sistólica normal, con una función ventricular izquierda que aumenta y normaliza con esfuerzo, probablemente se trate de una dilatación adaptativa al deporte.

En los niños se deben indexar los diámetros en función de peso, talla y sexo y considerar la dilatación cuando el diámetro se encuentra por encima de un Z-*score* +2.

Estratificación de riesgo

La estratificación de riesgo en la MCD es un reto. Se ha asociado a peor pronóstico la afectación grave en las pruebas de imagen y el deterioro clínico de clase funcional. Dada la gran variedad de causas de MCD, es importante identificar si existe algún criterio de mal pronóstico para no generalizar en las indicaciones.

La miocardiopatía dilatada es familiar hasta en el 50 % de los casos. La herencia, en la mayoría de las situaciones, es autosómica dominante. Dentro de una familia con la misma mutación identificada pueden darse fenotipos diferentes determinados por la influencia de otros factores (edad, sexo, factores genéticos, ambientales, etc.). Por ello, es imprescindible hacer una valoración individualizada. Además, existen variantes genéticas que se han asociado con peor pronóstico, como mutaciones en gen de *LMNA* (lámina A/C), *FLNC* (filamina C) y *DSP* (desmoplaquina).

Dentro de las variantes genéticas, algunas pueden estar implicadas en el desarrollo de diferentes tipos miocardiopatía. Por ejemplo, los genes que codifican las proteínas del sarcómero se asocian fundamentalmente con el desarrollo de MCH, pero hay genes, como *MYH7*, *TNNT2* y *TPM1*, que también pueden producir MCD, que, además, suele ser de debut más precoz.

Por otro lado, se ha asociado con mayor riesgo de muerte súbita la presencia de:

- QRS prolongado en ECG.
- Manifestación clínica de insuficiencia cardíaca avanzada.
- Fracción de eyección de ventrículo izquierdo disminuida y menor grosor de la pared posterior del ventrículo izquierdo.

Para la valoración del riesgo se realiza:

- ECG: en la MCD la morfología y duración del QRS se utiliza como criterio para establecer la indicación de resincronización cardíaca en los pacientes con disfunción ventricular grave. Puede verse inversión de la onda T y bloqueo de rama.
- Ecocardiograma: valorar función ventricular, diámetro del ventrículo izquierdo y forma más esférica del ventrículo.
- ECG-Holter 24 h: descartar presencia de arritmias (extrasistolia ventricular, taquicardia ventricular no sostenida y taquicardia ventricular).
- Prueba de esfuerzo con consumo de oxígeno: descartar presencia de arritmias (extrasistolia ventricular y taquicardia ventricular no sostenida) y valorar respuesta de la presión arterial y capacidad funcional (evaluar el consumo pico de oxígeno y el porcentaje del predicho)
- Ecocardiograma de esfuerzo: demostrar aumento de fracción de eyección superior a 10-15 % con el esfuerzo.
- Cardio-RM (a partir de los 10 años, aproximadamente): es menos habitual encontrar fibrosis que en los adultos. Se debe valorar volumen del ventrículo izquierdo, función ventricular y áreas de fibrosis miocárdica.

En general, en la edad infantil es menos frecuente la muerte súbita.

Se considera que el paciente es de bajo riesgo cuando:
- Es asintomático.
- No hay antecedente familiar de muerte súbita.
- La fracción de eyección del ventrículo izquierdo es normal o ligeramente deprimida (≥ 40 %) y aumenta con el ejercicio.
- Hay aumento normal de la presión arterial con el esfuerzo.
- Se observa ausencia de arritmias documentadas y no hay antecedente de síncope.
- Hay ausencia de variante genética o historia familiar de mal pronóstico.

Recomendaciones

Aunque el ejercicio físico se recomienda en pacientes en insuficiencia cardíaca, en determinadas etiologías, como la MCD, puede condicionar un aumento del riesgo arrítmico. Por otro lado, se permite la actividad recreativa en todos los pacientes, con vigilancia estrecha de síntomas.

Sin embargo, las diferentes guías y publicaciones coinciden en contraindicar, en general, el deporte de competición. En el subgrupo de bajo riesgo, se permiten deportes de competición de componente dinámico bajo-moderado y estático bajo. Asimismo, la práctica de programas de rehabilitación cardíaca está recomendada en cualquier paciente con MCD.

A los pacientes portadores de la mutación familiar, pero que no presentan fenotipo, se les realizan las mismas pruebas (ECG, ecocardiograma, Holter y ergometría/ergoespirometría, +/- RM cardíaca en función de la edad y ventana ecocardiográfica). En caso de ser normales, se les permite cualquier actividad física. Debe descartarse antecedente de familiares de muerte súbita y variantes genéticas en las que esté demostrado un alto riesgo arrítmico o progresión en caso de deporte de competición. En esos casos, aunque no exista fenotipo, no se recomienda hacer deporte de competición.

Miocardiopatía dilatada:
- Actividad física de alta intensidad y deportes de resistencia: contraindicada.
- Pacientes de bajo riesgo: función preservada o ligeramente deprimida (al menos del 40 %), asintomático, no síncope de causa inexplicada, ausencia de arritmias documentadas, no antecedentes familiares de muerte súbita y ausencia de variante genética de mal pronóstico.
- Se permite realizar deportes con componente dinámico bajo-moderado y estático bajo.
- Programas de rehabilitación cardíaca: recomendados en cualquier paciente con MCD.

Miocardiopatía no compactada

La miocardiopatía no compactada se caracteriza por presentar la pared miocárdica alterada, con trabéculas prominentes y recesos intertrabeculares profundos que dan lugar a un miocardio engrosado con dos capas que constituyen el miocardio compactado (normal) y el no compactado.

Es más prevalente en varones. Se puede manifestar de manera asintomática, con manifestación clínica de insuficiencia cardíaca en caso de afectar a la función ventricular, con las arritmias ventriculares/auriculares, aunque en niños son poco frecuentes con los eventos tromboembólicos (accidente cerebrovascular).

Para su diagnóstico se utilizan criterios diagnósticos validados; el más utilizado es la relación entre la medida de la zona compacta y la zona trabeculada en telediástole en ecocardiograma (relación por encima de 2 entre grosor total zona compacta + no compacta/capa compactada) y en cardio-RM (relación entre zona no compacta y zona compacta por encima de 2,3), aunque los diferentes criterios diagnósticos establecidos tienen una sensibilidad limitada y existen solapamientos entre los distintos fenotipos de miocardiopatía.

En algunos casos, no se puede definir con seguridad si se trata de una hipertrabeculación como variante de la normalidad o como dato incipiente de una miocardiopatía. Esta situación se da con más frecuencia en pacientes de raza negra y deportistas de competición de alto nivel. El hallazgo de hipertrabeculación en la población general es habitual; por ello, se recomienda guiarse por una combinación de hallazgos en las pruebas de imagen junto con disfunción ventricular, síntomas, antecedentes familiares de miocardiopatía o muerte súbita y alteraciones en el electrocardiograma para llegar al diagnóstico.

Estratificación de riesgo

La miocardiopatía no compactada suele ser una enfermedad de presentación familiar (se identifica a familiares afectados en más de un 50 % de los casos). Existe bastante heterogeneidad en la causa genética; por este motivo, hay una variabilidad en los patrones de herencia, la morfología y las alteraciones asociadas. Asimismo, se han identificado como causa de la enfermedad mutaciones en genes relacionados con la función mitocondrial, citoesqueleto, proteínas de la línea Z del sarcómero, proteínas de la membrana interna nuclear, proteínas sarcoméricas y la cadena pesada de la betamiosina. No hay que olvidar que es fundamental realizar un estudio de los familiares.

Para la valoración del riesgo se lleva a cabo:

- ECG: en la miocardiopatía no compactada pueden darse alteraciones inespecíficas en el segmento ST y en la onda T, mayor voltaje y duración del QRS, desviación a la izquierda del eje del QRS y prolongación del intervalo QT.
- Ecocardiograma: valoración estructural (presencia de tres o más trabéculas que sobresalen de la pared ventricular izquierda apicales a los músculos papilares, presencia de espacios intertrabeculares perfundidos desde la cavidad ventricular y una relación mayor de 2 entre la capa sin compactar y la capa compactada en el segmento de mayor trabeculación al final de la diástole) y de la función ventricular.
- ECG-Holter 24 h: descartar presencia de arritmias (extrasistolia ventricular, taquicardia ventricular no sostenida y taquicardia ventricular).
- Prueba de esfuerzo: descartar presencia de arritmias (extrasistolia ventricular frecuente o con formas complejas y taquicardia ventricular no sostenida).

- Cardio-RM: valorar función y valoración estructural (relación entre zona no compacta y zona compacta por encima de 2,3).

Recomendaciones

En los casos que presenten una función ventricular conservada y sean asintomáticos, sin antecedente de síncope y sin arritmias registradas (en ECG, Holter y prueba de esfuerzo) se permite la participación en cualquier deporte, incluidos los deportes de competición, salvo en los que presentar un síncope se pudiera asociar a riesgo de muerte o daño importante (por ejemplo, piloto de carreras, buceo, escalada, etcétera).

Si existe disfunción ventricular, antecedente de síncope o presencia de arritmias ventriculares, se contraindica el deporte de competición. Como posible excepción, en casos seleccionados, se permiten deportes de componente estático y dinámico bajo (por ejemplo, billar, petanca, golf, tiro olímpico o bolos).

Los atletas con hallazgo incidental de hipertrabeculación no deben ser etiquetados de miocardiopatía no compactada en ausencia de síntomas, historia familiar positiva, alteraciones ECG y disfunción ventricular. En estos casos, no se restringe el deporte de competición y se recomienda realizar un seguimiento periódico para ver la evolución.

Miocardiopatía no compactada:
- Pacientes con función preservada o ligeramente deprimida (al menos el 40 %), asintomático, no síncope de causa inexplicada y ausencia de arritmias documentadas: se permite realizar deportes de competición sin restricciones, salvo deportes con riesgo vital en caso de síncope.
- Pacientes con disfunción y arritmias documentadas:
  - Se restringe el deporte de competición.
  - Se permite actividad recreativa de intensidad entre leve y moderada.

Miocardiopatía arritmogénica

La miocardiopatía arritmogénica es una enfermedad genética en la que las células musculares normales del corazón son sustituidas por tejido fibroso y grasa. Suele afectar con mayor frecuencia al ventrículo derecho, pero también puede presentarse en el ventrículo izquierdo de manera aislada o ser biventricular en fase dilatada.

Esta miocardiopatía representa una causa común de muerte súbita en las series de atletas jóvenes; en ocasiones, es la primera manifestación de la enfermedad. Se estima una tasa de mortalidad anual del 2,5-3 %. En las series italianas puede ser causa de hasta el 20 % de las muertes súbitas en atletas adultos jóvenes, mientras que en series estadounidenses se estima un 3-4 % de las muertes súbitas en dicha población.

Las manifestaciones clínicas varían desde pacientes asintomáticos hasta muerte súbita, arritmias ventriculares y supraventriculares y, en ocasiones, insuficiencia cardíaca derecha o biventricular.

La presencia de alteraciones morfológicas en el ecocardiograma es evidente en estadios avanzados de la enfermedad, en los que se puede observar adelgazamiento miocárdico, aneurisma en pared del ventrículo derecho y alteraciones en contractilidad. Debido a su carácter segmentario, la función debe evaluarse en diferentes zonas del ventrículo derecho. En fases iniciales e intermedias, los cambios en el ventrículo derecho pueden estar ausentes o ser mínimos. La cardio-RM tiene más sensibilidad frente al ecocardiograma a la hora de detectar cambios en la intensidad de la señal (alteraciones de contractilidad, caracterizar fibrosis, infiltración grasa y detectar anomalías estructurales).

Al tratarse de una patología con diagnóstico difícil, la información en relación con la historia natural es limitada, pero, en general, se habla de cuatro fases:

1. Fase temprana o silente: suele ser asintomática, aunque el debut puede manifestarse con muerte súbita.
2. Fase inestable: con predominio de arritmias sintomáticas y morfología de bloqueo completo de la rama izquierda.
3. Fase de fallo ventricular derecho.
4. Fase final con progresiva dilatación biventricular: a menudo, indistinguible de la miocardiopatía dilatada.

Existen distintas opciones terapéuticas. Estas incluyen el tratamiento farmacológico para las arritmias (por ejemplo, sotalol), el desfibrilador automático implantable (DAI) y el trasplante.

Es importante distinguir que el ventrículo derecho experimenta adaptaciones fisiológicas en los atletas, con lo que aumenta de volumen tanto en la porción de entrada como en la de salida, sin presentar ni adelgazamiento miocárdico ni alteraciones en la contractilidad para diferenciarlo de la miocardiopatía arritmogénica.

Estratificación de riesgo

En cerca del 50 % de pacientes con miocardiopatía arritmogénica se detecta una mutación patogénica. Las implicadas con más frecuencia son en genes que codifican proteínas desmosómicas (desmoplaquina-DSP y placofilina 2 [PKP2]). El tipo de herencia es autosómica dominante, con expresión variable y penetrancia incompleta. Estas mutaciones se relacionan con el desarrollo de miocardiopatía arritmogénica, pero, en ocasiones, también con una miocardiopatía de presentación más similar a la miocardiopatía dilatada.

Se manifiesta sobre todo en la adolescencia o la edad adulta y afecta con mayor frecuencia a los varones.

> **!** Se consideran factores de riesgo de muerte súbita:
> - Episodio de muerte súbita abortada o síncope brusco inexplicado.
> - Taquicardia ventricular documentada.
> - Disfunción ventricular.
> - Práctica de ejercicio físico intenso.

En los pacientes con fenotipo y portadores de mutaciones en genes desmosómicos (*DSP* y *PKP2*) se ha demostrado que el entrenamiento de resistencia aumenta la penetrancia de la enfermedad, el riesgo de insuficiencia cardíaca y las arritmias. Independientemente de la fracción de eyección, se ha asociado con mayor incidencia de arritmias ventriculares y mayor riesgo de muerte súbita.

Aunque en una serie retrospectiva de 200 necropsias de fallecidos súbitamente con miocardiopatía arritmogénica se señala que la aparición más frecuente de la muerte fue durante actividades sedentarias, no debe olvidarse que la miocardiopatía arritmogénica es una causa común de muerte súbita (es especial en atletas varones jóvenes de máximo 35 años) de acuerdo con los resultados de diferentes grupos.

Para valorar el riesgo se realiza:

- ECG: en el 60 % de los casos con miocardiopatía arritmogénica se encuentra alterado. Suele caracterizarse por desviación del eje a la derecha, onda T invertida en precordiales derechas (V1-V3) en mayores de 14 años, intervalo QRS prolongado y onda épsilon (señal de baja amplitud al final del QRS al inicio de la T en precordiales derecha V1-V3).
- Ecocardiograma: valorar función ventricular y morfología.
- ECG-Holter 24 h: descartar presencia de arritmias (taquicardia ventricular no sostenida y taquicardia ventricular, sobre todo con morfología de bloqueo de rama izquierda y eje superior).
- Prueba de esfuerzo: descartar presencia de arritmias (extrasistolia ventricular y taquicardia ventricular no sostenida).
- Cardio-RM: valorar función, alteraciones morfológicas y sustitución de miocardio por tejido fibroadiposo.

Recomendaciones

Reducir la intensidad del ejercicio se ha asociado con una disminución del riesgo de taquiarritmias; por ello, se contraindica la participación en deportes de competición.

A los pacientes sin ninguna alteración en las pruebas complementarias (fenotipo negativo), pero con genética positiva también se les debe contraindicar el deporte de competición.

En relación con la actividad física recreativa, debe limitarse a ejercicios de baja-moderada intensidad y con un estricto seguimiento clínico.

Por otro lado, al ser una miocardiopatía de debut a partir de la adolescencia no existen indicaciones específicas para niños.

> Miocardiopatía arritmogénica:
> - Deporte de competición: contraindicado cualquier tipo de deporte.
> - Solo permitida actividad recreativa de intensidad leve-moderada; individualizar la decisión en función de cada paciente.

Síndrome de Marfan

El síndrome de Marfan es un trastorno genético que afecta al tejido conectivo. En el 90 % de los casos se produce por mutaciones en el gen *FBN1* y se caracteriza por una presentación fenotípica con un amplio espectro.

Se trata de una enfermedad sistémica, por lo que suele haber más de un factor que hay que tener en cuenta a la hora de realizar recomendaciones en relación con la actividad física.

Dentro de la afectación multisistémica, sobre todo influye en la práctica de actividad física:

- Afectación cardíaca: dilatación de raíz aórtica, afectación valvular y arritmias.

- Afectación oftalmológica: subluxación de cristalino.
- Afectación pulmonar: neumotórax y patrón restrictivo.
- Afectación musculoesquelética: escoliosis, *pectus*/malformaciones torácicas, luxaciones articulares y patología en pies, rodillas o caderas.

Además, el tratamiento afecta en la respuesta al ejercicio. En la mayoría de ocasiones, hay un tratamiento de base para prevenir la progresión de la dilatación aórtica, generalmente betabloqueante +/- antagonista del receptor de angiotensina II; en caso de haber requerido recambio valvular, se encuentran anticoagulados.

Estratificación del riesgo

La afectación cardíaca es determinante, por lo que es conveniente apoyarse en las siguientes pruebas complementarias:

- ECG y ECG-Holter: descartar arritmias ventriculares.
- Ecocardiograma: valorar el grado de dilatación de raíz aórtica y de la insuficiencia valvular y la función y dilatación del ventrículo izquierdo. Se realiza cada 6-12 meses según la afectación.
- Prueba de esfuerzo con consumo: estima la capacidad funcional, valora si presenta alteración en patrón de la espirometría, evalúa la respuesta de la frecuencia cardíaca y de la presión arterial (medicación de base) y descarta la presencia de arritmias (extrasistolia ventricular y arritmias ventriculares).
- Cardio-RM: valorar dilatación de aorta, función ventricular y presencia de áreas de fibrosis en ventrículo.

Es fundamental que cuenten con una valoración reglada por traumatología, rehabilitación y oftalmología para orientar sobre la afectación de los otros sistemas y las recomendaciones propias de cada lesión.

Recomendaciones

No hay estudios directos que avalen o rechacen los riesgos y las recomendaciones que se basan en consenso y opiniones de expertos; en general son bastante restrictivas. No obstante, se está analizando en modelos animales la existencia de un posible efecto protector del ejercicio físico sobre la estructura y función de la aorta.

> **!** Recomendaciones generales:
> - Ser cautos a la hora de restringir por completo la actividad física; el ejercicio físico conlleva multitud de beneficios en el desarrollo del niño y el adolescente. Es conveniente intentar realizar adaptaciones.
> - Elegir deportes donde puedan descansar fácilmente cuando estén cansados.
> - Optar por deportes que no presenten paradas bruscas ni cambios súbitos/rápidos de dirección.
> - Evitar deportes con riesgo de colisión o choque.
> - Escoger una actividad que guste y puedan practicar-tres o cuatro veces por semana.
> - Evitar ejercicios isométricos de intensidad alta.
> - Esquivar actividades con cambios bruscos de presión atmosférica (por ejemplo, buceo).

Las recomendaciones se han dirigido sobre todo en función del grado de dilatación de la raíz aórtica por el potencial riesgo de disección aórtica; son más restrictivos a mayor gravedad de la dilatación.

Cuando el niño es diagnosticado en edad muy temprana, se recomienda a la familia que orienten sus extraescolares hacia actividades que, con bastante seguridad, podrá realizar a largo plazo. De esta manera, se evita futuras frustraciones si hubiera que restringir, pero se permite que el niño desarrolle habilidades de competencia, trabajo en equipo, creatividad y socialización (por ejemplo, golf, tenis de mesa, bolos o actividades musicales).

> **♥** Síndrome de Marfan:
> - Deporte de competición: se permiten deportes con baja a moderada intensidad estática y de baja intensidad dinámica (v. **Tabla 52-1**) si presenta:
>   - Dilatación de aorta inferior a 40 mm o Z-*score* inferior a 3.
>   - Insuficiencia mitral leve o moderada.
>   - Función ventricular mayor de 40 %.
>   - No antecedente familiar de muerte súbita por disección aórtica.
> - En caso de dilatación moderada (más de 40-45 mm o Z-*score* mayor de 3-4), se restringe a deportes de habilidad o de baja intensidad.
> - Actividad recreativa: muchos deportes pueden encajar en diferente categoría según la intensidad de la participación. Se debe individualizar y valorar en unidades especializadas. En general, se ha de favorecer actividades de bajo riesgo de impacto y de intensidad baja-moderada.
>   - Permitidos: todos los deportes de componente mixto bajo-moderado (senderismo, golf, bolos, tenis de mesa, bicicleta estática y natación).
>   - Individualizar resto de deportes: baloncesto, fútbol, tenis, ciclismo, atletismo, voleibol, etcétera.
>   - Desaconsejados: todos los deportes de componente mixto alto (culturismo y halterofilia, hockey, escalada, surf, *windsurf* o buceo).

Síndrome de Brugada

El síndrome de Brugada es una arritmia hereditaria que predispone a la presencia de arritmias ventriculares y muerte súbita. Se trata de una canalopatía cardíaca. Se diagnostica por una serie de criterios, entre los cuales el más relevante es la presencia de un patrón espontáneo tipo I (elevación del segmento ST > 2 mm convexa y descendente en las derivaciones V1 a V3, seguida de ondas T negativas, en una apariencia de «silla de montar»). Se ha identificado una mutación genética en el gen *SCN5A* en aproximadamente el 20-25 % de los casos de síndrome de Brugada.

Para llegar al diagnóstico en niños, es controvertido realizar test de provocación farmacológico por el alto porcentaje de falsos negativos detectado en este grupo de edad.

Estratificación del riesgo

Hoy en día no existe evidencia de que los pacientes con síndrome de Brugada tengan un riesgo arrítmico aumentado durante el ejercicio. Sí se han descrito circunstancias que pueden agravar su expresión: fiebre, cenas copiosas, ingesta de alcohol, sexo masculino, alteraciones hidroelectrolíticas y determinadas medicaciones. El síndrome de Brugada representa el 20 % de los episodios de muerte súbita en pacientes sin cardiopatía estructural.

Para individualizar la decisión se debe realizar: ECG, ECG-Holter y una prueba de esfuerzo.

Asimismo, en todo paciente con canalopatía se recomienda una valoración en la unidad especializada en arritmias pediátricas y se restringe la práctica de deporte de competición de manera general hasta que tanto el paciente como la familia estén correctamente informados y hayan comprendido las precauciones que hay que seguir.

Precauciones comunes en todo paciente con síndrome de Brugada:
- Evitar las drogas-fármacos que han demostrado que pueden provocar alteraciones electrocardiográficas basales diagnósticas del síndrome de Brugada (arritmias ventriculares malignas en dichos pacientes). Existen páginas de consulta de dichos fármacos (https://www.brugadadrugs.org/).
- Precaución con situaciones que puedan ocasionar deshidratación; importancia de reposición de electrolitos/hidratación.
- Evitar o tratar la hipertermia por enfermedades febriles.
- Evitar el agotamiento por calor relacionado con el entrenamiento o golpe de calor.
- Disponer de un desfibrilador externo automático en el centro escolar/deportivo y prever el establecimiento de un plan de acción de emergencia.
- Entrenar a padres y cuidadores en reanimación cardiopulmonar.

Recomendaciones

Se recomienda evitar deportes que vayan a producir un aumento significativo de la temperatura corporal (por ejemplo, deportes de resistencia en condiciones de mucho calor o humedad ambiental).

Síndrome de Brugada:
- En los pacientes que se considere, podría ser razonable la práctica de deporte de competición de intensidad leve siguiendo las precauciones comunes en el síndrome de Brugada.
- Paciente y familia deben estar informados, en un entorno seguro, implementando programa de tratamiento y estar, al menos, 3 meses asintomático.
- En general, hay contraindicación para el deporte de competición.
- Se permite la actividad recreativa de intensidad leve-moderada, pero hay que individualizar la decisión en función de cada paciente.
- Evitar deportes con riesgo de daño importante o vital en caso de síncope (escalada, automovilismo, hípica, etcétera).
- Entorno seguro.

En los deportistas con reciente diagnóstico, se recomienda la restricción de todos los deportes competitivos hasta que se complete una evaluación exhaustiva, se haya implementado un programa de tratamiento y haya permanecido asintomático en terapia durante 3 meses. Se individualiza en cada caso y es fundamental saber que realicen deporte en un entorno seguro (**Fig. 52-2**).

En los pacientes asintomáticos y sin correlación ECG, pero con genética positiva, se permite la práctica de actividad física sin restricciones, aunque cumpliendo las precauciones comunes.

Síndrome de QT largo

El síndrome de QT largo es otra canalopatía que se caracteriza por un intervalo QTc prolongado (mínimo de 480 ms, puntuación mayor de 3 o mínimo 460 ms con antecedente de arritmia maligna o parada cardíaca).

Las arritmias ventriculares están inducidas, en general, en el contexto de activación adrenérgica. La tasa anual de muerte súbita en paciente con QT largo asintomático y sin tratamiento es inferior al 0,5 %; sube al 5 % si hay antecedente de síncope. La edad media de presentación son los 14 años.

La mayoría de pacientes reciben tratamiento betabloqueante, salvo el tipo 3, en el que está indicada mexiletina.

Estratificación del riesgo

En el 75 % de los casos de QT largo se detecta mutación genética. Se han identificado 17 variantes asociadas a QT largo, de las cuales el 70-90 % de los pacientes positivos presentan mutación en gen *KCNQ1* (síndrome QT largo tipo 1), *KCNH2* (síndrome de QT largo 2) o *SCN5A* (síndrome de QT largo 3). Existen desencadenantes de posibles arritmias en estos tres tipos: ejercicio (tipo 1), estrés emocional o estímulos auditivos súbitos (tipo 2) y sueño (tipo 3).

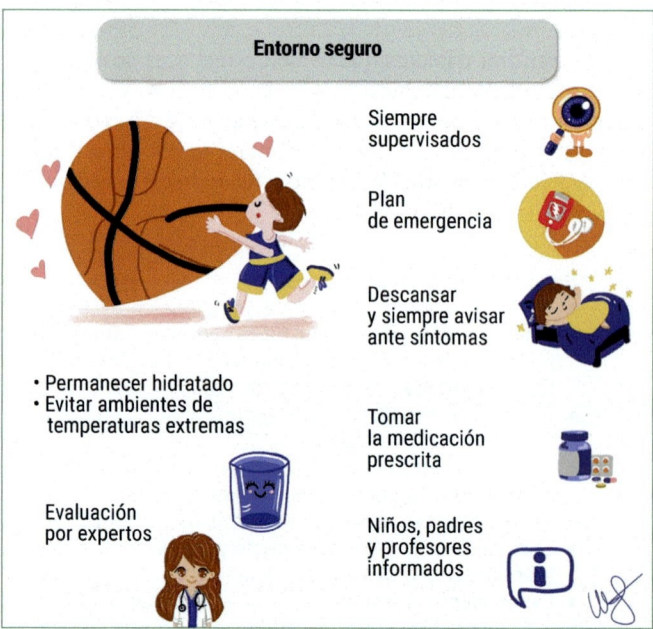

Figura 52-2. Entorno seguro. ECG: electrocardiograma; RM: resonancia magnética.

En el síndrome QT largo tipo 1, sobre todo existe riesgo en deportes acuáticos. En los tipos 2 y 3 es más probable que las arritmias se produzcan en reposo o con el sueño.

Por otro lado, existen factores que hay que destacar como de mayor riesgo de inestabilidad eléctrica o perfil genético de alto riesgo: la presencia de historia de eventos cardíacos (síncopes, episodio previo de MSC), sexo masculino en niños, sexo femenino en adultos, algunas variantes genéticas específicas y presencia de QTLc mayor de 500 ms, especialmente con signos de inestabilidad eléctrica o perfil genético de alto riesgo (portador de dos variantes genéticas, incluidos el síndrome Jervell y Lange-Nielsen o Timothy).

Para individualizar la decisión, se debe realizar ECG, ECG-Holter y prueba de esfuerzo.

Recomendaciones

La estimulación simpática es proarritmogénica; por ello, se ha contraindicado el deporte de competición, incluso en contexto de adecuado tratamiento con betabloqueantes. En las últimas publicaciones, se ha observado que una vez diagnosticado, con tratamiento establecido y recomendaciones indicadas, el riesgo de eventos disminuye, por lo que se está tendiendo a mayor permisividad, sobre todo con el ejercicio recreativo.

Se desaconseja la práctica de actividad física recreativa de alta intensidad y el deporte de competición en personas con QTc superior a 500 ms o más de 470 ms en hombres y por encima de 480 ms en mujeres con estudio genético positivo. Al menos, hasta que se complete una evaluación exhaustiva, el deportista y su familia estén bien informados, se haya implementado un programa de tratamiento y haya permanecido asintomático en terapia durante 3 meses, de manera muy individualizada se podría valorar (salvo en perfiles de alto riesgo).

Aquellos pacientes que hayan presentado un síncope de etiología arrítmica o muerte súbita abortada, aunque sean portadores de desfibrilador implantable, no deben participar en deporte de competición.

Las personas que presenten una genética positiva, pero no tengan un intervalo QTc prolongado, deben someterse a seguimiento estrecho; el hecho de presentar una prueba de esfuerzo normal no implica que no tengan riesgo muerte súbita y debe individualizarse en cada caso.

! Precauciones comunes en todo paciente con síndrome de QT largo:
- Evitar las drogas-fármacos que puedan prolongar QT (http://www.crediblemeds.org).
- Precaución con situaciones que puedan ocasionar deshidratación; importancia de reposición de electrolitos (hidratación).
- Evitar los desencadenantes propios de cada tipo: ejercicio (QT tipo 1) y estrés emocional (tipo 2).
- Disponer de un desfibrilador externo automático en el centro escolar/deportivo y establecimiento de un plan de acción de emergencia. Entrenar a padres y cuidadores en reanimación cardiopulmonar.

 Síndrome QT largo:
- Pacientes con síndrome QT largo tipo 1 deben evitar deportes que impliquen inmersión en el agua (natación, natación sincronizada, waterpolo, surf o buceo). En pacientes con QT largo tipo 2 se desaconsejan deportes que vayan a presentar estímulos auditivos súbitos (alarmas, bocinas, campanas, etcétera).
- Se permite realizar actividad recreativa de intensidad leve-moderada; individualizar la decisión según el paciente. Se debe hacer en un entorno seguro.
- Se restringe por completo el deporte de competición y la actividad física recreativa de intensidad alta en caso de:
  - Estudio QTc mayor de 500 ms.
  - Estudio genético de QT largo positivo + QTc por encima de 470 ms en varones o más de 480 ms en mujeres.
- Se puede valorar la participación en deporte de competición (salvo en QT largo tipo 1) de manera individualizada si se encuentran en tratamiento y completamente asintomáticos durante al menos 3 meses.
- Si no hay antecedente familiar de QT largo, no hay diagnóstico genético y el QTc está en límite normalidad, se permite deporte sin restricción con un seguimiento estrecho.

Portador de desfibrilador

El desfibrilador automático implantable (DAI) es un dispositivo que se utiliza para tratar arritmias ventriculares potencialmente mortales. Detecta las alteraciones del ritmo cardíaco y administra una descarga eléctrica para restablecer el ritmo normal del corazón. Constan de un generador y uno o varios electrodos.

Se suelen implantar de manera endovenosa, pero en población pediátrica (sobre todo de menor edad y peso) no existen electrodos adaptados a su pequeño diámetro vascular, por lo que se implantan por vía extracavitaria subcutánea (en posición lateral por ventana subxifoidea hacia la axila izquierda, infraclavicular).

Recomendaciones

El ser portador de DAI no excluye la práctica de actividad física; lo que se ha de tener en consideración es la indicación subyacente por la que se haya tenido que implantar un DAI. Las recomendaciones, por tanto, deben guiarse por el hecho de que el sustrato arritmogénico de la miocardiopatía permanece inalterado por el hecho de llevar el DAI. El implante de este desfibrilador no exime de la recomendación de restricción para realizar ejercicio según la patología subyacente, no reviene la aparición de la arritmia, pero sí puede abortar una arritmia maligna que, en potencia, finalizaría en parada cardíaca o muerte súbita.

Uno de cada cinco atletas con miocardiopatías portadores de DAI a largo plazo recibe descargas (apropiadas/inapropiadas). Con la taquicardización fisiológica al esfuerzo físico, sobre todo en edad pediátrica, puede excederse el nivel de detección programado para la intervención del DAI y llevar a una descarga inapropiada.

Por otra parte, se debe analizar de manera exhaustiva la patología subyacente (por ejemplo, el antecedente de muerte súbita abortada es una contraindicación para la práctica de deporte de competición). Debe abordarse la posibilidad de descarga (apropiadas/inapropiadas), rotura de electrodos y traumatismos en la zona del dispositivo.

Además, se recomienda no realizar actividad física recreativa en las primeras 6 semanas tras el implante, y posteriormente es recomendable previamente realizar una prueba de esfuerzo.

Cuando se produce una descarga del DAI, se debe recomendar interrumpir la realización de ejercicio aproximadamente 6 semanas para evaluar la respuesta a los cambios en la programación o el tratamiento médico de forma individualizada.

En caso de estar implantado a nivel infraclavicular, la realización de movimientos repetitivos del brazo ipsilateral al dispositivo (en deportes como voleibol, baloncesto, tenis, balonmano, natación, gimnasia, *ballet*, etc.) puede aumentar el riesgo de disfunción del electrodo, por lo que, preferiblemente, deben ser evitados, sobre todo en las seis primeras semanas después del implante.

> Portador de DAI:
> - Está contraindicada la actividad física recreativa de alta intensidad y de competición.
> - Están contraindicados los deportes de contacto físico directo.
> - Se contraindican relativamente las actividades en las que en caso de síncope puedan exponer al paciente a otros a riesgos adicionales (caídas, traumatismos graves o accidentes de vehículos).

RECOMENDACIONES PARA LA ACTIVIDAD FÍSICA EN PACIENTES PEDIÁTRICOS CON CARDIOPATÍAS ADQUIRIDAS

Estas recomendaciones se realizan teniendo en cuenta la miocarditis, la pericarditis y la enfermedad de Kawasaki.

Miocarditis

La miocarditis es una enfermedad en la que se produce una inflamación del tejido del miocardio, generalmente como resultado de una infección viral o bacteriana, aunque también puede ser causada por enfermedades autoinmunes, exposición a ciertos medicamentos, toxinas o trastornos del sistema inmunológico. Los síntomas pueden variar desde asintomática o síntomas leves hasta síntomas graves; cursa con insuficiencia cardíaca aguda, arritmias ventriculares y parada cardíaca.

Estratificación del riesgo

La miocarditis se asocia con riesgo de arritmias y muerte súbita durante el ejercicio. Este riesgo no siempre se relaciona con la gravedad de la inflamación miocárdica o la concentración de troponinas y puede suceder con función ventricular normal.

La presencia de disfunción del ventrículo izquierdo es un factor pronóstico importante y es determinante en la tolerancia al ejercicio y la necesidad de medicación para la insuficiencia cardíaca.

No existe un test específico que indique que se ha resuelto el proceso inflamatorio. A esto hay que añadir que las pruebas complementarias van orientadas a la detección de secuelas (**Fig. 52-3**).

Recomendaciones

Tras el diagnóstico de miocarditis aguda está restringido el deporte durante 6 meses según la gravedad del cuadro clínico. Pasado este período de tiempo, si la función ventricular es normal, los biomarcadores de daño miocárdico se han normalizado y no existen arritmias significativas en las pruebas (ECG, ECG-Holter y ergometría), puede reanudarse la actividad física tanto de tipo recreativo como de competición sin restricciones.

Cabe destacar que la presencia de realce tardío en la cardiorresonancia se considera una potencial fuente de arritmias ventriculares. En caso de existir realce tardío no se ha definido una indicación clara, pero los consensos coinciden en que, si la función ventricular es normal y hay ausencia de extrasistolia frecuente y de síntomas, puede reanudarse el ejercicio físico con vigilancia estrecha anual.

En caso de presentar extrasistolia ventricular, sobre todo si es durante la prueba de esfuerzo, se recomienda restringir a actividades de baja demanda cardiovasculares.

> Miocarditis:
> - Durante la fase aguda (6 meses): reposo.
> - Pasada la fase aguda, en el seguimiento:
>   - Función normal, asintomático y sin arritmias: sin restricciones, incluyendo deporte de competición.
>   - Presencia de realce tardío, con función normal, ausencia de arritmias y síntomas: sin restricciones, individualizando en cada caso y con seguimiento estrecho anual (ECG, ECG-Holter, ergometría y ecocardiograma).

El haber presentado una miocarditis incrementa el riesgo de sufrir un nuevo episodio de miocarditis; por ese motivo, incluso en la resolución completa del cuadro sin secuelas se recomienda seguimiento al menos durante los 2 años siguientes.

Es importante explicar al niño y los padres los síntomas que hay que vigilar (si siente cansancio excesivo, dolor en el pecho o dificultad para respirar) y cuándo debe detener la actividad y avisar al adulto acompañante para buscar atención médica.

Pericarditis

En la pericarditis se produce una inflamación de las capas del pericardio; en ocasiones (20-30 %), puede asociarse a una inflamación también del miocardio (miopericarditis).

Los síntomas más frecuentes son dolor torácico (agudo y punzante), que empeora en decúbito y al respirar de manera profunda (puede aliviarse ligeramente al inclinarse hacia adelante), fiebre, sensación de disnea, debilidad y fatiga (**Fig. 52-4**).

Hay diferentes causas. Las más frecuentes en niños son las infecciones virales; también puede producirse en infecciones bacterianas, enfermedades autoinmunes, traumatismo en el

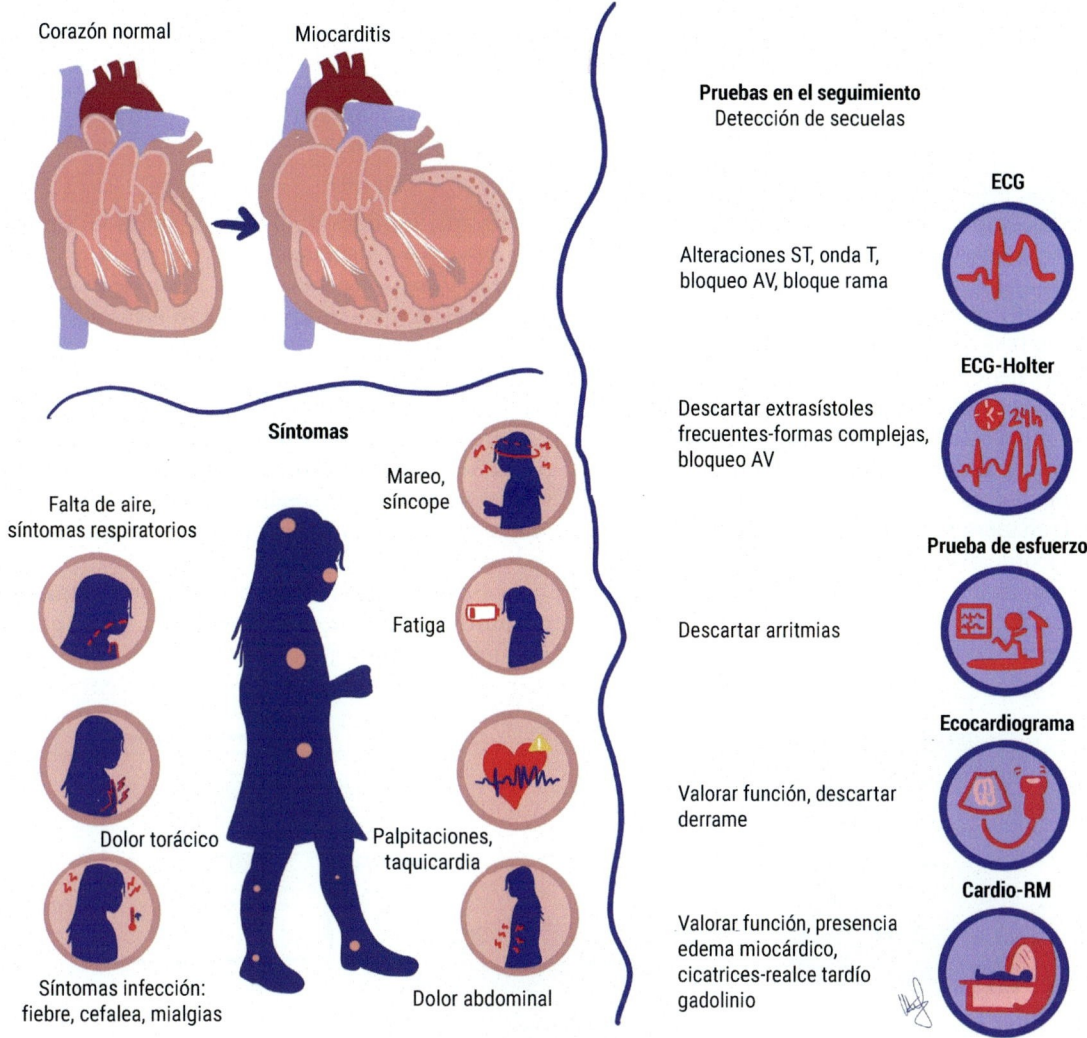

Figura 52-3. Miocarditis. AV: auriculoventricular; ECG: electrocardiograma; RM: resonancia magnética.

pecho y enfermedades del tejido conectivo o relacionadas a procesos tumorales.

Los pacientes con cardiopatía intervenida pueden desarrollar un tipo de pericarditis que se conoce como síndrome pospericardiotomía. Se trata de una complicación tras una cirugía cardíaca de la que se desconoce la causa concreta, pero se cree que se puede deber a la respuesta inmunológica anormal después de la cirugía o debido a una reacción autoinmune.

Estratificación del riesgo

La pericarditis aislada suele ser una enfermedad de buen pronóstico y con buena respuesta al tratamiento antiinflamatorio.

Antes de la práctica de ejercicio, se recomienda realizar analítica (comprobar normalización de reactantes de fase aguda), ECG (confirmar normalización ECG), ECG-Holter 24 h (descartar la presencia de arritmias) y ecocardiograma (descartar derrame y valoración función).

Los pacientes con pericarditis recurrente y resistencia a los antiinflamatorios no esteroideos requieren el uso de inmunomoduladores (por ejemplo, antagonistas interleuquina 1) y

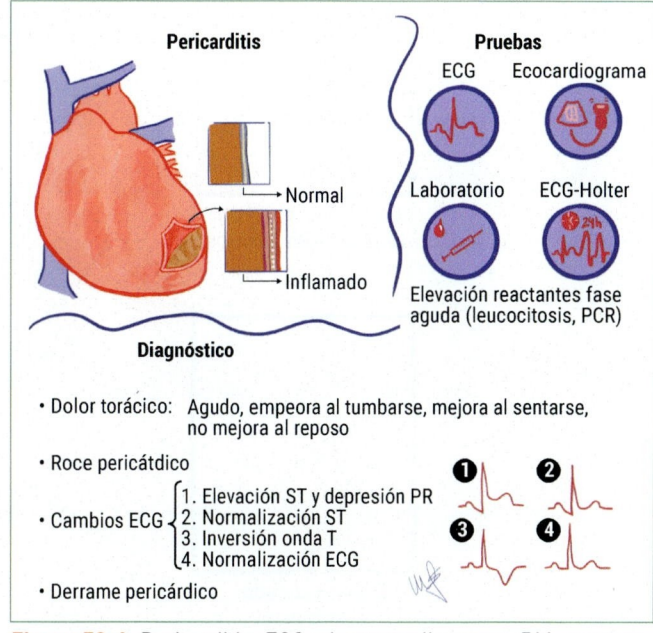

Figura 52-4. Pericarditis. ECG: electrocardiograma; RM: resonancia magnética.

su pronóstico es peor al presentar recidivas, se deben evaluar de manera individualizada.

Recomendaciones

Es aconsejable evitar participar en deporte de competición durante la fase aguda, 3-6 meses desde el debut de los síntomas para retomar la competición. Si la manifestación clínica ha sido muy recortada, leve y con rápida resolución completa, se puede valorar reducir el tiempo de reposo a 1 mes.

Se recomienda reintroducir gradualmente la actividad física y aumentar la intensidad y duración de manera progresiva. Además, se debe explicar al niño y los padres los síntomas que hay que vigilar (si siente cansancio excesivo, dolor en el pecho o dificultad para respirar) y cuándo debe detener la actividad y avisar al adulto acompañante para buscar atención médica.

Si se detecta de manera incidental leve derrame pericárdico sin síntomas acompañantes, ni elevación de marcadores bioquímicos de inflamación, ECG normal y ecocardiograma normal (lo demás normal), no se considera diagnóstico de pericarditis y no se restringe la actividad física.

 Pericarditis:
- Durante la fase aguda (3-6 meses): reposo.
- Pasada la fase aguda, en el seguimiento, con función normal, asintomático y sin arritmias: sin restricciones, incluyendo deporte de competición.

Hay que explicar al niño y los padres los síntomas que se han de vigilar (si siente dolor en el pecho y dificultad para respirar) y cuándo debe detener la actividad y avisar al adulto acompañante para buscar atención médica.

Enfermedad de Kawasaki

La enfermedad de Kawasaki es una vasculitis aguda de vasos pequeños y medianos propia de lactantes y niños pequeños. Puede producir aneurismas de las arterias coronarias en aproximadamente el 25 % de los casos no tratados. Afecta sobre todo a niños menores de 5 años.

Los síntomas típicos son fiebre persistente, exantema, conjuntivitis, edema de pies y manos, adenopatías y lengua «aframbuesada» (**Fig. 52-5**).

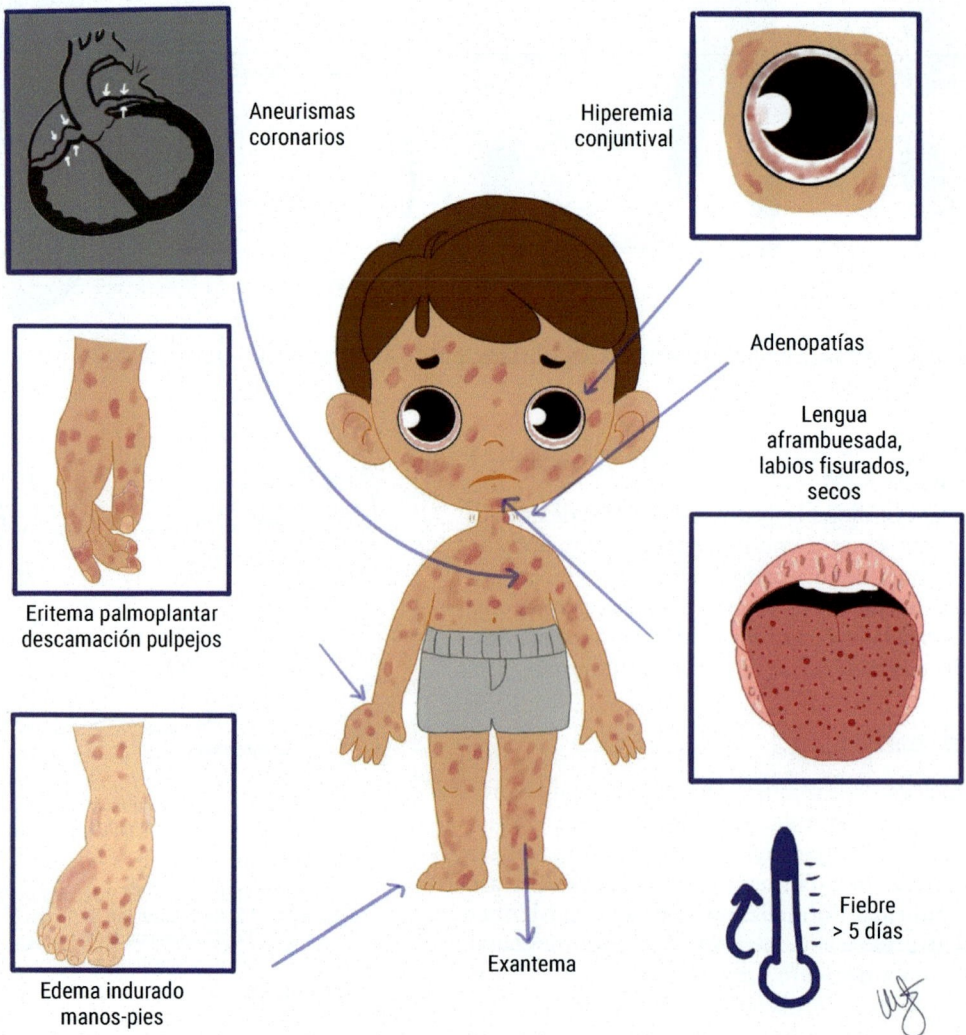

Figura 52-5. Enfermedad de Kawasaki. ECG: electrocardiograma; RM: resonancia magnética.

Estratificación del riesgo

Para valorar el grado de afectación de las arterias coronarias es necesario realizar ecocardiograma, ECG y prueba de esfuerzo convencional. En los casos con dilatación mantenida se hace también tomografía computarizada o cardio-RM. Si existen dudas sobre la manifestación clínica o sospecha de isquemia, se llevan a cabo otras pruebas de detección, como ecocardiograma de estrés o de imagen nuclear (SPECT).

El manejo a largo plazo va dirigido a prevenir la enfermedad coronaria (isquemia o trombosis) y establecer unos hábitos de vida cardiosaludables. Por otro lado, se han descrito lesiones en el endotelio que pueden favorecer el desarrollo precoz de ateroesclerosis.

Recomendaciones

Durante la fase aguda (4-6 semanas desde el inicio de fiebre) se recomienda reposo y no realizar actividad física. Pasada la fase aguda, se deben dar una serie de recomendaciones generales: comenzar de manera gradual y progresiva, supervisados de manera constante por un adulto; iniciar primero actividades de intensidad leve (por ejemplo, caminatas, natación o ciclismo ligero o yoga suave) y enseñar al niño a que esté atento a las señales de su cuerpo (si siente cansancio excesivo, dolor en el pecho o dificultad para respirar) y cuándo debe detener la actividad y avisar al adulto acompañante para buscar atención médica.

Para individualizar las recomendaciones, es fundamental conocer el grado de afectación del paciente y la clasificación de riesgo. Se ha propuesto estratificar a los pacientes en cinco niveles en función de la afectación coronaria, que se relacionan con el riesgo relativo de desarrollar isquemia o arritmias con el esfuerzo (**Tabla 52-2**). Además, la guía de la Japanese Circulation Society (Circulation Journal, 2008)

propone una ficha desglosando la actividad física en la escuela (**Tabla 52-3**).

En los pacientes en los que no se pueda hacer ergometría por edad y sin sospecha de lesiones coronarias residuales, se permite la actividad física sin restricción.

Es importante recomendar evitar los deportes de contacto o con riesgo de colisión en los pacientes antiagregados y/o anticoagulados. Durante la fase aguda todos los pacientes reciben ácido acetilsalicílico. Pasada la fase aguda, se mantiene en aquellos que presenten aneurismas coronarios. Si los aneurismas son de tamaño mediano, se considera doble antiagregación; si son de tamaño grande, anticoagulación.

Enfermedad de Kawasaki
- Durante la fase aguda (6 semanas): reposo.
- Pasada la fase aguda, en el seguimiento:
  - A todos, recomendaciones de estilo de vida saludable.
  - Si no hay lesiones coronarias residuales, se permite la actividad física sin restricción.
  - Si hay aneurismas o estenosis:
    - Con prueba de esfuerzo normal, asintomático: no se permite la actividad física de competición, pero sí actividad física recreativa sin restricción, salvo en aneurismas grandes, que se restringe la actividad de intensidad alta.
    - Con alteraciones en prueba de esfuerzo (isquemia o arritmias): no se permite la actividad física de competición; sí es posible la actividad física recreativa de intensidad leve.
- Realizar la actividad física siempre en un entorno seguro, acompañados de un adulto responsable, además de educar a los pacientes en el reconocimiento de síntomas y advertir a profesores y entrenadores.
- Evitar los deportes de contacto o con riesgo de colisión en los pacientes antiagregados y/o anticoagulados.

Tabla 52-2. Nivel de riesgo y consejo sobre la actividad física

Nivel de riesgo	Consejo sobre la actividad física
1: no afectación (Z < 2)	Promocionar actividad física y hábitos de vida saludables. No restricción
2: dilatación (ectasia) (Z 2 a < 2,5)	Promocionar actividad física y hábitos de vida saludables. No restricción

3: aneurisma pequeño (Z ≥ 2,5 a < 5)	• Promocionar actividad física y hábitos de vida saludables. Precaución con deportes de contacto
	• No restricción en menores de 11 años: enseñar a reconocer síntomas (dolor, cansancio) y autolimitarse
	• En mayores de 11 años, en función del resultado de pruebas de detección isquemia (ergometria +/- eco de estrés y/o SPECT):
	  – Si es normal: no restricción
	  – Isquemia: solo actividad recreativa de intensidad leve, no deporte de competición

4: aneurisma mediano (Z ≥ 5 a < 10)	• Promocionar actividad física y hábitos de vida saludables. Precaución con deportes de contacto
	• No restricción en menores de 11 años: enseñar a reconocer síntomas (dolor, cansancio) y autolimitarse
	  – En mayores de 11 años, en función del resultado de pruebas de detección isquemia (ergometria +/- eco de estrés y/o SPECT):
	  – Si es normal: no restricción
	  – Isquemia: solo actividad recreativa de intensidad leve, no deporte de competición

(Continúa)

Tabla 52-2. Nivel de riesgo y consejo sobre la actividad física (*Cont.*)

5: aneurisma grande (Z ⩾ 10 o de tamaño absoluto ⩾ 8 mm)	• Promocionar actividad física y hábitos de vida saludables. Precaución con deportes de contacto
	• En menores de 11 años: no deportes de competición, enseñar a reconocer síntomas (dolor, cansancio) y autolimitarse
	• En mayores de 11 años en función del resultado de pruebas de detección isquemia (ergometria +/- eco de estrés y/o SPECT):
	  – Si es normal: no actividad recreativa de intensidad alta, ni de competición
	  – Isquemia: solo actividad recreativa de intensidad leve, no deporte competición

SPECT: tomografía computarizada de emisión monofotónica.

Tabla 52-3. Actividad física en la escuela

Tipo de actividad escolar	Ejercicio intensidad leve	Ejercicio intensidad moderada	Ejercicio intensidad alta
Ejercicio básico, aparatos gimnasia	Calentamiento, estiramientos, ejercicios básicos (lanzar, saltar, etc.), equilibrio, rotaciones	Ejercicios para aumentar fuerza, flexibilidad, resistencia	Ejercicios a intensidad máxima (velocidad/fuerza). Competición en aparatos
Atletismo	Lanzamientos ligeros, saltos suaves y no repetidos, carrera ligera	Marcha, carreras cortas. Saltos	Competición, larga distancia y sprint
Natación	Movimientos sencillos: flotar, patada y flotar, brazadas con descansos	Natación a ritmo lento	Competición, larga distancia y sprint. Natación en aguas abiertas
Deportes de balón (fútbol, baloncesto, tenis, vóleibol, etcétera)	Regatear, pases, lanzar, desplazamientos a ritmo ligero y con descansos	Regatear para golpear el balón, juego de defensa-ataque	Juego de defensa-ataque en competición, mantenimiento del balón, lanzar para marcar
Artes marciales/danza	Movimientos básicos, pasos sencillos, movimientos con manos	Técnicas básicas, movimientos de baile (excluir samba y rock)	Técnicas para competición, exhibiciones danza (incluyendo todos los estilos)
Actividades al aire libre	Juegos en agua, nieve	Caminar por nieve, senderismo, surf, etcétera	Escalada, senderismo larga distancia, esquí, piragüismo, etcétera

PUNTOS CLAVE

- Las recomendaciones deben ser lo más individualizadas posibles.
- Se realizan, en la mayoría de pacientes, pruebas complementarias para apoyar la decisión (ECG, ECG-Holter, prueba de esfuerzo, ecocardiograma, etcétera).
- Debe evaluarse a los pacientes en unidades específicas para esa patología o en grupos de patología.

- Se ha de informar a los pacientes y familiares de los síntomas que hay que vigilar y los riesgos posibles.
- Es importante primar la actividad física siempre en un entorno seguro, acompañados de un adulto responsable. Si es en un entorno cerrado, como un centro deportivo, lo ideal es que disponga de desfibrilador externo automático.

BIBLIOGRAFÍA

Corrado D, Drezner JA, D'Ascenzi F, Zorzi A. How to evaluate premature ventricular beats in the athlete: critical review and proposal of a diagnostic algorithm. Br J Sports Med. 2020;54(19):1142-8.

Japanese Circulation Society (JCS) Joint Working Group. Guidelines for diagnosis and management of cardiovascular sequelae in Kawasaki disease (JCS 2008). Circ J. 2010;74(9):1989-2020.

Katyal A, Li COY, Franciosi S, Sanatani S. The safety of sports in children with inherited arrhythmia substrates. Front Pediatr. 2023;11:1151286.

Marrakchi S, Kammoun I, Bennour E, Laroussi L, Miled MB, Kachboura S. Inherited primary arrhythmia disorders: cardiac channelopathies and sports activityy. Herz. 2020;45(2):142-57.

McCrindle BW, Rowley AH, Newburger JW, Burns JC, Bolger AF, Gewitz M, *et al.* Diagnosis, Treatment, and Long-Term Management of Kawasaki Disease. A Scientific Statement for Health Professionals From the American Heart Association. Circulation. 2017;135(17):e927-99.

Norrish G, Ding T, Field E, Ziółkowska L, Olivotto I, Limongelli G, *et al.* Development of a Novel Risk Prediction Model for Sudden Cardiac Death in Childhood Hypertrophic Cardiomyopathy (HCM Risk-Kids). JAMA Cardiol. 2019;4(9):918-27.

Pellicia A, Solberg EE, Papadakis M, Adami PE, Biffi A, Caselli S, *et al.* Recommendations for participation in competitive and leisure time sport in athletes with cardiomyopathies, myocarditis, and pericarditis: position statement of the Sport Cardiology Section of the European Association of Preventive Cardiology (EAPC). Eur Heart J. 2019(1);40:19-33.

Peña-Peña ML, Monserrat L. Papel de la genética en la estratificación del riesgo de pacientes con miocardiopatía dilatada no isquémica. Rev Esp Cardiol. 2019;72(4):333-40.

Saarel EV, Law I, Berul CI, Ackerman MJ, Kanter RJ, Sanatani S, *et al.* Safety of sports for young patients with implantable cardioverter-defibrillators:

long-term results of the Multinational ICD Sports Registry. Circ Arrhythm Electrophysiol. 2018;11(11):e006305.

Saberniak J, Hasselberg NE, Borgquist R, Platonov PG, Sarvari SI, Smith HJ, at al. Vigorous physical activity impairs myocardial function in patients with arrhythmogenic right ventricular cardiomyopathy and in mutation positive family members. Eur J Heart Fail. 2014;16(12):1337-44.

Tabib A, Loire R, Chalabreysse L, Meyronnet D, Miras A, Malicier D, *et al.* Circumstances of death and gross and microscopic observations in a series of 200 cases of sudden death associated with arrhythmogenic right ventricular cardiomyopathy and/or dysplasia. Circulation. 2003;108(24):3000-5.

Zeppenfeld K, Tfelt-Hansen J, de Riva M, Gregers Winkel B, Behr ER, Blom NA, *et al.* 2022 ESC Guidelines for the management of patients with ventricular arrhythmias and the prevention of sudden cardiac death. Developed by the task force for the management of patients with ventricular arrhythmias and the prevention of sudden cardiac death. Eur Heart J. 2022;43(40):3997-4126.

Índice analítico

Los números de página seguidos de f o de t indican figura o tabla, respectivamente.